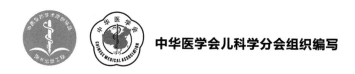

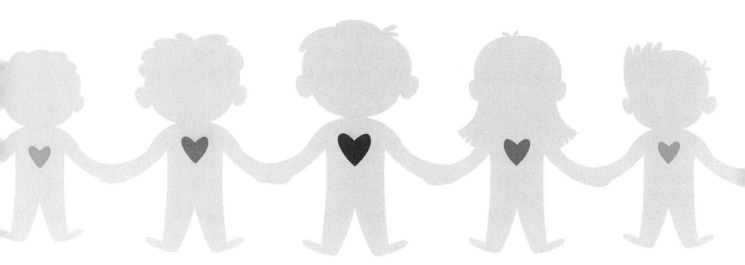

儿科疾病诊断标准解读

Interpretation of Diagnostic Criteria
for Pediatric Diseases

主　　编　赵正言

副 主 编　母得志　赵晓东　姜玉武　江米足

编写秘书　江米足

人民卫生出版社

图书在版编目（CIP）数据

儿科疾病诊断标准解读 / 赵正言主编 . —北京：人民卫生出版社，2018

ISBN 978-7-117-25997-2

Ⅰ.①儿…　Ⅱ.①赵…　Ⅲ.①小儿疾病 – 诊断 – 标准
Ⅳ.①R720.4-65

中国版本图书馆 CIP 数据核字（2018）第 020611 号

人卫智网	www.ipmph.com	医学教育、学术、考试、健康，购书智慧智能综合服务平台
人卫官网	www.pmph.com	人卫官方资讯发布平台

儿科疾病诊断标准解读

主　　编：赵正言
出版发行：人民卫生出版社（中继线 010-59780011）
地　　址：北京市朝阳区潘家园南里 19 号
邮　　编：100021
E - mail：pmph @ pmph.com
购书热线：010-59787592　010-59787584　010-65264830
印　　刷：北京铭成印刷有限公司
经　　销：新华书店
开　　本：889 × 1194　1/16　　印张：25
字　　数：672 千字
版　　次：2018 年 4 月第 1 版　2018 年 4 月第 1 版第 1 次印刷
标准书号：ISBN 978-7-117-25997-2/R · 25998
定　　价：129.00 元

打击盗版举报电话：010-59787491　　E-mail：WQ @ pmph.com
（凡属印装质量问题请与本社市场营销中心联系退换）

编委名单（以姓氏笔画为序）

万朝敏　四川大学华西第二医院
马晓路　浙江大学医学院附属儿童医院
王天有　首都医科大学附属北京儿童医院
王宝西　第四军医大学唐都医院
王晓川　复旦大学附属儿科医院
毛建华　浙江大学医学院附属儿童医院
方　峰　华中科技大学同济医学院附属同济医院
古桂雄　苏州大学附属儿童医院
母得志　四川大学华西第二医院
伍金林　四川大学华西第二医院
刘戈力　天津医科大学总医院
刘　钢　首都医科大学附属北京儿童医院
刘智胜　武汉儿童医院
江　帆　上海交通大学医学院附属上海儿童医学中心
江米足　浙江大学医学院附属儿童医院
汤永民　浙江大学医学院附属儿童医院
许　峰　重庆医科大学附属儿童医院
孙　梅　中国医科大学附属盛京医院
李丽红　长春市儿童医院
李　明　北京大学第一医院
吴　晔　北京大学第一医院
邱正庆　北京协和医院
何庆南　中南大学湘雅二医院
邹朝春　浙江大学医学院附属儿童医院

沈　颖　首都医科大学附属北京儿童医院
宋红梅　北京协和医院
张晓波　复旦大学附属儿科医院
张晨美　浙江大学医学院附属儿童医院
陈志敏　浙江大学医学院附属儿童医院
邵　洁　浙江大学医学院附属儿童医院
季涛云　北京大学第一医院
竺智伟　浙江大学医学院附属儿童医院
周文浩　复旦大学附属儿科医院
孟　岩　中国人民解放军总医院
赵晓东　重庆医科大学附属儿童医院
俞　蕙　复旦大学附属儿科医院
姜玉武　北京大学第一医院
顾　强　北京大学第一医院
高　举　四川大学华西第二医院
唐雪梅　重庆医科大学附属儿童医院
黄永坤　昆明医科大学第一附属医院
龚方戚　浙江大学医学院附属儿童医院
常杏芝　北京大学第一医院
梁　黎　浙江大学医学院附属第一医院
蒋利萍　重庆医科大学附属儿童医院
韩　颖　北京大学第一医院
鲍一笑　上海交通大学医学院附属新华医院
熊　英　四川大学华西第二医院
熊　晖　北京大学第一医院

序

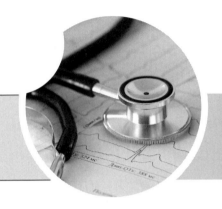

　　本书主编赵正言教授是我国著名的儿科专家、博士生导师，现任中华儿科学会主任委员、中华儿童保健学会候任主委，在儿童保健、新生儿疾病筛查、出生缺陷早期干预等领域颇有建树，取得了丰硕成果。为了使国内儿科临床医生能紧跟国内外医学的发展，解决临床诊断标准混乱给临床诊治工作带来的困扰，他牵头编著《儿科疾病诊断标准解读》一书，以推进儿科疾病诊断的标准化，并依以此推进疾病诊断和治疗的规范化。

　　《儿科疾病诊断标准解读》全书内容极为丰富，分为14章，每章的各种疾病单独成节，共纳入135种疾病，均为儿科临床常见病和多发病。作者从疾病简介、诊断标准（国内和国际标准）入手，对诊断标准进行解读，并结合病例对诊断标准进行解析。更为可喜的是该书部分章节在认真分析错综复杂和相互重叠的临床表型的基础上，还将基础研究成果转化为临床实践。尽力寻找疾病本质（分子机制），以便为日后精准诊断和靶向治疗做好准备。

　　参与编写的人员均为全国儿科著名专家，近年来活跃在儿科临床、科研和教学第一线，以确保书稿的质量。本书初稿于2013年完成，由于多种原因拖延了出版时间，2017年初又经原著者重新审阅更新和修订，力求跟上现代医学的进展。希望本书早日出版付印，为儿科医生增添一部实用而新型颖的著作参考书，以推动我国儿科事业的发展，更好的惠及儿童及其家庭。

杨锡强

重庆医科大学附属儿童医院

2018年3月

前　言

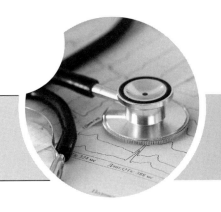

经过近 30 年的快速发展,全国各儿童医院和综合性医院儿科都纷纷成立亚专业,大大地推动了儿科学的发展,提高了儿科疾病的诊疗水平。儿科不再是过去的综合性儿科,而是与成人内科一样各亚专业齐全的一门学科。不同级别的医院、不同资质的儿科医生对儿科疾病诊断标准的掌握上还有待提升,疾病的规范化治疗上也有待于提高,但疾病的治疗有赖于疾病的诊断。本书从诊断标准入手,对相关疾病的国、内外标准进行了解析,以提高儿科医生的临床诊断水平。

本书共分 14 章,包括新生儿疾病,及各系统疾病,也包含了儿童保健、营养性疾病及发育行为障碍,力求大多数儿科疾病的临床诊断问题能从中找到答案。本书主要的创新之处在于从诊断标准入手,对诊断标准进行解读,并结合病例对标准进行解析,以使读者对诊断标准能更好地理解和在临床实践中加以应用。本书适合于各级儿科医生及儿科医务工作者。

本书所有编委都是当前儿科学各个专业造诣很深的专家,也是著名医学院校具有丰富临床和教学经验的主任和教授,他们结合自己的临床实践对儿科疾病临床诊断标准进行解读,定将起到良好的规范诊断和规范治疗的引领作用。

对临床标准的解读,不仅需具有该领域丰富的理论知识和国内外最新进展,同时,也需要丰富的临床工作经验。由于水平有限,本书肯定存在许多不足之处,敬请各位读者批评指正。欢迎发送邮件至邮箱 renweifuer@pmph.com,或扫描封底二维码,关注"人卫儿科",对我们的工作予以批评指正,以期再版修订时进一步完善,更好地为大家服务。

本书在编写过程中,得到了各位专家教授的大力支持,由衷地感谢江米足等 4 位副主编为本书编写所做出的努力与贡献。也得到了人民卫生出版社的热情帮助,特此也致以深深的谢意。

赵正言

2018 年 3 月

目 录

第一章　新生儿与新生儿疾病

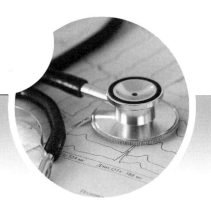

第一节　新生儿窒息

【疾病简介】

　　新生儿窒息(neonatal asphyxia)是围产期各种因素引起的新生儿生后不能建立正常的自主呼吸,从而导致缺氧及相关的全身多器官系统损害。产前、产时及产后任何可引起胎儿或新生儿缺氧的因素均可引起新生儿窒息。新生儿窒息是新生儿死亡、严重神经系统后遗症的主要原因之一。对于新生儿窒息,目前国内外尚无统一的诊断标准,大多数国家或地区仍将 Apgar 评分(表1-1)作为新生儿窒息的诊断依据。Apgar 评分操作简便易行,但存在主观评估的干扰,且 Apgar 评分易受其他混杂因素如早产、先天发育异常等影响,亦不适用于气管插管正压通气中的新生儿,从而使其特异性较差,常不能准确地反映窒息的程度。1996 年,美国儿科学会和美国妇产科学会对于严重的、可能引起神经系统后遗症的围产期窒息联合发布了新的诊断标准,但实践证明漏诊率高。2013 年,中国医师协会新生儿专业委员会亦结合临床研究和窒息的预后转归制定了窒息诊断和分度的新标准。

表 1-1　Apgar 评分

体征	0分	1分	2分
肤色	苍白或青紫	躯干红、四肢青紫	全身红润
心率	无	<100次/分	≥100次/分
呼吸	无	慢、不规则	正常、哭声响亮
肌张力	松弛	四肢略屈曲	四肢活动
对刺激(弹足底)反应	无反应	有皱眉动作	哭、喷嚏

【诊断标准】

(一)国内诊断标准

　　根据 2013 年中国医师协会新生儿专业委员会制定的《新生儿窒息诊断和分度标准建议》,我国目前的诊断标准如下:

　　1. 有导致窒息的高危因素。

　　2. 出生时有严重呼吸抑制、至生后 1 分钟仍不能建立有效自主呼吸且 Apgar 评分≤7 分;包括持续至生后 5 分钟仍未建立有效自主呼吸且 Apgar 评分≤7 分或出生时 Apgar 评分正常但至出生后 5 分钟降至≤7 分者。

3. 脐动脉血气分析 pH<7.15。

4. 除外其他引起低 Apgar 评分的病因,如呼吸、循环、中枢神经系统先天性畸形,神经肌肉疾患,胎儿失血性休克,胎儿水肿,产妇产程中使用大剂量麻醉镇痛剂、硫酸镁引起的胎儿被动药物中毒等。

以上第 2~4 条为必备标准,第 1 条为参考标准。其分度标准为:无缺氧缺血性脏器损伤为轻度窒息,有缺氧缺血性脏器损伤为重度窒息。

(二) 国外诊断标准

美国儿科学会和美国妇产科学会在 1996 年对可能引起神经系统后遗症的严重围产期窒息进行了定义,提出诊断严重的围产期窒息时应同时具备以下四条标准:

1. 脐动脉血气分析提示严重的代谢性或混合性酸中毒(pH<7.00)。

2. Apgar 评分 0~3 分持续超过 5 分钟以上。

3. 新生儿出现神经系统的异常表现,如惊厥、昏迷或肌张力低下。

4. 出现多器官(如心血管系统、消化系统、血液系统、呼吸系统或泌尿系统)功能损伤的表现。

【诊断标准解读】

1. 自 1953 年美国学者 Virginia Apgar 提出使用 Apgar 评分系统对新生儿窒息进行评价以来,Apgar 评分至今一直被认为是一种简便易行的评估新生儿窒息的方法。Apgar 评分由 5 项体征组成,评分者不需借助实验室检查即可对初生的婴儿进行简便迅速的评估,为保证 Apgar 评分的客观性,评分者最好由非接生者,如麻醉师或新生儿科医师进行评分。Apgar 评分受复苏措施影响较大,如患儿虽无自主呼吸仍可因气管插管和正压通气使肤色改善,因此近年来主张使用改良的 Apgar 评分表格,即在评分同时记录给予的处理措施。

2. Apgar 评分用于评估新生儿窒息敏感性较高,但其本身有许多局限之处。如早产儿特别是超低出生体重儿由于自身发育不成熟,肌张力低下和对外界刺激的反应相对较差,这些患儿 Apgar 评分与实际状况不相符,可能低于正常。再如某些伴有先天发育异常的患儿可能存在肌张力低下、呼吸节律或心律异常,影响 Apgar 评分结果。产妇分娩前及分娩中使用镇静剂、麻醉剂等药物亦可影响新生儿,使其处于抑制状态,造成新生儿 Apgar 评分偏低。我国新的诊断标准明确提出,应排除这些干扰因素对 Apgar 评分结果的影响。目前,我国和美国对窒息的诊断标准均不再以单纯的 Apgar 评分而是以更加全面的指标来判定,使新生儿窒息的诊断更加准确可靠。

3. 脐动脉血气分析可以反映婴儿体内酸中毒程度,但应注意酸中毒并不等同于缺氧。围产期其他因素如先天性宫内感染亦可引起严重的酸碱平衡紊乱。故窒息的诊断需要综合考虑多方面因素,不应以单一指标作为“金标准”。当脐动脉血 pH 降至 7.00 以下时,脏器损伤的发生率可达 13.62%,结合 1 分钟时的低 Apgar 评分诊断窒息的特异性可达 99%,美国标准的脐动脉血气界定值即是 pH<7.00。而特异性高的试验敏感性相对较低,1 分钟 Apgar 评分低伴有脐动脉血气 pH<7.15 时诊断窒息的特异性和敏感性均可达到 80%。因此,我国在制定诊断标准时权衡敏感性和特异性后将分界线定为 7.15。

4. 窒息的危险因素较多,研究提示可能的高危因素包括:胎心监护异常、胎儿酸中毒、胎盘早剥、前置胎盘、胎位异常、羊水胎粪污染、产钳助产、产程延长、宫缩异常、早产及母亲哮喘病。但存在窒息因素并不意味着窒息的发生,这些高危因素的存在只能提示宫内缺氧的可能,可起到预警作用。

5. 美国儿科学会和美国妇产科学会制定的诊断标准更加严格。特异性较强,但敏感性相对较差,漏诊率高达 79%~88%,符合该诊断标准的患儿缺氧程度往往十分严重,各器官系统进入失代偿阶段,需在出生后一段时间才作出诊断。确立诊断的患儿通常伴有中重度的缺氧缺血性脑病。

6. 中国医师协会新生儿专业委员会的诊断标准亦同时考虑了多方面的因素,包括低 Apgar 评分、脐动脉血气来对窒息作出综合判断,同时根据窒息是否造成多器官脏器的缺氧缺血性损伤分为轻度和重度,较单纯依照 Apgar 评分的高低诊断窒息和区分窒息程度更能准确地判断预后。

7. 由中国医师协会新生儿专业委员会及美国儿科学会和美国妇产科学会的诊断标准均可看出,对新生儿窒息的关注更侧重于治疗和预后的方向,而不是单纯地判定有无窒息。

【病例及诊断解析】

病例:患儿,男,30 分钟,因"窒息复苏后 30 分钟"入院。系 G_1P_1 孕 38^{+6} 周因母"自觉胎动减少半天"急诊剖宫产娩出,产重 3400g,Apgar 评分 1-5-10-15-20 分钟分别为 1-3-5-7-8 分。羊水Ⅲ度污染,无脐带绕颈及胎膜早破。生后患儿心率约 50 次 / 分、全身发绀、无自主呼吸、肌张力消失、对刺激无反应。经清理呼吸道、气管插管、复苏囊正压通气及胸外心脏按压等处理后,患儿心率渐升至 110 次 / 分、肤色转红,经皮氧饱和度为 90%,自主呼吸弱且不规则、肌张力减低、原始反射减弱。脐动脉血气示 pH 6.95,$PaCO_2$ 72mmHg,PO_2 60mmHg(FiO_2 35%)。入院查体:成熟儿貌,反应差,气管插管、复苏囊正压通气下未见明显发绀,经皮氧饱和度 90% 左右。双肺呼吸音清对称,未闻及啰音。心率 110~130 次 / 分,律齐,未闻及杂音。腹软,肝脾未扪及明显肿大,肠鸣音正常。四肢肌张力减低,原始反射减弱。

诊断解析:该患儿具有产前危险因素(羊水胎粪污染),脐动脉血气 pH 值为 6.95,1 分钟 Apgar 评分为 1 分,按照我国标准诊断为新生儿窒息;仍需观察有无各脏器的缺氧缺血性损伤以协助分度。患儿生后低 Apgar 评分持续时间长,5 分钟 Apgar 评分仍为 3 分。且患儿脐动脉血气分析 pH<7.00,有神经系统的异常表现为肌张力低下及原始反射减弱。按照美国儿科学会和美国妇产科学会的标准,仍需密切监护患儿心血管系统、泌尿系统、血液系统等情况,经临床和实验室证实多器官功能损伤的发生,才能作出新生儿窒息的诊断。

(母得志)

参考文献

1. 中国医师协会新生儿专业委员会.新生儿窒息诊断和分度标准建议.中国当代儿科杂志,2013,15(1),1.
2. Committee on Fetus and Newborn,American Academy of Pediatrics,American College of Obstetricians and Gynecologists.Use and abuse of the Apgar score.Pediatrics,1996,98,141.
3. 陈自励,刘敬."新生儿窒息诊断和分度标准建议"解读.中国当代儿科杂志,2013,15(1),2-4.
4. 江载芳,申昆玲,沈颖.诸福棠实用儿科学.第8版.北京:人民卫生出版社,2015:450-453.
5. 邵肖梅,叶鸿瑁,丘小汕.实用新生儿学.第4版.北京:人民卫生出版社,2011:222-225.
6. 朱小瑜.新生儿窒息的诊断与治疗—治疗先于诊断? 实用儿科临床杂志,2012,27(6),469-472.

第二节　新生儿呼吸暂停

【疾病简介】

呼吸暂停(apnea)是指在一段时间内无呼吸运动。对于新生儿期呼吸暂停,主要通过呼吸停止时间、心率和血氧饱和度来定义,其定义尚存争议。国际上呼吸暂停持续时间下限从 10 秒至 20 秒不等;对于心率减慢的标准也尚未统一,低限在 70~100 次 / 分不等;血氧饱和度低于 80%~85% 通常被认定是氧饱和度下降。

【诊断标准】

(一)国内诊断标准

根据实用新生儿学(第 4 版):呼吸暂停指在一段时间内无呼吸运动。如呼吸暂停 5~15 秒以后又出现呼吸,称为周期性呼吸。如呼吸停止时间 >20 秒,伴有心率减慢 <100 次 / 分或出现青紫、氧饱和度降低和肌张力低下,称为呼吸暂停。

(二)国外诊断标准

当前美国儿科协会指南采纳的标准:

1. **足月儿(≥37 周)呼吸暂停**　不能解释的呼吸停止发作,呼吸停止时间 ≥20 秒;或短暂的呼吸停止,伴有以下一项或几项:心动过缓、发绀、苍白或显著的肌张力减退。

2. **早产儿(<37W)呼吸暂停**　突然的呼吸停止 ≥20 秒,伴或不伴心动过缓或氧饱和度下降

（发绀）。

【诊断标准解读】

国内与美国儿科学会对于呼吸暂停的诊断共同点：都以呼吸停止时间（20秒）为基础，同时结合考虑心率、血氧饱和度和肌张力。

国内与美国儿科学会对于呼吸暂停的诊断区别在于：美国儿科学会独立设定足月儿呼吸暂停和早产儿呼吸暂停诊断标准：对于足月儿，只要出现呼吸停止，不论停止时间，伴有心动过缓、发绀、苍白或显著的肌张力减退其中一项，即可诊断呼吸暂停。对于早产儿，呼吸暂停对于呼吸停止时间有严格要求（>20秒），这是基于早产儿呼吸中枢不完善，呼吸节律较足月儿更不规则。

（一）呼吸暂停分类

1. 根据发作时的形式不同分类

（1）中枢性呼吸暂停：即缺乏自主呼吸运动，无呼吸道阻塞，占所有呼吸暂停的10%~25%。

（2）梗阻性呼吸暂停：有呼吸运动，但缺乏上部气道开放的神经肌肉控制，无气流进入肺部，占所有呼吸暂停的12%~20%。

（3）混合性呼吸暂停：中枢性呼吸暂停和梗阻性呼吸暂停交替或者同时存在。最常见，占所有呼吸暂停的53%~71%。

2. 根据发作的原因不同分类

（1）原发性呼吸暂停：原发性呼吸暂停是指由于呼吸中枢发育不完善，无明显发病因素所致的呼吸暂停，其发生率与新生儿成熟程度有关，多发生于早产儿。原发性呼吸暂停的发生与其脑干呼吸控制中枢发育不成熟紧密相关。早产儿呼吸暂停的发生率与胎龄和出生体重成反比：胎龄26~27周者发生率为78%，出生体重小于1000g者为84%，胎龄30~32周者约50%，而胎龄34~35周者仅7%。

一般特发性早产儿呼吸暂停常发生在生后3天左右，如出生一周内无呼吸暂停发作则以后发生原发性呼吸暂停的几率较低。早产儿呼吸暂停通常在纠正胎龄37周后停止，也可能持续到纠正胎龄至40周后，尤其在<28周早产儿中。

（2）继发性呼吸暂停：继发性呼吸暂停是指因各种不同基础疾病及其他附加因素所致的呼吸暂停，常见原因包括：

1）中枢神经系统疾病及功能紊乱：缺氧缺血性脑病，先天性中枢性低通气综合征，扁颅底综合征；产时窒息，低氧血症及酸中毒所致脑干抑制；颅内出血、脑积水、脊髓损伤；颅内感染；胆红素脑病等。

2）外周迷走神经反射：继发于插胃管、喂养及吸痰、颈部过度屈曲及伸展；

3）呼吸系统疾病：肺炎、呼吸道梗阻（先天性后鼻孔阻塞，气管异物、狭窄、分泌物阻塞）、气胸、膈肌及声带麻痹。

4）消化系统：胃食管反流、喂养不耐受、坏死性小肠结肠炎症、腹膜炎。

5）心血管系统：心力衰竭、动脉导管未闭、严重先天性心脏病、心力衰竭、低血压、血容量不足。

6）血液系统：贫血、红细胞增多。

7）感染性疾病：败血症。

8）胎儿母亲使用呼吸抑制药物：麻醉药、硫酸镁、吗啡。

9）内环境紊乱：低血糖、低钠血症、低钙血症、高钠血症、高钙血症；环境温度不稳定，高温、低温引起体温波动。

10）剧烈疼痛刺激，过量使用麻醉镇静剂，各种有创性操作及检查。

（二）呼吸暂停的鉴别和监测

1. 区分周期性呼吸和呼吸暂停 部分新生儿可有5~10秒短暂的呼吸停顿，此时患儿肤色、心率、血氧饱和度和肌张力都无变化，对新生儿的全身情况无影响，此良性过程称为周期性呼吸。但是，当呼吸停止时间超过20秒，或出现肤色发绀，心率低于100次/分，血氧饱和度或肌张力减低，则为呼吸暂停，可能诱发神经系统缺氧缺血损伤。迄今为止，两者之间的关系尚未明确，可能有共同的生理病理机制，呼吸暂停可能是周期性呼吸的严重表现。

2. 区分呼吸暂停的类型 区分是原发性还是继发性呼吸暂停。应详尽了解病史，特别注意有无母亲发热、特殊用药史，胎膜早破、羊水恶臭、胎心胎动异常；分娩过程是否顺利，有无创伤性分娩、Apgar 评分等;生后患儿有无发热、抽搐;全面查体,尤其是神经系统的异常体征,还要特别注意有无携氧能力下降的征象,如苍白、休克或动脉导管未闭时的左向右分流,必要时辅以头颅 B 超、脑电图、头颅 CT,血清生化或药物水平检测。环境温度的升高或降低可致呼吸暂停,故要对新生儿的环境温度作仔细评估。呼吸暂停与代谢失衡也有关,如低血糖、电解质紊乱等,可通过实验室检测确定。早产儿尤其是极低出生体重儿无法查出原发因素时,方可考虑为原发性呼吸暂停。

【病例及诊断解析】

病例 1:患儿,男,G_1P_1,孕 34 周,生后 1-5-10 分钟 Apgar 评分分别为 9-10-10。查体:T 37℃,R 50 次 /min,HR 140 次 /min,W 2050g,未成熟儿样貌,反应好,哭声稍小,查体未见明显异常。入院后予保暖、营养支持疗法,患儿出现呼吸欠规律,间断呼吸停止,每次约 5~10 秒,呼吸停止时患儿面色红润,心率 140 次左右,SPO_2 约为 92%~95%,能自行恢复呼吸。

诊断解析:患儿呼吸停止时间小于 20 秒,不伴有心率、血氧饱和度下降,故诊断为周期性呼吸。

病例 2:患儿,男,G_3P_2,孕 30 周,生后 1-5-10 分钟 Apgar 评分分别为 6-8-8。查体:体温不升,R 57 次 /min,HR 125 次 /min,W 1250g,未成熟儿外貌,反应欠佳,哭声小,四肢末端发绀。入院后予保暖、肺泡表面活性物质气管滴注,营养支持疗法。入院后第二天,患儿出现间断性呼吸停止,每次约 30 秒,伴面色发绀,心率下降至 90 次 /min 左右,SPO_2 下降至 80% 以下,经抚触刺激后能恢复呼吸,但不久再次重复发生。予以氨茶碱治疗后,患儿未再出现呼吸停止、发绀、心率及血氧饱和度下降。

诊断解析:根据患儿呼吸停止时间大于 20 秒,伴有心率 <100 次 /min,血氧饱和度下降,故诊断为呼吸暂停。其原因是早产儿呼吸中枢发育不完善。

病例 3:患儿,男,G_2P_2,孕 39 周,生后 1-5-10 分钟 Apgar 评分分别为 4-6-7 分。查体:体温不升,R 63 次 /min,HR 157 次 /min,W 3450g,成熟儿貌,全身见胎粪染,反应欠佳,哭声小,前囟张力

高,颜面发绀,双肺呼吸音粗,可闻湿啰音,心音低钝。入院后患儿出现间断性呼吸停止,每次约 5~10 秒,伴面色发绀,心率下降至 75 次 /min 左右,SPO_2 下降至 80% 以下,行头颅 MRI 检查发现脑室内出血。

诊断解析:该患儿为足月儿,有出生窒息史,患儿呼吸停止持续时间虽不足 20 秒,但心率 < 100 次 /min 并伴血氧饱和度下降,故诊断为呼吸暂停。原因为中枢神经系统病变导致继发性呼吸暂停。

(熊涛　伍金林)

参考文献

1. American academy of pediatrics. Apnea,sudden infant death syndrome,and home monitoring. Pediatrics, 2003,111(4 Pt 1):914-917.
2. 邵晓梅,叶鸿瑁,丘小汕.实用新生儿学.第 4 版.北京:人民卫生出版社,2011:245-247.
3. 杜立中,主译.新生儿呼吸系统疾病的诊治进展与争议.北京:人民卫生出版社,2010:411-419.
4. Zhao J,Gonzalez F,Mu D. Apnea of prematurity,from cause to treatment. Eur J Pediatr,2011,170(9):1097-1105.
5. Moriette G,Lescure S,EI Ayoubi M,et al.Apnea of prematurity:what's new?Arch Pediatr,2010,17(2): 186-190.
6. Poets CF.Apnea of prematurity,what can observational studies tell us about pathophysiology?Sleep Med,2010, 11(7):701-707.
7. Heman-Ackah YD,Pernell KJ,Goding GS Jr.The laryngeal chemoreflex,an evaluation of the normoxic response.Laryngoscope,2009,119(2):370-379.
8. Bongianni F,Mutolo D,Cinelli E,et al.Respiratory responses induced by blockades of GABA and glycine receptors within the Bötzinger complex and the pre-Bötzinger complex of the rabbit.Brain Res,2010, 1344(1):134-147.

第三节　新生儿湿肺

【疾病简介】

新生儿湿肺(wet lung of newborn)又称新生

儿暂时性呼吸困难（neonatal transient dyspnea）、新生儿暂时性呼吸增快（transient tachypnea of the newborn），是一种自限性疾病，是早期新生儿呼吸窘迫常见的原因之一，多见于足月儿，亦可见于早产儿。新生儿湿肺是由于各种原因引起肺液吸收清除延迟，肺内液体聚集，从而导致患儿生后早期出现气促、发绀等呼吸困难的表现，其症状随着肺内聚集的液体吸收而减轻，临床症状和影像学改变多在生后 2~3 天内恢复正常，亦有部分患儿需 4~5 天恢复。新生儿湿肺没有特异性的临床表现和影像学改变，故常作为排除性诊断。诊断新生儿湿肺需结合患儿临床表现、影像学检查、疾病病程及转归，同时排除其他引起呼吸系统症状体征的情况。

【诊断标准】

（一）国内诊断标准

根据《实用新生儿学》（第 4 版）的诊断标准如下：

1. 具有高危因素　围产期窒息、羊水吸入、剖宫产儿、早产儿、孕妇产程中或新生儿出生后输液过量、动脉导管未闭、脐带结扎延迟等。

2. 临床表现　以呼吸窘迫为主要表现，如发绀、呻吟、吐沫、气促，亦可表现为反应差、不吃、不哭，轻症者反应正常，哭声响亮。肺部听诊可有呼吸音减低或出现湿啰音。

3. 实验室检查　无症状型湿肺可仅有影像学表现。X 线征象可表现为：

（1）肺泡积液征，肺野有斑片影或呈小结节影，部分患儿胸部 X 线呈毛玻璃样、状如白肺。

（2）间质积液征，可见网状条纹影。

（3）叶间胸膜和胸膜腔积液征，多见于右肺上中叶间。

（4）肺气肿征，肺野透光度增强。

（5）其他征象如肺门血管淤血扩张等。

4. 需排除其他原因所致的暂时性呼吸增快。

（二）国外诊断标准

目前国外尚无关于新生儿湿肺的诊治指南。根据主要发达国家学会文献，总结新生儿湿肺的诊断标准如下：

1. 产前有剖宫产等高危因素，无围产期母亲感染的病史。

2. 生后早期（常为生后 6 小时内）出现呼吸系统症状体征，如明显的呼吸增快、呻吟、吐沫、发绀、轻度三凹征等。

3. 临床症状在生后 24 小时内无进行性加重的表现，且常在 48~72 小时内缓解。

4. 胸部 X 线可表现为透光度降低、浸润影，或肺透光度增加、伴或不伴心影增大，叶间积液征等。

5. 需要排除其他引起上述改变的情况，如胎粪吸入综合征、新生儿呼吸窘迫综合征、气漏综合征、新生儿肺炎等。

【诊断标准解读】

1. 新生儿湿肺又称为新生儿暂时性呼吸困难、新生儿暂时性呼吸增快、新生儿良性不明原因的呼吸窘迫。该病症由 Avery 于 1966 年首次报道，是目前世界范围内最常见的引起足月儿呼吸窘迫的原因。

2. 本病发生的病理生理基础是肺液吸收清除延迟、肺内液体聚集。在母体内，胎儿肺内大约有 30ml/kg 的液体，来源于肺毛细血管和肺泡细胞的主动分泌，氯离子泵在其中起了重要作用。在出生前数天，血中儿茶酚胺及其他激素水平的升高，使肺液分泌受到抑制；分娩发作时，血中儿茶酚胺水平特别是去甲肾上腺素浓度的进一步升高可通过抑制肺泡细胞氯离子泵活性，使肺液分泌停止并促进其吸收；产道的挤压可使约 1/3 的液体经气道由口、鼻腔排出，剩余液体转移至肺间质，经由肺静脉系统转运；生后呼吸的建立，肺循环阻力及压力降低，剩余的肺间质及肺泡内的液体被吸收入淋巴管及血管被清除。一般生后 6 小时肺内液体可清除完毕。而在分娩发作前进行剖宫产的产妇，由于胎儿未经历上述体内激素水平的变化及产道挤压，因而其新生儿成为湿肺发生的高危人群。其他引起新生儿肺液聚集的原因如围产期孕妇或新生儿输液过多、围产期窒息、羊水吸入、脐带结扎延迟等亦可造成湿肺的发生。

3. 临床可分为临床型和无症状型。临床型湿肺常在生后早期起病，表现为呼吸窘迫的征象如气促、发绀、口吐白沫、轻度三凹征等，部分病情较重的患儿需要呼吸机辅助通气。但与新生儿呼吸窘迫综合征不同的是湿肺患儿呼吸窘迫的症状体征无进行性加重的表现。胸部 X 线提示肺内液体聚集的表现，如肺泡内、叶间肺野的聚集，严重者可呈现出毛玻璃样甚至白肺的表现；无症状型的患儿可仅有胸部 X 线表现。

4. 新生儿湿肺为一种自限性疾病，临床经过良好，因而也被称为良性不明原因的新生儿呼吸窘迫。随着肺液的清除，患儿临床症状体征及胸部影像学改变得以改善。大多数患儿在生后 48~72 小时内缓解，也有少数患儿需 4~5 天。有研究认为，对湿肺患儿进行适当的限液和（或）使用呋塞米均可加速肺液的清除，从而改善患儿的临床症状。

5. 新生儿湿肺是一个排除性诊断，确诊前需排除任何可引起患儿生后早期出现呼吸系统症状体征的情况，如新生儿肺炎、新生儿呼吸窘迫综合征、胎粪吸入综合征、气漏综合征等。由于新生儿湿肺早期的临床表现及胸部 X 线检查均无特异性改变，故生后早期常难以和新生儿肺炎、新生儿呼吸窘迫综合征等疾病相鉴别，需严密地观察以了解疾病的转归。

【病例及诊断解析】

病例：患儿，男，55 分钟，因"生后气促、发绀 45 分钟"入院。系 $G_2P_1^{+1}$ 孕 39^{+5} 周因"社会因素"剖宫产娩出，产重 3700g，生后 1-5-10 分钟 Apgar 评分分别为 10-10-10 分。否认胎膜早破、羊水污染及脐带绕颈史，否认宫内窒息及生后抢救史，否认母亲孕期合并症及围产期发热等病史。生后 10 分钟患儿渐出现气促，伴口唇发绀及口吐白沫。入院查体：足月儿貌，反应可，偶有呻吟，口唇发绀，前囟张力不高，RR 60~70 次 / 分，呼吸浅促，双肺呼吸音粗，可闻及少许湿啰音，心腹查体无特殊，四肢肌张力正常，原始反射顺利引出。辅助检查：血常规检查正常；胸部 X 线提示肺野有斑片影及小结节影、叶间胸膜积液征（图 1-1）。入院后

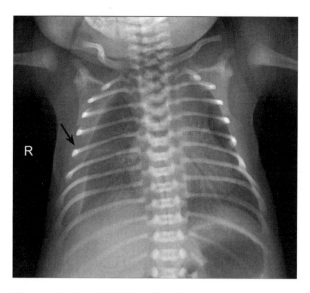

图 1-1 生后 2 小时胸部 X 线示肺透光度稍减低，肺野有斑片影及小结节影，右侧肺部上中叶之间可见叶间积液征

予以 NCPAP 辅助通气及支持治疗，患儿气促、呻吟及发绀渐缓解，48 小时后撤离 NCPAP 及氧气。痰培养示 48 小时无细菌生长。

诊断解析：该患儿为足月剖宫产娩出，具有发生湿肺的高危因素，生后早期出现气促、发绀及吐沫等呼吸系统症状，胸部 X 线可见肺泡内积液征及叶间积液征，经呼吸支持后 2~3 天内症状缓解，符合新生儿湿肺的诊断。该患儿早期胸部 X 线透光度明显降低，有明显斑片影，难以与宫内感染所致的新生儿肺炎及新生儿呼吸窘迫综合征等鉴别，但其产前临床经过良好，临床无宫内感染或围产期感染的确切证据，从疾病病程和转归的结局来看，新生儿湿肺诊断成立。

（杨晓燕 伍金林）

参考文献

1. 周晓玉. 湿肺 // 邵肖梅, 叶鸿瑁, 丘小汕. 实用新生儿学. 第 4 版. 北京：人民卫生出版社, 2011：393-395.

2. Stroustrup A, Trasande L, Holzman IR. Randomized controlled trial of restrictive fluid management in transient tachypnea of the newborn. J Pediatr, 2012, 160：38-43.

3. Edwards MO, Kotecha SJ, Kotecha S. Respiratory distress of the term newborn infant. Paediatric Respiratory Reviews, 2013, 14：29-37.

4. Avery ME, Gatewood OB, Brumley G. Transient

tachypnea of newborn. Am J Dis Child,1966,111,380-385.

5. Kumar A,Bhatnagar V. Respiratory distress in neonates. Indian J Pediatr,2005,72(5),425-428.

6. Karabayir N,Kavuncuoglu S. Intravenous frusemide for transient tachypnoea of the newborn,a randomised controlled trial. Journal of Paediatrics and Child Health,2006,42:640-642.

第四节　新生儿呼吸窘迫综合征

【疾病简介】

新生儿呼吸窘迫综合征(neonatal respiratory distress syndrome,NRDS)又称肺透明膜病(hyaline membrane disease,HMD),是由于肺泡表面活性物质(pulmonary surfactant,PS)缺乏及肺发育不成熟所致,多见于早产儿,表现为出生后数小时出现进行性呼吸困难和呼吸衰竭。

【诊断标准】

(一)国内诊断标准

根据《实用新生儿学》(第4版)及《诸福棠实用儿科学》(第8版)诊断标准如下:

1. 生后出现呼吸困难、呻吟、三凹征、青紫,并进行性加重。

2. 多为早产儿,但足月儿尤其是剖宫产儿也可以发病。

3. 胸部X线显示双肺透光度降低、充气不良,可见细小颗粒和网状阴影,如病情加重,双肺透光度更低,出现明显的支气管充气征,心影和膈缘模糊,甚至呈白肺。

(二)国外诊断标准

按照Vermont Oxford Neonatal Network诊断标准如下:

1. 患儿在吸入空气下,$PaO_2<50mmHg(<6.6kPa)$,有中心性发绀或需要吸入氧气才能维持$PaO_2>50mmHg(>6.6kPa)$。

2. 胸部X线显示毛玻璃样改变和支气管充气征。

【诊断标准解读】

1. 患儿出生6小时以内出现呼吸窘迫,并呈进行性加重是本病的特点,伴有吸气性三凹征、呼气性呻吟、发绀等。为代偿潮气量减少,出现气促,呼吸可大于60次/分;为满足增加的肺扩张压,呼吸辅助肌参与呼吸,从而出现吸气性三凹征;由于呼气时声门不完全开放,可使肺内气体潴留产生正压,防止肺泡萎缩,而出现呼气性呻吟;由于广泛肺不张,通气/血流(V/Q)比例失调,形成真性肺内右向左分流(动静脉短路),出现发绀,通常吸氧不能缓解;随着病情进展,可由呼吸急促变为呼吸浅慢、呼吸节律不齐,甚至呼吸暂停,最后可能出现呼吸衰竭。

2. 早产儿多见,胎龄越小,发病率越高。胎龄<28周发病率60%~80%,30~32周发病率40%~55%,33~35周发病率为10%~15%,36周以上发病率1%~5%。足月儿也可发生,多见于未发动宫缩的剖宫产儿。宫内窘迫和出生时窒息、重度Rh溶血病、母亲患糖尿病、前置胎盘、胎盘早剥、母亲低血压、SP-A基因变异、SP-B基因缺陷等也是NRDS发生的高危因素。

3. 本病胸部X线表现具有特征性,与临床病情轻重基本一致。根据胸部X线可以分为四级:①I级:双肺野透光度普遍降低(充气减少),呈毛玻璃样改变,可见均匀弥漫分布的细小颗粒(肺泡萎缩)和网状阴影(细支气管过度充气),无肺气肿;②II级:除I级变化加重外,可见支气管充气征(支气管过度充气),延伸至肺野中外带;③III级:病变加重,双肺透光度明显降低,支气管充气征更加广泛,心影、横膈边缘模糊;④IV级:整个肺野呈白肺,心影和横膈均不清楚,支气管充气征更加明显或消失(肺水肿或肺出血时)。I级、II级为早期,III级、IV级病情较重。动态监测胸部X线变化可以了解疾病进展及治疗效果。

4. 血气分析常提示pH和PaO_2降低,吸入空气时PaO_2常低于50mmHg,$PaCO_2$升高,HCO_3^-降低,BE负值增加。

5. 肺成熟度检查如羊水卵磷脂/鞘磷脂(L/S)比值、稳定微泡试验、泡沫试验等也可以帮助诊断。

【病例及诊断解析】

病例：患儿，男，32分钟，因"早产后呻吟32分钟"入院。患儿系 G_3P_1，孕 32^{+1} 周。患儿母亲因"胎盘早剥、胎儿生长受限、先兆早产"自然分娩，羊水呈血性，量不详，无脐带绕颈。生后即刻 -1-5-10 分钟 Apgar 评分为 7-7-7-7，出生体重 1050g。患儿出生后即出现呻吟，呼吸不规则，收入新生儿科。查体：T 36.2℃，P 130次/分，R 50~60次/分，BP 82/43mmHg，未成熟儿貌，反应差，哭声弱，口唇可见轻微发绀，呼吸浅，不规则，可见吸气性三凹征，双肺呼吸音降低，未闻及干湿啰音，心腹查体未见异常，四肢肌张力稍低，原始反射减弱。辅助检查：胸部 X 线（图1-2）：双肺透光度降低，可见支气管充气征，心影、横膈边缘模糊；血气分析：pH 和 PaO_2 降低，$PaCO_2$ 升高；血常规、CRP、肝肾功等未见异常。

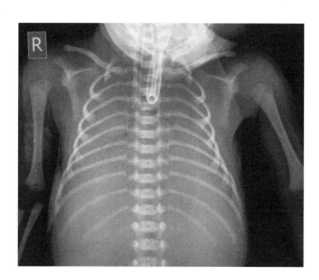

图1-2　双肺透光度降低，可见支气管充气征，心影、横膈边缘模糊

诊断解析：①患儿系早产儿，有宫内窘迫和出生时窒息史；②生后即出现呻吟、气促，R 50~60次/分，口唇轻微发绀，可见吸气性三凹征，呼吸浅，不规则，双肺呼吸音降低，未闻及干湿啰音；③胸部 X 线双肺透光度降低，可见支气管充气征，心影、横膈边缘模糊，血气分析提示 pH 和 PaO_2 降低，$PaCO_2$ 升高。根据以上可以诊断新生儿呼吸窘迫综合征。

（赵静　伍金林）

参考文献

1. 邵肖梅，叶鸿瑁，丘小汕. 实用新生儿学. 第4版. 北京：人民卫生出版社，2011，395-398.
2. 江载芳、申昆玲、沈颖. 诸福棠实用儿科学. 第8版. 北京：人民卫生出版社，2015，453-456.
3. Sweet DG，Carnielli V，Greisen G，et al. European consensus guidelines on the management of neotatal respiratory distress syndrome in preterm infants-2010 update. Neonatology，2010，97：402-417.
4. Montan S，Arulkumaran S. Neonatal respiratory distress syndrome. Lancet，2006，367：1878-1879.
5. Speer CP. Neonatal respiratory distress syndrome，an inflammatory disease？Neonatology，2011，99：316-319.

第五节　胎粪吸入综合征

【疾病简介】

胎粪吸入综合征（meconium aspiration syndrome，MAS）是胎儿在宫内或产时吸入胎粪污染的羊水，导致以呼吸道机械性阻塞及化学性炎症为主要病理特征，生后出现呼吸窘迫为主要表现，同时可伴有其他脏器受损的一组综合征。由于34孕周前极少发生胎粪污染羊水（meconium staining of amniotic fluid，MSAF），因此 MAS 多见于近足月儿、足月儿或过期产儿。MAS 是引起足月儿呼吸窘迫常见的原因，有较高的发生率及死亡率。

【诊断标准】

（一）国内诊断标准

2005年出版中华医学会编著《临床诊疗指南 - 小儿内科分册》、《实用新生儿学（第4版）》及2010年 MAS 临床路径的诊断标准如下：

1. 患儿多为足月儿或过期产儿，有宫内窘迫或出生窒息史。

2. 羊水被胎粪污染，轻者呈黄色或绿色，重者呈深绿色或墨绿色；新生儿娩出后指（趾）甲、脐部、皮肤被胎粪染黄,气管内吸出胎粪。

3. 生后早期出现呼吸困难、三凹征、青紫。

4. 胸部 X 线显示两肺纹理增多增粗,有斑点状、团块状高密度渗出影,同时伴有不同程度的肺气肿,严重者伴气漏。

(二) 国外诊断标准

2012 年加拿大学者在国际儿科杂志发表的《胎粪吸入综合征管理进展》一文中对 MAS 诊断标准列举如下:

1. 诊断的必备条件是有胎粪污染羊水的新生儿有呼吸窘迫的表现。

2. 排除其他引起呼吸窘迫的原因。

3. 经典胸部 X 线改变为肺膨出伴点片状浸润。

4. 血气分析提示有低氧血症、高碳酸血症、代谢性或混合性酸中毒。

【诊断标准解读】

1. 由于 34 周前羊水极少被胎粪污染,故国内外均认为胎龄小于 34 周,或羊水清澈时,胎粪吸入可能性小,MAS 多见于足月儿或过期产儿。国外报道分娩时 MSAF 发生率在所有活产儿中约占 20% 左右,其发生率随胎龄增加而增加,>42 周胎龄分娩者 MSAF 发生率约 23%~52%,但仅约 2%~9% 进展为 MAS。因此,吸入混有胎粪的羊水是诊断的必要条件:①分娩时可见 MSAF;②患儿生后见皮肤有胎粪污染的痕迹,指趾甲、脐带呈黄、绿色;③口鼻腔吸引物中含有胎粪;④气管插管时声门处或气管内吸引物可见胎粪。

2. MSAF 与胎儿宫内窘迫相关,但临床较多胎儿有 MSAF 而并无宫内窘迫表现,可能机制是仅仅短暂宫内缺氧导致胎粪排出而尚未引起明显的窒息(如脐血 pH 下降等)。引起宫内胎粪排出的机制尚不清楚。MSAF 曾被作为胎儿宫内窘迫的同义词,但其与 Apgar 评分、胎心异常、脐血 pH 等不十分相关,一般认为羊水被黏稠胎粪污染与慢性宫内缺氧、胎儿酸中毒和不良预后相关,目前多数观点认为 MSAF 伴胎心异常是胎儿窘迫和围产期出现并发症的标志。

3. 国内把胸部 X 线肺部改变分 3 型:①轻型:肺纹理增粗,轻度肺气肿,横膈轻度下降,心影正常,诊断需结合病史及临床。②中型:肺野有密度增加的粗颗粒状阴影或片状、团块状、云絮状阴影;或有节段性肺不张及透亮充气区,心影常缩小。③重型:双肺有广泛粗颗粒状阴影或斑片状阴影及肺气肿征象,有时可见大片肺不张和炎症融合形成大片状阴影,继发性肺损伤或继发性 PS 缺乏所致的肺萎陷表现,常并发纵隔气肿、气胸等气漏;由于围产期缺氧,心影可增大。而国外 MAS 分型标准有所不同,分为 3 型:①轻型:需吸入 <40% 氧,吸氧时间 <48 小时;②中型:常需吸入 >40% 氧,吸氧时间 >48 小时,但无气漏发生;③重型:需辅助通气治疗,通气时间超过 48 小时,常并发新生儿持续肺动脉高压或持续胎儿循环(PPHN)。国外很多研究发现 MAS 患儿胸部 X 线改变与临床表现的严重程度往往不一致,即胸部 X 线严重异常者症状却很轻,胸部 X 线轻度异常或基本正常,症状反而很重,需警惕 PPHN 的可能。

4. 国内认为,MAS 症状与低氧损伤的严重程度和吸入胎粪的量和黏稠度有关。而国外则认为,临床严重程度与胸部 X 线改变缺乏一致性,提示 MAS 的严重程度不取决于胎粪吸入的量及肺实质损伤的程度,而与其他因素如是否合并 PPHN 及其严重程度相关。重症 MAS 患儿常并发 PPHN,发生率约为 15%~20%,常发生于生后 24 小时内。有文献报道,PPHN 患儿中,约 75% 其原发病为 MAS。PPHN 主要表现为全身性、持续性发绀,严重低氧血症,其特点是:当 $FiO_2>0.6$,发绀仍不能缓解;哭闹、哺乳或躁动时发绀加重;发绀程度与肺部体征不平行(发绀重,体征轻),部分患儿胸骨左缘第 2 肋间可闻及收缩期杂音,为二尖瓣或三尖瓣反流所致,严重者可出现休克和心力衰竭,心功能不全时可闻及奔马律、末梢循环灌注不足不良及血压下降。因此,足月儿或过期产儿有围产期窒息、胎粪吸入史,如于生后数小时内出现严重全身性发绀,呼吸增快,发绀程度与肺部体征不平行时应高度警惕 PPHN,需行超声心动图检查。

5. 国内认为,胸部 X 线表现在出生后 12~24

小时常更为明显,对出生后如果出现呼吸窘迫应立即行胸部 X 线检查,病情变化时应及时复查,并进行动态监测。国外非常强调对有羊水污染的新生儿出现任何呼吸窘迫症状(如气促、鼻扇、肋间隙凹陷、胸廓前后径增加、发绀等)进行监测至少 24 小时,包括生命体征、胸部 X 线、血气分析、心脏超声等。血气分析可提示低氧血症,重症患儿常出现呼吸性酸中毒,多由于呼吸道梗阻、肺不张、肺炎所致。如患儿有围产期窒息,常同时存在混合性酸中毒。心脏彩超则可发现严重病例合并 PPHN。

6. MAS 的主要病理变化是由于胎粪机械性阻塞呼吸道所致。如宫内已有胎粪吸入或有 MSAF 而生后大气道胎粪未被及时清除,随着呼吸建立可将在上呼吸道含胎粪小颗粒的羊水进入细支气管,产生小节段性肺不张、局限性阻塞性肺气肿及化学性肺炎,使肺的通气 / 血流比例失调,影响气体交换,造成严重呼吸窘迫,甚至并发气漏及 PPHN。一些患儿初期仅有轻度呼吸窘迫,生后数小时出现肺不张和化学性肺炎加重的表现。因此,应密切观察 MAS 患儿呼吸困难、发绀、双肺呼吸音等症状及体征的变化,同时观察是否发生气胸、纵隔气肿等气漏以及 PPHN 等并发症。

【病例及诊断解析】

病例:患儿,男,2 小时。因"急促、发绀 2 小时"入院。患儿系 G3P1,孕 40^{+3} 周,因宫内窒迫行剖宫产娩出。生后 1-5-10 分钟 Apgar 评分分别为 2-3-5 分,出生体重 3800g,羊水Ⅲ度,脐带绕颈 1 周,胎盘无异常。患儿生后即出现气促、发绀,立即予气管插管、清理呼吸道、复苏囊正压通气等处理,患儿病情无明显缓解,仍有气促、发绀,遂转入新生儿科。查体:T 36℃,P 150 次 / 分,R 76 次 / 分,Bp 50/25mmHg,成熟儿貌,反应差,哭声弱,皮肤青紫,皮肤冷,毛细血管再充盈时间 3 秒,全身皮肤可见散在胎粪附着,指趾甲、脐带被胎粪染黄,前囟 2cm×2cm,张力不高,口唇发绀,三凹征阳性,胸廓饱满,肋间隙增宽,呼吸欠规则,双肺呼吸音粗,闻及中粗湿啰音,心律齐,心音有力,心脏各听诊区未闻及杂音,腹稍膨隆,肝脏肋下 1.5cm,质软,

肠鸣音稍弱,肌张力减低,原始反射减弱。

入院后行胸部 X 线检查:提示双肺纹理增多、模糊,可见小点片状影,可见肋间膨出征象,提示新生儿肺炎;血常规:WBC 17.3×10^9/L,N 74.5%,Hb 159g/L,PLT 260×10^9/L,CRP 10mg/L;血气分析提示混合性酸中毒;血电解质示低钾血症。心脏超声:动脉导管未闭,卵圆孔未闭(左向右分流);1 天后复查胸部 X 线:双肺弥漫斑片影、结片影及实变影,可见小叶间增厚,双侧少量胸腔积液,肠道积气。

入院后予呼吸机辅助通气、保暖、补液、抗生素等对症支持治疗,患儿呼吸渐平稳,口唇无发绀,吃奶反应可,哭声大,查体双肺呼吸音清,未闻及干湿啰音,肌张力正常,原始反射可引出,治愈出院。

诊断解析:该患儿病史特点如下:①系足月儿,有宫内窒迫及出生窒息史;②羊水Ⅲ度;③生后呼吸急促、发绀;④有胎粪污染证据,皮肤可见胎粪附着,甲床、脐带染黄;⑤胸部 X 线可见渗出影,伴有肺气肿表现;⑥血气分析提示有混合性酸中毒。根据以上特点,诊断胎粪吸入综合征。

(张莉　伍金林)

参考文献

1. 邵肖梅,叶鸿瑁,丘小汕 . 实用新生儿学 . 北京:人民卫生出版社,2011.

2. 中华医学会 . 临床诊疗指南——小儿内科分册 . 北京:人民卫生出版社,2005

3. Swarnam K,Soraisham AS,Sivanandan S. Advances in the Management of Meconium Aspiration Syndrome. Int J Pediatr,2012:359571 .

4. 中国新生儿复苏项目专家组 . 新生儿复苏指南 . 中国当代儿科杂志,2011,13(09):691-695.

5. Perlman JM,Wyllie J,Kattwinkel J,et al. Neonatal Resuscitation Chapter Collaborators. Part 11,Neonatal resuscitation,2010 International Consensus on Cardiopulmonary Resuscitation and Emergency Cardiovascular Care Science With Treatment Recommendations. Circulation,2010,122(16 Suppl 2):S516- 538 .

6. Cleary GM,Wiswell TE. Meconium-stained amniotic fluid and the meconium aspiration syndrome. An

update. Pediatr Clin North Am,1998,45(3):511-529.

7. Wiswell TE,Tuggle JM,Turner BS. Meconium aspiration syndrome,have we made a difference? Pediatrics,1990,85(5):715-721.

8. Vain NE,Szyld EG,Prudent LM,et al. Oropharyngeal and nasopharyngeal suctioning of meconium-stained neonates before delivery of their shoulders,multicentre, randomised controlled trial. Lancet,2004,364(9434): 597-602.

第六节　新生儿感染性肺炎

【疾病简介】

新生儿感染性肺炎是新生儿期的常见病,也是引起新生儿死亡的重要原因之一。据统计,其病死率约为 5%~20%。新生儿感染性肺炎可由细菌、病毒、支原体或原虫等不同病原体感染引起,可发生在宫内、分娩过程中和产后,分别称为产前、产时和产后感染性肺炎。

【诊断标准】

(一)国内诊断标准

目前国内尚无新生儿感染性肺炎的诊断标准,根据国内相关文献及教材整理如下:

1. 产前感染性肺炎

(1) 有产前感染致病因素;

(2) 通常为宫内感染的一部分,疾病严重程度与宫内感染时间有关;

(3) 多在生后 24 小时内发病,出生时常有窒息史;

(4) 复苏后可有气促、呻吟、青紫、体温不稳、反应差;

(5) 肺部体征出现较晚,呼吸音粗糙,降低或湿啰音;

(6) 可伴有黄疸、肝脾肿大、视网膜炎和脑膜脑炎等多系统受累表现,常并发 DIC、休克、持续肺动脉高压、肺出血等严重并发症;

(7) X 线检查:多为间质性肺炎改变,细菌性感染者则为支气管肺炎表现;

(8) 脐血 IgM>200mg/L,血清特异性 IgM 增高

对产前感染有诊断意义。

2. 产时感染性肺炎

(1) 有产时感染致病因素;

(2) 出生数日至数周后发病,发病时间因不同病原体而异;

(3) 气促、呻吟、青紫、呼吸暂停;

(4) 呼吸音粗糙,降低或湿啰音;

(5) X 线检查:肺纹理增粗、边缘模糊、小斑片状密度增高影,病情进展时病灶可融合成片;

(6) 生后 1 小时内检查胃液涂片发现白细胞和与母亲阴道内相同的病原体;或生后 8 小时内气管分泌物涂片及培养提示致病菌有助于病原学诊断。

3. 产后感染性肺炎

(1) 有产后感染致病因素;

(2) 发热或体温不升、反应低下、拒奶、呛奶、口吐泡沫;

(3) 气促、口周青紫、吸气三凹征;

(4) 肺部体征早期常不明显,病程中可出现双肺细湿啰音或喘鸣音;

(5) 心率增快、肝脾增大或腹胀;

(6) X 线检查:细菌性感染常表现为肺纹理增粗,边缘模糊,小斑片状密度增高影。病毒性感染常表现为肺门旁及内带肺野间质纤维条状密度增高影,可伴散在肺部浸润及肺气肿。

(7) 鼻咽部分泌物细菌培养、病毒分离和荧光抗体,血清特异性抗体检测有助于病原学诊断。

(二)国外诊断标准

目前国外无新生儿感染性肺炎诊断标准,根据国外相关文献及教材整理如下:

1. 早期新生儿肺炎

(1) 出生 3 天内发病;

(2) B 组链球菌(GBS)是最常见的病原;

(3) 高危因素:胎膜早破 >18 小时,母亲患绒毛膜羊膜炎、产时发热,早产,胎心过速等;

(4) 感染途径:宫内误吸污染的羊水,经血行通过胎盘感染胎儿,产时通过产道吸入污染的羊水或母亲宫颈分泌物感染;

(5) 生后很快出现呼吸窘迫、反应差、呼吸暂停、低灌注、体温不稳定、酸中毒、腹胀,可出现脓

毒性休克或肺动脉高压等症状；

（6）X 线检查：斑片样浸润，间质水肿或少见的肺叶实变，或出现类似呼吸窘迫综合征的表现；

（7）早期气管抽吸物培养、血培养、脑脊液培养、血清学及 PCR 等检查有助于病原学诊断。

2. 晚期新生儿肺炎

（1）出生 3 天后发病；

（2）高危因素：机械通气、气道发育异常、严重隐匿性疾病、住院时间延长、神经系统损害导致误吸胃内容物、慢性肺部疾病需要长期气管插管者；

（3）感染途径：呼吸道、血行及医源性；

（4）气促、呼吸暂停、呼吸窘迫、体温不稳、嗜睡、少吃、腹胀、呕吐、黄疸等非特异性临床表现，机械通气患儿气管插管中吸出的分泌物增多；

（5）X 线检查：细菌感染主要为肺泡炎症，病毒感染以间质性肺炎改变为主；

（6）早期气管抽吸物培养、血培养、脑脊液培养、血清学及 PCR 等检查有助于病原学诊断。

【诊断标准解读】

1. 国内诊断标准解读

（1）分类：将新生儿感染性肺炎划分为产前、产时及产后感染性肺炎。

（2）发病时间：产前感染性肺炎常在生后 24 小时内发病；产时感染性肺炎往往有一定的潜伏期，通常是生后数天至数周，细菌感染通常在生后 3~5 天内发病；产后感染性肺炎通常在出生 1 周后发病。

（3）致病因素：国内产前感染的主要病原体为病毒（风疹病毒、巨细胞病毒、单纯疱疹病毒），细菌及支原体相对少见，病原体经血行通过胎盘感染胎儿；产时感染胎膜早破 24 小时以上或孕母产道内病原体上行感染羊膜，病原体以革兰阴性杆菌为主；产后感染性肺炎可通过呼吸道、血行及医源性途径感染，强调机会致病菌增多趋势。

（4）症状：强调产前感染性肺炎是宫内感染的一部分，往往有窒息史，复苏后出现呼吸窘迫表现，肺部体征出现较晚，常有多系统受累，易发生 DIC、休克、持续肺动脉高压、肺出血等严重并发

症。生后感染性肺炎的症状往往非特异性，常表现为发热或体温不升、反应低下、呛奶、呼吸窘迫等，肺部体征往往出现较晚。

（5）X 线检查：强调胸片检查在诊断新生儿感染性肺炎的重要性，但不能区分病原。

（6）病原学检查：强调早期行多病原学联合检查。

2. 国外诊断标准解读

（1）WHO 及国外大多教材、文献将新生儿感染性肺炎作为新生儿脓毒症的表现之一，而未将之单独划分出来。

（2）发病时间划分：既往为生后 7 天，之后有文献界定为生后 2 天，目前大多倾向于生后 3 天作为早期和晚期新生儿肺炎的时间划分点。

（3）致病因素：在美国及发达国家，早期新生儿细菌性肺炎以 B 族链球菌感染为主，少部分由单核细胞增多性李斯特菌、流感嗜血杆菌、大肠埃希菌、肺炎克雷伯杆菌和其他革兰阳性或革兰阴性病原菌引起；发展中国家则以病毒（风疹病毒、巨细胞病毒、单纯疱疹病毒）、大肠埃希菌、肺炎克雷伯杆菌等革兰阴性病原菌为主，GBS 少见。晚期新生儿肺炎的病原具有多样性，包括凝固酶阳性的葡萄球菌、金黄色葡萄球菌、大肠埃希菌、肺炎克雷伯杆菌、假单胞菌属、变形杆菌属、沙雷菌属、白色念珠菌属和其他真菌。

（4）症状：早期新生儿感染性肺炎与其他原因造成的呼吸窘迫，如呼吸窘迫综合征、湿肺、胎粪吸入肺炎或持续肺动脉高压等疾病不易鉴别。强调出生后很快出现呼吸窘迫是早期新生儿感染性肺炎的常见表现，其他症状为脓毒症的一部分，也可见于晚期新生儿肺炎。

（5）X 线检查：非特异性。

（6）病原学诊断：强调早期行气管抽吸物培养、血培养、脑脊液培养、血清学及 PCR 等检查以明确病原。

【病例及诊断解析】

病例：患儿，男，15 天，因吃奶少 2 天，气促、呛奶 1 天入院。患儿系 G_1P_1，孕 38 周，自然分娩，出生体重 2800g。生后 1-5-10 分钟 Apgar 评

分分别为 9-10-10,否认胎膜早破、脐带绕颈、羊水污染史,母亲分娩前无发热,近期有感冒。查体:T 36.5℃,HR143 次/分,R 67 次/分,SPO$_2$ 85%,BP65/40mmHg。足月儿貌,反应欠佳,可见吸气性三凹征,全身皮肤轻度黄染,未见皮疹,前囟平软,张力不高,双侧瞳孔等大,光反射敏感,口周略发绀,咽充血,双肺呼吸动度一致,双肺呼吸音粗糙,双肺底可闻及散在的细湿啰音,心律齐,心音有力,心前区未闻及病理性杂音,腹软,肝脾无肿大,肠鸣音正常,双下肢无水肿,四肢肌张力正常,原始反射可引出。

辅助检查:血常规示 WBC 14.6×10^9/L,N 0.75,L 0.20,HGB132g/L,PLT 163×10^9/L,CRP25mg/L。胸片示双肺纹理增多模糊,双下肺可见多发小点片状阴影。

诊断解析:

(1) 足月晚期新生儿,起病急,病程短;

(2) 以少吃、气促、呛奶为主要表现;

(3) 发病前有呼吸道感染患者接触史;

(4) 母亲孕期体质健康,生产史无特殊;

(5) 查体可见口周发绀,吸气性三凹征,双肺呼吸音粗糙,闻及散在细湿啰音;

(6) 胸片示双肺纹理增多模糊,双下肺可见多发小点片状阴影。

综上考虑诊断新生儿产后感染性肺炎成立,尚需完善痰培养、血培养、呼吸道多病毒联合检测等检查以明确病原。

(李德渊 伍金林)

参考文献

1. 沈晓明,王卫平. 儿科学. 第 7 版. 北京,人民卫生出版社,2012,125-126.

2. 邵肖梅,叶鸿瑁,丘小汕. 实用新生儿学. 第 4 版. 北京,人民卫生出版社,2011;401-408.

3. 桂永浩主编. 小儿内科学高级教程. 北京,人民军医出版社,2011,73-74.

4. Duke T. Neonatal pneumonia in developing countries. Arch Dis Child Fetal Neonatal Ed. 2005 90(3);F211-219.

5. Robert M. Kliegman,Richard E. Behrman,Hal B. Jenson. NELSON TEXTBOOK OF PEDIATRICS, 18th ed. 2007,part XI,chapter 109.

第七节 新生儿肺出血

【疾病简介】

肺出血是新生儿期严重威胁生命的疾患,病死率高达 40%~50%。导致新生儿期肺出血病因众多,缺氧、早产、感染及低体温等均可导致肺出血。临床主要表现为呼吸困难、气促、发绀,口鼻腔内可见或于气管插管后可见血性液体流出。

【诊断标准】

(一)国内诊断标准

根据中华医学会儿科学分会新生儿学组 1999 年制定的《新生儿肺出血的诊断与治疗方案》中关于新生儿肺出血的诊断标准如下:

1. 临床诊断

(1) 具有肺出血原发病和高危因素:窒息缺氧、早产和(或)低体重、低体温和(或)寒冷损伤、严重原发疾病(败血症、心肺疾患)等。

(2) 症状和体征:除原发病症状与体征外,肺出血可有下列表现:

1) 全身症状:低体温,皮肤苍白,发绀,活动力低下,呈休克状态,或可见皮肤出血斑,穿刺部位不易止血。

2) 呼吸障碍:呼吸暂停,呼吸困难,吸气性凹陷,呻吟,发绀,呼吸增快或在原发病症状基础上临床表现突然加重。

3) 出血:鼻腔、口腔流出或喷出血性液体,或于气管插管后流出或吸出泡沫样血性液。

4) 肺部听诊:呼吸音减低或有湿啰音。

2. X 射线检查 典型肺出血胸部 X 射线表现如下:

(1) 广泛的斑片状阴影,大小不一,密度均匀,有时可有支气管充气征。

(2) 肺血管淤血影:两肺门血管影增多,两肺或呈较粗网状影。

(3) 心影轻~中度增大,以左室增大较为明显,严重者心胸比 >0.6。

(4) 大量出血时两肺透亮度明显降低或呈

"白肺"征或可见到原发性肺部病变。

（5）与呼吸窘迫综合征及肺炎鉴别：

1）呼吸窘迫综合征：可见肺透亮度减低，毛玻璃样改变，心影模糊，肋间隙变窄；而肺出血则心影增大、肋间隙增宽。

2）肺炎：可见肺纹理增多，以中下肺野为主，心影常不大；而肺出血则见大片或斑片状影，密度较炎症高且涉及两肺各叶。鉴别困难时最好结合临床并作 X 射线动态观察。

3. 实验室检查

（1）血气分析可见 PaO_2 下降，$PaCO_2$ 升高；酸中毒多为代谢性，少数为呼吸性或混合型。

（2）外周血红细胞与血小板减少。

（二）国外诊断标准

国外医学会没有明确的诊断标准，教科书和文献报道关于肺出血诊断如下：

1. 定义 肺出血是一种急性的、恶性过程，以上呼吸道或气管导管内吸出血性液体为特征。诊断肺出血需排除出生时口鼻腔内吸入母亲血液。

2. 高危因素 包括早产、窒息、败血症、胎儿生长受限、严重低体温、严重 Rh 血型不合溶血病、先天性心脏病及凝血功能障碍，体重小于 1500g 的早产儿是肺出血的高危人群。表面活性物质治疗可能与肺出血相关。

3. 临床特征 通常在生后第 2~4 天发病，临床表现为口鼻腔内或气管导管内涌出或吸出血性液体，伴呼吸困难、发绀、面色苍白、发绀或呼吸暂停。

4. 辅助检查

（1）胸部 X 线：可见散在斑片状阴影，大量出血时双肺透光度明显降低，可见支气管充气影。

（2）血液学检查：血红蛋白及血细胞比容降低。

【诊断标准解读】

1. 国内诊断标准指出肺出血的高危因素包括窒息缺氧、早产和（或）低体重、低体温和（或）寒冷损伤、严重原发疾病（败血症、心肺疾患）等。国外标准强调早产儿是肺出血的高危人群，窒息、

败血症、胎儿生长受限、严重低体温、严重 Rh 血型不合溶血病、先天性心脏病、凝血功能障碍及肺表面活性物质治疗可能与肺出血有关。

2. 国内外诊断标准均指出肺出血的特征是口鼻腔内涌出或气管导管内吸出血性液体，伴有呼吸困难、发绀、面色苍白等症状。国外诊断标准指出肺出血通常在生后第 2~4 天发病，诊断肺出血需排除出生时口鼻腔内吸入母亲血液。

3. 国内外诊断标准指出肺出血 X 射线检查可见广泛的斑片状阴影，大量肺出血时可见肺透光度降低，可见支气管充气影。国内诊断标准强调肺出血 X 射线检查需与呼吸窘迫综合征及肺炎相鉴别，鉴别困难时需结合临床并做 X 射线动态观察。

【病例及诊断解析】

病例：患儿，女，因窒息复苏后气促伴发绀 2 小时入院。患儿系 G_1P_1，39^{+3} 周孕，因胎儿宫内窘迫行剖宫产娩出，羊水Ⅲ度粪染，生后 Apar 评分 1-5-10-15 分钟分别为 1-5-7-8 分。出生时患儿全身发绀，无自主呼吸，心率 60 次/分，予新生儿复苏治疗后患儿建立自主呼吸，但伴有明显气促及发绀，本地医院予呼吸机辅助治疗无明显好转转入新生儿科治疗。入院查体：T 36℃，P 140 次/分，R 75 次/分，BP 60/23mmHg，BW 3.2kg。足月儿貌，皮肤稍苍白，肢端发绀，右前臂毛细血管再充盈时间为 5 秒，三凹征阳性。双肺呼吸音可闻及中粗湿啰音，心率 140 次/分，心音低钝，未闻及杂音，腹查体未见异常，四肢肌张力降低，原始反射减弱。辅助检查：胸部 X 线片提示：双肺均匀高密度影，可见支气管充气相。血气分析：pH 7.12，PO_2 60mmHg，PCO_2 105mmHg，BE 5mmol/L。血常规：WBC 28×10^9/L，N 80%，L 15%，Hb 120g/L，PLT 110×10^{12}/L，CRP<1mg/L。凝血功能筛查：PT 11 秒（正常对照组 11.5 秒），APTT 40 秒（正常对照组 30.4 秒），FDP 100mg/dl，入院后气管导管内吸出约 2ml 血性液体，考虑诊断：①新生儿肺出血；②呼吸衰竭；③呼吸性酸中毒；④新生儿贫血；⑤失血性休克；⑥新生儿重度窒息。予呼吸机辅助通气、扩容、输血和纠正休克等治疗。

诊断解析:患儿系足月儿,产前及出生时有缺氧史,生后出现呼吸困难、气促及发绀。入院查体双肺可闻及湿啰音,气管导管内可吸出鲜红色血液,结合胸部 X 线检查提示双肺均匀高密度影,可见支气管充气相。血气分析提示呼吸性酸中毒,血色素降低,临床符合肺出血诊断。

(石晶　伍金林)

参考文献

1. 中华医学会儿科学分会新生儿学组,《中华儿科杂志》编辑委员会. 新生儿肺出血的诊断与治疗方案. 中华儿科杂志,2001,39(4):248.

2. Narasimhan R,Papworth S. Pulmonary haemorrhage in neonates. Pediatrics and Child Health,2009,19(4):171-173.

3. Gleason CA,Devaskar SU. Avery's diseases of the newborn. 9th ed. Philadelphia,PA,Saunders Elsevier,2012.

第八节　新生儿溶血病

【疾病简介】

新生儿溶血病(hemolytic disease of the newborn,HDN)一般特指母婴血型不合引起的胎儿和(或)新生儿同族免疫性溶血性疾病。其发病机制为母体内存在与胎儿红细胞抗原相对应的抗体,该抗体通过胎盘进入胎儿血液循环,与胎儿红细胞膜表面的抗原结合,通过补体的参与,发生同族免疫性溶血而致胎儿红细胞被破坏。临床以胎儿水肿和(或)黄疸、贫血为主要表现,严重者可引起胎儿死亡。在人类各血型系统中,以 ABO 血型不合引起的新生儿溶血病最常见,其次为 Rh(Rhesus)血型不合溶血病,亦有 MN 血型不合等其他血型系统引起的溶血病见于报道。广义上的新生儿溶血病还包括其他非同族免疫性因素导致的溶血,如红细胞膜缺陷(遗传性球形红细胞增多症)、红细胞代谢的酶缺乏(G-6-PD 酶缺陷症)等。在此,主要对母婴血型不合溶血病进行讨论。

【诊断标准】

(一)国内诊断标准

根据《诸福棠实用儿科学》(第 8 版)、《实用新生儿学》(第 4 版)及《儿科学》(八年制教材 第 2 版)的诊断标准如下:

1. 产前诊断　凡既往有不明原因死胎、流产、输血史及新生儿重度黄疸史的孕妇及其丈夫均应进行 ABO、Rh 血型检查。

(1)有母婴 ABO 血型不合可能者应对孕妇血清中抗体进行检测。孕妇血清中 IgG 抗 A 或抗 B>1∶64,提示有可能发生 ABO 溶血病。

(2)Rh 阴性孕妇在妊娠 16 周时应检测血中 Rh 血型抗体作为基础值,以后每 2~4 周检测一次,当抗体效价上升,提示可能发生 Rh 溶血病。此时胎儿可能受累而需要进行有创检查(如羊膜腔穿刺检查羊水中胆红素浓度计算胎儿受累程度)。

(3)对于有发生母婴血型不合溶血病可能的胎儿可以进行产前胎儿 B 超以了解有无胎儿水肿或发生胎儿水肿的倾向(如羊水过多、胎儿皮肤增厚、早期腹水等)。

2. 生后诊断

(1)临床表现:有母子血型不合的新生儿娩出后黄疸出现早且进行性加重,和(或)出现贫血。

(2)实验室检查:新生儿或脐血红细胞及血红蛋白下降(脐血 <140g/L),网织红细胞增高(>6%),外周血有核红细胞增高(>10/100 个白细胞),非结合胆红素进行性升高均提示患儿可能存在溶血。脐血或新生儿血中特异性免疫抗体的检查,即直接抗球蛋白试验(direct antiglobulin test,DAT)和抗体释放试验中有一项阳性者即可确诊,后者可有助于判断溶血是由于何种血型系统所致。

(二)国外诊断标准

国外现有的指南更强调对新生儿溶血病进行产前筛查,及时发现可能发生母婴血型不合溶血的胎儿,并早期进行干预。根据 2008 年英国血液学标准委员会对妊娠期间母亲血型及抗体筛查的指南以及美国加州大学旧金山分校儿童医院的诊

疗指南,总结诊断标准及监测方案如下:

1. 产前诊断及监测

(1) 所有妇女在孕早期(10~16周)应进行ABO及Rh血型鉴定,同时进行抗体筛查。抗体筛查阳性者应进行抗体种类鉴定和滴度测定作为基础值。孕28周时应再次进行血型鉴定及抗体筛查、抗体种类鉴定、抗体滴度测定。抗体滴度>1:32提示新生儿溶血病发生的可能,仅在孕后期出现的阳性抗体并不能提示新生儿溶血病的发生。同时应当明确孕妇既往的输血史,特别是既往输注血液制品的Rh血型及其他非ABO血型。对既往有新生儿溶血病的孕妇应适当增加抗体监测频率。

(2) 初次抗体筛查阳性的有母婴Rh血型不合基础的孕妇应每2~4周进行一次抗体滴度测定直至28周。当抗-D抗体水平>1IU/ml时,若抗体水平较上次检测升高50%以上则认为抗体水平明显增加。如果抗-D抗体水平>4IU/ml则提示可能发生Rh血型不合溶血病;如果抗-D抗体水平>15IU/ml则提示可能发生胎儿水肿。

(3) 应对有母婴血型不合溶血病可能的胎儿进行评估和连续监测以了解是否有胎儿贫血和(或)胎儿水肿。

(4) 血中检出可能引起新生儿溶血病抗体的孕妇的丈夫应进行血型鉴定以助于判断胎儿的血型。如果孕妇体内有较高水平的抗体,和(或)该孕妇既往有胎儿或新生儿发生溶血病、丈夫为含有相关抗原的杂合子,应考虑进行有创检查以明确判断胎儿血型。

(5) 对可能发生母婴血型不合溶血病的孕妇,应在分娩时留取脐带血进行新生儿血型鉴定及脐血DAT以明确是否发生新生儿溶血病。DAT阳性则可确诊。

2. 生后诊断

(1) 临床表现:血型不合溶血病的临床表现程度不等,轻者可表现为轻度的黄疸和贫血,严重者可出现胎儿水肿。髓外造血可引起肝脾大。严重贫血可引起多器官系统受损的表现如水肿、呼吸窘迫、凝血功能异常等。

(2) 实验室检查:血常规检查可发现患儿贫血、网织红细胞增高(6%~40%),外周血有核红细胞增高(>10/100个白细胞);外周血涂片可发现异形红细胞出现。血总胆红素水平升高(脐血胆红素>4mg/dl)。DAT阳性可确诊。

【诊断标准解读】

1. 新生儿溶血病一般特指母婴血型不合溶血病,其中以ABO血型不合发生最为常见。Rh血型不合溶血病由于病情较重,是引起围产期胎儿/新生儿死亡的重要原因之一,因而广泛受到重视。自从Rh免疫球蛋白(Rhesus immunoglobulin,Rh IG)应用于临床以来,严重的Rh血型不合溶血病在欧美等发达国家地区已有明显下降趋势,近年来其他血型不合溶血病的报道如Kell系统抗体所致的溶血病也开始逐渐受到重视。

2. 母婴血型不合溶血病的临床情况轻重不等,轻者可仅有轻微的黄疸和(或)贫血,严重者可出现胎儿水肿甚至胎死宫内,因此产前诊断比产后诊断的意义更大,尤其是Rh血型不合溶血病等临床表现较严重者。目前临床上广泛应用间接抗球蛋白试验(indirect antiglobulin test,IAT)以监测孕妇血中存在的血型抗体,并可进行抗体类型的检测和抗体滴度测定,为产前诊断提供了依据。需要注意的是,抗体阳性和(或)较高的抗体滴度并不意味着新生儿溶血病的发生,尚需要动态观察抗体滴度水平甚至抗体种类的变化,结合产前B超对胎儿的监测以判定母婴血型不合溶血病发生的可能。

3. 脐血或新生儿血DAT阳性为新生儿溶血病诊断的金标准。放散试验阳性亦能从免疫性溶血发生的病理过程论证溶血的存在,从而确立新生儿溶血病的诊断。

4. 国外的诊断标准及监测方案对孕妇产前的检查进行了详细的定义和流程规划,对新生儿溶血病的关注点更加侧重于预防和早期干预。

5. 广义的新生儿溶血病尚包括其他原因包括红细胞膜缺陷如遗传性球形红细胞增多症和红细胞酶异常如G-6-PD酶缺乏症引起的溶血,其临床经过均表现为贫血及黄疸。但实验室检查可助于判断,应根据不同人群的好发状况进行相应筛查协助诊断。

【病例及诊断解析】

病例:患儿,女,2 天,因"发现皮肤黄染 34 小时"入院。系 $G_3P_2^{+1}$ 孕 40 周顺产娩出,产重 3000g,Apgar 评分 1-5-10 分钟分别为 10-10-10 分。否认羊水、脐带及胎盘异常,否认宫内窘迫及生后抢救史。入院前 34 小时(生后约半天)患儿出现皮肤黄染,呈进行性加重,不伴抽搐、反应差、发热等表现。患儿生后约 30 分钟开奶,混合喂养,生后当日已解大小便。患儿母亲血型为 O 型,父亲血型为 AB 型。入院查体:成熟儿貌,反应好,哭声有力,皮肤可见中度黄染,前囟张力不高,心肺腹查体未提示明显异常。四肢肌张力正常,原始反射顺利引出。辅助检查:血常规示 Hb 135g/L,网织红细胞比例 10%;血胆红素示总胆红素 290μmol/L,间接胆红素 279μmol/L;血型抗体筛查示患儿血型为 B 型,DAT 阳性,ABO 系统内游离抗体及放散试验阳性。

诊断解析:该患儿有母子血型不合的基础,生后早期出现黄疸表现,外周血常规提示血红蛋白降低、网织红细胞增高,血胆红素升高以间接胆红素为主,符合新生儿 ABO 血型不合溶血病的临床过程。血型抗体筛查结果显示 DAT 阳性及放散试验阳性,诊断明确。

(熊　英)

参考文献

1. 江载芳,申昆玲,沈颖.诸福棠实用儿科学.第 8 版.北京:人民卫生出版社.
2. 邵肖梅,叶鸿瑁,丘小汕.实用新生儿学.第 4 版.北京:人民卫生出版社,2011:605-611.
3. 薛辛东.儿科学.第 2 版.北京:人民卫生出版社,2011:137-140.
4. British Committee for Standards in Haematology. 2008. Guideline for blood grouping and antibody testing in pregnancy(Accessed on 31 Jan,2013).
5. UCSF Children's Hospital. 2004. Hemolytic disease of the newborn(Accessed on 31 Jan,2013).
6. Murray NA,Roberts IAG. Haemolytic disease of the newborn. Arch Dis Child Fetal Neonatal Ed,2007,92: F83-F88.
7. Basu S,Kaur R,Kaur G. Hemolytic disease of the fetus and newborn,current trends and perspectives. Asian J Transfus Sci,2011,5(1),3-7.

第九节　新生儿缺氧缺血性脑病

【疾病简介】

新生儿缺氧缺血性脑病(hypoxic-ischemic encephalopathy,HIE)是指围产期窒息而导致的缺氧缺血性脑损伤。HIE 是新生儿死亡和儿童致残的重大难治性疾病。流行病学资料显示,即使在经济和医学发达国家,HIE 仍是围产期死亡和严重神经损害的主要原因。临床上,中重度 HIE 发病率为 2‰~3‰,重度患儿病死率高达 60%,几乎所有重度 HIE 存活患儿遗留永久性神经后遗症如脑瘫、智力障碍等,严重影响患儿生活质量及人口素质。因此,明确 HIE 的诊断,积极探索有效治疗措施,意义重大。

【诊断标准】

(一)国内诊断标准

中华医学会儿科学分会新生儿学组于 1989 年于济南首次制定了新生儿缺氧缺血性脑病的诊断标准,并于 1996 年在杭州进行了修订。2004 年 11 月,中华医学会儿科分会新生儿学组在长沙发布了第二次修订的新生儿 HIE 诊断标准如下:

本诊断标准适用于足月新生儿 HIE 的诊断。

1. 临床表现　是诊断 HIE 的主要依据,同时具备以下 4 条者可确诊,第 4 条暂时不能确定者可作为拟诊病例。

(1)有明确的可导致胎儿宫内窘迫的异常产科病史,以及严重的胎儿宫内窘迫表现(胎心<100 次/min,持续 5 分钟以上;和(或)羊水Ⅲ度污染),或者在分娩过程中有明显窒息史。

(2)出生时有重度窒息,指 Apgar 评分 1 分钟 ≤3 分,并延续至 5 分钟时仍≤5 分,和(或)出生时脐动脉血气 pH≤7.00。

（3）出生后不久出现神经系统症状，并持续至 24 小时以上，如意识改变（过度兴奋、嗜睡、昏迷）、肌张力改变（增高或减弱）、原始反射异常（吸吮、拥抱反射减弱或消失），病重时可有惊厥、脑干征（呼吸节律改变、瞳孔改变、对光反射迟钝或消失）和前囟张力增高。

（4）排除电解质紊乱、颅内出血和产伤等原因引起的抽搐以及宫内感染、遗传代谢性疾病和其他先天性疾病所引起的脑损伤。

2. 辅助检查 包括：脑电图、头颅 B 超、CT、MRI。

（二）国外诊断标准

目前，国外的诊断标准主要是借鉴美国儿科协会（AAP）和美国妇产科协会（ACOG）制订的窒息所致脑损伤的诊断标准。1996 年 AAP/ACOG 制定了窒息所致脑损伤的诊断标准，并于 2002 年进行了重新修订，具体如下：

1. 必备条件

（1）脐动脉血具有代谢性酸中毒证据（pH<7.0，碱缺乏≥12.0mmol/L）。

（2）胎龄≥34 周，出生后有新生儿脑病表现（Sarnat 脑病分级）。

（3）排除其他原因导致的脑损伤，如创伤/凝血功能障碍、感染和遗传性疾病等。

2. 非特异性条件（包括分娩前 0~48 小时和分娩过程中）

（1）分娩前和分娩期间发生缺氧（子宫破裂、胎盘早剥、脐带脱垂、羊水栓塞等所致胎儿大出血或母亲出血）。

（2）突发持续性胎心减慢或正常的胎心率变异消失。

（3）Apgar 评分为 0~3 分，持续 5 分钟以上。

（4）出生 72 小时内出现多系统受累。

（5）早期影像学证明有急性非局灶性脑损伤。

【诊断标准解读】

1. 国内标准明确了标准所针对的对象为：足月新生儿；AAP/ACOG 的标准所针对的对象为胎龄≥34 周的新生儿。说明国内外对 HIE 的诊断

有异同，不同之处在于国内的诊断标准只针对足月儿，范围较小；美国的诊断标准还包括了部分早产儿，范围较广。相似之处在于国内外对 HIE 诊断的研究对象都为足月儿或近足月儿。该诊断标准不适用于胎龄<34 周的早产儿。

2. 国内最新诊断标准强调了 HIE 临床表现在诊断中的重要地位，认为临床表现是诊断 HIE 的主要依据。标准要求同时具备标准中所列出的 4 条者方可确诊，第 4 条暂时不能确定者可作为拟诊病例。诊断标准较以往更为明确和严格，对分娩期缺氧事件（胎儿宫内窘迫）、Apgar 评分的时间及神经系统表现的持续时间均进行了界定，并明确提出排除标准的重要性和辅助检查的临床意义。

3. 美国 AAP 和 ACOG 制订的分娩窒息所致脑损伤的诊断标准中增加了碱缺乏≥12.0mmol/L，明确指出酸中毒的性质为代谢性酸中毒，有利于指导临床治疗。在 AAP/ACOG 标准所提出的排除标准为必备条件，而在国内标准中排除条件并非必备，相对而言，AAP/ACOG 标准更为清晰和明确。AAP/ACOG 标准中包括有分娩前和分娩期间缺氧事件如突发持续性胎心减慢或正常的胎心率变异消失，有利于对缺氧发生时间进行界定。但其必备条件中要求有脐动脉血气分析，目前在国内基层医院还较难以实施。

【病例及诊断解析】

病例：患儿，男，8 小时，因窒息复苏后 8 小时，抽搐 1 次入院。患儿系 $G_2P_1^{+1}$ 孕 39^{+4} 周，因母亲胆汁淤积于当地医院剖宫产娩出，出生体重 3750g，生后即出现面色发绀、自主呼吸弱，不哭。Apgar 评分 1-5-10 分钟分别为 3-5-8 分。经球囊加压给氧、胸外心脏按压等抢救后面色红润，呼吸仍较快，诊断为"新生儿肺炎、新生儿窒息（重度）"于当地医院新生儿治疗。入院前 1 小时，患儿鼻导管吸氧下出现抽搐一次，表现为双目凝视、四肢强直。当地医院立即以苯巴比妥钠 70mg iv st 后抽搐停止，转入笔者医院。入院查体：呈浅昏迷，压眶有反应，呼吸 52 次/分，心率 138 次/分，律齐，未闻及杂音。双瞳等大，对光反射存在，面罩吸氧

下口唇微绀,前囟平软,双肺呼吸音粗,闻及中粗湿鸣音。腹软,肝肋下 1.5cm,脾未扪及。拥抱、握持、觅食反射明显减弱,四肢肌张力降低。四肢及外生殖器未见异常。

诊断解析:由病史及查体可见,患儿系足月儿,生后 Apgar 评分显示 1 分钟评分为 3 分、5 分钟为 5 分,生后约 7 小时即出现抽搐。根据我国新生儿缺氧缺血性脑病诊断标准,可作出诊断。但由于当地医院未能完成脐带血 pH 测定,故只能根据 Apgar 评分作出判断。如应用美国标准,由于缺乏胎心监测记录和无法得到出生时的脐带血 pH,Apgar 评分也不能达到标准的要求,因此尚无法确诊新生儿缺氧缺血性脑病。但由于我国大部分医疗机构尚不能检测新生儿出生时脐带血 pH 和其他血气指标,以及往往产前监测缺乏或未做,因此在国内全面推行美国标准尚不具备条件。由于脐带血的血气分析指标相对 Apgar 评分更为客观和全面,在评判新生儿窒息是否存在和严重程度上更具优势,有助于新生儿 HIE 的诊断,应在国内根据具体条件逐步推广。

(母得志)

参考文献

1. Armstrong-Wells J,Bernard TJ,Boada R,et al. Neurocognitive outcomes following neonatal encephalophathy. Neuro Rehabilitation,2010,26(1):27-33.

2. Filippi L,Fiorini P,Daniotti M. Safety and efficacy of topiramate in neonates with hypoxic ischemic encephalopathy treated with hypothermia(NeoNATI). BMC Pediatr,2012,12:144.

3. Task Force on Neonatal Encephalopathy and Cerebral Palsy Staff American College of Obstetricians and Gynecologists with American Academy of Pediatrics Staff.Neonatal encephalopathy and cerebral palsy:Defining the pathogenesis and pathophysiology[M]. Washington:The American College of Obstetricians and Gynecologists.Washington,DC,2003:1-94.

4. Chalak L,Kaiser J. Neonatal guideline hypoxic-ischemic encephalopathy(HIE). J Ark Med Soc,2007,104(4):87-89.

5. 母得志.新生儿缺氧缺血性脑病的诊断和治疗.实用儿科临床杂志,2011,26(14):1144-1147.

6. 邵肖梅.新生儿缺氧缺血性脑病的诊治进展及相关问题.临床儿科杂志,2007,25(34):179-182.

7. 中华医学会儿科学分会新生儿学组.新生儿缺氧缺血性脑病诊断标准.中华儿科,2005,43(8):584.

第十节 早产儿颅内出血

【疾病简介】

颅内出血是威胁早产儿生命的严重疾患,存活者可遗留神经系统后遗症如脑瘫、癫痫及精神运动发育迟滞等。颅内出血的病因包括早产、围产期脑缺氧缺血、凝血功能障碍及宫内感染等多种因素。临床可出现前囟隆起、意识障碍、抽搐及贫血等表现。早产儿颅内出血通常表现为脑室周围 - 脑室内出血(periventricular hemorrhage-intraventricular hemorrhage,PVH-IVH)。

【诊断标准】

(一)国内诊断标准

中华医学会儿科学分会新生儿学组 2007 年制定的《早产儿脑室周围 - 脑室内出血与脑室周围白质软化的诊断建议》,其中脑室周围 - 脑室内出血(periventricular hemorrhage-intraventricular hemorrhage,PVH-IVH)的诊断建议如下:

1. 临床诊断

(1)胎龄:任何胎龄早产儿均可能发生 PVH-IVH,尤其是 34 周以下早产儿更易发生。

(2)围产史:围产期可有宫内缺氧、出生时窒息和抢救史、宫内感染史,或母亲有绒毛膜羊膜炎、细菌性阴道炎等孕期感染史,也可无明显异常围产史。

(3)出生后病史:部分脑损伤早产儿曾患有呼吸系统或循环系统疾患,或曾进行过机械通气治疗。

(4)临床症状:临床症状明显与否,取决于脑室内出血的严重程度及有无并发症。

1)Ⅰ级或部分Ⅱ级 PVH-IVH 多无明显临床症状。

2)Ⅱ级或部分Ⅲ级 PVH-IVH 可表现为轻度抑制,自发动作减少,肌张力降低,眼球偏斜。临床症状常有好转间隙。

3）部分Ⅲ级和Ⅳ级 PVH-IVH 病程进展迅速，表现为意识障碍、严重肌张力低下、呼吸节律不整或呼吸暂停，继之出现惊厥、昏迷、前囟突起、光反射消失、呼吸停止。症状进展迅速和恶化的原因与并发急性脑积水和脑室周围出血性梗死有关。

2. 影像学检查

（1）头颅 B 超检查：

1）推荐头颅 B 超为早产儿脑损伤首选检查方法，可进行冠状面和矢状面检查。

2）检查时间：生后 3 天内进行初次头颅 B 超检查，以后每隔一周复查 1 次，直至出院。出血较重者，至少每隔 3 天复查 1 次，监测出血情况，并及时探查有无出血后脑积水的发生。

3）PVH-IVH 的超声表现及诊断标准：PVH-IVH 在头颅 B 超中表现为室管膜下区和（或）脑室内呈强回声反射。一般根据 Papile 分级方法将 PVH-IVH 分为 4 级：

① Ⅰ级：室管膜下生发层基质出血。

② Ⅱ级：室管膜下出血穿破室管膜，引起脑室内出血，但无脑室增大。

③ Ⅲ级：脑室内出血伴脑室增大。

④ Ⅳ级：脑室内出血伴脑室周围出血性梗死。后者在超声中表现为沿侧脑室外上方呈球形或扇形强回声反射，一般为单侧，偶见左右明显不对称。

脑室测量方法：

① 测量旁矢状面侧脑室体部最宽纵径，5~10mm 为脑室轻度增大，10~15mm 为中度增大，>15mm 为重度增大。

② 由内向外测量旁矢状面侧脑室后角斜径，≥14mm 为脑室增大。

③ 测量脑室增大的任何部位，每次测量取相同部位，以便前后对照。

（2）头颅 CT 检查：行 CT 检查应在早产儿生命体征稳定后，做横断面扫描。在出血早期可显示各级 PVH-IVH，但对室管膜下少量脑室内出血的发现不及超声检查的敏感性好。病程 7~10 天后，CT 对残余积血的检测不敏感。

（3）头颅 MRI 检查：由于 CT 对少量出血和残余积血监测不敏感，在早产儿生命体征稳定后，提倡进行磁共振检查，可进行横断面、冠状面及矢状面检查。MRI 可清晰显示各级 PVH-IVH。

（二）国外诊断标准

2002 年由美国神经学会质量标准分委会和儿童神经学会实践委员会（Quality Standards Subcommittee of the American Academy of Neurology and the Practice Committee of the Child Neurology Society）制定了新生儿神经影像指南，得到美国儿科学会、美国儿童放射学会及儿童神经放射学会的认可。该指南推荐早产儿头颅 B 超检查时间及颅内出血分级如下：

头颅 B 超

（1）检查时间：对于胎龄≤30 周的早产儿在生后 7~14 天内应该常规做头颅 B 超筛查，并且在矫正胎龄 36~40 周时重复头颅 B 超检查。

（2）早产儿脑室内出血分级：早产儿脑室内出血（intraventricular hemorrhage，IVH）B 超分级采用 Papile 等的分级方法：Ⅰ级为室管膜下生发层基质出血，Ⅱ级为脑室内出血，Ⅲ级为脑室内出血伴脑室增大，Ⅳ级为脑实质出血。脑室扩大程度分级：根据旁矢状面侧脑室中部的测量纵径，5~10mm 为侧脑室轻度增大，10~15mm 为侧脑室中度增大，>15mm 为侧脑室重度增大。

【诊断标准解读】

1. 检查对象　国内标准指出所有早产儿均可能发生颅内出血，建议所有早产儿生后应常规进行头颅 B 超筛查，尤其是胎龄小于 35 周的早产儿。美国标准认为约 25% 的胎龄 <30 周早产儿有明显头颅超声异常，严重颅内出血在胎龄 <30 周的早产儿中更常见，强调针对胎龄≤30 周的早产儿在生后应该常规做头颅 B 超筛查。

2. 检查手段　国内和美国标准均推荐头颅 B 超作为早产儿颅内出血筛查的首选手段。

3. 检查时间　国内标准强调生后 3 天内进行初次头颅 B 超检查，以后每隔一周复查 1 次，直至出院。出血较重者，至少每隔 3 天复查 1 次，直至出血稳定，以便及时探查有无出血后脑积水的发生。美国标准强调在生后 7~14 天应该常规做头颅 B 超筛查，并且在矫正胎龄 36~40 周时应当重复头颅 B 超检查。

4. 分级方法　国内及国外早产儿颅内出血 B 超分级均采用 Papile 分级法，Ⅰ级及Ⅱ级为轻度颅内出血，Ⅲ级和Ⅳ级为严重颅内出血，严重颅内出血与早产儿不良预后密切相关。

【病例及诊断解析】

病例：患儿，女，因"早产后呻吟 20 分钟入院"。患儿系 G_1P_1，28^{+3} 周孕，自然产娩出，否认胎膜早破及宫内窘迫史，羊水清亮，生后 Apgar 评分 1-5-10 分钟分别为 8-10-10 分，生后因早产入新生儿科治疗。入院查体：T 36℃，P 120 次 / 分，R 65 次 / 分，BP 45/22mmHg，BW 1.1kg。未成熟儿样貌，反应尚可，呻吟，轻度三凹征。口唇无明显发绀，双肺呼吸音减低，未闻及啰音，心腹查体未见异常，四肢肌张力低下，原始反射减弱。辅助检查：胸部 X 线提示：双肺透光度降低，可见支气管充气相。血气分析：pH 7.28，PO_2 80mmHg，PCO_2 65mmHg，BE -5mmol/L。血常规：WBC 23×10^9/L，N 80%，L 15%，Hb 220g/L，PLT 167×10^{12}/L，CRP<1mg/L。凝血功能筛查：PT 25 秒（正常对照组 11.5 秒），APTT 101 秒（正常对照组 30.4 秒），FDP 150mg/dl，入院后予肺泡表面活性物质气管内注入、维生素 K_1 防治出血、肠外营养、NCPAP 辅助通气及保暖治疗，患儿入院后 20 小时出现频繁呼吸暂停，头颅 B 超提示颅内出血Ⅲ级。予气管插管，呼吸机辅助通气、静脉输注血浆等对症治疗。入院诊断：①早产儿，极低出生体重儿；②新生儿呼吸窘迫综合征；③颅内出血；④呼吸衰竭；⑤凝血功能障碍；⑥呼吸性酸中毒。

诊断解析：患儿系 28^{+3} 周极低出生体重儿，合并凝血功能障碍，生后 24 小时内出现频繁呼吸暂停，头颅 B 超提示颅内出血Ⅲ级。早产儿颅内出血主要发生于胎龄 <34 周的新生儿，30 周前早产儿严重颅内出血发病几率较高。该患儿颅内出血可能与早产、凝血功能障碍等因素有关。早产儿颅内出血可表现为反应差、呼吸暂停及惊厥等，头颅 B 超是早产儿颅内出血筛查的首选方式。早

产儿颅内出血最常发生于生后 24 小时内，颅内出血后 48 小时或更长时间可以继续进展。在生后第一周末，90% 的颅内出血可以通过 B 超探查到。根据我国《早产儿脑室周围 - 脑室内出血与脑室周围白质软化的诊断建议》，该患儿出现明显呼吸暂停，通过头颅 B 超筛查，明确患儿有严重颅内出血，故诊断颅内出血Ⅲ级。3 天后复查头颅 B 超，必要时病情稳定后行头颅 MRI 检查。

（母得志）

参考文献

1. 中华医学会儿科学分会新生儿学组，《中华儿科杂志》编辑委员会 . 早产儿脑室周围 - 脑室内出血与脑室周围白质软化的诊断建议 . 中华儿科杂志，2007，45（1）：34-36.
2. Ment LR，Bada HS，Barnes P，et al. Practice parameter：Neuroimaging of the neonate：Report of the Quality Standards Subcommittee of the American Academy of Neurology and the Practice Committee of the Child Neurology Society.Neurology，2002，58（12）：1726-1738.
3. Barkovich AJ，Miller S，Ferriero D，et al. Practice parameter：Neuroimaging of the neonate：Report of the Quality Standards Subcommittee of the American Academy of Neurology and the Practice Committee of the Child Neurology Society.Neurology，2002，59（10）：1663.

第十一节　新生儿红细胞增多症

【疾病简介】

新生儿红细胞增多症（neonatal polycythemia，NP）是新生儿较常见的疾病，发生率约 1%~5%，多发生在足月儿和适于胎龄儿，34 周以前罕见，多见于双胎、过期产儿、小于胎龄儿、染色体异常、母亲糖尿病、妊娠期高血压疾病等。红细胞的增多有主动（红细胞生成增多）和被动（血容量增大）两种状况，由于红细胞容积大，影响了红细胞的变形能力，增加了血黏度。红细胞增多症和血高黏度是不同的概念，血细胞比容（hematocrit，HCT）≥65% 不一定有血黏度增高的临床症状和体征，

而有些新生儿 HCT≤65% 却有临床表现,但两者常伴随存在。HCT 过高导致高黏滞血症,从而减少毛细血管床的灌注,组织缺氧和血栓形成,使多个脏器受累,严重者可导致神经系统永久性损害。

【诊断标准】

1. 诊断主要依靠静脉血 HCT 测定,静脉血 HCT≥65% 为公认的确诊标准,伴有静脉血红蛋白 >222g/L。

2. 临床症状为非特异性,与累及器官有关,其严重程度各异。最常见的临床表现是嗜睡淡漠、生后 6 小时内肌张力降低,吸吮力弱、不易唤醒、醒后激惹、对光反应差、呕吐、震颤、惊跳。安静时皮肤尚正常,活动后皮肤发红,呈多血质貌。此外尚有气急、青紫、呼吸暂停、胃纳差、腹泻、腹胀、肝大、黄疸、蛋白尿、血尿、低血糖、血小板减少甚至弥散性血管内凝血、肺出血。常见的合并症有坏死性小肠结肠炎、高胆红素血症、充血性心力衰竭、急性肾衰竭等。

【诊断标准解读】

1. **标本采集时间** 血细胞比容在生后增加,2 小时达高峰,12 小时下降至正常水平,12 小时后增高才有临床价值,因此在出生 12 小时后采血检测较为理想。

2. **标本采集的部位** 脐血血细胞比容比毛细血管血低 6%~8%,毛细血管血血细胞比容比静脉血高 5%~15%,末梢血受局部循环状况的影响而致结果不可靠,在采足跟血前温暖局部可改善两者的相关性,但静脉血血细胞比容仍是确诊的诊断标准。

3. **脐血 HCT** 作为筛查 NP 的方法已被多次报道。脐血可从脐静脉或动脉抽取,因脐动、静脉血 HCT 并无差别,故也可将脐动、静脉血混合后注入试管中。当脐血 HCT≥63% 时,分别有 80% 的新生儿静脉血 HCT≥65% 及黏滞度超过均值的 3 个标准差。鉴于末梢微量血 HCT 测定结果的不稳定性,美国儿科学会(American Academy of Pediatrics,AAP)推荐将脐血 HCT 作为一种较为准确、无创的筛查手段。当脐血 HCT≥63% 时,可预测红细胞增多的危险性及高

黏滞血症,应随访跟踪作静脉血 HCT 检查,并注意观察有无临床症状,尤其是有围产期高危因素的新生儿。

4. **其他影响** 血细胞比容的因素,如脐带结扎时间、胎龄、分娩方式、母亲孕期并发症等,这些因素在我们判断结果时有助于我们了解红细胞的增多是主动增多或是被动增加。

【病例及诊断解析】

病例:患儿,女,G_1P_1,孕 38 周,自然分娩,出生体重 3200g,Apgar 9 分,母孕期合并糖尿病,出生后发现患儿脸色稍紫,反应差,吃奶少,呼吸 56 次 / 分,于出生后 20 小时静脉血血细胞比容 69%,静脉血红蛋白 >240g/L。

诊断解析:该患儿系足月顺产,出生后有血黏度增高的临床表现,静脉血血细胞比容 69%,静脉血红蛋白 >240g/L,诊断细胞增多症成立。

(熊 英)

参考文献

1. 邵肖梅,叶鸿瑁,丘小汕. 实用新生儿科学. 第 4 版. 北京:人民卫生出版社,2011:646.

2. Juan I. Remon, Aarti Raghavan, Akhil Maheshwari. Polycythemia in the Newborn. Neoreviews,2011,12:e20.

第十二节 早产儿支气管肺发育不良

【疾病简介】

支气管肺发育不良(broncho-pulmonary dysplasia,BPD)又称慢性肺部疾病(chronic lung disease,CLD),是早产儿特别是小早产儿呼吸系统常见疾病,具有独特的临床、影像学及组织学特征,是婴幼儿慢性呼吸系统疾病以及成年后慢性阻塞性疾病的主要病因,严重影响早产儿存活率及生活质量。1967 年,Northways 首先提出了经典型 BPD 的临床特征,即胎龄和出生体重相对较大(平均胎龄 34 周、体重 2.2kg),有呼吸窘迫综合征并需要长期接受高浓度氧和机械通气治疗,在生后 28 天仍不

能脱离氧疗等。1979年,Bancalari认为出生后28天仍需要氧疗,并伴有临床症状和胸片改变可作为BPD的诊断标准。1988年,Shennan等观察到矫正胎龄36周是否需要氧疗可以预测患儿2岁以内肺病的发生率,建议将矫正后胎龄36周仍需氧疗作为BPD的诊断标准。随着肺保护通气性策略的实施和产前糖皮质激素的应用,以及出生后外源性肺表面活性物质的应用,40多年前描述的这种严重BPD已很少见,更为常见的是一种轻型的BPD。美国多家国立卫生研究机构(NICHD/NHLBI/ORD)在2001年颁布了新的BPD的诊断标准,并且建议由于慢性肺部疾病易与婴幼儿其他肺病混淆,废用CLD,统一采用BPD这一名称。这一名称最新的BPD定义为:①轻度:未用氧;②中度:$FiO_2<30\%$;③重度:$FiO_2\geq30\%$或需机械通气;如胎龄≥32周,根据生后56天或出院时需FiO_2分为上述轻、中、重度。肺部X线表现不应作为疾病严重程度的评估依据。

【诊断标准】

1. 任何氧依赖(>21%)超过28天的新生儿,如胎龄<32周,根据矫正胎龄36周或出院时需FiO_2。

2. 如出生胎龄<32周,矫正胎龄36周或出院时未用氧为轻度;需用氧,$FiO_2<30\%$为中度;需用氧,$FiO_2\geq30\%$和(或)CPAP或者需机械通气为重度。

3. 如胎龄≥32周,生后56天或出院时未用氧为轻度;需用氧,$FiO_2<30\%$为中度;需用氧,$FiO_2\geq30\%$和(或)CPAP或者需机械通气为重度。

诊断标准和分度见表1-2。

表1-2 诊断标准和分度

诊断:新生儿用氧至少28天	出生胎龄	
	<32周	≥32周
分度:评估时间	矫正胎龄36周	生后56天
轻度	或出院回家/未用氧	
中度	需$FiO_2<30\%$	
重度	$FiO_2\geq30\%$和(或)CPAP或机械通气	

注:对出生胎龄≤32周者,评估时间点为矫正胎龄36周或出院时;对出生胎龄≥32周者,评估时间点为生后第28~56天之间或出院时;评估时患儿已用氧(>21%)至少28天,加上评估时氧依赖程度分别进行BPD分级。

【诊断标准解读】

1. 新型BPD的特点包括:①通常是出生体重<1000g,胎龄<26周的极不成熟早产儿;②出生时仅有轻度或无肺部疾病;③出生时不需给氧或仅需低浓度氧;④患儿在住院期间逐渐出现氧依赖,并且持续时间超过纠正胎龄36周。

2. 该标准虽然包含了传统和新型BPD并统一了命名,但不足之处是:①是否需要氧疗是一个主观评判依据;②以矫正胎龄36周为出生胎龄小于32周患儿的评估时间点有失偏颇,如24周出生的婴儿需12周后达36周。而31.5周出生的婴儿只要4.5周。

3. 新型BPD主要见于早产儿,尤其是胎龄<26周,体重<1000g者,胎龄越小,体重越轻,发病率越高。少数也可见于有肺部疾病如MAS、PPHN、先天性心肺疾病、败血症、膈疝等严重疾病在出生数周内需正压通气、高浓度吸氧的足月儿。

4. 临床症状和体征随着疾病的严重程度不同而明显不同。早期症状与原发疾病难以区别,通常在机械通气过程中出现呼吸机依赖或停氧困难超过10~14天,提示可能已经发生急性肺损伤。小早产儿早期仅有轻度或无呼吸系统疾病,仅需低浓度氧或无需用氧,而在生后数天或数周后逐渐出现进行性呼吸困难、憋喘、发绀、三凹征、肺部干湿啰音、呼吸功能不全症状和体征以及氧依赖。

5. 病程通常数月甚至数年之久,大部分病例经过不同时期后可逐渐撤机或停氧;病程中常反复继发呼吸道感染症状或症状性PDA致心力衰竭而使病情加重甚至死亡,严重肺损伤者由于进行性呼吸衰竭、肺动脉高压而死亡。

【病例及诊断解析】

病例:患儿,男,系G_1P_1,胎龄29周,母孕期合并妊娠期高血压疾病,出生体重990g,Apgar评分5分,生后出现反复的呼吸暂停,给予氨茶碱及CPAP治疗,B超显示4级颅内出血。由于呼吸暂停发生频繁,持续时间长,改用机械通气,上机10天仍不能脱机,胸片显示双肺有斑片状阴影,加强抗感染治疗,上机20天后脱机,脱机后仍需要吸氧,FiO_2

由 30% 逐渐下降,在出生后 52 天仍需吸氧。

诊断解析:患儿系低胎龄早产儿,母亲孕期合并妊娠期高血压疾病,胎儿生长受限,是小于胎龄儿。由于呼吸中枢发育不成熟和合并颅内出血,用机械通气支持呼吸,不能脱机的原因是可能继发感染(呼吸机相关性肺炎),出生后对氧的依赖超过 28 天,在出生后 52 天仍不能完全脱氧,该患儿支气管肺发育不良(中度)诊断成立。

（熊　英）

参考文献

1. 邵肖梅,叶鸿瑁,丘小汕.实用新生儿学.第4版.北京:人民卫生出版社,2011:416.
2. 常立文,李文斌."新型"支气管肺发育不良——超低出生体重儿常见呼吸系统疾病.中国实用儿科杂志,2012,27(1):7-10.
3. 廖玲洁,罗小平.支气管肺发育不良研究的进展.中华儿科杂志,2004,42,3.
4. Anita Bhandari,Vineet Bhandari."New" Bronchopulmonary Dysplasia a Clinical Review. Clin Pulm Med,2011,18:137-143.

第十三节　新生儿持续肺动脉高压

【疾病简介】

新生儿持续肺动脉高压(persistent pulmonary hypertension of newborn,PPHN)指新生儿出生后肺血管阻力持续保持在高水平不能下降,肺动脉压超过体循环动脉压,使胎儿型循环不能正常过渡至成人型循环,而引起卵圆孔及(或)动脉导管水平的右向左分流,临床上表现为严重低氧血症。本病多见于足月儿或过期产儿,是新生儿临床常见的危重急症。

【诊断标准】

(一)国内诊断标准

中华医学会儿科学分会新生儿学组曾于2002年制定新生儿持续肺动脉高压诊疗常规(草案)。该草案提出PPHN的诊断依据如下:

1. 临床表现　多为足月儿或过期产儿,常有羊水被胎粪污染的病史。在生后 12 小时内可出现发绀、气急,而常无呼吸暂停、三凹征或呻吟。

2. 体检及辅助检查　可在左或右下胸骨缘闻及三尖瓣反流所致的心脏收缩期杂音。动脉血气提示严重低氧,二氧化碳分压相对正常。对于单纯特发性 PPHN,肺野常清晰,血管影少;其他原因所致的 PPHN 则表现为相应的胸部 X 线特征,如胎粪吸入综合征等。超声多普勒检查能排除发绀型先天性心脏病,并能直接评估肺动脉压力,是 PPHN 诊断的主要手段。肺动脉高压的直接征象包括:①二维彩色多普勒超声提示动脉导管水平存在双向分流或右向左分流。②连续多普勒测定三尖瓣反流的流速,以简化柏努利方程计算:肺动脉收缩压 =4× 反流血流速度^2+ 中心静脉压(假设为 5mmHg)。当肺动脉收缩压≥75% 体循环收缩压时,可诊断为 PPHN。③以彩色多普勒直接观察心房水平经卵圆孔的右向左分流。

3. 诊断试验

(1) 高氧试验:头罩或面罩吸入 100% 氧气5~10 分钟,如缺氧无改善或测定导管后动脉氧分压 <50mmHg 时,提示存在 PPHN 或发绀型先心病所致的右向左血液分流。

(2) 动脉导管开口前(右桡动脉)及动脉导管开口后(左桡动脉、脐动脉或下肢动脉)的动脉血氧分压差大于 15~20mmHg 或两处的经皮血氧饱和度差 >10%,又同时能排除先心病时,提示患儿有 PPHN 并存在动脉导管水平的右向左分流。

(3) 高氧高通气试验:对高氧试验后仍发绀者在气管插管或面罩下行皮囊正压通气,频率为100~150 次 /min,持续 5~10 分钟,使二氧化碳分压下降至"临界点"(20~30mmHg)。此时若血氧分压上升至 100mmHg 以上可考虑 PPHN,而发绀型先心病患儿血氧分压增加不明显。

(二)国外诊断标准

同样也是通过临床表现、诊断试验、辅助检查和心脏超声进行综合诊断,诊断标准没有大的区别。在评估任何一例发绀、低氧程度与原发病不成比例的新生儿时都应考虑 PPHN 的可能。参考《Avery 新生儿学》第 9 版,PPHN 的诊断依据如下:

1. 临床表现　以发绀为突出表现,部分患儿有差异性发绀。多为足月儿或过期产儿,病史中常有胎粪污染羊水。另外,母亲孕期应用选择性5-羟色胺再摄取抑制剂(SSRIs)、阿司匹林、非类固醇类抗炎药也是PPHN的危险因素。

2. 体检及辅助检查　可闻及三尖瓣反流所致的心脏收缩期杂音。动脉血气提示严重低氧,二氧化碳分压相对正常。动脉导管开口前后氧饱和度相差10%以上提示存在导管水平的右向左分流,若同时排除先天性心脏病,则考虑PPHN。PPHN患儿的胸部X线以原发肺部疾病为特征,心影大小一般正常,肺纹理正常或减少。超声多普勒可见卵圆孔和(或)动脉导管水平的右向左分流,三尖瓣反流、室间隔变平或向左心室突出等PPHN的征象。通过连续多普勒测定三尖瓣反流的流速还可以估算肺动脉压力。

【诊断标准解读】

1. 在PPHN的诊断上,国内外的标准并无大的差异,均为通过临床表现、体征、心脏超声等进行综合诊断。其中心脏的超声多普勒检查是确诊的主要手段。

2. 国内在2002年制定了新生儿持续肺动脉高压诊疗常规(草案),在该草案中提出用高氧试验或高氧高通气试验对PPHN和发绀型先心病进行鉴别。但高氧可能促使动脉导管关闭,对发绀型先心病患儿存在潜在的风险。另外,高通气导致呼吸性碱中毒可以使脑血管收缩,减少脑血流灌注,因此必须谨慎。

3. 动脉导管开口前后的差异性发绀是PPHN患儿的一个临床特点,但并不是所有的PPHN患儿都会出现动脉导管开口前后氧分压或氧饱和度的差异,如果患儿仅存在卵圆孔水平的右向左分流,就不出现这一差异。另外,导管依赖性先心病存在动脉导管水平的右向左分流时,也会出现动脉导管开口前后氧分压或氧饱和度的差异,这时需要通过心脏超声进一步鉴别。

【病例及诊断解析】

病例: 患儿,男,2小时,因"出生后气促、发绀2小时"收住NICU。胎龄41周,因胎心监护提示"胎儿宫内窘迫"急诊剖宫产出生,出生体重3500g。羊水呈稠厚胎粪样。出生后患儿全身青紫,无哭声,肌张力减低,无活力。立即予气管插管清理气道内胎粪。患儿Apgar评分1分钟为3分,5分钟6分。经复苏以后,患儿表现为气促、呼吸困难、明显发绀,在气管插管皮囊加压通气下转入NICU。

体格检查: 心率162次/分,血压55/38mmHg,平均动脉压45mmHg,RR 78次/分,口周青紫,三凹征明显,右上肢氧饱和度85%,右下肢氧饱和度70%。双肺听诊呼吸音粗,可闻及粗大湿啰音。心前区闻及Ⅱ级收缩期杂音。

辅助检查: 血常规:WBC 15.1×10^9/L,Hb 160g/L,PLT 208×10^9/L;CRP 12mg/L,血气、电解质:pH 7.045,PO_2 52.1mmol/L,PCO_2 51.3mmol/L,K^+ 4.3mmol/L,Na^+ 138mmol/L,Ca^{2+} 1.6mmol/L,Lac 8.8mmol/L,HCO_3^- 13.6mmol/L,ABE -18.5mmol/L;胸片提示:两肺纹理增多、模糊,散在小斑片状及细颗粒状密度增高影,心影大小、形态正常。心超提示:心脏、大血管结构正常,动脉导管、卵圆孔水平右向左分流,三尖瓣重度反流,肺动脉压约为60mmHg。

诊治经过: 入NICU后立即予以机械通气,高频振荡模式,FiO_2 100%,MAP 15cmH_2O,频率8Hz。给予镇静、扩容、碳酸氢钠纠酸、多巴胺维持血压。治疗6小时后,患儿右上肢氧饱和度90%,右下肢氧饱和度78%,提示动脉导管水平仍存在右向左分流,遂予枸橼酸西地那非片口服、NO吸入。随后氧合逐渐改善,氧饱和度稳定在93%~96%,且导管前后氧饱和度不再出现差异。机械通气6天后撤离呼吸机,改鼻导管吸氧。最后诊断:新生儿胎粪吸入综合征,新生儿持续肺动脉高压。

诊断解析: 本患儿超过预产期才出生,病史中存在胎儿宫内窘迫、胎粪吸入,是发生PPHN的高危因素。临床表现为发绀、呼吸窘迫,血气提示显著低氧血症和代谢性酸中毒,动脉导管前后氧饱和度存在差异,提示动脉导管水平的右向左分流。心超排除了发绀型先天性心脏病,并证实卵圆孔和动脉导管水平的右向左分流,多普勒测得肺动脉压力为 60mmHg,明显超过体循环压力。根据病史、临床表现、辅助检查及心脏超声结果,PPHN诊断明确。在口服枸橼酸西地那非片、NO吸入等治疗后动脉导管开口前后的氧饱和度不再出现差异,提示动脉导管水平的右向左分流消失。对这些肺血管扩张剂的良好反应也进一步支持PPHN的诊断。

(马晓路)

参考文献

1. 中华医学会儿科学分会新生儿学组. 新生儿持续肺动脉高压诊疗常规(草案). 中华儿科杂志,2002,40(7),438-439.

2. 杜立中. 新生儿持续肺动脉高压诊治的若干进展. 临床儿科杂志,2006,24(11),869-872.

3. Konduri GG,Kim UO. Advances in the diagnosis and management of persistent pulmonary hypertension of the newborn. Pediatr Clin North Am,2009,56(3):579-600.

4. Steinhorn RH. Neonatal pulmonary hypertension. Pediatr Crit Care Med,2010,11(Suppl 2):S79-S84.

5. 邵肖梅,叶鸿瑁,丘小汕. 实用新生儿学. 第4版. 北京:人民卫生出版社,2011:425-430.

6. Gleason CA,Devaskar SU. Avery's diseases of the newborn. 9th edition. Philadelphia:Elsevier,2012:732-737.

7. Cloterty JP,Eichenwald EC,Hansen AR,et al. Manual of neonatal care. 7th ed. Philadelphia,Lippincott Williams & Wilkins,2012,435-442.

8. 徐孝华,黄国英,陈超,等. 新生儿持续肺动脉高压的高危因素. 实用儿科临床杂志,2008,23(18):1444-1446.

第十四节 新生儿坏死性小肠结肠炎

【疾病简介】

新生儿坏死性小肠结肠炎(neonatal necrotizing enterocolitis,NEC)是一种获得性的肠道炎症综合征,涉及肠壁炎症和凝固性坏死,以腹胀、呕吐和便血为主要临床表现,以肠壁囊样积气和门静脉积气为主要X线特征,是严重威胁新生儿生命的疾病之一。NEC发病率为活产婴儿的0.1%~0.3%。NICU住院患儿总发病率1%~5%,60%~90%的NEC为早产儿,但足月儿也可发生,胎龄越小风险越大。NEC死亡率:BW<1500g的早产儿为10%~40%;BW<1000g的早产儿为45%~100%。新生儿NEC相关的并发症如短肠综合征等,也是引起儿童生长发育及神经系统发育落后的重要因素之一。加强对VLBWI NEC的管理是提高VLBWI存活率和生存质量的重要保证。但目前NEC诊断国内外没有统一的标准,多数采取的仍是根据临床、实验室检查以及病情的动态演变进行诊断,且要除外临床表现和实验室检查相似的其他疾病。

【诊断标准】

1. 凡具有喂养不耐受、腹胀和肉眼血便或大便性状迅速改变三联症的婴儿都应疑诊为NEC。若同时具备以下三项者,即可确诊:

(1)全身感染中毒表现:体温不升、面色苍白、呼吸不规则及心动过缓等。

(2)胃肠道表现:胃潴留、呕吐、肉眼血便、腹胀及肠鸣音消失。

(3)腹部X线表现:肠梗阻和肠壁积气。

2. 应与下列疾病鉴别:败血症、喂养不耐受、CPAP导致的腹胀、蛋白过敏、肛裂(便后带血或血丝、一般情况良好、无腹胀呕吐等表现)、肠套叠、肠梗阻。

3. NEC分期(表1-3)不仅可以用来判断是否发生NEC以及NEC的严重程度,主要是用来指导临床管理。

【诊断标准解读】

1. **疑似NEC** 由于NEC早期症状和体征不典型,而且进展较快,因此NEC的早期诊断和处理非常重要。因此提出疑似NEC的诊断对早期发现和处理NEC具有重要的临床意义。疑似NEC的诊断中存在几个关键点:

(1)胎龄和生后日龄:胎龄越小,发病时间越晚。多数发生于接近或刚达到全肠道喂养的时间段,因此在这一特殊的时期应注意有无早期的临床表现。

(2) 高危因素:注意患儿是否存在 NEC 的高危因素如:极早产儿(GA<30 周或 BW<1250g);存在肠道缺氧缺血的病史如窒息、PDA、低血压等;中心静脉或脐动静脉置管;低体温或寒冷损伤;换血;感染包括肠道轮状病毒感染;高渗奶喂养等其他导致肠道渗透压增高的因素;药物如吲哚美辛或布洛芬等。

(3) 早期临床表现:胃潴留或出现呕吐等喂养不耐受情况多为早期表现;呼吸状态不稳定或心率增快也是早期表现,监测血糖多不稳定。注意腹胀并不是 NEC 的早期表现之一。

(4) X 线多无特异性表现甚至正常。

因此,对于存在高危因素的患儿在 NEC 的好发时间段应特别注意这些早期的临床表现,发现疑似 NEC 并给予相应的处理。

2. 确诊 NEC NEC 的确诊主要是密切动态观察。

X 线是主要的表现之一:推荐对任何临床疑似 NEC 的患儿行腹部影像学检查。不同观察者对 NEC 影像学征象的判断一致性较低,但 X 线检查诊断 NEC 有较高的特异性,为诊断 NEC 的确诊依据。一次腹部平片无 NEC 的典型 X 线表现,临床高度怀疑者,应随访多次摄片,在发病开始阶段(48~72 小时)应每间隔 6~8 小时复查一次。具有确诊意义的 X 线表现如下:①肠壁间积气:肠壁间有条索样积气,呈离散状位于小肠浆膜下部分或沿整个小肠和结肠分布;②黏膜下气泡征:类似于胎粪潴留于结肠的征象,特异性不如肠壁间积气;③门静脉积气:表现为自肝门向肝内呈树枝样延伸,特征性改变多于 4 小时内消失;④气腹征:可以见到膈下游离气体,提示肠坏死穿孔,采取左侧卧位摄片易于发现,表现为在前腹壁与肠曲间出现小三角形透光区。

3. 明确 NEC 的分期 确诊的 NEC 患儿应明确 NEC 的分期。分期不仅仅是评价 NEC 的严重程度,主要关系到 NEC 的处理。

(1) 疑似 NEC 与确诊 NEC 的主要区别在于是否存在 NEC 的典型 X 线表现,有时需要多次摄片明确诊断或排除。疑似 NEC 一般禁食 3 天即可,抗生素应用一般也是治疗 3 天,待血培养结果决定是否延长抗生素应用时间。

(2) 确诊 NEC 应评估是否存在其他器官受累和内环境是否稳定,因此除 X 线外,应进行血常

表 1-3 NEC 分期

分期	全身症状	胃肠道症状	放射学表现	治疗
第Ⅰ期(疑似病例)				
A	体温不稳、神萎、呼吸暂停、心动过缓	胃潴留、轻度腹胀、呕吐、大便隐血(+)	正常或动力性肠梗阻	禁食、抗生素 3 天、胃肠减压
B	同ⅠA	同ⅠA+ 肉眼便血	同ⅠA	同ⅠA
第Ⅱ期(确诊病例)				
A(轻度)	同ⅠB	同ⅠB+ 肠鸣音减少或消失,腹部触痛(±)	动力性肠梗阻 + 肠壁积气	禁食抗生素 7~10 天
B(中度)	同ⅡA+ 轻度酸中毒、轻度血小板↓	同ⅡA+ 肠鸣音消失、腹部触痛(+)、腹部蜂窝织炎(±)或右下腹包块	同ⅡA+ 门静脉积气、腹水(±)	禁食、抗生素 14 天、纠酸、扩容
第Ⅲ期(晚期病例)				
A(重度,肠道完整)	同ⅡB + 低血压、心动过缓、严重呼吸暂停、混合性酸中毒、DIC、粒细胞↓	同ⅡB+ 弥漫性腹膜炎、明显腹部触痛、腹胀和腹壁红肿	同ⅡB+ 腹水(+)	同ⅡB、强心药物、呼吸管理、若 24~48h 无好转,外科干预
B(重度,小肠穿孔)	同ⅢA,突然恶化	同ⅢA,突然恶化	同ⅡB+ 气腹	同ⅢA+ 外科手术

规和 CRP 检查、凝血功能检查、电解质测定、血气分析等；应监测心率、心律、呼吸、血压、尿量等。如果无其他器官受累的表现和内环境稳定，为ⅡA期 NEC，一般禁食和抗感染治疗 10 天即可。存在其他器官受累或内环境失衡的患儿为ⅡB 和Ⅲ期 NEC，禁食和抗生素治疗至少 14 天，同时应评估是否存在休克和抗休克治疗、纠正酸中毒和电解质紊乱、纠正凝血功能异常，维持心肺功能稳定。

4. 何时进行外科干预 任何确诊的 NEC 均应该请外科会诊，协助处理，及时评价是否需要外科干预。气腹症是外科治疗的绝对指征。内科治疗无效（通常为 24~48 小时），伴少尿、低血压、难以纠正的酸中毒、腹部 X 线提示肠袢僵直固定为相对适应证。高度怀疑肠穿孔，但腹部 X 线未提示气腹者，如腹腔穿刺为黄褐色浑浊液体，也是外科手术探查指征。对于存在门静脉积气、右下腹包块和前腹壁红肿是否需要进行外科探查存在争议。

【病例及诊断解析】

病例：患儿，男，18 天。因"腹胀、便血 1 天"入院。患儿 G_1P_1，GA 34^{+2} 周，BW 1230g。羊水清。母亲患妊娠期高血压疾病。因脐血流异常剖宫产。羊水清，胎盘无异常。入院后给予保暖，气管插管内给予肺泡表面活性物质，随后 CPAP 治疗 3 天。生后第 2 天开始早产儿配方奶肠道喂养，逐渐增加奶量，生后 15 天达全肠道喂养。生后 16 天患儿出现胃潴留，为半消化奶汁。生后 17 天出现腹部膨隆，可见肠形，肠鸣音可，胃潴留增加，大便潜血阳性。患儿出现呼吸暂停，体温波动，反应差。考虑到患儿病情变化较快，遂给予禁食、胃肠减压、抗感染治疗。同时补液，肠道外静脉营养。完善实验室检查包括血常规和 CRP、血培养、血气分析、血电解质、胸腹部 X 线等检查。患儿出现肉眼血便一次，腹部膨隆加重，肠鸣音消失。X 线提示肠道管形充气，肠壁间隔增宽、可见肠壁积气，诊断 NEC，转入我科。

入院查体：HR 175 次 / 分钟，RR 52 次 / 分钟，头围 32cm，体重 2305g，腹围（经脐）38cm，身长 43cm，BP 52/37mmHg，体温 35.3℃，反应差、神志清，全身皮肤花纹，面色苍白，口周青紫，呼吸稍促、无伞凹征、前囟平、1.5cm×1.5cm，张力不高，双肺呼吸音对称，呼吸音粗，未闻及湿啰音。心音有力，律齐，无杂音。腹部膨隆，可见肠形，未触及包块，肠鸣音弱，叩诊鼓音。四肢活动减弱，肌张力弱，原始反射未引出。

辅助检查：①血常规和 CRP：WBC $3.4×10^9$/L，N 0.69，PLT $75×10^9$/L，CRP 88mg/L。RBC 和 Hb 正常，随访血常规 96 小时血小板正常，10 天 CRP 正常。②血气分析：pH 7.213，$PaCO_2$ 45.7mmHg，PO_2 57.3mmHg，BE -11mmol/L。③血电解质和血钙正常、凝血功能正常。④随访 X 线：肠道管形充气明显，肠壁间隔增宽、可见肠壁积气和门静脉积气，随访到入院后 72 小时，肠道充气减少、肠壁间隔增宽、肠壁积气和门静脉积气消失。⑤大便常规：血便、RBC 20~40 个 /HP，WBC 3~4 个 /HP，潜血（+）。大便培养阴性、血培养阴性。

诊断解析：该患儿 NEC 诊断明确：①该患儿具有 NEC 典型临床表现腹胀、血便和胃潴留。②典型的 X 线表现肠壁积气和门静脉积气。结合患儿为早产儿，可以明确为 NEC 患儿存在明显代谢性酸中毒，血常规血小板减少、白细胞减少，但是无明显凝血功能障碍，无循环障碍，无水电解质功能紊乱，无明显腹膜炎体征，因此该患儿 NEC 为ⅡB。经过保守治疗后好转。

（周文浩 程国强）

参考文献

1. Necrotizing Enterocolitis（NEC）Guideline Team, Cincinnati Children's Hospital Medical Center, Evidence-based care guideline for Necrotizing Enterocolitis among very low birth weight infants. Pediatric Evidence-Based Care Guidelines, Cincinnati Children's Hospital Medical Center Guideline 28, 2010，10：1-10.

2. Kastenberg ZJ, Sylvester KG. The surgical management of necrotizing enterocolitis.Clin Perinatol,2013,40（1）：135-148.

3. Berman L, Moss RL. Necrotizing enterocolitis,an update.Semin Fetal Neonatal Med,2011,16（3）：145-150.

4. Sharma R, Hudak ML. A clinical perspective of

necrotizing enterocolitis,past,present,and future.Clin Perinatol,2013,40(1):27-51.

5. 陈超,张蓉.新生儿坏死性小肠结肠炎的热点问题.中国循证儿科杂志,2011,6(5):32-34.

6. 王家蓉,余加林,李广红.新生儿坏死性小肠结肠炎影像学与临床相关性的回顾分析,中华儿科杂志,2013,51,5.

7. 陈小慧,余章斌,李亚琴.美国极低出生体质量儿坏死性小肠结肠炎管理指南.中国实用儿科临床杂志,2012,27(14):1134-1136.

第十五节 新生儿败血症

【疾病简介】

新生儿败血症是新生儿期的危重病症,是造成新生儿期死亡的主要原因之一。发病率约占活产婴儿的0.1%~1%,占极低体重儿的16.4%,长期住院者可高达30.0%,病死率为10%~50%;存活者有相当一部分发生后遗症,所以应高度重视。新生儿败血症可分为早发型和晚发型。早发败血症(early-onset sepsis,EOS):发病时间在生后72小时内。主要在产前、产程感染,病原菌通过胎盘由孕母感染胎儿,也可是胎膜早破羊水被污染,产程延长时胎盘通透性增加,有利于细菌上行进入宫内,胎儿在宫内或产道吸入污染的羊水或阴道分泌物后发生吸入性肺炎,再发展成败血症。晚发败血症(late-onset sepsis,LOS):发病时间在生后72小时后。常为院内感染或者在家庭中获得性感染。

【诊断标准】

2002年,欧美20余位儿科临床、感染疾病、临床研究学者,对儿科脓毒症(Sepsis)进行了重新定义。Sepsis更新为感染加全身炎症反应综合征(SIRS)。而Septicemia包含在Sepsis中,临床上有时很难区分,给诊断治疗带来困难。2003年,我国也重新修订新生儿败血症诊断标准。结果,由于准入标准及定义不同,至今仍无普遍认同的新生儿临床败血症诊断标准。国内发表过新生儿败血症的诊疗指南(2003年)如下:

(一)临床表现

1. 全身表现

(1)体温改变:可有发热或低体温。

(2)少吃、少哭、少动、面色欠佳、四肢凉、体重不增或增长缓慢。

(3)黄疸:有时是败血症的唯一表现,严重时可发展为胆红素脑病。

(4)休克表现:四肢冰凉,伴花斑,股动脉搏动减弱,毛细血管充盈时间延长,血压降低,严重时可有弥散性血管内凝血(DIC)。

2. 各系统表现

(1)皮肤、黏膜:硬肿症,皮下坏疽,脓疱疮,脐周或其他部位蜂窝织炎,甲床感染,皮肤烧灼伤,瘀斑、瘀点,口腔黏膜有挑割损伤。

(2)消化系统:厌食、腹胀、呕吐、腹泻,严重时可出现中毒性肠麻痹或坏死性小肠结肠炎(NEC),后期可出现肝脾大。

(3)呼吸系统:气促、发绀、呼吸不规则或呼吸暂停。

(4)中枢神经系统:易合并化脓性脑膜炎。表现为嗜睡、激惹、惊厥、前囟张力及四肢肌张力增高等。

(5)心血管系统:感染性心内膜炎、感染性休克。

(6)血液系统:可合并血小板减少、出血倾向。

(7)泌尿系统感染。

(8)其他:骨关节化脓性炎症、骨髓炎及深部脓肿等。

(二)实验室检查

1. 细菌学检查

(1)细菌培养:尽量在应用抗生素前严格消毒下采血做血培养,疑为肠源性感染者应同时作厌氧菌培养,有较长时间用青霉素类和头孢类抗生素者应做L型细菌培养。怀疑产前感染者,生后1小时内取胃液及外耳道分泌物培养,或涂片革兰染色找多核细胞和胞内细菌。必要时可取清洁尿培养。脑脊液、感染的脐部、浆膜腔液以及所有拔除的导管头均应送培养。

(2)病原菌抗原及DNA检测:用已知抗体测

体液中未知的抗原,对 GBS 和大肠埃希菌 K1 抗原可采用对流免疫电泳,乳胶凝集试验及酶联免疫吸附试验(ELISA)等方法,对已使用抗生素者更有诊断价值;采用 16SrRNA 基因的聚合酶链反应(PCR)分型、DNA 探针等分子生物学技术,以协助早期诊断。

2. 非特异性检查

(1) 白细胞(WBC)计数:出生 12 小时以后采血结果较为可靠。WBC 减少($<5 \times 10^9$/L),或 WBC 增多(≤3 天者 WBC$>25 \times 10^9$/L;>3 天者 WBC$>20 \times 10^9$/L)。

(2) 白细胞分类:杆状核细胞 / 中性粒细胞(immature/total neutrophils, I/T)≥0.16。

(3) C 反应蛋白(CRP):为急相蛋白中较为普遍开展且比较灵敏的项目,炎症发生 6~8 小时后即可升高,≥8μg/ml(末梢血方法)。有条件的单位可作血清前降钙素(PCT)或白细胞介素 6(IL-6)测定。

(4) 血小板≤100×10^9/L。

(5) 微量血沉≥15mm/1h。

(三) 诊断标准

1. 确定诊断　具有临床表现并符合下列任一条:①血培养或无菌体腔内培养出致病菌;②如果血培养标本培养出条件致病菌,则必须与另次(份)血或无菌体腔内或导管头培养出同种细菌。

2. 临床诊断　具有临床表现且具备以下任一条:①非特异性检查≥2 条;②血标本病原菌抗原或 DNA 检测阳性。

【诊断标准解读】

1. 新生儿败血症指新生儿期细菌或真菌侵入血液循环并在其中生长繁殖,产生毒素所造成的全身性感染,因此败血症确诊需要血培养阳性。虽然血培养作为败血症诊断的"金标准"尚有不同意见,但其对指导临床诊治及耐药菌株流行病学研究都有重要的参考价值。血培养有无法摆脱的检验误差。血培养的阳性率约 40% 左右,国内由于抗生素应用较为普遍,阳性率更低。另一方面,应注意假阳性问题,Sabui 等分析 137 份培养

阳性的标本中,66 份(48.2%)被证实没有发生感染,临床无感染症状。另外,血培养耗时较长,可能延误最佳治疗时间。因此,应当密切结合临床表现。此外应尽量在应用抗生素前严格消毒下采血作血培养,疑为肠源性感染者应同时作厌氧菌培养,有较长时间用青霉素类和头孢类抗生素者应送 L 型细菌培养。

2. 既然血培养的阳性率较低,因此提出"临床败血症"概念;临床败血症的定义为仅有感染中毒的临床表现,但血培养阴性,且符合新生儿败血症非特异性检查标准,也可作出临床诊断。因此要注意败血症的临床表现,特别是早期临床表现:少吃、少动,体温超过 38℃,嗜睡,喂养困难,烦躁不安,呼吸表浅,呼吸频率 >60 次 / 分钟,精神萎靡,有惊厥史,前囟膨隆,四肢循环差等,是新生儿败血症的独立预测指标,存在上述任一种表现则提示为新生儿败血症,其敏感度为 87%,特异度为 54%。

3. 血常规指标　新生儿白细胞总数(WBC)在生后早期正常波动范围太大,必须注意采血时的孕龄和时龄具体分析。研究表明 50% 患败血症的新生儿 WBC 可在正常范围内,即使不正常的白细胞计数也可出现在其他病理情况下,所以对于早期诊断新生儿败血症,白细胞计数既缺乏敏感性又缺乏特异性。相对于 WBC 增加,WBC 减少临床诊断价值更大。相比于白细胞总数,I/T 比率有较好的临床价值,正常新生儿在生后 24 小时内 I/T 明显升高,但最高也不超过 0.14。以 I/T≥0.16 作为截断值,在新生儿败血症的诊断中敏感性及特异性分别是 70% 和 56%。新生儿败血症常伴血小板的减少,多≤100×10^9/L。PLT 计数诊断新生儿败血症的敏感性和特异性与 CRP 相似,较白细胞计数和分类为好。另外,PLT 计数不但可作为诊断新生儿败血症的一个依据,而且因能及时反映病情轻重的变化,还可作为监测病情、判断疗效及预后的一个客观可定量的指标。

4. C 反应蛋白(CRP)　CRP 是组织损伤急性阶段反应蛋白,是机体在应激状态下由肝脏合成的急性相蛋白。CRP 诊断新生儿败血症最佳阈值为 23.0mg/L,但 CRP 诊断败血症的阳性预测值

约70%左右,但阴性预测值达到95%以上,因此CRP在除外败血症上更具有临床价值,可以连续2天进行CRP监测,如果均正常且无临床表现可除外败血症的诊断。

【病例及诊断解析】

病例:患儿,男,4天,因"发热1天伴拒乳入院"。患儿入院前1天(生后3天)无明显诱因发热,最高体温39.2℃,伴食欲缺乏、嗜睡。急诊来我院。急诊查血常规:WBC 3.2×10^9/L,N 0.68,L 0.23,PLT 65×10^9/L,CRP 83mg/L。为进一步治疗以新生儿败血症收入病房。

患儿G_1P_1,GA 39周顺产,早破水时间18小时。BW 3.25kg。Apgar 1分钟、5分钟均为10分。母亲妊娠期无特殊疾病史,生后母乳喂养。生后24小时产院监测血糖正常,血常规:WBC 23.2×10^9/L,N 0.69,L 0.22,PLT 165×10^9/L,CRP<8mg/L。2天后出院。

体格检查:体温38.2℃,体重3.12kg,身长51cm,头围34cm 呼吸51次/min,心率164次/min,血压80/46mmHg。神志清,反应差,哭声弱,呼吸平,面部躯干和大腿黄染明显。前囟平,巩膜黄染,双肺呼吸音粗,无湿啰音。心音有力,律齐,无杂音。腹软,肝脾无明显增大,脐部干燥。四肢肌张力正常,活动可,原始反射可引出,外生殖器正常。

入院后辅助检查:X线检查:双肺纹理粗,腹部未见明显异常。血常规 WBC 23.4×10^9/L,N 0.79,PLT 65×10^9/L CRP 78mg/L。RBC和Hb正常。血电解质、钙、镁、肝肾功能均正常。血清胆红素189.7μmmol/L,直接胆红素23.7μmmol/L,血培养:B族溶血性链球菌(2次)。脑脊液检查:外观微混,白细胞数1200×10^6/L,多核0.56,脑脊液糖1.2mmol/L,氯化物112mmol/L,蛋白1203mg/L,脑脊液培养:未见细菌生长。

诊疗经过:入院后诊断新生儿败血症,血培养确诊。同时合并化脓性脑膜炎。给予敏感抗生素治疗21天,血培养、血常规和脑脊液检查正常,头颅MRI、B超和脑电图未见异常,治愈出院。

诊断解析:本患儿具有败血症确诊的依据:①临床表现:发热、食欲缺乏、拒乳、嗜睡等表现。查体存在黄疸突然加重、反应差、哭声弱等。②实验室检查:WBC增高、血小板减少;CRP增高明显;脑脊液检查 WBC增加、糖降低。③血培养:B族溶血性链球菌,且两次血培养为同一细菌。因此,本患儿可确诊为败血症。即使该患儿血培养阴性,根据临床表现和两条实验室检查异常,也可诊断为临床败血症。

通过该患儿我们应该认识到败血症新生儿可能合并细菌性脑膜炎,因此进行腰椎穿刺行脑脊液检查非常重要。考虑到新生儿细菌性脑膜炎的并发症多,远期预后不良发生率高,因此对确诊或疑似败血症的新生儿应给予脑脊液检查。

(周文浩 程国强)

参考文献

1. 余加林,吴仕孝. 新生儿败血症诊疗方案. 中华儿科杂志,2003,41:897-899.

2. Camacho-Gonzalez A,Paul W. Spearman PW,Stoll BJ.Neonatal infectious diseases,evaluation of neonatal sepsis. Pediatr Clin N Am,2013,60:367-389.

3. Hornik CP,Benjamin DK,Becker KC,et al. Use of the complete blood cell countin early-onset neonatal sepsis. Pediatr Infect Dis J,2012,31:799-802.

4. Hengst JM. The role of C-reactive protein in the evaluation and management of infants with suspected sepsis. Adv Neonatal Care,2003,3:3-13.

5. WiIlllaIl SM,Islam MN,Siddika M,et al. Role of miCro.ESR and I/T rmio in the early diagnosis of neonatal sepsis. Mymensingh Med J,2009,18(1):56-61.

6. Sabui T,Tudehope DI,Tilse L. Clinical significance of quantitative blood cultures in newborn infants. J Pediatr Child Health,1999,35:578-581.

7. 焦建成,余加林. 新生儿败血症诊断研究进展. 中华儿科杂志,2010,48(1):32-35.

8. 陈霞,姜春明. 新生儿败血症诊断指标的研究进展. 国际儿科学杂志,2013,409(2):148-151.

第十六节 新生儿细菌性脑膜炎

【疾病简介】

新生儿细菌性脑膜炎(purulent meningitis of

newborn）是新生儿期细菌感染导致的脑膜炎症，其发病率国内约占活产儿的 0.2‰~1‰，发达国家约占活产儿的 0.2‰~0.4‰，早产儿约为 3‰。近年来，由于抗生素的广泛使用，产科接生技术的不断提高以及加强了对初生婴儿的观察护理，本病的发病率已有所下降。细菌性脑膜炎是常见的危及新生儿生命的疾病，本病常为败血症的一部分或继发于败血症；其临床症状常不典型（尤其早产儿），主要表现为烦躁不安、哭闹尖叫、易激惹，严重者昏迷抽搐。有时表现反应低下、嗜睡拒奶等症状。故疑有新生儿化脑时应及早检查脑脊液，以利早期诊断，及时彻底治疗，减少死亡率和后遗症。病原学以革兰阴性杆菌为主。国外主要有 B 族溶血性链球菌（GBS）、大肠埃希菌和李斯特菌等，国内许多资料显示以葡萄球菌、大肠埃希菌、肺炎链球菌、克雷伯杆菌为主。其他如肠链球菌、肺炎双球菌、脑膜炎双球菌等较少见。院内感染的细菌主要有克雷伯杆菌、沙门杆菌、肠杆菌、铜绿假单胞菌、黄质菌、沙雷菌等。

【诊断标准】

目前没有检索到新生儿化脓性脑膜炎的诊断标准。可根据临床和脑脊液检查结果进行诊断。目前多数专家采纳的脑脊液诊断标准如下：

脑脊液细菌培养阳性或脑脊液细菌涂片检菌发现致病菌。如果脑脊液培养阴性，需满足：

1. 没有明显损伤的脑脊液常规检查白细胞数超过 $20 \times 10^6/L$。

2. 脑脊液葡萄糖水平 < 血糖的 50% 以上或 <1.5mmol/L。

【诊断标准解读】

1. 既然新生儿化脓性脑膜炎的最终诊断需要脑脊液检查，因此确定哪些患儿需要进行腰椎穿刺检查相当重要。新生儿脑膜炎的临床表现极不典型，极少出现儿童脑膜炎的典型症状和体征如头痛、颈强直、发热和意识改变。新生儿脑膜炎更多的表现为体温不升或发热、激惹、嗜睡、前囟隆起、喂养困难、发绀、双眼凝视和抽搐等。目前，一般对存在下列表现的患儿进行腰椎穿刺行

脑脊液检查：①血培养阳性且有败血症临床表现者。②临床存在中枢神经系统症状和体征者如嗜睡、激惹、前囟膨隆、骨缝分离、惊厥等。③存在败血症临床表现且辅助检查异常如 CRP 增高、血小板减少或中性粒细胞减少或白细胞增高超过 $30 \times 10^9/L$。④体温连续 2 天超过 38℃。尽管脑脊液检查 90% 以上阴性，但是考虑到新生儿化脓性脑膜炎极高的病死率和致残率，延迟诊断或误诊带来的风险更大。由于新生儿脑膜炎缺乏典型的症状和体征，起病常隐匿，血培养阴性率可达 15%~55%，故根据临床症状和体征很难诊断，因此，及时进行腰椎穿刺和脑脊液检查对于新生儿脑膜炎的早期诊断极为重要。

2. 脑脊液培养细菌阳性是细菌性脑膜炎诊断的金标准，但需要注意，腰椎穿刺前是否使用抗生素对脑脊液的细菌学检查结果影响很大，因此腰椎穿刺进行脑脊液检查应尽可能在抗生素使用前，尤其是静脉使用抗生素前进行。但由于目前我国抗生素使用较为普遍，很多患儿在脑脊液检查前用过一剂以上的抗生素，临床上对于存在心肺功能异常的严重感染新生儿，尤其是极低出生体重儿，常须待病情稳定后才进行脑脊液检查，因此脑脊液培养和血培养的阳性率并不高，脑脊液检菌的阳性率也较低，单纯以脑脊液培养或检菌阳性诊断新生儿化脓性脑膜炎，可能会导致很多患儿漏诊，需要其他的实验室检查帮助诊断。

3. 脑脊液中白细胞的诊断价值　长期以来认为，由于新生儿血脑屏障功能不完善，正常新生儿脑脊液中白细胞数可达 $(15\sim30) \times 10^6/L$，明显高于正常成人和儿童（白细胞数 $<5 \times 10^6/L$）。因此提出脑脊液中白细胞 $>30 \times 10^6/L$，可确诊为脑膜炎。研究报道无任何症状的正常新生儿脑脊液中白细胞数 $[(0\sim5) \times 10^6/L$，平均 $1 \times 10^6/L]$ 明显低于有症状非脑膜炎新生儿 $[(0\sim30) \times 10^6/L$，平均 $7 \times 10^6/L]$，提示新生儿脑脊液中白细胞数大于 $5 \times 10^6/L$ 时，不能完全认为是正常现象，因此提出，年龄 <3 个月婴儿，当脑脊液白细胞数 $<30 \times 10^6/L$ 不能排除细菌性脑膜炎的诊断，特别是白细胞 $>20 \times 10^6/L$，应作为疑似脑膜炎对待，需结合临床表现和其他实验室检查进行评估。

4. 腰椎穿刺损伤后脑脊液检查结果的分析 儿童腰椎穿刺损伤率达20%,而新生儿损伤率高达35%~46%,可见新生儿腰椎穿刺时更易发生损伤。腰椎穿刺损伤可导致周围血进入脑脊液,进而使脑脊液中白细胞增高,每进入500~1000个红细胞可使脑脊液中白细胞增加1个。因此,血性脑脊液时仍应作细胞计数,排除腰椎穿刺损伤所致脑脊液白细胞增多。采用红细胞:白细胞(500~1000∶1)的方法来调整脑脊液中白细胞数,以减少腰椎穿刺损伤对脑脊液中白细胞数的影响。通过上述方法调整后脑脊液中白细胞数仍然增高,可认为是非腰椎穿刺损伤所致。

5. 脑脊液糖/血糖比值的价值 脑脊液中的糖来自血糖,约为血糖量的2/3。血糖升高可使脑脊液糖增高,因此在细菌性脑膜炎时,观察脑脊液糖/血糖比值较单纯观察脑脊液糖的含量更有价值。大量临床观察发现,细菌性脑膜炎脑脊液糖/血糖比值波动在0.18~0.27,用脑脊液糖/血糖小于0.4来表明脑脊液糖减低,其敏感性为80%,特异性为98%。Omene(1985)研究发现非脑膜炎足月新生儿脑脊液糖/血糖比值为0.96,早产儿为0.93,而细菌性脑膜炎的足月儿<0.5,早产儿<0.6。用此值来诊断新生儿细菌性脑膜炎,其特异性为100%,敏感性分别达74.3%(足月儿)和71.4%(早产儿),当脑脊液糖小于1.28mmol/L(23mg/dl)时特异性达100%。

6. 抗生素治疗后脑脊液结果变化 有效抗生素治疗对脑脊液结果有明显影响,经有效抗生素治疗18~36小时后细菌性脑膜炎患者脑脊液中白细胞数开始下降,仅出现轻度增高;48小时后则较治疗前明显下降,下降幅度最大可达98%,约有4%儿童和17%新生儿患者脑脊液中白细胞数不增高。经足量有效抗生素治疗48小时后,约70%细菌性脑膜炎患儿脑脊液糖可恢复正常。脑脊液糖/血糖比值上升至0.5以上。腰椎穿刺脑脊液检查应尽可能在抗生素使用前,尤其是静脉使用抗生素前进行。

【病例及诊断解析】

病例:患儿,女,15天,因"发热伴反复惊厥2天"入院。

患儿系 G_1P_1,胎龄39周,顺产,出生时无窒息,Apgar评分10-10-10分/1-5-10分钟,出生体重3140g。否认宫内窒迫、羊水污染及胎膜早破史。2天前无明显诱因下出现发热,最高体温达40℃以上,给予"物理降温"后体温可降至正常,但不久又反复。伴惊厥,表现为四肢抖动、双眼凝视,持续时间及发作次数不详。病程中精神反应差,吃奶减少。体格检查:T 39℃,RR 40次/分,P 140次/分,血压58/42mmHg,身长50cm,头围36cm。神志清楚,反应弱,前囟饱满,张力稍高。双侧瞳孔等大等圆,直径3mm,对光反射灵敏。双肺呼吸音粗,可闻及细湿啰音。心音有力,律齐,未闻及杂音。腹软,肝脾不大,肠鸣音正常存在。肌张力正常,拥抱反射稍活跃,腱反射稍亢进。实验室检查:WBC 23.6×10⁹/L,N 55.4%,PLT 495×10⁹/L,Hb 121g/L,CRP 25mg/L。脑脊液常规:WBC 2400×10⁶/L,N 95%,L 5%。脑脊液生化:葡萄糖0.8mmol/L,蛋白1200mg/L,氯114mmol/L。脑脊液涂片检菌:G⁺球菌。脑脊液培养:肺炎链球菌。胸部X线检查:双肺纹理增粗模糊,两下肺野内带可见斑片状阴影。血培养肺炎链球菌。

诊断解析:入院后根据病史、临床表现及实验室检查,诊断为新生儿化脓性脑膜炎、新生儿肺炎。给予抗生素抗感染治疗为主的综合性治疗,患儿惊厥控制,第3天体温恢复正常,第7天精神反应及神经系统症状体征恢复正常、血常规恢复正常,2周后脑脊液检查恢复正常。治疗3周痊愈出院。随访6个月,生长发育正常,无任何后遗症。

该患儿可以确诊为细菌性脑膜炎:①均有细菌性脑膜炎的临床表现:发热、惊厥、食欲缺乏、反应差;查体反应弱,前囟饱满,张力稍高。②脑脊液涂片检菌和脑脊液培养均发现细菌。即使该患儿脑脊液培养阴性或检菌阴性。也可以确诊为细菌性脑膜炎:①具有中枢神经系统症状和体征;②脑脊液常规:WBC 2400×10⁶/L,N 95%,L 5%。脑脊液生化:葡萄糖0.8mmol/L,蛋白1200mg/L。

该患儿血培养和脑脊液培养均为同一细菌,肺炎球菌为致病菌。细菌性脑膜炎为败血症的一部分。该患儿具有败血症的临床表现,辅助检查WBC 增加、CRP 增高;血培养阳性,可以明确诊断败血症。同时该患儿肺部可闻及细湿啰音,X 线提示肺部存在渗出影,因此肺炎诊断成立。

该患儿诊断及时、治疗积极,临床症状和体征好转快,脑脊液恢复正常快,随访无并发症出现。

提示尽管细菌性脑膜炎的病死率和并发症较高,但是如果能够得到及时诊断及正确治疗,基本上可以做到痊愈出院,不留后遗症。

(周文浩　程国强)

参考文献

1. Srinivasan L,Shah SS,Padula MA,et al.Cerebrospinal Fluid Reference Ranges in Term and Preterm Infants in the Neonatal Intensive Care Unit. Pediatr,2012,161:729-734.

2. Ogunlesi TA.Diagnosis and treatment of bacterial meningitis in the newborn. Niger J Paed,2013,40(1):6-14.

3. Mhanna MJ,Alesseh H,Gori A,et al. Cerebrospinal fluid values in very low birth weight infants with suspected sepsis at different ages. PediatrCrit Care Med,2008,9(3):294-298.

4. Srinivasan L,Harris MC,Shah SS.Lumbar Puncture in the Neonate:Challenges in Decision Making and Interpretation. Semin Perinatol,2012,36:445-453.

5. Palazzi D,Klein J,CB. Bacterial sepsis and meningitis Remington JS,Klein J,editors. Infectious Disease of the Fetus and Newborn Infants. 6th ed. Philadelphia,Elsevier Saunders,2006:247-295.

6. 吴仕孝.新生儿颅内感染.实用儿科临床杂志,2005,20(2):97-99.

7. 岳少杰.新生儿细菌性脑膜炎诊断中的几个问题.中国实用儿科杂志,2011,26(1):11-14.

第十七节　新生儿休克

【疾病简介】

休克的定义为机体受到任何急重症损害导致生命重要器官的微循环灌流量不足,有效循环血量降低及心输出量减少,组织中氧和营养物质的供应降低到细胞可以耐受的临界水平以下,并发生代谢产物积聚,细胞结构和功能损害,最终导致脏器功能不全。因此,休克并不是一种疾病,而是一种临床综合征,可以由多种病因导致,累及多个器官,临床表现也差别较大。但是,休克是新生儿期常见的急症,是导致新生儿死亡的重要原因之一,病死率高达 50%。新生儿休克临床表现不典型,病情进展快,容易延误诊治,应予重视。

【诊断标准】

1. **代偿期(早期)**　临床表现符合下列 6 项中 3 项:①意识改变烦躁不安或萎靡,表情淡漠。意识模糊,甚至昏迷、惊厥(多见于失代偿休克)。②皮肤改变面色苍白发灰,唇周、指(趾)发绀,皮肤花纹,四肢凉。如有面色潮红,四肢温暖,皮肤干燥为暖休克。③心率脉搏外周动脉搏动细弱,心率、脉搏增快。④毛细血管再充盈时间≥3 秒(需除外环境温度影响)。⑤尿量 <1ml/(kg·h)。

2. **失代偿期**　失代偿期临床表现加重伴血压下降。收缩压 < 该年龄组第 5 百分位或 < 该年龄组正常值 2 个标准差。

【诊断标准解读】

1. 新生儿休克不是单一的疾病,而是多种原因导致的临床综合征,反映的是各种疾病最后的共同结局,即病理生理的一系列变化,最终导致组织器官灌注不足,包含疾病不断演变的过程,因此明确诊断存在一定困难,休克代偿期的表现为非特异性的,因此任何危重新生儿都应该评估是否存在休克,在临床评估中医师的思维中应时刻警惕休克的发生,根据病情进行动态评估。

2. 确定是否存在休克　一般根据临床表现可以初步确定是否存在休克,对高危新生儿要仔细观察微循环障碍的表现,同时要监测血压和脉搏。微循环障碍的主要临床表现为皮肤颜色苍白或出现花纹、肢端发凉、肢端与肛门的温度差 >1℃ (正常 <0.5)、皮肤毛细血管充盈时间延长。一旦怀疑休克要及时监测血压,如足月儿收缩压 <50mmHg,早产儿收缩压 <40mmHg 为低血压,同时脉压减小。休克患儿脉搏细速、股动脉搏动减弱甚至摸不到。但新生儿休克时交感神经兴奋性

较强,能维持较长时间的血管收缩,故休克代偿期血压可以正常,血压下降已属中晚期表现,因此不能以血压下降作为新生儿休克的早期诊断指标。

3. 评估休克的严重度 由于新生儿休克临床表现不典型,不能凭一二项临床表现判断休克的严重程度,应建立一个休克分期和分度的评分方法成为新生儿休克的诊断标准。Cabal 休克评分法是较早提出的休克诊断评分法,被许多临床医师采用。在此基础上 1985 年我国原卫生部(现国家卫生和计划生育委员会)提出新生儿休克 5 项诊断评分指标,吴玉斌等对这些方法进行修改,将休克各项临床指标经过逐步回归分析,提出新的新生儿休克诊断分度评分方法(表 1-4)。

表 1-4 新生儿休克评分方法

评分	皮肤颜色	皮肤循环	四肢温度	股动脉搏动	血压
0	正常	正常	正常	正常	>8kPa
1	苍白	较慢	发凉	减弱	6~8kPa
2	花纹	甚慢	发冷	触不到	<6kPa

注:皮肤循环:指压前臂内侧皮肤毛细血管再充盈时间,正常 <3 秒,较慢为 3~4 秒,甚慢为 >4 秒。

四肢温度:发凉为凉至肘膝关节以下,发冷为凉至肘膝关节以上。

新生儿休克评分:轻度为 5 分,中度为 6~8 分,重度为 9~10 分。摘自:吴玉斌,等. 新生儿休克诊断标准探讨. 中国实用儿科杂志,1997,12:86.

4. 临床分型

(1) 暖休克为高动力性休克早期,可有意识改变、尿量减少或代酸等,但面色潮红,四肢温暖,脉搏无明显减弱,毛细血管再充盈时间无明显延长。此期容易漏诊,且可很快转为冷休克。心率快,血压低,过度通气,中心静脉压(CVP)高,心输出量低多为失代偿表现。

(2) 冷休克为低动力性休克,皮肤苍白、花纹,四肢凉,脉搏快、细弱,毛细血管再充盈时间延长,儿科以冷休克为多。休克的诊断首先要确定是否存在休克状态,并判断休克的严重程度,同时作出病因诊断,确定休克的类型,然后评价脏器功能损害情况。

5. 病因诊断 休克患儿应尽可能明确病因,

去除原发病,休克才能得到根本的治疗。各种不同类型休克的鉴别如下:

(1) 低血容量性休克:可见皮肤苍白、中心静脉压下降。失血引起者有贫血,血细胞比容下降,如急性失血量为全身血量的 10%~15%,血压轻度下降;失血量达 20%~25% 时,休克症状明显。

(2) 感染性休克:有明确的严重感染原发病,感染中毒症状明显,或高热,或体温不升,酸中毒明显,血乳酸明显升高,中心静脉压升高。

(3) 心源性休克:有心脏原发病,常有心功能不全的表现如心脏扩大、肝脏增大、呼吸困难、心率快、奔马律等。心电图、心脏超声、X 线等检查常有异常发现。

(4) 窒息性休克:有严重窒息史,心率快、呼吸急促、心脏扩大,心电图多有心肌缺血的 T 波及 ST 段改变。中心静脉压升高。

6. 因为休克是一个逐渐演变的病理生理过程,最终的结局是组织器官灌注不足,因此可导致多器官功能障碍。对任何休克病人均应评价脏器功能损害情况。休克的预后与多脏器功能损害情况密切相关,要仔细观察并及时作出判断。

(1) 呼吸衰竭:发生率为 50%~60%,患儿呼吸增快、呼吸困难、青紫,肺部可闻湿啰音,严重者发生肺出血。

(2) 心功能不全:发生率可达 48%,患儿心音低钝、心率增快、心输出量下降、心脏增大。

(3) 肾衰竭:尿量减少,甚至无尿。

(4) 脑功能衰竭:反应低下、嗜睡、昏迷、四肢肌张力减弱。

(5) 胃肠功能衰竭:消化道出血,腹胀、肠麻痹。出血倾向、肝功能衰竭如黄疸、肝大、肝功能异常。

【病例及诊断解析】

病例:患儿,男,15 天。因"食欲缺乏 2 天,体温不升 1 天"入院。第 1 胎第 1 产,胎龄 39 周,顺产,出生体重 3200g。无出生窒息史。生后 3 天出院回家。母乳喂养。入院前 2 天患儿食欲缺乏,哭声稍弱,活动少,未引起家属注意。昨天患儿反应更差,活动少,拒乳,肢体凉来院就诊。门诊查血常规和 CRP：WBC $4.4 \times 10^9/L$，N 0.89，PLT $65 \times 10^9/L$，CRP 128mg/L。以新生儿败血症收入院。追问病史患儿 6 小时未排尿。

入院查体：体温 35.8℃，HR 179 次 / 分钟，RR 65 次 / 分钟，血压 65/43mmHg（平均压 52mmHg），体重 3520g。反应差，哭声弱，神志尚清，皮肤颜色灰暗。瞳孔等大，对光反射迟钝；前囟平，呼吸急促，轻度吸凹，双肺呼吸音粗，无干湿啰音。心音低钝，心动过速，无杂音。腹软，肠鸣音弱，无包块。股动脉搏动弱，四肢厥冷，肢端及嘴唇发绀，毛细血管再充盈时间 5 秒。四肢肌张力和肌力低，原始反射弱。

入院后辅助检查：①血气分析：pH 7.20，PaO_2 4.1kPa，$PaCO_2$ 5.3kPa，BE -15mmol/L。②凝血功能正常。③肝肾功能正常；血电解质正常，血钙 2.0mmol/L；血糖 9.2mmol/L。④胸腹片：双肺纹理粗，腹部未见异常。⑤脑脊液常规和生化正常。⑥血培养、尿培养结果未回。

入院后给予抗感染治疗，保暖，鼻导管吸氧，禁食，生理盐水 20ml/kg 扩容，5% 碳酸氢钠纠正酸中毒，多巴胺 5μg/（kg·min）改善循环。入院 4 小时体温恢复正常，有尿，肢端温暖，毛细血管再充盈时间小于 3 秒，股动脉搏动增强、心率 145 次 / 分钟。复查血气酸中毒纠正。治疗 5 天后血常规和 CRP 恢复正常，血培养 48 小时报告流感嗜血杆菌生长，复查后正常，尿培养阴性。

诊断解析：该患儿具有休克的临床表现：①反应差，拒乳，体温不升。②呼吸改变：呼吸急促；③存在微循环障碍：心动过速、心音低钝、皮肤花纹、肢端凉、股动脉搏动弱、毛细血管再充盈时间延长、尿量减少。因此该患儿休克诊断成立。

患儿血压正常，并不能除外休克的诊断。休克代偿期血压多正常。血压降低是休克失代偿期的表现，一旦血压降低往往提示休克较为严重。该患儿为休克的代偿期，如果不能在此期进行及时干预，很快可能发展为失代偿期。

该患儿血培养阳性，血常规 WBC 减少、血小板减少，CRP 增加。提示休克的原因为败血症。感染性是新生儿休克较常见的病因，因此任何疑似感染的患儿都应该评估是否存在休克，以便早期发现休克的存在，早期进行干预。

根据新生儿休克评分表进行评分为 6 分（皮肤颜色 2 分、皮肤循环 2 分、四肢温度 1 分、股动脉搏动 1 分、血压 0 分），考虑为中度休克（6~8 分为中度休克）。

该患儿皮肤花纹，四肢凉，脉搏快、细弱，毛细血管再充盈时间延长，应为冷休克，新生儿休克以冷休克最为常见。

每一个休克的患儿都应该评估其他脏器功能，因为休克的病理生理为有效循环血量减少导致的器官灌注不足，可导致多器官功能障碍，可以发生呼吸功能障碍、肝功能不全、肾功能不全（肾前性或肾性）、凝血功能障碍甚至 DIC、中枢神经功能障碍等。该患儿肝肾功能、凝血功能正常，无明显的呼吸功能障碍，因此无多器官功能障碍发生。

尽管新生儿休克死亡率较高，但如能早期发现及时治疗还是可以逆转。目前对感染性休克多采用集束化治疗方案。包括扩容、纠酸、应用血管活性药物等同时给予。该患儿经过扩容、纠酸和血管活性药物集束化治疗，很快纠正。

（周文浩　程国强）

参考文献

1. Giliberti P，Giordano L，Chello G，et al. The scenarios of shock in newborn infants. J Matern Fetal Neonatal Med，2010，23（Suppl 3）：27-29.

2. Wynn JL，Wong HR. Pathophysiology and treatment of septic shock in neonates. Clin Perinatol，2010，37（2）：439-479.

3. Dempsey EM，Barrington KJ. Evaluation and treatment of hypotension in the preterm infant. Clin Perinatol，2009，36（1）：75-85.

4. Brierley J，Carcillo JA，Choong K，et al. Clinical practice parameters for hemodynamic support of pediatric and neonatal septic shock，2007 update from the American College of Critical Care Medicine. Crit Care Med，2009，37，2.

5. Kissoon N，Orr RA，Carcillo J. Updated American College of Critical Care Medicine Pediatric Advanced Life Support Guidelines for Management of Pediatric and Neonatal Septic Shock. Relevance to the

Emergency Care Clinician. Pediatr Emer Care, 2010, 26, 867-869.

6. 母得志, 李熙鸿. 新生儿休克的诊治进展. 实用儿科临床杂志, 2007, 22 (1): 1118-1120.

7. 周伟. 新生儿感染性休克治疗中的矛盾与对策. 实用儿科临床杂志, 2012, 27 (14): 1057-1061.

第十八节　新生儿低血糖症

【疾病简介】

低血糖症 (hypoglycemia) 是新生儿期常见的临床代谢问题。在新生儿, 脑代谢占了体内葡萄糖总消耗量的 85%~90%, 而且新生儿的脑组织无法利用其他物质来满足其代谢需求, 因此持续或反复发作的低血糖可引起严重的中枢神经系统损害, 影响患儿远期预后。由于出生后从母亲来源的葡萄糖供应中断, 新生儿的血糖水平有一自然下降继而上升的过程, 并且许多低血糖的新生儿并无任何临床症状和体征, 因此, 长期以来低血糖的定义一直未完全统一。

【诊断标准】

（一）国内诊断标准

目前国内教科书的诊断标准多采用: 血糖低于 2.2mmol/L (40mg/dl), 而不考虑胎龄和日龄。

（二）国外诊断标准

最初用来定义低血糖的血糖值是通过对大量健康新生儿进行血糖值测定, 得到正态分布曲线后, 根据均值以下两个标准差得出的。曾被广泛采用的 <30mg/dl (足月儿) 和 <20mg/dl (早产儿) 的低血糖定义就是这样的流行病学定义。由于该定义标准来源于禁食的新生儿, 只是单纯的统计学概念, 并无病理生理的意义。而且随访发现, 在该血糖水平, 即使没有症状的新生儿也可能出现神经系统损伤, 因此认为应该适当提高诊断标准。但截至目前, 国外诸多教科书和文献中尚未给出明确的低血糖标准。

鉴于诊断标准的不统一, 国外有学者提出了"干预阈值" (operational threshold) 的概念。即在血糖水平达到此干预阈值时就应该进行处理, 以避免中枢神经系统损伤。但也有学者认为, 没有一个特定的血糖浓度和低血糖持续时间能够预测高危儿是否发生永久性神经损伤。目前大多数文献将血糖浓度 <2.6mmol/L (47mg/dl) 作为干预阈值。

【诊断标准解读】

1. 国内所用的诊断标准简单、明确, 但是和低血糖的临床症状及神经系统损伤并不相关。

2. 目前我们并不明确可以造成神经系统损伤的特定的血糖水平低限。即使没有任何临床症状的低血糖, 也仍有可能造成中枢损伤。

3. 在出生后最初几个小时, 健康新生儿的血糖可暂时性降低至 30mg/dl, 随后自行上升, 不出现任何症状, 这样的新生儿预后良好, 只需要及时开始喂养, 无需特殊干预。

4. 低血糖干预阈值是已经被很多中心接受的对患儿进行干预的标准, 其目的是尽量减少神经系统损伤, 但并不是治疗的目标值, 也不是诊断标准, 也不能预测是否发生神经系统永久性损伤。

5. 要注意的是, 试纸法测得的全血血糖浓度较血清低 10%~15%。试纸法测得的低血糖结果需要送检血清标本进行确诊。另外, 不要耽误样本的化验时间也很重要, 不然会因为红细胞氧化葡萄糖而使血糖结果偏低。

【病例及诊断解析】

病例: 患儿, 男, 胎龄 38 周, 出生体重 4500g, 母亲为 21 岁的初产妇, 未接受正规产前检查。患儿因试产失败剖宫产娩出, Apgar 评分 1 分钟 4 分, 5 分钟 5 分。患儿出生后有明显气促、呻吟等呼吸窘迫表现, 需要气管插管机械通气。

体格检查: 患儿体型丰满, 皮下脂肪厚, 气管插管机械通气下, 可见轻度三凹征, 双肺呼吸音粗, 可闻及少许湿啰音。心率 136 次 / 分, 未闻及心脏杂音。腹部略膨隆, 肝脏肋缘下 2cm 可及, 脾脏未触及。反应佳, 四肢肌张力正常, 生理反射能引出。

诊治经过: 入院后予以机械通气, 气管内滴注肺表面活性物质, 禁食, 外周静脉以 13ml/h 的速度输注 10% 葡萄糖液。出生后 3 小时,试纸法检测血糖为 2.0mmol/L,抽取静脉血送实验室检查显示血清糖浓度为 2.1mmol/L。后给予 10% 葡萄糖液 9ml(2ml/kg)推注,并将葡萄糖液输注速度提高至 15ml/h,1 小时后试纸法复测血糖为 2.3mmol/L,遂将输注液体改为 12.5% 葡萄糖液,输注速度改为 17ml/h。1 小时后试纸法复测血糖为 3.8mmol/L。最后诊断:糖尿病母亲婴儿,新生儿呼吸窘迫综合征,新生儿低血糖症。

　　诊断解析:该患儿入院 3 小时所测得的血糖值已经符合新生儿低血糖症的诊断标准,尽管当时未表现临床症状,为了避免神经系统损伤,也应该积极进行干预。故给予 10% 葡萄糖液 2ml/kg 静脉推注后逐渐提高葡萄糖输注速度,以维持正常血糖水平。

　　新生儿发生低血糖的高危因素包括早产儿、小于胎龄儿(SGA)、大于胎龄儿(LGA)、糖尿病母亲婴儿(IDM)等。该产妇由于未接受正规的产前检查,因此缺乏妊娠期糖尿病的诊断依据。但该患儿是 LGA,而且存在严重的呼吸窘迫综合征和低血糖,这都是 IDM 最常见的特点。IDM 由于宫内处于高血糖环境,从而刺激胎儿胰腺,导致胰岛细胞肥大,β细胞过度增生,增加了胰岛素的分泌,从而造成高胰岛素血症。出生后,母体持续的葡萄糖供应中断,开始出现低血糖。高胰岛素血症可以促进内脏过度生长,抑制肺成熟而导致呼吸窘迫综合征。IDM 先天畸形的发生率也较高,如先天性心脏病、尾部退化综合征、左小结肠综合征和骨骼畸形等。

　　另外,LGA 合并低血糖还应该与 Beckwith-Wiedemann 综合征相鉴别。该综合征经典的三联症为巨大儿、脐膨出及巨舌症,内脏肥大也很常见,肾上腺、胰腺、肾脏、肝脏及脾脏中均存在细胞肥大。Beckwith-Wiedemann 综合征是较为常见的过度生长综合征,发生率约为 1/14 000。大约 50% 的患儿存在低血糖,其原因可能和胰岛细胞过度增生有关。

(马晓路)

参考文献

1. 江载芳,申昆玲,沈颖.实用儿科学.第 8 版.北京:人民卫生出版社,2015:502.

2. 邵肖梅,叶鸿瑁,丘小汕.实用新生儿学.第 4 版.北京:人民卫生出版社,2011:755-758.

3. Rozance PJ,Hay WW. Describing hypoglycemia-definition or operational threshold? Early Hum Dev,2010,86(5),275-280.

4. Cornblath M,Hawdon JM,Williams AF,et al. Controversies regarding definition of neonatal hypoglycemia,suggested operational thresholds. Pediatrics,2000,105:1141-1145.

5. Cornblath M,Ichord R. Hypoglycemia in the neonate. Semin Perinatol,2000,24(2),136-149.

6. Cloterty JP,Eichenwald EC,Hansen AR,et al. Manual of neonatal care. 7th ed. Philadelphia,Lippincott Williams & Wilkins,2012:284-286.

7. Gleason CA,Devaskar SU. Avery's diseases of the newborn. 9th ed. Philadelphia:Elsevier,2012:1320-1327.

8. 刘志伟,陈惠金.新生儿低血糖的诊断与治疗.临床儿科杂志,2010,28(3),212-214.

第十九节　新生儿高血糖症

【疾病简介】

　　和低血糖症一样,新生儿高血糖症(hyperglycemia)的诊断标准也并不统一。新生儿高血糖常见于外源性葡萄糖摄入过多,或早产儿因血糖调节功能不成熟,以及在疾病影响下机体处于应激状态时,先天性糖尿病很罕见。

【诊断标准】

(一)国内诊断标准

　　现国内教科书的诊断标准为血糖 >7mmol/L(125mg/dl)。

(二)国外诊断标准

　　血糖 >7mmol/L(125mg/dl)可诊断。血糖 >14mmol/L(250mg/dl)或出现尿糖和渗透性利尿为应用胰岛素进行干预的指征。

【诊断标准解读】

　　1. 新生儿高血糖症常无特异临床表现,诊断主要依据血糖监测,因此对高危儿应该加强血糖监测。

2. 参考一些主要的教科书,国内外诊断标准是一致的。

【病例及诊断解析】

病例:患儿,男,3小时,孕30周,母亲宫缩发动自然分娩,出生体重1500g。出生后不久即出现气促、呻吟,吸气性凹陷明显,初步诊断考虑"早产儿呼吸窘迫综合征",为进一步诊治由基层医院转运至NICU。途中2小时患儿鼻导管吸氧,禁食,接受10%葡萄糖液静注,输注速度为7ml/h。

体格检查:早产儿貌,体温37.0℃,呼吸70次/分,心率146次/分,血压45/32mmHg,气促、呻吟、吸气性凹陷,鼻导管吸氧下$SpO_2$82%。双肺呼吸音粗,可闻及少许湿啰音。心律齐,心杂音未闻及。腹部软,未及肝脾大。四肢肌张力减低,生理反射未能引出。辅助检查:入院后纸片法测得血糖8.4mmol/L,血常规:WBC 16.1×10^9/L,Hb 160g/L,PLT 445×10^9/L;血气、电解质:pH 7.21,PO_2 50.8mmol/L,PCO_2 63.9mmol/L,K^+ 3.3mmol/L,Na^+ 135mmol/L,Ca^{2+}1.05mmol/L,Lac 1.5mmol/L,HCO_3^- 18.7mmol/L,ABE −8.5mmol/L。胸片提示:双肺透亮度减低,呈毛玻璃样改变,可见支气管充气征,支持呼吸窘迫综合征。

诊治经过:入院后气管插管给予肺表面活性物质,然后拔除气管插管,改为持续气道正压(CPAP)通气。暂禁食,给予10%葡萄糖液4ml/h的速度输注。1小时后复测血糖为6.6mmol/L,2小时后复测血糖为5.8mmol/L。最后诊断:早产儿呼吸窘迫综合征,高血糖症。

诊断解析:新生儿高血糖的常见原因为医源性输注过多含糖液体,或患儿处于窒息、感染、寒冷等应激状态。本例患儿发生高血糖的原因主要为转运途中输注过多含糖液所致。患儿转运途中输注10%葡萄糖液7ml/h,相当于输糖速度为7.8mg/(kg·min)。一般情况输糖速度在4~6mg/(kg·min)就可以维持正常血糖。

新生儿高血糖症常无特异性临床表现,往往在常规检测血糖时意外发现。但高血糖可导致血

渗透压上升,血糖每升高18mg/dl,血渗透压上升1mOsm/L。当渗透压超过300mOsm/L时,可出现渗透性利尿,严重者甚至导致脱水。

对于外源性输糖过多的高血糖患儿,及时更换所用液体,降低葡萄糖输注速度,血糖即可逐渐下降至正常。本例患儿入院后将液体输注速度减为4ml/h,相当于输糖速度为4.4mg/(kg·min),其血糖浓度就逐渐降至正常。

(马晓路)

参考文献

1. 邵肖梅,叶鸿瑁,丘小汕. 实用新生儿学. 第4版. 北京:人民卫生出版社,2011,761-762.
2. Cloterty JP,Eichenwald EC,Hansen AR,et al. Manual of neonatal care. 7th ed. Lippincott Williams & Wilkins,2011,293-296.
3. 车大钿,黄绮薇. 53例危重新生儿高血糖症. 中国当代儿科杂志,2002,4(1):41-42.
4. 江载芳,申昆玲,沈颖. 实用儿科学. 第8版. 北京:人民卫生出版社,2015,502-503.
5. Gleason CA,Devaskar SU. Avery's diseases of the newborn. 9th ed. Philadelphia:Elsevier,2012,1327-1329.

第二十节 新生儿低钙血症

【疾病简介】

新生儿低钙血症(hypocalcemia)是新生儿常见的代谢紊乱,症状轻重不一。正常情况下体内血钙浓度受激素精确调控处于稳态,但很多围产因素能够影响新生儿期的血钙水平。

【诊断标准】

(一)国内诊断标准

国内教科书中低钙血症诊断标准为血清总钙低于1.8mmol/L(7.2mg/dl)或血清游离钙低于0.9mmol/L(3.6mg/dl)。

(二)国外诊断标准

不同教科书和文献中给出的低钙血症诊断标准略有差异。《Avery新生儿学》第9版中提及,血清总钙低于2mmol/L(8mg/dl)、1.9mmol/L(7.5mg/

dl)、1.75 mmol/L（7mg/dl)，或游离钙低于 1mmol/L（4mg/dl)都可以被定义为低钙血症。

【诊断标准解读】

1. 在正常的酸碱平衡状态和正常血清白蛋白水平下，血清总钙和游离钙浓度呈线性相关，因此测定血清总钙水平就可以确定低钙血症，但是在一些病情危重的新生儿或早产儿，用血清游离钙水平定义低钙血症更为合适。

2. 正常足月新生儿出生后血钙有一下降的过程，谷值一般发生于出生后 24~48 小时，血清总钙可低至 1.9mmol/L（7.5mg/dl)~2.1mmol/L（8.5mg/dl)，然后再逐渐上升。

3. 新生儿低钙血症的症状大多非特异性，主要表现为神经肌肉兴奋性增高，出现肢体抖动、惊跳、惊厥、肌阵挛、呼吸暂停等，喉痉挛导致的喉喘鸣相对少见。因此，临床上根据实验室测得的血钙水平进行诊断，而非症状。

【病例及诊断解析】

病例：患儿，男，5 小时，因"窒息后 5 小时，惊厥 1 次"入院。G_1P_1，孕 40 周因"胎儿宫内窘迫"急诊剖宫产出生，出生体重 3700g，Apgar 评分 1 分钟 3 分，5 分钟 7 分。出生后反应欠佳，1 小时前突发惊厥 1 次，表现为双眼凝视、口唇发绀、双上肢划船样动作，本地医院给予苯巴比妥 10mg/kg 后转至我院 NICU。

体格检查：血压 55/38mmHg，反应欠佳，双侧瞳孔等大等圆，对光反射稍迟钝，心肺听诊无异常，四肢肌张力较高，生理反射不完善，刺激后出现四肢抖动。**辅助检查**：血常规：WBC 12.1×10^9/L，Hb 140g/L，PLT 445×10^9/L；血气、电解质：pH 7.321，PO_2 60.8mmol/L，PCO_2 41.9mmol/L，K^+ 3.3mmol/L，Na^+ 135mmol/L，游离 Ca^{2+} 0.78mmol/L，Lac 3.5mmol/L，Hct 44.2%，HCO_3^-15.7mmol/L，ABE -7.5mmol/L；生化：ALT 48U/L，AST 188U/L，Cr 45μmol/L，BUN 5.2mmol/L，总 Ca 2.0mmol/L，P 2.91mmol/L，LDH 1464U/L，CKMB 216U/L。头颅 MRI 提示缺氧缺血性脑病。

诊断解析：入院后予 10% 葡萄糖酸钙 2ml/kg

缓慢静注，限液，苯巴比妥维持，亚低温治疗，复查血气，患儿游离钙恢复正常。最终诊断：新生儿缺氧缺血性脑病，低钙血症。

本患儿虽然生化中的血清总钙为 2.0mmol/L，但游离钙仅 0.78mmol/L，因此符合低钙血症诊断标准。患儿存在围产期窒息史，窒息可导致组织缺氧、磷释放增加、血磷增高，使血钙水平降低。窒息缺氧后，细胞能量代谢衰竭，Ca^{2+} 的主动转运障碍，离子通道异常开启，大量 Ca^{2+} 内流，也使血清游离钙降低。患儿出现惊厥可能就是低钙血症所致，因此除给予止惊药物外还需补充钙剂。

（马晓路）

参考文献

1. 江载芳，申昆玲，沈颖. 实用儿科学. 第 8 版. 北京：人民卫生出版社，2015，503.
2. 邵肖梅，叶鸿瑁，丘小汕. 实用新生儿学. 第 4 版. 北京：人民卫生出版社，2011，764-765.
3. Cloterty JP，Eichenwald EC，Hansen AR，et al. Manual of neonatal care. 7th ed. Philadelphia，Lippincott Williams & Wilkins，2012，297-300.
4. Thomas TC，Smith JM，White PC，et al. Transient neonatal hypocalcemia，presentation and outcomes. Pediatrics，2012，129（6)：e1461-1467.
5. Jain A，Agarwal R，Sankar MJ，et al. Hypocalcemia in the newborn. Indian J Pediatr，2010，77（10)：1123-1128.
6. Polin RA，Fox WW，Abman SH. Fetal and neonatal physiology. 3rd ed. Philadelphia，Saunders，2004，323-341.

第二十一节 新生儿寒冷损伤综合征

【疾病简介】

新生儿寒冷损伤综合征（cold injury)是由于机体散热过多，体温下降所导致的低体温（hypothermia)、皮肤硬肿、多脏器功能损伤的综合征，严重者甚至死亡。新生儿体温的平衡通过产热和散热的调节进行维持。由于新生儿尤其早产儿体表面积较大，皮下脂肪少，易于散热，保温能力差，且受疾病影响，机体消耗增加，因此容易发生寒冷损伤，尤其在冬春季环境温度较低时。

【诊断标准】

（一）国内诊断标准

国内教科书一般将体温低于35℃定义为低体温，低于30℃为重度低体温。在低体温的基础上，出现皮肤硬肿、休克、肺出血、代谢性酸中毒、DIC、急性肾功能衰竭等多脏器功能损害即为寒冷损伤综合征。

（二）国外诊断标准

根据低体温及相关临床表现进行诊断。参考美国的《新生儿诊疗手册》第7版，寒冷损伤通常由低体温所致，表现为皮肤硬肿、低血压、心动过缓、呼吸浅慢、活动减少、反应差、生理反射减弱、腹胀等。也常伴随代谢性酸中毒、低血糖、高钾血症、氮质血症、少尿等。

【诊断标准解读】

寒冷损伤的诊断标准相对比较简单，主要为低体温结合相关临床表现，常见于早产儿，尤其是寒冷季节在家里或其他保暖不充分的地点出生，或足月儿在伴发严重疾病时。国内外的诊断标准并无差别。

【病例及诊断解析】

病例：患儿，男，1天余。因"不哭不动半天"入院。G_2P_2，孕34周，因母亲宫缩发动经阴道分娩于家中，时值隆冬。出生体重2100g。出生后母亲曾喂哺少量糖水和母乳。今发现患儿不哭不动，遂送至医院就诊。

体格检查：体温30℃，心率82次/分，呼吸48次/分，血压42/28mmHg。反应差，刺激后哭声低，心音较低，全身皮肤冰凉，双下肢、臀部可及硬肿，生理反射减弱，末梢灌注差。辅助检查：血常规：WBC 10.3×10^9/L，Hb 150g/L，PLT 112×10^9/L；血气、电解质：pH 7.019，PO_2 60.8mmol/L，PCO_2 54.4mmol/L，K^+ 5.3mmol/L，Na^+ 135mmol/L，Ca^{2+} 1.05mmol/L，Lac 10.5mmol/L，Hct 40.2%，HCO_3^- 13.7mmol/L，ABE −16.5mmol/L。

诊断解析：入院后将患儿置暖箱中缓慢复温，8小时后体温恢复正常。禁食，补液，纠酸。多巴胺泵注增加心肌收缩力。经治疗，酸中毒逐渐纠正，循环灌注和反应均好转。最后诊断：早产儿寒冷损伤综合征。

本患儿入院时存在低体温、皮肤硬肿、反应差、末梢灌注不良，血气分析显示严重失代偿性代谢性酸中毒，具有寒冷损伤综合征的典型症状和体征，符合该诊断。患儿寒冷季节出生于家中，未充分保暖，且为早产儿，体表面积大，易于散热；棕色脂肪储备不足，加之出生后进食少，产热不足，因此极易发生低体温。并在低体温的基础上发生多脏器的病理生理改变。

（马晓路）

参考文献

1. 江载芳,申昆玲,沈颖.实用儿科学.第8版.北京：人民卫生出版社,2015,509-511.

2. 邵肖梅,叶鸿瑁,丘小汕.实用新生儿学.第4版.北京：人民卫生出版社,2011,241-243.

3. 郭秀霞.新生儿寒冷损伤综合征的研究进展及其诊治.中国优生与遗传杂志,2000,8(3):152-155.

4. Cloterty JP, Eichenwald EC, Hansen AR, et al. Manual of neonatal care. 7th ed. Philadelphia, Lippincott Williams & Wilkins, 2012, 178-179.

5. Cramer K, Wiebe N, Hartling L, et al. Heat loss prevention, a systematic review of occlusive skin wrap for premature neonates. J Perinataol, 2005, 25(12):763-769.

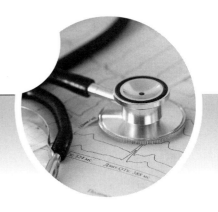

第二章 营养性疾病

第一节 单纯肥胖症

【疾病简介】

儿童期单纯肥胖症(childhood obesity)是当今儿童期严重的健康-社会问题,是与生活方式密切相关,以过度营养、运动不足、行为偏差为特征,全身脂肪组织普遍过度增生、堆积的慢性病。其病因是由遗传和环境因素共同作用而产生的,遗传因素(由基因突变所致肥胖)所起的作用很小,而环境因素起着重要作用,主要的危险因素是生活方式和个人行为模式等。单纯肥胖症对儿童心血管,呼吸功能产生长期慢性(有时是不可逆)的损伤,障碍有氧能力发育,阻碍心理-行为发展,压抑潜能发育。同时,可导致儿童难以克服的心理行为损伤,如压抑自尊心、自信心的发展,对性格塑造、气质培养、习惯养成均有严重的负面影响。此外,乃是导致许多成人期疾病如高血压、动脉硬化、冠心病、胰岛素抵抗等健康问题的重要危险因素。

【诊断标准】

(一)国内诊断标准

中华儿科杂志编辑委员会,中华医学会儿科学分会儿童保健学组经过多次多学科的学术讨论,于1999年制定儿童期单纯肥胖症防治常规,其诊断标准如下:

1. 肥胖的诊断

(1)在现场和临床上对单纯肥胖症进行诊断,首先要除外某些内分泌、代谢、遗传、中枢神经系统疾病引起的继发性肥胖或因使用药物所诱发的肥胖。

(2)作为慢性疾病,对单纯肥胖症的诊断依然需要从病史、症状、体征、实验室检查等方面进行综合诊断。但是,单纯肥胖症又有其独特的一面,它以全身脂肪组织过度增生、堆积为突出表现。因此,对脂肪组织进行测量,成为诊断单纯肥胖症的一项重要依据。

(3)有关诊断体脂含量的方法很多,建议使用的是身高别体重法进行体脂含量的诊断与分度。目前学术界正在讨论用BMI(类似儿科中Kaup指数)在儿科中筛查肥胖的问题。这个指数可以同目测法一起在现场筛查中使用。

2. 肥胖的标准 从数量上说,脂肪含量超过标准15%即为肥胖。此数值若以体重计算,约为超过标准体重20%时的全身脂肪含量,即超过正常脂肪含量的15%。因此,目前定为超过参照人群体重20%为肥胖。这里说的参照人群体重是指由世界卫生组织推荐的,美国国家卫生统计中心(NCHS)/美国疾病控制中心(CDC)制定的身高/体重(weight for height)。如果使用Kaup或BMI指数,其界值点仍需研究。

3. 肥胖的分度 肥胖分度有以下几级:

(1) 超重:大于参照人群体重10%~19%。

(2) 轻度肥胖:大于参照人群体重20%~39%。

(3) 中度肥胖:大于参照人群体重40%~49%。

(4) 重度肥胖:大于参照人群体重50%。

(二)国外诊断标准

2007年,来自15个国家的医疗保健机构组成的国际肥胖专家委员会,经过多中心的临床研究,针对儿童青少年的肥胖统一了定义,制定了评估和治疗儿童和青少年肥胖的建议,提出了BMI指数的分类(表2-1)。

表2-1 BMI指数的分类

BMI指数	分类
第5百分位~第84百分位	正常体重
第85百分位~第94百分位	超重
大于或等于第95百分位	肥胖

【诊断标准解读】

1. BMI指数 是一简便的评价指标,其数据易测量获取,对肥胖的诊断标准简单、可操作性较强,但是存在一些问题:

(1) 单一的BMI指数应考虑不同年龄组儿童的差异,小于2岁婴幼儿、2~18岁的儿童或大于18岁成年人的BMI指数,其判定值不相同。

(2) 2~18岁的儿童推荐采用不同性别、不同年龄组BMI百分位数的界定。

(3) BMI=体重(kg)/[身高(m)×身高(m)]。

2. 评价标准的选择 现行的常用评价参照标准有:WHO新标准、国际肥胖专家委员会(2007)、美国疾病控制中心(2002)、国际肥胖工作

组(2000)以及中国7岁以下儿童生长发育参照标准(2009)等。

3. 临床筛查 若BMI指数大于同性别、同年龄组BMI指数第85百分位数,则应观察:

(1) 近年来的BMI百分位变化,评估饮食行为、活动方式等。

(2) 药物史:询问近来药物的使用,如某些精神疾病的药物可促进体重增加。

(3) 临床症状:如阻塞性睡眠呼吸暂停,腹痛,月经不规则,髋部、膝盖和腿部的疼痛,多尿症,口渴,抑郁等。

(4) 家族史:如父母肥胖、2型糖尿病、高血压、血脂水平异常、心脏疾病等。

(5) 体格检查:如测量血压是否异常,黑棘皮病,扁桃体肿,甲状腺肿,腹膨,肝大,腿、髋关节的活动范围有限,痤疮,多毛症等。

(6) 实验室检查:若年龄大于10岁或伴有其他危险因素应测查空腹血脂,每年可测定一次空腹血糖,或每6个月测定一次天冬氨酸转氨酶、丙氨酸转氨酶等。

【病例及诊断解析】

病例:患儿,男,5岁1个月,因体重增长明显咨询儿童保健医师。经询问,该童身体素来健康,3周岁时入幼儿园。在近来的2年中,一直和其父母亲及外祖父、母吃相同的食物,同时,每周有2~3次快餐,每天有多次零食,如蛋糕面包、精制薯片,经常喝甜饮料。在户外喜欢静坐看书、玩游戏,不愿意行走或奔跑,平均每天均要看3~4小时。其母亲的体型呈轻度肥胖。

经体格检查:体重24.6kg,身高115.6cm,评价:体重/年龄示>2SD;身高/年龄示>1SD;体重/身高示>2SD。BMI=18.4,BMI/年龄示>2SD,采用WHO的评价标准,其BMI大于第97百分位。进一步检查,血压86/60mmHg,外观呈肥胖体型,颈部、腋下皮肤未见增厚、变黑,心肺听诊无殊。辅助检查:空腹血糖5.2mmol/L,糖化血红蛋白<6%;血常规:WBC 8.1×10⁹/L,Hb 140g/L,PLT 345×10⁹/L;生化:ALT 32U/L,AST 30U/L,TG 4.2mmol/L,CHO 3.45mmol/L,HDL-C 1.22mmol/L;

腹部 B 超:未见异常。

其出生体重是 3.7kg,身长 50.3cm,查阅其生长记录如下:

年龄	体重 (kg)	身高 (cm)	体重/年龄	身高/年龄	体重/身高	BMI/年龄
1 岁	11.5	75.9	>1SD	> 中位数	>2SD	
2 岁	15.4	91.2	>2SD	> 中位数	>2SD	
3 岁	19.3	101.4	>2SD	> 中位数	>2SD	>2SD
4 岁	22.3	109.9	>2SD	>1SD	>2SD	>2SD

儿童保健医师和其母亲说明其孩子体重已达到"肥胖"的程度,提出治疗方案:以运动处方为基础,以行为矫正为关键技术,饮食调整和健康教育贯彻始终;以家庭为单位,以日常生活为控制场所;儿童、家长、幼师、医务人员共同参与的综合治疗方案。体重控制的近期目标:在一年内:①促进生长发育(特别是线性发育),增重速率在正常生理范围内;②提高有氧能力,增强体质健康;③体育成绩合格;④懂得正确的营养知识,会正确选择食物,知道哪些食物和生活方式不利于控制体重。在儿童保健医师的支持下,其母亲亦参加干预计划,同时,提供儿童用水代替饮料,减少"快餐"和零食,限制每天看电视在 90 分钟内,鼓励家长和孩子一同更多地参加户外体育活动或游玩。

6 个月后,该童的体重为 25.4kg,身高 118.6cm,经评价,BMI 为 18.1,体重/年龄、身高/年龄、体重/身高和 BMI/年龄均为 >1SD,采用 WHO 的评价标准,其 BMI 为第 90 百分位。

该童具有肥胖诊断标准中的特点:①体重大于参照人群(同年龄、同性别、同身高人群)体重的 20%;②有过度营养、运动不足、行为偏差的特征;③除外某些内分泌、代谢、遗传、中枢神经系统疾病引起的继发性肥胖或药物引起的肥胖;④脂肪分布均匀;⑤未出现肥胖的并发症,如血压、血糖、血脂均正常,未见黑棘皮病、脂肪肝等。根据国内或国外的诊断标准,本童已符合儿童期单纯肥胖症所有诊断要点。

本例儿童采用以运动处方为基础的综合干预有明显效果,如:①溺爱因素:家长的过度喂养、过度保护和过度进食;②运动不足:室内活动量明显降低是其生活特点之一;③摄食特征:主食量、肉食量高,水果、蔬菜量低,进食过快,西式快餐和甜饮料是重要影响因素。对"肥胖"儿童来说,最重要也是最有效的方法还是改变饮食习惯和增加运动。

(古桂雄)

参考文献

1. 中华儿科杂志编辑委员会,中华医学会儿科学分会儿童保健学组.儿童期单纯肥胖症防治常规.中华儿科杂志,2000,38(9):568-570.
2. Barlow SE, Expert Committee. Expert committee recommendations regarding the prevention, assessment, and treatment of child and adolescent overweight and obesity, summary report. Pediatrics, 2007, 120 (Suppl 4):S164-S192.
3. Pietrobelli A, Faith MS, Allison DB, et al. Body mass index as a measure of adiposity among children and adolescents, a validation study. J Pediatr, 1998, 132 (2): 204-210.
4. Mei Z, Grummer-Strawn LM, Pietrobelli A, et al. Validity of body mass index compared with other body-composition screening indexes for the assessment of body fatness in children and adolescents. Am J Clin Nutr, 2002, 75 (6):978-985.
5. 卫生部妇幼保健与社区卫生司.中国儿童生长标准与生长曲线.上海:第二军医大学出版社,2009,35-140.
6. WHO Multicenter Growth Reference Study Group. WHO Child Growth Standards:Length/height-for-age, weight-for-age, weight-for-length, weight-for-height and body mass index-for-age:Methods and development. Geneva:World Health Organization, 2009.
7. de Onis M, Onyango AW, Borghi E, et al. Development of a WHO growth reference for school-aged children and adolescents. Bull World Health Organ, 2007, 85 (9):660-667.

第二节 营养不良

【疾病简介】

儿童的营养状况是衡量儿童健康水平的灵敏指标,蛋白质 - 热能缺乏(protein-energy malnutrition,

PEM)是儿童期最常见的营养缺乏性疾病,由缺乏能量和(或)蛋白质所致的一种营养缺乏症,多见于3岁以下的婴幼儿。临床特点为体重明显减轻、渐进性消瘦或水肿、皮下脂肪减少或消失。其发生可急可缓、可逆或不可逆。急性患儿常伴有水、电解质紊乱;慢性者可引起生长发育迟缓、停滞,行为、心理、学习能力等改变和各系统功能的紊乱。近年来,5岁以下儿童营养不良患病率虽有明显下降,严重的营养不良已很少见,但轻症营养不良的发病率仍较高。

【诊断标准】

(一)国内诊断标准

1. 诊断要点

(1) 营养结局不佳:生长发育参数、生理生化参数、生理功能参数异常者。

(2) 营养行为不良:通过询问喂养史、观察喂养行为发现家长违反均衡膳食原则,不定时、定量喂养婴儿。较大儿童进食习惯不好,养成偏食、挑食、拒食、过食营养品、无限制零食等不良营养行为者。

(3) 营养气氛不佳:儿童缺乏安静、平和的进食环境。经常处于压抑、紧张、挨骂、受斥责、受挑剔、被忽视甚至受虐待的环境中。

(4) 过量摄取营养素:特别是维生素、微量元素的营养史。

2. 分度诊断　分度标准见表2-2。

表2-2　营养不良分度标准

项目	I度	II度	III度
体重低于正常均值	15%~25%	25%~40%	>40%
腹部皮褶厚度	0.8~0.4cm	<0.4cm	消失
肌张力	基本正常	减低、肌肉松弛	低下、肌肉萎缩
精神状态	基本正常	不稳定、易疲乏、烦躁	萎靡、反应低下、抑制与烦躁交替

3. 分型诊断

(1) 消瘦型(marasmus):皮下脂肪变薄、肌肉减少,皮肤干枯、多皱、失去弹性和光泽,呈老人脸,骨瘦如柴。头发纤细而无光泽、干脆易脱落。体弱、乏力、神萎或烦躁不安。低血压、低体温、身高矮小等,无水肿。血浆总蛋白和白蛋白正常。

(2) 水肿型(kwashiorkor):可见水肿,皮下脂肪不减甚至增多,外观呈虚胖,水肿为凹陷性,表情淡漠,伴有毛发稀疏、干脆、枯黄,指甲薄脆有横沟,皮肤干燥、色素沉着或脱屑、溃疡,肝脏肿大,肌肉萎缩,肌张力低下,甚至不能站立或行走。血浆总蛋白和白蛋白明显降低,总蛋白 <45g/L,白蛋白 <25g/L。本型常见于用淀粉类食物(如面糊)喂养的婴儿。

(3) 混合型(marasmic kwashiorkor):兼有以上两型特征,患儿体重下降明显又有水肿。

4. 分类诊断　蛋白质 - 能量营养不良分别以体重 / 年龄、身长(身高)/ 年龄和体重 / 身长(身高)为评估指标,采用标准差法进行评估和分类,测量值低于中位数减 2 个标准差为低体重、生长迟缓和消瘦(表 2-3)。

表 2-3　蛋白质 - 能量营养不良评估及分类

指标	测量值标准差法	评价
体重 / 年龄	M-3SD~M-2SD	中度低体重
	<M-3SD	重度低体重
身长(身高)/ 年龄	M-3SD~M-2SD	中度生长迟缓
	<M-3SD	重度生长迟缓
体重 / 身长(身高)	M-3SD~M-2SD	中度消瘦
	<M-3SD	重度消瘦

(二)国外诊断标准

联合国粮农组织(FAO)/ 世界卫生组织(WHO)第八次专家委员会制定了营养不良的评价标准,按体重 / 身高评价,体重在中位数的 90%~81% 为轻度营养不良;在中位数的 80%~70% 为中度;重度营养不良则为 < 中位数的 70%。1992 年,世界卫生组织(WHO)定义:消瘦为按体重 / 身高,体重 <M-2SD,低体重为按体重 / 年龄,体重 <M-2SD,生长迟缓为按身高 / 年龄,身高 <M-2SD。在"儿童疾病综合管理"中,按体重 / 身高评价,体重在 M-3SD~M-2SD 为极低体重,<M-3SD 则为严重消瘦。2006 年,世界卫生组织(WHO)以 BMI 百分

位定义,2 岁以上儿童的 BMI 小于同年龄同性别的第 5 百分位为营养不良。

2013 年,世界卫生组织(WHO)在"儿童期常见病管理指南"中,制定了严重急性营养不良的诊断与评估。

严重急性营养不良诊断标准是有双足水肿或严重的消瘦,即按体重 / 身高(身长)<M-3SD 或上臂围 <11.5cm。在临床中,不必区分水肿型或消瘦型(即严重消瘦)营养不良,因其治疗相同。若按体重 / 年龄 <M-3SD,可为身材矮小儿童所致,并非是严重营养不良。

1. 主要诊断

(1) 按体重 / 身高(身长)评估,体重 <M-3SD。

(2) 上臂围 <11.5cm。

(3) 双足水肿(水肿型营养不良可伴有或无严重消瘦)。

2. 评估与体检 严重急性营养不良的儿童应先评估有否一般危险体征,检查临床并发症和询问食欲情况。

(1) 评估一般危险体征,收集有关病史:①近来食物和液体的摄入情况;②本病前,其饮食是否正常;③母乳喂养情况;④腹泻和呕吐的持续时间和频率;⑤腹泻类型,如水样便或便中有血;⑥食欲低下;⑦家庭营养气氛;⑧咳嗽 >2 周时间;⑨询问传染病接触史,如结核、麻疹等。

(2) 体检时应观察:①各种休克状况,嗜睡或昏迷,低血压等;②脱水体征;③严重手掌苍白;④双足凹陷性水肿;⑤各种维生素 A 缺乏的眼部的体征,如结膜或角膜干燥或溃疡等;⑥感染性疾病的各种局部体征,如中耳炎、喉炎、皮肤感染或肺炎等;⑦各种传染病的体征;⑧发热;⑨口腔溃疡;⑩各种营养不良类型的皮肤体征。

(3) 询问食欲情况:立即提供治疗性食物观察其食欲。

(4) 实验室检查:应测血红蛋白或有关红细胞检查,尤其是有严重的手掌苍白必须要检查。

【诊断标准解读】

1. 评价个体儿童营养状况 主要是了解是否存在营养不良,若存在营养不良需要明确是

原发的还是继发的、营养不良缺乏的发展阶段等问题。营养不良不是单一疾病,而是一种异常的状态;即可因食物供给不足(灾荒、战争)或食物摄入不当(缺乏知识)或疾病吸收不良使儿童获得的营养素(能量、蛋白质、维生素、矿物质)不能维持正常组织、器官的生理功能,发生营养低下。正确认识营养素缺乏应按照营养不良的定义从病史中确定高危因素、临床表现,以相应的实验室方法评价营养素代谢的生理、生化状况。评价儿童营养状况应包括:①"A":人体测量(anthropometric measurement);②"B":实验室或生化检查(biochemical or laboratory tests);③"C":临床表现(clinical indicators);④"D":膳食分析(dietary assessment)。

2. 评价标准的选择 现行的常用评价参照标准有:WHO 新标准、国际肥胖专家委员会(2007)、美国疾病控制中心(2002)以及中国 7 岁以下儿童生长发育参照标准(2009)等。

【病例及诊断解析】

病例:患儿,男,11 个月 12 天。主诉:食欲不振 2 个月,咳嗽 1 周,发热 2 天。现病史:足月顺产,出生体重 3.0kg,出生后一直以牛奶喂养,一直未加辅食。近 2 个月来经常腹泻,每天 5~7 次,食欲差。近 1 周咳嗽,伴发热 2 天。

体格检查:体温:38.2℃,心率:118 次 / 分,呼吸:30 次 / 分。体重:7.2kg,身长:68.7cm,头围:45.6cm。营养发育差,精神萎靡,反应低下,面色萎黄。全身皮下脂肪消失,皮肤弹性较差,多皱褶。咽部充血,两肺细湿啰音,心音低钝,心律齐。腹软,肝右肋下 1.0cm,质软,脾未触及。能独坐一会儿,但不会爬行,四肢活动少,手掌苍白。

辅助检查:血常规:WBC 5.4×10^9/L,RBC 2.8×10^{12}/L,Hb 82g/L。

诊断解析:按照国内、外的评估方法,该童具备营养不良的特点:①体格生长测量值低于正常:按照"中国 7 岁以下儿童生长发育参照标准(2009)",按体重 / 年龄,其体重属中度低体重,按身长 / 年龄,其具有中度生长迟缓,按体重 / 身长,其体重属中度消瘦。按同年龄同性别的体重中位

数,其体重在 73.2%,属中度营养不良。按"儿童疾病综合管理"的评估,其有极低体重。②实验室或生化检查值异常:如血红蛋白值提示中度贫血。③伴有各器官不同程度功能紊乱:皮下脂肪消失,皮肤弹性消失,手掌苍白;合并心脏改变,如心音低钝;合并有感染性疾病的体征,如发热、咳嗽、咽部充血等;神经系统改变,如反应差、精神萎靡、四肢活动少等。④食物摄入不当:该患儿出生后 11 个月未加辅食,一直以牛乳喂养,并有长达 2 个月迁延性腹泻,食欲差。

本例儿童诊断为中度营养不良-消瘦型,是由于长期缺乏热量和(或)蛋白质所致的营养缺乏症。应按"儿童营养性疾病管理技术规范"的要求给予干预,如:①喂养指导:进行喂养咨询和膳食调查分析,根据病因、评估分类和膳食分析结果,指导家长为儿童提供满足其恢复正常生长需要的膳食,使能量摄入逐渐达到推荐摄入量(RNI)的 85% 以上,蛋白质和矿物质、维生素摄入达到 RNI 的 80% 以上;②管理:应每月进行营养监测、生长发育评估和指导,直至恢复正常生长。若体重增长不良时,应及时转诊。

(古桂雄)

参考文献

1. 中华医学会. 临床诊疗指南-小儿内科分册. 北京:人民卫生出版社,2005,23-24.
2. 北京协和医院. 儿科诊疗常规. 北京:人民卫生出版社,2004,1-4.
3. 卫生部办公厅. 儿童营养性疾病管理技术规范. 中国妇幼卫生杂志,2012,3(4):189-193.
4. 古桂雄,戴耀华. 儿童保健学. 北京:清华大学出版社,2011,38-42.
5. 黎海芪. 正确评价儿童营养状况. 中华儿科杂志,2010,48(7):481-483.
6. 首都儿科研究所. 九市儿童体格发育调查协作组:中国七岁以下儿童身长/身高的体重和体块指数的生长标准值及标准化生长曲线. 中华儿科杂志,2009,47(4):281-285.
7. Bern C,Zucker JR,Perkins BA,et al. Assessment of potential indicators for protein-energy malnutrition in the algorithm for integrated management of childhood illness. Bull World Health Organ,1997,75(S1):87-96.
8. World health Organization. Guidelines for the management of common childhood illnesses. Pocket book of Hospital care for Children,2nd edition. 2013,197-199.
9. Grover Z,Ee LC. Protein energy malnutrition. Pediatr Clin North Am,2009,56(5):1055-1068.

第三节　维生素 A 缺乏症

【疾病简介】

维生素 A 系指视黄醇及其衍生物,属于脂溶性维生素。维生素 A 缺乏(vitamin A deficiency,VAD)是指人体维生素 A 营养不充足的状态。维生素 A 缺乏症(vitamin A deficiency disorder,VADD)是由于维生素 A 摄入不足或吸收利用障碍所致的营养缺乏性疾病,临床表现包括特异性的眼干燥症症状和失明后遗症,以及非特异性表现,如贫血、免疫功能障碍、感染与生长迟缓的易感性增加。维生素 A 缺乏症目前仍是不发达国家儿童的主要疾病之一。我国儿童维生素 A 缺乏症的发生率近年来已经明显下降,但是,边远农村地区仍较高。

【诊断标准】

(一)国内诊断标准

中华医学会儿科学分会儿童保健学组、《中华儿科杂志》编辑委员会在广泛征求国内相关领域专家的基础上,于 2010 年 2 月制定儿童维生素 A 缺乏防治建议,具体诊断标准如下:

维生素 A 缺乏的诊断要依据高危因素、临床表现以及实验室检查结果等综合判断。

1. 高危因素

(1) 2 岁以下婴幼儿生长快速,对维生素 A 的需要量相对较高,是维生素 A 缺乏的高危人群。

(2) 母亲妊娠期维生素 A 摄入不足、早产/低出生体重、双胎/多胎等,使胎儿期维生素 A 储存不足。

(3) 哺乳母亲自身维生素 A 缺乏,母乳维生素 A 含量显著下降,导致母乳喂养婴儿维生素 A 缺乏。

（4）儿童膳食中缺乏动物性食物，只能依赖植物来源的胡萝卜素，容易出现维生素 A 缺乏。

（5）感染状况下，维生素 A 利用率下降而随尿液排泄增加，患腹泻、肝胆疾病时，肠道维生素 A 吸收利用不良，易引起维生素 A 缺乏。

2. 临床表现 亚临床型维生素 A 缺乏无特异性临床表现。暗适应能力下降是维生素 A 缺乏的早期表现。维生素 A 严重缺乏时可表现为皮肤干燥、眼部病变（包括眼干燥症、角膜软化和夜盲症）等。

3. 实验室检查 5 岁以下儿童，血清视黄醇浓度 <0.7μmol/L，即可视为维生素 A 缺乏高风险；<0.35μmol/L，则确诊为维生素 A 缺乏。0.7~1.05μmol/L 时，仍有亚临床型维生素 A 缺乏风险。

对于血清视黄醇浓度介于 0.50~1.05μmol/L，并具有高危因素的儿童，进行相对剂量反应实验（relative dose response，RDR）以确定诊断。

血浆视黄醇结合蛋白 <23.1mg/L 时，也提示维生素 A 缺乏可能。

（二）国外诊断标准

2004 年，世界卫生组织（WHO）和联合国粮农组织（FAO）出版的《人类营养中维生素和矿物质需求》一书第 2 版，对维生素 A 缺乏的定义和防治做了具体的描述。

WHO 将维生素 A 缺乏定义为：组织中维生素 A 浓度下降，导致人体健康的不利后果，即使没有出现临床眼干燥症的表现。除了特异性的眼干燥症的症状和体征以及不可逆的失明风险以外，非特异性表现包括人群发病率和死亡率上升、贫血的风险增加以及生长和发育受损。

WHO 建议将血清维生素 A 水平作为评价维生素 A 营养状况的首选指标。通常认为，当人体肝脏维生素 A 储存量下降到 20μg/g（0.07μmol/g）以下时，就提示维生素 A 缺乏。这时血清维生素 A 水平可能还在正常范围。通常将血清视黄醇水平 <20μg/dl（0.70μmol/L）视为缺乏，而在大多数营养状况良好，储存充足的人群，平均视黄醇水平往往超过 30μg/dl（1.05μmol/L）。只有在血清维生素 A 水平很低（<0.35μmol/L）时，才与人群角膜病流行率有关；当维生素 A 水平在 0.35 和 0.70μmol/L 之间时，往往提示亚临床缺乏；但是，亚临床缺乏的表现在 0.70 和 1.05μmol/L 之间仍然存在，甚至高于 1.05μmol/L 时仍偶有发生。学龄前儿童血清维生素 A 水平低于 0.70μmol/L 提示维生素 A 不足，而高于 1.05μmol/L 则提示充足状态。

【诊断标准解读】

1. 维生素 A 缺乏的诊断或定义比较困难，因为眼干燥症的早期症状——暗适应能力下降很难判断，幼儿往往表现为从亮处进入暗处时容易绊倒，或者在光线较暗的地方活动减少。而非特异性的表现也可能由其他营养素缺乏所引起，因此，如果没有反映维生素 A 状况的生化指标，则很难将非眼部症状归因于维生素 A 缺乏。但是，维生素 A 缺乏导致的夜盲症，经维生素 A 补充治疗起效很快，通常 1~2 天即好转。

2. 由于维生素 A 绝大多数储存在人体肝脏中，因此，人体维生素 A 状况最好通过肝脏活检来获得，但是，肝脏活检在人群研究中并不可行。而相对剂量反应（RDR）试验可以评估肝脏维生素 A 储存状况，因此被公认为有效的方法。RDR 的原理是：维生素 A 缺乏时，游离的视黄醇结合蛋白（RBP）蓄积在肝脏，当给予一次维生素 A（通常用棕榈酸视黄酯）治疗时，肝脏中游离 RBP 与维生素 A 结合成结合型 RBP，加上甲状腺激素结合蛋白前白蛋白，均释放到血液循环中。对于 VAD 的患者，小剂量的棕榈酸视黄酯即可导致血清视黄醇的快速持续上升，而维生素 A 充足的个体，不会有大的变化。RDR=$(A_5-A_0)/A_5$，A_0 是指血清基础 VA 水平，A_5 是指口服棕榈酸视黄酯后 5 小时血清 VA 水平。RDR 值 ≥20% 被视为 VA 储存 <0.07μmol/g 肝脏组织。WHO 建议，最好用高效液相色谱仪（HPLC）来检测。HPLC 可以区分口服的棕榈酸视黄酯和肝脏释放出来的视黄醇。

3. 高效液相色谱法检测比较复杂，在临床上很难推广。因此，临床医师在诊断时要结合高危因素和临床表现。

4. 儿童保健医师要重视预防为主的观念，为儿童家长推荐维生素 A 制剂进行常规预防性补充。2 岁以内是维生素 A 缺乏的高发人群,尤其应该重视。中国营养学会推荐,维生素 A 摄入量 1 岁以内为 400μg/d,1~3 岁为 500μg/d。WHO 则推荐 0~6 个月 375μg/d,7~12 个月 400μg/d,1~3 岁为 400μg/d。

5. 为了防止维生素 A 过量,还需注意维生素 A 摄入上限。美国医学会设定的儿童维生素 A 的可耐受最大摄入量为:0~3 岁 600μg/d,4~8 岁 900μg/d,9~13 岁 1700μg/d。

【病例及诊断解析】

病例:患儿,女,20 个月,因生长缓慢 1 年余就诊。患儿系 G_2P_2,足月自然分娩,出生体重 2.8kg。母乳喂养至 8 个月,后以米粥和蔬菜为主,未添加配方奶,极少进食蛋、鱼、肉类,从未添加鱼肝油。生后 4 个月开始生长缓慢。经社区保健医师转诊至本院儿童保健科。

体格检查:T 36.7℃,营养不良貌,神志清,精神可,皮肤干燥、脱屑,哭泪少,面色苍白,颈软,心肺听诊无殊,腹软,肝右肋下 1cm,脾肋下未及。神经系统检查未见异常。体重 8kg,身长 77cm,前囟门已闭合,乳牙 14 枚,骨骼未见明显异常。眼部检查发现结膜和角膜无光泽,靠近角膜的结膜出现干燥斑,即毕脱斑。辅助检查:血常规 WBC 7.5×10^9/L,Hb 92g/L,MCV 68fl,MCH 23pg,MCHC 270g/L,RDW 17%,PLT 365×10^9/L;血清视黄醇 0.25μmol/L;血清铁蛋白 5μg/L;血清锌 66μg/dL;血清 25(OH)D 50nmol/L。Bayley 婴儿发育量表:智能发育得分 78 分,运动发育得分 91 分。门诊予以浓缩鱼肝油丸(每颗含维生素 A 15 000μg,相当于 5 万 IU),每天一颗,连续口服 2 天,后减量为 1500μg/d;蛋白琥珀酸铁口服液补充铁剂;葡萄糖酸锌颗粒补充锌;同时予以喂养指导,改善饮食。治疗 2 周,结膜毕脱斑消失,改预防量维生素 A 1500 IU 继续口服。最后诊断:营养不良中度,维生素 A 缺乏症,缺铁性贫血,锌缺乏症。

诊断解析:本患儿属于典型的营养不良伴微量营养素缺乏:①中度营养不良(低体重):20 个月女孩,体重 8kg(低于同性别同年龄儿童 P_3),身长 77cm(等于同性别同年龄儿童 P_3);②维生素 A 缺乏症:有高危因素,从未补充鱼肝油,极少进食蛋、鱼、肉类,临床表现为皮肤干燥、脱屑,眼结膜和角膜无光泽,并发现结膜干燥斑,即毕脱斑,同时血清视黄醇浓度仅 0.25μmol/L;③缺铁性贫血:营养不良的基础疾病,8 个月停母乳后未添加配方奶,未常规进食富含铁的食物,血常规提示小细胞低色素性贫血,血清铁蛋白 5μg/L,明显低于正常;④锌缺乏症:有营养不良的基础疾病,未常规进食富含锌的食物,生长受限,血清锌水平 66μg/dl。无论是国内还是国外的标准,本患儿均符合维生素 A 缺乏症的诊断。经维生素 A 治疗效果理想。

(竺智伟)

参考文献

1. Fujita M, Brindle E, Rocha A, et al. Assessment of the relative dose-response test based on serum retinol-binding protein instead of serum retinol in determining low hepatic vitamin A stores. Am J Clin Nutr, 2009, 90 (1): 217-224.

2. WHO. Global prevalence of vitamin A deficiency in population at risk 1995~2005. WHO Global Database on Vitamin A Deficiency. Geneva: World Health Organization, 2009.

3. West KP, Darnton-Hill I. Nutrition and Health in Developing Countries, Chapter 13, Vitamin A deficiency. 2nd Edition, 2008, 377-433.

4. Sommer A, Davidson FR. Assessment and control of vitamin A deficiency, the Annecy Accords. J Nutr, 2002, 132 (suppl 9): 2845S-2850S.

5. Indicators for assessing vitamin A deficiency and their application in monitoring and evaluating intervention programmes. Geneva, World Health Organization, 1996.

6. World Health Organization, Food and Agriculture Organization of the United Nations. Vitamin and mineral requirements in human nutrition. 2nd Edition. 2004, 17-44.

7. Yang RW, Li R, Mao SJ, et al. The survey of serum retinol of the children aged 0-4 years in Zhejiang Province, China. BMC Public Health, 2007, 7: 264.

8. Trumbo P, Yates AA, Sohlicker S, et al. Dietary reference intakes, vitamin A, vitamin K, arsenic, boron, chromium, copper, iodine, iron, manganese, molybdenum, nickel, silicon, vanadium, and zinc. J Am

Diet Assoc,2001,101:294-301.

9. 中华医学会儿科学分会儿童保健学组,《中华儿科杂志》编辑委员会. 儿童微量营养素缺乏防治建议. 中华儿科杂志,2010,48(7):502-509.

10. 杨荣旺,李荣,黄新文,等. 浙江省0-4岁儿童血清维生素A水平抽样调查及影响因素分析. 中国儿童保健杂志,2008,16(1):21-23.

第四节　维生素D缺乏症

【疾病简介】

维生素D是一组类固醇衍生物,属于脂溶性维生素,主要为维生素D_3(胆骨化醇)和维生素D_2(麦角骨化醇)。目前认为,维生素D功能不仅仅是维持人体钙的代谢平衡以及骨骼形成,维生素D还具有广泛的生理作用,维生素D缺乏与人体免疫功能异常、心血管疾病、代谢性疾病、自身免疫性疾病、肿瘤等密切相关。维生素D缺乏性佝偻病(简称佝偻病)是维生素D缺乏的最严重阶段,使得体内钙磷代谢异常,导致儿童生长期骨组织矿化不全,产生以骨骼病变为特征的全身慢性营养性疾病。

【诊断标准】

(一)国内诊断标准

中华医学会儿科学分会儿童保健学组、《中华儿科杂志》编辑委员会在广泛征求国内相关领域专家的基础上,于2010年2月制定儿童维生素D缺乏防治建议,具体诊断标准如下:

维生素D缺乏及佝偻病的诊断要依据高危因素、临床表现、实验室检查以及影像学检查结果等综合判断。

1. 高危因素　生长快速的婴儿、儿童、青少年是维生素D缺乏的高危人群。

(1)胎儿期贮存不足:母亲妊娠期维生素D缺乏、早产/低出生体重、双胎/多胎等婴儿在胎儿期维生素D储存不足,则造成婴儿早期维生素D缺乏或不足。

(2)缺乏阳光照射:婴幼儿户外活动少,高层建筑物阻挡日光照射,大气污染可吸收部分紫外线,冬季日光照射减少等均影响皮肤合成维生素D。

(3)摄入不足:天然食物维生素D含量少,如果未预防性补充,则易造成儿童维生素D缺乏。

(4)疾病影响:患腹泻、肝胆疾病时,肠道维生素D吸收不良;慢性肝肾疾病时,维生素D转化成25-(OH)D及1,25-$(OH)_2$D活性形式减少;利福平、异烟肼、抗癫痫等特殊药物会加速体内25-(OH)D降解。

2. 临床表现　维生素D不足和轻度缺乏并无特异性临床表现。维生素D缺乏性佝偻病是维生素D缺乏的最严重阶段,发病高峰为3~18月龄婴幼儿。佝偻病根据病情进展分为以下几个阶段:①早期:多见于6个月以内婴儿,可能表现为易激惹、烦躁、哭闹等非特异性神经精神症状,不伴骨骼病变;②激期:<6个月婴儿,可见颅骨软化体征(乒乓感),>6个月婴儿,可见方颅、手(足)镯、肋串珠、肋软骨沟、鸡胸、O型腿、X型腿等体征;③恢复期:症状、体征减轻或消失。④后遗症期:严重者可于3岁以后遗留不同程度的骨骼畸形。

3. 实验室检查　血清25-(OH)D水平是反映人体维生素D营养状况的可靠指标,尤其是维生素D不足、轻度维生素D缺乏和佝偻病早期的诊断,血清25-(OH)D水平是主要依据。儿童血清25-(OH)D<50nmol/L(20ng/ml)被认为维生素D不足;≤37.5nmol/L(15ng/ml)为维生素D缺乏;≤12.5nmol/L(5ng/ml)为维生素D严重缺乏。

4. 影像学检查　长骨干骺端X线检查有助于佝偻病诊断,在佝偻病激期表现为干骺端增宽,临时钙化带消失,呈毛刷状或杯口状,骨骺软骨盘增宽>2mm。而恢复期长骨干骺端临时钙化带重现、增宽、密度增加,骨骺软骨盘<2mm。但在维生素D不足和佝偻病早期儿童,X线改变并不典型。

(二)国外诊断标准

目前,国际上对于血清25-(OH)D的合适水平尚有争议,但是,大多数专家将儿童血清25-(OH)D<50nmol/L(20ng/ml)定义为维生素D缺乏。美国儿科学会建议维生素D缺乏性佝偻病的诊断也要依赖临床特征、骨骼放射学检查和实验室

检查。

1. 临床特征 临床症状包括不同程度的易激惹,粗大运动发育迟缓,骨骼疼痛。临床体征包括:手足镯,膝内翻或膝外翻,肋骨串珠,前囟闭合延迟,颅骨软化,出牙延迟,牙釉质质量差容易患龋齿。佝偻病还有可能导致生长迟缓和感染易感性增加。

2. 放射学征象 包括:骨质减少、长骨皮质变薄、应力性骨折以及干骺端增宽和破损。最早期往往表现为骨质减少,非钙化的软骨和骨样组织增生引起的长骨生长板增宽,随后出现干骺端增宽、呈杯口状和破损状,干骺端骨小梁紊乱,干骺端和生长板的界线模糊,临时钙化带消失。

3. 实验室检查 包括:低磷酸盐血症,不同程度的低钙血症,碱性磷酸酶升高,甲状旁腺激素(PTH)上升。25-(OH)D 可以确诊,但如果其他临床表现、放射学检查和实验室发现已经明确的话,并不一定要查 25-(OH)D。1,25-(OH)$_2$D 可能会随 PTH 水平的上升而升高,与 1-α 羟化酶活性增强有关。

【诊断标准解读】

1. 维生素 D 缺乏尚未引起特异性临床表现时,要根据血清 25-(OH)D 检测才能明确诊断;而维生素 D 缺乏性佝偻病则需要结合临床特征、放射学检查和实验室结果进行诊断。

2. 我国《中华儿科杂志》2008 年发表了"儿童维生素 D 缺乏性佝偻病防治建议",建议 2 岁以内婴幼儿每天补充维生素 D 400IU,因此,我国绝大多数地区,尤其是经济较发达的地区,2 岁以内婴幼儿维生素 D 缺乏的发生率很低。临床医师在诊断"维生素 D 缺乏性佝偻病"时,一定要考虑是否存在高危因素,并结合放射学检查和血清 25-(OH)D 检测,以避免过度诊断和过度治疗。

3. 美国有学者根据佝偻病儿童的膝关节和腕关节 X 线表现,制定了 10 分评分系统,对佝偻病的严重程度进行评估。我国儿科医师在进行佝偻病严重程度的判断时可以参考。

4. 原来普遍认为,2 岁以后的儿童和青少年户外活动增加,皮肤合成维生素 D 增加,无需额外补充。实际上,流行病学调查发现,学龄前期、学龄期和青春期儿童维生素 D 缺乏的发生率非常高,美国如此,我国也一样。美国经常有青春期少年维生素 D 缺乏性佝偻病的报道。因此,美国 AAP 建议不能从强化食物中获得充分维生素 D(400IU/d)的儿童,从出生几天开始补充维生素 D(400IU/d),一直持续到 18 岁。

5. 由于维生素 D 受体广泛分布于小肠、结肠、成骨细胞、活化的 T 和 B 淋巴细胞、β 胰岛细胞以及绝大多数器官,如脑、心脏、皮肤、生殖腺、前列腺、乳房等,因此维生素 D 的骨骼外作用越来越受关注。过去 20 年的流行病学研究发现,维生素 D 对免疫系统和预防某些肿瘤有重要作用。但是,对于可能与维生素 D 缺乏有关的免疫介导疾病和肿瘤,用维生素 D 补充是否有预防作用,尚有待长期前瞻性研究来验证。

【病例及诊断解析】

病例:患儿,男,10 个月,因发现鸡胸 1 周就诊。患儿系 G_1P_1,足月自然分娩,出生体重 3.2kg。出生以来一直母乳喂养,4 个月开始添加辅食,目前母乳量较多,每天喂 2 餐辅食,以米粥和蔬菜、蛋黄为主,偶尔进食鱼、肉类,从未添加鱼肝油。社区保健医师体检发现患儿有鸡胸,因此转诊至本院儿童保健科。

体格检查:T 36.7℃,神志清,精神佳,面色略苍白,颈软,心肺听诊无殊,腹软,肝右肋下 1cm,脾肋下未及。神经系统检查未见异常。体重 9.5kg,身长 73cm,前囟门 3cm,头围 46cm,头颅呈方形,胸骨凸起为鸡胸,伴肋膈沟,乳牙未萌出。独坐欠稳,不会爬行,不会扶站。辅助检查:血常规 WBC $7.5×10^9$/L,Hb 98g/L,MCV 70fl,MCH 23pg,MCHC 260g/L,RDW 15%,PLT $365×10^9$/L;血清铁蛋白 8μg/L;血清离子钙 2.10mmol/L(参考范围 2.10~2.75mmol/L),磷 0.92mmol/L(参考范围 1.00~1.85mmol/L),碱性磷酸酶(ALP)635U/L(参考范围 <450U/L),甲状旁腺激素(PTH)165ng/L(参考范围 15~65ng/L);血清 25(OH)D 16nmol/L。腕骨 X 线检查:干骺端增宽,桡骨和尺骨远端呈毛刷状改变,临时钙化带消失,骨小梁排列紊乱。

Bayley 婴儿发育量表:智能发育得分 95 分,运动发育得分 65 分。门诊予以维生素 D_3 30 万 IU 肌注一次,一个月后改预防量维生素 D_3 口服;蛋白琥珀酸铁口服液补充铁剂;予以喂养指导,改善饮食;同时进行运动功能康复训练。最后诊断:维生素 D 缺乏性佝偻病,运动发育迟缓,缺铁性贫血。

诊断解析:该患儿属于典型的母乳喂养,未正规添加维生素 D 制剂,并且辅食添加不合理,从而导致维生素 D 缺乏性佝偻病伴运动发育迟缓以及缺铁性贫血:①维生素 D 缺乏性佝偻病:临床表现为方颅、鸡胸、肋膈沟,乳牙未萌,血清 25(OH)D 16nmol/L、磷 0.92mmol/L、ALP 635U/L、PTH 165ng/L,腕骨 X 线表现为典型佝偻病改变;②运动发育迟缓:10 个月婴儿,独坐时间短,不会爬行,不会扶站,Bayley 运动发育得分 65 分;③缺铁性贫血:母乳喂养,辅食中缺乏富含铁的食物,血常规 Hb 98g/L,MCV 70fl,MCH 23pg,MCHC 260g/L,RDW 15%,血清铁蛋白 8μg/L。

(竺智伟)

参考文献

1. Zhu ZW,Zhan JY,Shao J,et al. High prevalence of vitamin D deficiency among children aged 1 month to 16 years in Hangzhou,China. BMC Public Health,2012,12:126

2. Thacher TD,Fischer PR,Pettifor JM,et al. Radiographic scoring method for the assessment of the severity of nutritional rickets. J Trop Pediatr,2000,46(3),132-139.

3. Misra M,Pacaud D,Petryk A,et al. Vitamin D deficiency in children and its management,review of current knowledge and recommendations. Pediatrics,2008,122(2):398-417

4. Holick MF. Vitamin D deficiency. N Engl J Med,2007,357:266-281

5. Wagner CL,Greer FR. Prevention of rickets and vitamin D deficiency in infants,children,and adolescents. Pediatrics,2008,122:1142-1152.

6. Ross AC,Manson JE,Abrams SA,et al. The 2011 report on dietary reference intakes for calcium and vitamin D from the Institute of Medicine,what clinicians need to know. J Clin Endocrinol Metab,2011,96(1):53-58.

7. Schnadower D,Agarwal C,Oberfield SE,et al. Hypocalcemic seizures and secondary bilateral femoral fractures in an adolescent with primary vitamin D deficiency. Pediatrics,2006,118(5):2226-2230.

8. 庄学玲,竺智伟,朱东波,等. 孕母和新生儿维生素 D 水平及其相关因素分析. 中华儿科杂志,2012,50(7):498-503.

9. 《中华儿科杂志》编辑委员会,中华医学会儿科学分会儿童保健学组,全国佝偻病防治科研协作组. 儿童维生素 D 缺乏性佝偻病防治建议. 中华儿科杂志,2008,46(3):190-191.

10. 中华医学会儿科学分会儿童保健学组,《中华儿科杂志》编辑委员会. 儿童微量营养素缺乏防治建议. 中华儿科杂志,2010,48(7):502-509.

第五节　晚发型维生素 K 缺乏症

【疾病简介】

1999 年国际出血与血栓协会儿科委员会对与维生素 K 有关的新生儿出血症进行了正式命名,建议用术语"维生素 K 缺乏性出血"(vitamin K deficiency bleeding,VKDB)取代以往的"新生儿出血症"(hemorrhagic disease of the newborn)。并定义了维生素 K 缺乏性出血的概念,是指由于维生素 K 缺乏导致维生素 K 依赖凝血因子活性低下,并能被维生素 K 所纠正的出血。根据发病年龄分为三型:①早发型维生素 K 缺乏性出血(early VKDB):生后 24 小时以内发病;②经典型维生素 K 缺乏性出血(classic VKDB):出生 1~7 天内发生的出血;③晚发型维生素 K 缺乏性出血(late VKDB):生后 8 天,即超出了经典型维生素 K 缺乏性出血年龄(1~7 天)发生的出血。早发型罕见,经典型预后良好,而晚发型发病过程隐蔽,常表现为突发性颅内出血(国内报道占 90.4%),经抢救往往遗留发育迟缓、脑瘫、癫痫等神经系统后遗症。我国晚发型 VKDB 的发病率较高,应该引起重视。

【诊断标准】

(一)国内诊断标准

到目前为止,国内还没有制定防治晚发型维

生素 K 缺乏性出血的统一策略，多采用 1981 年日本学者松板哲应制定的诊断标准：

1. 母乳喂养儿。

2. 出生后 2 周 ~3 个月突然发病。

3. 急性或亚急性颅内出血（腰穿、硬膜下穿刺、脑 CT 等证实）。

4. 呕血、便血、皮下出血、注射部位出血不止。

5. 给予维生素 K 后出血停止。

6. 维生素 K、输血等治疗后不能查明导致颅内出血的其他原因。

近年来逐渐推广凝血酶原前体蛋白（PIVKA-Ⅱ）检测，该指标是诊断晚发型 VKDB 的金指标，阳性提示维生素 K 缺乏。

（二）国外诊断标准

为了进行国家之间比较，澳大利亚、德国、荷兰和瑞士等几个参与维生素 K 缺乏性出血监测项目的国家对病例的定义进行了统一。晚发型 VKDB 指生后第 8 天 ~6 个月之间发生的维生素 K 缺乏所导致的出血。晚发型 VKDB 与经典型的主要区别是颅内出血发生率高，常常作为首发症状出现。确诊为 VKDB 还应该达到凝血酶原时间（PT）≥对照值 4 倍，国际标准化比值（INR）≥4，并且至少符合以下一项：

1. 血小板计数正常或上升，纤维蛋白原正常和纤维蛋白降解产物缺乏。

2. 维生素 K 治疗后 PT 恢复正常。

3. 凝血酶原前体蛋白（通常指因子Ⅱ）（PIVKA-Ⅱ）水平超出正常对照。

可疑 VKDB 定义为 PT 和 APTT（活化部分凝血活酶时间）与同龄对照值相比不正常，并且上述三条标准存在一条。

【诊断标准解读】

1. 由于生后最初几周内，婴儿的凝血功能发生迅速的变化，因此，为了正确诊断 VKDB，凝血试验必须以非维生素 K 缺乏的健康同龄婴儿作为对照，以区别生理性和病理性的缺陷。尤其是 PT 和受 PT 影响的因素，在生后第一周内就发生极大改变。理想的凝血试验结果应该以"居家"

同龄婴儿作为对照，但从健康婴儿抽取血液在伦理问题上存在困难。

2. VK 治疗后 PT 的反应和 PIVKA-Ⅱ的检测是诊断的关键，VK 的检测比较困难，除非能在 VK 治疗前获得足够的患儿血浆。VK 治疗后 PT 的反应非常灵敏，但是，在紧急情况下往往需要立即给予血制品，要想获得第二份标本来检测 PT 对治疗的反应比较困难。PIVKA-Ⅱ则比较敏感，即使在治疗后的凝固血标本中也可以检测。PIVKA-Ⅱ半衰期较长，可以在最初的出血发生后的几天甚至几周回顾性诊断 VKDB。因此，PIVKA-Ⅱ是唯一最有效的特异试验的指标。

3. 纯母乳喂养是晚发型 VKDB 的首要高危因素，母乳饮食中缺乏富含维生素 K 的食物，则更易发生该病。

4. 在常规开展新生儿肌注或口服维生素 K 的地区，健康婴儿 VKDB 的发生率显著下降，而肝胆功能障碍成了晚发型 VKDB 的另一重要原因。德国的一项调查研究显示，接受 3 次口服 2mg 维生素 K_1 预防，仍发生晚发型 VKDB 的 23 例婴儿中，有 20 例患有胆汁瘀积。婴儿的胆汁瘀积虽然是短暂而且能自行恢复的，但与健康婴儿相比，维生素 K 的吸收率明显下降，从而导致晚发型 VKDB。

【病例及诊断解析】

病例：患儿，女，1M20D。阵发性哭吵伴呕吐 1 天于 2012 年 8 月 9 日入院。患儿入院前 1 天无明显诱因下出现阵发性哭吵，伴有呕吐，呈喷射性，上颚见到细小红点，呕吐逐渐加剧，面色苍白，前囟隆起、紧张。头颅 CT 检查示：颅内出血。血 APTT、PT 均明显升高，急诊予肌注维生素 K_1 10mg 等紧急处理后，拟"晚发型维生素 K 缺乏症，颅内出血"收住入院。系 G_3P_2，有一姐姐，身体健康，纯母乳喂养，出生以来未予预防性维生素 K 肌注或口服。

体格检查：T 36 ℃，P 130 次 / 分，R 40 次 / 分，BP 81/34mmHg，神志清，精神软，反应欠佳；前囟隆起、紧张，颅骨骨缝分离；双侧瞳孔直径约 4mm，等大等圆，光反应可；面色苍白，上颚黏膜下见红色出血点,皮肤未见出血点;心率130次/分,心律齐,心音中,双肺呼吸音粗,未闻及啰音,腹软,肝肋下1cm,质软,脾肋下未及;颈软,双侧巴氏征阳性,四肢肌张力偏高,肌力Ⅴ级,肢端稍凉,毛细血管充盈时间4秒。辅助检查:血常规:WBC 11.9×10^9/L,中性59%,Hb 70g/L,PLT 509×10^9/L,CRP 7mg/L;PT>110秒(正常对照11.6秒),APTT>110秒(正常对照25.1秒),INR无法计算(极大);血气电解质:pH 7.494,PCO_2 23.3mmHg,SO_2 98.9%,K^+ 2.3mmol/L,Na^+ 143mmol/L,Cl^- 107mmol/L,Ca^{2+} 0.48mmol/L,Glu 4.1mmol/L,Hct 16.7%,HCO_3^- 17.8mmol/L,ABE −4.9mmol/L,SBE −5.0mmol/L;生化:总胆红素36.9μmol/L,直接胆红素20.7μmol/L,间接胆红素16.2μmol/L,谷丙转氨酶14U/L,谷草转氨酶41U/L,谷氨酰转肽酶27U/L,总胆汁酸103.9μmol/L。入院后予维生素K_1、酚磺乙胺、氨甲苯酸止血,呋塞米、白蛋白、甘露醇降颅压,神经节苷脂营养神经,静脉补钾补钙等对症处理,8月10日复查PT 20.2秒(正常对照11.5秒),APTT 43.1秒(正常对照23.9秒),INR 1.69。8月13日转脑外科手术治疗。术后恢复较好,于8月22日出院。最后诊断:晚发型维生素K缺乏性出血,颅内出血。

诊断解析:本患儿符合晚发型维生素K缺乏性出血的国内和国外诊断标准中的所有条目:①出生以来纯母乳喂养;②生后1月20天起病;③急性颅内出血:阵发性哭吵,喷射性呕吐,前囟隆起、紧张,头颅CT提示"颅内出血";④上颚黏膜下见红色出血点;⑤经维生素K_1治疗后出血停止;⑥不能查明导致颅内出血的其他原因;⑦PT远远高于对照值的4倍;⑧经维生素K_1治疗后PT逐渐恢复正常。

(竺智伟)

参考文献

1. Busfield A, Samuel R, McNinch A, et al. Vitamin K deficiency bleeding after NICE guidance and withdrawal of Konakion Neonatal, British Paediatric Surveillance Unit study, 2006-2008. Arch Dis Child, 2013, 98(1):41-47.
2. Van Winckel M, De Bruyne R, Van De Velde S, et al. Vitamin K, an update for the pediatrician. Eur J Pediatr, 2009, 168(2):127-134.
3. Sutor AH, von Kries R, Cornelissen EAM, et al. ISTH Pediatric/Perinatal Subcommittee International Society on Thrombosis and Haemostasis. Vitamin K deficiency bleeding (VKDB) in infancy. Thromb Haemost, 1999, 81:456-461.
4. von Kries R, Shearer MJ, Gobel U. Can 3 oral 2 mg doses of vitamin K effectively prevent late vitamin K deficiency bleeding? Eur J Pediatr, 1999, 158:S183-186.
5. Shearer MJ. Vitamin K deficiency bleeding (VKDB) in early infancy. Blood Rev, 2009, 23(2):49-59.
6. Ijland MM, Pereira RR, Cornelissen EA. Incidence of late vitamin K deficiency bleeding in newborns in the Netherlands in 2005, evaluation of the current guideline. Eur J Pediatr, 2008, 167(2):165-169.
7. 张会丰,王卫平.认识和警觉晚发型维生素K缺乏性出血.中华儿科杂志,2003,41(1):5-6.
8. 赵秋菊,阎雪,皮亚雷,等.晚发型维生素K缺乏性出血中文文献报告病例20年(1989-2008)综合分析.中国儿童保健杂志,2010,18(9):683-685.
9. 张会丰,王卫平.小儿晚发型维生素K缺乏性出血3970例分析.中国儿童保健杂志,2004,12(1):31-32.
10. 宋红艳,钱素云.晚发型维生素K缺乏致颅内出血的研究进展.实用儿科临床杂志,2008,23(18):1461-1462.

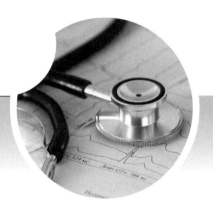

第三章 消化系统疾病

第一节 胃食管反流病

【疾病简介】

胃食管反流（GER）是指胃内容物反流入食管甚至口咽部，是一种生理现象，但当反流频率和持续时间增加到一定程度，达到病理状态和（或）给机体带来不适时称胃食管反流病（GERD）。婴幼儿期 GER 发生率很高，生后 4~6 个月内为高峰期可达 65%，7~9 个月时降至 21%，1 岁时降至 5%以下，儿童期 GER 可持续至成年期。GER 主要并发症为反流性食管炎（RE）、食管狭窄和 Barrett 食管，而 Barrett 食管是食管腺癌的癌前病变。GERD 的诊断尚缺乏金标准的方法，主要根据临床表现和相应的检查结果。

【诊断标准】

（一）国内诊断标准

1. 具有 GERD 的临床表现：反复呕吐、溢乳、反酸、嗳气、胃灼热、胸骨后痛、吞咽困难、呕血、黑便、声音嘶哑等症状；哮喘、反复肺炎、窒息、生长发育不良等并发症。

2. 24 小时食管 pH 值和（或）Bilitec-2000 食管胆红素值监测阳性：Boix-Ochoa 综合评分 >11.99 和酸反流指数 >4% 者诊断为病理性 GER，不符合者均为阴性。

3. 胃镜下食管黏膜无损伤诊断为非糜烂性反流病（NERD），有损伤诊断为 RE。

4. 上消化道钡餐造影有助于与食管裂孔疝、贲门失弛缓症、胃扭转等疾病相鉴别。

（二）国外诊断标准

1. **病史和体检** 详细的病史和体检有助于排除相关疾病，反流的典型症状可随年龄不同而不同，但大多数症状是非特异性的。

2. **反流问卷调查** Orenstein 婴儿 GER 问卷（I-GERQ）调查，总评分 >7 诊断婴儿 GER 的敏感性 74%、特异性 94%。Deal 等设计了适用于 1~11 个月婴儿 GERD 诊断的 GSQ-1 症状问卷和适用于 1~4 岁幼儿的 GSQ-YC 量表。GSQ-I 调查症状包括后仰、呻吟、打嗝、激惹、拒食、呕吐、反流等 7 种，而 GSQ-YC 则包括腹痛、打嗝、餐时哽噎、吞咽困难、拒食、呕吐、反流等 7 种。根据最近 1 周各种症状的发生次数和严重度（由轻到重计分为 1~7）得出各症状的单一评分（ISS）及综合症状评分（CSS）。研究显示 CSS>8 诊断小儿 GERD 敏感性为 85%,特异性为 81.5%,表明 GSQ-1 症状问卷和 GSQ-YC 量表对于婴幼儿 GERD 具有诊断价值。

3. 24 小时食管 pH 监测 主要用于检测食管酸反流(食管 pH 值下降至 4 以下持续 15 秒以上定义为一次酸反流),反流指数(食管酸反流的时间占总监测时间的百分比,RI)是其中最重要的监测指标,如 RI 在婴儿期 >10%、儿童期 >5% 可诊断为 GER。最新北美和欧洲儿童胃肠肝病营养学会认为 RI>7% 是异常的,<3% 是正常的,3%~7% 是临界状态。

4. 食管多通道腔内阻抗(MII)检查 主要用于监测食管非酸反流,当气体或液体通过食管时,食管腔内阻抗值会发生变化。食管远端至少 2 个连续通道阻抗值较基线下降 >50% 可定义为反流事件发生,如结合 pH 值同步监测结果可分为酸反流(pH 值 <4)、弱酸反流(pH 值 4~7)或弱碱反流(pH 值 >7)。

5. 食管内镜检查 内镜表现结合黏膜活检和组织学检查是诊断反流引起食管损伤的最准确方法,并可排除其他疾病,如嗜酸性粒细胞性食管炎。内镜表现包括糜烂、渗出、溃疡、狭窄和食管裂孔疝;RE 的组织学表现包括乳头延长(>50%)、基底层增厚(>20%)、糜烂和溃疡,中性粒细胞或嗜酸性粒细胞浸润(<15 个 / 每高倍视野)。但组织学表现并非特性,内镜结果与临床表现相关性较差,不能单独用于诊断 GER。

6. 上消化道钡餐造影(UGI) 上消化道钡餐造影能够发现上消化道的形态学异常,如食管狭窄、食管裂孔疝、胃扭转、肠旋转不良、幽门狭窄、环状胰腺、贲门失弛缓症等。与食管 pH 监测相比,钡剂反流入食管内的高度和频率对于诊断病理性 GER 的特异度和敏感度均不超过 50%,因此 UGI 一般不作为诊断 GER 的首选方法,但可用于排除上消化道解剖结构异常。

7. 放射性核素扫描 是检查胃半排空时间的"金标准"方法,对诊断 GER 的敏感度和特异性均不如 pH 监测,但能证实胃排空延迟的存在及可能的肺部吸入。

8. 经验性诊断治疗 病史和体检高度怀疑

GER 的患儿可进行质子泵抑制剂(PPI)经验性治疗,疗程 2~4 周。

婴儿反流罗马Ⅳ诊断标准:

反流是咽下的食物或分泌物非随意地反流入口腔或溢出,与呕吐不同,它是 GER 的一部分。发生在健康婴儿的无并发症的反流属于生长发育问题,是婴儿期常见的生理现象。

婴儿反流诊断标准:在 3 周 ~12 个月的婴儿中必须符合以下 2 项条件:①每天反流 2 次或以上,持续 3 周或更长时间;②无恶心、呕血、误吸、呼吸暂停、生长迟缓、喂食或吞咽困难、姿态异常。

【诊断标准解读】

1. 临床表现的诊断价值 由于 GER 的临床表现多种多样,且具有一定年龄相关性,单凭临床表现难以诊断。婴幼儿反流问卷调查简单明了、操作方便,可在基层医院推广,但需要家长具备良好的观察能力和准确的描述能力。

2. 食管 pH 监测 是诊断 GER 的最重要方法之一,对酸反流的诊断有较高的敏感性和特异性,但无法诊断弱酸反流和弱碱反流。监测指标中最具诊断价值的是综合评分和反流指数,但诊断标准并不一致。国外一般采用反流指数,国内把综合评分和反流指数结合在一起来诊断。

3. 食管阻抗测定 是近来诊断 GER 最具价值的方法,可鉴别反流是液体还是气体,结合 pH 监测可区分酸分流、弱酸反流还是弱碱反流。但目前尚无儿童诊断标准,限制了在临床的应用。

除此之外,尚有食管内镜和活组织病理检查、上消化道影像学检查和放射性核素扫描等,但各种方法均有其局限性,临床上应根据实际情况,合理选用。罗马Ⅳ诊断标准适用于婴儿反流的诊断。PPI 经验性诊断治疗一般用于较大年龄患儿。

【病例及诊断解析】

病例:患儿,女,5 个月,呕吐 5 个月、食欲缺乏 2 个月入院。G_2P_2,足月平产,出生体重 2.85kg,母乳喂养。生后前 3 个月呕吐比较频繁,无呕血,体重曾达 6.5kg。近 2 个月呕吐次数减少,但吃奶差、体重下降 2kg。无咳嗽、无发热、无抽搐、无腹泻。

体格检查：营养不良貌，T 36.6℃，R 36 次 / 分，P 138 次 / 分，血压 134/74mmHg，身高 61cm，体重 4.5kg。头围 37cm，胸围 34cm。一般反应可，前囟平，心律齐，心音有力，未闻及病理性杂音；两肺呼吸音清，未闻及干湿啰音；腹平软，肝脾肋下未触及，腹壁皮下脂肪 0.2cm，神经系统检查阴性。辅助检查血气分析和电解质无明显异常。入院诊断呕吐待查，中度营养不良。

诊治经过：入院后查血常规：血色素 107g/L，白细胞计数 7.7×10^9/L，中性占 36.2%，血小板计数 554×10^9/L，尿常规和大便常规无异常，EB 病毒抗体、肝炎系列病毒、巨细胞病毒、血清遗传代谢病串联质谱分析均无异常，头颅 CT、胸片、腹部 B 超检查无异常，肝功能示 ALT 168U/L、AST 224U/L、GGT 143U/L，消化道钡餐造影提示胃食管反流，胃镜提示食管炎，表现为食管下段前壁见一纵向糜烂，上覆少量血痂，病理符合反流性食管炎。24 小时食管 pH 监测示 pH<4 的反流次数 106 次，最长反流持续时间 28 分钟，反流 >5 分钟的次数 8 次，酸性反流指数 23%，Boix-Ochoa 评分 24.1，诊断为病理性胃酸反流。给予美能护肝、补液等治疗后症状改善不明显，尤其是患儿吃奶后阵发性哭吵很明显。确诊胃食管反流病后给予奥美拉唑抑酸，加用多潘立酮增加胃动力，症状减轻，奶量增加，营养不良状况改善，带药出院。出院时肝功能未完全恢复正常。

最后诊断：胃食管反流，食管炎，中度营养不良，肝功能异常。

诊断解析：该患儿生后前 3 个月以呕吐为主要表现，后 2 个月以食欲缺乏，进行性体重下降为主要表现，体格检查有中度营养不良，实验室检查有肝功能异常，食管 pH 监测有病理性胃酸反流，胃镜及病理提示反流性食管炎，钡餐造影提示有胃食管反流，结合病史、体检和实验室检查，诊断为胃食管反流病。住院过程中发现吃奶后阵发性哭吵可能系反流引起。经过奥美拉唑抑酸和多潘立酮促胃动力治疗后，症状明显改善。该患儿以食管症状为主，伴发食管炎和营养不良并发症，抑酸治疗有效，诊断明确。肝功能异常可能系营养不良引起。

（江米足）

参考文献

1. Vandenplas Y, Rudolph CD, Di Lorenzo C, et al. Pediatric gastroesophageal reflux clinical practice guidelines: joint recommendations of the North American Society for Pediatric Gastroenterology, Hepatology, and Nutrition (NASPGHAN) and the European Society for Pediatric Gastroenterology, Hepatology, and Nutrition (ESPGHAN). J Pediatr Gastroesophageal Nutr, 2009, 49: 498-547.

2. 《中华儿科杂志》编辑委员会，中华医学会儿科学分会消化学组. 小儿胃食管反流病诊断治疗方案（试行）. 中华儿科杂志, 2006, 44(2): 96.

3. Benninga MA, Nurko S, Faure C, et al. Childhood functional gastrointestinal disorders: Neonate/Toddler. Gastroenterology 2016, 150: 1443-1455.

4. Poddar U. Diagnosis and management of gastroesophageal reflux disease: An Indian perspective. Indian Pediatr, 2013, 50(16): 119-125.

5. Czinn SJ, Blanchard S. Gastroesophageal reflux disease in neonates and infants, when and how to treat. Pediatr Drugs, 2013, 15: 19-27.

第二节　嗜酸性粒细胞性食管炎

【疾病简介】

嗜酸性粒细胞性食管炎（EoE）是由免疫介导的食管慢性炎症，以食管功能障碍相关症状和食管上皮嗜酸性粒细胞浸润为特征，是引起吞咽困难和食物嵌塞的主要原因。临床表现多种多样，如拒食、呕吐、恶心、反流、上腹痛、胃灼热、厌食、吞咽困难、生长迟缓等。1978 年首先在儿科被报道，后证实各年龄段均可发病，多见于男性，可有食物过敏史，在内镜检查患者中检出率为 6%~15%，儿童发病率为 4.3/10 000。由于症状无特异性，且与胃食管反流症状有重叠，临床上极易误诊，需要与胃食管反流病（GERD）和反流性食管炎等进行鉴别。

【诊断标准】

诊断依赖于内镜检查及食管黏膜活检和组织病理学检查。

（一）国内诊断标准

目前尚无国内诊断标准。

（二）国外诊断标准

1. 具有食管功能障碍的临床表现,如吞咽困难、食物嵌塞,或喂养困难、恶心、呕吐、胸痛、胃灼热等反流样症状。

2. 食管黏膜嗜酸性粒细胞计数≥15 个 / 每高倍视野,且嗜酸性粒细胞浸润仅限于食管壁。

3. 排除有类似临床表现、内镜特点和组织学表现的其他疾病,包括对质子泵抑制剂敏感的食管嗜酸性粒细胞增多症。

【诊断标准解读】

1. **诊断标准的更新** 近 10 年来,对 EoE 的认识有了很大的提高,诊断标准也从 2007 年版更新为 2011 年版,给予临床诊断有更大的灵活性。例如,一个食物嵌塞的年轻人,有食管过敏史,内镜可见食管环、皱纹和斑块,但食管黏膜嗜酸性粒细胞计数只有 12 个 / 每高倍视野,仍然可以诊断 EoE。此外,新标准改变了必须排除 GERD 的要求,允许 EoE 和 GERD 并存,包括对质子泵抑制剂敏感的食管嗜酸性粒细胞增多。

2. **食管内镜典型表现** 可疑的临床表现,合并过敏性疾病,伴发吞咽困难症状,具备典型的内镜表现如:①黏膜粗大、质脆、水肿或 Crêpe 纸样黏膜,纵形线样裂缝形成(或纵行凹陷犁状沟特征),甚至纵行溃疡;②白色渗出物、白色隆起、结节或黏膜呈颗粒样;③舍茨基环、同心环形成;④食管狭窄:包括食管的近端、中端和远端狭窄。除线样裂缝和 Crêpe 纸黏膜外,其他内镜表现亦可见于其他食管疾病。虽然这些特征都不是 EoE 的特异性表现,但若存在上述一项以上的表现时则高度提示 EoE 的诊断。

3. **食管黏膜活检** 为了提高诊断率,不管食管内镜下表现如何,均要求作食管黏膜活检。本病可累及整段食管,分布不均匀,但以中段食管为

重。从近端到远端要求取至少 2~5 块黏膜,并进行病理组织学检查。在食管如仅一处活检,诊断 EoE 的准确率只有 55%,而 5 个部位以上活检其诊断准确率可达 100%。除嗜酸性粒细胞以外,黏膜水肿、基底细胞增生、黏膜乳头延伸等亦在 EoE 中明显,但特异性差。

4. **胃食管反流病** 由于部分症状类似胃食管反流,在高剂量 PPI 治疗 8 周后复查内镜,如果症状持续存在,活检显示每高倍视野嗜酸性粒细胞数仍至少在 15 个以上,EoE 可以诊断;如症状改善,食管黏膜活检嗜酸性粒细胞消失,可以诊断为对质子泵抑制剂敏感的食管嗜酸性粒细胞增多或 GERD。为了使诊断更具说服力,可进行食管 pH 监测或阻抗测定。尽管对于诊断 EoE 的门槛标准即食管黏膜嗜酸性粒细胞计数最低值尚存在争议,但一般认可≥15 个 / 每高倍视野,而 GERD 患者食管黏膜嗜酸性粒细胞数通常为 0~5 个 / 每高倍视野。

5. **其他疾病鉴别** 如嗜酸性粒细胞性胃肠炎、嗜酸性粒细胞增多症、Celiac 病、克罗恩病、贲门失弛缓症、结缔组织病、感染性食管炎、药物过敏反应、血管炎等。

【病例及诊断解析】

病例:患儿,男,11 岁 10 个月,反复呕吐伴腹泻 1 年余,再发 10 天入院,住院号 537171。呕吐非喷射性,以胃内容物为主,含少量胆汁,伴恶心、腹胀、腹部不适。大便黄色水样,每天 3~4 次,不含黏液脓血,无发热、无呕血、黑便。否认疫水疫地接触史,血吸虫抗体检测阴性。外院诊断"血嗜酸性粒细胞增多症、胆汁反流性胃炎",予抑酸、泼尼松等治疗,具体用药不详,病情时有反复。

体格检查:T 36.6℃,P 86 次 / 分,R 22 次 / 分,体重 43kg,血压 130/80mmHg,营养状况可,咽无充血,浅表淋巴结无肿大,双肺听诊呼吸音清,未闻及明显干、湿啰音,心律齐,未闻及杂音,腹平软,无明显压痛,无反跳痛,肝脾未及明显肿大,移动性浊音阴性,双下肢无水肿,双肾区无叩痛,神经系统检查阴性。血常规白细胞计数 15.5×10^9/L,中性占 38.0%,血小板计数 286×10^9/L,血红蛋白

123g/L,嗜酸性粒细胞绝对值 1860×10⁶/L,C 反应蛋白 <1mg/L。入院诊断:嗜酸性粒细胞增多症,嗜酸粒细胞性胃肠炎?

治疗经过:入院后查血常规:白细胞计数 13.0×10⁹/L,嗜酸性粒细胞 47.9%,中性粒细胞 25.7%,淋巴细胞 22.0%,血小板计数 324×10⁹/L,血红蛋白 117g/L,嗜酸性粒细胞绝对值 6230×10⁶/L。血气、电解质检查未见异常。尿常规、粪常规、血生化、血沉、抗"O"、抗核抗体、梅毒 RPR 试验和 HIV 抗体及肝炎抗原抗体系列检查均未见异常,血肝、肺吸虫抗体阴性。心电图、胸片、腹部 X 线平片检查未见异常。过敏原测试未见明显异常,IgE 275.0IU/ml。T 细胞亚群检测:CD3 58.98%,CD4 25.65%,CD4/CD8 1.03。消化道造影示胃窦及幽门管黏膜增粗,幽门通过欠顺畅。腹部 B 超未见明显异常。胃镜示食管中下段黏膜呈现同心环样改变和纵向裂隙样皱纹,胃窦黏膜快速尿素酶试验阴性,镜下诊断嗜酸性粒细胞性食管炎、浅表性胃炎、十二指肠球炎。胃镜病理报告示食管上皮内见大量嗜酸性粒细胞(18~20 个 / 每高倍视野)浸润,活动性 -,真皮乳头延长充血;胃窦炎性程度 ++,嗜酸性粒细胞(8~10 个 / 每高倍视野)浸润,十二指肠球部及降部炎性程度 ++,活动性 -,嗜酸性粒细胞(6~8 个 / 每高倍视野)浸润,组织病理幽门螺杆菌检测阴性。结肠镜检查全大肠未见明显异常。骨髓穿刺示粒系增生明显活跃,嗜酸性粒细胞比例明显偏高。诊断为嗜酸性粒细胞增多症、嗜酸性粒细胞性食管炎。先予奥美拉唑制酸、氯雷他定、孟鲁司特钠抗过敏治疗,入院第 5 天诊断明确后加用醋酸泼尼松片治疗,初始剂量为 10mg/ 次,每天 3 次,辅以补钾、补钙等对症治疗,症状改善。入院第 12 天复查血常规:白细胞计数 9.2×10⁹/L,嗜酸性粒细胞 3.1%,中性粒细胞 60.3%,淋巴细胞 29.2%,血小板计数 472×10⁹/L,血红蛋白 128g/L,嗜酸性粒细胞绝对值 280×10⁶/L。病情好转出院带药(醋酸泼尼松片 15mg/ 次,一天 2 次,氯化钾口服液 7.5ml/ 次,每天 3 次;碳酸钙 D3 咀嚼片 0.3/ 次,每天 1 次;孟鲁司特钠咀嚼片 5mg/ 次,晚睡前服用;奥美拉唑肠溶胶囊 20mg/ 次,晨起空腹服用)、门诊随访。

最后诊断:嗜酸性粒细胞增多症、嗜酸性粒细胞性食管炎(EoE)。

诊断解析:该病例的特点为反复呕吐和腹泻为主要临床表现,血嗜酸性粒细胞增高,胃镜食管黏膜呈典型同心环样和纵向裂隙样改变,组织病理示食管嗜酸性粒细胞增多(>15 个 / 每高倍视野),胃黏膜、十二指肠球部和降部黏膜有少量嗜酸性粒细胞浸润,全大肠黏膜未见异常病变,EoE 诊断明确。该患儿血嗜酸性粒细胞是增多的,但外周血嗜酸性粒细胞增多不能作为 EoE 的诊断标准。EoE 是一种慢性食管炎病变,常由于食入含有致敏原的食物所致,主要病理学表现为食管壁内大量嗜酸性粒细胞浸润。经过近 30 年的临床病理学研究,EoE 已逐步被国际消化界认为是一种独立的、局限于食管的疾病。EoE 的诊断主要依赖于典型的内镜下食管表现和食管黏膜组织大量嗜酸性粒细胞的浸润。EoE 具有 3 个典型的内镜下表现:①食管表面白色渗出物;②线形沟样改变;③环形结构形成。白色渗出物通常由嗜酸性脓肿所分泌,线形沟是由于食管组织水肿所致,环形结构则可能与黏膜下层纤维化相关,另外也有非特异性的黏膜充血、水肿、黏膜表面血管紊乱等。如食管黏膜活检嗜酸性粒细胞计数≥15 个 / 每高倍视野,胃及十二指肠活检无异常,还要进一步排除寄生虫感染、恶性肿瘤、药物过敏、胶原蛋白病等所致的嗜酸性粒细胞增多。

由于正常食管黏膜中并无嗜酸粒细胞浸润,因此,几乎所有发生嗜酸性粒细胞浸润的食管黏膜病变均应注意鉴别,主要包括胃食管反流疾病(GERD)、食物过敏、嗜酸性粒细胞性胃肠炎、慢性感染性食管炎(如霉菌性、巨细胞病毒性、疱疹病毒性、寄生虫性等)、Crohn 病、外周血嗜酸性粒细胞增多症、硬皮病、自身免疫性病、药物性或医源性创伤、器官移植后排斥反应等,其中最重要的是 GERD。EoE 内镜下可见食管黏膜呈同心圆状、纵行线性犁沟样改变及水肿,乳白色斑点状渗出物及坏死灶或小结节、偶见溃疡,病变可累及整个食管,分布不均匀,但以中段食管为重。EoE 患者很少发生胃灼热感、膈疝等,对质子泵抑制剂(PPI)

治疗多无效。GERD 很常见,但和食物关系不大,咽下困难症状不明显,而胃灼热感常见;内镜下病变较弥散,主要在食管下段,而不是中段,罕见同心圆、纵行凹陷犁状沟特征等,但发生膈疝的几率高,患者对 PPI 治疗有效;而食管黏膜组织嗜酸性粒细胞少,数目多 <7 个 / 每高倍视野,且无嗜酸性粒细胞性微脓肿形成,黏膜固有层纤维化亦少见,因而不同于 GERD。

当内镜和病理检查仍无法区分 GERD 和 EoE 时,24 小时食管 pH 监测可作为一种排除手段,其对明确有无酸反流原因引起的嗜酸性粒细胞增多具有重要的诊断价值。通常情况下,EoE 患者的食管 pH 值可正常或接近正常,患者可因食管组织嗜酸性粒细胞浸润所致食管运动障碍而继发轻度的 GERD。GERD 患者经 PPI 抑酸治疗后食管嗜酸性粒细胞浸润无缓解。

(江米足)

参考文献

1. Gupte AR, Draganov PR. Eosinophilic esophagitis. World J Gastroetnerol, 2009, 15(1):17-24.

2. Liacouras CA, Furuta GT, Hirano I, et al. Eosinophilic esophagitis: Updated consensus recommendations for children and adults. J Allergy Clin Immunol, 2011, 128:3-20.

3. Dellon ES. Eosinophilic esophagitis: diagnostic tests and criteria. Curr Opin Gastroenterol, 2012, 28:382-388.

4. De Angelis P, Markowitz JE, Torroni F, et al. Paediatric eosinophilic oesophagitis: toward early diagnosis and best treatment. Dig Liver Dis, 2006, 38:245-251.

5. Furuta GT, Liacouras CA, Collins MH, et al. Eosinophilic esophagitis in children and adults: a systematic review and consensus recommendations for diagnosis and treatment. Gastroenterology, 2007, 133(4):1342-1363.

6. Al-Subu A, Bevins L, Yulia D, et al. The accuracy of endoscopic features in eosinophilic esophagitis: the experience in children form rural West Virginia. J Clin Gastroenterol, 2012, 46:e83-e86.

7. Dellon ES. Diagnosis and management of eosinophilic esophagitis. Clin Gastroenterol Hepatol, 2012, 10:1066-1078.

第三节　消化道出血

【疾病简介】

消化道出血可发生于任何年龄,儿童时期的消化道出血,除消化道本身的疾病外,也可能是全身性疾病的局部表现。造成消化道出血的病因与成人不同。年龄越小,对失血的耐受力越差,易发生失血性休克,反复小量出血,久之可导致贫血。不同部位出血致病原因不同,出血部位以屈氏韧带作为分界标志,屈氏韧带以上的消化道出血称为上消化道出血;屈氏韧带以下的消化道出血称为下消化道出血。

【诊断标准】

儿童消化道出血从新生儿到青少年时期均可遇到,表现为呕血(或呕吐物带血)或便血或两者并存,也有患儿无明显的临床症状,仅表现为大便潜血阳性。消化道出血的诊断要求仔细地询问病史及体格检查,结合相应的检查做出最终结论。基本诊断步骤:确定是否为消化道出血、估计出血量和速度、判断出血持续还是停止;明确病因及出血部位。

【诊断标准解读】

不同年龄段儿童消化道出血病因不同,各年龄组引起消化道出血的常见病如下。

(一)新生儿期的常见疾病

1. **咽下综合征**　咽下母血。

2. **新生儿出血症**　又称新生儿低凝血酶原血症,由于维生素 K 依赖因子缺乏引起。

3. **新生儿消化性溃疡**　颅内病变、缺血缺氧等引起的继发性溃疡多见。

4. **新生儿出血性小肠结肠炎**　发生与缺氧、人工喂养、感染、早产有关。

5. **肠旋转不良中肠扭转**　肠缺血坏死。

6. **反流性食管炎**　胃食管反流时,食管炎造成食管溃疡或狭窄。

(二)婴幼儿期的常见疾病

1. **食管炎、胃炎、消化性溃疡**　此时溃疡多为缺氧、颅内压增高、感染、手术后应激、服用阿司匹林等引起的黏膜损伤,多为继发性,常发生在胃。

2. 肠套叠　好发年龄为 3 个月~1 岁,男孩发病率高于女孩约为 3∶1。腹痛、呕吐、果酱样便、腹部肿块为主要症状。

3. 梅克尔憩室　可引起大量便血,为鲜红色或暗红色,不伴有腹痛或仅有轻微腹痛。

4. 感染性结肠炎。

5. 食物过敏相关胃肠疾病。

(三)儿童期的常见疾病

1. 消化性溃疡　儿童时期多为原发性消化性溃疡。常为胃酸、胃内酶分泌增多引起的原发性溃疡。

2. 门静脉高压症

3. 直肠及结肠息肉　好发年龄为 3~7 岁,主要症状为慢性便血,极少引起大量便血,一般为无痛、一过性便血,不伴呕吐或腹泻。息肉受粪便摩擦损伤而致出血,鲜红血液附着于粪便表面,量少。结肠息肉病可有家族史,或口唇黏膜和周围皮肤有黑色素斑点。

4. 过敏性紫癜腹型　由于主要表现胃肠道症状,特别是以腹痛和消化道出血为首发症状者,患儿在未出现典型的皮肤紫癜时常易误诊为外科急腹症及消化道疾病。

不同病因决定了不同的临床表现及诊疗思路,一般诊断流程如下:

1. 判断是否为消化道出血　呕血者应排除鼻咽部出血和咯血。口腔、牙龈、鼻咽等部位出血常在局部见到出血痕迹与损伤。若出血急骤、量多,大量鲜红色的血液从口中涌出,尤其是大咯血者,酷似上消化道出血,临床上应注意鉴别。黑便或褐色大便者应排除铁剂、铋剂、活性炭、动物血、草莓及甘草等摄入的影响,吞下的血及抗凝剂使用亦有可能出现黑便,应予以鉴别。

鼻胃管抽吸检查是确定上消化道出血的最简便而迅速的方法,抽吸液为红色或咖啡色者,则可以肯定上消化道出血,若无明显肉眼所见,则基本上可排除。

初步鉴别出血位置:见表 3-1。

表 3-1　鉴别出血位置

鉴别要点	上消化道出血	下消化道出血
病史	呕血史,曾有溃疡病,肝、胆疾病史	常有下腹痛、排便异常、血便史
出血先兆	上腹痛、恶心、呕吐	中下腹不适、下坠感
出血方式	呕血伴柏油样便	便血,无呕血
便血特点	柏油样便,无血块	暗红或鲜红色,稀,量多时可有血块

2. 估计出血量及速度　消化道任何部位出血 10~15ml 大便潜血阳性,出血超过 60ml 肉眼可见血便,呕血者往往出血达 250~300ml。急性失血量 <10% 时,无明显的症状和体征;10%~20% 时伴有脸色苍白,脉搏增快,肢端发凉,血压下降;20%~25% 时,出现口渴、尿少,脉搏明显增快,肢端凉,血压下降,脉压减小;25%~40% 时,除上述症状外,出现明显休克症状;>40% 时,除一般休克表现外,还有神志不清、昏迷、无尿,血压测不出,脉压为零等。慢性失血量超过血容量的 1/3 可显示循环衰竭的症状体征。

3. 判断是否为活动性出血　当出现以下情况表明消化道有活动性出血:①心律增快,血压下降;②反复呕血或黑便增多,稀薄便,甚至呕鲜红色血,解暗红色粪便、柏油样便,肠鸣音活跃;③虽经补液、输血等,但周围循环衰竭表现未见明显改善;④红细胞计数、血红蛋白、血细胞比容等持续下降,网织细胞计数持续升高;⑤补液与尿量足够的情况下,血尿素氮持续或再次增高;⑥鼻胃管灌洗出血性液体。内镜、核素扫描、血管造影等检查提示有活动性出血。

4. 明确病因及出血部位　确定消化道出血后选做以下辅助检查:

(1)血常规:血红蛋白、红细胞计数、血细胞比容均下降,网织红细胞增高。

(2)大便常规:大便潜血试验阳性。

(3)肝、肾功能检查:除原发肝病外,消化道出血时肝功能大多正常;肾功能检查,大量出血时 BUN 增高。

(4)腹部 B 超检查:是小儿肠套叠常用的辅助检查。也是对引起食管和胃底静脉曲张性疾病的辅助检查(如肝硬化、门静脉海绵样变性检查)。

（5）内镜检查：

1）胃镜检查：对食管、胃和十二指肠出血的部位、原因和严重程度均有较准确的判断，是上消化道出血定性、定位诊断的首选方法。消化道出血12~48小时内进行检查，其准确率较高，可达85%~90%，但应掌握适应证，原则上患儿休克得到纠正，生命体征稳定，诊断不明确，应尽早行胃镜检查，以利作出正确诊断，给予及时合理的治疗，并可预防出血的复发。

2）结肠镜检查：结肠镜是诊断直肠、结肠、回肠末段出血病变部位和性质的主要方法，因受肠道准备的限制，阳性诊断率仅达75%。可针对病变的种类采取相应的内镜下止血治疗，如电凝、激光、微波等。凡疑诊下消化道出血均是结肠镜检查的适应证，但在急性大出血伴休克时宜暂缓施行。活动性出血时因肠腔内积血影响观察，宜先用清水或去甲肾上腺素溶液灌肠以清洁肠道后镜检。

3）小肠镜检查：对于推测病变在小肠者，可以应用小肠镜检查，目前国内应用较多的为推进式小肠镜检查，实际上是上消化道内镜的延长。小肠镜检查对原因不明的消化道出血最有诊断价值，但由于小肠处于胃肠道深部，且迂曲重叠，活动度大，故检查难度较大。近年来双气囊推进式小肠镜的应用提高了诊断率。

4）胶囊内镜：优点是可提高不明原因的消化道出血病灶检出率，缺点是价格昂贵，不能进行镜下活检及治疗。

（6）X线检查：在急性活动出血时或中止出血48小时内不宜做，一般在出血停止和病情稳定数天后进行。一般用于有胃镜检查禁忌证或不愿意胃镜检查者。钡餐对胃食管反流、食管及胃底静脉曲张，胃、十二指肠和小肠疾病诊断，但极少用于出血早期的诊断；钡灌肠可对直肠及结肠息肉、炎性病变、肠套叠、肿瘤和畸形作出诊断。出血诊断的准确率不如内镜，但对消化道畸形和位置异常的诊断价值较高。

（7）血管造影：内镜及X线检查未能发现病变时，可作选择性动脉造影，由血管病变引起的出血，此法是唯一的诊断方法。检查时机选择在出血的活动期，当出血量在0.5ml/min以上时可显示造影剂外溢，从而确定出血部位。对于血管畸形，动脉瘤及一些富血管性肿瘤即使在出血间歇期，也可血管形态异常而明确诊断。

（8）核素扫描：

1）梅克尔憩室出血：可用放射性^{99}锝-过锝酸盐扫描，因^{99m}Tc易被胃黏膜吸收，聚集在胃黏膜内，用于查找是否有在梅克尔憩室或肠重复畸形内的异位胃黏膜。梅克尔憩室的发生率为0.3%~3%，黏膜通常位于回肠，部分憩室内含有迷走的胃黏膜，但是凡因梅克尔憩室出血者，约90%以上憩室内有异位胃黏膜。

2）急性出血时扫描定位：当小肠出血的原因、部位不清，内镜又不能探到，或怀疑动静脉畸形以及间断性复发性便血时，可用扫描技术。应用^{99}锝标记红细胞，将标记好的红细胞注入患儿静脉，在出血部位有^{99m}Tc不断漏出，同时做腹部扫描。活动性出血速度为≥0.5ml/min时，^{99}锝标记的红细胞在出血部位堆积，可敏感准确地标记出消化道出血的位置。

【病例及诊断解析】

病例：患儿，女，3岁，以便血2天为主诉入院；入院前2天患儿无明显诱因出现血便，初始表现为便中含少量血，色黑，后逐渐加重，量较多，约10~50ml暗红色血便，平均日1~3次。患儿状态较逍遥，无发热，无呕吐，无腹痛，无腹泻，进食量减少，尿量略少。1年前及2个月前曾出现类似性质的便血，未治疗，自愈。近期未服用铋剂、铁剂、甘草及动物血等。

体格检查：T 36.5℃，P 100次/分，R 22次/分，Bp 124/78mmHg，W 26kg，神清，一般状态可，周身皮肤无皮疹及出血点，无明显贫血貌，双眼眶无凹陷，口唇不干，心肺无异常，腹软不胀，无压痛，反跳痛及肌紧张，未触及异常包块，肠鸣音正常，肛门查体无异常，四肢温。

辅助检查：血常规：白细胞计数10.2×10^9/L，中性粒细胞百分比53.6%，淋巴细胞百分比38.6%，血红蛋白110g/L，血小板309×10^9/L。CRP<1mg/L。便常规：潜血++。肝肾功、心肌酶、

凝血五项、血气离子分析未见异常。腹部彩超:右下腹可见 2.5cm×1.7cm×1.4cm 包块,内呈中低混合回声,血流信号丰富。包块周围可见数个淋巴结,较大者约 0.9cm×0.4cm,边界清,形态规整,内呈低回声。腹部 CT:腹膜后、肠系膜根部多发肿大淋巴结。ECT 示:中下腹类圆形异常放射性浓聚影,符合异位胃黏膜改变。

诊治经过:结合患儿年龄、病史及 ECT 结果,考虑不除外异位胃黏膜,入院后便血 2 次,为黑褐色黏糊样便。血红蛋白波动于 95~100g/L。手术治疗。病理:切除憩室见肠黏膜组织及异位的胃黏膜腺体。术中及术后病理结果均证实为 Meckel 憩室。最后诊断:Meckel 憩室。

诊断解析:该患儿以便血为主诉入院,无恶心呕吐病史,不支持上消化道出血。无继往血肿、慢性出血病史,查体无周身出血点,凝血五项及血小板无异常,不支持全身出血性疾病。便血性质及肛门检查可除外肛裂、肛周脓肿等肛门疾病。无发热、腹泻、腹痛等,CRP 正常,不支持感染所致。否认服用铋剂、铁剂、甘草及动物血等病史,便常规潜血阳性确定为下消化道出血,血便量不大,无休克征象,无活动性出血。患儿 3 岁,继往有便血病史,便血量时多时少,多为暗红色便,腹部体征不明显,状态较逍遥,腹部 CT 排除肿瘤性疾病,腹部彩超未提示肠套叠,ECT 提示中下腹类圆形异常放射性浓聚影,考虑为异位胃黏膜,术中及术后病理结果均证实为 Meckel 憩室。

Meckel 憩室是卵黄管的残留体,内衬于卵黄管的细胞具有分化多种黏膜的潜能。常可在憩室内发现异位组织成分,最常见的是胃黏膜、胰腺细胞和结肠黏膜。Meckel 憩室临床表现多样,患儿平时可无反应;憩室炎及肠梗阻时可出现呕吐及腹痛;年长儿可合并肠套叠;胃黏膜分泌盐酸及胃蛋白酶可腐蚀憩室黏膜而产生溃疡,偶能发生溃疡的大出血,多为无痛性消化道出血,患儿突然有暗紫色血便,随后转变为鲜红色血便,出血量可达数百毫升,患儿随即出现休克、面色苍白、脉搏细速等表现。憩室出血无固定规律,多在 2~3 天后自行停止,数周后又反复出血。该患儿即有 3 次便血病史。$^{99m}TcO_4^-$ 腹部扫描是诊断 Meckel 憩室

较准确的方法,敏感性及特异性分别高达 85% 和 95%。确诊后多采用手术治疗,预后较好。

(孙　梅)

参考文献

1. Edelman DA, Sugawa C. Lower gastrointestinal bleeding: a review. Surg Endosc, 2007, 21 (4): 514-520.
2. 陈洁. 消化道内镜在儿童消化道出血的诊断和治疗中的应用. 中国小儿急救医学, 2007, 14 (5): 373-375.
3. Kalyoncu D, Urganci N, Cetinkaya F. Etiology of upper gastrointestinal bleeding in young children. Indian J Pediatr, 2009, 76 (9): 899-901.
4. Bhatia V, Lodha R. Upper gastrointestinal bleeding. Indian J Pediatr, 2011, 78 (2): 227-233.
5. Tseng YY, Yang YJ. Clinical and diagnostic relevance of Meckel's diverticulum in children. Eur J Pediatr, 2009, 168 (12): 1519-1523.
6. 龚四堂. 儿童消化道出血的诊断流程. 中国小儿急救医学, 2007, 14 (5): 383-387.
7. Williams TA. Gastrointestinal bleeding--diagnosis and management. Indian J Pediatr, 1993, 60 (1): 119-129.
8. 何婉儿, 龚四堂. 儿童消化道出血诊断和治疗. 中国小儿急救医学, 2006, 13 (2): 186-187.
9. Uppal K, Tubbs RS, Matusz P, et al. Meckel's diverticulum: a review. Clin Anat, 2011, 24 (4): 416-422.

第四节　坏死性小肠结肠炎

【疾病简介】

坏死性小肠结肠炎(necrotizing enterocolitis, NEC)是婴儿尤其是新生儿常见的消化道急症,以肠道坏死和多系统器官功能衰竭为主要特征,在早产儿特别是极低出生体重儿中发生率较高。NEC 的发病因素众多,其中肠道发育不成熟和感染起着重要的作用。尽管经过了多年的研究,但 NEC 的发病机制仍未完全明确,其发病率和病死率高,而诊断和治疗则缺乏敏感和特异的手段。NEC 是新生儿科医师面临的棘手难题。

【诊断标准】

(一)国内诊断标准

国内目前大多采用以下标准:

1. 具备下列 4 项特征中 2 项可考虑临床确诊：①腹胀；②便血；③嗜睡、呼吸暂停，肌张力低下；④肠壁间积气。

2. 若无放射影像学及组织学依据，则视为可疑。X 线检查是诊断 NEC 的确诊依据，若首次无阳性发现，应每隔 6~8 小时复查，非特异性表现为肠管扩张、肠壁增厚和腹腔积液，具有确诊意义的表现为肠壁间积气，黏膜下"气泡征"，门静脉积气和气腹征。

3. 血常规和 CRP 可见白细胞异常升高或者降低，粒细胞总数、淋巴细胞和血小板减少，核左移；CRP 持续升高。多反映疾病的严重程度和进展。

4. 难以纠正的酸中毒和严重电解质紊乱以及血液培养阳性提示肠坏死和败血症形成。

5. 在诊断分期中，采用 Walsh 和 Kliegman 于 1986 年发表的修正 Bell 分期标准（表 3-2）。

（二）国外诊断标准

1. **高危因素** 凡具有临床表现，合并高危因素的新生儿均应高度疑及本病，高危因素包括：①早产；②肠道喂养；③肠道细菌或病毒感染；④低氧或缺血性事件，包括围产期窒息和急性心肺疾病；⑤母亲使用药物史。

2. **临床诊断** 具有喂养不耐受、腹胀和肉眼血便三联症的新生儿均应疑诊 NEC，其早期表现可能与新生儿败血症相同。

3. **实验室检查**

（1）全血细胞计数和 C 反应蛋白：白细胞计数可表现为正常，升高并伴有中性粒细胞核左移，或白细胞计数减少。约 50% 的 NEC 患者表现为血小板减少、CRP 增高。

（2）微生物培养：血液、尿液、大便或脑脊液培养，培养种类包括细菌、病毒和真菌。

（3）酸碱失衡和电解质紊乱：代谢性或混合性酸中毒；低钠血症或高钠血症，高钾血症。

（4）凝血检查：血小板减少或有出血表现者应实施该项检查，凝血酶原时间和部分凝血酶原时间延长，纤维蛋白原降低，纤维蛋白降解产物增高提示可能并发 DIC。

（5）腹腔穿刺检查：抽腹水行革兰染色和培养。

（6）生物标志物检测：呼氢浓度测定，肠脂肪酸结合蛋白等。

4. **影像学检查**

（1）腹部 X 线：仰卧位摄片可表现为肠胀气，肠扩张，肠梗阻，肠壁囊样积气征和门静脉积气（未放置脐静脉置管者），后两者有确诊价值；侧卧位摄片首次应行垂直位投照 + 水平位投照检查，对肠壁囊样积气征和门静脉积气者需每 6~8 小时动态追踪检查，直至临床病情稳定后 48~72 小时，

表 3-2 新生儿 NEC 修正 Bell 分期标准

分期	全身症状	胃肠道症状	放射影像学检查
ⅠA 疑似 NEC	体温不稳定、呼吸暂停、心动过缓和嗜睡	胃潴留，轻度腹胀，呕吐，大便潜血阳性	正常或肠管扩张，轻度肠梗阻
ⅠB 疑似 NEC	同ⅠA	直肠内鲜血	同ⅠA
ⅡA 确诊 NEC（轻度）	同ⅠA	同ⅠA 和ⅠB，肠鸣音消失，伴或不伴腹部触痛	肠管扩张、梗阻，肠壁积气征
ⅡB 确诊 NEC（重度）	同ⅡA，轻度代谢性酸中毒，轻度血小板较少	同ⅡA，肠鸣音消失，腹部触痛明显，伴或不伴腹壁蜂窝组织炎或右下腹包块	同ⅡA，门静脉积气，伴或不伴腹水
ⅢA NEC 进展（重度，肠壁完整）	同ⅡB，低血压，心动过缓，严重呼吸暂停，混合性酸中毒，DIC，中性粒细胞减少，无尿	同ⅡB，弥漫性腹膜炎、腹胀和触痛明显，腹壁红肿	同ⅡB，腹水
ⅢB NEC 进展（重度，肠壁穿孔）	同ⅢA，病情突然恶化	同ⅢA，腹胀突然加重	同ⅡB，腹腔积气

以便了解是否进展为气腹。

（2）腹部超声检查：临床表现和放射影像学检查无特异性表现，或者患者对治疗无反应时可采用超声手段，对发现腹水和游离气体有价值。

5. 诊断分期　同国内。

【诊断标准解读】

1. NEC 的诊断缺乏高敏特异的早期指标，为综合性诊断，结合高危因素、临床表现、实验室检查和影像学等检查综合判断，国内外诊断标准差异不大。

2. 修正 Bell 诊断分期在临床上具有较高的实用价值，特别对于判断病情的进展有比较清晰和明确的分级分期，为国内外临床医师广泛采用。

3. 国外诊断标准中特别强调了高危因素的辅助诊断价值。循证医学证实：NEC 发生风险与早产胎龄呈负相关；无肠道喂养的新生儿基本不会发生 NEC；而足月儿发生 NEC 则多见于有窒息史和急性心肺疾患等缺血缺氧高危事件患儿。因此，在诊断标准中加入高危因素的辅助诊断价值值得借鉴采用；母亲使用药物史譬如孕妇服用文拉法辛（一种抗抑郁药物），近期国外有报道认为与 NEC 发生有关，但国内鲜见类似报道，有待进一步观察研究。

4. 新生儿特别是早产儿对炎性反应的应答能力较低，全血细胞计数和 CRP 在 NEC 初始阶段或者严重 NEC 病例可能不会升高。故其早期诊断价值较低。

5. 国外标准中特别强调了腹部 X 线的动态追踪价值，强调早期行侧卧位垂直投照和水平投照，对证实常规腹部平片难以发现的气腹和肠壁积气有较大价值，可影响外科干预时机的选择。重危新生儿摄片大部分采取床旁摄片，临床上操作侧卧位垂直和水平投照摄片有一定困难，但更主要是与临床医师和放射医师对摄片方式重要价值的认识不足有关，需要国内医师不断改进。

6. 超声检查在 NEC 诊断中的价值在国内认识不够，也和超声技术的发展有关，腹部超声的主要优势为能够提供实时、直接的腹部结构、特别是肠管及腹膜腔液体的图像。近来 Faingold 和 Kim 等学者针对肠壁厚度、回声、蠕动及灌注等方面的研究成果进一步证实了腹部超声的有效性，当然，这对仪器设备及操作水平也有较高的要求，是我们以后可以进一步努力研究的方向之一。

【病例及诊断解析】

病例： 患儿，男，早产儿，胎龄 32^{+3} 周，其母不明原因早产先兆，保胎治疗失败，顺产娩出，出生时无窒息史，出生体重 1860g，羊水、脐带及胎盘无异常。患儿因早产由产科转诊入 NICU，入院诊断"早产儿（胎龄 33^{+2} 周，低出生体重儿，适于胎龄儿），入院后给予维持血糖正常、静脉营养等支持治疗，抗感染治疗 3 天，连续 3 次监测 CRP 等感染指标均阴性，血培养无细菌生长而停用抗生素。于生后 6 小时开始微量喂养，开奶方式为鼻胃管泵入早产儿配方奶，3~5ml/ 次，q3h 泵入，无喂养不耐受，考虑患儿胎龄较小，按照微量喂养原则缓慢调节喂养，生后第 9 天逐渐增加至 25ml/次，q3h，经口吸吮喂养，体重增长至 1920g。患儿生后第 10 天出现面色差，反应差，肠鸣音减弱，但无腹胀、呕吐及腹泻，大便性状正常，生命体征稳定，急诊查血常规及 CRP 未见异常，给予禁食处理，严密观察生命体征，10 小时后患儿出现少哭少动，并有呼吸暂停现象，急诊查胸腹联合片提示肠腔胀气，未见穿孔，未见液气平，未见肠壁积气征和门静脉积气征，给予美罗培南和甲硝唑抗感染处理，胃肠减压，维持循环稳定和呼吸机辅助通气。患儿病情持续恶化，发现病情变化后 20 小时血常规提示 WBC 高达 23×10^9/L，CRP 79mg/dl，PLT 下降至 54×10^9/L，28 小时腹胀逐渐加重，至 36 小时出现按压右下腹患儿有疼痛表情，局部皮肤发红，伴解黏液血便，出现严重低蛋白血症，全身水肿明显。每天连续动态查半坐位胸腹联合平片，病情变化后 48 小时发现肠壁积气征，90 小时发现膈下游离气体，行紧急剖腹探查术发现回肠末段及升结肠段多部位穿孔，回肠、结肠多部位坏死，行坏死肠段切除，回肠近端造瘘，远端封闭术，病理检查提示肠黏膜全层坏死，穿孔。血培养回报提示大肠埃希菌生长，ESBLs 阳性，术后第 4 天患儿腹部切口因腹壁张力高，皮肤高度水肿而裂开,肠管外露,患儿血压稳定,心率正常,但出现尿少,肝功能损伤,自主呼吸微弱,最终治疗不理想而死亡。

　　本案例具有如下特点:①早产儿;②肠内喂养;③呼吸暂停、腹胀、肉眼血便;④WBC 和 CRP增高,血小板降低;⑤腹部平片显示肠壁积气征和气腹;⑥血液培养为革兰阴性杆菌阳性;⑦外科手术证实肠坏死肠穿孔;⑧病理检查提示肠坏死。具有 NEC 的典型表现,按照国内、国外诊断标准均可明确诊断,最终 Bell 分期可达ⅢB 期。但其早期起病表现比较隐匿,以反应低下、面色差、呼吸暂停为主要特点,典型腹胀和便血出现晚,至起病后两天方发现肠壁积气征。起病第 4 天发现肠穿孔,但手术干预已经为时已晚。该典型病例印证了 NEC 这一棘手的新生儿疾病早期诊断的困难性,而待确诊时已经错失最佳治疗时间,特别是在选择手术干预时机时滞后,已发生多节段肠坏死,手术效果差。

　　诊断解析:NEC 大部分发生于肠内喂养的早产儿,据报道其发生率在 10%~20% 不等,病死率高达 10%~60% 不等,如若出现典型临床表现,确诊 NEC 几无困难,但目前无特异的早期诊断指标,故应加强对该病高危因素的认识,对于经肠内喂养的早产儿,特别是极低出生体重儿,当出现喂养不耐受、呼吸暂停、反应低下以及腹胀、大便性状变化等情况时均应高度怀疑本病,应按照疑诊NEC 处理观察;X 线检查有确诊价值,强调其动态监测的价值,特别侧卧位行水平和垂直摄片,对发现不典型肠壁积气征和气腹有较大价值,该例患儿虽连续监测腹部平片,但根据手术所见,发现膈下游离气体行紧急剖腹探查时基本已经丧失最佳手术治疗时机,与监测 X 线检查频率不够或有一定关系,若行侧卧位水平摄片有可能更早期发现气腹征。

(段江　黄永坤)

参考文献

1. Tricia Lacy Gomella, M. Douglus Cunningham, Fabien G. Eyal. Neonatology: management, procedures, on-call problems, diseasea, and drugs. 6th edition.Pediatric Emergency Care, 2009, 590-594.
2. 邵肖梅,叶鸿瑁,丘小汕.实用新生儿学.第 4 版.北京:人民卫生出版社,2011,477-483.
3. Wu SF, Caplan M, Lin HC. Necrotizing enterocolitis: old problem with new hope. Pediatr Neonatol, 2012, 53(3):158-163.
4. Berman L, Moss RL. Necrotizing enterocolitis: an update. Semin Fetal Neonatal Med, 2011, 16(3):145-150.
5. 陆妹,朱小瑜,刘登礼,等.新生儿坏死性小肠结肠炎危险因素临床分析.中国新生儿科杂志,2012,27(6):382-385.
6. 王忠,洪晓纯,林雁捷,等.新生儿坏死性小肠结肠炎的早期X线表现及临床分析.医学影像学杂志,2012,22(9):1507-1508.

第五节　胆汁瘀积性肝病

【疾病简介】

　　婴儿胆汁瘀积性肝病(cholestasis in infancy)是婴儿期常见的疾病,指 1 岁以内由各种原因引起的肝细胞和(或)毛细胆管分泌功能障碍,或胆管病变导致胆汁进入十二指肠内减少或衰竭。国外文献报道活产婴儿发生率约 1:5000~1:2500。国内缺乏相应的流行病学资料,但普遍认为其发病率明显高于西方国家。临床主要表现为高结合胆红素血症,胆汁酸浓度增加,肝大、质地异常和粪便颜色改变。

【诊断标准】

一、国内诊断标准

(一)病因

　　婴儿胆汁瘀积病因非常复杂,主要分为梗阻性胆汁瘀积和肝细胞性胆汁瘀积。

　　1. 梗阻性胆汁瘀积　胆道闭锁、胆总管囊肿、胆结石或胆汁淤泥、Alagille 综合征、胆汁浓缩、囊性纤维化、新生儿硬化性胆管炎、先天性肝纤维化。

　　2. 肝细胞性胆汁瘀积　特发性婴肝、病毒感染(CMV、HIV)、细菌感染(尿路感染、败血症、梅毒)、遗传或代谢性疾病(α_1-抗胰蛋白酶缺乏、酪氨酸血症、半乳糖血症、甲状腺功能减退、进行性家族性肝内胆汁瘀积症、囊性纤维化、全垂体功能减退)、中毒或继发性胆汁瘀积(胃肠外营养相关性胆汁瘀积)。

(二)诊断

明确病因对治疗和预后判断非常重要。对黄疸型要首先明确有无肝外胆道闭锁。对感染要注意排除其他合并病因。

1. 详细询问病史和流行病史、产前情况、家族史、生长发育状况 患儿起病情况是否伴发热,是否存在尿路感染、败血症、病毒感染;孕期是否有宫内感染等,以了解是否感染因素引起的胆汁瘀积。若父母或同胞之间有类似表现,提示可能存在遗传性疾病如 α_1-抗胰蛋白酶缺乏(α_1-AT)、进行性家族性肝内胆汁瘀积(PFIC)、囊性纤维化等;某些遗传代谢性疾病如 citrin 缺陷导致的婴儿肝内胆汁瘀积(NICCD)可导致生长发育迟缓。

2. 症状和体征 黄疸常为首发症状,需注意出现时间和演变情况。患儿出现黄疸、大便色淡、尿色加深,提示有可能为胆汁瘀积性黄疸。大小便颜色及其动态变化有助于区分肝外胆汁瘀积与肝内胆汁瘀积(若持续陶土样便常为梗阻性),肝脏、脾脏肿大程度及质地,有无与本征有关的原发疾病临床表现,如发热、消瘦、全身中毒症状、消化及神经系统症状和体征以及先天性畸形和生长发育障碍。

3. 辅助检查 没有什么筛查性检查能够预测哪一类婴儿最终会发展为胆汁瘀积性肝病,因此胆汁瘀积性肝病的检查还是依赖于临床对黄疸、灰白色大便、深色尿的识别。可以做的辅助检查:

(1)实验室检查:①血清总胆红素(结合胆红素、未结合胆红素)、血清胆汁酸、血丙氨酸氨基转移酶(sALT)、碱性磷酸酶(AKP)、γ-谷氨酰转肽酶(γ-GT)、5-核苷酸酶(5-NT)、凝血酶原时间(PT)、凝血因子、血清清蛋白、血糖(空腹)、血清胆固醇、血清氨基酸;②血常规;③血培养、尿培养、其他分泌物培养;④腹水胆汁检查和细菌培养。成人胆汁瘀积性肝病诊断治疗专家委员会建议生化指标方面,AKP 水平高于 1.5 倍 ULN(正常值上限),并

且 γ-GT 水平高于 3 倍 ULN 可诊断胆汁瘀积性肝病。

(2)特殊检查:①影像学检查:磁共振胆管成像(MRCP),核素肝胆显像,肝胆 B 超,长骨、头颅骨 X 线,胸部 X 线;②病毒学检测[乙肝全套、HBV-DNA、TORCH、EB 病毒(EBV)、细小病毒 B19、HIV 等]和病毒培养;③代谢病筛查:尿氨基酸、血清氨基酸、尿有机酸、汗氯实验、血清 α_1-AT、血 T_3 和 T_4、促甲状腺激素(TSH)、血清铁、铁蛋白、尿胆汁酸分析、血胆汁酸分析;④基因检测(A1agille 综合征);⑤十二指肠液胆汁检查(胆汁胆红素、胆汁酸、胆汁磷脂、胆汁 γ-GT 等);⑥骨穿检查;⑦腹腔镜或内镜检查;⑧肝穿刺(免疫组化学、电镜、病毒培养、酶等);⑨剖腹探查和术中胆管造影检查;⑩其他:红细胞 1-磷酸半乳糖尿苷酰转移酶测定和皮肤成纤维细胞培养。

二、国外诊断标准

美国儿科学会推荐健康足月产新生儿生理性黄疸在 2 周龄内消退,因此 2 周龄以上婴儿发现黄疸,应该检测血总胆红素(TBil)和直接胆红素(DBil)以进行临床评估。母乳喂养的患儿如果无其他病史(没有深色尿和浅色大便),体检正常,并能够确切监护,可以在 3 周龄时复诊。如果新生儿黄疸伴白便或尿色加深或黄疸持续存在超过 3 周龄时,一定要进行 TBil 和 DBil 的测定。健康足月儿 TBil<85mmol/L 时,DBil>17mmol/L;或 TBil>85mmol/L,DBil 占 TBil 的比例≥20% 考虑为胆汁瘀积。

血中 DBil 升高表明存在胆汁瘀积,需要对病因进行完整的诊断性评估,从而确定胆汁瘀积的病因,至少要能排除胆道闭锁。首先要详细询问病史。要询问父母或同胞之间是否出现同样情况,如父母有类似情况,提示常染色体显性遗传疾病;如兄弟姐妹有类似疾病,提示隐性遗传性疾病,如:α_1-AT 缺乏、进行性家族性肝内胆汁瘀积(PFIC)、囊性纤维化(CF)等;父母有血缘关系,则常染色体隐性遗传疾病风险增加。如果母亲有妊娠胆汁瘀积,或家系中有幼年或青年胆结石病史,提示有家族性进行性肝内胆汁瘀积可能。母亲孕

期有 TORCH、HBV、HCV、HIV 等感染病史,要注意宫内感染等。其他病史和体检中还应注意孕期胎儿有无异常、出生体重、有无新生儿感染(尿路感染、败血症、病毒感染)、溶血、喂养史和体重增长情况、有无呕吐、情绪异常、排胎便延迟、大便颜色、尿颜色、出血等。

体格检查应包括生命体征和生长发育情况,以判断是否存在急性疾病;皮肤有否抓伤、瘀点、皮疹;要观察面容,有否 Alagille 综合征表现;眼科注意有否巩膜黄染;眼底镜检查视网膜有否宫内感染证据,裂隙灯检查是否有角膜后胚胎环或白内障;胸部和心脏检查注意除外肺部感染和淤血性肝病,心脏杂音提示 Alagille 综合征;腹部注意有无腹胀、腹水、腹壁静脉曲张;肝脏和脾脏大小、质地;腹部有否肿块、脐疝;要观察尿布,深黄色尿液提示 DBil 升高;白色或陶土样便也提示胆汁瘀积,尤要注意排除胆道闭锁;神经系统注意反应、肌张力和协调能力等。

【诊断标准解读】

1. 首先要确定婴儿胆汁瘀积的诊断,对黄疸婴儿要仔细观察其粪便颜色,如果患儿粪便的颜色明显较浅,应怀疑胆汁瘀积的可能,进一步做肝功能和血生化检查:血清总胆红素值增加,其中结合胆红素即直接胆红素值占总胆红素值 30% 以上(一般都在 50% 以上),考虑疑诊。若同时血总胆汁酸值明显增高,则可确认。此时同时检查患儿发现病理性肝脏体征和 sALT 增高,就可诊断为胆汁瘀积性肝病。

2. 及早发现肝外胆道闭锁,在胆汁瘀积患儿中必须及早发现先天性肝外胆道闭锁,胆道闭锁早期诊断、早日手术对提高手术成功率及长期生存率具有决定性意义。

3. 确诊和评估患儿病因,不仅要考虑到病因是否常见,还应考虑到及时诊断对疾病预后的影响。应优先考虑通过及时治疗能减轻病情、改善预后的疾病,如胆道闭锁、脓毒症、尿路感染、部分遗传代谢或内分泌疾病(酪氨酸血症、半乳糖血症、甲状腺功能减退等)。另外,患儿可能存在严重并发症,如出血、低血糖惊厥、感染引起的危重

情况,因此部分检查需要优先进行。

(1)紧急检查对临床症状较重的胆汁瘀积性肝病患儿需要紧急检查凝血酶原时间,避免胆汁瘀积患儿的严重出血,判断是否有肝功能衰竭;血细胞计数、检测肝生化指标等。若患者需要输血,输血前保留血标本,保留的血标本可用于进一步检测,包括基因分析等,避免输血影响检验结果。

(2)病因有关检查为进一步确定病因。根据胆汁瘀积性肝病的疾病谱和患儿的临床表现,可继续进行下一步特异性筛查性检查。

(3)与胆道闭锁有关的诊断指标和评价:

1)十二指肠抽吸液检查:通过置管或激发试验收集十二指肠液,分析其胆红素浓度。如十二指肠抽吸液中胆红素浓度低于血清胆红素浓度,考虑可能存在胆道梗阻。

2)超声:超声检查有助于诊断患儿解剖结构的异常。超声发现肝门"纤维块"(TC)征,有助于诊断胆道闭锁(BA)。但由于超声的敏感度相对较低,门静脉周围回声增强也可能误诊为 TC,所以部分不典型病例可能被漏诊或误诊。

3)肝胆显像:如 24 小时后在肠道扫描区域仍未显影,提示可能存在胆道梗阻或肝功能的障碍。由于完全胆道梗阻的患儿不排泄放射性物质,所以核素扫描肝胆显像诊断胆道闭锁的敏感度较高。但肝胆显像存在假阳性的结果。

4)内镜下逆行胰胆管造影(ERCP):ERCP 被称为是"专业人员排除 BA 的有价值工具"。

5)磁共振胰胆管显像(MRCP):是一种非侵入性检查胆道树的手段。婴儿肝炎可见肝胆管通畅,而胆道闭锁患儿肝胆管不显示。

6)肝活检:是婴儿胆汁瘀积的重要检查手段,尤其对于胆道闭锁,敏感性达 99%,特异性达 92%。肝活检能为疾病的诊断提供特异性发现。

7)剖腹探查:有下列情况之一,进行剖腹探查。患儿灰白色大便及肝活检提示 BA,患儿灰白色大便,活检未明确为 BA,但 ERCP 提示 BA,活检结果不明确,但是患儿有灰白色大便且已超过 7 周龄,胆管造影照片提示有阻塞;患儿排出灰白色大便,核素扫描无显影剂排泄或十二指肠液检查无色素,并除外肝内病因,肝活检为可疑阳性。

8）病原学检查：病毒血清学检测除外病毒感染，血、尿培养除外细菌感染。

9）对不明原因的长期胆汁瘀积应积极做遗传代谢病筛查排除遗传代谢性疾病；对不明原因胆汁瘀积性肝病患儿，早期行串联质谱分析具有重要意义。

【病例及诊断解析】

病例：患儿，3个月，因发现皮肤黄染2个月余"入院。患儿生后1个月时出现明显皮肤黄染，当时曾在外院经皮测最高胆红素14mg/L（1mg=17mmol），未给予特殊处理，近1个月来皮肤黄染有所加重，在外院蓝光治疗及口服茵栀黄无好转来诊收住。生后患儿吃奶好，精神反应好，大便为灰白色，小便色深，体重增加满意，无发热、呕吐等。患儿为第二胎，足月剖宫产，无窒息史，生后混合喂养，家庭中否认有类似疾病患者，母亲孕期健康。体格检查：体重5.7kg，发育正常，精神反应好，面色阴黄，皮肤、黏膜中度黄染，腹软稍胀，肝脏在右肋下6cm，剑下4.5cm可及，质中等偏硬，脾未及。双下肢无水肿。辅助检查：血常规：WBC 10.85×10^9/L，N 19.2%，L 70.7%，Hb 113g/L，PLT 383×10^9/L；CRP 6.98mg/L；血生化和肝功能：总蛋白52.0g/L，白蛋白35.5g/L，球蛋白16.5g/L，ALT 96.6IU/L，AST 216.6IU/L，TB 140.1mmol/L，DBil 111.9mmol/L，IBil 28.2mmol/L，总胆汁酸131.9mmol/L，AKP 468IU/L，γ-GT 723.9IU/L，前白蛋白105.3mg/L，单胺氧化酶54.3IU/L；血氨128mmol/L，血糖3.6mmol/L；凝血四项：正常；粪便常规：正常；尿常规：尿胆红素：1+；肝炎病毒学全套阴性；CMV-DNA定量：<5000拷贝/ml（正常）；TORCH检查：CMV-IgG（+），CMV-IgM（-）；尿培养（-）；SPECT：①肝功能受损；②胆道通畅。甲状腺功能检查：正常；腹部B超、MRCP：未见明显异常，送检串联质谱分析未见明显异常。

诊断解析：该患儿以黄疸为主要症状，持续不退，大便为灰白色，小便色深，肝脏增大，质中等偏硬，肝功示总胆红素升高，以直接胆红素升高为主，DBil/TBil=79.8%，TBA、γ-GT、AKP均明显升高故要考虑存在胆汁瘀积性肝病。继续完善相关病因学检查，腹部B超、SPECT、MRCP等检查排外

肝外先天性胆道闭锁，肝炎病毒学、TORCH、CMV-DNA检查仅提示CMV-IgG（+），不排外母亲CMV感染通过胎盘传给患儿，血氨、甲功、串联质谱分析未见异常，遗传代谢性疾病引起依据不足，最后建议家长到条件更好的医院进一步诊断和治疗。

（刘梅　黄永坤）

参考文献

1. 黄志华，刘艳．婴儿胆汁瘀积症的诊断与治疗．实用儿科临床杂志，2009，24（7）：481-484.
2. 付海燕，王建设．婴儿胆汁瘀积症的诊断．肝脏，2009，14（5）：422-425.
3. 朱启镕，王晓红，王建设．婴儿肝病综合征诊治修订方案．中华传染病杂志，2004，22（5）：357.
4. 胆汁瘀积性肝病诊断治疗专家委员会．胆汁瘀积性肝病诊断治疗专家共识．中华实验和临床感染病杂志（电子版），2009，3（4）：57-64.
5. 董永绥．婴儿胆汁瘀积的发病机制和诊断思路．中国实用儿科杂志，2008，23（1）：1-3.
6. 杨露，孙梅．婴儿胆汁瘀积症的病因研究进展．国际儿科学杂志，2011，38（2）：158-161.
7. Moyer V，Freese DK，Whitington PF，et al.Guideline for the evaluation of cholestasis jaundice in infants：recommendations of the North American Society for Pediatric Gastroenterology，Hepatology and Nutrition．J Pediatr Gastroenterol Nutr，2004，39（2）：115-128.
8. Heathcote EJ. Diagnosis and management of cholestatic liver disease. Clin Gastroenterol Hepatol，2007，5（7）：776-782.
9. 朱启镕，王建设．婴儿胆汁瘀积症的鉴别诊断思路．临床肝胆病杂志，2011，27（7）：679-681，693.
10. Mushtaq I，Logan S，Morrism，et al. Screening of newborn infants for cholestatic hepatobiliary disease with tandem mass spectrometry.BMJ，1999，319（7206）：471-477.
11. 龚振华，田国力，吕志宝，等．串联质谱检测酰基肉碱和氨基酸在鉴别婴儿黄疸中的应用．中华小儿外科杂志，2012，33（3）：201-205.

第六节　急性胰腺炎

【疾病简介】

急性胰腺炎（acute pancreatitis，AP）是由于各

种原因引起胰腺消化酶在胰腺内被激活,而发生胰腺自身消化的化学性炎症为主的疾病。病因多种多样,共同特征为突然发作的上腹剧痛、呕吐和血清淀粉酶增高。在临床上根据其严重程度,可分为轻型急性胰腺炎(MAP)和重型急性胰腺炎(SAP)两大类。轻型胰腺炎多见,仅有轻度的胰腺功能障碍,去除发作的病因后多不会再有发作,病情呈自限性,一般病程在 1~2 周,胰腺的形态和功能亦恢复正常。重型胰腺炎少见,有器官衰竭或坏死、脓肿、假性囊肿等局部并发症存在,病情急重,病死率高。

【诊断标准】

(一)国内诊断标准

中华医学会消化病学分会根据 1992 年美国亚特兰大会议和 2002 年泰国曼谷急性胰腺炎国际专题研讨会所颁布的标准并结合我国具体情况,于 2003 年拟定了我国急性胰腺炎诊治指南(草案),但儿科缺乏诊治指南,多根据成人指南指导临床工作,简述如下:

1. AP 临床上表现为急性、持续性腹痛(偶无腹痛),血清淀粉酶活性增高≥正常值上限 3 倍,影像学提示胰腺有或无形态改变,排除其他疾病者。可有或无其他器官功能障碍。少数病例血清淀粉酶活性正常或轻度增高。

2. MAP 具备 AP 的临床表现和生化改变,而无器官功能障碍或局部并发症,对液体补充治疗反应良好。Ranson 评分 <3 项,或 APACHE-Ⅱ评分 <8,或 CT 分级为 A、B、C。

3. SAP 具备 AP 的临床表现和生化改变,且具有下列之一者:局部并发症(胰腺坏死、假性囊肿、胰腺脓肿);器官衰竭;Ranson 指标≥3 项;APACHE-Ⅱ评分≥8;CT 分级为 D、E。

(二)国外诊断标准

美国 AP 诊断标准 AP 腹痛特点:骤然起病的上腹痛,其中近半数放射至背部,起病迅速,30 分钟内疼痛达到高峰,通常难以耐受,持续 24 小时以上不缓解。疼痛常伴随有恶心和呕吐。体格检查往往显示剧烈的上腹部压痛及肌紧张。

诊断 AP 一般需以下 3 点中的 2 条:①具有急性胰腺炎特征性腹痛;②血清淀粉酶和(或)脂肪酶≥正常值上限 3 倍;③急性胰腺炎特征性的 CT 表现。本定义允许淀粉酶和(或)脂肪酶 < 正常值上限 3 倍而诊断急性胰腺炎的可能性。如果患者具备急性胰腺炎特征性的腹痛而血清酶水平低于正常值上限 3 倍,必须行 CT 检查以确诊急性胰腺炎。

诊断指南Ⅰ:入院时查找重症危险因子,如高龄(>55 岁)、肥胖(BMI>300kg/m²)、器官衰竭、胸腔积液和(或)渗出等。具有上述特征的患者可能需由严密监护病区治疗,如重症监护病房(ICU)。

诊断指南Ⅱ:入院时或 48 小时内实验室检查确定严重程度。APACHE-Ⅱ评分和血细胞比容有助于区别轻度与重症急性胰腺炎。推荐在住院 3 天内及之后按需计算 APACHE-Ⅱ以利于两者鉴别。同时推荐入院时、入院后 12 小时和 24 小时内检测血细胞比容以利于测算补液量。

诊断指南Ⅲ:住院期间严重程度确定。胰腺坏死和器官衰竭是重症胰腺炎的两大重要标志。住院 2~3 天时,增强 CT 能可靠地区别间质性和坏死性胰腺炎。

【诊断标准解读】

1. 评分系统 儿科病人尤其是幼儿临床表现不典型,常规应用的评分系统多根据成人制定,对于评价儿童 AP 严重程度效果较差,因此实验室检查和影像学检查显得更为重要。在发病初期 24~48 小时行 B 超检查可以初步判断胰腺组织形态学的变化,同时有助于排除胆道疾病,但 AP 时腹腔积气较多,仅有 25%~50% 的患儿显示胰腺肿胀,因此,超声检查对 AP 不能作出正确诊断。CT 扫描及增强是目前 AP 诊断、分期、严重度分级及并发症诊断最准确的影像学方法之一。但 CT 对胰腺坏死有一滞后期,只有起病 72 小时后进行增强 CT 才能准确判断胰腺坏死,但对判断坏死灶有无感染不准确。根据炎症的严重程度 CT 分级为 A~E 级。A 级:正常胰腺。B 级:胰腺实质改变。包括局部或弥漫的腺体增大。C 级:胰腺实质及周围炎症改变,胰周轻度渗出。D 级:除 C 级外,胰周渗出显著,胰腺实质内或胰周单个液体积聚。E 级:广泛的胰腺内、外积液,包括胰腺和脂肪坏死,胰腺脓肿。A~C 级:临床上为轻型急性胰腺炎;D~E 级:临床上为重症急性胰腺炎。

2. 临床表现　小儿急性胰腺炎特别是学龄前小儿的症状不像年长儿和成人那样典型。以发热、上腹痛伴频频呕吐起病的较多,而且呕吐后腹痛无缓解,应提高对本病的认识,以利早期确诊。腹痛多表现为中上腹和脐周剧烈腹痛,背痛及束腰样痛少见。SAP 在儿童少见,多成急性发病,表现为剧烈的上腹部疼痛以及顽固的恶心、呕吐,腹痛迅速扩散到全腹,早期出现腹胀及腹膜刺激征。可发生离子紊乱、酸中毒、低钙血症、休克甚至多脏器受累。肝脏受累时表现为急性肝坏死、胆汁瘀滞、黄疸。不少 SAP 以急性上腹痛起病,伴有或不伴休克,并有咳嗽、呼吸困难、发绀、动脉血氧分压明显下降等呼吸窘迫综合征表现。常伴有意识障碍、抽搐等神经系统表现。少数病例可无腹痛而迅速发生休克。有的伴有心包积液、心肌损害、心律紊乱,以及伴有低血钙、低血钾、低蛋白血症、高血糖、糖尿病,甚至发生 DIC,以及发生少尿或无尿、肾功障碍等。故小儿 SAP 病情较复杂,且病死率相当高。

3. 酶学改变　血清淀粉酶的测定对于诊断 AP 有临床意义,但其高低与病情的轻重无关。如果血清淀粉酶持续不降或降低后又复升考虑有胰腺假性囊肿的形成。尿淀粉酶变化仅供参考,应结合尿量及其他临床症状和血清胰酶作全面分析,以作出正确诊断。坏死型胰腺炎有时血尿淀粉酶可不高甚至降低;如果腹水或胸水淀粉酶比血尿淀粉酶高,对确诊有重要价值。血清脂肪酶的特异性和敏感性均优于血清淀粉酶,并且持续升高的时间长,特别是对于血清淀粉酶已经恢复正常的 AP 的诊断意义更大。

4. 儿童胰腺炎病因与成人不同,成人胆道梗阻多源于胆石症,而儿童多见于胆汁淤积、先天性胰胆管畸形(胆总管囊肿、胰腺分裂症)、胆道蛔虫症、十二指肠重复畸形、环状胰腺等。当患儿有复发性胰腺炎时要注意是否存在先天性胰胆管畸形。

【病例及诊断解析】

病例:患儿,男,10 岁,以腹痛、呕吐 2 天,嗜睡 1 天为主诉入院。入院前 1 天晚餐进食大量油煎饺子后,次日晨起出现腹痛,腹痛剧烈不能忍受,有后背放射痛,进食后腹痛加重,伴有恶心及呕吐,呕吐物为黄绿色胆汁及咖啡样物。入院当天出现嗜睡,面色苍黄。

体格检查:T 38.4℃,P 130 次 / 分,R 35 次 / 分,W 51kg。肥胖,精神萎靡,气促,面色晦暗,心肺正常,腹胀,全腹压痛,反跳痛,肌紧张,肠鸣音减弱,四肢末梢凉,毛细血管再充盈时间 4 秒。

辅助检查:血 WBC13.7×10⁹/L,N 76.7%,L 11%,血淀粉酶 193U/L,血脂肪酶 942U/L,尿淀粉酶 1686U/L,血糖 5.31mmol/L,血清 Na⁺ 122mmol/L,K⁺ 6.0mmol/L,Cl⁻ 90mmol/L,血清 Ca²⁺ 1.03mmol/L,CRP 225mg/L。心肌酶谱:CK 262U/L,CKMB 47U/L,AST 126U/L。肾功能:尿素氮 7.76mmol/L,肌酐 69.1μmol/L。DIC:D- 二聚体 2778μg/L,FDP 122.5mg/L。B 超:胰腺肿大,轮廓模糊,胰腺头、体、尾分别为 2.4cm、2.8cm、2.2cm,回声粗糙、减低。腹腔见游离液体,深约 4.3cm。胰腺 CT 平扫:胰腺饱满,轮廓模糊,胰体尾部实质液化,胰周脂肪间隙密度增高,散在渗出。增强扫描:胰腺头部均匀强化,轮廓模糊,胰管未见明显扩张。胰尾部实质液化,未见明显增强。轻度脂肪肝。

诊治经过:禁食、胃肠减压;输血浆提高血浆胶体渗透压;全胃肠道外静脉营养支持;奥美拉唑静脉滴注、善宁皮下注射抑制胰腺分泌及胰酶的活性;凯时静脉滴注改善胰腺微循环。舒普深抗炎。入院第 3 天左腰部剧烈疼痛,出现大片状 Grey Tumer 斑。血清钙降低为 2.02mmol/ L。血糖高达 22.5mmol/L,考虑重症急性胰腺炎继发糖尿病,当时因患儿在持续 24 小时静脉营养中,予诺和灵 R 泵入,维持血糖在 8mmol/L 以下,10 天,腹痛减轻进食后改为诺和灵 R 皮下注射至出院,监测血糖,根据血糖调整胰岛素用量。家长拒绝手术,经内科保守治疗 19 天痊愈出院,出院时血糖恢复正常,胰尾部及脾肾间隙可见约为 7cm×4cm

大小的包块,考虑胰腺假性囊肿形成。最后诊断:重症急性胰腺炎。

诊断解析:本患儿聚集了儿童重症急性胰腺炎的各项诊断标准:①暴饮暴食大量油性食品后出现典型的 AP 临床表现:难以忍受的腹痛,向后背放射,伴有恶心呕吐;病情重、进展迅速,腹痛迅速波及全腹,查体有腹胀、全腹压痛、反跳痛、肌紧张、肠鸣音减弱等,腹部出现 Grey Tumer 斑,伴有神经系统症状及循环障碍。胰腺假性囊肿形成。②患儿血、尿淀粉酶及脂肪酶均明显升高。③胰腺彩超提示典型 AP 改变,CT 表现为 D 级改变。无论是根据国内标准或国际标准,该患儿均达到 AP 的诊断要点,且已达到重度胰腺炎水平。

在儿科 SAP 常常检测如下指标:血糖、LDH 及 AST 可升高,血细胞比容可减低,BUN 在肾功受累时可增高。另外,监测血气、血钾、血钠、血钙,如病后 2~3 天血钙降低 <1.75mmol/L 提示胰腺坏死,预后不良。CRP:发病 72 小时后如 CRP>150mg/L 提示胰腺组织坏死。上述化验在入院时和病程观察过程中均应检查,以评估病情和(或)及时发现病情变化,评估预后。该患儿有明显的离子紊乱,低钠血症、高钾血症、低钙血症等;BUN 升高、DIC 异常。出现 SAP 并发症如胰腺假性囊肿、继发性糖尿病。

治疗方面,首先要确立是轻型还是重型。一般轻型内科保守治疗多能治愈。而 SAP 要认真断定病情轻重及病情的转化,尤其在病后 48 小时左右更要严密监护患儿,最好在 ICU 监护呼吸、脉搏、血压、血气。内科治疗原则是:在疾病初期的治疗措施是补液,维持水电解质平衡,注意胰腺休息,早期禁食,胃肠减压,早期静脉营养,抑制胰腺分泌及胰酶活性,止痛抗休克,控制感染,防治局部及全身并发症。如全身炎症反应过于严重,亦可行血液净化治疗。经鼻空肠置管进行肠内营养不刺激胰腺外分泌功能,不增加胰液分泌而引起病情加重,可以降低多脏器功能衰竭、胰腺感染率及死亡率,是近年来 SAP 救治成功率提高的重要原因之一。SAP 如经内科治疗不见好转,并发腹膜炎,发生多脏器功能不全,继发感染发生胰腺脓肿,形成假性囊肿均应外科治疗,行坏死组织清除

和(或)引流术,亦可行超声内镜下囊肿引流治疗。胰腺炎外分泌功能严重受损,可发生吸收不良,此时应给低脂肪饮食。该患儿为 SAP 患者,未进行手术治疗,经系统内科治疗后痊愈。目前 SAP 治疗方案已从既往的主张早期手术,不断扩大手术范围,以期达到清除坏死胰腺组织的治疗思路转变为以非手术为主的综合治疗措施。小儿 SAP 病情较复杂,病死率相当高,需要严密观察病情变化,早期诊断、早期治疗,以降低病死率。

(孙梅 郭静)

参考文献

1. 中华医学会消化病学分会胰腺疾病学组.中国急性胰腺炎诊治指南(草案).中华消化杂志,2004,24(3):190-192.

2. 廖家智,王家骐.美国急性胰腺炎临床指南(诊断部分).临床内科杂志,2007,24(2):136-139.

3. Mekitarian Filho E,de Carvalho WB,Silva FD. Acute pancreatitis in pediatrics:a systematic review of the literature. J Pediatr(Rio J),2012,88(2):101-114.

4. Lautz TB,Chin AC,Radhakrishnan J. Acute pancreatitis in children:spectrum of disease and predictors of severity. J Pediatr Surg,2011,46(6):1144-1149.

5. Lautz TB,Turkel G,Radhakrishnan J,et al. Utility of the computed tomography severity index(Balthazar score)in children with acute pancreatitis.J Pediatr Surg,2012,47(6):1185-1191.

6. Chang YJ,Chao HC,Kong MS,et al. Acute pancreatitis in children.Acta Paediatr,2011,100(5):740-744.

7. Pezzilli R,Zerbi A,Di Carlo V,et al. Practical guidelines for acute pancreatitis. Pancreatology,2010,10(5):523-535.

8. Harper SJ,Cheslyn-Curtis S. Acute pancreatitis.Ann Clin Biochem,2011,48(Pt 1):23-37.

9. 张圣道,雷若庆.重症急性胰腺炎的诊治规范与指南解读.中华外科杂志,2009,47(19):1441-1443.

第七节 功能性便秘

【疾病简介】

便秘(constipation)是指以大便干燥、排便困

难、排便时间间隔久或虽有便意而排不出大便等一系列症状为临床表现的疾病,如除外肠道或全身器质性疾病以及药物因素所致,则称为功能性便秘(functional constipation,FC)。儿童功能性便秘的发病率约为3%~8%,正确诊断及合理治疗对改善患儿生活质量有着重要意义。目前,儿童功能性便秘的国外诊断标准基于2006年美国消化疾病周修订的功能性胃肠疾病(functional gastrointestinal disorders,FGIDs)罗马Ⅲ诊断标准,国内亦沿用此标准,并根据国内具体情况做了相应解读。

【诊断标准】

(一)国外诊断标准

罗马Ⅲ诊断标准是2006年美国消化疾病周将之前的罗马Ⅱ标准进行修订后的胃肠功能性疾病的诊断标准,其中根据年龄不同,将儿科分类增加到两个,分别为新生儿/幼儿(G)及儿童/青少年(H)两个分类,分别阐述儿童的功能性胃肠疾病。

1. 新生儿/幼儿罗马Ⅲ诊断标准(G7)

新生儿~4岁幼儿,至少出现以下症状中2条,达1个月:

(1) 每周排便2次或小于2次。

(2) 在自己能控制排便后每周至少有一次失禁发作。

(3) 有大便潴留的病史。

(4) 有排便疼痛和费力史。

(5) 直肠内存在大量粪便团块。

(6) 粪便的最大直径曾经堵塞过厕所。

除以上便秘的症状外,患儿往往有伴发的症状,包括易激惹、食欲下降和(或)早饱,这些症状随着大量粪便的排出,可以很快消失。

2. 儿童/青少年罗马Ⅲ诊断标准(H3a) 年龄>4岁的儿童,则必须满足以下2条或更多,并且每周发作至少一次。诊断指标包括:

(1) 每周排便≤2次。

(2) 每周至少有一次大便失禁。

(3) 有大量粪便潴留或有与粪便潴留有关的姿势。

(4) 有排便疼痛或困难的病史。

(5) 直肠内存在大粪块。

(6) 大块的粪便曾堵塞厕所管道的病史。

如在过去12个月中或至少12周内连续或间断出现以上2项或2项以上症状则诊断为慢性便秘(chronic constipation)。如同时除外肠道或全身性器质性病因及药物性因素,可确诊为FC。

(二)国内诊断标准

儿童便秘的国内诊断标准亦以罗马Ⅲ标准作为诊断标准,同时在分型上采取了不透X线标记物分型及肛门直肠测压分型。

1. 罗马Ⅲ诊断标准 见国外诊断标准。

2. 便秘分型的诊断标准 目前国内根据便秘的原因将儿童的慢性便秘分为慢传输型便秘(STC)及出口梗阻型便秘(OOC)。普遍采用的方法有不透X线标记物法及肛门直肠测压法。

不透X线的标记物法:患儿吞服一定数量的不透X线标记物,72小时后摄腹部X线观察SR区(直肠、乙状结肠)标记物存留数与全结肠标志物存留数,计算两者的比值,即TI(结肠通过时间transit index)值,通过TI值的变化对便秘进行分型。通过TI值的计算可对便秘进行分型诊断:TI<0.5,STC可能性大,TI>0.5,提示标志物存留在SR区多,OOC可能性大。TI=0.5则考虑混合型便秘。

肛门直肠测压法:检测肛门括约肌静息压及最大收缩压,肛门括约肌最大收缩压增高的便秘患儿往往存在肛门直肠区的动力障碍,提示为出口梗阻型便秘。但由于操作较复杂,且需患儿配合及需获得同龄健康儿童的基础值作为比较,故在临床推广应用较困难。

【诊断标准解读】

1. 罗马Ⅲ诊断标准中功能性便秘是按照患儿或父母描述的主要症状进行诊断的,而不是以病变器官为基础,强调诊断前必须先排除器质性疾病。

2. 由于生活习惯、文化地域等因素的影响,罗马Ⅲ诊断标准中的某些症状描述未必适合我国儿童。如罗马Ⅲ标准中提到的粪便的最大直径曾堵塞过厕所：是否发生此种情况决定于患儿使用的便器，新生儿／幼儿多选择便盆，不会出现堵塞厕所场景。在尚未普及现代化厕所的家庭目前尚难确定此项。

3. 某些症状的解读 罗马Ⅲ诊断标准中描述的某些症状可能家长未引起重视或易与其他疾病相混淆，需接诊医师再详细询问病史以正确诊断。

（1）大便失禁：大便失禁系结肠内容物不自主排出，可发生于直肠有粪块潴留的婴儿和幼儿，家长往往以腹泻为主诉就诊。其也可出现于睡眠时、疲劳或肛门排气时，多反映盆底肌肉或肛门括约肌松弛。在询问病史应注意区分鉴别，接诊医师对患儿"每周至少有一次大便失禁发作"应予足够重视。

（2）有大量粪便潴留的病史：该症状经常在询问病史时被忽略，实际情况为与大便次数减少相伴而行，在3天以上大便一次的病例中大多患儿此次大便量颇多。因此接诊时应详细询问粪便量的情况。

（3）排便疼痛和费力史：包括主观感觉和客观表现，对于新生儿及婴幼儿主观感觉很难叙述，婴幼儿表现为尖叫、哭闹，排便费力为客观表现，可直观而确定。较大幼儿则表现为踮起脚尖、双腿僵直、背向前屈、双手紧紧抓住身边的家具或物品。如有排便后伴有肛裂出血，此项在排除外痔后高度提示排便疼痛与费力。

（4）直肠内存在大量粪便的团块：确定此项依赖于医师对患儿进行肛指检查，但必须取得家长和患儿的配合，强行检查有时会造成患儿心理恐惧，遗留痛苦的回忆，或引起不良的行为反应。

4. 关于病程 新生儿／幼儿FC诊断标准规定必须达1个月，病程不足以上规定则仅视为"粪便干燥"予以相应处理。儿童／青少年FC症状中2项必须每周1次，并持续2个月以上。

【病例及诊断解析】

病例：患儿，男，3岁8个月，因便秘伴间断腹痛1年余于我科就诊。患儿自1年即出现排便困难，排便时疼痛，大便干结，3~4天排便1次，常需应用开塞露灌肠后方可排除大量粪块。伴有间断腹痛，为脐周痛，无发热等伴随症状。饮食习惯喜肉食，不喜蔬菜及水果类食物，不喜饮水。

体格检查：体重12kg，身高96cm。营养状态欠佳。心肺腹查无异常。神经系统查无阳性体征。辅助检查：血常规：WBC 5.9×10^9/L，Hb 109g/L，PLT 235×10^9/L；肝肾功、电解质正常。腹部B超未见异常。肛门直肠测压：肛管静息压27.45mmHg，肛管最大缩窄压146.81mmHg。不透X线标记物结果：口服不透X线标记物72小时后摄片，SR区残留标记物为6个，全结肠共17个，故TI值等于6/17=0.35，考虑为慢传输型便秘。对该患儿的治疗以排便习惯训练为主要措施，在初期辅以开塞露通便、口服聚乙二醇4000 10g/d软化大便以减少患儿排便时疼痛及对排便的恐惧，同时指导家长予合理饮食、足量饮水以及适当增加活动量。患儿治疗后2周排便次数增加，大便性状改善，伴随的腹痛症状亦缓解，随访观察6个月症状无反复。最后诊断：功能性便秘，慢传输型。

诊断解析：本患儿为典型的儿童便秘患者，其每周排便≤2次；有排便疼痛的病史；每次经开塞露通便后可有大量粪块排出，病程前后达1年。患儿腹部B超及其他实验室检查未发现明确的器质性疾病，经适当治疗后便秘症状及伴随的症状亦消失，故诊断慢性功能性便秘是明确的。部分便秘儿童往往以便秘的伴随症状就诊，需要我们在临床上引起注意。如便秘最常见的伴随症状为腹痛，约33%便秘儿童存在非特异性腹痛；而部分便秘患儿则存在大便失禁，认为儿童大便失禁超过90%与便秘有关，通常因为少量粪便污染衣物而被发现；在年长儿童肛裂可导致出血；而在9%~13%的有便秘症状的儿童中存在泌尿系症状，这些症状往往需要我们加以细心的鉴别诊断。

随着社会物质水平的提高及儿童生活习惯的改变，儿童功能性便秘的发病率日益增高。功能性便秘影响儿童生活质量，给儿童及家长带来痛苦。其发病与饮食结构不合理、不良排便习惯等诸多因素相关。形成长期慢性便秘则是由于排便过程中质硬粪块通过直肠引起疼痛，诱发儿童的忍便行为所致。这种忍便行为如不被干预措施(软化粪便和避免疼痛加重)纠正,会进而发展成慢性便秘。便秘不仅影响患儿的身体健康(如该例患儿实验室检查提示存在轻度的贫血),更对儿童的社会心理发育造成不良影响,导致生活质量下降。因此,在临床上应注意便秘的诊断及适当及时的治疗,以改善患儿的生活质量。

(张薇 王宝西)

参考文献

1. Hyman PE, Milla PJ, Benninga MA, et al. Childhood Functional Gastrointestinal Disorders: Neonate/Toddler. Gastroenterology, 2006, 130 (5): 1519-1526.

2. Rasquin A, Lorenzo CD, Forbes D, et al. Childhood Functional Gastrointestinal Disorders: Child/Adolescent. Gastroenterology, 2006, 130 (5): 1527-1537.

3. 王茂贵. 儿童功能性便秘:罗马Ⅲ诊断标准临床评介. 实用儿科临床杂志, 2007, 22 (7): 559-560.

4. 张树成, 王维林. 儿童功能性便秘诊断标准的评述与比较. 实用儿科临床杂志, 2008, 23 (7): 555-557.

5. 中华医学会小儿外科分会肛肠外科学组. 儿童功能性便秘诊断标准与治疗流程. 中华小儿外科杂志, 2011, 32 (8): 629-630.

6. 王宝西, 张薇. 婴幼儿功能性便秘的诊断及治疗. 临床儿科杂志, 2012, 30 (10): 901-905.

7. 王宝西, 王茂贵, 江米足, 等. 福松治疗儿童便秘的多中心随机对照临床研究. 中国当代儿科杂志, 2007, 9 (5): 429-432.

第八节 先天性巨结肠

【疾病简介】

先天性巨结肠(Hirschsprung's disease, HD)是小儿常见的先天性胃肠道畸形疾病,患病率约为 1:2000~1:5000,男女比例约为 4:1,男性多见。先天性巨结肠首先由丹麦医师 Harold Hirschsprung 因发现结肠显著扩张,故命名为先天性巨结肠,为纪念发现人,名为 Hirschsprung's disease。目前多认为是遗传及环境多种因素综合作用,共同调控的结果。

【诊断标准】

国内诊断标准

根据《临床诊疗指南——小儿外科学分册》(中华医学会编著,人民卫生出版社)、《临床技术操作规范——小儿外科学分册》(中华医学会编著,人民军医出版社)对先天性巨结肠具体的诊断标准如下:

1. 出生后出现便秘症状且日益加重。

2. 钡灌肠显示有肠管狭窄、移行和扩张的表现。

3. 肛直肠测压无内括约肌松弛反射。

4. 直肠活检提示先天性巨结肠病理改变。

其中 1 为必备,2、3、4 具备两项可确诊。

【诊断标准解读】

先天性巨结肠就诊于不同年龄,以新生儿期起病,HD 通常在生后一周或一个月作出诊断,但是 10% 以上在婴儿期以后才表现出来。因年龄不同临床表现及体征而不同。新生儿期无典型的临床表现,主要表现为生后胎便延迟,占 60%~90%,>24~48 小时腹胀伴呕吐;婴儿和儿童期出现典型的临床表现为间断或进行性腹胀、排便困难,严重时出现不全肠梗阻表现。

钡灌肠(CE, contrast enema)是临床上最常用的检查手段之一,已在临床上广泛使用。通过造影检查可以明确诊断病变的部位、范围,肠管扩张的情况及排钡的情况,同时有助于相关的鉴别诊断。有报道钡灌肠在排除 HD 的敏感性达 80±88%,但有报道发现结肠中胎粪性便秘的存在可以掩盖 X 线表现。

直肠肛门测压是诊断 HD 的有效方法,阳性率可达到 90% 以上。但仍有很多原因造成假阴性结果,比如新生儿肛门直肠反射的感觉系统尚未成熟、直肠测压管径的大小及操作人员的技术熟练等。

直肠黏膜吸引活检术是诊断 HD 的金标准。其灵敏度和特异度有报道是 97%~100% 和 99%~100%。但仍存在一定的风险,由于所取活组织或全层组织会合并严重的并发症,如出血、穿孔和败血症。

【病例及诊断解析】

病例:患儿,男,6个月,甘肃省籍,因便秘、腹胀6个月于2011年4月2日入院。6个月前即生后3天家属发现患儿未解胎便,伴腹胀,本地县医院儿科医师给予开塞露间断通便后腹胀缓解,但不能自行排大便,之后其家长每隔3~4天给患儿肛内注入"开塞露"协助排大便,经采用上述措施后患儿基本上2~3天排大便一次,起初较干燥,后多为黄色糊状便,仍有腹胀,无腹泻、发热、呕吐,1天前到他院诊治未予特殊处理,建议来笔者医院行手术治疗,为求进一步诊治来笔者医院,以"先天性巨结肠"之诊断收住院,发病来,患儿精神尚可,夜休可,食纳一般,小便正常。

体格检查:体温36.5℃,心率126次/分,呼吸26次/分,体重8.0kg。发育正常,营养中等,精神可,神志清,查体合作。全身皮肤黏膜无黄染,浅表淋巴结无肿大。头颅五官无畸形,双侧瞳孔等大等圆,对光反射灵敏,外耳道无分泌物,乳突无压痛,鼻通气畅,鼻腔无分泌物,咽部无充血,扁桃体无肿大。颈软,无强直,气管居中,甲状腺不大。胸廓无畸形,双侧呼吸动度相等,触觉语颤一致,双肺叩诊呈清音,呼吸音清,未闻及干湿性啰音,未闻及胸膜摩擦音。心前区无隆起,心尖搏动位置及范围正常,未触及震颤,心浊音界正常,心率126次/分,律齐,心音正常,各瓣膜听诊区未闻及病理性杂音。周围血管征阴性。腹隆起,未见胃肠型及蠕动波,腹肌张力不高,全腹无压痛及反跳痛,未触及包快,肝脾肋下未触及,肛门指诊:进肛尚顺利,可触及一狭窄环,肛管直肠壁张力大,直肠壶腹部空虚,未触及包块,退出后有少量粪便排出。脊柱四肢无畸形,活动不受限。肛生理反射存在,病理反射未引出。辅助检查:血常规:WBC 8.76×10^9/L,Hb 125g/L,PLT 138×10^9/L;尿、粪便常规正常;电解质:K^+ 5.3mmol/L,Na^+ 140.6mmol/L,Ca^{2+} 2.51mmol/L, 生化:ALT 62U/L,AST 82U/L,TG 4.2mmol/L,TP 58.8g/L,ALB 44.4g/L;凝血系列正常。腹部平片:中上腹部肠管胀气明显,并可见1~2个气液平面;腹部彩超未见积液

及扩张。钡剂灌肠造影示:直肠与乙状结肠交界处管腔狭窄、逐渐移行增宽,降、横结肠管腔增宽,结肠袋显示良好,未见明显充盈缺损及龛影。肛门直肠测压:内括约肌松弛反射未引出。最后诊断:先天性巨结肠。

诊断解析:本例患儿具有典型的临床表现,辅助检查提示:肛门直肠测压:内括约肌松弛反射未引出;结肠造影提示先天性巨结肠,根据诊断标准,本患儿已符合所有先天性巨结肠的诊断要点。

先天性巨结肠一经诊断,其保守治疗效果差,多数需要手术治疗,但各种手术方式均有相应的缺陷和并发症,术后并发症高达20%~30%。虽然有大量学者及专家希望通过改进各种手术方式,包括近年推广的完全经肛门拖出术、腹腔镜辅助拖出术和HD的自然腔道(NOTES)和单孔(SILEP)手术,使手术并发症减少,但手术均并不能从根本上恢复所有肠道功能,常常合并排便功能异常、小肠结肠炎、再次狭窄等并发症,严重影响患儿的生活质量。

因此,专家、学者从HD发病机制着手寻找突破点。从近一百年的研究发现HD肠动力障碍及与胃肠动力有关的Cajal间质细胞(interstitial cells of cajal,ICC)分布异常或减少有关;到近年来移植干细胞至神经元发育缺陷肠段,干细胞在肠壁内迁移、分化、增殖,恢复正常肠神经系统和神经元的结构和功能,达到根治HD的目的,是一种理想的根治方法,具有潜在临床应用前景。

(江逊　王宝西)

参考文献

1. Hanneman MJ, Sprangers MA, De Mik EL, et al. Quality of life in patients with anorectal malformation or Hirschsprung's disease:development of a disease-specific questionnaire. Dis Colon Rectum,2001,44 (11):1650-1660.

2. Molenaar JC. Pathogenetic aspects of Hirschsprung's disease. Br J Surg,1995,82(2):145-147.

3. Nowicki MJ,Bishop PR. Organic causes of constipation in infants and children. Pediatr Ann,1999,

28(5):293-300.

4. Doig CM. Hirschsprung's disease and mimicking conditions. Dig Dis,1994,12(2):106-116.

5. Benninga MA,Wijers OB,van der Hoeven CW,et al. Manometry,profilometry,and endosonography:normal physiology and anatomy of the anal canal in healthy children[J]. J Pediatr Gastroenterol Nutr,1994,18(1):68-77.

6. Nunez R,Cabrera R,Moreno C,et al. [Usefulness of anorectal manometry in the neonatal diagnosis of Hirschsprung disease]. Cir Pediatr,2000,13(1):16-19.

7. Benninga MA,Omari TI,Haslam RR,et al. Characterization of anorectal pressure and the anorectal inhibitory reflex in healthy preterm and term infants. J Pediatr,2001,139(2):233-237.

8. Seymour MA,Oesterling JE. Anterior rectal wall hematoma:complication of transrectal ultrasound-guided biopsy of prostate. Urology,1992,39(2):177-181.

9. Ding SQ,Chen YT,Ding YJ,et al. Diagnosis and surgical management of adult Hirschsprung disease. Zhonghua Wei Chang Wai Ke Za Zhi,2006,9(1):53-55.

10. Zhang SC,Bai YZ,Wang W,et al. Stooling patterns and colonic motility after transanal one-stage pull-through operation for Hirschsprung's disease in children. J Pediatr Surg,2005,40(11):1766-1772.

11. Dahal GR,Wang JX,Guo LH. Long-term outcome of children after single-stage transanal endorectal pull-through for Hirschsprung's disease. World J Pediatr,2011,7(1):65-69.

12. Menezes M,Puri P. Long-term outcome of patients with enterocolitis complicating Hirschsprung's disease. Pediatr Surg Int,2006,22(4):316-318.

13. Schafer KH,Micci MA,Pasricha PJ. Neural stem cell transplantation in the enteric nervous system:roadmaps and roadblocks. Neurogastroenterol Motil,2009,21(2):103-112.

14. Metzger M,Caldwell C,Barlow AJ,et al. Enteric nervous system stem cells derived from human gut mucosa for the treatment of aganglionic gut disorders. Gastroenterology,2009,136(7):2214-2225.

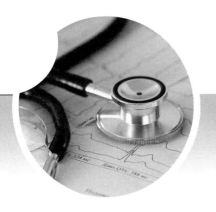

第四章　呼吸系统疾病

第一节　急性上呼吸道感染

【疾病简介】

急性上呼吸道感染（acute upper respiratory infection，AURI）是儿童最常见的疾病，是病原体侵犯喉以上呼吸系统的急性炎症的统称，包括以急性咽炎为主的普通感冒、急性鼻窦炎、扁桃体炎、喉炎等。各种病毒和细菌均可引起急性上呼吸道感染，但90%以上为病毒，主要有鼻病毒（rhinovirus，RV）、呼吸道合胞病毒（respiratory syncytial virus，RSV）、流感病毒（influenza virus）、副流感病毒（parainfluenza virus）、腺病毒（adenovirus，ADV）、冠状病毒（coronavirus）等。少数为细菌感染所致，常见的有溶血性链球菌，其次为肺炎链球菌和流感嗜血杆菌等，近年来肺炎支原体感染亦多见。当上呼吸道感染由流感病毒引起，并在某一地区人群中发生流行时，称为流行性感冒。婴幼儿时期由于上呼吸道的解剖和免疫特点而易患本病。若患有营养性疾病（如维生素 D 缺乏性佝偻病、营养不良、维生素 A 缺乏、锌缺乏症等）或免疫缺陷病、被动吸烟、护理不当、气候改变和环境不良等因素，则易发生反复上呼吸道感染。

【诊断标准】

（一）国内诊断标准

本病症状轻重不一，与病原、年龄和机体抵抗力不同有关，年长儿症状较轻，而婴幼儿较重。

1. 一般类型上呼吸道感染　一般病程为3~5天，为自限性疾病。

（1）局部症状：鼻塞、流涕、喷嚏、轻咳、咽部不适和咽痛等，多于3~4天内自然痊愈。

（2）全身症状：发热、乏力、头痛、全身不适等，部分患儿有食欲减退、恶心呕吐、腹泻、腹痛等消化道症状，腹痛多为阵发性脐周疼痛，无压痛，与肠痉挛或肠系膜淋巴结炎有关。婴幼儿局部症状不明显而全身症状重，多骤然起病，部分患儿可发生热性惊厥。年长儿以局部症状为主，全身症状较轻。

（3）体征：体格检查可见咽部充血，扁桃体肿大。有时可见下颌下和颈部淋巴结肿大、触痛等。肺部听诊正常。肠道病毒感染者可见不同形态的皮疹。

2. 特殊类型上呼吸道感染　一般发病年龄小，发热持续1周左右，均为病毒感染。

（1）疱疹性咽峡炎（herpangina）：系柯萨奇 A 组病毒所致，好发于夏秋季。起病急骤，表现为高热、咽痛、流涎、厌食、呕吐等。体格检查可见咽部充血，在咽腭弓、软腭、悬雍垂处可见直径 2~4mm 疱疹，周围有红晕，破溃后形成小溃疡，疱疹也可发生于口腔其他部位。病程 1 周左右。

（2）咽 - 结合膜热（pharyngoconjunctival fever）：系腺病毒 3、7 型所致，好发于夏春季。以发热、咽炎和结膜炎为特征。多表现为高热、咽痛、眼部刺痛、咽部充血，有时伴胃肠道症状。体检发现咽部充血、可见白色点块状分泌物，周边无红晕，易于剥离；一侧或双侧滤泡性眼结合膜炎，可伴球结膜出血；颈部、耳后淋巴结肿大。病程 1~2 周。

3. 辅助检查 病毒感染者外周血白细胞计数正常或偏低，细菌感染者外周血白细胞计数及中性粒细胞增高，链球菌感染者血中 ASO 滴度增高。一般无需做病原学检测。胸部 X 线检查阴性。

4. 鉴别诊断 根据临床表现不难诊断，但需与以下疾病鉴别：

（1）急性传染病早期：各种传染病的前驱症状类似上呼吸道感染，如麻疹、流行性脑脊髓膜炎、百日咳、猩红热和脊髓灰质炎等，应结合流行病学史、临床表现及实验室资料等综合分析，并观察病情演变加以鉴别。

（2）急性阑尾炎：上呼吸道感染伴腹痛者应注意与急性阑尾炎鉴别。急性阑尾炎患者腹痛常先于发热，以右下腹为主，呈持续性，有固定压痛点、反跳痛及腹肌紧张、腰大肌试验阳性等体征，外周血白细胞及中性粒细胞增高。

（3）过敏性鼻炎：儿童出现如流涕、打喷嚏等症状持续超过 2 周或反复发作，而全身症状较轻，则应考虑过敏性鼻炎的可能，鼻拭子涂片嗜酸性粒细胞增多有助于诊断。

（4）异物吸入：有突然剧烈呛咳病史，可出现持久或间断的哮喘样呼吸困难，并随体位变换加重或减轻。异物若在一侧支气管内，喘鸣音常仅限于患侧，气管异物患儿有时可闻及特殊拍击音，既往无喘息反复发作病史。X 线胸透可见纵隔摆动。

（二）国外诊断标准

1. 急性鼻咽炎（普通感冒） 诊断主要根据临床表现和体格检查，临床表现包括咽部疼痛或发痒、鼻塞、流涕。流感病毒、呼吸道合胞病毒、腺病毒感染易出现发热及并发其他症状。体检通常发现鼻分泌物明显增多、咽部充血、扁桃体肿大。尽管普通感冒是儿童最常见的感染性疾病，但其最重要的临床意义在于其并发症的发生率，因为儿童期鼻咽炎比成人易于扩散，除鼻咽部感染外，常波及鼻窦和中耳。麻疹、百日咳、流行性腮腺炎等发病初期与急性鼻咽炎的临床表现相似，还需与过敏性鼻炎、异物吸入等疾病进行鉴别，在大年龄儿童还应当与滥用药物引起的鼻咽炎症状相鉴别，如吸入可卡因及大麻。

2. 急性咽炎 所有咽部的急性感染，病毒引起者占多数，β - 溶血性链球菌 A 组为常见的致病菌，但发病率低。

（1）病毒性咽炎：通常表现为流涕、咳嗽和腹泻。腺病毒咽炎可能同时伴有结膜炎和发热（咽结合膜热）；柯萨奇病毒咽炎可能在咽后部产生小的（1~2mm）、浅灰色的小水疱和孔状溃疡（疱疹性咽峡炎）；EB 病毒咽炎可能伴有明显的扁桃体肿大，有渗出。

（2）链球菌性咽炎：通常由 A 组 β - 溶血性链球菌感染引起。2 岁以上的小儿在发病初常伴有头痛、腹痛及呕吐，初发症状出现后数小时，咽部开始疼痛，近 1/3 患者扁桃体肿大并有分泌物和咽红。咽痛为间断性、轻重不一，可致吞咽困难。2/3 患者仅表现为咽部轻度充血。与链球菌感染有关的体征是扁桃体红肿并有渗出性分泌物。

3. 辅助检查 常规实验室检查对普通感冒的诊断和治疗没有帮助，当怀疑有特定病原体感染时进行实验室检查。外周血细胞计数如果发现异常淋巴细胞增多或嗜异体凝集试验阳性有助于 EB 病毒感染诊断，咽拭子培养有助于链球菌性咽炎的诊断。

【诊断标准解读】

急性上呼吸道感染是一个以解剖学位置界定的诊断，是上呼吸道急性炎症的总称。对于普通感冒，国内外诊断均主要依据临床表现。对于特殊病原体感染引起的急性上呼吸道感染，除临床表现外,相应的实验室检查有利于明确诊断。对于急性上呼吸道感染,临床医师的主要任务是鉴别出可进行病原学治疗的疾病和伴有上呼吸道感染症状的一些其他的更严重的疾病,如急性传染病的早期、异物吸入、急性阑尾炎等,防延误治疗。

【病例及诊断解析】

病例:患儿,男,1岁4个月。因"发热伴流涕2天"就诊。患儿于两天前因受凉后突然出现发热,体温最高达39.5℃,伴鼻塞,打喷嚏,流清水样涕2天,偶咳,食纳欠佳,无呕吐及腹泻。查体:T 37.8℃,P 120次/分,R 30次/分。鼻腔黏膜充血,咽部充血,未见溃疡。肺部呼吸音粗,未闻及啰音,心律齐、腹平软,未及包块。患儿全身未见皮疹。辅助检查:WBC 8.6×10^9/L,N 50%,L 40%,C反应蛋白<8mg/L。

诊断解析:该患儿有受凉病史,临床表现为发热、鼻塞伴流涕。体检咽部充血,未见溃疡等。外周血常规检查白细胞数值正常。故该患儿可临床诊断为急性上呼吸道感染(一般类型)。

(张晓波)

参考文献

1. 王卫平.儿科学.第8版.北京:人民卫生出版社,2013,266-268.
2. 贝尔曼,克里格门,詹森,等著.沈晓明,朱建幸,孙锟,等译.尼尔森儿科学.第17版.北京:北京大学医学出版社,2007,1756-1759.
3. 中华医学会.临床诊疗指南:呼吸病学分册.北京:人民卫生出版社,2009,1-5.

第二节 急性支气管炎

【疾病简介】

急性支气管炎(acute bronchitis)是儿童常见的呼吸道疾病,婴幼儿多见,是指由于各种致病原引起的支气管黏膜炎症,多继发于上呼吸道感染之后,由于气管常同时受累,故又称为急性气管支气管炎(acute tracheobronchitis)。病原为各种病毒、细菌、肺炎支原体等,或为混合感染。免疫功能低下、特应性体质、营养障碍、佝偻病和支气管局部结构异常等均为本病的危险因素。

【诊断标准】

(一)国内诊断标准

1. 大多先有上呼吸道感染症状,之后出现咳嗽,开始为干咳,以后有痰。婴幼儿症状较重,常有发热、呕吐及腹泻等。一般无气促和发绀。病程一般为自限性,全身症状3~5天消退,咳嗽咳痰症状有时可延续2~3周。

2. 体格检查可发现双肺呼吸音粗糙,可闻及不固定的散在的干啰音和(或)粗中湿啰音。婴幼儿有痰常不易咳出,可在咽喉部或肺部闻及痰鸣音。婴幼儿期伴有喘息的支气管炎患儿,如伴有湿疹或其他过敏史者,部分可发展为哮喘。

3. 辅助检查 外周血白细胞计数大多正常,细菌感染时增高。胸部X线检查正常,或有肺纹理增粗和(或)肺门影增浓。

4. 鉴别诊断

(1)毛细支气管炎:是2岁以下婴幼儿特有的呼吸道感染性疾病,50%以上的病例由呼吸道合胞病毒引起,病理改变主要在直径为75~300μm的小气道,以喘憋、呼吸急促及三凹征为主要临床表现,国内又称之为喘息性肺炎。

(2)百日咳:是由百日咳杆菌引起的急性呼吸道传染病,易引起流行。表现为阵发性痉挛性咳嗽伴有深长的"鸡鸣"样吸气性吼声,如未得到及时有效的治疗,病程可迁延数个月左右,故称"百日咳"。患儿的年龄越小,病情越重,可因并发肺炎、脑病而死亡。

(3)支气管肺炎:典型支气管肺炎一般有发热、咳嗽、气促或呼吸困难,肺部有固定的中细湿啰音。胸部X线有肺炎改变可确诊。

(4)肺结核:是由结核分枝杆菌引发的肺部感染性疾病,传染源主要是排菌的肺结核患者,通过呼吸道传播。常有一些结核中毒症状,其中发热最常见,一般为午后37.4~38℃的低热,可持续数周,热型不规则,部分患者伴有脸颊、手心、脚心潮热感。对怀疑肺结核的患者应进行痰抗酸杆菌涂片和分枝杆菌培养,可反复多次进行;并进行X

线胸部 X 线检查,必要时行胸部 CT 扫描和支气管镜检查或组织病理学检查。

(二)国外诊断标准

儿童急性支气管炎不单独存在,多伴有上、下呼吸道疾病,气管常常被累及,故称为急性气管支气管炎。通常先有上呼吸道感染,之后出现频繁剧烈的无痰干咳,之后咳嗽有痰,痰液由清稀变成脓性,通常 5~10 天内,痰液变稀薄,而咳嗽逐渐消失。年幼儿咽下痰液后通常会发生呕吐,年长儿在剧烈咳嗽后出现胸痛。体格检查显示肺部体征阴性,或可有不固定的散在的干啰音和粗中湿啰音,婴幼儿可伴有喘息。胸部 X 线正常,或仅有两肺纹理增粗。轻症患儿症状持续一周左右可痊愈。

【诊断标准解读】

急性支气管炎的国内、外诊断标准相似,其诊断要点包括上呼吸道感染病史,之后继发咳嗽,体格检查显示肺部无固定细湿性啰音。胸部 X 线阴性或仅有肺纹理增粗。急性支气管炎是一个自限性疾病,诊断过程主要是排除需要抗生素治疗的下呼吸道感染性疾病,反复发作的急性支气管炎患儿,应对其是否存在呼吸道畸形、异物吸入、支气管扩张、免疫缺陷、结核病、变态反应等进行仔细鉴别。

【病例及诊断解析】

病例:患儿,女,3 岁 4 个月。因"咳嗽 1 周"就诊。患儿于 1 周前因受凉后突然出现发热,打喷嚏,鼻塞,流清水样鼻涕,偶咳,发病 3 天后咳嗽症状加重,干咳,痰少,喷嚏和流涕症状渐消失。体格检查:T 36.2℃,P 100 次 / 分,R 25 次 / 分。一般情况可,咽微红。肺部呼吸音粗,少许干啰音。心律齐。腹软,未扪及包块。患儿全身未见皮疹。辅助检查:WBC 5.2×10^9/L,N 50%,L 40%,C 反应蛋白 <8mg/L。胸部 X 线提示两肺纹理增粗。

诊断解析:该患儿病史要点包括上呼吸道感染病史,干咳,肺部少许干啰音,胸部 X 线提示双肺纹理增粗,故可初步诊断为急性支气管炎。患儿病初有发热,血常规正常,考虑为病毒感染所致,急性支气管炎继发于急性上呼吸道感染。患儿胸部 X 线无渗出,可排除肺炎。患儿起病急,可排除一些慢性疾病引起的咳嗽。

(张晓波)

参考文献

1. 王卫平. 儿科学. 第 8 版. 北京:人民卫生出版社,2013,269.
2. 贝尔曼,克里格门,詹森,等. 沈晓明,朱建幸,孙锟,等,译. 尼尔森儿科学. 第 17 版. 北京:北京大学医学出版社,2007,1789-1790.
3. Everard ML. Acute bronchiolitis and croup. Pediatr Clin North Am,2009,56(1):119-133.
4. Albert RH. Diagnosis and treatment of acute bronchitis. Am Fam Physician,2010,82(11):1345-1350.

第三节　毛细支气管炎

【疾病简介】

毛细支气管炎(bronchiolitis)是一种婴幼儿较常见的下呼吸道感染,多见于 2 岁以下婴幼儿,多数为 1~6 个月的小婴儿,发病与该年龄毛细支气管的解剖特点有关。以喘息、三凹征和气促为主要临床特点。多由病毒感染引起,以小气道急性炎性反应、水肿、上皮细胞坏死、黏液分泌增多及支气管痉挛为特征,其症状和体征有流鼻涕、咳嗽、喘息、呼吸急促、肺部啰音、吸气时下胸部凹陷和(或)鼻扇。最常见的病原体为呼吸道合胞病毒(RSV),90% 的婴幼儿 2 岁内感染过 RSV,其中约 40% 发展为下呼吸道感染。因为 RSV 感染后机体不能产生长期或永久的免疫力,所以常可重复感染。其他病毒如人类偏肺病毒、流感病毒、腺病毒和副流感病毒也可导致毛细支气管炎。

【诊断标准】

(一)国内诊断标准

根据《临床诊疗指南——小儿内科分册》,本病诊断要点为:发病年龄小(<2 岁),发病初期即

出现明显喘憋,体检两肺闻及哮鸣音及细湿啰音;胸部 X 线提示明显肺气肿及小片状阴影。

1. 病史 见于 2 岁以内儿童,尤其以 1~6 个月婴儿最为多见。大多数有接触呼吸道感染患者的病史。

2. 症状 初始出现上呼吸道感染的症状,多表现为低热、流涕、鼻塞、咳嗽,部分可有高热、精神不振、食欲减退。2~3 天后出现下呼吸道症状,症状轻重不等,咳嗽明显加重,并有喘息发作,重者出现发作性喘憋及发绀。

3. 体征 患儿可有发热,体温高低不一。喘憋发作时呼吸急促,呻吟并伴呼气延长和呼气性喘憋。胸部检查可见胸廓饱满,叩诊呈鼓音(或过清音),听诊可闻及哮鸣音。当喘憋缓解时,可有细湿啰音、中湿啰音。部分患儿可有明显呼吸困难,出现烦躁不安、鼻翼扇动、三凹征及口唇发绀。

4. 外周血象 外周血白细胞多偏低或正常,合并细菌感染时多增高。

5. 胸部 X 线 表现不一,大部分病例表现为全肺程度不等的阻塞性肺气肿,约半数表现为肺纹理增多,可出现小点片阴影,小部分病例出现肺不张。

6. 肺功能 患儿急性期小气道存在阻塞,在恢复期小气道阻塞缓解。

7. 呼吸道病原学检测 本病可由不同病原所致,呼吸道合胞病毒(RSV)最常见,其次为副流感病毒、腺病毒等。

8. 血气分析 血气分析显示 PaO_2 不同程度下降,$PaCO_2$ 正常或增高,pH 值与疾病严重性相关,病情较重的患儿可有代谢性酸中毒,可发生 Ⅰ 型或 Ⅱ 型呼吸衰竭。

(二)国外诊断标准

2006 年美国儿科学会(American Academy of Pediatrics,AAP)发布了以循证医学为基础的毛细支气管炎临床实用指南,并于 2014 年对该指南进行了部分修正。指南就毛细支气管炎的诊断建议如下:

1. 毛细支气管炎的诊断及其严重程度评估,应根据病史及体格检查,而不应常规进行实验室和影像学检查。

2. 在评估和治疗毛细支气管炎患儿时,还要注意以下可能发生严重疾病的危险因素:年龄 <12 周、早产、有心肺疾病或存在免疫缺陷病。对于在冬季咳嗽或喘息的婴儿,要详细询问病史和体格检查,以鉴别和评价毛细支气管炎及其严重程度。1 岁以内健康婴儿的呼吸频率有很大差异,新生儿平均为 50 次 / 分,6 个月降至 40 次 / 分,12 个月为 30 次 / 分。若无呼吸急促,多提示不存在肺炎或下呼吸道感染。毛细支气管炎病程多变,轻重不一。评价病情时要注意呼吸症状对进食、饮水情况的影响及患儿对治疗的反应。还要了解是否存在早产、心肺疾病、免疫缺陷及既往喘息发作等潜在的病史。体格检查有助于了解患儿的病情,需要连续观察、全面评估患儿的状态。但能够提示临床预后的特征性表现较少,比较确定的高危因素包括生后不满 12 周的低龄婴儿、早产儿并血流动力学异常的先天性心脏病、肺囊性纤维化、先天畸形、慢性肺部疾病和免疫缺陷病。体检与预后的一致性较差。但总的来说,临床评分的动态观察比单次临床评分提供的信息更为可靠。脉搏血氧监测可发现临床易忽略的早期缺氧,但与预后的关系仍不确定。毛细支气管炎患儿胸部 X 线可出现异常,但其与病情严重程度的关系也不确定。因此,临床上不推荐常规进行胸部 X 线检查。住院患儿若对治疗的反应欠佳,需要进一步评估病情严重程度或怀疑其他诊断时,则应行影像学检查。其他临床诊断试验的作用亦未得到证实,血常规检查对毛细支气管炎的诊断和治疗毫无作用,RSV 病毒检测对多数毛细支气管炎患儿的治疗及预后并无影响。

【诊断标准解读】

1. 美国标准强调病史和体检对毛细支气管炎严重程度评估的重要性,指出影像学与血常规检查对该病的诊断作用不大,临床上不推荐常规进行胸部 X 线检查,住院患儿若对治疗的反应欠佳,需要进一步评估病情严重程度或怀疑其他诊断时,才行影像学检查。而国内强调胸部 X 线等对诊断的重要性,过分依赖实验室检查。

2. 美国标准强调了发生严重疾病的危险因

素:年龄<12周、早产、有心肺疾病或存在免疫缺陷病等患儿,便于筛选危重患者及时住院治疗,更有操作性。

【病例及诊断解析】

病例:患儿,男,2个月,因"流涕4天,咳喘2天"于2016年2月25日急诊入院。患儿4天前因接触"感冒"母亲后出现流涕,为清水样,2天前出现咳嗽,伴气喘,吃奶及活动后明显。无发热、皮疹、呕吐腹泻等。父母均有过敏性鼻炎,否认哮喘家族史,生后有面部湿疹史。体格检查:气喘明显,烦躁,呼吸60次/分,口周发绀,双肺闻及较多哮鸣音,心率160次/分,腹软,肝脾未及肿大。SPO_2 88%。血常规:WBC 8.1×10^9/L,L 65%,Hb 100g/L,PLT 245×10^9/L。

诊断解析:入院后予吸氧、补液等对症处理后咳喘逐渐缓解,直接免疫荧光法测鼻咽分泌物RSV抗原(+)。故该病例毛细支气管炎(RSV感染)诊断明确。因患儿年龄小,有缺氧症状,需住院治疗,如为轻症患者,可门诊或家中治疗护理。

(陈志敏　唐兰芳)

参考文献

1. 诸福棠实用儿科学.第8版.北京:人民卫生出版社,2015:1276-1277.
2. 中华医学会.临床诊疗指南——小儿内科分册.北京:人民卫生出版社,2005:223-224.
3. Subcommittee On diagnosis and management of bronchiolitis, American Academy of Pediatrics. Diagnosis and management of bronchiolitis. Pedeatrics, 2006, 118 (4):1774-1793.
4. Ralston SL, Lieberthal AS, Meissner HC, et al. Clinical practice guideline:the diagnosis, management, and prevention of bronchiolitis. Pediatrics. 2014, 134 (5): e1474-1502.

第四节　支气管哮喘

【疾病简介】

支气管哮喘(以下简称哮喘)是儿童期最常见的慢性疾病,二十余年来我国儿童哮喘的患病率有明显上升趋势,严重影响儿童的身心健康,也给家庭和社会带来沉重的精神和经济负担。支气管哮喘是一种以慢性气道炎症和气道高反应性为特征的异质性疾病,以反复发作的喘息、咳嗽、气促、胸闷为主要临床表现,常在夜间和(或)凌晨发作或加剧。呼吸道症状的具体表现形式和严重程度具有随时间而变化的特点,并常伴有可变的呼气气流受限。

【诊断标准】

一、国内诊断标准

2016年中华医学会儿科学分会呼吸学组修订的"儿童支气管哮喘诊断与防治指南"指出,儿童处于生长发育过程,各年龄段哮喘儿童由于呼吸系统解剖、生理、免疫、病理特点不同,哮喘的临床表型不同,哮喘的诊断思路及其具体检测方法也有所差异。

(一)诊断标准

1. 反复喘息、咳嗽、气促、胸闷,多与接触变应原、冷空气、物理、化学性刺激、呼吸道感染、运动以及过度通气(如大笑或哭闹)等有关,常在夜间和(或)凌晨发作或加剧。

2. 发作时双肺可闻及散在或弥漫性,以呼气相为主的哮鸣音,呼气相延长。

3. 上述症状和体征经抗哮喘治疗有效,或自行缓解。

4. 除外其他疾病所引起的喘息、咳嗽、气促和胸闷。

5. 临床表现不典型者(如无明显喘息或哮鸣音),应至少具备以下1项:

(1)证实存在可逆性气流受限:①支气管舒张试验阳性:吸入速效 β_2 受体激动剂(如沙丁胺醇压力定量气雾剂200~400μg)后15分钟第一秒用力呼气量(FEV_1)增加≥12%;②抗炎治疗后肺通气功能改善:给予吸入糖皮质激素和(或)抗白三烯药物治疗4~8周,FEV_1增加≥12%。

(2)支气管激发试验阳性。

(3)最大呼气流量(PEF)日间变异率(连续监测2周)≥13%。

符合第 1~4 条或第 4、5 条者,可以诊断为哮喘。

(二) 哮喘诊断注意点

1. 我国儿童哮喘流行病学调查结果显示,城市儿童哮喘的漏诊率达 30%。哮喘的规范控制治疗需要持续较长的时间,部分患儿可能需要数年之久,因此,对于临床症状和体征提示哮喘,包括临床特征较典型的病例,均强调尽可能进行肺通气功能检查,以获取可变呼气气流受限的客观诊断依据,避免诊断不足和诊断过度。

2. <6 岁儿童哮喘的诊断线索:儿童哮喘多起始于 3 岁前,具有肺功能损害的持续性哮喘患儿,其肺功能损害往往开始于学龄前期。因此从喘息的学龄前儿童中识别出可能发展为持续性哮喘的患儿,并进行有效早期干预是必要的。但是目前尚无特异性的检测方法和指标可作为学龄前喘息儿童哮喘诊断的确诊依据。因此对于临床表现不典型者,主要依据症状/发作的频度、严重程度及是否存在哮喘发生的危险因素,评估患儿发展为持续性哮喘的可能性,从而判断是否需要启动长期控制治疗,并依据治疗反应进一步支持或排除哮喘的诊断。

临床实践中也可以通过哮喘预测指数(modified asthma predictive index)和哮喘预测工具(asthma prediction tool)等评估工具,对幼龄儿童喘息发生持续哮喘的危险度做出评估。

喘息儿童如具有以下临床特点时高度提示哮喘的诊断:①多于每月 1 次的频繁发作性喘息;②活动诱发的咳嗽或喘息;③非病毒感染导致的间歇性夜间咳嗽;④喘息症状持续至 3 岁以后;⑤抗哮喘治疗有效,但停药后又复发。

如怀疑哮喘诊断,可尽早参照哮喘治疗方案开始试验性治疗,并定期评估治疗反应,如治疗 4~8 周无明显疗效,建议停药并作进一步诊断评估。另外,大部分学龄前儿童喘息预后良好,其哮喘样症状随年龄增长可能自然缓解,对这些患儿必须定期(3~6 个月)重新评估,以判断是否需要继续抗哮喘治疗。

(三) 咳嗽变异性哮喘(CVA)的诊断

CVA 是儿童慢性咳嗽最常见原因之一,以咳嗽为唯一或主要表现。诊断依据:

1. 咳嗽持续 >4 周,常在运动、夜间和(或)凌晨发作或加重,以干咳为主,不伴有喘息;

2. 临床上无感染征象,或经较长时间抗生素治疗无效;

3. 抗哮喘药物诊断性治疗有效;

4. 排除其他原因引起的慢性咳嗽;

5. 支气管激发试验阳性和(或)PEF 日间变异率(连续监测 2 周)≥13%;

6. 个人或一、二级亲属过敏性疾病史,或变应原检测阳性。

以上第 1~4 项为诊断基本条件。

(四) 哮喘诊断和病情监测评估的相关检查

1. 肺通气功能检测

肺通气功能检测是诊断哮喘的重要手段,也是评估哮喘病情严重程度和控制水平的重要依据。哮喘患儿主要表现为阻塞性通气功能障碍,且为可逆性。多数患儿,尤其在哮喘发作期间或有临床症状或体征时,常出现 FEV_1(正常≥80%预计值)和 FEV_1/FVC(正常≥80%)等参数的降低。对疑诊哮喘儿童,如出现肺通气功能降低,可考虑进行支气管舒张试验,评估气流受限的可逆性;如果肺通气功能未见异常,则可考虑进行支气管激发试验,评估其气道反应性;或建议患儿使用峰流量仪每日两次测定峰流量,连续监测 2 周。如患儿支气管舒张试验阳性、支气管激发试验阳性,或 PEF 日间变异率≥13% 均有助于确诊。

2. 过敏状态检测

吸入变应原致敏是儿童发展为持续性哮喘的主要危险因素,儿童早期食物致敏可增加吸入变应原致敏的危险性,吸入变应原的早期致敏(≤3 岁)是预测发生持续性哮喘的高危因素。因此,对于所有反复喘息怀疑哮喘的儿童,均推荐进行变应原皮肤点刺试验或血清变应原特异性 IgE 测定,以了解患儿的过敏状态,协助哮喘诊断。也有利于了解导致哮喘发生和加重的个体危险因素,有助于制定环境干预措施和确定变应原特异性免疫治疗方案。但必须强调过敏状态检测阴性不能作为排除哮喘诊断的依据。外周血嗜酸性粒细胞分类计数对过敏状态的评估有一定价值。

3. 气道炎症指标检测

嗜酸性粒细胞性气道炎症可通过诱导痰嗜酸性粒细胞分类计数和呼出气一氧化氮（FeNO）水平等无创检查方法进行评估。

① 诱导痰嗜酸性粒细胞分类计数：学龄期儿童通常能配合进行诱导痰检查操作。诱导痰嗜酸性粒细胞水平增高程度与气道阻塞程度及其可逆程度、哮喘严重程度以及过敏状态相关。

② 呼出气一氧化氮（FeNO）检测：FeNO 水平与过敏状态密切相关，但不能有效区分不同种类过敏性疾病人群（如过敏性哮喘、变应性鼻炎），且哮喘与非哮喘儿童 FeNO 水平有一定程度重叠，因此 FeNO 是非特异性的哮喘诊断指标。目前有研究显示，反复喘息和咳嗽的学龄前儿童，上呼吸道感染后如 FeNO 水平持续升高 4 周以上，可作为学龄期哮喘的预测指标。另外，也有研究显示，具有非特异性呼吸道症状的患儿，FeNO>50×10^9（>50ppb）提示吸入性糖皮质激素（ICS）短期治疗反应良好。由于目前缺乏低 FeNO 水平的患儿停用 ICS 治疗后长期转归的研究，因此，不推荐单纯以 FeNO 水平高低作为决定哮喘患儿是否使用 ICS 治疗，或 ICS 升 / 降级治疗的依据。

虽然尚无前瞻性研究证实诱导痰嗜酸性粒细胞分类计数和 FeNO 等无创气道炎症指标在儿童哮喘诊断中的确切价值，但这些指标的连续监测有助于评估哮喘的控制水平和指导优化哮喘治疗方案的制定。

4. 胸部影像学检查

哮喘诊断评估时，在没有相关临床指征的情况下，不建议进行常规胸部影像学检查。反复喘息或咳嗽儿童，怀疑哮喘以外其他疾病，如气道异物、结构性异常（如血管环、先天性气道狭窄等）、慢性感染（如结核）以及其他有影像学检查指征的疾病时，依据临床线索所提示的疾病选择进行胸部 X 线平片或 CT 检查。

5. 支气管镜检查

反复喘息或咳嗽儿童，经规范哮喘治疗无效，怀疑其他疾病，或哮喘合并其他疾病，如气道异物、气道局灶性病变（如气道内膜结核、气道内肿物等）和先天性结构异常（如先天性气道狭窄、食管 - 气管瘘）等，应考虑予以支气管镜检查以进一步明确诊断。

二、国外诊断标准

2016 年中华医学会儿科学分会呼吸学组修订的儿童支气管哮喘诊断与防治指南，是在 2008 年指南的基础上，参照近年来国外发表的哮喘防治指南，包括 2014 年全球哮喘防治创议（GINA）而制定的，故国外诊断标准也即如前所述。

2017 年 GINA 对诊断部分更新要点如下：

（一）婴幼儿长期咳嗽且与感冒无关，常常与之后哮喘的诊断有关。

哮喘的咳嗽通常为干咳、反复发作或持续性，常常伴随喘息、气急等症状。夜间的咳嗽（当患儿睡眠时），运动、大笑、哭闹诱发的咳嗽，并且常常无呼吸道感染时出现的咳嗽，提示与哮喘有关。但咳嗽为非特异性症状，感冒或其他呼吸道疾病亦可有咳嗽症状。婴幼儿长期咳嗽且与感冒无关，常常与之后家长报告的或医师诊断的哮喘有关。故婴幼儿时期咳嗽呈以上特点，尤其在母亲为哮喘患者的患儿，常常提示与哮喘有关。

（二）新增 FeNO 增高或降低的原因，并且说明 FeNO 对于诊断或排除哮喘诊断并无帮助。

FeNO 的监测已被广泛应用于临床。它与嗜酸性粒细胞性气道炎症反应有关，但对诊断或排除哮喘诊断并无帮助。FeNO 在嗜酸性粒细胞性哮喘的患者中较高，在其他一些情况下也会升高（比如嗜酸性粒细胞性支气管炎、变应性鼻炎、变应性皮炎等），但在某些哮喘类型中不增高（比如中性粒细胞性哮喘）。其他一些情况也会影响 FeNO 值，比如在呼吸道病毒感染时该指标会增高或降低。

【诊断标准解读】

哮喘诊断强调结合年龄特点，注重不同表型，以及应用排除性诊断标准。

在启动抗哮喘治疗后，要注重持续监测和随诊。由于哮喘症状是非特异性的，故在任何时候都要除外其他疾病所致的喘息症状，才能作出哮喘诊断。其中咳嗽变异性哮喘的诊断要排除其他原因所致的慢性咳嗽。

【病例及诊断解析】

病例:患儿毛某,女,4岁8个月,因"反复咳喘3年,再发1天"于2017年2月26日就诊。患儿咳喘反复发作,约每年4~5次,常于季节变化或"感冒"后发作,雾化后可缓解,此次因玩毛绒玩具后喘息发作。幼时有湿疹史,其母幼时有喘息史。曾查过敏原示屋尘螨过敏。体格检查:气喘,呼吸45次/分,口唇无发绀,胸腹式呼吸,双肺可闻及广泛哮鸣音。心律齐,心率125次/分,未闻及杂音,腹软,神经系统阴性。

诊断解析:该病例虽为5岁以下儿童,但喘息发作≥4次,抗哮喘治疗有效,具有反复发作性和可逆性等临床特点,且哮喘预测指数阳性,故诊断为哮喘,应按哮喘进行规范治疗。该患儿予雾化吸入后喘息即明显缓解。但对于该患儿重要的是,在急性发作控制后进行长期的抗炎治疗。

(陈志敏　唐兰芳)

参考文献

1. 中华医学会儿科学分会呼吸学组,《中华儿科杂志》编辑部. 儿童支气管哮喘诊断与防治指南(2016年版). 中华儿科杂志,2016,54(3):167-181.
2. Global Initiative for Asthma. Global Strategy for Asthma Management and Prevention,2014.
3. Global Initiative for Asthma. Global Strategy for Asthma Management and Prevention,2017.

第五节　社区获得性肺炎

【疾病简介】

儿童社区获得性肺炎(community acquired pneumonia,CAP):是指原本健康的儿童在医院外获得的感染性肺炎,包括感染了具有明确潜伏期的病原菌而在入院后潜伏期内发病的肺炎。

社区获得性肺炎是相对于医院内肺炎(nosocomial pneumonia,NP)或称医院获得性肺炎(hospital acquired pneumonia,HAP)而言的。该定义强调:

1. 是"肺炎",而不是通常泛指的"下呼吸道感染"。CAP是肺实质和(或)肺间质部位的急性感染,引起机体不同程度缺氧和感染中毒症状,通常有发热、咳嗽、呼吸增快、呼吸困难、胸壁吸气性凹陷、肺部湿性啰音和管状呼吸音等呼吸道征象,并有胸部X线片的异常改变。

2. CAP是在院外发生的,又有与住院关联的时间概念。其包括肺炎发生在社区,但发病在医院,也即入院时处于肺炎潜伏期内的肺炎。

3. 原本健康的儿童,这是出于CAP病原学评估的考虑,免疫抑制患儿的CAP病原学有所不同。此外,新生儿肺炎病原学及临床表现有其特殊性,需另外考量。

【诊断标准】

(一)国内诊断标准

目前国内尚无明确的社区获得性肺炎的儿童诊断标准,笔者按成人社区获得性肺炎的诊断标准,即2016年中华医学会呼吸病学分会制订的中国成年人社区获得性肺炎的诊断和治疗指南(2016年版)先作为参考介绍如下:

1. 社区发病。

2. 肺炎相关临床表现:①新近出现的咳嗽、咳痰或原有呼吸道疾病症状加重,伴或不伴脓痰、胸痛、呼吸困难及咯血;②发热;③肺实变体征和(或)闻及湿性啰音;④外周血白细胞 $>10 \times 10^9$/L 或 $<4 \times 10^9$/L,伴或不伴细胞核左移。

3. 胸部影像学检查显示新出现的斑片状浸润影、叶或段实变影、磨玻璃影或间质性改变,伴或不伴胸腔积液。

符合1、3及2中任何一项,并除外肺结核、肺部肿瘤、非感染性肺间质性疾病、肺水肿、肺不张、肺栓塞、肺嗜酸性粒细胞浸润症及肺血管炎等后,可建立临床诊断。

参照成人CAP诊断标准,再来看2013年发表在《中华儿科杂志》上的儿童社区获得性肺炎管理指南(2013修订),发现两者存在诸多可以互相借鉴之处,但又不能忽视儿童所具有的相对成人而言的特殊性。该指南并未明确列出诊断标准,仅阐述了具有诊断价值的临床征象。笔者试比较分析如下：

临床表现方面，成人标准强调发热、新近出现的咳嗽、咳痰，或原有呼吸道疾病症状加重，伴或不伴脓痰、胸痛、呼吸困难及咯血。而儿童指南中则出现更多体现儿童特点的症状，包括发热、咳嗽、喘鸣、呼吸增快、呼吸困难、胸壁吸气性凹陷、屏气、胸痛、头痛或腹痛等，明显较成人丰富多样。并且这些症状在不同年龄儿童，对 CAP 的诊断具有不同的敏感性和特异性。举例来说，对 1 岁以下 CAP 患儿来说，呼吸增快及胸部吸气性凹陷对明确诊断 CAP 有着很高的敏感性和特异性；而对 3 岁以上 CAP 患儿来说，上述症状提示肺炎则不那么敏感，而肺部湿啰音和管状呼吸音却有较高的敏感性和特异性。

此外，尽管胸部 X 线征象对儿童 CAP 病原学提示性差，也无助于治疗的决策，但儿童指南与成人指南一样，强调 CAP 患儿应予以拍摄胸片帮助明确诊断，胸片亦可显示斑片状浸润性阴影、间质性改变、肺不张或胸腔积液等。

病原学方面，从儿童指南中不难看出，该指南更强调不同年龄阶段 CAP 患儿，其病原学分布特征具有各自的特点，这一点是明显与成人不同的。譬如，病毒、衣原体是婴幼儿 CAP 常见病原，但其重要性随年龄增长而下降；流感嗜血杆菌是 3 个月 ~5 岁婴幼儿 CAP 重要细菌病原；支原体是年长儿童 CAP 中更为常见的病原；肺炎链球菌（SP）则是各年龄期小儿 CAP 最常见细菌病原。同时，儿童指南明确指出 CAP 患儿应尝试做多病原联合检测，尤其是住院患儿。

可见，与成人 CAP 指南不同的是，儿童 CAP 指南更注重儿童的发病年龄段，根据各年龄段具有诊断价值的临床症状体征，同时参考病原学及影像学证据，最终作出诊断。但笔者认为可以参考成人 CAP 诊断标准，尝试归纳儿童 CAP 诊断标准如下：

1. 社区发病。

2. 肺炎相关临床表现：①新近出现的咳嗽、喘鸣、气促、呼吸困难、屏气、胸痛、头痛或腹痛等；②发热；③体检发现呼吸频率增快、胸壁吸气性凹陷、胸部听诊湿啰音、喘鸣音和（或）管状呼吸音，或肺部实变体征；④外周血白细胞 $>10 \times 10^9$/L 或 $<4 \times 10^9$/L，伴或不伴细胞核左移。

3. 胸片显示斑片状浸润性阴影、间质性改变、肺不张、肺实变、肺脓肿、肺大疱、气胸或胸腔积液。

符合 1、3 及 2 中任何一项，并除外肺结核、肺部肿瘤、非感染性肺间质性疾病、肺水肿、肺不张、肺栓塞、肺嗜酸性粒细胞浸润症及肺血管炎等后，可建立临床诊断。

另外，结合儿童指南中对于 CAP 患儿的严重度评估，亦可作为对儿童 CAP 诊断标准的一种补充和参考。

需要住院的 CAP 患儿：

（1）呼吸空气条件下，动脉血氧饱和度（SaO_2）$\leqslant 0.92$（海平面）或 $\leqslant 0.90$（高原）或有中心性发绀；

（2）呼吸空气条件下，婴儿 RR>70 次/分，年长儿 RR>50 次/分，除外发热、哭吵等因素的影响；

（3）呼吸困难：胸壁吸气性凹陷、鼻翼扇动；

（4）间歇性呼吸暂停，呼吸呻吟；

（5）持续高热 3~5 天不退者或有先天性心脏病、先天性支气管肺发育不良、先天性呼吸道畸形、重度贫血、重度营养不良等基础疾病者；

（6）胸片等影像学资料证实双侧或多肺叶受累或肺叶实变并肺不张、胸腔积液或短期内病变进展者；

（7）拒食或并有脱水征者；

（8）家庭不能提供恰当充分的观察和监护，或 2 月龄以下 CAP 患儿。

需要入住 PICU 的 CAP 患儿：

（1）吸入氧浓度（FiO_2）$\geqslant 0.6$，$SaO_2 \leqslant 0.92$（海平面）或 0.90（高原）；

（2）休克和（或）意识障碍；

（3）呼吸加快、脉速伴严重呼吸窘迫和耗竭征象，伴或不伴 $PaCO_2$ 升高；

（4）反复呼吸暂停或出现慢而不规则的呼吸。

（二）国外诊断标准

英国胸科协会于 2002 年制订了儿童社区获

得性肺炎的管理指南，2011 年对其进行了修订。该指南亦未明确提出儿童社区获得性肺炎的诊断标准，但其指出儿童社区获得性肺炎诊断更注重依靠临床症状和体征，而不是 X 线和病原微生物检查。现简要陈述如下：

1. **临床征象**　发热，气促，呼吸困难，咳嗽，喘息以及胸痛，还可能会出现腹痛、呕吐以及头痛等症状。严重者会出现严重的胸壁吸气性凹陷、鼻翼扇动、发绀，以及脱水、心率增快及毛细血管再充盈时间大于 2 秒。3 岁以上的小儿，呼吸困难对提示肺炎有较高的敏感性。若持续性或反复体温超过 38.5℃伴有呼吸增快和胸壁吸气性凹陷，需考虑细菌性肺炎可能。

2. **X 线检查**　不推荐 CAP 患儿常规拍摄胸片，无需住院治疗者不必常规拍摄胸片，对 CAP 患儿亦不推荐常规拍摄胸部侧位片。仅需住院的重症患儿或者怀疑有并发症者推荐行胸部 X 线检查。

3. **实验室检查**　急性炎症指标，如前降钙素（PCT）、C 反应蛋白（CRP）和红细胞沉降率（ESR）等，临床上并不能准确地区分病毒和细菌感染，不推荐常规检测。轻度 CAP 患儿不推荐常规行病原微生物检测，而重症或合并有并发症者需进行病原微生物检测，帮助进行病原学诊断，具体包括：血培养，鼻咽分泌物或咽拭子采用 PCR 或免疫荧光进行病毒检测，呼吸道病毒、肺炎衣原体和支原体急性期和恢复期血清学抗体检测，胸腔积液涂片、培养和肺炎链球菌抗原或 PCR 检测。

【诊断标准解读】

通过对国内外指南的分析和比较，我们可以看到，中外专家在儿童社区获得性肺炎的诊断标准方面尽管各有侧重，但基本上还是大同小异的。

首先，双方都非常重视对 CAP 患儿临床症状及体征的观察和描述。这可能是由于儿童主观表述相对不及成人清晰，以及各个年龄阶段儿童临床表现各不相同导致的，这一点在英国胸科协会于 2002 年制订的儿童社区获得性肺炎的管理指南中体现得尤为显著，该指南甚至将儿童 CAP 的临床症状与体征凌驾于胸部影像及病原微生物学

检查之上，可见对其重视之程度。

其次，就胸部影像学而言，国内指南仅指出对轻度无合并症的急性下呼吸道感染患儿不必常规拍摄胸部 X 线片，但对于临床征象考虑 CAP 的患儿应予以摄胸片，存在呼吸困难的发热婴儿必须拍摄胸片。这一点与国外指南稍有出入，英国指南不推荐 CAP 患儿常规拍摄胸片，无需住院治疗者不必常规拍摄胸片，仅在住院的重症患儿或者怀疑有并发症者才推荐行胸部 X 线检查。

另外，在实验室检查方面，两者基本一致。国内指南强调，CAP 患儿应尝试做多病原联合检测，尤其是住院患儿，对所有疑为细菌性肺炎的患儿应送检血培养，对所有 18 月龄以下婴儿均应取鼻咽抽吸物进行病毒抗原快速检测或（和）病毒分离，明显胸腔渗液时，则应抽取送检涂片和培养，并保留做病原体抗原检测。英国指南则更强调轻度 CAP 患儿不推荐常规行病原微生物检测，而重症或合并有并发症者需进行病原微生物检测，帮助进行病原学诊断。另外，英国指南同时也指出，急性炎症指标，如前降钙素（PCT）、C 反应蛋白（CRP）和红细胞沉降率（ESR）等，临床上并不能准确地区分病毒和细菌感染，不推荐常规检测。

【病例及诊断解析】

病例：患儿，男，5 岁 6 个月，因"发热、咳嗽 5 天，加重 2 天。"于 2009 年 8 月 15 日门诊入院。患儿入院前 7 天因接触"感冒"小朋友后出现发热，体温波动于 37.7~39.5℃，热型不规则，热前无畏寒、寒战，无抽搐，自服退热药后可恢复至正常体温。同时出现咳嗽，初不剧，呈阵发性单声干咳，后进行性加重，有痰，黏稠不易咳出，咳嗽无鸡鸣样回声，无呼吸困难，无喘息，无胸闷、胸痛，无咯血，无头痛、恶心、呕吐，无腹痛、腹泻。门诊予以口服退热、止咳药物病情无好转。发病以来精神可，食欲缺乏，夜眠可，两便正常。近期无预防接种史。

体格检查：体重 18kg，体温 39℃，血压 95/65mmHg，脉搏 105 次 / 分，呼吸 30 次 / 分。听诊两肺呼吸音粗，右下肺闻及固定细湿啰音，未闻及喘鸣音。心脏听诊无殊，腹平软，无压痛、反跳

痛,肝脾肋下未触及。神经系统检查无殊。

辅助检查:血常规:WBC 15.1×10⁹/L,N 82%,Hb 120g/L,PLT 245×10⁹/L。胸部X线片:两肺纹理增多、模糊,右下肺见小斑片状阴影。痰培养:阴性。肺炎支原体抗体:阴性;冷凝集试验:阴性。

诊断解析:入院后予以二代头孢菌素抗感染,口服止咳、化痰药物,间歇服用退热药物并物理降温,治疗3天后体温恢复正常,1周后病情好转出院。2周后门诊随访复查胸片正常。最后诊断:右下肺肺炎。

本患儿为典型的社区获得性肺炎,发病前有病原体接触史,临床症状体征明显,实验室检查及胸部影像学检查支持诊断。入院后虽行病原菌检查未得到阳性结果,但临床经验性治疗有效。

(林芊　鲍一笑)

参考文献

1. 中华医学会呼吸病学分会.中国成人社区获得性肺炎诊断和治疗指南(2016年版).中华结核和呼吸杂志,2016,39(4):253-279.
2. 中华医学会儿科学分会呼吸学组《中华儿科杂志》编辑委员会.儿童社区获得性肺炎管理指南(2013修订)(上).中华儿科杂志,2013,51(10):745-752.
3. 中华医学会儿科学分会呼吸学组《中华儿科杂志》编辑委员会.儿童社区获得性肺炎管理指南(2013修订)(下).中华儿科杂志,2013,51(11):856-862.
4. Harris M,Clark J,Coote N,et al. British Thoracic Society guidelines for the management of community acquired pneumonia in children:update 2011.Thorax,2011,66(Suppl 2):ii1-23.

第六节　医院获得性肺炎

【疾病简介】

医院获得性肺炎又称医院内肺炎(nosocomial pneumonia),是指患儿入院时不存在,也不处于潜伏期而在入院≥48小时发生的感染性肺炎,也包括在医院内感染而于出院48小时内发生的肺炎。

广义的HAP包括呼吸机相关肺炎(ventilator associated pneumonia,VAP)。VAP是指气管内插管48小时以上发生的肺炎。如果原本已患HAP、

病情加重需要接受气管内插管者不属于VAP范畴,但治疗方案应与VAP相同。

根据发病时间,HAP分成早发性和迟发性。早发性HAP是指入院≥48小时~4天内发生的肺炎,其病原菌往往对常用抗菌药物敏感,通常预后良好。晚发性HAP则指入院5天以后发生的肺炎,多为耐药细菌所致,预后则相对严峻。

根据致病菌的来源,HAP分为内源性和外源性。内源性HAP又分为原发性和继发性两类。原发性内源性感染是指病原菌原本定植在患儿口咽部或自胃肠道移行至口咽部、随口咽部分泌物或气管插管等操作进入下呼吸道引发肺炎。常见病原菌有肺炎链球菌、金黄色葡萄球菌、流感嗜血杆菌和肠道革兰阴性杆菌等;继发性内源性感染是指患儿在住院期间,因免疫功能受损或长期使用广谱抗菌药物、糖皮质激素等条件下引致的感染性肺炎。病原菌多为革兰阴性杆菌、厌氧菌和念珠菌等。外源性HAP多是接触传播所致,包括患儿相互之间和医患之间的接触传播,以及因医疗器械被污染(尤其是留置导管)、消毒灭菌不严或共用医疗器械等操作所致的间接接触传播,也可通过病房内环境空气中的致病菌侵入机体所致。外源性HAP主要病原体有铜绿假单胞菌、金黄色葡萄球菌、革兰阴性肠杆菌、嗜肺军团菌等,此外还有结核分枝杆菌、曲霉菌和呼吸道病毒等。

【诊断标准】

(一)国内诊断标准

2010年,中华医学会儿科学分会呼吸学组、急救学组及免疫学组和《中华儿科杂志》编辑委员会联合制订了儿童医院获得性肺炎管理方案(2010版),该方案指出,目前HAP的诊断在全球尚无统一标准,但诊断应包括两层含义:一是确立临床肺炎的诊断;二则尽可能确定该肺炎的病原学诊断。

1. HAP临床诊断线索　入院≥48小时。临床征象有发热、咳嗽、气急、肺部湿性啰音等,但往往会被基础疾病的其他征象所掩盖。早期诊断有赖于对HAP的高度警惕性:高危人群出现原因不明或持续时间较长的发热;咳嗽、咳痰或症状加

重,或痰量增加或呈脓性痰;外周血白细胞计数升高(与原基础值比较)或降低($<4.0 \times 10^9$/L);维持正常氧合所需的吸氧浓度增加等,均应怀疑HAP可能。如胸部X线呈现炎性浸润或新发病灶,在除外其他疾病的基础上,可考虑HAP的临床诊断。应注意排除肺不张、心力衰竭和肺水肿、基础疾病的肺侵犯、药物性肺损伤、肺栓塞和ARDS等。

2. HAP临床确诊 入院≥48小时患儿,胸X线显示新发或加重的肺部浸润影(无法用其他原因解释),咳脓痰或气管内有脓性分泌物,并具有下列任意一项者:①BALF或防污染毛刷采样定量培养阳性;②入院≥48小时,下呼吸道分泌物培养和血培养均阳性,且为同一病原体;③胸水和下呼吸道分泌物培养出同一病原体。

(二)国外诊断标准

2008年,英国抗菌化疗协会制定了医院获得性肺炎的管理指南,提出了HAP的诊断标准:

临床诊断:

1. 胸部X线显示新发或持续存在的肺部浸润影(无法用其他原因解释)。

2. 咳脓痰或气管内有脓性分泌物。

3. 维持正常氧合所需的吸氧浓度增加。

4. 中心体温大于38.3℃。

5. 外周血白细胞计数升高($>10.0 \times 10^9$/L)或降低($<4.0 \times 10^9$/L)。

以上5项中的第1项加其他任意2项即可诊断。

以下情况之一者则病原学诊断明确:

1. 肺泡灌洗液等下呼吸道标本定量培养出致病菌。

2. 从呼吸道标本中分离出如肺炎链球菌等常见致病菌。

3. 血培养阳性结果和临床症状及体征相符合。

4. 肺泡灌洗液定量培养出胞内病原菌。

(三)国内外指南诊断标准解读

结合国内外诊断标准来看,两者基本上是一致的。

首先,国内外标准都明确了HAP诊断时间,即入院≥48小时,这是区分院内外感染的重要时间节点指标。

其次,两者都提及临床怀疑HAP因在无法用其他原因解释的胸部X线新发或持续存在的肺部浸润影时,双方都强调了"无法用其他原因解释"这一关键语,而国内诊断标准中更特别指出需要排除肺不张、心力衰竭和肺水肿、基础疾病的肺侵犯、药物性肺损伤、肺栓塞和ARDS等因素。

再者,两者都明确指出在出现咳脓痰或气管内有脓性分泌物时,需要有明确的病原学依据,即必须在下呼吸道分泌物、血液、胸水、支气管肺泡灌洗液培养中获得明确一致的病原体。

当然,尽管两者都提及患者需要有发热症状,但国外诊断标准中更为精确地定义了中心体温大于38.3℃这一条,显得更为严谨。

【病例及诊断解析】

病例:患儿,男,1岁3个月,因"腹泻3天,尿少伴精神萎靡1天"于2011年10月25日急诊入院。患儿入院前3天无明显诱因下出现腹泻,蛋花汤样稀水便,无脓血便,10余次/天,量较多,偶有吐奶,不剧,无发热、抽搐。家属自服止泻药无明显好转,入院前1天,患儿出现精神萎靡,食欲缺乏,尿量较前明显减少,急诊就诊拟"腹泻病、中度脱水"收治入院。发病以来精神欠佳,胃纳差,夜眠欠安。近期无预防接种史。

体格检查:体重11kg,体温37℃,血压90/60mmHg,脉搏95次/分,呼吸28次/分。精神较萎,反应可,脱水貌,皮肤弹性略差,口唇红、稍干裂,前囟凹,眼眶微凹,哭时泪少,心肺听诊无殊,腹平软,无压痛、反跳痛,肝肋下1cm,质软,脾肋下未触及。神经系统检查无殊。

辅助检查:血常规:WBC 9.1×10^9/L,L 79%,Hb 112g/L,PLT 267×10^9/L;血气分析:pH 7.31,PO_2 85.8mmol/L,PCO_2 41.9mmol/L,BE −5.5mmol/L;血电解质:Na^+ 132mmol/L,K^+ 3.7mmol/L,Cl^- 101mmol/L;大便细菌培养:阴性;大便轮状病毒:阳性。

入院后予以利巴韦林抗感染,纠酸、补充水

电解质,口服止泻、改善肠道菌群药物后4天,患儿腹泻次数明显减少,尿量恢复正常,精神状态好转,胃纳好转,拟予出院,但出院前一晚,突然出现发热,体温38.8℃,并出现轻咳,遂继续留院观察,次日患儿仍有高热不退,体温波动于38~40℃之间,咳嗽加重,有痰音,不会咳出,咳剧时有吐奶,无气促、气喘,无呼吸困难、口唇发绀,听诊两肺呼吸音粗,未闻及干湿啰音,复查血常规WBC $14.2 \times 10^9/L$,N 79%,Hb 114g/L,PLT $261 \times 10^9/L$;考虑"上呼吸道感染",给予口服二代头孢菌素及止咳药水治疗,症状未减轻。1天后发热咳嗽仍严重,听诊两下肺可闻及中湿啰音,未闻及喘鸣音,予以查胸部X线:两肺纹理增多、模糊,见散在小斑片状影,送痰培养,予以静滴二代头孢菌素,发热、咳嗽仍未明显好转。3天后痰培养示:革兰阴性菌,调整抗生素为三代头孢菌素。2天后体温下降,咳嗽好转,体温平复3天后,肺部症状体征亦明显好转,听诊两肺湿啰音消失,病情好转予以出院。最后诊断:轮状病毒肠炎,中度脱水,代谢性酸中毒,支气管肺炎(院内感染)。

诊断解析:本患儿为典型的医院获得性肺炎,以腹泻病起病,住院72小时候后在基础疾病好转的情况下,出现发热、咳嗽,肺部湿性啰音,血象白细胞升高,中性为主,痰培养见革兰阴性杆菌,胸片证实有肺部感染,诊断明确。经抗感染治疗后病情好转出院,因此,临床遇住院48小时后出现的发热、无法用其他原因解释的肺部感染,应怀疑医院获得性肺炎,及早行胸部影像学检查并积极寻找病原菌帮助明确诊断和治疗。

(林芊　鲍一笑)

参考文献

1.《中华儿科杂志》编辑委员会,中华医学会儿科学分会呼吸学组,中华医学会儿科学分会急救学组,中华医学会儿科学分会免疫学组.儿童医院获得性肺炎管理方案(2010版).中华儿科杂志,2011,49(2):106-115.

2. Masterton R G,Galloway A,French G,et al. Guidelines for the management of hospital-acquired pneumonia in the UK:Report of the Working Party on Hospital-Acquired Pneumonia of the British Society for Antimicrobial Chemotherapy. J Antimicrob Chemother,2008,62:5-34.

第七节　化脓性胸膜炎

【疾病简介】

化脓性胸膜炎(purulent pleurisy)是胸膜腔积脓,又称脓胸(empyema)。在婴幼儿多见。主要是由于肺内感染灶中的病原菌直接侵袭胸膜或经淋巴管而引起,由肺炎发展的占最多数,在肺脓肿和支气管扩张基础上引起的也不罕见。另外,如纵隔炎、膈下脓肿等,胸部创伤、手术或穿刺等操作直接污染也有可能。

金黄色葡萄球菌所致脓胸占主要地位。链球菌或肺炎链球菌肺炎并发脓胸目前在我国已很少见。革兰阴性杆菌混合感染也可见到。

【诊断标准】

(一)国内诊断标准

《诸福棠实用儿科学》(第8版)提出以下诊断依据:

1. 严重中毒症状,呼吸困难,气管和心浊音界向对侧移位,病侧叩诊大片浊音,且呼吸音明显降低,临床可拟诊脓胸。

2. 胸部X线可见胸腔有积液。

3. 胸腔穿刺抽得脓液即可确诊。

4. 胸腔脓液病原微生物培养则可得到病原学诊断。

(二)国外诊断标准

《尼尔森儿科学》(第18版)提出如下诊断依据:

1. 大多高热,婴幼儿表现为呼吸窘迫症状加重,年长儿出现呼吸困难或原有的呼吸困难加重,纵隔向对侧移位,病侧叩诊浊音,语音震颤减弱,呼吸音降低或消失,非局限性脓胸则上述体征随体位变化而改变。

2. 胸部X线可见胸腔积液,B超或胸部CT可帮助发现局限性积液。

3. 胸腔穿刺抽得积液,涂片染色细菌阳性、

pH 值 <7.2 和中性粒细胞数 >10^{11}/L,提示为脓性积液,可明确诊断。

4. 胸腔积液微生物培养、PCR 扩增和血培养可帮助进行病原学诊断。

【诊断标准解读】

对照国内外指南诊断标准,可以发现两者首先都非常注重临床症状和体征上的表现,包括呼吸困难加重、高热、严重中毒症状,肺部体检病侧叩诊浊音,气管和心浊音界向对侧移位等。这种临床上的表现常提示儿科医师应警惕化脓性胸膜炎发生的可能,胸部 X 线及胸部 B 超则可进一步帮助发现胸腔积液的存在。当然,两者都明确表示确诊需要依靠胸腔穿刺抽得脓性积液,而且同时需要对胸腔积液进行病原学检查,以最终获得病原学诊断。

【病例及诊断解析】

病例:患儿,男,11 个月,因"发热、咳嗽 6 天,呼吸困难、口唇发绀 1 天"于 2008 年 4 月 22 日急诊入院。患儿入院前 7 天乘坐长途火车后出现发热,体温波动于 38.5~40.5℃,热型不规则,热前无畏寒、寒战,无抽搐。同时出现咳嗽,进行性加重,有痰,黏稠不易咳出,咳嗽无鸡鸣样回声。入院前 1 天出现明显气促,伴呼吸困难,口唇发绀,精神萎靡,有吐奶,大便较稀,2~3 次 / 天。急诊拟"重症肺炎"收治入院。发病以来精神萎靡,食欲缺乏,夜眠欠安,大便如上述,尿量可。近期无预防接种史。

体格检查:体重 9kg,体温 39.6℃,血压 80/55mmHg,脉搏 138 次 / 分,呼吸 40 次 / 分。精神萎靡,反应略差伴呻吟,鼻扇气促,面色苍白,口唇微绀,四肢末端皮肤较凉,CRT2 秒,颈软,双瞳等大等圆,对光反射存在,三凹征(+),听诊两肺呼吸音粗,两下肺可闻及固定中细湿啰音,左下肺呼吸音低,叩诊浊音。心脏听诊 HR138 次 / 分,心律齐,未闻及杂音,腹平软,无压痛、反跳痛,肝肋下 2.5cm,质软,脾肋下未触及。双下肢无水肿,神经系统检查无殊。

辅助检查:血常规:WBC 21.1×10^9/L,N 90%,Hb 100g/L,PLT 245×10^9/L;CRP 56mg/L;血气分析:pH 7.28,PO_2 75.8mmol/L,PCO_2 65.9mmol/L,BE −5.7mmol/L;生化常规正常;胸部 X 线:两肺纹理增多、模糊,两肺见散在斑片状阴影,左侧见中等量高密度致密影;胸部 B 超:左下肺中等量液性暗区,最大处 68mm;胸水培养:金黄色葡萄球菌。血培养:金黄色葡萄球菌。

诊断解析:入院后予以面罩吸氧、纠正酸中毒,抽取胸水改善呼吸困难,间歇服用退热药物并物理降温,临床经验性使用万古霉素 + 三代头孢菌素抗感染,根据胸水培养药敏试验结果调整抗生素为万古霉素继续抗感染治疗,治疗 7 天后患儿体温恢复正常,症状体征逐渐好转,3 周后复查各项指标改善,血培养阴性,胸水基本吸收,病情好转出院。最后诊断:金黄色葡萄球菌肺炎,左侧化脓性胸膜炎,脓毒症。

本患儿为典型的金黄色葡萄球菌肺炎合并化脓性胸膜炎,临床高热、肺部症状体征以及感染中毒症状体征明显,实验室检查及胸部影像学检查支持诊断,血培养及胸水培养得金黄色葡萄球菌阳性结果。经敏感抗生素治疗有效。临床此类小婴儿在肺炎基础上若出现呼吸困难和严重的全身中毒症状,应警惕合并化脓性胸膜炎及败血症可能,一旦怀疑应及早行相关检查,并积极寻找病原菌,同时选择敏感抗生素治疗,以免延误病情。

(林芊　鲍一笑)

参考文献

1. 江载芳,申昆玲,沈颖.诸福棠实用儿科学.第 8 版.北京:人民卫生出版社,2012:1255.

2. Kliegman RM,Behrman RE,Jenson HB,et al. Nelson textbook of pediatrics. 18th ed. ELSEVIER,2007, Chapter 409.

第八节　急性喉炎

【疾病简介】

急性喉炎(acute laryngitis)是指喉部组织的急性炎症,包括感染性、接触性、机械性和过敏性喉炎。通常急性喉炎是指急性感染性喉炎。急性感染性喉炎（acute infectious laryngitis）是指感染所致的喉部黏膜急性弥漫性炎症。以犬吠样咳嗽、声嘶、喉鸣、吸气性呼吸困难为临床特征。冬春季节多发，多见于婴幼儿。由病毒或细菌感染引起，亦可并发于麻疹、百日咳和流感等急性传染病。常见的病毒为副流感病毒、流感病毒和腺病毒，常见的细菌为金黄色葡萄球菌、链球菌和肺炎链球菌。由于小儿喉部解剖特点，炎症时易充血、水肿而出现喉梗阻。

【诊断标准】

（一）国内诊断标准

1. 临床表现　起病急，症状重，可有发热、犬吠样咳嗽、声嘶、吸气性呼吸困难和三凹征，严重时出现发绀、烦躁不安、面色苍白、心率加快。常有受凉、劳累等病史，大多数患儿有上呼吸道感染的表现，如鼻塞、流涕、咳嗽。体格检查可发现咽部充血，间接喉镜、纤维喉镜或电子喉镜检查可见声带充血、水肿，喉黏膜亦充血肿胀，声带运动好，闭合有隙。一般白天症状轻，夜间入睡后加重，严重者可出现喉梗阻症状，喉梗阻者若不及时抢救，可窒息死亡。

2. 鉴别诊断

（1）白喉：白喉属于急性呼吸道乙类传染病，主要通过呼吸道飞沫或与感染患者接触传播，致病菌为白喉棒状杆菌。可表现为声音嘶哑、喉痛、咳嗽等症状，检查喉部可见灰白粗厚的假膜形成，病程早期喉部的假膜可不典型，但白喉病情发展急剧，伴有全身中毒症状如发热、乏力、恶心呕吐、头痛等。白喉多见于儿童，极少发生于成人，对可疑病例可行喉部涂片检菌及细菌培养进一步明确诊断。

（2）声带运动障碍：当出现支配声带运动的神经发生麻痹、喉肌病变、环杓关节炎或环杓关节脱位时，声带运动能力将不同程度受限，声带将同时发生变位和声带麻痹，表现为声音嘶哑。间接喉镜、纤维喉镜或电子喉镜检查可见发生病变的声带运动障碍，吸气时声带不能外展，而健侧声带外展正常，发声时声门仍能闭合；双侧声带麻痹时双侧声带运动受限，患者将立即出现严重的呼吸

困难。

（3）急性会厌炎：又称声门上喉炎或会厌前咽峡炎，主要累及喉部声门上区的会厌及其周围组织（包括会厌谷、杓会厌襞等）的急性炎症病变，间接喉镜检查发现会厌高度水肿为主要特征。病情进展迅速，主要表现为全身中毒症状、吞咽及呼吸困难。一般无声音嘶哑和犬吠样咳嗽。

（4）先天性喉喘鸣：又称喉软骨软化病，生后不久或在感冒腹泻后出现吸气性喉喘鸣，吃奶或哭笑时加剧。一般约在 1~2 岁时症状消失。

（二）国外诊断标准

急性感染性喉炎多数为病毒引起，通常起病特点为上呼吸道感染，其间有咽痛、咳嗽和声音嘶哑。本病一般是轻微的，起病急，一般白天症状轻，夜间入睡后加重，除小婴儿外呼吸窘迫不多见。犬吠样咳嗽、声音嘶哑和失音与全身症状和体征不相符合。在罕见的严重病例中，患儿可出现严重的吸气性喘鸣、三凹征、呼吸困难和烦躁。体格检查可发现咽部充血，间接喉镜检查可见喉部、声带有不同程度的充血、水肿，严重者可出现不同程度的呼吸道梗阻症状。应与其他引起喉梗阻的疾病鉴别，如白喉、急性会厌炎、急性痉挛性喉炎、喉或气管异物、喉部先天畸形。

【诊断标准解读】

根据急起犬吠样咳嗽、声嘶、喉鸣、吸气性呼吸困难等临床表现诊断急性感染性喉炎不难，关键在于判断喉梗阻程度。

国内诊断标准将喉梗阻进行不同的分度：

1. Ⅰ度　患儿仅于活动后出现吸气性喉鸣和呼吸困难，肺部听诊呼吸音及心率无改变。

2. Ⅱ度　患儿于安静时亦出现喉鸣和吸气性呼吸困难，肺部听诊可闻喉传导音或管状呼吸音，心率加快。

3. Ⅲ度　患儿除出现上述喉梗阻症状外，患儿因缺氧而出现烦躁不安，口唇及指趾发绀，双眼圆睁，惊恐万状，头面部出汗，肺部呼吸音明显降低，心率快，心音低钝。

4. Ⅳ度　患儿渐显衰竭、昏睡状态，由于无力呼吸，三凹征可不明显，面色苍白发灰，肺部听

诊呼吸音几乎消失,仅有气管传导音,心律不齐,心音钝、弱。

国外诊断标准中未明确提出喉梗阻分度,但也明确提出一旦患儿出现低氧、青紫、苍白或抑制状态,需立即进行气道处理。

【病例及诊断解析】

病例:患儿,男,3岁2个月。因发热、鼻塞、流涕、喷嚏3天,伴声嘶1天就诊。患儿于3天前在无明显诱因下出现发热、鼻塞、流涕、喷嚏。咽喉部干燥、刺痒、异物感。声嘶,声音粗涩、低沉、沙哑逐渐加重,夜间症状加重,伴有吸气性呼吸困难。体温38℃左右,无寒战,无抽搐。无烦躁不安。查体:一般状况可,神志清楚,精神软。无吸气性呼吸困难,无呼吸增快。咽充血、扁桃体Ⅰ度肿大。两肺呼吸音粗,未闻及啰音。P 130次/分。腹平软,肝脾未触及。全身未见皮疹,肢端无发绀。血常规 WBC 12×10^9/L,N 70%,L 30%。

诊断解析:①患儿出现上呼吸道感染症状,犬吠样咳嗽,声嘶,夜间有吸气性呼吸困难;②体格检查可见咽充血、扁桃体Ⅰ度肿大;③实验室检查提示血常规 WBC 12×10^9/L,N 70%,L 30%;④患儿急性起病,既往无喉部疾病史,可排除先天畸形。患儿无突发高热,快速进展的呼吸道阻塞症状,可基本排除急性会厌炎。患儿起病急,查体未见咽喉部白色膜状物,可基本排除白喉。患儿初步诊断为急性喉炎伴Ⅰ度喉梗阻?

(张晓波)

参考文献

1. 王卫平.儿科学.第8版.北京:人民卫生出版社,2013,268-269.
2. 贝尔曼,克里格门,詹森,等编.尼尔森儿科学.第17版.沈晓明,朱建幸,孙锟,等译.北京:北京大学医学出版社,2007,1779-1780.
3. Dworkin JP. Laryngitis:types,causes,and treatments. Otolaryngol Clin North Am,2008,2:419-436.
4. Loftis L. Acute infectious upper airway obstructions in children.Semin Pediatr Infect Dis,2006,17(1):5-10.

第五章 心血管系统疾病

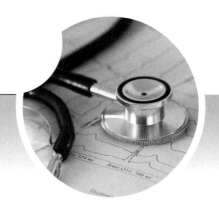

第一节 病毒性心肌炎

【疾病简介】

病毒性心肌炎(viral myocarditis, VMC)是指病毒感染心肌后由病毒对心肌产生直接损伤或病毒触发人体自身免疫反应引起心肌局灶性或弥漫性间质炎症。其病理特征为心肌细胞的坏死及变性。病毒中以柯萨奇病毒(A组和B组)及埃可病毒最为常见,其次为腺病毒。病毒性心肌炎临床表现轻重不一,轻者起病隐匿,可有乏力、心悸、胸痛症状,重症患者发生心力衰竭并发严重心律失常、心源性休克,甚至猝死。

【诊断标准】

(一)国内诊断标准

中华医学会儿科学分会心血管学组、中华儿科杂志编辑委员会于1999年9月于昆明修订了1994年5月在山东威海会议制订的《小儿病毒性心肌炎诊断标准》。修订后的病毒性心肌炎诊断标准如下:

1. 临床诊断依据

(1) 心功能不全、心源性休克或心脑综合征。

(2) 心脏扩大(X线、超声心动图检查具有表现之一)。

(3) 心电图改变:以R波为主的2个或2个以上主要导联(I、II、aVF、V_5)的ST-T改变持续4天以上伴动态变化,窦房传导阻滞、房室传导阻滞,完全性右或左束支阻滞,成联律、多形、多源、成对或并行性期前收缩,非房室结及房室折返引起的异位性心动过速,低电压(新生儿除外)及异常Q波。

(4) CK-MB升高或心肌肌钙蛋白(cTnI或cTnT)阳性。

2. 病原学诊断依据

(1) 确诊指标:自患儿心内膜、心肌、心包(活检、病理)或心包穿刺液检查,发现以下之一者可确诊心肌炎由病毒引起。

1) 分离到病毒。

2) 用病毒核酸探针查到病毒核酸。

3) 特异性病毒抗体阳性。

(2) 参考依据:有以下之一者结合临床表现可考虑心肌炎系病毒引起。

1) 自患儿粪便、咽拭子或血液中分离到病毒,且恢复期血清同型抗体滴度较第一份血清升高或降低 4 倍以上。

2）病程早期患儿血中特异性 IgM 抗体阳性。

3）用病毒核酸探针自患儿血中查到病毒核酸。

3. 确诊依据

（1）具备临床诊断依据 2 项,可临床诊断为心肌炎。发病同时或发病前 1~3 周有病毒感染的证据支持诊断者。

（2）同时具备病原学确诊依据之一,可确诊为病毒性心肌炎,具备病原学参考依据之一,可临床诊断为病毒性心肌炎。

（3）凡不具备确诊依据,应给予必要的治疗或随诊,根据病情变化,确诊或除外心肌炎。

（4）应除外风湿性心肌炎、中毒性心肌炎、先天性心脏病、结缔组织病以及代谢性疾病的心肌损害、甲状腺功能亢进症、原发性心肌病、原发性心内膜弹力纤维增生症、先天性房室传导阻滞、心脏自主神经功能异常、β 受体功能亢进及药物引起的心电图改变。

4. 分期

（1）急性期:新发病,症状及检查阳性发现明显且多变,一般病程在 6 个月以内。

（2）迁延期:临床症状反复出现,客观检查指标迁延不愈,病程多在 6 个月以上。

（3）慢性期:进行性心脏增大,反复心力衰竭或心律失常,病情时轻时重,病程在 1 年以上。

5. 诊断格式 在临床实际应用中,完整的诊断应包括病因和临床类型,建议按照以下格式书写,例如:病毒性心肌炎（急性期）。

（二）国外诊断标准

由于急性心肌炎确诊很困难,日本循环学会联合工作组基于基础及临床研究于 2009 年 5 月制定了《急性心肌炎诊断及治疗标准》修订版,其中急性心肌炎临床诊断标准如下:

1. 临床表现 流感样、胃肠道症状和体征、皮疹、关节疼痛或肌肉疼痛可能发生在急性心肌炎心脏症状和体征之前。尽管如此,在没有前驱临床体征出现时也可能发生突然死亡。

2. 心脏检查 心动过速、心动过缓、心律失常、心音减弱、第 3 和 4 心音奔马律、心包摩擦音和收缩期杂音。

3. 心电图改变 包括房室传导阻滞（Ⅰ ~ Ⅲ度）、心室内传导延迟（宽 QRS 波群）、R 波高度降低、异常 Q 波、ST-T 段改变、低电压、频发期前收缩、室上性心动过速、心房颤动、窦性停搏、室性心动过速、心室颤动和心脏停搏。

4. 超声心动图 局限或弥漫性室壁增厚、室壁运动减少、心腔减小和心包积液。

5. 肌钙蛋白 T（CTnT）和肌酸激酶 MB（CK-MB） 升高。C- 反应蛋白和白细胞数升高。

6. 由于 2 和 5 项中所述的状况可能在短短几个小时内发展,故应遵循随时间而发生的变化。如患者有心动过缓、宽 QRS 波群、频发期前收缩、心室壁增厚、室壁运动急剧减少、肌钙蛋白 T 增高并持续升高,则可能需要心肺急救。

7. 需要排除急性心肌梗死。

8. 心内膜活检发现异常组织学检测结果可使心肌炎确诊。但若没有这些异常结果也并不能排除心肌炎的可能性。

9. 病原学检查

（1）对咽拭子、尿液、粪便、血液特别是心包积液和心肌组织进行的病毒分离和病毒抗体滴度检测可为心肌炎提供直接证据。

（2）恢复期血清同型抗体滴度较急性期血清升高或降低 4 倍以上支持病毒感染。

（3）聚合酶链反应常用于检测病毒感染及检测病毒基因。

（三）国外病理诊断标准

心内膜活检:

1. 较多大小不一的单核细胞的渗透（经常出现少量分叶核的粒性白细胞和多核巨细胞）。

2. 心肌细胞的破裂、融合和消失。

3. 间质性水肿（偶尔以纤丝形成）。

【诊断标准解读】

1. 我国小儿病毒性心肌炎诊断标准虽几经修订,但基本上仍属于临床诊断,在临床工作中对一些不完全达到诊断标准,又疑似心肌炎的患者需进一步收集诊断依据并进行随访,以肯定或否定之。

2. 国内心肌炎诊断标准较国外更详细,有关心肌炎的具体诊断中,国内外都强调需排除中毒性心肌炎、风湿性心肌炎、结核性心肌炎、先天性心脏病及胶原性疾病等所致的心肌损害。

3. 国内外大量研究表明血清肌钙蛋白(I或T)是心肌损害的新标志。血清肌钙蛋白-I(CTnI-I)仅存在于心肌细胞内,是肌纤蛋白和肌凝蛋白结合的有效抑制物,在心肌细胞损伤早期血清水平显著升高,1周后降至正常,是理想的心肌细胞特异性标志。对心肌损害的诊断具有高度灵敏度、高特异性,有助于心肌损害的早期诊断。修订后的诊断标准符合当前心肌炎生化诊断的新进展。

4. 心电图的异常改变是诊断心肌炎的重要指标,把频发期前收缩呈联律列为心电图显著改变,把低电压(新生儿除外)列为心电图显著改变。同时心肌炎患儿可出现 S-T 段和 T 波改变,但不能绝对化,应结合小儿心电图的年龄特点。

5. 心内膜和心肌活检的设备和技术要求较高,且有一定危险性。因此,目前此法对诊断病毒性心肌炎患儿不适于临床广泛应用。

【病例及诊断解析】

病例:女,8 岁 7 个月。因"发热 4 天,呕吐 3 天,胸闷 1 天"入院。4 天前无明显诱因发热,体温最高 39℃伴头痛不适,偶咳,3 天前出现呕吐,多于进食后,非喷射状,均为胃内容物,1 天前出现胸闷,无胸痛,无腹痛腹泻,无气促,无抽搐。体格检查:体温 36.8℃,心率 130 次 / 分,呼吸 30 次 / 分,血压 93/63mmHg。神清,精神软,面色苍白,双肺呼吸音粗,未及啰音,心律齐,心音低钝,偶及奔马律,心前区未及杂音,腹平软,肝脾无肿大,四肢末梢温,神经系统检查阴性。实验室检查:心肌标志物:CK-MB 18.78ng/ml,CTnI 1.7ng/ml,BNP 21 234pg/ml。血气 + 电解质:K$^+$ 3.1mmol/L,余正常。EB 病毒抗体:早期抗原抗体(IgM)阴性,EBV 抗体(IgM)正常范围,肠道病毒通用型(HEV)肠道病毒 EV71(EV71)科萨奇病毒 A16 型(CA16)核酸检测均阴性,呼吸道病毒荧光染色:呼吸道合胞病毒、腺病毒、流感病毒 A、流感病毒 B、副流感

Ⅰ、Ⅱ、Ⅲ均阴性,抗核抗体全套均阴性;入院超声心动图:三尖瓣轻~中度反流;二尖瓣、肺动脉瓣、主动脉瓣轻度反流;左室收缩、舒张功能减弱,EF 0.45,S 峰 5.85cm/s,E 峰 6.53cm/s,A 峰 10cm/s。心电图:①窦性心动过速;②广泛 ST-T 改变:T Ⅱ、Ⅲ、avF 导联低平;ST Ⅱ、Ⅲ、avF、V$_3$、V$_4$、V$_5$、V$_6$ 水平压低 2mm。胸片:两肺纹理增多模糊,可见散在斑片密度增高影;心影丰满,心胸比例 0.52。入院诊断:急性心肌炎、急性心功能不全、急性支气管肺炎、低钾血症。入院后于吸氧心肺监护、甲泼尼龙琥珀酸钠、丙种球蛋白非特异性抗炎,维生素 C、1,6- 二磷酸果糖及复合辅酶抗氧自由基营养心肌细胞等综合治疗,病情好转出院。随访 7 个月无临床症状、体征,心肌标志物、超声心动图、心电图及胸片检查均正常。

诊断解析:本病例特点起病急,进展快,入院时已有急性心功能不全,由于诊断治疗及时,治疗过程顺利,目前达到治愈状态。此例为病毒性心肌炎典型病例,临床以发热及消化道症状首发,继之出现心脏症状。主要症状有胸闷、心悸,面色苍白,查体有心音低钝、奔马律,心动过速,脉压缩小。在病毒性心肌炎中属重型,如抢救不及时,急性心力衰竭急速发展未能控制,可导致死亡。血清肌钙蛋白-I(CTnI-I)在心肌细胞损伤早期血清水平可显著升高,是心肌细胞损伤的特异性标志,有助于心肌损害的早期诊断。N- 末端利钠肽(BNP)是心力衰竭的独立指标,可在心力衰竭亚临床期在患者血清中检测到,有助判断疾病进展及抗心衰治疗效果。心脏超声心动图可行心脏结构及功能的检查,且方便、重复性好是重要的辅助诊断工具。而胸部 X 线检查,由于病情发展快,心脏来不及代偿,早期胸部 X 线心影可仅轻度增大,易被疏忽,应高度注意。

治疗方面强调及时卧床休息及心电监护,急性期至少 8 周,恢复期根据病情,半日卧床 3~6 个月。心电监护可动态观察病情变化,及时发现可为危重患者抢救争取宝贵时间。早期高浓度大剂量维生素 C 抗氧自由基促进心肌病变恢复效果明显,可联合 1,6- 二磷酸果糖及复合辅酶营养心肌细胞。重症患者使用早期短程较大剂量肾上腺

皮质激素及丙种球蛋白治疗有助于减轻心肌组织水肿及抑制免疫炎症反应,促进心功能的恢复。

(龚方戚)

参考文献

1. 吴铁吉.病毒性心肌炎诊断标准(修订草案).中华儿科杂志,2000,38(2):75.

2. Guidelines for Diagnosis and Treatment of Myocarditis (JCS 2009). JCS Joint working Group. Circ J,2011,75 (3):734-743.

3. 张乾忠,郭继龙.有关小儿病毒性心肌炎诊断标准的讨论-1999年全国小儿心肌炎、心肌病学术会议侧记.中国实用儿科杂志,2000,15(1):60-61.

4. 马沛然,于永慧.小儿病毒性心肌炎诊断标准的评价与建议.医学临床研究,2004,21(4):322-324.

第二节　急性心包炎

【疾病简介】

心包炎(pericarditis)是心包膜脏层和壁层的炎性病变,常是全身疾病的一部分,也可由邻近组织如肺、胸膜、心肌、纵隔、淋巴结炎症的蔓延、直接或间接损伤等所致。根据临床过程可分为急性、亚急性和慢性心包炎。临床以急性心包炎和慢性缩窄性心包炎为最常见。

急性心包炎(acute pericarditis)大都继发于全身性疾病,临床上以非特异性、感染性(病毒、细菌、真菌、寄生虫、其他)、自身免疫性、肿瘤性、内分泌代谢性疾病等引起者较为多见,其他如物理因素、药物、医源性等亦时见报道。近年来,由于抗生素药物的广泛应用,感染性尤其细菌性感染等已明显减少,而急性非特异性、自身免疫性心包炎渐趋增多。国内报道病因以细菌感染性居多,国外报道以非特异性心包炎为主。

【诊断标准】

(一)国内诊断标准

国内根据《诸福棠实用儿科学》(第8版)、《小儿心脏病学》(第4版)中急性心包炎(acute pericarditis)的诊断标准如下:

1. 临床表现

(1)症状:

1)心前区疼痛:较大儿童可自述心前区疼痛或压迫感,常于体位改变、深呼吸、咳嗽、吞咽、卧位尤其当抬腿或左侧卧位时加剧,坐位或前倾位时减轻。疼痛通常局限于胸骨下或心前区,常放射到左肩、背部、颈部或上腹部,偶向下颌、左前臂和手放射。右侧斜方肌嵴的疼痛系心包炎的特有症状,但不常见。小婴儿可不典型,仅表现为烦躁不安。

2)心包渗液症状:心包渗液增多可压迫邻近器官,发生咳嗽、呼吸困难、上腹胀痛、恶心、吞咽困难等。

3)全身症状:常可有发热、乏力、精神食欲减退及原发病的相应表现。

(2)体征:与渗液多少有关。

1)心包摩擦音:典型的摩擦音可听到与心房收缩、心室收缩和心室舒张相一致的三个成分,与呼吸节律无关,在心前区均可听到,但在胸骨左缘第三、四肋间、胸骨下部和剑突附近最清楚。其强度常受呼吸和体位的影响,深吸气、身体前倾或让患者取俯卧位,并将听诊器的胸件紧压胸壁时摩擦音增强。摩擦音来去不定,较常出现于疾病初期,当心包积液增多时消失,常仅出现数小时或持续数天、数周不等。

2)心包积液征:

① 心界扩大:心浊音界向两侧增大,心尖搏动弱,位于心浊音界左缘的内侧或不能扪及;心音低而遥远,当心包积液较多时,在左肩胛下,可出现浊音及支气管呼吸音(Ewart征)。

② 动脉压降低:由于心输出量降低,动脉收缩压下降,脉压减少,脉搏快速而细弱。

③ 奇脉:因主动脉压下降在吸气时比呼气时更明显(相差10mmHg以上),可用血压计测得,并出现呼吸时脉搏强弱不一的现象。

④ 心脏压塞征(cardiac tamponade):当心包积液迅速增加时,心排血量急剧下降,出现代偿性心动过速、血压下降及休克状态。但心包积液缓慢增加时,可产生颈静脉怒张、肝大伴触痛、腹水、皮下水肿和肝-颈静脉反流征阳性等体循环淤血

表现。

2. 辅助检查

(1) 胸部 X 线:无或少量心包积液时胸部 X 线心影无变化,中到大量积液心影呈烧瓶样增大而肺血多正常,左右心缘各弓消失,卧位时心底部变宽。透视下心搏减弱或消失。常合并有肺和胸膜腔感染征象。

(2) 心电图:急性心包炎的心电图典型演变可分四期:①ST 段呈弓背向下抬高,T 波高。一般急性心包炎为弥漫性病变,故出现于除 aVR 和 V_1 外所有导联,持续 2 天 ~2 周左右。②几天后 ST 段回复到基线,T 波减低、变平。③T 波呈对称型倒置并达最大深度,无对应导联相反的改变(除 aVR 和 V_1 直立外)。可持续数周、数月或长期存在。④T 波恢复直立,一般在 3 个月内。病变较轻或局限时可有不典型的演变,出现部分导联的 ST 段、T 波的改变和仅有 ST 段或 T 波改变,部分可伴有 P-R 段压低、QRS 波低电压、电交替及心律失常如窦性心动过速、房性心律失常、房室传导阻滞等。

(3) 超声心动图:是明确心包积液最可靠的方法。根据液性暗区部位和范围能精确估计积液多少及位置,并能动态观察积液量增减。大量积液心尖部探查可出现心脏荡击症。心脏压塞明显时可见心腔塌陷现象,以右房最多见,其次为右室、左房、左室。

(4) 心脏 CT 和(或)心脏 MR:可较清晰显示心包积液及心包厚度、钙化等。

(5) 实验室及其他检查:血沉增快,C-反应蛋白增高,血常规白细胞、中性粒细胞增多,心肌肌钙蛋白、磷酸肌酸激酶升高以及其他原发疾病的相关阳性检查结果。

(6) 心包穿刺:可了解心包积液的性质及致病菌、解除心脏压塞、减少心包粘连缩窄的可能性,有助病因诊断。

根据上述症状、体征及辅助检查,可快速作出急性心包炎的临床诊断。病原学诊断必须结合临床及相关实验室资料,如心外膜、心包的病理活检等。

(二)国外诊断标准

欧洲心脏病协会在 2004 年 2 月发布了心包疾病诊治指南,Khandaker MH 等于 2010 年在心包疾病的诊断治疗研究中得出结论,以下 4 条中符合 2 条可临床诊断急性心包炎:

1. 典型的胸痛。
2. 心包摩擦音。
3. 典型的心电图改变。
4. 新出现或恶化的心包积液。

其他尚有发热、乏力、呼吸困难等全身症状,白细胞、CRP 增高,血沉加快,心肌酶谱增高,心脏 CT 或 MR 异常等实验室检查及影像学检查改变。

【诊断标准解读】

1. 因需较为清楚地描述胸痛的部位、性质、时间、程度及变化,国外标准较适用于能自主表达的成人及较大儿童。国内的诊断思路很好地兼顾了婴幼儿各种疾病特异性都相对较弱的特点。

2. 国外标准相对简练,易于掌握,但漏诊可能性亦相对增大。临床医师对于不典型心包炎或极早期阶段心包炎需仔细排查,以免漏诊。

3. 心包摩擦音为心包炎的特异性体征,亦为心包炎的重要诊断依据之一,常仅出现数小时或持续数天、数周不等,其强度常受呼吸和体位及疾病阶段的影响,故体检时需仔细、多体位、多时段听诊,以增加诊断的准确性。

4. 国内外诊断标准中均提到心电图的典型变化,患者初诊时大多时候只能提供一个时间点的心电图表现,临床医师要获得典型的连续的心包炎心电图改变,需定期给患者复查心电图。对于婴幼儿因本身的年龄特点造成的窦性心动过速、ST-T 改变等亦要注意甄别。对于成人及较大儿童,心电图诊断则需注意与心肌缺血、心肌梗死等鉴别。

5. 目前国内外对于儿童心包积液量的分级尚没有统一的标准,现多借鉴成人的标准,即:①少量(心包舒张期液性暗区 <10mm);②中量(10~20mm);③大量(>20mm)。对于小儿尤其是小婴儿而言该分级并不合理,在考虑积液量分级作为某项诊断或治疗指征(如心脏压塞判断、心包穿刺引流指征)时需相对放宽。

【病例及诊断解析】

病例：患儿，男，7岁，因"发热3天，胸痛1天"就诊。3天前始患儿无明显诱因下出现发热，热峰39℃，无畏寒寒战，偶有咳嗽，不剧，伴鼻塞、流涕，无气促发绀，无头晕头痛等，自服"中成药"，体温渐退，鼻塞、流涕好转，1天前始，患儿感胸骨后疼痛，阵发性剧痛，平卧位较明显，坐位时疼痛可减轻，无心悸，无腹痛、腹胀等。按期预防接种。否认结核接触史。否认外伤、手术史。家族史无殊。

查体：T 37℃，P 120次/分，R 28次/分，BP 96/65mmHg，精神可，呼吸稍促，口唇无发绀，咽红，双肺呼吸音粗，未及明显干湿啰音，心律齐，心音稍低，可及心包摩擦音，腹平软，肝脾肋下未及，双下肢无肿胀，全身未见皮疹。

辅助检查：血常规：白细胞计数 $8.0×10^9$/L，中性粒细胞计数 $4×10^9$/L，血红蛋白 120g/L，血小板计数 $305×10^9$/L，CRP 6mg/L；胸部X线提示肺纹理清晰，心影轻微增大；心电图提示窦性心动过速，广泛ST段弓背向下型抬高；超声心动图提示心包内液性暗区，最宽处1.5cm。

诊断解析：入院次日患儿感乏力、进行性呼吸困难，伴胸闷、头晕，心肺监护提示心率140次/分，呼吸36次/分，血压84/65mmHg，经皮血氧饱和度92%，床边超声心动图提示心包液性暗区，最宽处2.5cm，急予吸氧、心包穿刺引流，引流出150ml液体后患儿各症状好转，续以卧床休息、阿司匹林抗炎、利巴韦林抗病毒、白蛋白支持等治疗。入院1周后复查超声心动图液性暗区基本消失，复查心电图提示窦性心律、T波低平改变。

本病例反映了一个急性心包炎患儿的典型表现：①有明确的胸痛症状，部位为胸骨后，胸痛随体位改变可加重或缓解；②有心包摩擦音，有气促、心动过速等体征；③就诊时心电图表现为窦性心动过速，广泛ST段弓背向下型抬高，超声提示有心包积液，胸部X线提示心影增大，但肺纹理清晰；④入院次日的患儿有乏力、呼吸困难、胸闷、头晕，血压下降，脉压减小，血氧饱和度降低，超声心电图显示心包积液急剧增多，提示发生了急性心脏压塞，心包穿刺引流后各症状显著好转也证

实了这一点；⑤入院1周各症状缓解后的心电图复查示窦性心律、T波低平改变，显示了心包炎典型的ST段及T波的改变过程。

（龚方戚）

■■■■　**参考文献**　■■■■

1. 江载芳，申昆玲，沈颖. 诸福棠实用儿科学. 第8版. 北京：人民卫生出版社，2015，1645-1651.
2. 杨思源，陈树宝. 小儿心脏病学. 第4版. 北京：人民卫生出版社，2012，515-522.
3. Maisch B，Seferovic' PM，Ristic' AD，et al. Task Force on the Diagnosis and Management of Pericardial Diseases of the European Society of Cardiology. Guidelines on the diagnosis and management of pericardial diseases executive summary. Eur Heart J，2004，25(7)：587-610.
4. Khandaker MH，Espinosa RE，Nishimura RA，et al. Pericardial disease：diagnosis and management. Mayo Clin Proc，2010，85(6)：572-593.

第三节　感染性心内膜炎

【疾病简介】

感染性心内膜炎（infective endocarditis）是病原微生物通过咽喉、呼吸道、消化道、皮肤等部位以及自身定植菌血行扩散感染心脏内膜、大动脉内膜，心脏血管植入物的表面，产生心血管的赘生物以及组织器官栓塞和损害。大多数有基础心脏病，也可以发生在没有心脏病的感染患者。临床表现与病原微生物种类、心内膜破坏血流动力学的改变以及赘生物栓塞的部位和人体免疫反应有关。临床多见于链球菌、葡萄球菌感染、革兰阴性杆菌感染。既往急性或亚急性细菌性心内膜炎的名称已经不再使用，统一命名为感染性心内膜炎。

【诊断标准】

（一）国内诊断标准

经过临床研究及修改，2010年中华医学会儿科学会心血管学组提出的儿童感染性心内膜炎诊断标准。

1. 病理学指标

(1) 赘生物(包括已形成栓塞的)或心脏感染组织经培养或镜检发现微生物。

(2) 赘生物或心脏感染组织经病理检查证实伴活动性心内膜炎。

2. 临床指标

(1) 主要指标:

1) 血培养阳性:分别2次血培养有相同的感染性心内膜炎的常见微生物(草绿色链球菌、金黄色葡萄球菌、凝固酶阴性葡萄球菌、肠球菌等)。

2) 心内膜受累证据(超声心动图征象):

① 附着于瓣膜、瓣膜装置、心脏或大血管内膜、置植人工材料上的赘生物。

② 腱索断裂、瓣膜穿孔、人工瓣膜或缺损补片有新的部分裂开。

③ 心腔内脓肿。

(2) 次要指标:

1) 易感染条件:基础心脏疾病、心脏手术、心导管术、经导管介入治疗、中心静脉内置管等。

2) 较长时间的发热≥38℃,伴贫血。

3) 原有的心脏杂音加重,出现新的心脏杂音,或心功能不全。

4) 血管征象:重要动脉栓塞、感染性动脉瘤、瘀斑、脾大、颅内出血、结膜出血、Janeway斑。

5) 免疫学征象:肾小球肾炎、Osler结、Roth斑、类风湿因子阳性。

6) 微生物学证据:血培养阳性,但未符合主要标准中要求。

3. 诊断依据

(1) 具备下列①～⑤项任何之一者可诊断为感染性心内膜炎:①临床主要指标2项;②临床主要指标1项和临床次要指标3项;③心内膜受累证据和临床次要指标2项;④临床次要指标5项;⑤病理学指标1项。

(2) 有以下情况时可以排除感染性心内膜炎诊断:有明确的其他诊断解释心内膜炎表现;经抗生素治疗≤4天临床表现消除;抗生素治疗≤4天手术或尸解无感染性心内膜炎的病理证据。

(3) 临床考虑感染性心内膜炎,但不具备确诊依据时仍应进行治疗,根据临床观察及进一步

的检查确诊或排除感染性心内膜炎。

(二) 国外诊断标准

1994年,Durack等提出感染性心内膜炎诊断标准,即Duck标准,因Duck标准诊断的敏感率约83%,有18%~24%的病例不能确诊诊断,2000年修订的Duck标准提高到88%。

1. 主要标准

(1) 血培养阳性:

1) 2次不同血培养有感染性心内膜炎典型的微生物,草绿色链球菌,牛链球菌,HACEK(嗜血杆菌、放线杆菌、人心杆菌、Eikenella杆菌、Kingella杆菌)杆菌组,金黄色葡萄球菌或社区获得的肠球菌,无原发病灶。

2) 持续的阳性血培养(可引起感染性心内膜炎的微生物)指2次血培养抽血间隔12小时以上,或所有3次,或≥4次血培养中的多数阳性,首次与最后1次抽血间隔至少1小时。

(2) 心内膜受累证据:感染性心内膜炎超声心动图表现,在瓣膜或支持结构上,或血流反流途径,或移植材料上有摆动的团块而不能用其他解剖学原因解释的,或脓肿,或人工瓣膜新的部分裂开,或新的反流(原来存在杂音的增强或变化不是充分的依据)。

2. 次要标准

(1) 易感因素:基础心脏疾病或静脉药物滥用。

(2) 发热≥38℃。

(3) 血管征象:主要动脉栓塞,化脓性肺梗死,感染性动脉瘤颅内出血,Janeway斑。

(4) 免疫学征象:肾小球肾炎,Osler结,Roth斑,或类风湿因子阳性。

(5) 微生物证据:①血培养阳性但不符合主要指标;②可引起感染性心内膜炎微生物急性感染的血清学证据。

3. 诊断依据

(1) 感染性心内膜炎确诊的诊断依据:

1) 病理学标准:

① 微生物:赘生物、栓塞性赘生物、心内脓肿培养或组织学证实。

② 病理变化:存在赘生物或心内脓肿,组织

学证实为活动性心内膜炎。

2) 临床标准:

① 2 项主要指标。

② 1 项主要指标及 3 项次要指标。

③ 5 项次要指标。

(2) 感染性心内膜炎可能的诊断依据:

1) 1 项主要指标,1 个次要指标。

2) 3 项次要指标。

(3) 感染性心内膜炎排除标准:临床表现不全符合确诊条件,但不能排除。

1) 有肯定的其他诊断可解释临床表现。

2) 抗生素治疗≤4 天临床表现缓解。

3) 抗生素治疗≤4 天尸解或手术时无感染性心内膜炎的病理证据。

【诊断标准解读】

1. 感染性心内膜炎临床表现与感染引起的菌血症,脓毒血症有相似之处,很多患者无特异性表现,对诊断比较重要的是炎症后心内膜受累征象的心脏超声证据,否则很难鉴别。比如,出现新的反流性杂音并不多见;原有基础心脏病心杂音动态变化不易认定。所以需要临床多次心超跟踪检查瓣膜穿孔、腱索断裂反流程度加重、心腔内脓肿;心脏结构和植入物上有无摆动团块、赘生物存在比较重要。

2. 心脏病左向右分流,发热超过 2 周,肺部固定的湿性啰音持续 1 个月以上,即使心脏超声未发现赘生物(超声发现 2mm 以下的赘生物有局限性),临床也要高度怀疑肺小血管栓塞的可能,作为感染性心内膜炎栓塞一项参考指标。

3. 血培养阳性率低,未用抗生素采血培养的机会临床机会不多,心脏感染组织培养需要心外科手术中获得,标本取材特殊,虽系可靠诊断指标,但实用性限制,故诊断标准不能完全代替临床的分析判断,需要根据临床表现综合分析诊断,以免漏诊或过度诊断。

4. Janeway 斑:手掌和足底红斑或无压痛的出血性瘀斑。Osler 结:指、趾掌面红色皮下结节。Roth 斑:眼底椭圆形出血斑,中央苍白。

5. 国内临床通常使用 2010 年中华医学会儿科学分会心血管组提出的儿童感染性心内膜炎诊断标准。

【病例及诊断解析】

病例:男,11 个月 4 天龄,7kg。发热 6 天,咳嗽、气喘、汗多入院。体温 38.9℃,脉搏 168 次 / 分,呼吸 68 次 / 分,血压 86/44mmHg,SPO_2 92%。贫血貌,气急,点头呼吸,三凹征阳性,皮肤无出血点,双侧颈部淋巴结 1~2 个黄豆大小,双肺呼吸音粗,闻及干湿性啰音。胸骨左缘 2~4 肋间 IV/6 级喷射性收缩期杂音,震颤阳性,向胸背部、左颈部传导,P_2 减低,肝肋下 2cm,脾肋下 0.5cm。实验室检查:血常规示,血红蛋白 98g/L,白细胞 17.07×10^9/L,中性 0.32,淋巴 0.51,单核 0.15,血小板 153×10^9/L。C 反应蛋白 <1mg/L,血沉 8mm/h。类风湿因子阴性。大小便常规正常。胸部 X 线:双肺可见小片状渗出影,心影大,心胸比例 0.61。心超:主瓣下室缺 1.3cm,主动脉骑跨 50%,右室流出道肥厚性狭窄,三尖瓣轻度反流。心电图:轻度右偏,右室大,左室高电压,不完全性右束支传导阻滞。入院诊断:急性支气管肺炎;先天性心脏病,不典型法洛四联症。入院后给予罗斯芬、阿奇霉素抗感染,雾化、吸痰、吸氧、补液等处理,持续发热 3 周,体温 38~38.9℃,肺部湿性啰音治疗 4 周仍不见消散。实验室检查:血培养 2 次阴性,肝肾功能正常。BNP 872pg/ml(<300pg/ml)。血常规复查血红蛋白 81g/L,白细胞 12.17×10^9/L,中性 0.56,淋巴 0.28,血小板 371×10^9/L。C 反应蛋白 <62mg/L,血沉 19mm/h。前降钙素 5.42ng/ml(0~0.460ng/ml)。更换抗生素,泰能静脉注射一周,体温略下降,不稳定忽高忽低;加用磺胺甲噁唑口服 3 天体温正常,前后共用抗生素 6 周。复查炎症标志物(血常规、C 反应蛋白、血沉)正常;心电图右偏右室肥厚。完成抗生素疗程结束后,予以胸外科手术治疗先天性心脏病,术中见典型法洛四联症,三尖瓣略增厚、粗糙;手术心脏病矫治成功;术后持续发热 5 天恢复正常。

诊断解析:发热 6 天,咳嗽、气喘,肺部出现啰音,胸部 X 线双肺可见小片状渗出影,肺炎诊断成立,入院初实验室炎症标志物检查提示病毒感染可能性大,但未发现病原菌。抗感染、对症处理及支持疗法,肺炎经久不愈,湿性啰音持续一个月。肺炎控制不理想,怀疑不典型法洛四联症双向分流,以左向右分流为主,肺部微栓塞可能(菌栓?),却无法找到证据,临床考虑细菌性心内膜炎的可能性存在,调整抗生素治疗有效,体温逐渐恢复正常,贫血改善。最后诊断细菌性心内膜炎、肺炎、法洛四联症。分析本案例,根据国内细菌性心内膜炎诊断标准不够条件,仅符合 4 条次要标准(标准要求 5 条):①易感因素基础心脏病;②较长时间发热伴贫血;③心功能不全,法洛四联症心电图右室大合并左室高电压,抗炎治疗后复查心电图左室高电压消失,BNP 872pg/ml 增高,提示左心功能不全。④脾大肋下 0.5cm。未获得血培养阳性结果,临床考虑血培养入院前已经使用抗生素,阳性结果获得不易,故造成 5 条标准达不到的。目前的医疗环境,发热病人使用抗生素机会比较高。临床医师通常无法不干预,让疾病自然演变来获得阳性结果,作出诊断后再处理。所以,实际工作中,完全符合细菌性心内膜炎诊断标准,早期诊断的病例不会太多;尤其是按照主要标准诊断细菌性心内膜炎的病例远远低于次要标准。诊断标准是一个指南,当诊断遇到"瓶颈"时,指南也无法指明正确的诊断方向,临床可以做不放弃治疗,边治疗边观察疾病发展经过,尽可能收集相关的符合细菌性心内膜炎诊断指标的依据,减少漏诊率或者错误的诊断。

(龚方戚)

参考文献

1. 杨思源,陈树宝.小儿心脏病学.第 4 版.北京:人民卫生出版社,2012,511.
2. 中华医学会儿科学分会心血管组,中华儿科编委会.小儿感染性心内膜炎的诊断标准(试行).中华儿科杂志,2001,39(5):310.
3. 中华医学会儿科学分会心血管组,中华儿科编委会.儿童感染性心内膜炎的诊断标准建议.中华儿科杂志,2010,48(12):913-915.
4. Durack DT,Lukes AS,Bright DK. New criteria for diagnosis of infective endocarditis :Utilization of specific echocardiographic findings.Am J Med,1994,96

(3):200-209.
5. Li JS,Sexton DJ,Mick N. Proposed modification to the Duck criteria for the diagnosis of infective endocarditis. Clin Infect Disease,2000,30(4):633-638.

第四节　心肌病

【疾病简介】

1995 年,世界卫生组织(World Health Organization,WHO)与心脏病国际组织联合会(International Society and Federation of Cardiology,ISFC)修订心肌病(cardiomyopathy,CM)概念为原发于心肌,合并有心脏功能障碍的心肌疾病。CM 分为:扩张型 CM(dilated cardiomyopathy,DCM)、肥厚型 CM(hypertrophic cardiomyopathy,HCM)、限制型 CM(restrictive cardiomyopathy,RCM)、致心律失常型右心室 CM(arrhythmogenic right ventricular cardiomyopathy,ARVC)、未分类 CM(unclassified cardiomyopathy,UCM)五种类型。上述分类混合了解剖和功能概念,导致了同一种 CM 可能两种分类,加之随着近年 CM 分子生物学研究进展,2006 年美国心脏病协会(American Heart Association,AHA)对 CM 进行重新定义和分类。指出:CM 是一组病因不同,以机械和(或)电生理紊乱为特征的心肌疾病,通常表现为不适当的心室肥厚或扩张,可孤立存在或是全身疾病的一部分,常导致进行性心力衰竭或心源性猝死,常为遗传的原因引起。分类为原发性 CM 和继发性 CM。目前国际上有众多的心肌病分类方案,但还没有小儿心肌病分类。国内马沛然等建议小儿心肌病分为:DCM、HCM、RCM、ARVC、心内膜弹力纤维增生症(endocardial fibroelastosis,EFE)、左室致密不全型心肌病(left ventricular noncompaction,LVNC)六种类型。

【诊断标准】

(一)国内诊断标准

1. **小儿原发性心肌病诊断依据(九省市心肌炎协作组,1980)** 本病多见于 3 岁以上儿童,部分患儿可能有阳性家族史。诊断依据主要为：

（1）没有明确的病毒性心肌炎病史。

（2）排除其他心脏病，如先天性心脏病、风湿性心脏病、遗传性代谢性疾病、继发性及地方性心肌病和慢性缩窄性心包炎的可能。

2. 具有下列各项中至少一项诊断为 DCM

（1）心脏增大，尤其是 X 线检查，心影呈球形增大，而无其他原因可寻者。

（2）充血性心力衰竭，未能发现其他心脏病者。

（3）心电图示 ST 段和 T 波改变，或有各种心律失常，而无其他原因可解释者。

（4）有昏厥发作同时有心脏增大，无其他原因者。

（5）体循环或肺循环动脉栓塞，无其他原因可解释者。

3. 肥厚性心肌病诊断标准 2007 年中华医学会心血管分会制定了成人 HCM 临床诊断标准，包括主要标准：①超声心动图左心室壁或（和）室间隔厚度超过 15mm；②组织多普勒、磁共振发现心尖、近心尖室间隔部位肥厚，心肌致密或间质排列紊乱。次要标准：①35 岁以内患者，12 导联心电图 I、aVL、V_{4-6} 导联 ST 下移，深对称性倒置 T 波；②二维超声室间隔和左室后壁厚 11~14mm；③基因筛查发现已知基因突变或新的突变位点，与 HCM 连锁。排除标准：①系统疾病，高血压病，风湿性心脏病二尖瓣病，先天性心脏病及代谢性疾病伴发心肌肥厚；②运动员心脏肥厚。临床确诊 HCM 的标准：符合以下任何一项者：1 项主要标准 + 排除标准；1 项主要标准 + 次要标准③（即阳性基因突变）；1 项主要标准 + 排除标准②；次要标准②和③；次要标准①和③。

关于儿童 HCM 的诊断，目前尚无明确标准。临床多是参照上述成人诊断标准，并结合不同年龄儿童超声心动图左室壁和室间隔厚度正常值范围确定。

4. 限制性心肌病 小儿 RCM 诊断较困难，应根据病史、体征和辅助检查等综合分析。确定诊断须考虑以下特点：①无相关感染病史；②临床表现为缓慢发生的右心衰竭征象，如颈静脉怒张、肝大、腹水、下肢水肿等；③心脏检查常可触及心尖搏动，有奔马律、房室瓣关闭不全杂音；④胸部 X 线、CT 和 MRI 检查无心包钙化或增厚；⑤心电图 P 波增高增宽及 ST-T 改变，常有房室传导阻滞或束支传导阻滞；⑥超声心动图示双侧心房扩大，心尖部心室腔闭塞，心室壁增厚；⑦心内膜心肌活检有助于确定诊断。

5. 心内膜弹力纤维增生症 1 岁以内心衰患儿，心脏无显著杂音，胸部 X 线显示心脏显著增大，心电图示左室高电压并 ST-T 改变，即应高度怀疑 EFE。超声心动图检查发现左室腔扩大，心室壁增厚，心内膜显著增厚（一般都大于 3mm），即可确定诊断。超声心动图检查明确诊断的同时，要准确了解心脏收缩功能与舒张功能。

6. 左室致密不全型心肌病 本病的发病年龄及临床表现变化较大，且其症状和体征均无特异性，单靠症状和体征难以确诊。目前超声心电图被公认是筛查和确诊 LVNC 最简便易行的方法。国内多参照 Jenni 等推荐的诊断标准：①不合并其他心脏畸形（孤立性心肌致密化不全的定义）；②可见典型的 2 层不同的心肌结构，外层（致密化心肌）较薄，内层（非致密化心肌）较厚，其间可见深陷隐窝，心室收缩末期内层非致密化心肌厚度与外层致密化心肌厚度比值 >2；③病变区域主要位于心尖部（>80%）、侧壁和下壁；④彩色多普勒可见间隙内有血流与心腔相通，而不与冠脉循环相通。

（二）国外诊断标准

WHO1995 年心肌病定义及修订意见：

1. 临床表现为心脏扩大、心功能减低伴或不伴充血性心力衰竭、心律失常，可有血管栓塞及猝死等并发症。

2. 心脏呈球形扩大，X 线检查心胸比 >0.5，超声心电图示全心扩大，尤以左心室扩大显著。

3. 心脏收缩功能减低，左室射血分数小于正常值。

4. 必须排除其他特异性（继发性）心肌病和地方性心肌病（克山病）。

2006 年 AHA 的 DCM 定义：DCM 是一种常见的基本不可逆的心肌疾病。表现为心腔扩大，收缩功能异常,而室壁厚度正常。

2006 年 AHA 的 RCM 定义:原发性限制性非肥厚型心肌病:是一种少见的可以致心力衰竭的心肌疾病,其特征为双室腔正常或者减小,双房扩大,左室壁厚度和房室瓣正常,心室充盈受损而收缩功能正常或者接近正常。是一种常见的基本不可逆的心肌疾病。

2006 年 AHA 的 LVNC 定义:LVNC 是一种新近认识到的先天性心肌病,其特征为左室心肌的海绵样改变。临床表现为左室收缩功能异常和心力衰竭,血栓栓塞,心律失常、猝死以及不同类型的重构。LVNC 可能是一个独立的表现,也可能与其他先天性心脏异常如复杂发绀型先天性心脏病相关。家族性或散发性病例均有过报道。

2011 年美国心脏病学会基金会(The American College of Cardiology Foundation,ACCF)和 AHA 两大学会联合发表的 HCM 诊断指南:HCM 是以不能解释的、无心室腔扩张相关的左室肥厚(心脏彩超左室厚度≥15mm)为特点且无其他导致心室肥厚的心脏疾病或系统性疾病证据,或基因型阳性但是也许无明显肥厚表现的表现型阴性的疾病。在儿童 HCM 病人中,左室厚度增加定义为左室厚度超过同年龄、性别或身体指数的儿童左室厚度平均值的 2 倍以上的标准差。其中对于基因学检测的重要意义和认识明显提高。

【诊断标准解读】

1. 自 1995 年 WHO/ISFC 修订了心肌病分类,2006 年 AHA 及 2008 年欧洲心脏病协会(European Society of Cardiology,ESC)分别制订了分类方案,但国际上还没有小儿心肌病分类。

2. EFE 是小儿时期重要的原发性心肌病。EFE 与 DCM 有显著的不同,不宜将其与 DCM 混为一谈。1995 年 WHO/ISFC 分类中将其列入未分类心肌病;2006 年 AHA 分类中未列入,只在病毒性心肌炎中提到 EFE 是婴幼儿时期的 DCM;2008 年 ESC 分类中在 RCM 的鉴别时提到 EFE 是左室心内膜增厚,是由于胎儿时期心肌炎(主要是腮腺炎病毒)所致。EFE 的诊断需排除主动脉缩窄、冠状动脉起源异常等继发原因。

3. RCM 与缩窄性心包炎均存在心室充盈障碍,有时鉴别诊断困难,除超声心动图外,需借助磁共振或螺旋 CT 等。

4. 在临床实际工作中,有时遇到以心力衰竭为主要表现的患儿,检查时又发现心脏增大,此时诊断除考虑心肌病外,还应想到重症心肌炎的可能性。两者常常需要鉴别。

5. 由于特发性心肌病与特异性心肌病的病因、发病机制、临床表现、治疗及预后不完全相同,因此在确诊为特发性心肌病之前需除外特异性心肌病,如先天性代谢缺陷、快速性心律失常引发的心动过速性心肌病等。

【病例及诊断解析】

病例:患儿,男,7 岁 5 个月。因"活动后乏力 3 年,发热 1 天"入院。患儿 3 年前始无明显诱因下感活动后乏力,伴气急,休息后能缓解,无腹痛、腹泻,无呕吐,无咳嗽、气喘,无胸闷、心悸,无晕厥,无发绀。未予重视。近来活动后乏力加剧,上三层楼中间需休息片刻。入院前 5 天来本院就诊,查心电图提示:"窦性心律,左心室肥大",心超提示:"左心室大(4.7),收缩功能降低(EF:0.43),二、三尖瓣轻度反流"。入院前 1 天无明显诱因下出现发热,体温 38℃ 左右,伴呕吐,非喷射性,为胃内容物,有腹泻,解黄色稀便 2~3 次,即来笔者医院门诊,查血常规示:"白细胞计数 11.42×10⁹/L,中性粒细胞 91.7%,血红蛋白 86g/L,CRP28mg/L",门诊以"病毒性心肌炎? 扩张性心肌病? 肠炎"收住院。病来患儿精神可,胃纳减少,尿量可,睡眠好,体重无明显异常变化。入院查体:T 37.7℃,P 110 次 / 分,R 32 次 / 分,BP 97/58mmHg,体重 18kg,精神可,心律齐,心前区 L$_{3-4}$ 闻及 Ⅱ/6 级收缩期杂音,腹软,肝肋下 1cm,四肢肌张力中等,肌力 Ⅴ 级,神经系统阴性。入院后辅助检查,心电图:RV$_5$+SV$_1$=81mm>50mm,TV$_5$ 低平 <1/10R,血心肌酶谱提示:CK-MB:31U/L;心肌标志物:CK-MB 质量正常;CTnI:正常。心脏 CTA:双侧冠脉起源、走行正常,左心室壁、室间隔增厚,提示心肌病。胸部 X 线:心胸比例 0.56。24 小时动态心电图:平均心率 85 次 / 分,窦性心律伴窦房结内游

走节律。大便轮状病毒抗原阳性。串联质谱遗传代谢谱示：游离卡泥汀：0.87μmol/L（20~95）；乙酰基卡泥汀：4.25μmol/L（9.8~40）；丙酰基卡泥汀：0.04μmol/L（0.5~4.3）；丙二酰基卡泥汀：0.01μmol/L（0.02~0.14）；戊二酰基卡泥汀：0.01μmol/L（0.03~0.14）。结合病史及辅助检查，入院后诊断：心肌病，肉碱缺乏症，慢性心功能不全，营养不良，中度贫血，轮状病毒肠炎。予左卡泥汀 1g/d 静滴 5 天，3g/d 静滴 6 天，一周后患儿症状明显改善，复查心超提示：左心收缩功能好转（EF：0.65），左心室较前缩小（3.9）。住院 14 天后出院。出院后口服左卡泥汀 2g/d，半个月后复查心超提示：左室后壁厚约 0.75cm，左心室 4.0，EF 0.59，遗传代谢谱提示肉碱达正常水平。

诊断解析： 本例患儿慢性起病，心超提示左心室增大，收缩功能减低，左室射血分数小于正常值，心电图提示左心室肥大，胸部 X 线提示心胸比例 0.56，CK-MB 质量和 CTnI 正常范围，既往没有明确的心肌炎病史。入院后考虑心肌病（扩张性），由于患儿已是学龄儿童，没有明显肝脾大，没有代谢性酸中毒，血乳酸、血糖等正常，入院时没有常规做遗传代谢谱检查。第二天查房时发现患儿发育落后于同龄人，平时学习成绩差，予行串联质谱遗传代谢谱检查，结果发现血浆肉碱水平明显降低，补充左旋肉碱后，症状迅速改善，心功能短期内好转，左心室缩小。证实患儿心肌病是由于肉碱缺乏所致。

近年来强调从遗传及基因突变角度对心肌病分类。心肌病的病因诊断受到广泛重视。明确病因的特异性心肌病经过治疗有逆转并恢复正常或获得明显改善的希望，因此在确诊为特发性心肌病之前需除外特异性心肌病。

（龚方戚）

参考文献

1. 杨思源，陈树宝．小儿心脏病学．第 4 版．北京：人民卫生出版社，2012，468-501.

2. 马沛然，汪翼．小儿心肌病分类的建议和说明．中华儿科杂志，2012，50（6）：472-474.

3. 中华医学会心血管病学分会，中华心血管病杂志编辑委员会，中国心肌病诊断与治疗建议工作组．心肌病诊断与治疗建议．中华心血管病杂志，2007，35（1）：5-16.

4. 李剑明，史蓉芳．心肌致密化不全的诊断及影像学特征．中国医学影像技术，2012，28（7）：1411-1414.

5. Richardson P，Mckenna W，Bristow M，et al. Report of the 1995 WHO/ISFC Task force on the definition and classification of cardiomyopathies. Circulation，1996，93（5）：841-842.

6. Maron BJ，Towbin JA，Thiene G，et al. Contemporary definition and classification of the cardiomyopathies. Circulation，2006，113（14）：1807-1816.

7. Elliott P，Andersson B，Arbustini E，et al. Classification of the cardiomyopathies：a position statement from the european society of cardiology working group on myocardial and pericardial diseases. Eur heart J，2008，29（2）：270-276.

8. Gersh BJ，Maron BJ，Bonow RO，et al. 2011 ACCF/AHA guideline for the diagnosis and treatment of hypertrophic cardiomyopathy：a report of the American College of Cardiology Foundation/American Heart Association Task Force on Practice Guidelines. Circulation，2011，124（24）：e783-831.

第五节 充血性心力衰竭

【疾病简介】

充血性心力衰竭（congestive heart failure，CHF）亦称慢性心力衰竭或慢性心功能不全。是指在各种病因下，包括心肌炎症、原发性心肌病变和心室因长期压力、容量负荷过重，引起心脏结构和功能异常，致使心脏泵血减少，即使有充足静脉回流，仍导致在休息或正常活动下，心排出量不能满足周身循环及代谢需要而出现的临床病理生理综合征，是小儿，尤其是婴幼儿时期临床常见的一种危重急症。

【诊断标准】

（一）国内诊断标准

中华医学会儿科学分会心血管组和《中华儿科杂志》编辑委员会于 2006 年 10 月提出了关于小儿心力衰竭诊断与治疗的建议，其中诊断建议如下：

1. 临床表现

(1) 心肌功能障碍：

1）心脏扩大。

2）心动过速。

3）第一心音低钝，重者可出现舒张期奔马律，但新生儿时期很少听到。

4）外周灌注不良，脉压窄，少部分患儿出现交替脉，四肢末端发凉。

(2) 肺淤血：

1）呼吸急促：重者有呼吸困难与发绀。新生儿与小婴儿吸乳时，多表现为气急加重、吸奶中断。

2）肺部啰音：肺水肿可出现湿啰音。肺动脉和左心房扩大压迫支气管，可出现哮鸣音。

3）咳泡沫血痰：系肺泡和支气管黏膜淤血所致，但婴幼儿少见。

(3) 体循环淤血：

1）肝脏肿大伴触痛，短时间内增大，更有意义。

2）颈静脉怒张：可见颈外静脉膨胀（半坐位），肝、颈静脉回流征阳性。

婴儿此体征不明显，但可见头皮静脉怒张等表现。

3）水肿：小婴儿水肿常为全身性，眼睑与骶尾部较明显，体重较快增长，但极少表现为周围凹陷性水肿。

2. 辅助检查　有些心衰症状和体征特异性不强，反映心脏结构、功能血流动力学及神经体液激活的指标检测对诊断心衰和分析其病因有重要意义。

(1) 胸部 X 线：有助于确定心脏增大及肺充血。根据房、室大小，肺血增多或减少，可协助作出病因诊断。通常心胸比例超过 0.5，提示心脏增大。正常新生儿及婴儿心胸比例可达 0.55。注意勿将婴儿正常的胸腺误认为增大心脏影。如胸片显示肺静脉充血、肺间质及肺泡水肿，提示严重左心室功能不全。

(2) 心电图：不能表明有无心衰，但可提示房室肥厚、复极波及心律的改变，有助于病因的诊断及指导洋地黄的应用。

(3) 超声心动图：射血分数作为心室泵血功能指标，在众多心脏收缩功能指标中最常用且最有价值。左室射血分数低于 45% 为左室收缩功能不全。左心室舒张末期内径指数及收缩末期室壁应力可分别反映左心室前负荷及后负荷状况。应用多普勒超声测量跨二尖瓣及肺静脉血流速度，组织多普勒测量二尖瓣环运动速度是目前最常用的左心室舒张功能检查方法。二尖瓣环运动速度频谱 E/A 比值诊断价值较血流速度频谱 E/A 比值高。心肌工作指数（myocardial performance index）或称 Tei 指标，是指等容收缩间期和等容舒张间期之和与射血间期的比值，可通过血流多普勒超声或组织多普勒超声检测获得，综合反映心室收缩及舒张功能。

(4) 心脏生物学标志物：在心力衰竭时血浆去甲肾上腺素、脑利钠肽、内皮素、心肌蛋白（肌球蛋白、肌钙蛋白）均可升高。脑利钠肽（BNP）和氨基末端脑利钠肽前体（NT-proBNP）主要由心室肌细胞分泌。心室扩大、心室壁应力增高是刺激脑利钠肽分泌增多的主要因素，并与心衰严重程度相关。

(5) 其他检查：核素心室造影及心肌灌注显像有助于评估心室功能和心肌缺血状况。有些隐匿的心功能不全需要借助多巴酚丁胺负荷超声心动图协助诊断。磁共振显像也可用于评估心功能。有创性血流动力学检查主要用于经过无创性检查而诊断仍然不能明确的病例。

3. 诊断格式　在临床实际应用中，完整的诊断应包括病因、病理和病理生理诊断，建议按照以下格式书写，例如：

慢性心功能不全

先天性心脏病，室间隔缺损，重度肺动脉高压

(二) 国外诊断标准

国外诊断标准倾向于建立分级计分方法而实现对充血性心力衰竭诊断的半定量化。2002 年，Stephanie 等学者在 ROSS 标准基础上进行两次补充完善形成的改良 ROSS 标准，因其适用于不同年龄段儿童，评价结果客观易于交流，在儿科临床上得到广泛应用（表 5-1）。

表 5-1 改良 ROSS 评分标准

症状和体征	计分		
	0	1	2
病史			
出汗	仅在头部	头部及躯干部(活动时)	头部及躯干部(安静时)
呼吸过快	偶尔	较多	常有
体格检查			
呼吸	正常	吸气凹陷	呼吸困难
呼吸次数(次/min)			
0~1 岁	<50	50~60	>60
1~6 岁	<35	35~45	>45
7~10 岁	<25	25~35	>35
11~14 岁	<18	18~28	>28
心率(次/min)			
0~1 岁	<160	160~170	>170
1~6 岁	<105	105~115	>115
7~10 岁	<90	90~100	>100
11~14 岁	<80	80~90	>90
肝大(肋缘下)	<2cm	2~3cm	>3cm

注:0~2 分无心衰,3~6 分轻度心衰,7~9 分中度心衰,10~12 分重度心衰

【诊断标准解读】

1. 心衰是一种复杂的临床综合征,其症状和体征是心脏泵血功能不全与继发的病理生理代偿反应相互影响而形成,缺乏特异性。目前国内外的诊断标准均采用综合分析方法,还没有关于这一综合征的金标准。

2. 对于具体病例,可先按国内诊断建议综合判断患儿有无充血性心力衰竭,其次根据改良 ROSS 标准予以半定量诊断,从而明确患儿病情严重程度并指导临床治疗和判断治疗效果。

3. 重视 NT-proBNP,有研究表明 NT-proBNP 在小儿先心病中是判断合并心衰的独立预测因素。但应注意的是,血浆脑利钠肽升高也可见于左心室肥厚、肾功能不全及川崎病急性期等疾病。因此,应将实验室检查与上述临床标准结合以提高临床诊断的敏感性和特异性。

4. 除了国际公认的改良 ROSS 标准外,还有

以下标准:ROSS 标准仅适用于 6 月龄以下的婴儿,部分患儿难以询问到精确的喂哺量及喂哺时间,限制了其推广应用;纽约心脏病学会提出的心功能分级简单实用,至今仍用于评估成人心功能不全,但该方法主观性强,敏感性低;Connolly 等提出的纽约大学小儿心力衰竭分级标准(NYU PHFI)与患儿超声心动图和 NT-proBNP 具有良好的相关性,但该标准评估内容缺少量化,且包括了治疗信息,会导致评估者在评价呼吸困难以及体力活动的耐受程度时产生偏倚,从而影响评估的准确性,同时其分值范围过宽,在不同程度的心衰之间易有较大重叠。

【病例及诊断解析】

病例:患儿,男,1 岁 11 个月,因"发现心杂音 1 年余,咳嗽 6 天,加重伴气促 1 天"收住入院。患儿 1 年前在本地医院就诊时发现心脏杂音,平素感冒多,肺炎史 3 次,住院治疗后愈合,体重落后于同龄儿童。吸奶常有停顿,平时出汗多,无发绀,无抽搐、晕厥等,本次患儿 6 天前无明显诱因下出现咳嗽,单声连咳,无痰,咳嗽无昼夜差别。曾予头孢克肟口服,咳嗽无好转,1 天前起患儿咳嗽加重,频繁,伴有气促,无发热,无腹泻,来本院门诊,予拉氧头孢钠静滴,咳嗽气促仍无好转,门诊拟"先心、心衰、肺炎"收住入院。病来胃纳尚可,体重增加缓慢,尿量可。否认异物吸入史。个人家族史:患儿系 G_3P_2,足月自然分娩,出生体重 3.2kg。卡介苗已接种。父母体健,一姐 14 岁,体健。否认家族中有传染性及遗传性疾病史。

体检:烦躁,口周发绀,体重 9kg,体温 36.6 ℃,呼吸 50 次/分,心率 170 次/分,血压 97/52mmHg,经皮氧饱和度 91%。全身浅表淋巴结无肿大,心前区隆起,双肺呼吸音对称,闻及湿啰音;心音中,律齐,胸骨左缘 3、4 肋间可闻及 4/6 级收缩期杂音,thrill(+),P_2 亢进。腹部平坦、软,肝肋下 3cm。四肢末梢凉,脊柱生理性弯曲。生理反射存在。辅助检查:胸片:两肺渗出增多,心脏增大,心胸比例 0.56;心电图:左心室高电压;入院后心超检查提示先心,室间隔缺损(膜周部 0.7cm),左室增大,肺动脉高压,心脏射血分数

0.58。入院后予以水合氯醛镇静,鼻导管吸氧,呋塞米、双克、螺内酯利尿,地高辛强心,罗氏芬抗感染,卡托普利等治疗后患儿咳嗽气促缓解,肺部啰音消退,心率减至110次/分,呼吸减至35次/分,肝脏回缩至肋下2cm。最后诊断:慢性心功能不全,先天性心脏病,室间隔缺损,肺动脉高压;急性支气管肺炎。

诊断解析:本患儿发现先心病史1年,有发生心衰的基础疾病,平素有多次肺炎病史,汗多,体重较同龄儿落后,支持慢性心功能不全。本次因肺部感染再次诱发心功能不全急性发作,表现肺部充血,心脏增大,肝脏增大,末梢灌注不良,心率呼吸增快。在诊断过程中应注意以下问题:

1. 评估心率和呼吸时应注意有无发热、异物呛咳吸入窒息,有无接受强心药物治疗等情况。

2. 患儿心超射血分数0.58,似乎左室功能尚可,但要注意患儿有室缺,其有效心搏出血量仍是不足的。

3. 诊断心衰时,要重视基础疾病史,本病例中既往有先心史,容易作出诊断。此外,儿童心功能不全常见的原因还有心肌炎、心内膜弹力纤维增生症、心肌病及恶性心律失常等。

(龚方戚)

参考文献

1. 中华医学会儿科学分会心血管学组,《中华儿科杂志》编辑委员会.小儿心力衰竭诊断与治疗建议.中华儿科杂志,2006,44(10):753-757.
2. 龚方戚.小儿充血性心力衰竭诊治进展.现代实用医学,2007,19(10):767-771.
3. 武育蓉,陈树宝,孙锟,等.现有儿科心力衰竭诊断标准及脑利钠肽对先天性心脏病合并心力衰竭的诊断价值.中华儿科杂志,2006,44(10):728-732.
4. 张清友,叶青,杜军保,等.纽约大学儿童心力衰竭指数在儿童慢性心力衰竭中的应用.中华儿科杂志,2010,48(9):703-707.
5. Connolly D,Rutkowski M,Auslender M,et al. The New York University Pediatric Heart Failure Index: a new method of quantifying chronic heart failure severity in children. J Pediatr,2001,138(5):644-648.
6. Ross RD,Bollinger RO,Pinsky WW,et al. Grading the severity of congestive heart failure in infants. Pediatr Cardiol,1992,13(2):72-75.
7. Laer S,Mir TS,Behn F,et al. Carvedilol therapy in pediatric patients with congestive heart failure:a study investigating clinical and pharmacokinetic parameters. Am Heart J,2002,143(5):916-922.
8. Reithmann C,Reber D,Kozlik-Feldmann R,et al. A post-receptor defect of adenylyl cyclase in severely failing myocardium from children with congenital heart disease. Eur J Pharmacol,1997,330(1):79-86.

第六节　原发性肺动脉高压

【疾病简介】

原发性肺动脉高压(primary pulmonary hypertension,PPH)原指特发性肺动脉高压(idiopathic pulmonary arterial hypertension,IPAH)和家族性肺动脉高压(familial pulmonary arterial hypertension,FPAH)的统称,是指排除所有引起肺动脉高压的继发性因素情况下,肺血管阻力增加引起持续性肺动脉压力升高。随着人们对肺动脉高压遗传学认识的深入,目前已发现BMPRⅡ基因突变等PPH的病因,因此现在诊断分类将以往的原发性肺动脉高压病人中具有肺动脉高压家族史的病人归入家族性肺动脉高压,其余的即为特发性肺动脉高压,故现诊断分类中已经无原发性肺动脉高压诊断。以下主要对特发性肺动脉高压进行描述。

【诊断标准】

(一)国内诊断标准

2010中华医学会心血管病分会肺血管病学组相关专家和中华心血管病杂志组织国内肺高压领域专家在更新了的2009年美国和欧洲指南的基础上进行的修订。指出IPAH是肺动脉高压的一种,是指没有肺动脉高压基因突变和明确危险因素接触史的一类特定疾病。特别指出,由于PH临床分类复杂,对疑诊患者应按照标准诊断流程进行评价,尤其IPAH需排除所有已知病因方可诊断,因此建议患者到肺血管疾病专科中心或者具有肺血管专业医师的心血管内科、呼吸内科、免疫内科或小儿内科就诊,进行全面的诊断和功能评价。

诊断标准:在海平面状态下、静息时、右心导管检查肺动脉平均压(mPAP)≥25mmHg(1mmHg=0.133kPa),而肺毛细血管压(pulmonary capillary wedge pressure,PCWP)或左心房压力<15mmHg,并排除已知所有引起肺动脉压力升高的疾病。正常人 mPAP 为(14±3)mmHg,最高不超过 20mmHg。

IPAH 是一个排除性的诊断,确诊 IPAH 必须将可能引起肺动脉高压的继发性病因予以排除。

(二)国外诊断标准

2009 年 8 月欧洲心脏病协会(European Society of Cardiology,ESC)和欧洲呼吸病协会(European Respiratory Society,ERS)颁布了共同撰写并得到国际心肺移植协会认可的《肺动脉高压诊断和治疗指南》。根据 2009 年指南指出,由于肺动脉高压的病因众多,需要特定的检测程序和证据以支持特异的诊断。对于肺动脉高压的诊断,首先确定是否为最常见的第 2 类和第 3 类 PH,然后鉴定是否为第 4 类慢性血栓栓塞性肺动脉高压(chronic thromboembolic pulmonary hypertension,CTEPH),最后诊断第 1 类并区分各亚类以及诊断少见的第 5 类。而 IPAH 属于第 1 类(动脉型肺动脉高压)。

IPAH 的诊断标准为静息状态下肺动脉平均压(mPAP)≥25mmHg(1mmHg=0.133kPa),肺血管阻力(PVR)超过 3 个 Wood 单位,而肺毛细血管楔压(PCWP)、左心房压力、左心室舒张末压(LVEDP)<15mmHg,心排血量正常或降低,并排除所有已知引起肺动脉压力升高的疾病。

【诊断标准解读】

1. 超声心动图检查提示三尖瓣反流速度>3.4m/s,估测肺动脉收缩压>50mmHg,无论是否合并其他提示 PAH 的征象,应高度怀疑 PH 可能。

2. 对动脉型肺动脉高压(PAH)患者均应行右心导管检查,右心导管检查不仅是确诊 PAH 的金标准,也是指导制订科学治疗方案必不可少的

手段,临床诊断 PAH 时,PCWP 必须≤15mmHg。

3. IPAH 是一个排除性的诊断,只有排除了其他原因引起的肺动脉高压,才能作出特发性肺动脉高压的诊断,因此特发性肺动脉高压的鉴别诊断显得尤其重要。正确诊断 IPAH 首先从病史、症状和体征方面捕捉诊断线索,再结合血清学检查、胸部 X 线、心电图、超声心动图、肺功能测定及肺通气灌注扫描等检查,将可能引起肺动脉高压的继发病因予以排除。

4. 对 IPAH 应选择腺苷或伊洛前列素进行急性肺血管扩张试验,以判断是否能从大剂量 CCBs 中受益。

5. 对于小的缺损引起的肺动脉高压(通过超声心动图进行评价缺损的有效直径,室间隔缺损<1cm,房间隔缺损<2cm),其临床表现与特发性肺动脉高压很类似。

6. 由于儿童具有特殊的肺血管的生理和病理改变,儿童 PAH 的发病机制都与成人有所不同,因此按成人分类方法进行儿童 PAH 的分类存在很多问题。儿童 IPAH 约占儿童 PAH 患者的35%~60%,症状往往是非特异性的,容易造成漏诊或误诊,最常见的症状为劳累性呼吸困难,其次为晕厥,还有疲劳和发育迟滞等。此外,和成人相比,IPAH 患儿在检查及诊断上局限性较大,例如对于 7 岁以上 PAH 患儿进行的 6 分钟步行试验,结果往往正常,而且 IPAH 患儿出现症状时,WHO 功能分级多为Ⅰ~Ⅱ级。未经特异性治疗的儿童 IPAH 患者病情进展较快,与成年患者的中位生存期 2.8 年相比,儿童患者的中位生存预期只有 10 个月,预后更差。尽管成人 PAH 的药物治疗经验为儿童 IPAH 患者的药物治疗提供了一定的经验,部分患者临床症状得到了一定的缓解和改善,但儿童 IPAH 仍然是一种难以治愈的严重疾病。

【病例及诊断解析】

病例:女,10 岁,因 1 年内反复晕厥 3 次入院。1 年前活动后胸闷、气促,继之晕倒,伴面色苍白,持续 1、2 分钟自行缓解,有意识丧失。6 个月前再次出现晕厥伴抽搐,持续约 5 分钟后自行好转。

一周前活动后出现第 3 次晕厥伴抽搐,持续 2、3 分钟。既往体健,无心血管疾病家族史。入院查体:血压 105/70mmHg,心尖搏动弥散,有抬举样搏动,P2>A2,胸骨左缘第 3~4 肋间闻及 Ⅱ/Ⅵ 级收缩期杂音。血常规、生化、心肌酶、血沉、凝血功能均正常。抗核抗体(ANA)、抗中性粒细胞胞质抗体(ANCA)阴性,Ig、C3、C4 均正常。HIV 抗体阴性。胸部 X 线示肺动脉段明显突出。心电图提示右心室肥厚伴心肌缺血。超声心动图:右心扩大,右室肥厚,重度三尖瓣关闭不全,肺动脉收缩压 130mmHg,未发现先天性心脏病合并。心脏 MRI:右心室扩大,室壁及乳头肌不均匀肥厚,三尖瓣关闭不全,肺动脉增粗,右室下壁及间壁部分心内膜下心肌灌注不良。呼吸功能检查无异常。诊断:特发性肺动脉高压(IPAH)。

诊断解析:本病例有如下特点:①女,10 岁,因 1 年内反复晕厥 3 次入院。②查体示心尖搏动弥散,有抬举样搏动,P2 明显亢进,三尖瓣听诊区闻及 Ⅱ/Ⅵ级 SM。③排他性实验室检查无异常发现。④胸部 X 线示肺动脉段明显突出;心电图提示右心室肥厚伴心肌缺血。⑤超声心动图提示右心扩大,右室肥厚,重度三尖瓣关闭不全,肺动脉收缩压 130mmHg,未发现先天性心脏病合并。心脏 MRI 提示右心室扩大,室壁及乳头肌不均匀肥厚,三尖瓣关闭不全,肺动脉增粗,右室下壁及间壁部分心内膜下心肌灌注不良。⑥呼吸功能检查无异常。

IPAH 是一个排除性的诊断。在本病例中,依照肺动脉高压的诊断流程,通过询问病史,可排除血吸虫引起的肺动脉高压及家族性肺动脉高压;经查体、心电图、超声心动图、胸部 X 线及心脏 MRI 检查可排除左心疾病相关的肺动脉高压及先天性体肺分流所致的肺动脉高压。由此可考虑其为特发性肺动脉高压的可能性大。经腹部超声及肝功能排除了门脉高压相关的肺动脉高压;由于自身抗体正常,可排除结缔组织病相关的肺动脉高压;HIV 抗体正常,可排除 HIV 感染引起的肺动脉高压。结合上述病史、症状、体征和各项检查结果排除了各种引起继发性肺

脉高压的可能性。故最后诊断为特发性肺动脉高压。

附 1:最新的肺动脉高压临床分类

最新的肺动脉高压临床分类(Dana Point,2008)

1. 动脉型肺动脉高压(PAH)
   1.1　特发性肺动脉高压
   1.2　可遗传性肺动脉高压
   　　1.2.1　BMPR2
   　　1.2.2　ALK1,endoglin(伴或不伴遗传性出血性毛细血管扩张症)
   　　1.2.3　不明基因
   1.3　药物和毒物所致的肺动脉高压
   1.4　相关性肺动脉高压
   　　1.4.1　结缔组织病
   　　1.4.2　HIV 感染
   　　1.4.3　门脉高压
   　　1.4.4　先天性心脏病
   　　1.4.5　血吸虫病
   　　1.4.6　慢性溶血性贫血
   1.5　新生儿持续性肺动脉高压
   1.6　肺静脉闭塞性疾病(PVOD)和(或)肺毛细血管瘤病(PCH)
2. 左心疾病所致的肺动脉高压
   2.1　收缩功能不全
   2.2　舒张功能不全
   2.3　瓣膜病
3. 肺部疾病和(或)低氧所致的肺动脉高压
   3.1　慢性阻塞性肺疾病
   3.2　间质性肺疾病
   3.3　其他伴有限制性和阻塞性混合型通气障碍的肺部疾病
   3.4　睡眠呼吸暂停
   3.5　肺泡低通气
   3.6　慢性高原缺氧
   3.7　发育异常
4. 慢性血栓栓塞性肺动脉高压
5. 原因不明和(或)多种因素所致的肺动脉高压
   5.1　血液系统疾病:骨髓增生疾病,脾切除术
   5.2　系统性疾病,结节病,肺朗格汉斯细胞组织细胞增多症,淋巴管肌瘤病,多发性神经纤维瘤,血管炎
   5.3　代谢性疾病:糖原储积症,戈谢病,甲状腺疾病
   5.4　其他:肿瘤性阻塞,纤维纵隔炎,透析的慢性肾衰竭

附2:肺动脉高压诊断流程

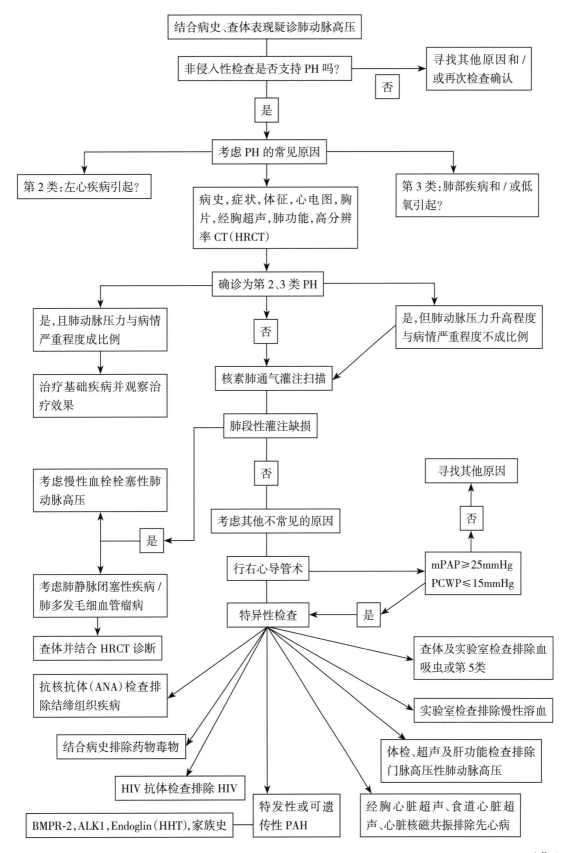

（龚方戚）

参考文献

1. 荆志成．2010 中国肺高血压诊治指南．中国医学前沿杂志(电子版),2011,3(2):62-81.

2. 中华医学会心血管病学分会,中华心血管病杂志编辑委员会．肺动脉高压筛查诊断与治疗专家共识．中华心血管病杂志,2007,35(11):979-987.

3. 顾虹．儿童肺动脉高压诊疗现状与展望．心肺血管病杂志,2012,31(4):355-357.

4. Galiè N,Hoeper MM,Humbert M,et al. Guidelines for the diagnosis and treatment of pulmonary hypertension. Eur Heart J,2009,30(20):2493-2537.

5. Frumkin LR. The pharmacological treatment of pulmonary arterial hypertension. Pharmacol Rev, 2012,64(3):583-620.

6. Barrier M,Meloche J,Jacob MH,et al. Today's and tomorrow's imaging and circulating biomarkers for pulmonary arterial hypertension. Cell Mol Life Sci, 2012,69(17):2805-2831.

7. Kwan G,Balady GJ. Cardiac rehabilitation 2012：advancing the field through emerging science. Circulation,2012,125(7):e369-373.

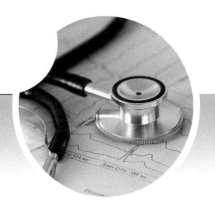

第六章　泌尿系统疾病

第一节　急性肾小球肾炎

急性肾小球肾炎（acute glomerulonephritis, AGN）是指急性起病，以血尿、蛋白尿、水肿、高血压和肾小球滤过率降低为主要特点的肾小球疾病。可由多种病因引起，包括感染性和非感染性两大类。在中国，由于儿科临床上大多数急性肾小球肾炎属感染相关性肾小球肾炎（infection-related glomerulonephritis），包括急性链球菌感染后肾小球肾炎（acute post-streptococcal glomerulonephritis, APSGN）及乙型肝炎病毒相关性肾炎（hepatitis B virus infection-related glomerulonephritis, HBV-GN）等类型，本章主要叙述急性链球菌感染后肾小球肾炎。

【疾病简介】

急性链球菌感染后肾小球肾炎（acute post-streptococcal glomerulonephritis, APSGN）曾经是小儿时期最常见的一种肾脏疾病，1982 年我国统计占到同期儿科住院泌尿系统疾病总数的 53.7%，但近年来发病率有显著下降趋势，最近的报告显示，APSGN 仅占到 AGN 的 28%~47%，而

金黄色葡萄球菌、表皮葡萄球菌感染所致的占到 12%~24%，革兰阴性细菌感染所致的占 22%。

尽管大部分典型的儿童 APSGN 患者具有自愈倾向，常在数周内恢复正常，但在具有免疫缺陷的成人则预后比较差，长期随访发现，>50% 的患者不能完全康复。

【诊断标准】

（一）国内诊治标准

国内没有 APSGN 确切的诊断标准，一般强调：

1. 凡急性起病，尿检有蛋白、红细胞和管型，有或无高血压均可诊断为 AGN。

2. 在此基础上，若有近期链球菌感染病史，1~3 周的前驱期，血清链球菌酶抗体升高和血清补体 C3 一过性（起病的 6~8 周之内）的特征性降低，则可诊断为 APSGN。

3. 排除其他原发性肾炎如 IgA 肾病、膜增生性肾小球肾炎，继发性肾炎及某些肾病综合征等疾病。

4. 病程多在 1 年之内。

（二）国外诊治标准

1. **患者存在链球菌的前驱感染**　扁桃体炎（前驱期为 7~15 天），皮肤脓疱病（前驱期 4~6 周）。

2. 患者的临床表现　一般持续 <2 周，<4% 的患者可表现为大量蛋白尿，表现为新月体肾炎合并肾功能不全的患者可能更少。血清补体 C3 通常在感染后的 8~10 周恢复正常水平，如果补体 C3 持续降低 3 个月以上，就需要行肾活检以排除其他病变如膜增生性肾小球肾炎。

3. 儿童 APSGN 的短期预后　是良好的，但在老年人则预后比较差，有些报道病死率可达 20%。尽管 APSGN 的长期预后目前仍存在争议，但随访 15 年以上，发生终末期肾病的可能性仍 <1%，但伴有持续性蛋白尿的老年人长期预后比较差。

4. 按北美地区的诊断标准　包括以下部分：

（1）确诊病例：需要实验室的确诊依据，或实验室提示依据 + 临床证据。

（2）疑似病例：仅需要临床证据。

（3）可能病例：仅需要实验室提示依据。

其中，实验室的确诊依据是指肾活检证实为 APSGN（内皮细胞增殖，伴系膜区及沿肾小球毛细血管袢的颗粒状沉积）。

实验室提示依据包括同时符合以下三条：①镜检血尿：红细胞 >10 个 / 高倍视野；②近期链球菌感染的依据（链球菌培养阳性，或 ASO 升高，或抗 DNase-B 阳性）；③补体 C3 降低。

临床证据包括以下四条中至少两条：①面部水肿；②中等程度以上的血尿；③高血压；④外周肢体水肿。

【诊断标准解读】

1. 如果进行筛查，经常可以看到亚临床的 APSGN 患者，这些患者可能只有 1 项临床表现，没有明显的水肿及高血压，但实验室检查可以看到镜下血尿、链球菌感染的依据以及补体 C3 降低等。

2. 重症患者可能出现肺水肿、肺出血、急性肾损伤、高血压脑病乃至昏迷、抽搐等表现，但临床上没有证据表明，急性期症状严重的患者预后就相对较差。

3. 血清补体 C3 是重要的实验室指标，C3 通常在感染后的 6~10 周恢复正常水平，如果补体 C3 持续降低 3 个月以上仍未恢复正常水平，就需要行肾活检以排除其他病变如膜增生性肾小球肾炎。补体 C3 不降低的 APSGN 患者是很罕见的。

4. 急性期肾活检可以看到典型的内皮细胞、系膜细胞的增生，伴有系膜区及沿肾小球毛细血管袢的颗粒状沉积，但如果在 8~10 周之后的肾活检可能仅看到系膜增生等表现，与系膜增生性肾小球肾炎相类似。

【病例及诊断解析】

病例：患儿，男，12 岁，因腰痛、水肿、少尿 3 天入院。患儿于 3 天前开始出现腰部酸胀痛，颜面、双下肢水肿，尿量减少，无尿频、尿急、尿痛，恶心、呕吐 2~3 次 / 天，无头痛、头晕，无咳嗽、气促，无胸闷，无发热，在本地医院尿检红细胞 +++，蛋白 +++，血尿素氮、肌酐升高，急送笔者医院急诊，以"肾功能不全"收住入院。病前 20 天有发热、鼻塞、咽痛史。既往体健。家族中无肾脏疾病史。

体格检查：T 36.7℃，P 64 次 / 分，R 26 次 / 分，BP 125/79mmHg，W 41kg。神志清，精神软，颜面及双下肢水肿，咽充血，右侧扁桃体 Ⅱ 肿大，心律齐、心音中，双肺听诊可及少许湿啰音，腹稍胀，移动性浊音阳性，肝肋下 1cm，质中，神经系统检查无殊。

辅助检查：尿常规：蛋白尿 ++++，RBC>200/HP，WBC 20/HP。尿红细胞形态：正常 55%，异常 45%。24 小时尿蛋白定量：0.417g，血气 + 电解质：pH 7.366，Na^+ 128mmol/L，K^+ 3.8mmol/L。 血常规：WBC 7600/mm^3，N 0.74，Hb 113g/L。血生化：Alb 26.9g/L，TP 60.4g/L，Cr 149.1μmol/L，BUN 8.24mmol/L。乙肝三系：阴性，ANA：阴性，CRP<8mg/L；ESR 14mm/h 末，ASO 574U/ml，补体 C3 0.19g/L（病程第一周，正常值 0.5~1.5g/L），C3 0.56g/L（病程第五周）。胸片示双肺散在少许斑片影，右侧少量胸腔积液。心电图正常。B 超示双肾弥漫性病变，少量腹腔积液。

肾活检（病程第一周）：肾穿刺组织，内见肾小球 13 只，小球肿胀，细胞数增多，系膜细胞、内皮细胞及上皮细胞增生，毛细血管腔狭窄，小球内中性粒细胞浸润，3 只小球见新月体形成，小管细胞浊肿,小管无明显萎缩,间质水肿,散在少量炎细胞浸润,间质无纤维化,间质血管无殊。冰冻切片见小球 5 只,小球内 IgG+++,IgA+,IgM-,C3+++,C1q-,C4-,Fib-,呈粗颗粒状沉积于毛细血管袢。

诊断解析:入院后给予利尿、降压、抗感染、限制水钠摄入等治疗措施后病情无明显缓解,尿量每天 <50ml,血肌酐浓度逐渐升高至 600.8μmol/L,予急症腹膜透析治疗,2 周后病情渐缓解,尿量逐渐增多,血压下降,停用腹膜透析治疗,病情好转出院。随访 1 年血尿、蛋白尿也逐渐消失,肾功能正常,后继续随访 5 年无明显异常表现。

本患儿集聚了实验室提示依据(血尿、链球菌感染依据、补体 C3 一过性降低)、临床依据(水肿、血尿、高血压)及肾活检的典型改变(系膜细胞、内皮细胞、IgG+、C3 粗颗粒状沉积于毛细血管袢)等表现,无论是根据国内的还是根据国外的 APSGN 诊断标准,本患儿均已符合所有诊断要点。与此同时,该患儿还具有少尿、血肌酐浓度显著升高等急性肾损伤的临床表现,由于患者的少尿、AKI 等表现是如此的严重,以至于不得不进行急症腹膜透析,以缓解症状,挽救生命。经上述处理后患儿病情迅速缓解,血清补体在病情的第五周开始上升,随访 1 年所有症状渐消失,继续随访 5 年无明显异常表现。

该病例的临床表现及转归提示了 2 点:①儿童 APSGN 病例的预后大多较好,残留持续性蛋白尿、肾功能不全的病例很少;②急性期临床表现严重的病例恢复期预后可能仍良好,说明了临床上正确诊断、及时治疗的重要性。

(毛建华)

参考文献

1. Montseny JJ, Meyrier A, Kleinknecht D, et al. The current spectrum of infectious glomerulonephritis. Experience with 76 patients and review of the literature. Medicine (Baltimore),1995,74 (2):63-73.
2. Moroni G, Ponticelli C. Acute post-infectious glomerulonephritis. Oxford: Oxford University Press, 2009,153-177.
3. 中华医学会儿科学分会肾脏病学组. 小儿肾小球疾病的临床分类,诊断及治疗. 中华儿科杂志,2001, 39 (12):746-749.
4. White AV, Hoy WE, McCredie DA. Childhood post-streptococcal glomerulonephritis as a risk factor for chronic renal disease in later life. Med J Aust,2001,174 (10):492-496.
5. Hoy WE, White AV, Dowling A, et al. Post-streptococcal glomerulonephritis is a strong risk factor for chronic kidney disease in later life. Kidney Int, 2012,81 (10):1026-1032.
6. Rodriguez-Iturbe B, Musser JM. The current state of poststreptococcal glomerulonephritis. J Am Soc Nephrol,2008,19 (10):1855-1864.
7. Marshall CS, Cheng AC, Markey PG, et al. Acute post-streptococcal glomerulonephritis in the Northern Territory of Australia: a review of 16 years data and comparison with the literature. Am J Trop Med Hyg, 2011,85 (4):703-710.
8. Kidney Disease: Improving Global Outcomes (KDIGO) Glomerulonephritis Work Group. KDIGO Clinical Practice Guideline for Glomerulonephritis. Kidney Inter Suppl,2012,2 (2):200-208.
9. Potter EV, Lipschultz SA, Abidh S, et al. Twelve to seventeen-year follow-up of patients with poststreptococcal acute glomerulonephritis in Trinidad. N Engl J Med, 1982,307 (12):725-729.

第二节　肾病综合征

【疾病简介】

肾病综合征(nephrotic syndrome,NS)是由于各种原因引起肾小球基膜通透性增高、大量血浆蛋白从尿中丢失而导致的一种临床综合征。临床表现呈现四大特点:①大量蛋白尿;②低白蛋白血症;③高脂血症;④明显水肿。其中,第①、②两项为判断 NS 的必备条件。

按照病因不同,NS 分为原发性肾病综合征、继发性肾病综合征和先天性肾病综合征三种类型。儿童继发性 NS 的病因主要包括过敏性紫癜、系统性红斑狼疮、乙型病毒性肝炎、糖尿病等;先天性 NS 是指生后 3 个月内发病,临床表现符合肾病综合征,可除外继发性原因所致者(如 TORCH 或先天性梅毒等),包括芬兰型肾病综合征、弥漫性系膜硬化和生后早期发生的 NS;而儿童原发性 NS 约占儿童时期 NS 总数的 90%,是儿童常见的肾小球疾病。下面主要对原发性 NS 进行阐述。

【诊断标准】

(一) 国内诊断标准

中华医学会儿科学分会肾脏病学组 2010 年颁布《激素敏感、复发/依赖肾病综合征诊断治疗循证指南》及《激素耐药性肾病综合征诊断治疗指南》,具体标准如下:

1. 诊断标准

(1) 大量蛋白尿:1 周内 3 次尿蛋白定性(+++)~(++++),或随机尿或晨尿尿蛋白/肌酐(mg/mg)≥2.0;24 小时尿蛋白定量≥50mg/kg。

(2) 低蛋白血症:血浆白蛋白低于 25g/L。

(3) 高脂血症:血浆胆固醇高于 5.7mmol/L。

(4) 不同程度的水肿。

以上四项中以 1 和 2 项为诊断的必要条件。

2. 临床分型 依据临床表现可分为:

(1) 单纯型 NS:只具备上述四大临床特点。

(2) 肾炎型 NS:除以上表现外,尚具有以下 4 项之一或多项者:① 2 周内分别 3 次以上离心尿检查 RBC≥10 个/高倍镜视野,并证实为肾小球源性血尿者;②反复或持续高血压(学龄儿童≥130/90mmHg,学龄前儿童≥120/80mmHg),并除外使用糖皮质激素等原因所致;③肾功能不全,并排除由于血容量不足等所致;④持续低补体血症。

按糖皮质激素(简称激素)治疗的反应性可分为:

(1) 激素敏感型 NS(SSNS):以泼尼松足量[2mg/(kg·d)或 60mg/(m²·d)]治疗≤4 周尿蛋白转阴者。

(2) 激素耐药型 NS(SRNS):以泼尼松足量治疗 >4 周尿蛋白仍阳性,除外感染、遗传等因素所致者。

(3) 激素依赖型 NS(SDNS):指对激素敏感,但连续两次减量或停药 2 周内复发者。

3. NS 复发与频复发

(1) 复发:连续 3 天晨尿蛋白由阴性转为(+++)或(++++),或 24 小时尿蛋白定量≥50mg/kg 或尿蛋白/肌酐(mg/mg)≥2.0。

(2) 频复发:指肾病病程中 6 个月内复发≥2 次,或 1 年内复发≥3 次。

4. NS 的转归判定

(1) 临床治愈:完全缓解,停止治疗 >3 年无复发。

(2) 完全缓解:血生化及尿检查完全正常。

(3) 部分缓解:尿蛋白定性 <(+++)。

(4) 未缓解:尿蛋白≥(+++)。

(二) 国外诊断标准

2012 年 6 月 KDIGO(Kidney Disease:Improving Global Outcomes)制定了《肾小球肾炎临床实践指南》,其第 4 章和第 5 章分别阐述了儿童激素敏感型 NS、儿童激素耐药型 NS 的临床诊治指南。

1. KDIGO 指南中 NS 相关概念与判断标准 见表 6-1。

2. KDIGO 的治疗推荐 KDIGO 推荐初治儿童 NS 至少使用泼尼松或泼尼松龙(两者使用剂量相同)12 周;首先,泼尼松剂量为 60mg/(m²·d)或 2mg/(kg·d)(最大剂量 60mg/d),一次顿服,连用 4~6 周;之后改泼尼松为隔天口服,剂量从 40mg/m² 或 1.5mg/kg(最大剂量 40mg)开始,逐渐减量,持续 2~5 个月。

KDIGO 建议糖皮质激素治疗至少 8 周后再判断是否是 SRNS,而 SRNS 均应行肾组织活检以排除继发性 NS 和判断肾小球、肾间质纤维化的程度,监测 SRNS 的肾功能(GFR 或 eGFR)以及尿蛋白定量非常必要。

KDIGO 推荐 SRNS 首选钙调神经磷酸酶抑制剂(CNIs)治疗,疗程至少 6 个月;若治疗 6 个月,尿蛋白仍未能获得部分或完全缓解,则停药;若治疗 6 个月时,尿蛋白获得了部分缓解,可继续用药至少 12 个月;CNIs 应联合小剂量糖皮质激素治疗。血管紧张素转换酶抑制剂(ACEI)或血管紧张素受体拮抗剂(ARBs)亦被推荐用于儿童 SRNS 的治疗。对于 CNIs 联合小剂量糖皮质激素治疗尿蛋白未完全缓解或部分缓解者,可使用霉酚酸酯、大剂量糖皮质激素,或两者合用。KDIGO 不推荐环磷酰胺用于 SRNS 治疗。

表 6-1　儿童肾病综合征相关概念与判断标准

分类	定义
肾病综合征	水肿 尿蛋白 / 尿肌酐≥2000mg/g（≥200mg/mmol），或尿蛋白≥300mg/dl，或尿试纸检测尿蛋白定性（+++） 低白蛋白血症≤2.5g/dl（≤25g/L）
完全缓解	连续 3 日尿蛋白 / 尿肌酐 <200mg/g（<20mg/mmol），或尿试纸检测尿蛋白定性 <（+）
部分缓解	尿蛋白较治疗前降低≥50%，和尿蛋白 / 尿肌酐 200~2000mg/g（20~200mg/mmol）
未缓解	尿蛋白较治疗前降低 <50%，或尿蛋白 / 尿肌酐值持续 >2000mg/g（200mg/mmol）
初治有效	足量激素治疗 4 周内完全缓解
初治无效 / 激素抵抗	足量激素治疗 8 周未完全缓解
复发	连续 3 天尿蛋白 / 尿肌酐≥200mg/g（≥20mg/mmol），或尿试纸检测尿蛋白定性≥（+++）
非频复发	初始治疗 6 个月内复发 1 次或任何 1 年内复发 1~3 次
频复发	初始治疗 6 个月内复发≥2 次，或任何 1 年内复发≥4 次
激素依赖	连续 2 次在激素治疗期间或停药 14 天内复发
迟发无效	激素治疗有 1 次至数次缓解，但≥4 周仍持续蛋白尿

3. NS 肾活检的适应证

（1）SSNS 肾活检的适应证：①激素初始治疗有效，现对激素治疗无反应者；②高度怀疑为非微小病变肾脏病理类型者；③使用钙调神经磷酸酶抑制剂（如环孢素 A 和他克莫司）治疗期间出现进行性肾功能损害者。

（2）SRNS 病例均应该进行肾活检。

【诊断标准解读】

1. 关于蛋白尿　KDIGO 指南定义的 NS 大量蛋白尿标准为：①尿蛋白 / 尿肌酐≥2000mg/g（≥200mg/mmol）；②尿蛋白≥300mg/dl；③尿试纸检测尿蛋白定性（+++）。国内指南的判断标准为：①1 周内 3 次尿蛋白定性（+++）~（++++）；②随机尿或晨尿尿蛋白 / 肌酐（mg/mg）≥2.0；③24 小时尿蛋白定量≥50mg/kg。KDIGO 也许是考虑到儿童留取 24 小时尿测定尿蛋白定量的难度和准确性，主要定义的是单次尿蛋白的测定标准；而单次尿蛋白测定值的偏差较大，不能准确地判断尿蛋白的排泄量；因此，国内指南确定的 NS 大量蛋白尿判断标准更为可取。

2. 关于高脂血症　KDIGO 指南没有像国内指南一样，将高脂血症列为 NS 的四大临床特征之一，也未定义其判断标准。鉴于 NS 是由于肾小球滤过膜对血浆蛋白的通透性增高、大量血浆蛋白自尿中丢失而导致一系列病理生理改变的一种临床综合征，大量蛋白尿和低白蛋白血症为其最重要的两个临床特点，高脂血症与高凝状态等一样，均为 NS 较为常见的病理生理改变。KDIGO 不突显高脂血症在 NS 中的作用有一定的道理，同时也明确不推荐他汀类药物应用于初发、肾脏病理类型为微小病变的 NS 病例的高脂血症治疗。

3. 关于临床分型　国内指南明确定义了单纯型 NS 和肾炎型 NS 两种临床类型，而 KDIGO 指南没有单纯型和肾炎型 NS 的分类。

4. 关于 SRNS 的判断标准　国内 2010 年指南将判断 SRNS 的时间由原来的 8 周修改为 4 周，即泼尼松足量治疗 >4 周尿蛋白仍阳性者，即判断为 SRNS。而 KDIGO 指南强调泼尼松治疗至少 8 周后再判断是否是 SRNS。国内标准有诊断耗时短、可避免无效使用足量激素带来的副作用的优点；而 KDIGO 指南以 8 周时间来判断 SRNS，主要依据包括：ISKDC（the International Study of Kidney Disease in Children）资料显示激素治疗 4 周后 95% 的 SSNS 尿蛋白转阴，再继续使用激素隔天顿服 3 周后 100% 尿蛋白转阴；以及部分研究显示部分病例延长激素使用时间后尿蛋白会缓解。由于目前缺乏判断 NS 激素耐药的客观指标，两种指南各有依据和优缺点。而以足量泼尼松治疗后 4 周的效应来判断 SRNS 可能更为可取，一是减少无效足量激素的使用时间而减轻副作用；二是 SRNS 后续的治疗方案中仍然要合用小剂量的糖皮质激素。而 KDIGO 指南强调：SRNS 均应行肾组织活检以排除继发性 NS 和判断肾小球、肾间质纤维化的程度，并监测肾功能（GFR 或 eGFR）和尿蛋白定量，对临床非常重要。

5. 关于 NS 的转归判断　国内指南确定了"临床治愈"的标准，即完全缓解（血生化及尿检查完全正常）后停止治疗 >3 年无复发，对慢性疾病患者心理有正面作用；但"部分缓解"和"未缓解"仅分别以尿蛋白定性 <（+++）和 ≥（+++）作为判断标准则值得商榷。KDIGO 指南"部分缓解"以尿蛋白较治疗前降低 ≥50% 和尿蛋白 / 尿肌酐 200~2000mg/g（20~200mg/mmol）、"未缓解"以尿蛋白较治疗前降低 <50% 或尿蛋白 / 尿肌酐值持续 >2000mg/g（200mg/mmol）作为判断标准，则更具科学性和临床可操作性。

【病例及诊断解析】

病例：患儿，男，4 岁 6 个月。因反复水肿、蛋白尿 1.5 年，再发 4 天于 2012 年 3 月 1 日入院。患儿于 2010 年 6 月底无明显诱因下出现颜面部水肿，在本地医院就诊查尿常规示尿蛋白（+++），余检查结果不详，诊断考虑"肾病综合征"，予输液治疗（具体不详）和泼尼松口服每天 30mg，水肿逐渐消退、尿蛋白转阴；服用泼尼松 1 个月后开始逐渐减量，至泼尼松每天 15mg 时，2010 年 10 月 8 日查尿常规示尿蛋白（+），泼尼松加至每天 20mg 后尿蛋白转阴；2010 年 11 月 19 日，泼尼松减至每天 10mg 时，尿常规示尿蛋白（+++），泼尼松加至每天 15mg 后尿蛋白转阴；2010 年 6 月 ~2012 年 2 月期间，患儿容易感冒，多次出现水肿，尿蛋白波动在（−）至（+++），门诊调整泼尼松用量波动在每天 10~20mg 之间。2012 年 2 月 27 日患儿受凉感冒后（此时泼尼松每天 10mg），再次出现眼睑水肿，并逐渐加重，出现颜面部及阴囊水肿，为进

一步诊治转诊至我院。患儿起病以来一般情况尚可，既往史、个人史、家族史无明显异常。

体格检查：体重 20kg，血压 110/60mmHg。库欣面容，双眼睑及颜面部水肿，咽部充血，扁桃体无肿大，心肺听诊无特殊，腹部膨隆，移动性浊音可疑，阴囊中度水肿。血常规：WBC 7.8×10^9/L，Hb 144g/L，PLT 294×10^9/L，N 33.90%，L 56.00%；尿常规：尿蛋白定性（+++）；24 小时尿蛋白定量：3275.0mg；血生化检查：ALT 18.6U/L，AST 36.9U/L，TP 29.7g/L，ALB 10.6g/L，GLO 19.1g/L，TG 2.82mmol/L，TC 10.87mmol/L，LDL 7.48mmol/L；电解质：K^+4.3mmol/L，Na^+ 142mmol/L，Ca^{2+} 1.75mmol/L，P 1.58mmol/L，HCO_3^- 26.3mmol/L；免疫球蛋白检查：IgG 1.18g/L，IgA 1.2g/L，IgE 0.4g/L，IgM 2.0g/L；C3、C4、类风湿因子、狼疮全套、肝炎全套、血凝全套未见异常。

入院后予输液、利尿和抗感染治疗，给予维生素 D 磷葡钙片预防骨质疏松、丙种球蛋白免疫支持；口服泼尼松 20mg，qd。入院后进行了肾活检，病理类型为系膜增生性肾小球肾炎。

尿蛋白转阴后，将泼尼松减量至 15mg，qd，加环孢素 A 25mg，q12h（体重 16kg×3mg/kg≈50mg），并定期检测血环孢素 A 谷浓度。最后诊断：原发性肾病综合征（频复发型）。

诊断解析：该患儿年龄为 4 岁 6 个月，完全符合儿童原发性 NS 的诊断标准：①明显水肿。②大量蛋白尿：多次尿蛋白定性（+++），24 小时尿蛋白定量 3275.0mg/d（大于 50mg/kg）。③低白蛋白血症：血浆白蛋白为 10.6g/L（低于 25g/L）。④高脂血症：血浆胆固醇为 10.87mmol/L（高于 5.7mmol/L）；且排除了继发性因素所致的 NS（如狼疮、乙肝等）。该病例同时符合频复发型 NS 的诊断标准（6 个月内复发 ≥2 次，或 1 年内复发 ≥3 次），故最后诊断为：原发性肾病综合征（频复发型）。

国外报道儿童 NS 发病率约为 1~3/10 万，国内资料显示 NS 约占儿科住院泌尿系疾病的 21%~31%。自 20 世纪 50 年代开始口服糖皮质激素治疗肾病综合征以来，糖皮质激素一直是 NS 的一线治疗药物，但长期或反复使用会导致肥胖、生长抑制、高血压、糖尿病、骨质疏松、白内障等副

作用;对于激素耐药、激素依赖以及频复发的 NS 病例,临床常加用或改用免疫抑制剂,而后者带来了更多、更严重的副作用。因此,采取合理和有效的治疗方法,对于儿童 NS 患儿非常重要。

值得注意的是:治疗 NS 的足量激素剂量 [60mg/(m^2·d) 或 2mg/(kg·d)] 来自于 1979 年 ISKDC 的推荐,迄今仍缺乏 RCT 的研究证据。有研究显示:80% 的 NS 糖皮质激素治疗有效,其中,93% 的微小病变(MCD)、25%~50% 的系膜增生性肾炎(MsPGN)或局灶节段性肾小球硬化(FSGS)对激素有效。鉴于大部分儿童 NS 病例对糖皮质激素治疗有良好的效应以及 NS 病例多为 MCD 的肾脏病理类型,KDIGO 和 ISKDC 对儿童 NS 病例进行肾穿刺活检进行了定义,因此,临床中应严格掌握儿童 NS 的肾穿刺活检指征。

本病例为频复发 NS,肾脏病理类型为 MsPGN。初始治疗采取单用糖皮质激素治疗,治疗过程中采取了在感染复发时增加激素剂量的方法;现针对频复发,采取了小剂量糖皮质激素联合免疫抑制剂的治疗方法:CsA 初始剂量为 3~4mg/(kg·d),分 2 次口服;同时给予泼尼松 0.5~1mg/(kg·d),一次顿服。

儿童原发性肾病综合征诊断较为容易,但对于激素依赖、激素耐药、频复发等难治性 NS 病例,如何选择合理、有效及个体化的治疗方法非常重要。

(何庆南　李晓燕)

参考文献

1. 中华医学会儿科学分会肾脏病学组.儿童常见肾脏疾病诊治循证指南(一):激素敏感、复发/依赖肾病综合征诊治循证指南(试行).中华儿科杂志,2009,47(3):167-170.
2. 中华医学会儿科学分会肾脏病学组.儿童常见肾脏疾病诊治循证指南(试行)(三):激素耐药型肾病综合征诊治指南.中华儿科杂志,2010,48(1):72-75.
3. Kidney Disease:Improving Global Outcomes(KDIGO) Glomerulonephritis Work Group. KDIGO Clinical Practice Guideline for Glomerulonephritis. Kidney Inter,2012,Suppl 2:139-274.
4. McKinney PA,Feltbower RG,Brocklebank JT,et al. Time trends and ethnic patterns of childhood nephrotic syndrome in Yorkshire,UK. Pediatr Nephrol,2001, 16:1040-1044.
5. A Report of the International Study of Kidney Disease in Children. Primary nephrotic syndrome in children:clinical significance of histopathologic variants of minimal change and of diffuse mesangial hypercellularity. Kidney Int,1981,20:765-771.
6. Feber J,Al-Matrafi J,Farhadi E,et al. Prednisone dosing per body weight or body surface area in children with nephrotic syndrome:is it equivalent? Pediatr Nephrol, 2009,24:1027-1031.
7. The primary nephrotic syndrome in children. Identification of patients with minimal change nephrotic syndrome from initial response to prednisone. A report of the International Study of Kidney Disease in Children. J Pediatr,1981,98:561-564.
8. 王卫平.儿科学.第 8 版.北京:人民卫生出版社, 2013,327-333.

第三节　儿童紫癜性肾炎

【疾病简介】

过敏性紫癜是一种常见的,以皮肤紫癜为主要表现的急性小血管炎症病变,而紫癜性肾炎则是儿童期最常见的继发性肾小球疾病。由于缺乏统一的诊断及随访标准,过敏性紫癜患者肾损害的发生率报道不一,从 30%~100% 之间。2008 年,中华医学会儿科学分会肾脏病学组按照循证医学的原则制定了紫癜性肾炎的诊治循证指南;2012 年,KDIGO 又发布了紫癜性肾炎相应的预防、治疗的循证指南,适用于有一定儿童肾脏疾病诊治基础及经验的临床儿科医务工作者。

【诊断标准】

(一)国内诊断标准

2008 年中华医学会儿科学分会肾脏病学组按照循证医学的原则制定了紫癜性肾炎的诊治循证指南,具体的诊断标准如下:

1. 诊断标准　97% 患儿的肾损害发生在起病的 6 个月以内,故定义:在过敏性紫癜病程 6

个月内,出现血尿和(或)蛋白尿。

其中血尿和蛋白尿的诊断标准分别为:

(1)血尿:肉眼血尿或镜下血尿;

(2)蛋白尿:满足以下任一项者:①1周内3次尿常规蛋白阳性;②24小时尿蛋白定量 >150mg;③1周内3次尿微量白蛋白高于正常值。

极少部分患儿在过敏性紫癜急性病程6个月后,再次出现紫癜复发,同时首次出现血尿和(或)蛋白尿者,应争取进行肾活检,如为IgA系膜区沉积为主的系膜增生性肾小球肾炎,则亦应诊断为紫癜性肾炎。

2. **临床分型** ①孤立性血尿型;②孤立性蛋白尿型;③血尿和蛋白尿型;④急性肾炎型;⑤肾病综合征型;⑥急进性肾炎型;⑦慢性肾炎型。

3. **病理分级** 肾活检病理检查是判断肾脏损伤程度的金标准,目前常用的病理分级指标为1974年ISKDC和2000年中华医学会儿科学分会肾脏病学组制定。近年来,对紫癜性肾炎的临床及病理研究发现,肾小管间质损伤与紫癜性肾炎的疗效及转归密切相关。

肾小球病理分级:

Ⅰ级:肾小球轻微异常。

Ⅱ级:单纯系膜增生,分为:①局灶或节段;②弥漫性。

Ⅲ级:系膜增生,伴有 <50% 肾小球新月体形成/节段性病变(硬化、粘连、血栓、坏死),其系膜增生可为:①局灶或节段;②弥漫性。

Ⅳ级:病变同Ⅲ级,50%~75% 的肾小球伴有上述病变,分为:①局灶或节段;②弥漫性。

Ⅴ级:病变同Ⅲ级,>75% 的肾小球伴有上述病变,分为:①局灶或节段;②弥漫性。

Ⅵ级:膜增生性肾小球肾炎。

4. **肾活检指征** 对于无禁忌证的患儿,尤其是以蛋白尿为首发或主要表现的患儿(临床表现为肾病综合征、急性肾炎、急进性肾炎者),应尽可能早期行肾活检,根据病理分级选择治疗方案。

(二)国外诊断标准

2008 年欧洲抗风湿病联盟、儿童风湿病国际试验组织和欧洲儿科风湿病学会(EULAR/PRINTO/PRES)确认了以下标准:

1. **紫癜是必要条件** 通常是可触性和密集分布的紫癜或瘀点,以下肢分布为主,无血小板减少。

2. **腹痛** 病史及体格检查发现有弥漫性腹部绞痛伴急性发作,可包括肠套叠及胃肠道出血。

3. **组织活检** 白细胞浸润性血管炎伴 IgA 为主的沉积,或增生性肾小球肾炎伴 IgA 为主的沉积。

4. **关节炎或关节痛** 急性发作的关节肿胀、疼痛伴活动受限,或不伴有关节肿胀及活动受限的急性发作性关节疼痛。

5. **肾脏受累** 蛋白尿:24 小时尿蛋白 >0.3g,或随机尿尿白蛋白/肌酐 >30mmol/mg;血尿:尿沉渣红细胞 >5/HP,或红细胞管型,或试纸法 ≥++。

当患者表现以下肢分布为主的典型紫癜或瘀点,伴有上述 2~5 项中的任何一项,可以确认患者符合过敏性紫癜的诊断标准。如果患者紫癜表现不典型时应做皮肤活检,发现以 IgA 为主的沉积。

因此,紫癜性肾炎的诊断标准是:当患者表现以下肢分布为主的典型紫癜或瘀点,伴有蛋白尿和(或)血尿,或伴有肾活检证实的增生性肾小球肾炎伴 IgA 为主的沉积。

【诊断标准解读】

1. **紫癜性肾炎的诊断时限** Narchi 报道,97% 过敏性紫癜患儿的肾损害发生在起病的 6 个月以内,国内的报道也基本相似,因此,国内诊断标准把时间限定在 6 个月之内,而 2008 年欧洲 EULAR/PRINTO/PRES 标准内并没有讨论到这个问题。临床上确有少数过敏性紫癜患儿在病程的 1 年甚至之后才出现肾损害,对此类患者的诊断应该慎重,以免造成其他肾脏疾病的漏诊、误诊。

2. 目前,无论国内、国外指南均根据紫癜性肾炎患者的临床指标分型进行治疗,尽管按照病理分级制订治疗方案已受到临床的重视,是今后临床工作的发展方向,但目前国内外均缺少对紫癜性肾炎患者根据病理分级进行治疗的高质量的 RCT 研究,特别是对重症紫癜性肾炎患者(肾炎综合征、肾病综合征伴有或不伴有肾功能减退、新月体或硬化小球的数量 >50%)应用免疫抑制剂

（肾上腺皮质激素、环孢素 A、霉酚酸酯、硫唑嘌呤）治疗的相关研究非常有必要。

3. 关于紫癜性肾炎的预防　国内指南认为肾上腺皮质激素对预防紫癜性肾炎发生的疗效有争议，而 2012 年 KDIGO 指南不推荐过敏性紫癜患儿应用肾上腺皮质激素预防紫癜性肾炎的发生。

4. 关于雷公藤的治疗　国内广泛使用雷公藤治疗儿童、成人的紫癜性肾炎、IgA 肾病及其他免疫相关性肾小球肾炎，但 2012 年 10 月 8 日国家食品药品监督管理局发布"关于修改雷公藤中成药说明书的通知"（国食药监注〔2012〕298 号）：禁忌项应当包括：儿童、育龄期有孕育要求者、孕妇和哺乳期妇女禁用。关于这个问题目前中华医学会儿科分会肾脏学组尚无达成共识，但部分医疗单位已经停止儿童患者使用雷公藤治疗。

【病例及诊断解析】

病例：患儿男，7 岁，因"双下肢肿痛、皮疹 30 天，伴水肿 5 天"入院。患儿 30 天前无诱因发现四肢皮疹，色红，无关节肿痛，无腹痛，无黑便，无肉眼血尿，本地医院进行抗过敏治疗后皮疹有所消退。5 天前出现咳嗽，伴颜面部、背部散在性红色皮疹，高出皮面，有瘙痒，伴下肢皮疹再现，伴水肿疼痛，步行困难。有鲜红色尿，无尿频、尿痛，无少尿，无水肿，无发热等。

查体：BP 120/101mmHg，四肢、臀部有散在暗红色紫癜，略高出皮面，压之不退色，双下肢轻度水肿。

尿常规蛋白 ++++；血常规 WBC 8.15×10^9/L，Hb 73g/L，Plt 524×10^9/L，网织红细胞 2.0%；Scr 123.5μmol/L，BUN 25.85mmol/L。凝血谱：PT>110 秒，APTT 26.2 秒，纤维蛋白原 2.88g/L，D-二聚体 >2000μg/L，抗 GBM 抗体（-），P-ANCA 阴性，C-ANCA 阴性，MPO 1.5U/ml，PR3 3.8U/ml，ANA（-）。

胸部 CT 示：两肺透亮度减低，可见散在棉花团状密度增高影，边缘模糊，左肺上叶舌段及右肺中叶纹理尚清，器官及支气管通畅，心隔正常，胸腔未见积液。

肾穿刺：肾小球 13 个，小球内细胞明显增生，系膜细胞增生为主，毛细血管腔狭窄。个别小球与球囊粘连，约 9 个小球见细胞性及混合性新月体形成。小管细胞肿胀，部分空泡变性，散在小管萎缩，间质水肿，较多散在炎细胞浸润，个别小球旁轻度纤维化。间质血管壁少量炎细胞浸润。冷冻切片见 IgA++、C3++ 团块状沉积于系膜区，IgG（-），IgM（-），C4（-），C1q（-）。

诊断解析：该患者原发病考虑为过敏性紫癜，有典型的皮疹，伴关节肿痛、腹痛、消化道出血等表现，诊断比较容易。但病情较重，胸部 X 线及 CT 显示严重而广泛的双肺出血，伴有血浆凝血酶原时间（PT）显著延长及 D- 二聚体明显升高等纤溶亢进等表现，治疗上比较棘手。经肾穿排除 Goodpasture 综合征、ANCA 相关性小血管炎、系统性红斑狼疮等系统性血管炎性疾病。

该患儿肾活检报告见 9/13 个小球（69.2%）出现细胞性及混合性新月体形成，符合紫癜性肾炎 ISKDC 分类的Ⅳ级，伴显著的系膜细胞增生，毛细血管腔狭窄及小管间质病变，免疫荧光以 IgA 沉积为主。故该患儿确诊为过敏性紫癜，紫癜性肾炎，ISKDC 分型Ⅳ级，急性肾损伤，肺出血，肺肾综合征。

患者接受大剂量甲强龙［20mg/（kg·d）］及环磷酰胺［10mg/（kg·d）×2 天，每 2 周重复一次］治疗，同时应用丙种球蛋白、新鲜血浆及止血等治疗措施，肺部大出血现象渐止，肾脏病情也渐趋控制，目前维持小剂量激素口服治疗，病情稳定，无肺出血、消化道出血现象再发，尿蛋白、血尿改变也逐渐消失，继续随访中。但目前对此类表现为严重的肾脏、肺脏病理改变患者的报道不多，RCT 研究更少，临床上还缺乏令人信服的治疗措施及循证学依据。

（毛建华）

参考文献

1. Saulsbury FT. Clinical update：Henoch-Schonlein purpura. Lancet，2007，369（9566）：976-978.
2. 中华医学会儿科学分会肾脏病学组. 儿童常见肾脏疾病诊治循证指南（二）：紫癜性肾炎的诊治循证指

南(试行). 中华儿科杂志, 2009, 47 (12): 911-913.

3. Kidney Disease: Improving Global Outcomes (KDIGO) Glomerulonephritis Work Group. KDIGO Clinical Practice Guideline for Glomerulonephritis. Kidney Inter Suppl, 2012, 2 (2): 139-259.

4. Ozen S, Pistorio A, Iusan SM, et al. EULAR/PRINTO/PRES criteria for Henoch-Schonlein purpura, childhood polyarteritis nodosa, childhood Wegener granulomatosis and childhood Takayasu arteritis: Ankara 2008. Part II: Final classification criteria. Ann Rheum Dis, 2010, 69 (5): 798-806.

5. Ruperto N, Ozen S, Pistorio A, et al. EULAR/PRINTO/PRES criteria for Henoch-Schonlein purpura, childhood polyarteritis nodosa, childhood Wegener granulomatosis and childhood Takayasu arteritis: Ankara 2008. Part I: Overall methodology and clinical characterisation. Ann Rheum Dis, 2010, 69 (5): 790-797.

6. Narchi H. Risk of long term renal impairment and duration of follow up recommended for Henoch-Schonlein purpura with normal or minimal urinary findings: a systematic review. Arch Dis Child, 2005, 90 (9): 916-920.

7. 国食药监注〔2012〕298号. 国家食品药品监督管理局关于修订雷公藤中成药说明书的通知. 2012.

第四节　溶血尿毒综合征

【疾病简介】

溶血尿毒综合征 (hemolytic uremic syndrome, HUS) 是以溶血性贫血、血小板减少及急性肾衰竭为临床特征的综合征,属于血栓性微血管病,婴幼儿多见,是儿童急性肾衰竭的主要原因之一。临床分型包括典型 HUS (腹泻后 HUS, D+HUS)、非典型 HUS (atypical HUS, aHUS) 及继发性 HUS。aHUS 也称补体相关性 HUS, 特指与补体系统相关的基因异常或免疫系统改变所致的 HUS。继发性 HUS 可由于非肠道感染、原发性肾小球病变等多种原因引起。

【诊断标准】

溶血尿毒综合征的诊断主要依据临床表现,即前驱症状后出现微血管性溶血性贫血、血小板减少及肾脏损害(表现为血尿、蛋白尿,红、白细胞及管型尿等)。部分病例临床表现不典型,贫血及血小板减少可能很轻微或者呈一过性,甚至没有肾脏病变的临床表现,此时应依据肾脏组织病理改变明确诊断。

(一) 国内诊断标准

1. 非免疫性溶血性贫血的依据。
2. 血小板减少。
3. 急性肾衰竭。
4. 肾穿刺活组织病理检查　肾脏微血管病变、血栓形成。

(二) 国外诊断标准

考虑诊断为 HUS 时,应根据临床表现及相关检查确定 D+HUS 还是 aHUS。主要通过三个步骤鉴别:

1. 伴有腹泻或出血性腹泻的 6 岁以上患儿需要完善相关检查确定是否有肠出血性大肠埃希菌或痢疾杆菌 I 型感染。

2. 考虑为侵入性葡萄球菌感染的患儿,应寻找相关感染证据。

3. 无腹泻或排除以上细菌感染的患儿均可视为 aHUS 并应该全面检查,找出病因。

【诊断标准解读】

HUS 的诊断标准国内外是一致的,国外指南更强调病因学的检查,对临床分型的要求也更为严格。国外指南建议:针对 D+HUS 患儿,询问病史要注意动物接触史、腹泻患者接触史。体检时注意有无低血容量表现,如烦渴、皮肤干燥、毛细血管充盈时间延长、低血压、少尿等。应完善血常规、肝肾功能、C- 反应蛋白、凝血功能、尿培养、大便培养、血清中寻找 *E. coli* 感染的证据、相关影像学检查。aHUS 患儿多伴有补体下降,存在补体调节异常。诊断考虑为 aHUS 的患儿,应该完善补体 C3 检查,完善血清 H 因子、I 因子浓度及相关基因分析等检查。

【病例及诊断解析】

病例:患儿,男,11 岁,因腹泻、茶色尿、皮肤出血点 4 天,水肿、黄疸 2 天于 2007 年 6 月 21 日入院。

入院前 6 天，患儿出现头晕恶心，未予重视及治疗。4 天前，患儿开始腹泻，黄色糊状便，3~4 次 /d，约 80~100ml/ 次，呕吐 2 次，非喷射性，为胃内容物，量约 300ml，同时伴有全程肉眼血尿，尿中无血块，尿量不少，躯干部位出现散在出血点。到本地医院就诊，化验尿常规：茶色尿，尿蛋白（+++），红细胞 10~15/HP，颗粒管型 3~5/HP；血常规 WBC 6.5 × 10⁹/L，Hb 111g/L，Plt 57 × 10⁹/L；大便常规：黄稀便，潜血（−）。给予头孢曲松抗感染及对症治疗。患儿病情无好转，出现眼睑水肿、球结膜黄染及高血压，血压 130/90mmHg。2 天前，复查血常规 WBC 8.4 × 10⁹/L，Hb 86g/L，Plt 27 × 10⁹/L；肾功能：尿素氮 23.58mmol/L，肌酐 330μmol/L；总胆红素 63.2μmol/L，间接胆红素 59.2μmol/L，乳酸脱氢酶 1379IU/L，肌酸磷酸激酶 307IU/L，肌酸磷酸激酶同工酶 4.69IU/L。

患儿病后精神食欲欠佳，尿量不少，无发热、光敏感、皮疹、脱发、关节肿痛，无头痛、呕吐、视物模糊及抽搐，无尿频、尿急、尿痛，无腹部外伤史，无食蚕豆史。

患儿足月顺产，既往身体健康。无结石家族史及居住在结石高发区域。已接种卡介苗，无结核接触史。无肾脏病家族史。未接触过重金属。

体格检查：T 36.9℃，P 88 次 / 分，R 24 次 / 分，BP 140/90mmHg，体重 45kg，身高 160cm。发育营养正常，神志清楚，精神稍差，呼吸平稳。全身散在针尖大小出血点，左上臂可见卡介苗接种瘢痕 2 枚。眼睑略水肿，睑结膜及唇苍白，巩膜黄染。咽无充血，扁桃体 Ⅰ°，未见脓性分泌物，口腔黏膜无出血点。心音有力，律齐，心尖部闻及 Ⅱ 级收缩期吹风样杂音。双肺呼吸运动一致，叩清音，呼吸音清。腹软，肝脾未及，Murphy 征（−），移动性浊音（−），肾区叩击痛（−），肠鸣音正常。双下肢无水肿。关节、神经系统查体未见异常。

辅助检查：血常规：血红蛋白 79g/L，网织红细胞 4%，白细胞 8.2 × 10⁹/L，中性 55%，淋巴 45%，血小板 25 × 10⁹/L，末梢血涂片中见到破碎红细胞，未见球型红细胞；尿常规：外观葡萄酒色，尿蛋白 +++，红细胞 12 个 /HP；大便常规：WBC 2 个 /Hp；血生化：尿素氮 40.9mmol/L，肌酐 505μmol/L，钾 4.6mmol/L，钠 127mmol/L，氯 84mmol/L，钙 1.7mmol/L，磷 2.9mmol/L，二氧化碳结合率 18mmol/L，总胆红素 40.7μmol/L，间接胆红素 30μmol/L，白蛋白 35g/L，总蛋白 58g/L，胆固醇 3.9mmol/L，谷丙转氨酶 15mmol/L，乳酸脱氢酶 3060IU/L，肌酸磷酸激酶 353IU/L，肌酸磷酸激酶同工酶 78IU/L；Coombs 试验、血小板抗体：阴性；胸片：肺纹理稍粗多，心影正常；凝血酶原时间 15.2 秒、部分凝血酶活化时间 29 秒、纤维蛋白原 3.2g/L（正常值：11~15 秒，28~45 秒，2~4g/L）；血气分析：pH 7.25，BE -8.2；心电图：Q-T 间期延长；超声心动图、眼底正常；血沉 42mm/h；24 小时尿蛋白定量 3.8g；补体 C3 0.47g/L（正常值 0.85~1.93g/L）；ASO、支原体抗体、病毒抗体、乙肝五项、抗核抗体及抗 DNA 抗体、ANCA、CIC（−）；尿红细胞形态：严重变形红细胞 78%；骨髓象：增生活跃，粒系形态未见异常，红系增生活跃，中幼红居多，胞质少，嗜碱性强，成熟红细胞大小不等、中空变形，巨核细胞不减少，血小板散在；G-6-PD 酶正常；便培养：阴性；肾小管系列：尿视黄醇结合蛋白 >1000μg/L，β₂- 微球蛋白 >1024μg/L（正常值 <300μg/L）；腹部 B 超：双肾弥漫性损害，回声大于肝脏，余（−）。

诊断解析：入院后患儿尿量不少，存在高血压及轻度水肿，予适当限制液体入量、量出为入；低盐、低磷饮食，蛋白摄入 0.8g/（kg·d），热卡 30kcal/（kg·d），补充必需氨基酸；降压、利尿、抗感染、纠正水电解质紊乱；中药灌肠纠正氮质血症；输两次红细胞悬液，1U/ 次；静脉注射 1 次丙种球蛋白 200mg/kg 以提高机体免疫力；新鲜冰冻血浆 200~400ml/d 补充前列腺环素及抑制血小板聚集因子；记录 24 小时尿量，每天称体重。第 5 天，血常规示 Hb 45g/L，Plt 86 × 10⁹/L；血生化：尿素氮 55mmol/L，肌酐 645μmol/L，乳酸脱氢酶 4536IU/L，肌酸磷酸激酶 230IU/L，肌酸磷酸激酶同工酶 24IU/L。提示溶血未控制，开始血浆置换：2000ml/ 次，共 4 次。第 6 天开始血液透析，3 次 / 周，共 4 周。经过治疗，患儿于第 6 天血小板计数恢复正常；第 7 天，血红蛋白开始逐渐升高；第 21 天，尿外观清，

尿蛋白 +/−，镜下未见红细胞；第 28 天，肾功正常，血红蛋白 10.4g/L；第 29 天，患儿出院。

本患儿夏季发病，学龄儿童，病史短，起病急，进展快，皮肤出血点为首发症状，伴有黄疸、血尿、有消化道感染前驱史，具备微血管病性溶血性贫血、血小板减少、急性肾衰竭临床表现，溶血尿毒综合征诊断明确。根据国外 HUS 分型标准，患儿虽有腹泻，但年龄在 6 岁以上，无肠出血性大肠埃希菌、痢疾杆菌 I 型、侵入性葡萄球菌感染相关证据，补体下降，分型考虑为 aHUS。

HUS 累及多脏器、多系统，肾脏受损严重，尤以肾皮质明显、病情重、死亡率高。aHUS 肾小动脉病变更为突出，血管内皮细胞、系膜细胞增生更显著，肾小球硬化、肾小管萎缩及坏死的发生率高，预后差于 D+HUS。

目前无统一的 HUS 治疗方案。早期诊断是关键，综合治疗为原则。早期透析、输注新鲜冰冻血浆、血浆置换可以取得较好疗效。注意饮食卫生，预防感染对防止 HUS 的发生最为重要。

（沈颖 孟群）

参考文献

1. Ariceta G, Besbas N, Johnson S, et al. Guideline for the investigation and initial therapy of diarrhea-negative hemolytic uremic syndrome. Pediatr Nephrol, 2009, 24 (4):687-696.

2. Scheiring J, Rosales A, Zimmerhackl LB. Clinical practice. Today's understanding of the haemolytic uraemic syndrome. Eur J Pediatr, 2010, 169(1):7-13.

3. 易著文, 张辉. 溶血尿毒综合征发病机制及诊治进展. 实用儿科临床杂志, 2011, 26(18):1385-1387.

4. Durkan AM, Kim S, Craig J, et al. The long-term outcomes of atypical haemolytic uraemic syndrome: a national surveillance study. Arch Dis Child, 2016, 101 (4):387-391.

5. Talarico V, Aloe M, Monzani A, et al. Hemolytic uremic syndrome in children. Minerva Pediatr, 2016, 68(6):441-455.

第五节 泌尿道感染

【疾病简介】

泌尿道感染（urinary tract infection, UTI）是指病原体直接侵入尿路，在尿液中生长繁殖，并侵犯尿路黏膜或组织而引起损伤。按病原体侵袭部位的不同，分为肾盂肾炎（pyelonephritis）、膀胱炎（cystitis）和尿道炎（urethritis）。其中，肾盂肾炎又称为上泌尿道感染，膀胱炎和尿道炎合称为下泌尿道感染。由于儿童 UTI 病变局限于泌尿系统某一部位者少见，且临床上又难以准确定位感染部位，故儿童 UTI 常统称为泌尿道感染。根据临床症状的有无，分为症状性泌尿道感染（symptomatic urinary tract infection）和无症状性菌尿（asymptomatic bacteriuria）；无症状性菌尿见于各年龄、性别的儿童，以学龄女孩更为常见。

UTI 是儿童常见的感染性疾病之一，婴幼儿 UTI 常合并膀胱输尿管反流（VUR）等泌尿系统先天畸形，VUR 和反复 UTI 可引起持续性肾脏损伤和瘢痕化，可导致高血压和慢性肾衰竭。

【诊断标准】

（一）国内诊断标准

中华医学会儿科学分会肾脏病学组 2010 年颁布《泌尿系感染诊断治疗指南》，对首次 UTI 和复发性 UTI 分别进行了阐述。

1. 首次 UTI 的诊断

（1）临床症状：婴幼儿 UTI 临床症状缺乏特异性。3 月龄以下婴幼儿的临床症状可包括：发热、呕吐、哭吵、嗜睡、喂养困难、发育落后、黄疸、血尿或脓尿等；3 月龄以上儿童的临床症状可包括：发热、食欲缺乏、腹痛、呕吐、腰酸、尿频、排尿困难、血尿、脓血尿、尿液混浊等。需同时注意是否存在女婴外阴炎、男婴包茎合并感染等情况。

上泌尿道感染又称急性肾盂肾炎，主要指菌尿并有发热（≥38.6℃），伴有腰酸、激惹等不适。下泌尿道感染或称膀胱炎，有菌尿，但无全身症状和体征。C 反应蛋白在临床上对两者无鉴别作用。

（2）尿液检查：

1）尿液分析：①尿常规检查：清洁中段尿离心沉渣中白细胞≥5个/HPF，即可怀疑为UTI。肾盂肾炎患儿可出现中等蛋白尿、白细胞管型尿及晨尿比重和渗透压减低；UTI时血尿也较为常见。②试纸条亚硝酸盐试验和尿白细胞酯酶检测：诊断UTI的特异度较高而敏感度较低，两者联合检测可提高诊断的敏感度。

2）尿培养细菌学检查：尿细菌培养和菌落计数是诊断UTI的主要依据（表6-2）。清洁中段尿培养菌落数 >10⁵/ml可确诊，10⁴~10⁵/ml为可疑，<10⁴/ml系污染。对临床高度怀疑UTI而尿普通细菌培养阴性者，应作L型细菌和厌氧菌培养（表6-2）。

表 6-2　尿液标本收集方法与菌落技术判断标准

尿液标本收集方法	菌落计数/ml	感染可能性
耻骨上膀胱穿刺	G⁻细菌：任何数量	>99%
	G⁺细菌：>10³	>99%
导尿管收集尿液	>10⁵	95%
	10⁴~10⁵	可能
	10³~10⁴	可疑，重复尿检
	<10³	无
清洁中段尿		
男童：	>10⁴	可能诊断
女童：	3次 >10⁵	95%
	2次 >10⁵	90%
	1次 >10⁵	80%
	5×10⁴~1×10⁵	可疑，重复尿检
	1×10⁴~5×10⁴	症状性：可疑，重复尿检
		无症状性：无
	<10⁴	无

（3）影像学检查：

1）B超：伴有发热症状的UTI均应行B超检查，主要用于发现和诊断泌尿系统发育畸形。

2）核素肾静态扫描（⁹⁹ᵐTc-DMSA）：为诊断急性肾盂肾炎的金标准和用于评估急性感染后3~6个月肾瘢痕情况。

3）排泄性膀胱尿路造影（MCUG）：为确诊VUR的基本方法及分级的"金标准"。对2岁以下伴有发热的UTI患儿及4岁以上的B超显像泌尿系异常（需在感染控制后进行）的患儿均行MCUG检查，而2~4岁年龄段可根据实际病情而定。

2. **复发性UTI的诊断**　复发性UTI包括：①UTI发作2次及以上，且均为APN；②1次APN且伴有1次及以上的下尿路感染；③3次及以上的下尿路感染。

与UTI复发相关的因素包括小年龄（小于2.5岁）、排尿障碍（如夜尿症）、摄入减少、大便失禁、特发性高钙尿症、DMSA显示肾实质缺损、VUR（特别是双侧或Ⅲ级及以上反流）等。对UTI反复发作者，需寻找有无相关的基础疾病并给予相应治疗。

（二）国外诊断标准

许多国家均有自己的儿童UTI诊断标准，引用较多的主要是英国的NICE标准和美国AAP针对2~24个月儿童首次发热性UTI的诊治指南（简称AAP标准）。以下重点介绍2007年英国的NICE标准。

1. **症状和体征**　婴儿和儿童出现表6-3所列的症状和体征应疑诊UTI。

以下情况为UTI发生的高危因素和UTI严重病变的潜在危险因素：尿流不畅、既往UTI病史、不明原因的反复发热、宫内诊断肾脏畸形、VUR或肾脏病家族史、便秘、排尿功能不良、膀胱扩大、腹部肿块、脊髓损伤、生长发育不良、高血压。

非典型UTI和复发性UTI的临床特征见表6-4。

2. **尿液检查**　婴儿和儿童出现不明原因的发热（体温≥38℃），应在24小时后立即进行尿液检查；若出现UTI的症状和体征（见表6-3），应进行尿液检查（显微镜镜检和尿培养）。尿液的收集宜在抗生素使用前进行，应收集清洁中段尿标本（但对于严重病例，不能因为获取尿液标本而延误抗生素治疗的时机）。对于3个月~3岁儿童，尿液显微镜镜检和尿培养是诊断UTI的首选检验方法；对于3岁以上儿童，采用试纸条检测尿白细胞酯酶和亚硝酸盐，其意义等同于尿液显微镜镜检和尿培养；若两者检测均阳性，可诊断UTI；若两

表 6-3　儿童 UTI 的症状和体征

年龄		症状体征		
		(常见 ←	→	少见)
<3 个月		发热 呕吐 乏力 易激惹	喂养困难 生长发育落后	腹痛 黄疸 血尿 尿液异味
≥3 个月	会说话前	发热	腹痛 腰痛 呕吐 喂养困难	乏力 易激惹 血尿 生长发育落后 尿液异味
	会说话后	尿频 排尿困难	排尿功能不良 尿失禁 腹痛 腰部压痛	发热 不适 呕吐 血尿 尿液异味 尿液浑浊

表 6-4　非典型 UTI 和反复 UTI 的临床特征

非典型 UTI	复发性 UTI
• 全身症状严重	• ≥2 次急性肾盂肾炎 / 上泌尿道感染
• 排尿不畅	• 或 1 次急性肾盂肾炎 / 上泌尿道感染、加 ≥1 次膀胱炎 / 下泌尿道感染
• 腹痛或膀胱包块	• 或 ≥3 次膀胱炎 / 下泌尿道感染
• 肌酐增高	
• 败血症	
• 适当抗生素治疗 48 小时内无反应	
• 非大肠埃希菌感染	

表 6-5　儿童尿液显微镜检查结果判断

显微镜检查结果	脓尿阳性	脓尿阴性
菌尿阳性	确诊 UTI	确诊 UTI
菌尿阴性	临床诊断 UTI,进行抗生素治疗	排除 UTI

者均为阴性,可排除 UTI;而两者单独检测阳性对于判断 UTI 的准确度仍有待确定。

以下情况应进行尿液细菌培养:①诊断为急性肾盂肾炎或疑诊上泌尿道感染;②中～高级风险的严重病例;③<3 岁;④试纸条检测尿白细胞酯酶和亚硝酸盐,仅单个阳性;⑤复发性 UTI;⑥抗生素治疗 24~48 小时无效;⑦临床症状与尿试纸条检测结果不相符合。尿液收集后须在 4 小时内进行细菌培养,超过 4 小时者应将尿液标本冷藏或加入硼酸保存。

尿液检查结果判断见表 6-5。

若菌尿阳性、体温 ≥38℃,应考虑上泌尿道感染 / 急性肾盂肾炎;若出现腰痛或腰部叩击痛、体温 <38℃、菌尿阳性,应考虑上泌尿道感染 / 急性肾盂肾炎;若菌尿阳性、无 UTI 的症状和体征,应考虑为下泌尿道感染、膀胱炎。

3. 影像学检查　不推荐常规应用影像学检查来定位 UTI 病变部位,可应用能量多普勒超声检查来确定或排除急性上泌尿道感染/肾盂肾炎;仍不能确定时,可选用 DMSA 显像扫描检查。不同年龄儿童 UTI 的影像学检查方法选择见表 6-6~表 6-8。

【诊断标准解读】

1. 国内 2010 年"泌尿系感染诊断治疗指南"在注重国内实际情况的基础上,同时综合了 2007 年 NICE 指南和 2009 年 AAP 指南的内容。

2. NICE 指南中列举并详细分析了几乎所有已发表儿童 UTI 临床研究的文献资料,各种建议均强调循证医学的证据。NICE 指南对不同年龄儿童 UTI 的常见和非常见临床表现进行了分类,并列举了儿童 UTI 的高危因素和 UTI 严重病变的潜在危险因素。

3. 各种指南均明确指出:UTI 是儿童时期常见的感染性疾病之一,其临床表现无特异性,建议宜根据儿童的年龄和病情采取不同的尿液检验方法以及不同的影像学检查手段。

4. 各种指南均强调:婴儿和儿童出现不明原因体温 ≥38℃ 的发热,均要考虑 UTI 的可能性;若出现尿频、尿急、尿痛、血尿或混浊尿等 UTI 的特异性症状者,均应进行尿液镜检和尿液细菌培养,并开始抗生素治疗。

【病例及诊断解析】

病例:患儿,女,3 岁 1 个月。因反复泌尿系感染 2 年余,再发 4 天于 2012 年 12 月 19 日入院。患儿出生后 2 月龄时,无明显诱因下多次出现发热,伴有哭吵、易激惹,无咳嗽咳痰、无呕吐腹泻、无尿频尿急;考虑为"感冒"并进行相应的治疗。生后 9 月龄时,因发热原因待查,行尿常规检查显示白细胞增多,尿培养示粪肠球菌生长,诊断考虑"泌尿系感染",在本地给予抗生素治疗(具体不详)后症状好转出院。以后患儿不明原因反复发热,体温最高可至 39.6℃,有尿频、尿急现象,无尿

表 6-6　<6 个月儿童 UTI 影像学检查方法选择

影像学检查方法	48 小时内疗效好	不典型 UTI	复发性 UTI
急性期超声检查	不	是	是
6 周内随访超声检查	是*	不	不
4~6 个月随访 DMSA 检查	不	是	是
MCUG 检查	不	是	是

注:* 如果异常,进行 MCUG 检查

表 6-7　6 个月 ~3 岁儿童 UTI 影像学检查方法选择

影像学检查方法	48 小时内疗效好	不典型 UTI	复发性 UTI
急性期超声检查	不	是	不
6 周内随访超声检查	不	不	是
4~6 个月随访 DMSA 检查	不	是	是
MCUG 检查	不	不	不 *

注:若超声检查显示输尿管扩张、排尿困难、非大肠埃希菌感染、存在 VUR 家族史时,可进行 MCUG 检查

表 6-8　≥3 岁儿童 UTI 影像学检查方法选择

影像学检查方法	48 小时内疗效好	不典型 UTI	复发性 UTI
急性期超声检查	不	是	不
6 周内随访超声检查	不	不	是
4~6 个月随访 DMSA 检查	不	不	是
MCUG 检查	不	不	不

痛、无肉眼血尿,在本地多次住院输液抗炎治疗。多次检查尿常规示镜下白细胞维持在(+)~(+++),抗感染治疗有效,但上述症状反复。2012年12月15日患儿无明显诱因下出现发热,最高体温39℃,伴有阵发性脐周为主的腹痛,无呕吐腹泻,无咳嗽咳痰,无腰背疼痛,给予退热药后体温可降至正常,但易反复。12月18日患儿再次出现发热,体温最高至39.3℃,伴有尿频、尿急,尿量尚可,而转诊至我院。发病以来,患儿一般情况尚可,精神食欲可,睡眠安,大便正常,体重无明显改变。既往史、家族史、个人史无异常。

体格检查:体温36.6℃,脉搏107次/分,呼吸21次/分,体重15kg。发育正常,营养一般,正常面容,查体欠合作,咽部无充血,心肺听诊无异常,腹部体征无异常,外阴无红肿,无明显分泌物,神经系统检查无异常。辅助检查:血常规:WBC 8.8×10^9/L,N 52.10%,L 37.60%,Hb 118g/L,PLT 485×10^9/L;尿常规:WBC(+),亚硝酸盐(−),尿白细胞酯酶(−);尿沉渣:WBC 8~14个/Hp,蛋白质定性(−);大便常规无异常;血液生化检查:ALT 9.1U/L,AST 34.7U/L,TP 78.1g/L,ALB 44.3g/L,GLO 33.8g/L;CRP 32mg/L;尿培养:大肠埃希菌,尿菌落计数 $>1 \times 10^5$ cfu/ml;药敏实验:头孢他啶耐药,哌拉西林他唑巴坦敏感,无L型菌生长;双肾输尿管彩超未见异常;膀胱输尿管反流造影显示:①膀胱输尿管反流;②双肾输尿管积水。

诊断解析:入院后先给予头孢他啶抗感染,后根据药敏结果改为哌拉西林、他唑巴坦抗感染治疗及其他对症支持处理。患儿体温24小时内降至正常,复查尿培养示未见细菌生长,尿常规正常。最后诊断:①尿路感染;②膀胱输尿管反流(Ⅲ~Ⅳ级)。

病例分析:本案例初次发生UTI时,UTI表现不典型,主要表现为不明原因的发热,有时伴有腹痛。随着年龄增长和病情加重,逐渐出现尿频、尿急、尿痛、腰痛等UTI的特异性临床表现;尿液分析显示:镜检白细胞(+),尿沉渣白细胞8~14个/HP;尿培养有大肠埃希菌生长,菌落计数 $>1 \times 10^5$ cfu/m;MCU检查:膀胱输尿管反流(Ⅲ~Ⅳ级)。该案例病程近3年,UTI反复发作多次,检查发现存在VUR。

值得临床注意的是:UTI是儿童常见的感染性疾病之一,有资料系显示:6岁以内儿童UTI累计发病率女孩为6.6%,男孩为1.8%;但儿童UTI的临床表现,尤其是低年龄儿童的UTI临床表现往往缺乏特异性。无论是国内,还是国外儿童UTI诊治指南均明确提出:婴儿和儿童出现不明原因体温≥38℃的发热,均要考虑UTI的可能性,均应及时进行尿液镜检和细菌培养,并根据具体情况使用不同的影像学检查方法以及早诊断和尽早开始抗生素治疗。婴幼儿UTI常合并VUR(可高达20%~50%),而VUR和反复UTI可导致持续性的肾脏损害和瘢痕化,从而可能引起高血压和慢性肾衰竭。因而,重视儿童UTI的早期发现和诊断,并给予合理处理尤为重要。

(何庆南　李晓燕)

参考文献

1. 中华医学会儿科学分会肾脏病学组.儿童常见肾脏疾病诊治循证指南(试行)(七):泌尿系感染诊断治疗指南.中华儿科杂志,2010,48(11):814-816

2. National collaborating centre for women's and children's health. Urinary tract infection in children: diagnosis, treatment and long-term management. NICE clinical Guideline, 2007

3. Mori R, Lakhanpaul M, Verrier-Jones K. Diagnosis and management of urinary tract infection in children: summary of NICE guidance. BMJ, 2007, 335:395-397

4. Committee on Quality Improvement, Subcommittee on Urinary Tract Infection. Practice Parameter: The Diagnosis, Treatment, and Evaluation of the Initial Urinary Tract Infection in Febrile Infants and Young Children. Pediatrics, 1999, 103:843-852

5. Subcommittee on Urinary Tract Infection, Steering Committee on Quality Improvement and Management. Urinary Tract Infection: Clinical Practice Guideline for the Diagnosis and Management of the Initial UTI in Febrile Infants and Children 2 to 24 Months. Pediatrics, 2011, 128:595-610

6. Shalkh N, Morone NE, Bost JE, et al. Prevalence of urinary tract infection in childhood: 8 meta-analysis. Pediatr Infect Dis J, 2008, 27:302-308

7. Marild S, Jedal U. Incidence rate of first-time

symptomatic urinary tract infection in children under 6 years age. Acta Pediatr,1998,87:549-552

8. 易著文,张星星.儿童泌尿系感染的诊治进展.中国实用儿科杂志,2004,2:76-78

9. 王卫平.儿科学.第8版.北京:人民卫生出版社,2013,333-338

第六节 急性肾衰竭

【疾病简介】

急性肾衰竭是由多种原因引起肾脏生理功能急剧下降甚至丧失所造成的一组临床综合征。临床主要表现为显著的氮质血症、水电解质紊乱和酸碱平衡失调,多数患儿伴少尿或无尿如病情进展延续可造成死亡或慢性肾衰竭、尿毒症。目前国际肾脏和急救医学领域已开始用急性肾损伤(acute kidney injury,AKI)来取代急性肾衰竭的概念。AKI是将急性肾衰竭的临床诊断提前,旨在早期发现肾脏功能损害,早期干预。

【诊断标准】

(一)国内诊断标准

目前国内参考国际会议共识。

(二)国外诊断标准

2005年9月,在阿姆斯特丹举办的急性肾衰竭国际研讨会上提出了AKI的定义、诊断标准共识,即AKI定义为病程在3个月以内,出现血、尿、组织学及影像学检查所见的肾脏结构与功能的异常。符合下列情形之一者即可诊断为AKI:在48小时内血清肌酐(SCr)上升0.3mg/dl(≥26.5μmol/L);已知或假定肾功能损害发生在7天之内,SCr上升至>基础值的1.5倍;尿量<0.5ml/(kg·h),持续6小时以上。

本标准强调了血肌酐绝对值的短期内变化,2012年KDIGO提出了在除外尿路梗阻或其他导致尿量减少的可逆因素外,可根据血肌酐或尿量改变的情况进行AKI的分级诊断标准,以利于准确评估病情。但因儿童处于生理发育期,因年龄、个体差异等因素影响差异较大,本标准对于儿童AKI的诊断和病情分级评估仍存在一定局限。故本标准在儿童AKI评估的可行性仍需进一步验证。健康儿童血肌酐的基础水平见表6-9。

表6-9 健康儿童肌酐水平

年龄	肌酐(x±s μmol/L)
新生儿	44.2±7.1
0.5~3岁	28.3±6.2
3~5岁	33.6±6.2
5~7岁	37.1±7.1
7~9岁	44.2±8.8
9~11岁	46.0±8.0
11~18岁	50~80

【诊断标准解读】

1. 界定了诊断AKI的时间窗,即48小时,提高了AKI诊断的敏感性。为临床早期诊断和干预提供了更大可能性。

2. 诊断标准注重血Cr绝对值的改变,不需要基础Cr水平,但要求48小时内至少2次Cr值差异达标。尿量仍然是诊断AKI的重要指标。

3. 诊断标准是否适用于不同病因和不同临床情况仍需大量临床研究证实。应注意鉴别小儿肾前性、肾性及肾后性肾衰竭。比如急性腹泻脱水造成的急性肾前性肾衰竭,双输尿管结石导致的急性梗阻性肾衰竭,病程短、既往体健,突然出现无尿的急性肾衰竭患儿须考虑有无肾前和肾后梗阻因素,早期干预,解除病因有助于减少肾脏实质性损害的发生。

4. 目前已发现一些有价值的指标预测肾脏损伤,如半胱氨酸蛋白酶抑制剂C(cystatin C)、肾损伤分子1(KIM 1)、白细胞介素18(IL-18)、富含半胱氨酸蛋白61(Cyr61)、钠氢交换子-3(NHE-3)等。已有临床研究表明,这些指标可能较血肌酐有更好的敏感性,有助于早期发现和鉴别AKI的病因。

【病例及诊断解析】

病例:

患儿性别男,年龄8岁。

主诉:水肿3天,茶色尿、头痛。少尿1天。

现病史:入院前 3 天患儿出现眼睑水肿,逐渐加重,波及颜面。入院前 1 天,出现茶色尿,并伴有头痛,尿量明显减少,一天尿量约 200ml。无腹痛、尿痛,无头晕、恶心及呕吐。

患儿两周前曾有发热上呼吸道感染史,已愈。既往体健,否认有皮疹、关节肿痛、口腔溃疡史。否认肾脏疾病家族史。

入院查体:体温 37℃,呼吸 26 次/分,脉搏 104 次/分,血压 130/90mmHg,精神反应弱,面色红,双眼睑颜面水肿。无皮疹、出血点、瘀斑。咽部充血,,双肺呼吸音弱,无啰音,腹软,肝肋下 1cm,移动性浊音阴性,肠鸣音正常,双肾区叩痛(+),双下肢非凹陷性水肿,神经系统查体无异常。

实验室检查:

(1) 血常规:WBC 7.63×10^9/L,N 50.4%,L 39.1%,HGB 108g/L,PLT 143×10^9/L,CRP<8mg/L。

(2) 尿常规:茶色,蛋白尿:2+,RBC 30~40/HP。

(3) 血生化:电解质大致正常,白蛋白 35g/L,BUN 15.7mmol/L,Cr 160μmol/L。

(4) B超检查:双肾肿大,弥漫性损害,皮髓质界限不清。

诊断解析:患儿为学龄期儿童,既往体健,急性起病,突然出现水肿、血尿、高血压。发病前两周患儿曾有呼吸道感染史,化验检查提示存在血尿、蛋白尿,血 BUN、Cr 异常升高,肾功能异常,初步临床诊断为急性肾小球肾炎合并急性肾衰竭,应尽快完善各项检查如血液免疫、学检查,明确肾脏损害情况和病因,动态观察病情变化,病情进展行肾活检,注意新月体性肾小球肾炎等可能。

(沈颖　刘小梅)

参考文献

1. 王海燕.急性肾衰竭.//王海燕.肾脏病学.第3版.北京:人民卫生出版社,2008;826-879

2. Khwaja A. KDIGO clinical practice guidelines for acute kidney injury[J]. Nephron Clin Pract,2012,120(4):179-184

3. 江载芳,申昆玲,沈颖.诸福棠实用儿科学.第8版.北京:人民卫生出版社.2015,1781-1785

第七节　慢性肾衰竭

【疾病简介】

肾衰竭又称肾功能不全,是指各种原因造成的肾实质损害,致使肾脏不能维持其基本功能,临床出现以代谢产物潴留,水、电解质、酸碱平衡失调,全身各系统受累为主要表现的临床综合征。根据其病情特点及病程长短分为急性肾衰竭和慢性肾衰竭。

【诊断标准】

(一)国内诊断标准

定义:慢性肾功能衰竭(chronic renal failure,CRF)(简称慢性肾衰竭)是指各种原因造成的慢性进行性肾实质损害,致使肾脏明显萎缩,不能维持其基本功能,临床出现以代谢产物潴留,水、电解质、酸碱平衡失调,全身各系统受累为主要表现的临床综合征。

根据 2000 年中华医学会儿科学分会肾脏病学组珠海会议标准,肾功能分期如下:

1. **肾功能正常期**　血尿素氮、肌酐及肌酐清除率正常。

2. **肾功能不全代偿期**　血 BUN、血肌酐(serum creatinine,Scr)正常,肌酐清除率(creatinine clearance rate,Ccr)为 50~80ml/(min·1.73m²)。

3. **肾功能不全失代偿期**　血 BUN、Scr 增高,Ccr 为 30~50ml/(min·1.73m²)。

4. **肾衰竭期(尿毒症期)**　Ccr 为 10~30ml/(min·1.73m²),Scr>353.6μmol/L,并出现临床症状,如疲乏、不安、胃肠道症状、贫血、酸中毒等。

5. **终末肾**　Ccr<10ml/(min·1.73m²),如无肾功能替代治疗难以生存。

(二)国外诊断标准

2002 年美国肾脏病基金会肾脏病病人生存质量指导(K/DOQI)的《慢性肾脏病临床实践指南》中正式确立了慢性肾脏病(chronic kidney disease,CKD)的概念、分期。

CKD 定义:

1. 肾脏损伤(肾脏结构或功能异常)≥3个月,可以有或无肾小球滤过率(GFR)下降,可表现为下面任何一条:

(1)病理学检查异常。

(2)肾损伤的指标:包括血、尿成分异常或影像学检查异常。

2. GFR<60ml/(min·1.73m²)≥3个月,有或无肾脏损伤证据。

CKD 的分期标准见表 6-10。

表 6-10 K/DOQI 对 CKD 的分期

分期	描述	GFR[ml/(min·1.73m²)]
1	正常	≥90
2	肾功能轻度下降	60~89
3	肾功能中度下降	30~59
4	肾功能重度下降	15~29
5	肾衰竭	<15 或透析

【诊断标准解读】

1. 我国慢性肾衰竭的分期与国外慢性肾脏病的分期有很大的重叠部分,CRF 主要代表 CKD 患者中的 2~5 期人群及 GFR 下降的那一部分人群。国际上 CKD 概念提出的意义在于更加关注进展性肾脏疾病的早期诊断和早期治疗,甚至早期预防。而 CRF 概念不能涵盖没有肾功能损害或轻度肾功能损害的患者,因此不能更好防治进展性肾脏疾病。目前我国儿科慢性肾衰竭的患儿呈增多趋势,因此 CKD 的概念有利于早期防治。

2. 国际 CKD 的分期主要是针对成年人制定的标准,而儿童 GFR 的正常值是随年龄、性别和体积差异而变化的。婴儿 GFR 值即使经过体表面积的校正也很难达到成人的标准,因此 CKD 的分期仅适合 2 岁以上的儿童及成年人。对于小于 2 岁的婴幼儿,由于其肾功能尚未发育完全故有其自身的指标,不能一概而论。我国中华医学会儿科学分会肾脏病学组曾组织调查 91 家医院 1990~2002 年 1268 例的慢性肾衰竭的患儿,采用的慢性肾衰竭的诊断标准为肌酐清除率 <50ml/(min·1.73m²)。

3. 无论是我国 CRF 分期还是国际 CKD 分期均根据肾小球率过滤(glomerular filtration rate,GFR)水平为分期依据,但评价肾小球率过滤的金标准为"菊酚实验"不适宜快速简便评估肾功能。目前临床上普遍通过公式估算 GFR。儿童多采用 Schwartz 公式:eGFR[ml/(min·1.73m²)]=k × 身高(cm)/ 血肌酐(mg/dl);k 为常数(早产儿 k=0.33;足月儿及婴儿 k=0.45;>1 岁女孩及 1~13 岁男童 k=0.55;>13 岁男孩 k=0.65)。但应用公式计算中存在一系列问题如公式参考了受试者年龄、体重、性别等因素,因此是否适合我国人群还需进一步评价。此外,CKD 早期患儿会被低估其 GFR,而随着 GFR 下降会被高估其 GFR。因此应动态评估或采用多种方法评估 GFR 以求更加符合患儿的实际情况。

【病例及诊断解析】

病例:患儿,男,12 岁 7 个月,因"乏力 6 个月,少尿水肿 2 周"来笔者医院。入院前 6 个月患儿无明显诱因自觉乏力未予注意。2 周前患儿尿量明显减少,伴有水肿,且伴有头痛、呕吐,遂来笔者医院门诊就诊。无明确肾脏病病史,否认家族史。

查体:身高 136cm,体重 31.5kg,血压 145/98mmHg。贫血貌,生长发育落后,全身皮肤干燥。颜面眼睑水肿,咽无充血,双侧扁桃体不大,双肺呼吸音粗,未闻及湿啰音。心音低钝,律齐,可闻及收缩期杂音。腹部饱满,移动性浊音(+),无压痛、反跳痛,肝脾触诊不满意,肾区无叩击痛,双下肢及双足轻度水肿,四肢末梢暖。神经系统查体未见异常。

化验:血常规:白细胞 13.60×10^9/L,中性 71.4%,淋巴 21%,血色素 64g/L,血小板 121×10^9/L,CRP<8mg/L;尿常规:浅黄,比重 1.008,蛋白 2+,潜血 +,红细胞 0~1 个 /HP,白细胞未见。生化:K^+ 6.2mmol/L,BUN 49.8mmol/L,Ca^{2+} 1.7mmol/L,P^{3+} 2.4mmol/L,肌酐 865.3μmol/L,白蛋白 29g/L,胆固醇 3.6mmol/L。PTH 980pg/ml。肾脏超声:双肾实质弥漫损害,双肾缩小。长骨片:肾性佝偻病。

最终诊断:慢性肾衰竭(终末肾)/ 慢性肾脏病 5 期,肾性贫血,继发性甲状旁腺功能亢进,肾性骨病。

诊断解析:根据患儿起病隐匿、病史长于 3 个月考虑为慢性病程,同时血肌酐水平明显升高合并有生长发育落后及贫血被诊断慢性肾衰竭。根据公式计算 GFR 为 7.68ml/(min·1.73m²),按照我国的分期标准为肾衰竭终末期,按照国际 CKD 的分期标准为 CKD5 期。CKD5 期的患儿会合并肾性贫血、继发性甲状旁腺功能亢进、肾性骨病、生长发育落后等多种并发症。本患儿具备所有的并发症。患儿的病因目前已经无法明确,已发生明显的水、电解质酸碱平衡紊乱及贫血、生长发育落后和骨营养不良。故治疗的关键是对症治疗及肾脏替代支持治疗,改善患儿的营养状况,为今后的肾移植作准备。对症治疗主要包括控制蛋白质的摄入量,患儿需进行维持性血液透析,根据 K/DOQI 提出的 CKD 指南患儿蛋白质摄入量应达到 1.2~1.4g/(kg·d),以高生物价优质蛋白为主,同时可口服补充必须氨基酸以减少含氮废物产生。控制钾、磷及保证适当入量。患儿目前已经出现贫血,考虑为肾性贫血,主要是由于肾脏促红细胞生成素减少所致,需规律应用重组人促红细胞生成素,剂量 50~150U/(kg·w),监测血红蛋白调整计量,同时合理补充铁剂。对于输血应谨慎,尤其是准备肾移植者,以免影响肾移植配型检测。患儿目前血钙低,血磷高、甲状旁腺素(PTH)明显升高,提示骨代谢紊乱,应补充钙剂、应用磷结合剂,同时补充 1,25-VitD₃,纠正钙磷代谢紊乱及继发性甲状旁腺功能亢进。证据表明:高磷血症、钙磷乘积增高和甲状旁腺功能亢进可以导致血管钙化和发生心血管事件的危险性增加,与透析病人患病率及死亡率增加有关。2005 年由 KDIGO(Kidney Disease:Improving Global Outcomes)召开的国际矿物质代谢及其骨病的会议上明确提出 CKD 时的矿物质和骨代谢异常(chronic kidney disease-mineral and bone disorder,CKD-MB)是一全身性疾病,需积极治疗。支持治疗之外,维持性血液透析是治疗关键。患儿经过诱导透析后逐渐过渡到规律性维持透析,平均每周 3 次,为更好地清除体内中、大分子毒素可以间断给予血液滤过治疗。总之,终末期肾脏病的患儿治疗涉及血液透析、保持内环境及钙磷代谢稳定,保障营养及生长发育等诸多方面的工作,需要肾脏科医师具有全面的专业知识和人文关怀素质,并需要营养师及社会工作者的多方面合作才能更好地治疗患儿,为肾移植作准备。

(沈颖 周楠)

参考文献

1. 中华医学会儿科学分会肾脏病学组,小儿肾小球疾病临床分类、诊断及治疗.中华儿科杂志,2001,39:746~749.

2. 中华医学会儿科学分会肾脏病学组.91 所医院 1990~2002 年小儿慢性肾衰竭 1268 例调查报告.中华儿科杂志,2004,42(10):724~730.

3. National Kidney Foundation. K/DOQI clinical practice guidelines for chronic kidney disease:evaluation,classification,and stratification.Am J Kidney Dis,2002,39(2 Suppl 1):S1-266.

4. Schwartz GJ,Furth SL. Glomerular filtration rate measurement and estimarion in chronic kidney disease. Pediatric Nephrology.Pediatr Nephrol,2007,22(11):1839-1848.

5. Moe S,Drueke T,Cunningham J,et al. Definition, evaluation,and classification of renal osteodystrophy:a position statement from kidney disease:improving global outcomes(KDIGO).Kidney Int,2006,69:1945-1953.

6. 王平,黄文彦.儿童慢性肾脏病钙磷代谢问题,中国实用儿科杂志,2011,26(6):411-414.

第七章　血液系统疾病与肿瘤

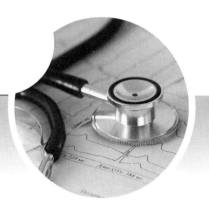

第一节　营养性缺铁性贫血

【疾病简介】

缺铁性贫血(iron deficiency anemia,IDA)是由于机体缺铁最终导致血红蛋白(hemoglobin,Hb)合成减少所致的一类贫血,红细胞形态呈小细胞低色素性改变,具有特定铁代谢指标的改变,为铁缺乏症(iron deficiency,ID)发展最严重的阶段。据世界卫生组织(World Health Organization,WHO)资料,世界人口1/4(约20亿)存在贫血,5岁以下儿童贫血患病率更高达47.4%。IDA为最常见贫血类型,至少占贫血总患病率50%以上。2000年,原卫生部基层卫生与妇幼保健司组织的对全国15个省市9118名7个月~7岁儿童铁缺乏症的分层抽样流行病学调查结果显示,ID和IDA总患病率分别为40.3%和7.8%,婴儿IDA患病率为20.8%,仍远高于欧美发达国家水平。大量研究结果证实,缺铁可影响儿童生长发育、运动和免疫功能,婴幼儿期严重缺铁不可逆地影响认知功能、学习能力和行为发育。因此,早期诊断ID和IDA,降低缺铁对儿童身心健康的影响具有重要意义。

【诊断标准】

(一)国内诊断标准

中华医学会儿科分会血液学组和儿童保健学组2008年制订了"儿童缺铁和缺铁性贫血防治建议"。铁缺乏症包括铁减少期(iron depletion)、红细胞生成缺铁期(iron deficient erythropoiesis,IDE)和IDA三个发展阶段。前两个阶段铁缺乏程度尚未影响Hb合成,因此也统称为"不伴贫血的铁缺乏症"(iron deficiency without anemia)。为简便起见,临床上一般称为"缺铁"。

1. 缺铁诊断标准

(1) 存在缺铁的危险因素,如早产、喂养不当、生长发育过快、胃肠疾病和慢性失血等。

(2) 血清铁蛋白(serum ferritin,SF)降低(<15μg/L)。

(3) Hb水平正常。

2. IDA诊断标准

(1) Hb降低,符合WHO儿童贫血诊断标准:即6个月~6岁 <110 g/L;6~14岁 <120g/L。由于海拔高度对Hb水平的影响,海拔每升高1000m,Hb水平上升约4%。

（2）外周血红细胞呈小细胞低色素性改变：平均红细胞容积（MCV）<80fl，平均红细胞血红蛋白含量（MCH）<27pg，平均红细胞血红蛋白浓度（MCHC）<310g/L。

（3）具有明确的缺铁原因：如铁供给不足、吸收障碍、需求增多或慢性失血等。

（4）铁剂治疗有效：铁剂治疗4周后，Hb至少应升高10~20g/L以上。

（5）铁代谢检查指标符合IDA诊断标准：至少满足下述4项中2项。①SF降低（<15μg/L）；②血清铁（serum iron，SI）降低（<10.7μmol/L或<60μg/dl）；③总铁结合力（total iron binding capacity，TIBC）升高（>62.7μmol/L或>350μg/dl）；④转铁蛋白饱和度（transferrin saturation，TS）降低（<15%）。

（6）骨髓可染色铁显著减少甚至消失。

（7）排除其他小细胞低色素性贫血。尤其应与轻型地中海贫血鉴别，注意鉴别慢性病贫血（anemia of chronic disease，ACD）、肺含铁血黄素沉着症等。

凡符合上述诊断标准中的第1和第2项，即对于小细胞低色素性贫血患者，结合病史和相关检查排除其他小细胞低色素性贫血，可拟诊IDA。如铁代谢指标符合IDA诊断标准，可确诊为IDA。基层单位如无相关实验室检查条件可给予诊断性补铁治疗，有效可诊断为IDA。

（二）国外诊断标准

欧美国家、WHO、联合国儿童基金会（UNICEF）等制定过多个铁缺乏症防治建议或指南。美国儿科学会（American Academy of Pediatrics，AAP）2010年颁布了0~3岁婴幼儿缺铁和IDA诊断与预防的临床报告。总体上，这些标准一般并非专门针对营养性IDA，极为强调铁代谢指标在IDA诊断与鉴别诊断方面的重要性，现归纳介绍如下。

1. Hb降低，符合儿童贫血诊断标准：6个月~5岁 Hb<110g/L，5~11岁 Hb<115g/L，12~14岁 Hb<120g/L。

2. 符合铁缺乏症不同发展阶段的铁代谢指标检测结果。

（1）铁减少期：仅机体储存铁水平降低，反映

为单纯性SF降低，并排除感染、炎症或肿瘤对SF测定值的影响。标准为：①5岁以下儿童<12μg/L；②5岁以上儿童<15μg/L。

（2）IDE：储存铁水平进一步降低，伴血清转运铁水平降低。①SF进一步降低，标准同上；②SI降低，TIBC升高，TS降低（<15%）。

（3）IDA：Hb降低，临床出现小细胞低色素性贫血。上述铁代谢指标进一步降低或升高。

3. 鉴别和排除易与IDA混淆或合并IDA的疾病，如地中海贫血、ACD等。

【诊断标准解读】

1. 对欧美国家和国际组织IDA诊断标准的评价 由于普遍开展健康教育和采用铁强化食品等措施，欧美发达国家儿童铁缺乏症患病率显著低于发展中国家。加之实验室检查条件较好，强调依据铁代谢指标检测明确铁缺乏症诊断和分期。IDA为最常见的贫血类型，世界范围内至少占贫血50%以上，因而WHO推荐以Hb检测作为诊断儿童IDA简单易行的初筛指标。严格意义上讲，铁缺乏症的诊断必须依靠铁代谢指标的检测。尽管发达国家IDA诊断标准更为客观可靠、有利于临床掌握和实施，但从医疗卫生条件和卫生经济学角度而言可能并不适合我国和其他发展中国家。

2. 2000年我国7个月~7岁儿童铁缺乏症的流行病学调查结果显示铁缺乏症总患病率为40.3%，其中缺铁和IDA患病率分别为32.5%和7.8%，提示不伴贫血的铁缺乏症或"缺铁"已成为我国儿童铁缺乏症的主要问题，对儿童身心健康的不良影响值得高度重视。因此，2008年国内儿童缺铁和IDA防治建议单独制定了缺铁和IDA的诊断标准，希望能促进铁缺乏症的早期诊断。

3. 重视病史资料在IDA诊断方面的重要价值 铁缺乏症的发生机制包括吸收减少和丢失增多，其发生发展必须有序地经历铁减少期、IDE和IDA三个渐进的阶段，因此IDA临床上起病一般比较缓慢。从人体铁代谢角度，6~24个月婴幼儿是铁缺乏症发生的高危人群。一般而言，营养性IDA多为轻度贫血，但因早产、长期纯母乳喂养/

喂养不当或生长发育过快等多种因素甚至可发生中度甚至重度贫血,这在临床上并非少见。注重识别铁缺乏症的高危因素,往往有助于指明诊断方向,通过铁代谢指标检测明确诊断。此外,如 IDA 程度过重、发展过快,或见于年长儿而无明确铁摄入减少等因素,必须积极搜寻是否存在慢性失血,如肺含铁血黄素沉着症、消化道出血等原因。

4. 注重 IDA 的血象特点 这是 IDA 诊断和鉴别诊断的重要线索。IDA 为临床上最常见但非唯一类型的小细胞低色素性贫血。对外周血象的合理评估,有助于 IDA 与其他小细胞低色素性贫血的鉴别。①通过形态学指标首先明确为小细胞低色素性贫血,可显著缩小诊断和鉴别诊断范围,为诊断 IDA 的重要线索,尽管非敏感和特异指标。缺铁早期往往不影响 MCV,此外,如合并叶酸和(或)维生素 B_{12} 缺乏,也可掩盖红细胞体积的改变。营养性混合性贫血患儿往往存在这一情况,值得重视。②Hb 降低程度大于红细胞数量降低程度,这是 IDA 一个显著的血象特点。例如,Hb 80g/L 时红细胞数量仍可能为 4.0×10^{12}/L。③缺铁早期即可出现红细胞大小不均这一形态学改变,反映为红细胞分布宽度(red cell width,RDW)增高,因此 MCV 降低伴 RDW 增高为高度提示缺铁的敏感指标。而轻型地中海贫血 MCV 降低程度一般大于 IDA,而且多呈均一性降低,因此 RDW 一般正常,这有助于两者的鉴别。此外,IDA 患者网织红细胞比例正常或降低,而轻型地中海贫血则正常或增高。

5. 铁代谢指标在 IDA 诊断和鉴别诊断方面的价值 ①SF 与人体储存铁水平具有良好相关关系,是反映储存铁水平和机体铁状况的敏感指标,1μg/L SF 大致对应于 8~10mg 的总铁含量,或 120μg/kg 储存铁。SF 降低表明存储铁减少,是诊断铁缺乏症的必要条件,临床应用价值高。甚至有学者主张,贫血患者如 SF 降低即可拟诊 IDA。必须指出,SF 为一种急时相反应物,在感染、炎症和肿瘤情况下往往升高,因此临床上一般应同时检测 C- 反应蛋白,排除对 SF 测定值的影响。此外,SF 正常界值与年龄有关。WHO 标准:5 岁以下儿童 <12μg/L,5 岁以上儿童 <15μg/L。如存在感染或炎症,SF<30μg/L 也表明存储铁耗竭。国内标准统一采用 SF<15μg/L 作为铁缺乏症的诊断界值。②SI 和 TIBC 易受感染和进食等因素影响,并存在一定程度的昼夜变化。尤为重要的是,ACD 也为小细胞低色素性贫血常见类型,SI 和 TS 降低。因此,临床上必须综合分析多种铁代谢指标进行鉴别诊断(表7-1)。③红细胞游离原卟啉(free erythrocyte protoporphyrin,FEP)为合成血红素的前体分子,缺铁影响血红素合成导致红细胞内游离原卟啉增多,为诊断红细胞造血缺铁的敏感但非特异性指标,在感染、炎症、铅中毒和溶血性贫血等情况下也可升高。FEP 测定方法相对复杂耗时,国内临床应用较少。因此,国内儿童缺铁和缺铁性贫血防治建议未包括该项检测指标。④骨髓铁染色仍被公认为诊断 IDA 的金标准,表现为骨髓可染色铁显著减少甚至消失,细胞外铁明显减少,铁粒幼细胞比例 <15%。但作为一种侵入性检查手段一般情况下无需进行,仅在诊断不明或补铁治疗后未出现预期治疗反应时才考虑

表 7-1 IDA 与 ACD 的鉴别

指标	IDA	ACD	IDA 合并 ACD
病因	铁吸收减少或丢失增多的原因或基础疾病	感染、慢性炎症、恶性肿瘤	
血清铁蛋白(SF)	↓	正常或↑	↓或正常
骨髓可染色铁	↓	↑	正常或↑
血清铁(SI)	↓	↓	↓
总铁结合力(TIBC)	↑	↓或正常	正常或↑
转铁蛋白饱和度(TS)	↓	↓	↓

注:↓降低;↑升高

进行。⑤"血微量元素铁检测"结果不能作为判断机体铁状况和补铁的依据。基层医疗单位普遍根据这些检测项目诊断缺铁和指导补铁,可靠性和科学性值得商榷。首先,微量元素检测方法众多,但基层医疗单位往往因条件所限而采用生化法和电化学分析法,尽管简便,但准确性差。第二,生理情况下,血液中的铁绝大部分与血清转铁蛋白结合,即"血清铁"(SI),而"游离铁"或非转铁蛋白结合铁(non-transferrin-bound iron,NTBI)含量极低。微量元素铁易受饮食等多种因素影响,波动很大,只能反映短时间段内的微量元素铁水平,从人体铁代谢角度而言,血微量元素铁的检测结果不能反映机体铁状况。

综述所述,各种铁代谢指标均具有一定局限性,但 SF 仍被认为是最简单易行的指标。对铁代谢指标不典型的病例,应综合分析多种指标,注意与 ACD 的鉴别,判断是否同时合并 ACD。

参照澳大利亚铁缺乏症专家组(Australian Iron Deficiency Expert Group)颁布的"缺铁性贫血诊断与治疗临床进展",提出以下 IDA 诊断流程(图 7-1)。

【病例及诊断解析】

患儿,男,10 个月,因儿保时常规查血发现贫血,就诊于四川大学华西第二医院儿童血液专科门诊。无发热、咳嗽,大小便正常。患儿系 G_2P_2,

35 周孕,顺产,出生体重 2550g,纯母乳喂养至今,仅添加米粉。6 个月后曾"感冒"3 次。哥哥 4 岁,体健。父母体健,否认传染病和消化道疾病史。

体格检查:营养发育中等,体重 9.5kg。轻度贫血貌,皮肤巩膜无黄染,未见皮疹。全身浅表淋巴结未及,心肺阴性,全腹软,肝脾未及,神经系统查体阴性。辅助检查:血常规 WBC 5.8×10^9/L,中性粒细胞 24.9%,淋巴细胞 58.8%,单核细胞 7.8%。RBC 4.59×10^{12}/L,Hb 90g/L,Hct 30.3%,Ret 1.2%,MCV 66.0fl,MCH 17.6pg,MCHC 297g/L,RDW-CV 18.5%,RDW-SD 39.5fl,PLT 468×10^9/L,涂片可见红细胞体积减少,大小不等,中央淡染区明显扩大。CRP 2mg/L。SI 3.2μmol/L,转铁蛋白(transferrin,Tf)4.77g/L,TIBC 86.6μmol/L,TS 4%,SF 4.8μg/L。肝功和大小便检查正常。在指导合理喂养基础上,给予右旋糖酐铁 2mg/(kg·次),维生素 C 0.5 片/次,tid,连续口服 6 周,Hb 恢复正常,并继续补铁 2 周。

该例患儿为典型营养性 IDA 病例。首先,常规体检发现轻度贫血(Hb 90g/L),MCV、MCH 和 MCHC 均降低,呈典型小细胞低色素改变。血涂片检查显示,红细胞大小不等,中央淡染区明显扩大,RDW 增大,符合 IDA 形态学特征。Hb 水平降低至 90g/L,RBC 数量仍为 4.59×10^{12}/L,也为 IDA 血象特点之一。第二,铁代谢检查结果完全符合 IDA 诊断标准,IDA 诊断明确。最后,应积极

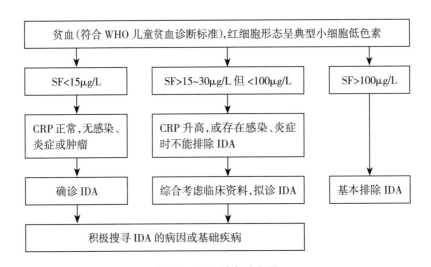

图 7-1　IDA 诊断流程图

注:CRP(C-reactive protein):C- 反应蛋白

搜寻缺铁原因,指导临床治疗。本例患儿系 10 个月婴儿,处于营养性 IDA 的高发年龄段(6~24 个月)。起病隐匿,常规体检查血发现贫血。第二胎早产,纯母乳喂养至 10 个月,几乎未添加辅食,加之生长发育较快(10 个月时间体重 9.5kg),为营养性 IDA 的高危因素。临床上无失血和溶血的表现和证据,补铁治疗取得预期治疗反应,这为 IDA 诊断强有力的依据。

(高举　郭霞)

参考文献

1. World Health Organization, Centers for Disease Control and Prevention. World-wide prevalence of anemia 1993-2005. WHO Global database on anemia. Geneva: World Health Organization, 2008:1-13.

2. 中国儿童铁缺乏症流行病学调查协作组. 中国 7 个月 -7 岁儿童铁缺乏症流行病学的调查研究. 中华儿科杂志, 2004, 42(12):886-891.

3. 中华儿科杂志编辑部, 中华医学会儿科学分会血液学组. 中华医学会儿科学分会儿童保健学组. 儿童缺铁和缺铁性贫血防治建议. 中华儿科杂志, 2008, 46(7):502-504.

4. WHO/UNICEF/UNU. Iron deficiency anemia assessment, prevention and control: a guide for programme managers. Geneva, World Health Organization. 2001.

5. Georgieff MK. Long-term brain and behavioral consequences of early iron deficiency. Nutr Rev, 2011, 69(Suppl 1):S43-48.

6. Zimmermann MB, Hurrell RF. Nutritional iron deficiency. Lancet, 2007, 370(9586):511-520.

7. Centers for Disease Control and Prevention. Recommendations to Prevent and Control Iron Deficiency in the United States. MMWR Recomm Rep, 1998, 47(RR-3):1-29.

8. Baker RD, Greer FR. Committee on Nutrition American Academy of Pediatrics. Diagnosis and prevention of iron deficiency and iron-deficiency anemia in infants and young children (0-3 years of age). Pediatrics, 2010, 126(5):1040-1050.

9. Pasricha SR, Flecknoe-Brown SC, Allen KJ, et al. Diagnosis and management of iron deficiency anaemia: a clinical update. Med J Aust, 2010, 193(9):525-532.

第二节　儿童获得性再生障碍性贫血

【疾病简介】

再生障碍性贫血(aplastic anemia, AA),简称再障,是一组以骨髓有核细胞增生减低和外周全血细胞减少为特征的骨髓衰竭性疾病(bone marrow failure, BMF)。由于对 AA 发病机制的认识不断深入、对症支持治疗的不断优化,尤其是联合免疫抑制治疗和造血干细胞移植的合理临床应用,发达国家重型 AA 的总体预后已得到显著改观,五年总生存率已达 80%~90%。中华儿科学分会血液学组和中国小儿血液与肿瘤杂志编辑部分别于 2001 年和 2007 年制定了"儿童再生障碍性贫血诊疗建议",英国血液学标准委员会(British Committee for Standards in Haematology, BCSH)2009 年修订颁布了新版"再生障碍性贫血诊断与治疗指南"(guidelines for the diagnosis and management of aplastic anaemia),对规范 AA 诊断与治疗发挥了积极作用。

【诊断标准】

(一)国内诊断标准

中华医学会儿科学分会血液学组和中国小儿血液与肿瘤杂志编辑委员会制定的"小儿再生障碍性贫血诊疗建议",诊断标准基本相同,一并介绍如下。

1. 诊断标准

(1) 全血细胞减少,网织红细胞绝对值降低(如仅 2 系减少,其中必须有血小板减少)。

(2) 一般无脾脏肿大。

(3) 骨髓至少 1 个部位增生减低或重度减低,伴有巨核细胞明显减少(全片 <7 个)。如有骨髓增生活跃现象,须有巨核细胞数量明显减少,骨髓小粒非造血细胞增多。有条件者尽量进行骨髓活检,显示造血组织减少,脂肪组织增多,巨核细胞减少。对于临床表现和外周血象符合 AA,但骨髓涂片检查不符合者,必须进行骨髓活检以期及时

确诊。

（4）除外其他全血细胞减少的疾病，如夜间阵发性血红蛋白尿、骨髓增生异常综合征、急性白血病等。

（5）一般抗贫血药物治疗无效。

2. 分型诊断标准

（1）急性再障（重型再障-Ⅰ型，SAA-Ⅰ）：临床起病急，贫血进行性加重，常伴严重感染、出血。血象除 Hb 进行性降低外，须具有下述 3 项中 2 项：①网织红细胞 <1%，绝对值 $<15 \times 10^9/L$。②中性粒细胞绝对值 $<1.5 \times 10^9/L$。③血小板 $<20 \times 10^9/L$。骨髓象多部位增生减低，三系造血细胞明显减低，非造血细胞明显增多，淋巴细胞增多（>70%），骨髓小粒中非造血细胞明显增多。

（2）慢性再障：临床起病慢，病情进展缓慢，贫血轻度或中度，感染和出血均较轻。血象网织红细胞、白细胞、血小板 3 项中至少有 2 项减低（包括血小板减低）；骨髓象 2~3 系细胞减低（巨核细胞系必须减低），淋巴细胞增多（>30%），骨髓小粒非造血细胞增多。

（3）慢性重型再障（重型再障-Ⅱ型，SAA-Ⅱ）：慢性再障病情加重，网织红细胞、白细胞、血小板减低程度符合急性再障诊断标准者。

（二）国外诊断标准

2009 年 BCSH 修订颁布了"再生障碍性贫血诊断与治疗指南"，主要适用于特发性获得性再障。

1. 定义和诊断标准 AA 是指一组以骨髓有核细胞增生减低和外周全血细胞减少为显著血液学特征的骨髓衰竭性疾病，并排除骨髓纤维化和肿瘤细胞浸润等可引起全血细胞减少的其他疾病。血常规检查至少满足以下诊断标准中 2 项：① Hb<100g/L；②血小板 $<50 \times 10^9/L$；③中性粒细胞绝对计数 $<1.5 \times 10^9/L$。

2. 分型诊断标准 强调根据血象和骨髓活检结果进行分型诊断。

（1）重型再生障碍性贫血（severe aplastic anemia，SAA）：同时具备以下 2 个条件：

1）骨髓细胞增生程度 <25%；或 25%~50%，但残余造血细胞比例 <30%。

2）至少具有以下 3 项中的 2 项：①中性粒细胞绝对值 $<0.5 \times 10^9/L$；②血小板 $<20 \times 10^9/L$；③网织红细胞绝对值 $<20 \times 10^9/L$。

（2）极重型再生障碍性贫血（very severe aplastic anemia，VSAA）：达 SAA 诊断标准，且中性粒细胞绝对值 $<0.2 \times 10^9/L$。

（3）非重型再生障碍性贫血（non-severe aplastic anemia，NSAA）：未达 SAA 和 VSAA 诊断标准的再障病例。

【诊断标准解读】

1. 关于定义和分类 从定义可见，AA 实际上是指以骨髓造血能力减低和外周血全血细胞减少为共同特征的一组疾病，分为先天性（inherited）和获得性（acquired）两大类。后者占 80% 以上，根据是否具有明确的病因或基础疾病，又分为特发性（idiopathic）和继发性（secondary）两类。绝大多数为获得性，病因难以明确，诊断主要为临床排除诊断，并无特异性确诊手段。先天性 AA 或遗传性骨髓衰竭综合征（inherited bone marrow failure syndrome，IBMFS）为一组具有特定遗传方式、基因缺陷、先天畸形或发育异常和骨髓增生低下的临床综合征，以范可尼贫血（Fanconi anemia，FA）和先天性角化不良（dyskeratosis congenita，DC）为代表性疾病。国际上极为强调首先应尽量将获得性 AA 与先天性 AA 鉴别，两者在治疗方案选择和预后方面具有显著差异，这对儿童 AA 病例尤为重要。儿科医师应通过详尽病史采集和体格检查，了解有无阳性家族史及遗传方式，注意是否存在提示 IBMFS 的临床表现，如皮肤色素改变、先天畸形和发育异常等，必要时进行染色体断裂试验和相关基因突变检测。

2. 关于诊断标准

（1）基本诊断条件：国际通行 AA 诊断标准注重 2 个基本条件，即：①骨髓增生减低并排除骨髓纤维化和肿瘤细胞骨髓浸润；②因骨髓造血功能衰竭所致外周全血细胞减少。这反映了 AA 骨髓衰竭的机制，同时强调首先必须排除其他可致全血细胞减少的其他疾病。因此，临床医师从外周血全血细胞减少入手，有助于缩小诊断和鉴别诊断范围。

（2）对全血细胞减少的评价：①全血细胞减少是AA患者骨髓造血功能衰竭的血液学表现和必要诊断条件，见于绝大部分病例，但三系血细胞减少往往并非同步和平行进展，有时可仅两系细胞减少。如仅两系减少，必须包括血小板。实际上，血小板数量往往也是AA患者治疗后恢复最缓慢的血象指标。部分AA病例早期甚至仅存在单一血小板减少，易于误诊为免疫性血小板减少症，应注意是否存在轻度的中性粒细胞减少，必要时结合髂骨骨髓涂片和骨髓活检了解巨核细胞数量等情况，以期尽早明确诊断。对不典型免疫性血小板减少症病例，尤其疗效不佳时，应反复动态观察血象和骨髓变化情况。②网织红细胞计数是反映骨髓增生能力的快速简易指标，但易受贫血程度或血细胞比容（hematocrit，Hct）的影响。如AA患者网织红细胞百分比增高，应计算校正网织红细胞计数（corrected reticulocyte count）或"网织红细胞生成指数"（reticulocyte production index，RPI）。RPI= 网织红细胞计数（%）×（Hct测定值/Hct正常值）。如贫血程度严重、Hct显著降低，网织红细胞提前释放入血而在外周血中的生存时间延长，此时尚需根据网织红细胞成熟因子进行纠正，计算网织红细胞指数（ret index，RI）。RI=RPI/成熟因子（Hct36%~45%：成熟因子=1.0；Hct26%~35%：成熟因子=1.5；Hct 16%~25%：成熟因子=2.0；Hct<15%：成熟因子=2.5）。

（3）骨髓穿刺涂片检查和骨髓活检在AA诊断和鉴别诊断中的价值：①骨髓穿刺涂片检查可有效反映骨髓增生程度、骨髓小粒细胞组成情况和巨核细胞数量，排除恶性肿瘤细胞骨髓浸润等情况，为诊断AA的重要检查手段。研究显示，非重型AA患儿胸骨和髂骨在增生程度、骨髓小粒造血细胞面积和巨核细胞数量方面均存在显著差异，因此对拟诊AA的患儿推荐优先选择髂骨作为穿刺部位，这对非重型AA的诊断尤为重要。②临床上强调骨髓活检在AA诊断和鉴别诊断方面的价值。建议4岁以上患儿如无特殊情况均应骨髓活检，而且最好先骨髓活检后穿刺涂片，减少抽吸对活检结果的干扰。无法骨髓活检

的患儿，建议进行骨髓凝块病理和免疫组织化学检查。值得注意的是，AA与儿童难治性血细胞减少（refractory cytopenia of childhood，RCC）这一特殊类型的骨髓增生异常综合征（myelodysplastic syndrome，MDS）均属于低增生性骨髓疾病（hypocellular BM disease），在临床表现、骨髓象等方面极为相似而难以鉴别，骨髓活检结合细胞遗传学检查和免疫组织化学染色在两者鉴别方面极具价值。

3. 关于分型诊断标准 根据骨髓衰竭程度和外周血细胞减少程度将AA分为重型和非重型两种，对临床预测感染和出血风险、指导分型治疗具有重要意义。国际多中心临床试验结果显示，获得性SAA的首选治疗方案为同胞相合异基因造血干细胞移植，有条件应尽早进行，而输血依赖性非重型再障首选抗胸腺细胞球蛋白（antithymocyte globulin，ATG）联合环孢素A（cyclosporine A，CsA）的免疫抑制治疗。这一基于AA临床严重程度的分型治疗策略，正是AA预后得到显著改观的重要原因之一。

总之，获得性AA的诊断为临床排除诊断，应综合考虑病史、体格检查和相关实验室检查，首先应与IBMFS鉴别，并尽可能明确获得性AA的病因。血液常规和涂片检查是诊断AA的重要线索和诊断依据，骨髓检查在AA诊断和鉴别诊断方面具有极为重要的价值。

【病例及诊断解析】

患儿，女，5岁3个月，因面色苍白2周，反复发热7天、鼻出血一次于2012年8月16日入院。入院前2周家长发现患儿面色苍白，进行性加重，易疲乏，不愿活动。7天前无明显诱因出现发热，体温最高达39℃，不伴畏寒、寒战、咳嗽和流涕等症状。入院前1天鼻出血一次，鼻腔填塞后未再出血。至患病以来，精神较差，述头晕，但无呕吐、腹痛、血便，尿色正常。入院前否认曾使用过激素。患儿既往体健，无明确药物毒物接触史，否认肝炎病史和传染病接触史。家族史无特殊，无同胞兄妹。

体格检查：急性面容，中度贫血貌，生长发育

正常,营养状况中等。全身散在针尖大小出血点、大小不等瘀点和瘀斑,但未见牛奶咖啡斑和先天畸形。浅表淋巴结未及,咽部轻度充血,双肺呼吸音稍粗,未闻及干湿啰音。全腹软,无压痛,肝脾不大。神经系统查体阴性。辅助检查:血常规 WBC 1.45×10^9/L,中性粒细胞绝对值 0.07×10^9/L,淋巴细胞绝对计数 1.23×10^9/L,Hb 65g/L,RBC 2.26×10^{12}/L,Hct 22%,Plt 6.0×10^9/L,网织红细胞绝对计数 0.0053×10^{12}/L;自身抗体阴性,肝炎病毒、EB病毒抗体和 TORCH 均阴性;髂骨骨髓穿刺涂片检查:骨髓有核细胞增生极度减低,粒系各阶段细胞比例降低,形态大致正常;红系晚幼红细胞比例明显增高,可见双核、核分裂象和嗜碱性点彩细胞;部分成熟红细胞中央淡染区扩大。淋巴细胞比例52.0%,形态正常;全片查见巨核细胞1个,散在血小板少见。多数骨髓小粒内非造血细胞(组织细胞、淋巴细胞、浆细胞、组织嗜碱细胞等)约占 90%~95%。骨髓活检:送检骨髓组织 0.4/0.5cm 共两枚;制片及染色良好。骨小梁间隙以脂肪为主,造血组织明显减少;粒、红两系均明显减少,巨核细胞未见。未见幼稚前体细胞异常定位(abnormal localization of immature precursors, ALIP),区域性淋巴细胞较丰富,易见浆细胞。未见纤维组织增生及其他明显特殊。细胞遗传学检查和 PNH 检测结果阴性,因条件所限未进行染色体断裂试验。入院后给予红细胞悬液和血小板输注以及止血药输注和抗感染治疗等。于入院后第10天给予 ATG 联合 CsA 免疫抑制治疗,随访至今(诊断后3个月)反复复查血象仍存在显著全血细胞减少,需定期输血和血小板。最后诊断:特发性 VSAA。

本例患儿以进行性贫血、发热和出血为典型临床表现,血液常规检查显示外周全血细胞减少,这为上述临床表现的血液学基础。该患儿全血细胞减少程度重、进展快。外周血 WBC 1.45×10^9/L,分类以淋巴细胞为主,中性粒细胞绝对值仅 0.07×10^9/L。Hb 65g/L,网织红细胞绝对计数 0.0053×10^{12}/L,PLT 6.0×10^9/L,完全符合 AA 的血象诊断标准。结合体格检查肝脾淋巴结无肿大,应优先考虑 AA 之诊断。急性白血病起病时也可表现为全血细胞减少,但全血细胞减少程度很重情况下,仍未出现幼稚细胞,可能性相对较小,当然鉴别有赖于骨髓检查。进一步骨髓穿刺涂片和骨髓活检,不仅排除急性白血病或恶性肿瘤骨髓转移,而且呈典型 AA 骨髓象,表现为骨髓增生极度低下,骨髓小粒非造血细胞比例显著增高,巨核细胞缺如,因此可以明确诊断为 AA。

其次,根据上述分型诊断标准,符合 VSAA 所有3项血液学诊断条件。在此基础上,首先应排除 IBMFS。临床上并无提示 IBMFS 的临床表现,如先天畸形、皮肤色素异常、指(趾)甲发育不良等,由于实验条件所限未进行染色体断裂试验和基因突变检测,尽管尚不能完全排除,但 IBMFS 可能性小,因而临床诊断为获得性 VSAA。

最后,应明确是否存在导致继发性 AA 的原因或基础疾病。病史和相关实验室检查,可基本排除药物、肝炎后 AA 以及自身免疫性疾病相关性 AA 等原因,最终诊断为特发性 VSAA。明确这一诊断,是后续合理选择同胞相合异基因造血干细胞移植,或联合免疫抑制治疗的基础和先决条件。本例患者无同胞兄妹,家长同意并签署知情同意书后给予 ATG+CsA 联合免疫抑制治疗。

(高举 郭霞)

参考文献

1. Marsh JCW, Ball SE, Cavenagh J, et al. Guidelines for the diagnosis and management of aplastic anaemia. Br J Haematol, 2009, 147(1):43-70.

2. 中华医学会儿科分会血液学组,中华儿科杂志编辑委员会. 小儿再生障碍性贫血的诊疗建议. 中华儿科杂志,2001,39(7):422-423.

3. 中国小儿血液与肿瘤编辑委员会. 小儿再生障碍性贫血诊疗建议. 中国小儿血液与肿瘤杂志,2007,12(5):236-240.

4. Dokal I, Vulliamy T. Inherited bone marrow failure syndromes. Hematologica, 2010, 95(8):1236-1240.

5. Guinan EC. Diagnosis and management of aplastic anemia. Hematology, 2011:76-81.

6. Davies JK, Guinan EC. An update on the management of severe idiopathic aplastic anemia in children. Br J Hematol, 2007, 136:549-564.

7. Young NS, Calado RT, Scheinberg P. Current

concepts in the pathophysiology and treatment of aplastic anemia. Blood, 2006, 108(8):2509-2519.

第三节　红细胞葡萄糖-6-磷酸脱氢酶缺乏症

【疾病简介】

葡萄糖-6-磷酸脱氢酶缺乏症(glucose-6-phosphate dehydrogenase deficiency, G-6-PDD)为人类最常见的遗传性红细胞酶病(inherited RBC enzymopathy),呈X-连锁隐性遗传,男性缺失半合子(deficient hemizygote)和女性缺失纯合子(deficient homozygotes)发病。本病呈世界性分布,但以热带和亚热带地区多见,与疟疾地理分布相似。据估计,世界范围G-6-PD基因突变频率为7.1%,非洲部分地区甚至高达32.5%,G-6-PDD总人口达4~5亿。

尽管G-6-PD基因表达于人体各种组织细胞,但G-6-PD为红细胞磷酸戊糖途径的限速酶,该代谢途径为红细胞辅酶Ⅱ(NADPH)合成的唯一来源,在红细胞抵抗氧化应激损伤方面发挥关键作用,更由于成熟红细胞无蛋白合成能力,G-6-PD不能得到补充和更新,G-6-PD活性随红细胞衰老而进行性降低。因此,G-6-PDD对红细胞的影响最为显著,溶血为本病主要临床表现。

迄今已发现180多种G-6-PD基因突变(绝大部分位于基因编码区),并根据理化性质分为400余种生化变异型(biochemical variants),基因型与临床表型均存在高度异质性。临床表型主要取决于G-6-PD活性缺乏程度,绝大多数缺乏者平时无临床症状,往往在蚕豆、药物和感染等氧化应激情况下发生急性溶血。临床上分为急性溶血性贫血(acute hemolytic anemia, AHA)、蚕豆病(favism)、新生儿黄疸(neonatal jaundice, NNJ)和先天性非球形红细胞性溶血性贫血(congenital nonspherocytic hemolytic anemia, CNSHA)四种临床类型。国内则根据诱因将AHA进一步分为蚕豆病、药物性溶血(drug-associated hemolysis)和感染性溶血(infection-associated hemolysis)。实际上这三种类型的发病机制和临床表现基本相同,某些情况下可同时存在多种诱因,最好统一归属于AHA。

世界卫生组织(WHO)G-6-PDD工作小组(working group)1989年曾制订了G-6-PDD严重程度分型标准和防治建议。国内吴梓梁教授在《血液病诊断及疗效标准》中介绍了G-6-PDD实验室检查方法和正常值以及各种临床类型的诊断标准。这是吴梓梁教授在1988年洛阳全国小儿血液病学术会议制定的"小儿溶血性贫血诊疗常规-红细胞酶缺乏所致之溶贫"基础上修改补充完成。实际上,迄今未见国际组织、国家或专业学会制定的G-6-PDD临床类型的诊断标准。此外,由于实验室检查技术的提高,部分G-6-PDD的实验室筛查方法临床上已基本摈弃。笔者现根据国内外文献,提出下述诊断标准,供儿科临床医师参考。

【诊断标准】

(一)G-6-PDD严重程度分型标准

1989年WHO根据G-6-PDD严重程度和临床表现制定了下述公认的分型标准,介绍如下(表7-2)。

表7-2　G-6-PD缺乏程度分型标准(WHO,1989)

分型	G-6-PD活性	临床类型
Ⅰ型	<1%(或不能检出)	先天性非球形红细胞性溶血性贫血(CNSHA)
Ⅱ型	<10%	急性溶血性贫血(ANA)
Ⅲ型	10%~60%	急性溶血性贫血(ANA),有时发生
Ⅳ型	60%~150%	无临床症状
Ⅴ型	>150%(酶活性增高)	无临床症状

(二)G-6-PDD诊断标准

除CNSHA患者临床上表现为慢性溶血性贫血外,绝大多数病人平时并无临床表现,轻型患者甚至只是在具有阳性家族史情况下通过筛查被发现。G-6-PDD作为最常见的红细胞酶缺所致溶血性贫血,临床医师往往需要在明确溶血性贫血诊断后,通过相关实验室检查才能最终明确诊断。本节不再赘述溶血性贫血的诊断步骤,仅介绍 G-6-PDD 的诊断要点。

1. 具有 G-6-PDD 的高危因素

（1）男性：G-6-PD 基因呈 X 连锁隐性遗传，理论上 G-6-PDD 见于男性缺失半合子和女性缺失纯合子，因此临床上绝大多数病例见于男性，女性发病少见。女性杂合子为 G-6-PD 突变基因携带者，无临床症状。

（2）阳性家族史：尽管家族史阴性不能排除诊断，但阳性家族史为诊断的重要线索和依据。

（3）流行病学资料：G-6-PDD 在我国仍主要见于南方省份，为这些地区最常见的遗传性溶血性贫血类型。因此，临床上对于蚕豆、药物和感染诱因情况下出现急性溶血性贫血的患儿应警惕 G-6-PDD，新生儿黄疸的鉴别诊断也应包括 G-6-PDD。

（4）诱因：除极少数 G-6-PD 活性显著降低而临床表现为 CNSHA，绝大多数 G-6-PDD 患者平时多无临床表现，一般仅在感染、服用氧化性药物和蚕豆等诱因情况下发生 AHA。

2. 典型临床表现

（1）急性溶血性贫血（AHA）：

1）起病：平时无临床症状，感染、药物或蚕豆等诱因情况下出现 ANA。

2）临床表现：多于数小时至数天内出现急性溶血，多为急性血管内溶血，表现为进行性面色苍白、皮肤巩膜黄染，解葡萄酒或酱油色小便。严重者出现心动过速、恶心、呕吐、腹痛和腰背部疼痛等症状，甚至发生休克或心力衰竭。多数病例溶血呈自限性临床经过。

（2）新生儿黄疸：G-6-PDD 所致新生儿黄疸一般见于男性患儿，多于生后 24~72 小时发病，严重程度差异很大，临床上不能与其他原因所致新生儿黄疸鉴别，必须依据实验室检查确诊。

（3）先天性非球形红细胞性溶血性贫血（CNSHA）：按 WHO 分型诊断标准，属 G-6-PDD- Ⅰ型，G-6-PD 活性严重缺乏（<1%=）。各国均有报道，但总体所占比例较小。中国人以 G-6-PDD- Ⅱ型和Ⅲ为主，Ⅰ型少见。

1）仅见于男性患者。

2）起病：新生儿期易于发生黄疸，一般于婴幼儿期发病。

3）典型临床表现：为主要诊断依据，一般以慢性溶血性贫血、黄疸、脾大为三大临床表现，贫血程度轻重不一。反复溶血可导致胆结石，多为血管外溶血，血红蛋白尿极少见。可在多种诱因情况下出现急性发作性贫血或急性溶血危象，往往需要输血治疗。确诊依靠 G-6-PD 活性测定（<1% 或不能测出）。

3. 实验室检查

（1）血液常规、涂片和溶血性贫血相关检查：与 G-6-PDD 临床类型有关，虽非确诊依据，但有助于首先明确溶血性贫血的诊断。AHA 患者多呈正细胞正色素性贫血，程度轻重不一。网织红细胞计数升高，涂片可见红细胞大小不等、口咬形红细胞（bite cell）、核偏心红细胞（eccentrocyte）等异形红细胞，以及红细胞变性珠蛋白小体（Heinz bodies）。尿胆原和尿蛋白升高，血清总胆红素、间接胆红素和乳酸脱氢酶升高以及结合珠蛋白降低等反映溶血的实验室证据。

（2）G-6-PD 活性测定：包括筛选试验和定量测定。目前多推荐采用定量分光光度法（quantitative spectrophotometric assay）测定红细胞内 NADPH 生成速率作为确诊 G-6-PDD 的依据，WHO 推荐 Zinkham 法。荧光斑点试验（fluorescent spot test）、高铁血红蛋白还原试验、硝基四氮唑蓝纸片法等半定量方法为筛查试验。无论初筛试验或定量试验均难以确诊女性缺失杂合子。

（3）基因诊断：临床上应用很少，但在产前诊断和确诊女性携带者方面具有重要价值。

【诊断标准解读】

1. **关于 G-6-PDD 的遗传方式**　传统上认为 G-6-PDD 呈 X 连锁隐性遗传。实际上应为 X 连锁不完全显性遗传，G-6-PD 缺乏的外显率（penetrance）存在差异。尽管总体上女性突变基因携带频率更高，但女性缺失杂合子多无临床症状，而女性缺失纯合子临床上少见。因此，G-6-PDD 绝大多数见于男性。值得注意的是，临床上 G-6-PDD 也可见于女性：① G-6-PD 女性缺失纯合子，多见于 G-6-PDD 高发地区；②女性缺失杂合子，发病主要与 G-6-PD 突变类型及其对 G-6-PD

活性影响的严重程度有关。

2. 关于 G-6-PDD 的流行区域 尽管因人口迁徙和通婚，G-6-PDD 呈世界性分布，但仍具有特定高发地区，与人种和遗传背景密切相关。世界范围内高发于热带和亚热带地区，与疟疾的地域分布相似。研究显示，G-6-PD 基因突变有助于保护红细胞抵抗疟疾感染，这一现象也见于地中海贫血基因携带者。我国为 G-6-PDD 高发国家，患病率呈南高北低的分布特点，主要分布在长江以南各省，其中海南、广东、广西、云南、四川和贵州患病率较高。因此，对临床上蚕豆、药物和感染诱因情况下出现 AHA 的患儿应警惕 G-6-PDD，新生儿黄疸的鉴别诊断也应包括 G-6-PDD。

3. 关于新生儿黄疸 G-6-PDD 的诊断和评估 G-6-PDD 是新生儿病理性黄疸的重要原因，但一般多见于 G-6-PDD 程度较重的患儿，表现为持续性高胆红素血症，甚至发生胆红素脑病。除 G-6-PDD 程度外，多种因素影响临床是否发病，包括早产、肝脏胆红素代谢酶缺乏、合并感染、酸中毒，以及接触卫生球(萘)、母亲服用氧化性药物等外在因素。此外，G-6-PD 基因突变频率很高的地区，单纯依靠 G-6-PD 活性测定将新生儿黄疸的病因归因于 G-6-PDD 应慎重。

4. 关于 G-6-PDD 的临床表现 除了 CNSHA 临床上表现为慢性溶血性贫血外，其他临床类型的临床表现差异很大。蚕豆病一般为 II 型 G-6-PDD，酶活性 <10%，AHA 的发生与蚕豆两种 β 糖苷成分蚕豆嘧啶葡萄苷(vicine)和伴蚕豆嘧啶核苷(convicine)在体内分别氧化代谢为蚕豆嘧啶(divicine)和异尿咪(isouramil)过程中产生的自由基有关。但即使同一个患者不同时间进食蚕豆后是否发病及其严重程度存在很大差异，说明除红细胞 G-6-PD 活性水平外，与进食蚕豆种类、数量、肝脏功能、是否合并感染和服用药物等外在因素密切相关。药物性溶血和感染性溶血患者同样存在上述现象。

5. 诱发 G-6-PDD 急性溶血的药物和化学物质 药物是诱导 G-6-PDD 急性溶血的重要诱因，主要包括抗疟疾药物、磺胺类药物、呋喃类药物和解热镇痛类药物。WHO G-6-PDD 严重程度分型标准和防治建议根据诱发急性溶血的危险程度将药物划分为明确相关、可能相关和可疑相关 3 类。实际上不同权威专著对 G-6-PDD 患者是否应禁忌使用某种特定药物仍有不同推荐意见。尽管如此，所有患者均应避免服用伯氨喹啉等肯定相关类药物。除专科医师外，一般儿科医师临床上已很少面临决定是否使用抗疟药物、抗麻风药物和呋喃类药物，但解热镇痛药、磺胺药物的合理选择却值得高度重视。笔者意见，对确诊病例，应避免使用阿司匹林，可选择治疗剂量的对乙酰氨基酚。此外，合并 G-6-PDD 的肿瘤患者在防治肿瘤溶解综合征时禁忌使用尿素酶(uricase)。

【病例及诊断解析】

患儿，男，2 岁 6 个月，四川成都龙泉驿区人。因发热咳嗽流涕 3 天、进行性面色苍黄 1 天伴解葡萄酒样小便急诊入院。入院前 3 天患者出现发热，最高体温 39.2℃，伴有咳嗽和流涕。本地医院诊断上感，服用退热药和"感冒药"。入院前 2 天，患儿进食胡豆后出现面色苍黄，乏力，进行性加重，同时解葡萄酒样小便数次。患儿系 G_1P_1，既往曾进食过蚕豆，无类似发病情况。否认肝炎病史，家族史无特殊。

体格检查：急性病容，体温 37.5℃，呼吸 45 次 / 分，脉搏 130 次 / 分，血压 85/50mmHg，体重 12kg。中重度贫血貌，皮肤巩膜明显黄染。全身浅表淋巴结未扪及，扁桃体 2 度肿大，双肺未闻及干湿鸣，心率加快，律齐。全腹软，肝脾不大，神经系统查体阴性。辅助检查：血常规 WBC $27.8 \times 10^9/L$，中性粒细胞 65%，淋巴细胞 28%，Hb 115g/L，RBC $1.28 \times 10^{12}/L$，Hb 65g/L，Hct 19.2%，MCH 89.2fl，MCH 35.2pg，MCHC 35.2g/L，Ret 15%。血涂片红细胞大小不等，可见异形红细胞和红细胞碎片。总胆红素 93μmol/L，间接胆红素 82μmol/L，乳酸脱氢酶 682IU/L。小便外观呈葡萄酒样，隐血 3+，蛋白 3+。G-6-PD 活性 3.2U/gHb(我院 G-6-PD 活性正常值 3.7~13.35U/gHb)。入院后给予水化、碱化尿液和氢化可的松，并输注红细胞悬液 1.5U。最后诊断 G-6-PDD。

本例起病急、进展快，具有急性贫血、皮肤巩膜黄疸、外周血网织红细胞比例显著升高,以及葡萄酒样小便和尿蛋白和尿隐血等多种溶血性贫血的诊断证据,结合高发地区男性患者、具有明确进食蚕豆和服用解热镇痛药的历史,临床上诊断 G-6-PDD 或直接诊断蚕豆病已极为明确,仅需测定 G-6-PD 活性确诊。该患儿 G-6-PD 活性测定值 3.2U/gHb,稍低于我院 G-6-PD 酶活性正常值下限,可能由于急性溶血期间 G-6-PD 缺乏衰老红细胞被大量破坏而新生红细胞和网织红细胞显著增多所致。此外,该患儿既往进食蚕豆未发病,而本次发病主要是由于同时具有进食蚕豆、感染和服用解热药多种诱因。

(高举　郭霞)

参考文献

1. WHO Working Group. Glucose-6-phosphate dehydrogenase deficiency. Bull World Health Organ, 1989, 67 (6): 601-611.

2. 吴梓梁. 葡萄糖 -6- 磷酸脱氢酶缺乏症 // 张之南, 沈悌, 主编. 血液病诊断及疗效标准(第 3 版). 北京: 科学出版社, 2007: 59-65.

3. Capppellini MD, Fiorelli G. Glucose-6-phosphate dehydrogenase deficiency. Lancet, 2008, 371: 64-67.

4. Beutler E. Glucose-6-phosphate dehydrogenase deficiency: a historical perspective. Blood, 2008, 111: 16-24.

5. Betke K, Beutler E, Brewer GJ, et al. Standardization of procedures for the study of glucose-6-phosphate dehydrogenase: report of a WHO scientific group. WHO Tech Rep Ser, 1967: 366.

6. Luzzatto L, Poggi V. Glucose-6-phosphate dehydrogenase deficiency // Nathan and Oski's Hematology of Infancy and Childhood (2008).

7. Nkhoma ET, Poole C, Vannappagari V, et al. The global prevalence of glucose-6-phosphate dehydrogenase deficiency: A systematic review and meta-analysis. Blood Cells Mol Dis, 2009, 42 (3): 267-278.

8. Minucci A, Giardina B, Zuppi C, et al. Glucose-6-phosphate dehydrogenase laboratory assay: how, when, and why? IUBMB Life, 2009, 61 (1): 27-34.

9. Youngster I, Arcavi L, Schechmaster R, et al. Medications and Glucose-6-Phosphate Dehydrogenase Deficiency: An Evidence-Based Review. Drug Saf, 2010, 33 (9): 713-726.

第四节　原发性免疫性血小板减少症

【疾病简介】

特发性血小板减少性紫癜(idiopathic thrombocytopenic purpura, ITP),或免疫性血小板减少性紫癜(immune thrombocytopenic purpura, ITP),现多主张统一命名为免疫性血小板减少症(idiopathic thrombocytopenia, ITP),但仍保留 ITP 这一简称。

ITP 为儿童期最常见的出血性疾病,根据病因一般分为原发性(primary)和继发性(secondary)两类。近年国际上在 ITP 发病机制、自然病程和临床转归以及治疗策略和新型治疗手段等方面均取得较大进展,提出了新的理念,制定了国际统一的命名、分型诊断和疗效标准。美国血液病学学会(American Society of Hematology, ASH)在 1996 年版特发性血小板减少性紫癜诊疗建议基础上,修订和颁布了 2011 年版免疫性血小板减少症(ITP)循证医学诊疗建议。1998 年中华医学会儿科学分会血液学组和中华儿科杂志编辑委员会曾制定"特发性血小板减少性紫癜诊疗建议"(修订草案),目前正在修改新的原发性 ITP 诊疗建议,将很快发表。本节中 ITP 系指免疫性血小板减少症,现着重介绍和解读原发性 ITP 的诊断标准。

【诊断标准】

(一)国内诊断标准

中华医学会儿科学分会血液学组和中华儿科杂志编辑委员会 1998 年 6 月于山东荣成全国小儿血液病学术会议上制定的"特发性血小板减少性紫癜诊疗建议"(修订草案)一直沿用至今。

1. 诊断标准

(1) 血小板计数 $<100 \times 10^9/L$。

(2) 骨髓巨核细胞增多或正常,有成熟障碍,主要表现为幼稚型和(或)成熟型无血小板释放的巨核细胞比例增加,巨核细胞颗粒缺乏,胞质少。

(3) 皮肤出血点、瘀斑和(或)黏膜出血等临床表现。

（4）脾脏无肿大。

（5）具有以下四项中的任何一项：①肾上腺皮质激素治疗有效；②脾切除有效；③血小板相关抗体或特异性抗血小板自身抗体阳性；④血小板寿命缩短。

（6）排除其他可引起血小板减少的疾病，如再生障碍性贫血、白血病、骨髓增生异常综合征、其他免疫性疾病以及药物因素等。

2. 分型诊断标准

（1）急性型：起病急，常有发热，出血一般较重，血小板数常 $<20 \times 10^9$/L，病程≤6 个月。

（2）慢性型：起病隐匿，出血一般较轻，血小板数常为 $(30\sim50) \times 10^9$/L，病程 >6 个月。

（二）国外诊断标准

欧洲血液病学会血小板减少症科学工作小组（Scientific Working Group on Thrombocytopenia of European Hematology Association）和儿童 ITP 洲际间协作研究组（Intercontinental Childhood ITP Study，ICIS）下属 ITP 国际工作小组（International Working Group，IWG）2007 年于意大利维琴察专家共识会议上确定了成人和儿童 ITP 命名、定义和疗效的统一标准。2011 年 ASH 颁布了修订版 ITP 循证医学诊疗建议，并采纳了 IWG 诊断和分型标准。现结合上述文献，综合介绍 ITP 国际诊断和分型标准。

1. ITP 的定义和诊断标准 ITP 是指免疫机制介导的以外周血小板数量降低为特征的一组获得性血小板疾病，其中原发性 ITP 表现为单纯性血小板减少而无明确相关病因或基础疾病，属自身免疫性疾病范畴。继发性 ITP 则指除外原发性 ITP 的其他免疫性血小板减少症。血小板计数 $<100 \times 10^9$/L 为 ITP 统一诊断界值。

2. 分型诊断标准 根据 ITP 病程分为 3 型。

（1）新诊断 ITP（newly diagnosed ITP）：病程 <3 个月。

（2）持续性 ITP（persistent ITP）：病程 3~12 个月，包括未自然缓解或未达完全反应疗效标准的病例。

（3）慢性 ITP（chronic ITP）：病程 >12 个月。

3. 临床严重程度和难治性 ITP 的诊断标准

（1）严重 ITP（severe ITP）：并无严格定义，一般指起病时存在显著出血表现需要临床干预或治疗，或新发出血表现需要改变治疗措施或提高原有治疗药物剂量的病例。

（2）难治性 ITP（refractory ITP）：必须同时满足以下条件：①未达"有效"这一最低疗效标准；②需要长期治疗（包括小剂量肾上腺糖皮质激素）防止发生临床严重出血；③确诊的原发性 ITP 并排除可加重血小板减少程度的其他原因。ASH2011 年版 ITP 循证医学诊疗建议对难治性 ITP 的定义更为严格，即仅包括脾切术后严重 ITP 仍持续存在的病例。

4. 疗效标准 ASH2011 年 ITP 循证医学诊疗建议采纳了 IWG 制定的疗效标准，具体如下：

（1）完全反应（complete response，CR）：至少间隔 7 天的 2 次血常规检查证实血小板计数 $\geq 100 \times 10^9$/L，而且临床无出血表现。

（2）反应（response，R）：血小板计数 $\geq 30 \times 10^9$/L 并至少较基线值升高 2 倍，而且临床无出血表现。

（3）无反应（no response，NR）：血小板计数 $<30 \times 10^9$/L，或升高程度未达基线值的 2 倍，或存在临床出血表现。

（4）丧失完全反应（loss of complete response）：至少间隔 1 天的 2 次血常规检查证实血小板计数又 $<100 \times 10^9$/L，和（或）出现临床出血表现。

（5）丧失反应：（loss of response）：至少间隔 1 天的 2 次血常规检查证实血小板计数又 $<30 \times 10^9$/L，或未达基线值的 2 倍，或出现临床出血表现。

【诊断标准解读】

1. 关于 ITP 的命名 目前国际上主张将 ITP 统一命名为"免疫性血小板减少症"，避免使用特发性血小板减少性紫癜或免疫性血小板减少性紫癜，但约定俗成保留 ITP 这一简称。这不仅体现了免疫机制在 ITP 发病中的重要地位，也与临床上相当部分 ITP 病例并无或仅有轻微临床出血表现的现象吻合。

2. 血小板减少症的诊断界值 不同人群外

周血血小板计数的正常值具有一定差异。欧美国家一般将血小板 $<150 \times 10^9/L$ 作为诊断血小板减少症的界值。为便于国际间研究结果的相互比较，IWG 推荐统一采用血小板 $<100 \times 10^9/L$ 作为诊断界值，但 ASH2011 年版 ITP 循证医学诊疗建议仍采用血小板 $<150 \times 10^9/L$ 作为诊断界值。我国一直以血小板 $<100 \times 10^9/L$ 作为诊断界值，这一变化对国内的临床实践并无影响。

3. ITP 分类及其对诊断检查项目的评价
ITP 根据病因分为原发性和继发性，两者的自然病程和转归存在显著差异。强调首先应通过详尽的病史采集、体格检查和相关实验室检查排除继发性 ITP，如系统性红斑狼疮相关性 ITP、药物相关性 ITP 等。必须指出，原发性 ITP 的诊断仍为临床排除诊断，并无确诊实验室检查手段。2010年原发性 ITP 诊治国际共识报告列举了成人和儿童 ITP 拟诊病例应进行的各种检查项目，大致分为基础性或基线检查项目（basic evaluation）、对指导 ITP 治疗可能有益的项目以及价值未证实或不清楚的检查项目。建议根据国内各地实际情况和实验条件合理选择。以下着重评价血液常规、骨髓穿刺涂片检查和幽门螺旋杆菌检查在儿童原发性 ITP 诊断方面的价值。

（1）血液常规和血液涂片检查：为 ITP 诊断所必需的基线检查项目和疗效评估的重要依据。对拟诊 ITP 的患者，必须进行外周血涂片检查排除血小板聚集等原因所致"假性血小板减少"（psuedothrombocytopenia）。原发性 ITP 仅血小板计数 $<100 \times 10^9/L$，但无贫血（除非因严重鼻出血等原因所致失血性贫血）和 WBC 及分类计数和形态异常。如血小板减少伴有平均血小板体积异常增大或减小，尤其是疗效不佳或血小板长期持续降低的病例，应警惕遗传性血小板减少症的可能。

（2）骨髓检查：包括骨髓穿刺涂片检查和骨髓活检。美国 ITP 诊疗标准明确指出，儿童原发性 ITP 的诊断主要依据典型病史、体格检查和血液常规及涂片检查，不推荐对初诊病例常规骨髓检查，甚至对静脉免疫球蛋白（intravenous immune globulin，IVIG）治疗无效的病例也不推荐。仅需对不典型 ITP 病例、疗效不佳而怀疑误诊或拟行脾切术的病例才推荐骨髓检查，这是与国内诊断标准的一个显著差异。笔者也赞同和推荐上述国际标准，原因在于：①尽管血小板于单核 - 巨噬细胞系统中的免疫性破坏增多被公认为原发性 ITP 的主要发病机制，但骨髓巨核细胞免疫损伤及血小板生成减少也证实为重要发病机制，此时骨髓巨核细胞数量可正常甚至减少；②对典型原发性 ITP 病例的长期随访显示，临床诊断病例的误诊率极低。此外，对新诊断 ITP 患儿不推荐常规骨髓检查可有效减少过度诊断检查，降低侵入性检查相关的出血风险。

（3）幽门螺旋杆菌感染检测：大量研究已经证实，幽门螺旋杆菌（helicobacter pylori，HP）感染在 ITP 发病机制方面发挥重要作用。目前推荐对成人 ITP 常规筛查 HP 感染，但由于缺乏循证医学证据，不推荐对儿童 ITP 常规检查 HP 感染。必须指出，HP 抗体阳性不能作为 HP 新近感染的依据，而且 IVIG 输注后假阳性率很高。

（4）ITP 诊断标准：与国内特发性 ITP 诊断标准比较，原发性 ITP 国际诊断标准仅需同时具备以下两项条件：①外周血血小板计数 $<100 \times 10^9/L$；②（尽可能）排除继发性 ITP。笔者认为这更具有临床实用性和可操作性，强调了排除诊断在原发性 ITP 诊断方面的重要性，摈弃了肾上腺皮质激素和脾切除治疗有效等回顾性判断指标。此外，不同药物或治疗方案起效时间和达高峰疗效的时间差异很大，治疗有效仅支持原发性 ITP 的诊断，但不能完全排除继发性 ITP。皮肤黏膜出血并非见于所有病例，也缺乏特异性。血小板寿命测定更无临床实用价值，而对血小板相关抗体甚至特异性血小板自身抗体检测的敏感性和特异性仍有争议。从临床角度而言，笔者认为应关注原发性 ITP 患者是否存在脾脏肿大，必要时腹部超声波等影像学检查，这是提示或排除继发性 ITP 的重要线索。

4. ITP 分型诊断标准 国际标准将 ITP 分为新诊断 ITP、持续性 ITP 和慢性 ITP，体现了 ITP 不同疾病阶段（disease phases）的相互关系，更科学客观地反映了 ITP 的自然病程和演进、转归。

而既往所谓急性 ITP(尤其是成人病例)并不一定呈自限性临床经过,很难在"急性期"预测哪些病例最终会转化为慢性 ITP。更重要的是,国际分型诊断标准将慢性 ITP 的病程从 6 个月提升至 12 个月,对临床合理制定治疗策略和选择治疗方案具有重要意义,这对儿童 ITP 而言尤为重要。例如,儿童原发性 ITP 诊断后 12 个月时的缓解率可达 80%~95%,而成人仅 15%。因此,对非慢性 ITP 患儿多不主张采用"过于激进"的治疗手段(如脾切除术),而推荐"等着瞧"(watch and see)这一治疗策略。

5. **关于 ITP 临床严重程度的划分**　既往根据血小板计数将 ITP 分为轻型、中型和重型。实际上,血小板计数与 ITP 患儿临床严重出血程度和风险之间并无严格对应关系,血小板计数本身不能作为划分 ITP 临床严重程度的指标,而强调对 ITP 患儿发生严重甚至危及生命的出血具有高度的临床警觉性,警惕是否存在增加出血风险的因素,如合并严重感染、弥散性血管内凝血以及药物影响等。国际上制订了多种 ITP 患者出血程度的评分系统,评估和预测 ITP 出血风险,但客观性和准确性有待验证,临床可操作性也不高,目前国内应用较少。

【病例及诊断解析】

患儿,男,5 个月,因洗澡时偶然发现皮肤出血点 1 天,就诊于我院儿童血液专科门诊。

患儿就诊前 2 周因流涕、咳嗽诊断为"急性上呼吸道感染",服用感冒药后痊愈。近 1 个月内无预防接种史。患儿系 G_1P_1,足月顺产,出生体重 3300g,已添加辅食,生长发育正常。家族史无特殊。

体格检查:营养和发育情况良好,神志清楚,体温 36.5℃,呼吸 30 次 / 分,脉搏 98 次 / 分,体重 7.5kg。颜面、躯干和四肢散在针尖大小出血点,全身浅表淋巴结未扪及,心肺查体阴性,全腹软,肝脾不大,神经系统查体阴性。辅助检查:血常规 WBC 9.6×10^9/L,中性粒细胞 2.52×10^9/L,Hb 115g/L,PLT 2×10^9/L。大小便常规无异常;骨髓穿刺涂片检查:有核细胞增生活跃,粒红比例

2.38:1,中性粒细胞比例增高,余各阶段粒细胞比例和形态正常;红细胞各阶段比例和形态正常,淋巴细胞占 15.5%,异常淋巴细胞 0.5%;全片共见巨核细胞 262 只。分类:幼巨核 3/50,颗粒巨核 41/50,产板巨核细胞 2/50,裸巨核细胞 4/50,散在血小板少见。拟诊为原发性 ITP,急诊观察病区给予 IVIG7.5g 输注一次,地塞米松 7.5mg 静脉滴注 3 天。复查血常规:WBC 12.1×10^9/L,中性粒细胞 7.57×10^9/L,Hb 113g/L,Plt 694×10^9/L,给予泼尼松 5mg,tid,连续 2 周口服,此后 2 周内逐渐减量停药,多次复查血小板计数正常。最后诊断:原发性新诊断 ITP。

本例患者为儿童原发性 ITP 典型病例,符合原发性 ITP 诊断条件:①典型临床表现和临床经过,以自发性皮肤针尖样出血点为主要临床表现,无肝脾淋巴结肿大。如本例患者,发病前 2~4 周前驱性呼吸道感染,尤其是病毒感染为儿童原发性 ITP 常见诱因,这主要是由于病毒可能具有与血小板表面糖蛋白相似的抗原决定簇(免疫学上称为"抗原拟似",antigenic mimicry),诱导血小板自身抗体产生、介导血小板破坏增加。随着血小板自身抗体包被血小板的破坏和清除,血小板数量往往随之恢复,绝大多数儿童病例呈良性自限性临床经过。国内外大宗病例临床观察结果显示,原发性 ITP 患儿颅内出血发生率不超过 0.5%。笔者经验和体会在于:对典型新诊断原发性 ITP 患儿,应严格掌握血小板输注指针,综合考虑血小板计数水平、是否存在其他加重出血的危险因素等,不应简单依据血小板计数显著降低而输注血小板,否则可能延迟血小板计数的恢复。此外,预防接种(尤其是麻疹 - 腮腺炎 - 风疹疫苗,MMR)也是儿童 ITP 值得重视的诱因,但发生率远低于麻疹和风疹自然感染后的发生率。因此,ASH2011 年 ITP 循证诊疗建议推荐对既往具有 ITP 病史但未接种 MMR 疫苗的儿童应按计划接种;既往明确因麻疹或风疹感染或 MMR 疫苗接种而发生 ITP 的患儿,应根据血清特异性抗体滴度决定是否给予加强接种。②血象特点符合 ITP 诊断标准:单纯性外周血小板计数显著降低(仅 2×10^9/L),不伴贫血、WBC 及分类计数异常,血涂

片未见血细胞形态异常。③病史、体格检查和相关实验室检查未发现继发性 ITP 的原因或基础疾病。

该病例充分显示原发性 ITP 的诊断主要依据典型临床表现和血液常规检查，一般情况下无需过多实验室检查。骨髓穿刺涂片检查和骨髓活检的主要目的在于排除其他可导致血小板减少的疾病。尽管初诊时血小板计数显著降低（2×10^9/L），但临床上仅存在皮肤针尖样出血点，未发生颅内出血等威胁生命的严重出血，给予单剂 IVIG 和糖皮质激素治疗 4 周，即达完全反应疗效标准，临床预后良好。

（高举　郭霞）

参考文献

1. 中华医学会儿科学分会血液学组,中华儿科杂志编辑委员会. 特发性血小板减少性紫癜诊疗建议(修订草案). 中华儿科杂志,1999,37(1):50-51.

2. Rodeghiero F, Stasi R, Gernsheimer T, et al. Standardization of terminology, definitions and outcome criteria in immune thrombocytopenic purpura of adults and children: report from an international working group. Blood, 2009, 113(11): 2386-2393.

3. Neunert C, Lim W, Crowther M, et al. The American Society of Hematology 2011 evidence-based practice guideline for immune thrombocytopenia. Blood, 2011, 117(16): 4190-4207.

4. Provan D, Stasi R, Newland AC, et al. International consensus report on the investigation and management of primary immune thrombocytopenia. Blood, 2010, 115(2): 168-186.

5. Page KL, Psaila B, Provan D, et al. The immune thrombocytopenic purpura (ITP) bleeding score: assessment of bleeding in patients with ITP. Br J Haematol, 2007, 138(2): 245-248.

6. Buchanan GR, Adix L. Grading of hemorrhage in children with idiopathic thrombocytopenic purpura. J Pediatr, 2002, 141(5): 683-688.

7. Franchini M, Plebani M, Montagnana M, et al. Pathogenesis, laboratory, and clinical characteristics of Helicobacter pylori-associated immune thrombocytopenic purpura. Adv Clin Chem, 2010, 52(3): 131-144.

8. Bolton-Maggs PH, Moon I. Assessment of UK practice for management of acute childhood idiopathic thrombocytopenic purpura against published guidelines. Lancet, 1997, 350(9078): 620-623.

9. Mantadakis E, Farmaki E, Buchanan GR. Thrombocytopenic purpura after measles-mumps rubella vaccination: a systematic review of the literature and guidance for management. J Pediatr, 2010, 156(4): 623-628.

10. Stasi R, Evangelista ML, Stipa E, et al. Idiopathic thrombocytopenic purpura: current concepts in pathophysiology and management. Thromb Haemost, 2008, 99(1): 4-13.

第五节　血友病

【疾病简介】

血友病是一种 X 染色体连锁的隐性遗传性出血性疾病,可分为血友病甲(A)和血友病乙(B)两种。前者凝血因子Ⅷ(FⅧ)缺乏,后者凝血因子Ⅸ(FⅨ)缺乏,都是由于相应的凝血因子基因突变引起。经统计血友病发病率大约为(7.8~15.4)/10 万男性人口,血友病乙发病率约占血友病甲的 1/5,轻型较血友病甲为多见。发展中国家部分轻、中型病例未得到诊断,故统计发病率低于发达国家。既往称之为血友病丙的ⅩⅠ因子缺乏症,因系常染色体隐性遗传性疾病,目前不再称为血友病丙,改称ⅩⅠ因子缺乏症。

【诊断标准】

(一)国内诊断标准

1986 年修订,结合近年来国内外的进展,修订本病的诊断标准如下。

1. 临床表现

(1)绝大部分为男性患者,其中部分有家族史,也可散发(约见于 1/3 患者)。女性患者极少见,多为杂合子,为带有正常凝血因子基因的 X 染色体失活所致。

(2)主要表现为关节、肌肉和深部组织出血,可有诱因,如损伤、拔牙后出血不止,中重型患者也可自发出血,包括其他少见出血如胃肠道、泌尿道、中枢神经系统出血等。若不及时治疗可导致关节畸形和假肿瘤以致残疾,严重出血可以危及生命。

2. 实验室检查

(1) 活化部分凝血活酶时间(APTT)较正常对照延长 10 秒以上,能被正常新鲜及吸附血浆纠正,APTT 延长程度与凝血因子缺乏程度成正比。

(2) 血友病甲凝血因子Ⅷ促凝活性(FⅧ:C)减低(低于正常对照50%)。血友病乙凝血因子Ⅸ促凝活性(FⅨ:C)减低。血管性假血友病因子抗原(vWF:Ag)正常,Ⅷ:C 或Ⅸ:C/vWF:Ag 明显降低。

(3) 凝血酶原时间(PT)正常。出血时间(TT)正常。血小板计数、出血时间、血块收缩正常。

3. 严重程度分型 见表7-3。

表7-3 血友病分型及各型特点(国内)

分型	FⅧ:C 或 FⅨ:C(%)	临床出血特点
重型	<1	关节、肌肉、深部组织出血,关节畸形,假肿瘤
中型	2~5	可有关节、肌肉、深部组织出血,关节畸形,但较轻
轻型	6~25	关节、肌肉出血少见,皮肤瘀斑,无关节畸形
亚临床型	26~45	仅在严重创伤或手术后出血

4. 排除因子Ⅷ抗体所致获得性血友病 A(获得性因子Ⅷ缺乏症)。

(二)国外诊断标准

1. 临床表现 出血症状的特点同上。

2. 实验室检查 除上述实验室检查外,主张检测Ⅷ因子抗原(ⅧAg)。因有的患者属CRM+型,即Ⅷ因子正常而Ⅷ:C 降低。分子生物学检测发现这些患者是由于 FⅧ基因某些部位发生点突变,致使其抗原量未减,而其促凝活性减低。

3. 严重程度分型见表7-4。

【诊断标准解读】

轻型和亚临床型甚至部分中型患者因平时无明显出血症状,易被漏诊,但在损伤及手术时这些患者可出现严重出血,故需注意对平时有出血倾

表7-4 血友病分型及各型特点(国外)

分型	FⅧ:C 或 FⅨ:C(%)	临床出血特点
重型	0~1	自发出血,严重出血,未经干预关节畸形常见
中型	2~5	自发及关节出血不常见,关节畸形少见,创伤后可严重出血,损伤后未及时处理可有关节出血及畸形
轻型	6~25	自发出血罕见,外伤或手术后出血方诊断
亚临床型	26~45	平时无出血症状,严重外伤或手术后出血,易漏诊

向的患者进行出凝血及血小板计数的筛查;并要求手术前常规筛查凝血谱,外科医师需能正确解读凝血谱结果。

血友病严重程度的分型不能机械地只根据FⅧ:C、FⅨ:C 水平而确定,尚与患者表现型有关。但为了要有比较性和客观指标,按 FⅧ:C、FⅨ:C 水平分型。以往国内分型以 <2% 作为重型的标准,国外也有以此水平作为分型的标准,现在倾向于将重型血友病 A 的 FⅧ:C、FⅨ:C 水平定为 <1%。

血友病 A 极少发生在女性及老年人,如见发生,必须排除抗体所致获得性凝血因子缺乏症(机体产生中和抗体,破坏凝血因子活性)。血友病与获得性凝血因子缺乏症鉴别可以 APTT 纠正试验初步筛查,血友病患者 APTT 延长可被等量正常血浆纠正,而获得性凝血因子缺乏症不能被等量正常血浆纠正。

通过遗传咨询和产前诊断降低血友病患儿出生率是目前预防血友病的最佳措施。

【病例及诊断解析】

患者,男,6岁8个月,四川人,父母在绍兴打工。因右膝关节反复肿痛 4 年余,右髋部疼痛 2 天就诊。患儿 4 年余前即有右膝关节反复肿痛,第一次为摔跤后发生,当时患儿述右膝疼痛,拒行,右膝关节肿胀,表面稍红,大约一周后右膝关节肿胀渐好转,右膝部见瘀斑,2周后患儿恢复行走,但右膝关节仍稍肿。此后在有或无损伤情况

下患儿反复出现右膝肿痛,近两年发作频繁,每年约 10~12 次。2 天前与同伴打闹时被推倒在地,此后诉右大腿及下腹疼痛,剧烈,不能行走,腰不能伸直而入院。患儿舅舅有严重"关节炎"(具体不详),残疾,现用轮椅外出。一小姨 28 岁,已婚,尚未生育。家族中无其他有出血病史者。该患儿 8 个月大时打预防针曾有注射部位血肿病史,平时有肢体瘀斑增多。2 个月前换牙时出血较多,后自止。

体格检查:体重 25kg,神志清,精神稍软,痛苦貌,强迫体位,站立时稍弯腰,身体略右倾,右膝屈曲,右脚尖着地;心肺听诊无殊,腹软,右腹股沟区扪及条索状包块,有触痛,右下腹压痛,右膝关节明显较左侧肿大,局部不红不热,右膝关节活动(屈曲和伸展)受限,Thomas 征(+);右下肢肌力 IV 级,左侧肌力 V 级,右小腿较左侧细,右大腿前皮肤麻木。辅助检查:血常规 WBC 6.1×10^9/L,ANC 55%,Hb 115g/L,PLT 345×10^9/L;凝血谱检查:APTT 被检者 >110 秒,对照 24.5 秒,PT 被检者 12 秒,对照 13 秒,TT 被检者 10 秒,对照 11 秒,凝血因子测定 FVIII:C 被检者 0.7%,对照 98%,FIX 被检者 88%,对照 101%,FXI 被检者 97%,对照 90%。

本患儿是典型的以关节肌肉出血、损伤后出血为主要表现的重型血友病甲,本次右髂腰肌出血合并股神经压迫,同时有右膝关节慢性滑膜炎。患儿外伤后出现特殊体态,即一侧下肢呈强迫屈髋屈膝位,伴有同侧大腿前皮肤麻木、伸膝无力;查体可见髋关节不能伸直,同时 Thomas 征(+),同侧股四头肌肌力减低,同侧大腿前股神经分布区域皮肤感觉减低或消失,需考虑右髂腰肌出血合并股神经压迫。髂腰肌出血因部位隐蔽,一般情况下出血积于腹膜后,只有出血量大者方可在腹股沟上方摸到血肿,故易漏诊或误诊为同侧膝、踝关节出血。需行后腹膜及腰部肌肉 B 超帮助诊断。髂腰肌出血属严重出血,早期诊断及足量凝血因子应用止血非常重要,一般需要将凝血因子水平提高到 40%~60% 以上,并连用 3~5 次后转入短期预防性治疗,在预防性治疗时予以适当的理疗和康复训练,防止血肿压迫、损伤股神经导致

后遗症。

该患儿年幼时即有瘀斑增多、注射后及换牙出血,此即为明显的出血素质,类似的新生儿期出血的表现如头皮血肿、颅内出血和脐残端渗血虽不常见,也应引起重视。应对有出血素质的患儿行常规出凝血筛查,以便对出血性疾病作出早期诊断。早期诊断和宣教、出血及时处理、预防性治疗可大大改善血友病患者预后。血友病患儿的生活质量除与疾病严重程度相关外,家庭对疾病的认知和对疾病管理至关重要。该患儿因既往关节出血未被及时关注,血友病未得到及时的诊断和恰当的处理,反复关节出血导致慢性滑膜炎,增生的滑膜又自发出血,形成恶性循环,无有效干预下右膝关节反复炎症,关节功能损害,最终将导致血友病关节病和残疾。该患儿关节病变如行磁共振检查可更客观评估。

预防性治疗是指通过定期补充凝血因子,将患儿凝血因子谷浓度由重型提高到中型水平,以减少出血事件,打断出血-炎症的恶性循环。发达国家的经验表明,预防性治疗可大大减少出血频率,减少、延缓出血带来的关节损害,扩大患者的活动范围,使得血友病患者可以拥有和正常人一样的生活,称之为"健康的血友病人"。国内限于经济的原因和因子短缺的现状,推荐小剂量的次级预防治疗:对中、重型血友病患儿有靶关节形成(3 个月内同一关节出血 3 次或以上),或 3 个月内多个关节多次出血(5 次或以上)以及有严重出血如颅内出血、消化道和泌尿系出血等,推荐预防性应用凝血因子。剂量从最小 FVIII 因子 10U/kg 次,每周两次开始;FIX 因子 20U/kg 次,每周一次开始,若疗效欠佳可加大剂量或增加频率至标准预防剂量:FVIII 因子 25~40U/kg 次,每周 3 次;FIX 因子 15~30U/kg 次,每周 2 次。目前有数据表明小剂量次级预防治疗也能明显减少出血,改善患儿生活质量,理论上有延缓关节损害发生的作用。该患儿右膝关节已经形成靶关节,并有慢性滑膜炎,故建议该患儿进行预防性治疗。预防性治疗虽然凝血因子的用量较按需治疗大,但能减少出血、改善患儿生活质量,增加患儿正常活动(上学)的时间、增加其社会融入度,减缓关节损害和减少后期整个

社会为其残疾所支付的医疗和社会成本。

血友病呈 X 染色体性联隐性遗传,俗称传男不传女,从该患儿家族史推测该患儿舅舅有同样的关节出血问题,未得到诊断,以此判断患儿母为携带者,该致病基因来源于患儿外祖母,外祖母的女儿包括小姨有 1/2 的机会是携带者。建议对其家庭中的先证者即该患儿或其舅舅进行基因检测,找到致病基因后,对其准备生育的小姨进行该基因的检出,若小姨同样也是携带者,怀孕时需行产前诊断,判断胎儿性别及是否带有致病基因。再往上追溯,可以查外祖母的兄弟姐妹及其后代,进行遗传咨询和产前检查,以达到减少血友病患儿出生的目的。

(徐卫群 汤永民)

参考文献

1. 张之楠,沈悌.血液病诊断及疗效标准.第 3 版.北京:科学出版社,2008:191-193.
2. Srivastava A,Brewer AK. Mauser-Bunschoten EP, et al. Guidelines for the management of hemophilia. Haemophilia,2013,19:el-e47.
3. 陈竺,王亚新.分子生物学与疾病.上海:百家出版社,1994.
4. 首届中华血液学会全国血栓与止血学术会议.有关出凝血疾病的诊断标准(修订案).中华血液学杂志,1987,8(3):183.
5. 王振义,李家增,阮长耿.血栓与止血基础理论与临床.第 2 版.上海:上海科学技术出版社,1996:310-311.
6. Bithell TC. Hereditary coagulation disorders//Lee GR.Wintrobe Clinical Hematology. 9th ed. Philadelphia:Lee&Febigcr,1993:1422~1472.
7. Manco-Johnson MJ,Abshire TC,Shapiro AD,et al. Prophylaxis versus episodic treatment to prevent joint disease in boys with severe hemophilia. N Engl J Med,2007,357(6):535-544.

第六节 急性淋巴细胞白血病

【疾病简介】

白血病是小儿时期最常见的肿瘤,15 岁以下儿童白血病的发病率在 4/10 万左右,其中急性淋巴细胞白血病(acute lymphoblastic leukemia)占 75% 左右。其特点是白血病细胞在骨髓里恶性增生,并浸润其他器官和组织,从而产生一系列诸如贫血、出血、感染等临床症状。虽经过大量研究,病因尚不完全明确。目前认为和病毒感染、化学因素、放射因素和遗传因素有关。越来越多的研究表明,染色体数量的增加或减少、基因结构、表达异常、基因失活等是细胞恶变的基础之一。随着分子生物学和遗传学的发展,白血病的诊断从最初的形态学、免疫学诊断发展到日臻完善的形态学、免疫学、细胞遗传学及分子生物学(MICM)的诊断模式,使得白血病的诊断更加准确。

【诊断标准】

一、国内诊断标准

中华医学会儿科学分会血液学组 2006 年儿童急性淋巴细胞白血病诊疗建议(第三次修订草案)的诊断标准如下:

(一)ALL 基本诊断依据

1. 临床症状、体征 有发热、苍白、乏力、出血、骨关节疼痛,有肝、脾、淋巴结肿大等浸润灶表现。

2. 血象改变 血红蛋白及红细胞计数降低,血小板减少,白细胞计数增高、正常或减低,分类可发现不等数量的原、幼淋巴细胞或未见原、幼淋巴细胞。

3. 骨髓形态学改变 是确诊本病的主要依据。骨髓涂片中有核细胞大多呈明显增生或极度增生,仅少数呈增生低下,均以淋巴细胞增生为主,原始 + 幼稚淋巴细胞必须≥30% 才可确诊为 ALL。除了对骨髓涂片作瑞氏染色分类计数并观察细胞形态改变外,应该做过氧化酶(POX)、糖原(PAS)、非特异性酯酶(NSE)和酯酶氟化钠(NaF)抑制试验等细胞化学染色检查,以进一步确定异常细胞性质并与其他类型的白血病鉴别。

(二)ALL 的 MIC 分型

除了临床及细胞形态学(morphology,M)诊断以外,还应该用单克隆抗体作免疫分型

(immunophenotype,I)及细胞遗传学(cytogenetics,C)检查,即 MIC 分型诊断,尽可能作分子遗传学 / 融合基因(molecular genetics,M)检测,即 MICM 分型。

1. 细胞形态学分型 淋巴细胞型按 FAB 分型标准分为 L1、L2 和 L3 型,但 L1、L2 型之间已不具有明显的预后意义。

2. 免疫分型 分为 T、B 型两大系列。

(1) T 系急性淋巴细胞白血病(T 系 ALL):具有阳性的 T 淋巴细胞标志,如 CD1、CD2、CyCD3、CD4、CD5、CD7、CD8 以及 TdT 等。

(2) B 系急性淋巴细胞白血病(B 系 ALL):根据其对 B 系淋巴细胞特异的单克隆抗体标志反应的表现临床分为 3 个亚型:①早期前 B 型急性淋巴细胞白血病(early Pre B-ALL):CD79a、CD19 和(或)CyCD22、CD10 及 HLA-DR 阳性,Sm Ig、CyIg 阴性;②前 B 型急性淋巴细胞白血病(Pre B-ALL):CyIg 阳性,Sm Ig 阴性,其他 B 系标志 CD79a、CD19、CD20、CD10、CyCD22 以及 HLA-DR 常为阳性;③成熟 B 型急性淋巴细胞白血病(B-ALL):Sm Ig 阳性,其他 B 系标志 CD79a、CD19、CD22、CD10、CD20 以及 HLA-DR 常为阳性。此外,尚可见伴有髓系标志的 ALL(My+—ALL):具淋巴系的形态学特征表现,以淋巴系特异的抗原标志表达为主,但伴有个别、次要的髓系特征的抗原标志(CD13、CD33 或 CD14 等)。

3. 细胞遗传学改变

(1) 染色体数量改变:有≤45 条染色体的低二倍体和≥47 条染色体的高二倍体。

(2) 染色体核型改变:与 ALL 预后有利的核型异常有:t(12;21)/AML1-TEL(ETV6-CBFA2)融合基因;与 ALL 预后不利的核型异常有:t(9;22)/BCR-ABL 融合基因;t(4;11)/MLL-AF4 融合基因及其他 MLL 基因重排。

(三)临床危险度分型

1. 与儿童 ALL 预后确切相关的危险因素

(1) 年龄在 <12 个月的婴儿白血病或≥10 岁的年长儿童。

(2) 诊断时外周血白细胞计数≥50×10⁹/L。

(3) 诊断时已发生中枢神经系统白血病

(CNSL)或睾丸白血病(TL)者。

(4) 免疫表型为 T 细胞白血病。

(5) 不利的细胞遗传学特征:染色体数目为 <45 的低二倍体,t(4;11)/MLL-AF4 融合基因或其他 MLL 基因重排,或 t(9;22)/BCR-ABL 融合基因异常。

(6) 早期治疗反应不佳者:泼尼松诱导试验 60mg/(m²·d)×7 天,第 8 天外周血幼稚淋巴细胞≥1×10⁹/L(1000/μl),定为泼尼松不良效应者(PPR),和(或)标准方案联合化疗(包括泼尼松诱导试验)第 19 天骨髓幼稚淋巴细胞 >5% 者。

(7) 初治诱导缓解治疗失败(标准诱导方案联合化疗 6 周未获完全缓解)。

2. 根据上述危险因素,临床危险度分型分为 3 型:

(1) 低危 ALL(LR-ALL):不具备上述任何一项危险因素者。

(2) 中危 ALL(MR-ALL):具备以下任何 1 项或多项者:①年龄在≥10 岁;②诊断时外周血白细胞计数≥50×10⁹/L;③诊断时已发生 CNSL 和(或)TL;④免疫表型为 T 细胞白血病;⑤染色体数目为 <45 的低二倍体,或 t(12;21)、t(9;22)核型以外的其他异常染色体核型,或 t(4;11)外的其他 MLL 基因重排。

(3) 高危 ALL(HR-ALL):具备以下任何 1 项或多项者:①年龄 <12 个月的婴儿白血病;②诊断时外周血白细胞计数≥100×10⁹/L;③染色体核型为 t(9;22),有 BCR-ABL 融合基因,t(4;11),有 MLL-AF4 融合基因;④早期治疗反应不佳者;⑤初治诱导缓解治疗失败。

中枢神经系统白血病的诊断标准:

1. 中枢神经系统白血病的表现

(1) 诊断时或治疗过程中脑脊液(CSF)中白细胞计数≥5×10⁶/L(5/μl)。

(2) 同时在 CSF 沉淀制片标本中有形态学可确定的原、幼淋巴细胞。

(3) 有或无中枢神经系统症状或体征。

2. 排除其他病因引起的中枢神经系统病变。

睾丸白血病的诊断标准:睾丸单侧或双侧肿

大,质地变硬或呈结节状缺乏弹性感,透光试验阴性,超声波检查可发现睾丸呈非均质性浸润灶,活组织检查可见白血病细胞浸润。

二、国外诊断标准

法英美协作组关于 ALL 形态学分型:法国、美国、英国(FAB)协作组用 Romanowsky 染色观察血片和骨髓涂片,根据细胞大小、胞质比例、核浆比例、核仁大小及数量、细胞质嗜碱程度等对 ALL 各亚型细胞进行分类如下:

1. 细胞形态学分型 淋巴细胞型按 FAB 分型标准分为 L1、L2 和 L3 型。L1 型以小细胞为主,核染色质较粗,核型规则,偶有凹陷或折叠,核仁少,不清楚,胞质轻度嗜碱,空泡不定;L2 型以大细胞为主,核染色质疏松,核型不规则,常可见凹陷和折叠,核仁清楚,胞质空泡和嗜碱性不定;L3 型以大细胞为主,大小一致,核染色质呈均匀细点状,核型较规则,核仁 1 个多个,呈小泡状,胞质量较多,胞质深染,胞质空泡明显,成蜂窝状。

2. 免疫学分型 目前多数协作组将 ALL 主要分为 T 细胞系和 B 细胞系两大类。儿童 ALL 以 B 细胞系为主,占 80% 左右。TdT、HLA-DR、CD19、cytCD79a 阳性,多数患儿原始淋巴细胞表达 CD10、CD24;CD20 和 CD22 有不同程度的表达,CD45 常为阴性。髓系抗原 CD13,CD33 可以阳性,但该阳性不能排除前体 B-ALL 的诊断。前体 B-ALL 根据细胞发育又分为三个阶段:①早期:前体 B-ALL、CD19、cytCD79a、cytCD22、核 TdT 阳性;②中期:common ALL、CD10 阳性;③最成熟的前体 B 分化阶段:胞质 u 链阳性。T 细胞白血病 TdT 阳性,多数 CD7 及 cytCD3 阳性,CD1a、CD2、CD3、CD4、CD5、CD8 不同程度表达。CD4 和 CD8 可同时表达,CD10 可部分阳性,部分患者 CD79a 阳性。TCR 阳性,但不是系列特异性标记,髓系抗原如 CD13、CD33、MPO 表达并不能排除前体 T 细胞白血病诊断。1994 年欧洲白血病免疫学分型协作组(EGIL)所提出的 EGIL 分

型如下:

ALL 的免疫学分型(EGIL,1995 年)

1. B 淋巴细胞系 ALL〔CD19⁺ 和(或)CD79a⁺ 和(或)CD22⁺〕,至少 2 项阳性	
早期前 B-ALL(B-Ⅰ)	无其他 B 细胞分化抗原表达
普通型 B-ALL(B-Ⅱ)	CD10⁺
前 B-ALL(B-Ⅲ)	胞质 IgM⁺
成熟 B-ALL(B-Ⅳ)	胞质或膜 κ⁺ 或 λ⁺
2. T 淋巴细胞系 ALL(胞质或膜 CD3⁺)	
早期前 T-ALL(T-Ⅰ)	CD7⁺
前 T-ALL(T-Ⅱ)	CD2⁺ 和(或)CD5⁺ 和(或)CD8⁺
皮质 T-ALL(T-Ⅲ)	CD1a⁺
成熟 T-ALL(T-Ⅳ)	膜 CD3⁺、CD1a
α/β+ T-ALL(A 组)	抗 TCRα/β⁺
γ/δ+ T-ALL(B 组)	抗 TCRγ/δ⁺
3. 伴髓系抗原表达的 ALL(My+ALL)	表达 1 或 2 个髓系抗原,但不满足双系或双表性的白血病诊断标准

3. 细胞遗传学分类 染色体异常包括结构或数量异常。①数量异常:可以累积多个染色体,但常见的 4、6、10、14、17、18、20、21 以及 X 染色体;②结构异常:在儿童急淋白血病中已发现数十种非随机染色体结构异常。比较常见的有:t(1;19)(q23;p13),多见于儿童 pre-B 急淋;t(12;21)(p13;q22);t(9;22)(q34;q11),见于 95% 的慢性粒细胞白血病及 3%~5% 儿童急性淋巴细胞白血病,导致 BCR-ABL 融合基因;涉及 MLL 基因的染色体畸变,MLL 位于 11q23,见于急性淋巴细胞白血病,急性非淋巴细胞白血病和骨髓增生异常综合征等。

4. MICM 分型 近年来,对白血病的分子特征研究有很多进展,尤其是染色体易位后所形成的嵌合基因,可以检测出染色体分析未能检测出的少数细胞群的变化,1985 年在比利时组成第一个 MIC 研究协作组,并陆续出现包括形态学、免疫学、细胞遗传学和基因分型的 MICM 分型,见表 7-5、表 7-6。

表 7-5　B 淋巴细胞系 ALL 的 MIC 分型

亚型与核型	细胞标志						FAB	基因异常
	CD19	TdT	CD10	CD20	CyIg	SmIg		
早期前 B-ALL	+	+	−	−	−	−	L1,L2	
早期前 B-ALL t(4;11)								MLL/AF4
早期前 B-ALL t(9;22)								BCR/ABL
早期前 B-ALLt(11;19)								MLL/ENL
早期前 B-ALL t(12;21)								TEL/AML1
早期前 B-ALL t(17;19)								E2A/HLF
早期前 B-ALLt(5;14)								IL3/IGM
普通 B-ALL	+	+	+	+	−	−	L1,L2	
普通 B-ALL 6q-								
普通 B-ALL 近单倍体								
普通 B-ALLt 或 del(12p)								
普通 B-ALL t(9;22)								BCR/ABL
前 B-ALL	+	+	+	+	+	−	L1	
前 B-ALL t(1;19)								E2A/PBX1
前 B-ALL t(9;22)								BCR/ABL
B 细胞 ALL	+	−	+/−	+	−/+	+	L3	
B 细胞 ALL t(8;14)								MYC/IGH
B 细胞 ALL t(2;8)								IGK/MYC
B 细胞 ALL t(8;22)								MYC/IHI
B 细胞 ALL 6q-								

表 7-6　T 淋巴细胞系 ALL 的 MIC 分型

亚型与核型	细胞标志			FAB	基因异常
	CD7	CD2	TdT		
早期 T 前体 -ALL	+	−	+	L1,L2	
早期 T 前体 -ALL t 或 del(9p)					
T 细胞 ALL	+	+	+	L1,L2	
T 细胞 ALL t(11;14)					RHOM/TCRD
T 细胞 ALL t(1;14)					TAL1/TCRD
T 细胞 ALL t(7;11)					TCRB/RHOM2
T 细胞 ALL t(7;19)					TCRB/LYL1
T 细胞 ALL t(10;14)					HOX11/TCRD
T 细胞 ALL t(8;14)					MYC/TCRA
T 细胞 ALL t(7;10)					TCRB/HOX11
T 细胞 ALL t(1;7)					LCK/TCRB
T 细胞 ALL 6q-					

【诊断标准解读】

随着诊断方法的迅速发展和对白血病生物学特点的认识加深,急性淋巴细胞白血病的诊断经历了以细胞形态学为主到免疫学、分子生物学及细胞遗传学的演变,也因此诊断的客观性和准确性明显提高,更为重要的是为预后判断、指导治疗和微小残留白血病细胞的检测提供了依据。

【病例及诊断解析】

患儿,女,2岁3个月,河北人,因"间断发热1个月,颈部包块2周余"就诊。多次查血常规白细胞明显升高,本地医院拟诊"腮腺炎",给予抗生素治疗8天。病情无改善,并出现左眼睑睁开困难,口角向右歪斜,遂转至笔者医院。

查体:生命体征平稳。神清,稍烦躁,面色苍白,颈部及腹股沟可触及数个淋巴结,直径0.5~1.5cm,质软,活动可,无粘连。双眼睑略水肿,左侧眼睑不能睁开,眼裂小,左侧鼻唇沟变浅,哭时口角向右侧歪斜,咽反射正常引出。心肺查体无异常。腹软,未及包块。肝脏右肋下2cm,质软边锐,脾脏未触及。辅助检查:血常规:WBC 55.8×10^9/L,N 8.8%,L 86.5%,涂片可见大量幼稚细胞。颈部B超:双侧腮腺及下颌下腺回声不均,双侧颈部可见肿大淋巴结。胸、腹增强CT:肺间质病变,小叶间隔旁气肿,胸腺体积增大,内部多发结节影,两侧胸腔积液,双侧颈部、纵隔及双侧腋窝、肠系膜根部及腹膜后可见多发肿大淋巴结。腹部未见占位性病变。骨髓常规:增生极度活跃,G=6.5%,E=6.5%,G/E=1:1,粒系极为减少,红系极为减少,淋巴细胞(系)明显增多,以原始淋巴细胞为主,占80.5%,该细胞大小均匀,以小为主,核圆形、椭圆形或不规则形,部分细胞核上有切迹,考虑急性淋巴细胞白血病-L1骨髓象。流式细胞学检测:CD34$^+$的细胞占有核细胞的比例0.5%,CD3$^-$、CD5$^+$、cCD3$^+$、TdT$^+$、CD2$^+$的异常细胞约占核细胞的82.7%,该群细胞还表达CD4、CD8,不表达CD34,考虑为急性淋巴细胞白血病-T细胞型。融合基因SIL/TAL1(+)。IgH重排(-),TCR(+)。染色体核型分析:46,XX(20)。头颅CT:未

见占位性病变。脑脊液常规:黄色透明,潘氏试验阳性,总细胞数 238×10^6/L,单个核细胞百分比94.14%;细胞形态为原始淋巴细胞;脑脊液生化:GLU 2.39mg/L,CL 107.51mg/L,PRO 1850mg/L。脑脊液流式细胞检测同骨髓。诊断:①急性淋巴细胞白血病L1型T细胞型;②中枢神经系统白血病。结合患儿临床特点、辅助检查,泼尼松诱导试验反应不良,33天残留病变结果诊为高危。

本例患儿以颈部包块起病,伴有发热,白细胞增高,容易被误诊为"腮腺炎"、"化脓性淋巴结炎"等感染性疾病。白血病早期外周血涂片可正常,或仅见少量幼稚细胞;通过血片拟诊很大程度上取决于疾病的发展程度以及检验人员的经验;同时,条件有限的医疗机构可能无法完成正确的外周血细胞分析。随着分子生物学和细胞遗传学的不断进展,越来越多和白血病发病或预后相关的异常基因或(和)染色体改变被发现,而具有不同的细胞遗传学标志的患儿治疗和预后有很大差异。故白血病的诊断依据MICM分型,同时还需要根据治疗效果修正诊断。本患儿骨髓形态学以原始淋巴细胞为主,形态符合ALL-L1;流式细胞学检查提示幼稚细胞表达原始T淋巴细胞标志;SIL/TAL1融合基因阳性;TCR(+)。通过以上一系列骨髓检查,诊断逐渐明确。急性T淋巴细胞白血病较易出现中枢神经系统受累。该例患儿出现眼裂减小、鼻唇沟变浅、口角歪斜等表现,脑脊液可见大量异常细胞,流式细胞仪检查同骨髓流式结果,故中枢神经系统白血病诊断明确。

不同的诊断标准对于危险度划分大体相同,同时又有所差异。根据发病年龄、发病之初白细胞总数、免疫及分子生物学标志,是否有中枢神经系统受累以及治疗反应等因素划分危险度。几乎所有协作组均将泼尼松诱导实验反应和诱导缓解末残留病变的结果纳入评价危险度的标准。所以,白血病的诊断是一个过程,既需要考虑临床表现、病初的骨髓MICM分型;还需要综合分析患儿对于治疗的反应,从而作出更加合理的诊断。

几乎所有类型的白血病都有可能发生中枢神经系统白血病,在儿童白血病中,发生CNSL的几率以ALL最高。对于以神经系统起病的患儿,鉴

别诊断的同时也要考虑中枢神经系统白血病的可能。诊断需要形态学和免疫学的辅助。

（王天有）

参考文献

1. 中华医学会儿科学分会血液学组.中华儿科杂志编辑委员会儿童急性淋巴细胞白血病诊疗建议(第三次修订草案).中华儿科杂志,2006,5(44):392-395
2. 胡亚美,江载芳.诸福棠实用儿科学.第7版.北京:人民卫生出版社,2002
3. 张之南.血液病诊断及疗效标准.第2版.北京:科学出版社.2007.
4. Pui CH. Childhood leukemias. N Engl J med,1995,332:168.
5. Pui CH. Biology and treatment of acute lymphoblastic leukemia. J pediatric,1994,124:491
6. Acute lymphoblastic leukemia Cline MJ;The molecular basic of leukemia. New England J med,1993,330:328.
7. Lo Coco F,Foa R. Diagnosis and prognostic advances in the immunophenotypic and genetic characterization of acute leukemia. Eur J Haematol,1995,9:1.

第七节　急性髓细胞白血病

【疾病简介】

急性髓细胞白血病(acute myeloid leukemia,AML),又称急性非淋巴细胞白血病,是由于造血多能干细胞发生不同基因突变而导致的一组异质性克隆性疾病。AML在儿童白血病中约占15%~20%,男女之间无明显差异。可发生于任何年龄,生后第一年发病率最高,随后逐渐下降,4岁以后儿童及青少年的各年龄组发病率无明显差异。流行病学调查显示,环境理化因素、化疗药物及遗传因素与AML的发病关系密切。电离辐射诱发AML已获证实。长期密切接触有机溶剂(如苯等)者、长期大量吸烟者、长期应用化疗药物(如VPl 6、蒽环类药物等)的肿瘤和非肿瘤患者,发生AML的危险性均显著升高。遗传因素是儿童AML的重要危险因素之一,已证明伴特殊染色体基因异常的遗传病,如Down综合征、Fanconi贫血、Klinefelter综合征、13-三体综合征、神经纤维

瘤病等的AML发生率远高于正常人群。

【诊断标准】

（一）国内诊断标准

中华医学会儿科学分会血液学组2006年提出的儿童急性髓细胞白血病诊断标准如下:

1. AML基本诊断依据

(1)临床症状、体征:有发热、苍白、乏力、出血、骨关节疼痛及肝、脾、淋巴结肿大等浸润灶表现。

(2)血象改变:血红蛋白及红细胞降低,血小板减少,白细胞增高、正常或减低,分类可发现数量不等的原、幼粒(或幼单)细胞或未见原、幼粒(或幼单)细胞。

(3)骨髓形态学改变:是确诊的主要依据。骨髓涂片中有核细胞大多呈明显增生或极度增生,仅少数呈增生低下,均以髓细胞增生为主,原粒+早幼粒(或原单+幼单)细胞必须≥20%才可确诊为AML。红白血病(M6)除上述外尚有红系≥50%且伴形态异常;急性巨核细胞白血病(M7)骨髓中原巨核细胞≥30%。除了对骨髓涂片作瑞氏染色分类计数并观察细胞形态改变外,应该做过氧化酶(POX)、糖原(PAS)、非特异性酯酶(NSE)和酯酶氟化钠(NaF)抑制试验等细胞化学染色检查,以进一步确定异常细胞性质并与急性淋巴细胞白血病(ALL)鉴别。

2. AML的MIC分型　除了临床及细胞形态学(Morphology,M)诊断以外,还必须作免疫表型(Immunophenotype,I)及细胞遗传学(Cytogenetics,C)检查,即MIC分型诊断,尽可能作分子生物学(Molecular biology,M)融合基因检测,即MICM分型。

(1)细胞形态学分型:按照FAB分型标准分为M0和M1~M7型。

(2)免疫表型:髓系免疫标志:CD13,CD33,CD14,CD15,CDw65,CD45,MPO等;红系免疫标志:CD71,血型糖蛋白;巨核系免疫标志:CD41,CD42,CD62,CD61。免疫表型常伴有淋系抗原表达,较常见的有CD7、CD19等,则诊断为伴有淋系标记的AML(Ly+ —AML)。

（3）细胞遗传学改变：

1）染色体数量改变：高二倍体（≥47），低二倍体（≤45），+21,-7,-8,-11等。

2）染色体核型改变：t(9;11),MLL-AF9融合基因（儿童急性白血病中该融合基因阳性者86%为AML，其中75%为M5）;t(11;19),ENL-MLL融合基因（该融合基因阳性者儿童可为AML，也可为ALL，成人则均为AML）;t(8;21),AML-ETO融合基因（是M2b的特异标记，预后较好）;t(15;17),PML-RARα融合基因是急性早幼粒细胞白血病（APL,M3）的特异标记;t(11;17),PML-PLZF融合基因（是APL变异型的特异标记）;inv16（多见于M4Eo，预后较好）等。

（二）国外诊断标准

1. 形态学 法美英协作组（FAB）先后于1976年和1985年提出AML诊断建议和修改标准，并于1991年又增补一个特殊亚型，即AML微分化型。

（1）M0（急性髓系白血病微分化型）：骨髓中原始细胞≥90%（NEC），胞质透亮或中度嗜碱，无嗜天青颗粒及Auer小体，核仁明显；过氧化酶和苏丹黑染色<3%；免疫表型髓系标志CD33,CD13可为阳性。淋系抗原阴性，但可有CD7+、TdT+；电镜髓过氧化物酶（MPO）阳性。

（2）M1（急性粒细胞白血病未分化型）：骨髓原粒细胞细胞（Ⅰ+Ⅱ型）≥90%（NEC），其中至少有3%原粒细胞过氧化酶或苏丹黑染色阳性，早幼粒细胞以下的各阶段粒细胞或单核细胞<10%。

（3）M2（急性粒细胞白血病部分分化型）：骨髓原粒细胞（Ⅰ+Ⅱ型）30%~90%（NEC），早有粒细胞以下至中性分叶核粒细胞>10%，单核细胞<20%；如有的早期粒细胞形态既不像原粒细胞Ⅰ型或Ⅱ型，也不像早幼粒细胞，核染色质很细，有1~2个核仁，胞质丰富，嗜碱性，有不等量的颗粒，有时颗粒聚集，这类细胞>10%时，也属此类。

（4）M3（急性早粒细胞白血病）：骨髓中以异常的多颗粒早幼粒细胞为主。

（5）M4（急性粒单核细胞白血病）：有多种情况：

1）骨髓原始细胞（NEC）>30%，原粒细胞，加早幼、中性中幼及其他中性粒细胞占30%~80%，不同成熟阶段的单核细胞>20%。

2）骨髓象如上述，外周血单核细胞系（包括原始、幼稚及成熟单核细胞）≥5×10⁹。

3）骨髓象如上述，外周血单核细胞系（包括原始、幼稚及成熟单核细胞）<5X10⁹，而血清溶菌酶以及细胞化学支持单核细胞数量显著增多者。

4）骨髓象类似M2，而单核细胞系>20%，或血清溶菌酶超过正常的3倍，或尿溶菌酶超过正常的3倍。

5）骨髓象类似M2，而外周血单核细胞系（包括原始、幼稚及成熟单核细胞）≥5×10⁹，亦可划分为M4。

M4E0（急性粒单细胞白血病伴嗜酸性粒细胞增多）：除具有上述特点外，骨髓嗜酸性粒细胞>5%（NEC），其形态除有典型的嗜酸颗粒外，还有大而不成熟的嗜碱颗粒，核常不分叶，细胞化学氯乙酸酯酶及PAS染色明显阳性。

（6）M5（急性单核细胞白血病）：分两种亚型：

1）M5a：骨髓原始单核细胞Ⅰ+Ⅱ型≥80%（NEC）。

2）M5b：骨髓原始单核细胞Ⅰ+Ⅱ型<80%（NEC），其余为幼稚及成熟单核细胞。

（7）M6（红白血病）：骨髓原始细胞（原粒细胞或原单核细胞，NEC）Ⅰ+Ⅱ型>30%，红细胞系≥50%。

（8）M7（急性巨核细胞白血病）：骨髓原巨核细胞≥30%，如原始细胞呈未分化型，形态不能确定时，应做电镜血小板过氧化物酶活性检查，或用血小板膜糖蛋白Ⅱb/Ⅲa或Ⅲa或VⅡR:Ag以证明为巨核细胞系。

2. 免疫学分型 免疫学分型目前已发现一些AML相关的免疫学标记。主要用于AML和ALL的鉴别诊断。①髓系：CD33、CD13、CD14、CDl5、CD16、CDll、C045和MPO等；②红系：CD71和血型糖蛋白等；③巨核系：CD41、CD42和CD66等。但是，上述免疫标记的特异性有限，只能在以形态学分型的基础上，作为AML的亚型分型的补充手段。急性髓系白血病的免疫标记见表7-7。

表 7-7   急性髓系白血病的免疫分型

粒系和单核细胞系	红细胞系	巨核细胞系
抗髓过氧化物酶	抗血清糖蛋白（M6）	$CD41a^+$,$CD41b^+$
$CD13^+$,$CD33^+$		$CD61^+$
$CD15^+$,（M2,M4）		$CD42b^+$,$CD42a^+$（M7）
$CD14^+$(M4,M5)		
$CD34^+$(M0,M1)		

3. MIC 分型（WHO 关于急性髓系白血病的 MIC 分型）   见表 7-8。

【诊断标准解读】

儿童急性髓细胞白血病的骨痛、关节痛不如 ALL 明显，M3 常合并严重的出血或 DIC，M5 常伴有高白细胞血症，M4/M5 可见于先天性白血病，M7 可见于 3 岁以下婴幼儿，特别是伴有 DOWN 综合征的儿童。诊断白血病时骨髓内幼稚细胞达 20% 即可诊断，当幼稚细胞数量不足 20%，但出现重现性遗传学异常的患儿，如 t(15;17)、inv(16) 等也可直接诊断本病。

【病例及诊断解析】

患儿，男，1 岁 6 个月，主因"间断发热 20 余天"就诊于本地医院。血常规示：WBC 7.6×10^9/L，N 15%，L 64.9%，Hgb 119g/L，PLT 71×10^9/L，给予"头孢曲松"静点治疗，患儿仍反复发热，遂就诊于我院门诊，血常规示：WBC 16.8×10^9/L，N 9%，L 46%，M 8%，原始幼稚细胞 37%，Hgb 113g/L，PLT 106×10^9/L，收入院。

体格检查：神志清，精神反应可，无贫血貌，呼吸平稳，全身皮肤未见皮疹、黄染，双肺呼吸音粗，

表 7-8   AML 分型

多重基因转位的 AML	伴 t(8;21)(q22;q22),AMLl(CBF-a)/ETO 的 AML
	APL(M3)
	伴 t(15;17)(q22;q12)和变异的 AML;PML/RAR
	伴异常骨髓嗜酸性粒细胞的 AML:inv(16)(p13;q22)或
	t(16;16)(p13;q22);CBF-β/MYHl
	伴 11q23(MLL)异常的 AML
多系发育不良的 AML	伴 prior-MDS
	不伴 prior-MDS
合并 MDS 的 AML（治疗相关性）	烷化剂相关
	表鬼白毒素相关
	其他
无其他分类的 AML	
	急性微分化型粒细胞白血病(M0)
	急性未分化型粒细胞白血病(M1)
	急性部分分化型粒细胞白血病(M2)
	急性粒 - 单核细胞白血病(M4)
	急性单核母细胞白血病(M5)
	急性幼红细胞白血病(M6)
	急性巨核母细胞白血病(M7)
	急性嗜碱粒细胞白血病
	急性骨髓纤维化型全骨髓增生症

未闻及干湿性啰音,心音有力,律齐,腹软,肝右肋下 2cm,质中边锐,脾左肋下 2cm,质中边钝,神经系统查体未见异常。

辅助检查:骨髓常规:骨髓增生Ⅰ级,粒系原始细胞占 24%,嗜酸性粒细胞比例 >5%,原始 + 幼稚单核细胞占 27%;骨髓 POX 染色阳性率 73%,NaF 抑制试验:部分抑制,PAS 染色阳性率 28%;骨髓流式细胞术检测:原始细胞约占有核细胞 32.9%,表达 CD13、CD33、CD34、CD117、MPO,部分表达 CD15、CD38,单核细胞比例增高,部分粒细胞异常表达 HLA-DR、CD38;骨髓染色体核型分析:49,XY,+4,+8,+14,inv(16)(p12q22)[4]/46,XY,inv(16)(p13q22)[16];骨髓融合基因筛查:CBFβ/MYH11 融合基因阳性。最后诊断:急性髓细胞白血病 M4eo。

本患儿临床特点如下:①发热、肝脾大。②实验室检查:外周血白细胞总数升高,外周血涂片可见原始幼稚细胞。③骨髓 MICM 分型如下:骨髓粒系原始细胞占 24%,嗜酸性粒细胞比例 >5%,原始 + 幼稚单核细胞占 27%,POX 染色阳性率 73%,NaF 抑制试验为部分抑制;免疫分型为髓细胞免疫表型;骨髓染色体核型:inv(16);CBFβ/MYH11 融合基因阳性。通过以上临床特点诊为急性髓细胞白血病 M4eo。

AML-M4 也称急性粒 - 单核细胞白血病,其骨髓中非红系有核细胞中单核细胞系 >20%,外周血中单核细胞≥5×10⁹/L。AML-M4Eo 是一种特殊类型的 AML-M4,除上述特点外骨髓中异常嗜酸性粒细胞占非红系有核细胞 >5%(而不是所有有核细胞),这些细胞含有不成熟异常的嗜酸颗粒,还含有大量嗜碱颗粒,可有不分叶的核,该类型占 M4 的 5%。多数研究表明 inv(16)(p13q22) 形成 CBFβ/MYH11 融合基因,为预后良好的标志。

急性髓细胞白血病危险度多根据染色体核型 / 融合基因划分。如预后良好(低危组)的标志:t(8;21),t(15;17),inv(16);预后不良(高危组):单体 5、单体 7、5q- 及复杂染色体改变。

(王天有)

参考文献

1. 中华医学会儿科学分会血液学组,《中华儿科杂志》编辑委员会.儿童急性髓细胞白血病诊疗建议.中华儿科杂志,2006,11(44):877-878.
2. 胡亚美,江载芳.诸福棠实用儿科学.第 7 版.北京:人民卫生出版社,2002.
3. 张之南.血液病诊断及疗效标准.第 2 版.北京:科学出版社,2007.
4. Bennett Jm,Gatovsky D,Daniel MT,et al. proposal revised criteria for the classification of acute myeloid leukemia:A report of the French-American-British cooperative Group.Ann intern Med,1985,103:620.
5. Harris NL,Jaffe ES,Diebold J,et al. The World Health Organization Classification of neoplasms of the hematopoietic and lymphoid tissues:report of clinical advisory committee meeting airline house,Virginia,November.The Hematology Journal,2001,1:53.
6. Bene Mc,et al. Proposals for the immunological classification of acute leukemia,European group for the immunological characterization of leukemias. Leukemia,1995,9:1783.
7. Meeting Report. Morphologic,immunologic and cytogenetic(MIC)working classification of the acute myeloid leukemia. Br J Haematol,1988,68:487.

第八节　慢性粒细胞白血病

【疾病简介】

慢性粒细胞白血病(chronic mylogenous leukemia,CML)是以粒系增生为主,伴有特征性遗传学标志的 Ph 染色体阳性的骨髓增殖性疾病,各个年龄段均可发病,病程包括慢性期、加速期和急变期。临床及实验室特征随着疾病进展而变化。从慢性期进入急变期通常 3~5 年。

【诊断标准】

(一)国内诊断标准

慢性粒细胞白血病起病多隐匿,慢性期早期临床症状多不明显,常于体检时发现血象异常而就诊。当白细胞明显增高或脾大时,可以出现乏力、盗汗、体重减轻、上腹部不适等症状。急性期可出现贫血、出血,其严重程度和急性白血病类似。大多数患者于慢性期就诊,少数初诊时即为急变期。目前国内尚无儿科统一诊断标准。1989年,第二届全国白血病治疗讨论会制定的慢性粒细胞白血病(CML)分期诊断如下:

1. Ph 染色体阳性和(或)bcr-abl 融合基因阳性,并有以下任何一项者可诊断。

(1) 外周血白细胞升高,以中性粒细胞为主,不成熟粒细胞 >10%,原始粒细胞 <10%。

(2) 骨髓粒系高度增生,以中性粒细胞、晚幼粒细胞、杆状粒细胞增多为主,原始细胞(Ⅰ+Ⅱ型)<10%。

2. Ph 染色体阴性和(或)bcr-abl 融合基因阴性,需有以下(1)~(4)中的三项加第(5)项方能诊断。

(1) 脾大。

(2) 外周血:白细胞计数持续升高 >30X10^9/L,以中性粒细胞为主,不成熟粒细胞 >10%,嗜碱性粒细胞增多,原始细胞(Ⅰ+Ⅱ型)<10%。

(3) 骨髓象:增生明显至极度活跃,以中性中幼粒细胞、晚幼粒细胞、杆状粒细胞增多为主,原始细胞(Ⅰ+Ⅱ型)<10%。

(4) 中性粒细胞磷酸酶(NAP)积分降低。

(5) 能排除类白血病反应,JMML 或其他类型的骨髓增生异常综合征(MDS)、其他理性的骨髓增殖性疾病。

临床上按照疾病的发展过程可分为慢性期、加速期和急变期。慢性期分期标准:①无症状或有低热、乏力、多汗及体重减轻等症状;②白细胞计数增高,主要为中性中、晚幼和杆状粒细胞,原始细胞(Ⅰ+Ⅱ型)<5%~10%,嗜酸性粒细胞和嗜碱性粒细胞增多,可有少量有核红细胞;③增生明显至极度活跃,以粒系增生为主,中、晚幼粒细胞杆状核粒细胞增多,原始细胞(Ⅰ+Ⅱ型)<10%;④有 Ph 染色体;⑤CFU-GM 培养呈集落或集簇较正常明显增加。

当患儿出现以下两项者,考虑进入加速期:①不明原因的发热、贫血、出血加重或骨骼疼痛;②脾脏进行性肿大;③非药物引起的血小板进行性降低或增高;④血中及骨髓中原始细胞(Ⅰ+Ⅱ型)>10%;⑤外周血嗜碱性粒细胞 >20%;⑥骨髓

中有显著的胶原纤维增生;⑦出现 Ph 染色体以外的其他染色体异常;⑧对传统的抗慢粒药物治疗无效;⑨ CFU-GM 增殖和分化缺陷,集簇增多,集簇和集落的比值增高。

当具备下述之一考虑急变期:①外周血或骨髓中原始细胞(Ⅰ+Ⅱ)型或原淋加幼淋、原单加幼单≥20%;②外周血中原始粒加早幼粒细胞≥30%;③骨髓中原始粒细胞加早幼粒细胞≥50%;④有髓外原始细胞浸润,此期临床症状、体征比加速期更加恶化。

(二)国外诊断标准

儿童慢性粒细胞白血病和成人有很大差别,可分为成人型和幼年型。

1996 年国际儿童粒单核细胞白血病组建议将慢性粒单细胞白血病(CMML)、幼年型慢性粒细胞白血病(JCML)、婴幼儿单体 7 综合征统一称为幼年型粒单细胞白血病(JMML)。幼年型粒单细胞白血病诊断标准:

1. 临床特征 肝脾大;淋巴结肿大;苍白;发热;皮肤损害。

2. 最低实验室标准 费城染色体或 BCR-ABL(-);外周血单核细胞计数大于 1×10^9/L;骨髓原始细胞小于 20%。

3. 为明确诊断要求的标准 HbF 随着年龄增加;外周血涂片可见髓系幼稚细胞;WBC 大于 10×10^9/L;克隆性异常,包括单体 7;体外培养髓系细胞对 GM-CSF 高度敏感。

WHO 诊断标准:

慢性粒细胞白血病(CML)属于慢性骨髓增殖性疾病。分为两或三期,初期为隐匿的慢性期,随后进入加速期或急变期。

1. 临床表现 大部分病人诊断于慢性期,常见症状为疲劳、体重减轻、贫血、脾脏大等。

2. 血常规 白细胞明显增高,以中性粒细胞为主,可见各个阶段的粒细胞,以晚幼粒细胞和杆状核为主。原始细胞小于 2%,嗜酸性、嗜碱性粒细胞绝对值增多。单核细胞一般小于 3%,血小板正常或增高,多数病人有轻度贫血。

3. 骨髓检查 明显增生,粒系为主,分化正常发育,无病态造血。嗜酸性、嗜碱性粒细胞增多,

原始细胞小于5%,若大于10%则已经进入加速期,可以出现巨核细胞增生,有的则正常或减少;红系比例常减少。可见到嘉兴高雪细胞和海蓝组织细胞。若粒系有明显病态造血或有明显小巨核细胞或明显纤维化提示已进入加速期,若原始细胞≥20%,则已进展至急变期。

4. 免疫组化 CML慢性期时中性粒细胞碱性磷酸酶染色明显减弱,加速期时髓过氧化物酶可增强、减弱或消失。慢性期时免疫表型为髓系的弱表达,如CD15⁺、HLA-DR⁺。加速期时可有各种髓系和(或)淋系表达。

5. 细胞遗传学 90%以上CML具有t(9;22)(q34;q21)异常核型,即费城染色体阳性。也可涉及第三或第四条染色体出现复杂异位,可见8+,双Ph,i(17q),-Y。

6. 基因诊断 可应用FISH、RT-PCR等技术证明骨髓存在BCR/ABL融合基因。这是诊断慢性粒细胞白血病的金标准。由于BCR断裂点不同,可形成不同的BCR/ABL编码蛋白。

WHO分期标准:

1. 慢性期 如上述,但临床、血常规及骨髓不符合加速期或急变期标准。

2. 加速期 具有以下之一或以上:

(1)外周血白细胞及(或)骨髓中有核细胞中原始细胞占10%~19%。

(2)外周血嗜碱性粒细胞≥20%。

(3)与治疗无关的持续血小板减少(<100×10⁹/L)或治疗无效的血小板持续增高(>1000×10⁹/L)。

(4)治疗无效的进行性白细胞数增加和脾大。

(5)细胞遗传学提示有克隆演变。

3. 加速期 具有以下之一或以上者:

(1)外周血白细胞或骨髓有核细胞中原始细胞占≥20%。约70%患者为急髓变,可以是中性粒细胞、嗜酸性粒细胞、嗜碱性粒细胞、单核细胞、红细胞或巨核细胞的原始细胞;20%~30%为急淋变。

(2)髓外浸润:常见为皮肤、淋巴结、脾脏、骨骼或中枢神经系统。

(3)骨髓活检提示原始细胞大量集聚,如果

原始细胞明显呈局灶性聚集于归属,即使其他部位的骨髓活检为慢性期,仍可诊断为急变期。

【诊断标准解读】

儿童慢性粒细胞白血病发病率较少,约占儿童白血病的3%~5%,其中JMML兼有骨髓异常增生综合征及骨髓增殖性疾病的特点,皮疹具有一定辅助诊断的意义,如湿疹、黄色瘤、牛奶咖啡斑等,注意和婴幼儿类白血病反应、朗格汉斯细胞组织细胞增生症相鉴别。成人型CML很少见于3岁以下,临床表现、诊断和成人CML类似。

【病例及诊断解析】

患儿,男,12岁,因"发现白细胞增高8个月,加重一周"来我院。患儿入院前8个月因"上感"症状就诊于本地医院,发现白细胞增高(具体不详),给予抗生素治疗,体温降至正常,检测白细胞始终高于正常,并偶有乏力,曾拟诊"败血症?""幼年类风湿关节炎?"等疾病,未行骨髓检查。无反复发热、无关节肿痛、无体重减轻;近一周复查血常规提示WBC 217×10⁹/L,HGB 93g/L,PLT 309×10⁹/L,为进一步诊治来笔者医院,门诊复查血常规WBC 255×10⁹/L,原始细胞8%,早幼粒细胞20%,中幼粒细胞27%,晚幼粒细胞16%,杆状核粒细胞14%,分叶核粒细胞13%,单核细胞1%,淋巴细胞1%,HGB 91g/L,PLT 481×10⁹/L。遂以"白细胞增高待查:慢性粒细胞白血病?"收入院。起病前,无特殊疾病史。按时接种疫苗。否认家族遗传及肿瘤病史。

体格检查:体重34kg,体温37.2℃,神清,精神反应可;面色略苍白,全身皮肤未见皮疹,卡疤(+);颈部、锁骨上、腋窝、腹股沟可触及数个淋巴结,最大者约1.2cm×1.0cm,质稍韧,活动可,无粘连。双眼睑无水肿,无巩膜黄染、结膜充血等表现。心肺查体无异常体征。腹平坦,触软,无压痛、反跳痛,肝肋下未触及,脾左侧锁中线肋下5cm,质韧边钝。全身骨关节无红肿、触痛及叩击痛。神经系统无异常体征。

辅助检查:血常规:WBC 277.38×10⁹/L,原始细胞3.0%,早幼粒细胞2%,中幼粒细胞17%,晚

幼粒细胞 48%，杆状核粒细胞 15%，分叶核粒细胞 11%，淋巴细胞 1%，单核细胞 1%，嗜酸性粒细胞 1%，HGB 91g/L，PLT 481×10⁹/L，部分中性粒细胞有巨幼样变，胞质中颗粒减少，可见个别双核粒细胞。骨髓形态学：增生明显活跃，G：E=27.16：1，粒细胞系增生明显，原始细胞 9%，中晚幼粒细胞比例增高，嗜酸性粒细胞多见。免疫分型：中性粒细胞约占有核细胞的 93.5%，表达 CD11b、CD13、CD15、CD16、CD33、CD64，部分表达 CD4，考虑部分细胞存在发育异常，嗜碱性粒细胞约占 1.5%，淋巴细胞系增殖受抑。骨髓融合基因检测：BCR/ABL p210 阳性。骨髓染色体核型分析：46，XY［20］。LDH 1171U/L，HBDH 1302U/L，血清铁蛋白 1265.77ng/ml，肝、肾功能及电解质大致正常。

本患儿临床特点：①患者为学龄儿童，起病隐匿，慢性病程。②脾脏肿大，浅表淋巴结轻度肿大。③外周血白细胞显著增高，分类以不同成熟阶段的粒细胞为主，嗜酸性粒细胞绝对值增高。④骨髓增生极度活跃，G：E=27.16：1，粒系增生为主，各阶段粒细胞均增多，原始幼稚细胞 <10%；免疫分型：中性粒细胞比例达 93.5%，部分存在发育异常，淋巴细胞增殖受抑；细胞遗传学：46，XX［20］，BCR/ABL P210 阳性，支持慢性粒细胞白血病诊断。诊断慢性粒细胞白血病后还需密切观察患儿临床表现和相关实验室检查从而进行疾病分期。本患儿无发热、骨痛等表现，无进行性脾大；外周血原始细胞 <10%，嗜碱性粒细胞 <20%；骨髓原始细胞 <10%，故考虑 CML 慢性期。

儿童骨髓增殖性疾病主要包括：幼年型粒单核细胞白血病（JMML）、成人型慢性粒细胞白血病、其他染色体异位引起的慢性粒细胞白血病以及真性红细胞增多症、原发性血小板增多症。儿童 CML 可以表现为两种类型：成人型 CML 和 JMML。JMML 仅限于儿童，绝大多数患儿诊断时年龄 <3 岁，60% 患儿发生在 2 岁之前，并且具有独特的临床、实验室和细胞遗传学特征，具有骨髓增生异常综合征（MDS）的特征。2000 年世界卫生组织肿瘤分类及诊断标准中将 JMML 列于骨髓增生异常 / 骨髓中增殖性疾病组织学分类之中，

而成人型 CML 归于慢性骨髓增殖性疾病。

（王天有）

参考文献

1. 第二届全国白血病诊断讨论会议附件 // 张之南. 血液病诊断与疗效标准. 第 2 版. 北京：科学出版社，1989：219.
2. Bennett JM. Proposal for the classification of acute leukemia Freach-American-British cooperative Group. Br J Hematol, 1976：33：305.
3. 胡亚美，江载芳. 诸福棠实用儿科学. 第 7 版. 北京：人民卫生出版社，2002.
4. Aricu M，brandi A，Pui CH. Juvenile myelomonocytic leukemia. Blood，1997，90：479.
5. Kantajarian HM，Deisseroth A，Kutztock H，et al. Chronic myelogenous leukemia：a concise update. Blood，1993，82：691.

第九节　非霍奇金淋巴瘤

【疾病简介】

恶性淋巴瘤（malignant lymphoma）是一组原发于淋巴结或淋巴组织的恶性肿瘤，包括霍奇金淋巴瘤（Hodgkin lymphoma，HL）和非霍奇金淋巴瘤（Non-Hodgkin lymphoma，NHL）两种组织学及临床表现各具特点的肿瘤。儿童 NHL95% 以上为弥漫性，几乎均属于中、高度恶性的组织学类型。临床表现疾病进展迅速，结外器官侵犯多见，骨髓、外周血和中枢神经系统侵犯均较常见。

【诊断标准】

（一）国内诊断标准

1. 临床表现

（1）多有无痛性淋巴结肿大。

（2）病变也常首发于结外，几乎可以侵犯任何器官和组织，常见部位有消化道、皮肤、韦氏咽环，甲状腺、唾液腺、骨、骨髓、神经系统等。分别表现相应器官的肿块、压迫、浸润或出血等症状。

（3）全身症状：发热、体重减轻和盗汗。

2. 实验室检查　可有一系或全血细胞减少。

骨髓侵犯时骨髓涂片可见淋巴瘤细胞。中枢神经系统受累时有脑脊液异常。血清乳酸脱氢酶（LDH）升高可作为预后不良的指标。

3. 病理组织检查　系确诊本病的主要依据。病理特点为：淋巴结或受累组织的正常结构被肿瘤细胞破坏；恶性增生的淋巴细胞形态呈异形性，无R-S细胞；淋巴结包膜被侵犯。

4. 流式细胞术检测κ或λ轻链、细胞遗传学方法或FISH发现染色体异常、PCR测定基因重排突变等手段，可协助判断淋巴细胞增生的单克隆性，证实NHL的诊断。

（二）临床分期

Ⅰ期：单个淋巴结区或结外肿瘤，但纵隔及腹部肿块除外。Ⅱ期：单个结外肿瘤伴局部淋巴结受累；横膈同侧两个或两个以上淋巴结区受累，原发于胃肠道肿瘤，常在回盲部伴或不伴有肠系膜淋巴结受累。Ⅲ期：横膈两侧有单独的结外肿瘤，横膈两侧有2处或2处以上是淋巴结病变，所有原发于胸腔的肿瘤（纵隔、胸膜、胸腺），所有广泛原发于腹腔内的病变及所有脊柱旁和硬膜下肿物。Ⅳ期：以上任何病变加中枢神经系统或骨髓浸润。

【NHL的分型标准】

（一）国内分型标准

1. 淋巴母细胞型　90%~95%来源于T细胞，5%~10%来源于B细胞，当骨髓幼稚淋巴细胞>30%时，可诊断急性淋巴细胞白血病。

2. 小无裂细胞型　95%为B细胞来源，根据形态可分为Burkitt淋巴瘤和Burkitt样淋巴瘤。

3. 间变性大细胞型　其特征是表达CD30抗原。大多数细胞ALK阳性。

（二）国外分型标准

WHO儿童NHL分类（型）

1. 常见的儿童淋巴瘤

（1）B细胞性淋巴瘤：前B-淋巴母细胞性淋巴瘤/白血病，Burkitt淋巴瘤，弥漫性大B-细胞性淋巴瘤，纵隔（胸腺）大B-细胞性淋巴瘤。

（2）T细胞性淋巴瘤：前T淋巴母细胞性淋巴瘤/白血病，间变性大细胞淋巴瘤，未特别指出的外周T细胞性淋巴瘤。

2. 少见的儿童淋巴瘤　滤泡淋巴瘤（分1、2、3级），肝脾T细胞性淋巴瘤，黏膜相关的淋巴组织结外边缘区B细胞性淋巴瘤（MALT淋巴瘤）。

3. 罕见的儿童淋巴瘤　蕈样真菌病，黏膜下脂膜炎样T细胞淋巴瘤，成人型T细胞淋巴瘤/白血病（人类T细胞白血病病毒Ⅰ型相关白血病/淋巴瘤），原发皮下CD30+T-细胞淋巴增殖性疾病，结外NK细胞/T-淋巴淋巴瘤。

【诊断标准解读】

1. 儿童NHL国内外诊断标准是一致的，均以淋巴结或病变组织病理活检为金标准，在多数情况下，淋巴结或病变部位的穿刺结果已不能满足临床诊断分型要求，建议行完整淋巴结切除的活检。在淋巴结不能获得的特殊情况下，联合芯针和细针穿刺活检加上适当的辅助技术（如IGH和TCR基因重排检测、FISH和免疫表型分析）也可以病理诊断。

2. 儿童NHL临床分期近年无新变化，但近来特别强调血清乳酸脱氢酶（LDH）的检测价值，2倍于正常值则提示预后不良；在临床上，除了对患儿进行常规的体格检查外，还应进行血常规、血生化，骨髓穿刺，胸片，腹腔B型超声波，胸、腹部及头颅CT或MRI检查。有条件病人也可行PET/CT检查有助于临床分期的明确。

3. WHO对儿童NHL有详细的临床分型，该分型结合了形态学和免疫表型两方面的指标，对临床要求较高，基层医院一般难以做到。国内儿童NHL临床分型相对较简单，容易做到，主要分为淋巴母细胞型、小无裂细胞型和间变性大细胞型，也基本能满足临床需要。

【病例及诊断解析】

患儿，男，4岁10个月，浦江人，因"腹痛10天，呕吐7天"于2013年1月9日入院。患儿入院前10天无明显诱因下出现阵发性腹痛，剑突下及右下腹为主，性质不能描述，痛剧时痛苦貌，与进食及活动无关，无昼夜差异，本地医院考虑"胃炎"对症治疗后无好转，7天出现呕吐胃内容物数次,非喷射性,无呕血、黑便,无发热、头晕头痛,无咳嗽,无胸闷胸痛,无鼻出血及牙龈出血,无腹胀,无尿色异常,无尿痛,无皮疹,无关节肿痛。过去无重大疾病史,个人史无特殊,家族史无肿瘤患者。

体格检查:神志清楚,呼吸 24 次/分,心率128 次/分,血压 126/80mmHg,全身皮肤未见皮疹及出血点,左侧腮腺处可触及一约 2cm×2cm 大小肿块,质中等、轻压痛、活动欠佳,口腔黏膜完整、光滑,咽部无充血,扁桃体无肿大,颈软,心肺听诊无殊,腹平软,肝脾肋下未及,脐周及右腹部深压痛,Murphy 征阴性,麦氏点无压痛,双下肢无水肿,无关节肿胀,神经系统检查阴性。辅助检查:血常规:WBC 9.35×10^9/L,N 69.9%,Hb 143g/L,PLT 495×10^9/L;CRP<1mg/L;血气、电解质、血淀粉酶、肝肾功能、心肌酶谱未见异常:胸片、腹部平片未见异常,头颅 CT 未见异常,腹部 B 超示腹腔多发淋巴结肿大,双肾多发低回声区,胰腺体部及尾部多发低回声区;颈部 B 超示左侧腮腺实质性占位。患儿入院后逐渐出现左耳疼痛,体检发现患儿左侧腮腺处肿大逐渐明显,并出现左耳内肿物。经耳鼻喉科手术活检,术后病理报告为:镜下组织挤压明显,其间可见大小较一致的小圆蓝细胞成片发布,周围组织出血坏死伴浅表糜烂,大量中性粒细胞浸润。免疫组化:CD20$^+$,CD79a$^+$,CD43$^-$,CD3$^-$,CD99$^-$,CD1a$^-$,S-100$^-$,TdT$^-$,CK$^-$,EMA$^-$,Des$^-$,Act$^-$。病理诊断:(左耳道新生物)B 细胞性淋巴瘤(考虑为弥漫大 B 性淋巴瘤)。患儿以腹痛呕吐起病,腹腔有广泛淋巴结肿大,有左侧腮腺部位肿块,即横膈上下都有淋巴组织受累,临床考虑 III 期淋巴瘤,故最后诊断:B 细胞性淋巴瘤(III 期)。

(杨世隆　汤永民)

参考文献

1. NCCN Clinical Practice Guidelines in Oncology. Non-Hodgkin's Lymphomas. 2012:1-369

2. Chan JK. The new World Health Organization classification of lymphomas:the past,the present and the future. Hematological oncology,2001:19(4):129-150

3. Kim CW,Kim I,Ko YH,et al. Clinicopathologic and Immunophenotypic Study of Non-Hodgkin's Lymphoma in Korea. Journal of Korean Medical Science,1992,7(3):193-198

4. Alfred Reiter. Diagnosis and Treatment of Childhood Non-Hodgkin Lymphoma. Hematology,2007,2007:285-296

5. 张之南,沈悌,主编. 血液病诊断及疗效标准. 第3版. 北京:科学出版社,2007:220-228

6. 栾佐. 儿童恶性淋巴瘤的诊断与治疗. 实用儿科临床杂志,2005,20(1):1-2

7. 王珍. 儿童非霍奇金淋巴瘤. 中国金属工业医学杂志,2008,20(4):418-420

8. 高子芬,黄远洁. 儿童非霍奇金淋巴瘤病理及诊断进展. 中国小儿血液与肿瘤杂志,2008,13(6):241-242

第十节　霍奇金淋巴瘤

【疾病简介】

霍奇金淋巴瘤(Hodgkin lymphoma,HL)是一种慢性进行性、无痛的淋巴组织肿瘤,其原发病灶多呈离心性分布,起源于一个或一组淋巴结,以原发于颈淋巴结者多见,晚期可侵犯脾、肝、骨髓和肺等组织。

【诊断标准】

(一)国内诊断标准

确诊依靠病理组织学检查,并没有特征性的临床表现或其他实验室检查可据此作出诊断。然而,临床征象可提示本病存在的可能,通过进一步的活体组织检查确诊。

1. 临床表现

(1)无痛性淋巴结肿大。

(2)肿大的淋巴结引起相邻器官的压迫症状。

(3)随着病程进展,病变侵犯结外组织,如肝、脾、骨、骨髓等,引起相应症状。

(4)可伴有发热、消瘦、盗汗、皮肤瘙痒等症状。

2. 实验室检查

（1）可有中性粒细胞增多及不同程度的嗜酸性粒细胞增多。

（2）血沉增快和中性粒细胞碱性磷酸酶活性增高，往往反映疾病活跃。

（3）在本病晚期，骨髓穿刺可能发现典型Reed-Sternberg 细胞（R-S 细胞）或单个核的类似细胞。

（4）少数患儿可并发溶血性贫血，Coombs 试验阳性或阴性。

3. 病理组织学检查　系诊断本病的主要依据，即发现 R-S 细胞。典型的 R-S 细胞为巨大核细胞，直径 25~30μm，核仁巨大而明显；若为单核者，则称为 Hodgkin 细胞。在肿瘤细胞周围有大量小淋巴细胞、浆细胞、组织细胞等炎性细胞浸润。

（二）国外诊断标准

国外诊断标准与国内诊断标准相同。

（三）组织学分型标准

1966 年，Lukes 及 Butler 将 HL 分为四种组织学亚型，在国内外广泛应用。

1. 结节硬化型　胶原纤维束将肿瘤组织分割成结节状，淋巴结被膜增厚，R-S 细胞多少不等，核分叶多，核仁不明显，在甲醛固定的标本中，R-S 细胞因胞质收缩而形成明显裂隙，又称"裂隙细胞"，此型约占 70%。

2. 淋巴细胞为主型　R-S 细胞散在，分布于大量小淋巴细胞之间，这些淋巴细胞呈结节状或弥漫状。中性粒细胞和嗜酸性粒细胞缺如。此型占 5%。

3. 混合细胞型　淋巴结结构消失，被膜不增厚，R-S 细胞形态典型，背景细胞多种多样；组织细胞可呈上皮样分化。聚集成肉芽肿样细胞簇。此型占 20%~25%。

4. 淋巴细胞削减型　最为少见，R-S 细胞大量增生，类似肉瘤；淋巴细胞较少。可有弥漫性纤维化。

2001 年 WHO 分类将 HL 分为两大类：一类为经典的 HL，包括富含淋巴细胞的经典 HL、结节硬化型 HL、混合细胞型 HL 和淋巴细胞削减型

HL 四种亚型；另一大类称为结节性淋巴细胞为主型（NLPHL）。NLPHL 的肿瘤细胞为 R-S 细胞的变异型，细胞体积大，有一个大的细胞核和丰富的胞质，胞核折叠或分成多叶，形似爆米花，故称为"爆米花"细胞。衬托于小淋巴细胞及少量组织细胞的背景之中。

【临床分期标准】

1971 年，国际 HL 工作组在美国 Ann Arbor 制订了 HL 临床分期方案。

Ⅰ期：单个淋巴结区域或淋巴组织受累。

Ⅱ期：在膈肌同侧的两组或多组淋巴结受累（纵隔为单一部位；而双侧肺门淋巴结属不同区域）。受累区域数目应以脚注标出（如：Ⅱ$_3$）。

Ⅲ期：受累淋巴结区域或结构位于横膈两侧。可伴有结外器官和部位受累（Ⅲ$_e$），或脾脏受累（Ⅲ$_s$），或同时受累（Ⅲ$_{e+s}$）。

Ⅳ期：除了与受累淋巴结邻近的结外器官也有病变外，一个或多个其他结外部位受累。

各期又按有无"B"症状分为 A 或 B。A：无"B"症状。B：有"B"症状〔即发热（体温 >38℃）；或盗汗；或 6 个月内不明原因的体重下降 >10%〕。

【诊断标准解读】

1. HL 确诊主要依靠病理组织学检查，临床症状与体征只是提示 HL 诊断的可能性，并没有特征性的临床表现或其他实验室检查可用来确定诊断。对于病理活检来说，推荐进行受累淋巴结活检来明确病理诊断，尽量避免穿刺活检，因为穿刺标本量往往不能完全满足病理诊断的要求。

2. HL 传统上分为四种亚型，2001 年起，世界卫生组织将 HL 分为两大类。一类为经典的 HL，包括富含淋巴细胞的经典 HL、结节硬化型 HL、混合细胞型 HL 和淋巴细胞削减型 HL 四种亚型；另一大类称为结节性淋巴细胞为主型（NLPHL）。两类 HL 的治疗方案不尽相同，应该引起临床医师的重视。

3. HL 临床上尽管分为 4 期，但 NCCN 指南建议根据预后和便于治疗将 HL 病人分为 3 组：早期预后好的（没有预后不良因素的Ⅰ、Ⅱ期），早

期预后不良的(有预后不良因素如纵隔肿块巨大、有 B 症状、侵犯多部位和血沉明显增快的Ⅰ、Ⅱ期),和晚期(Ⅲ、Ⅳ期)组。

4. 近年来有研究发现 HL 化疗结束后 PET/CT 复查阴性的病人比 PET/CT 阳性的病人有更高的无病生存率。目前认为 PET/CT 是 HL 临床分期和治疗后疗效评价的一种非常重要的工具。

【病例及诊断解析】

患儿,男,7 岁 3 个月,湖州人,因发现左颈部肿块 2 年,于 2012 年 9 月 5 日入院。入院 2 年前患儿家长无意中发现患儿左颈部一肿块,约指甲盖大小,无疼痛,无发热,无咳嗽气急,无咽喉疼痛,到本地医院就诊,当时考虑淋巴结炎,予"头孢"口服治疗,但肿块未见缩小。1 年半前发现左颈部肿块逐渐增大,约山核桃大小,无局部疼痛不适,2011 年 1 月曾在本地医院行颈淋巴结活检术,术后病理报告为左颈部增生性反应性淋巴结炎。此后,患儿左颈部肿块缓慢增大,7 个月前本地行淋巴结穿刺涂片提示慢性淋巴结炎。2 周前来浙江大学医学院附属儿童医院就诊,在我院耳鼻喉头颈外科住院,于 2012 年 8 月 22 日在全身麻醉下行左颈部淋巴结切除活检术,术后病理报告:淋巴结结构局部破坏,内见核仁明显的 R-S 样细胞增生。免疫组化:大细胞 CD30$^+$,EMA$^±$,EBV$^+$,CD3$^-$,CD20$^-$,ALK$^-$,S-100$^-$,CD68$^-$(组织细胞阳性),Ki-67 部分细胞阳性。病理诊断:(左颈部)霍奇金淋巴瘤(混合细胞型)。过去史、个人史无特殊,家族史:家族中无肿瘤患者。

体格检查:体温 36.5℃,心率 86 次/分,呼吸 22 次/分,血压 107/53mmHg,神清,精神可,全身皮肤未见皮疹及出血点,左颈部可触及直径约 3cm 大小肿块,质地中等,边界清楚,活动稍差,无压痛,无波动感,皮温不高,周边可触及黄豆大小淋巴结数枚,边界清,活动良好。口腔黏膜完整,咽无充血,扁桃体无肿大,颈软,心肺听诊无殊,腹平软,肝脾肋下未及,双下肢无水肿,神经系统检查阴性。血常规:WBC 7.99×10^9/L,N 66.3%,Hb 133g/L,PLT 305×10^9/L;血气、电解质正常;血沉、血生化正常;血凝血功能正常;腹部 B 超示肝、胆、脾、胰、肾、后腹膜、盆腔未见明显异常;PET/CT 示横膈上侧多区域淋巴结受累。骨髓常规涂片示增生性骨髓象。患儿入我科前已经有病理诊断,临床表现主要是无痛性淋巴结肿大,全身 PET/CT 检查只提示横膈上侧淋巴组织受累。故最后诊断:霍奇金淋巴瘤(混合细胞型,Ⅱ期)。

(杨世隆　汤永民)

参考文献

1. NCCN Clinical Practice Guidelines in Oncology. Hodgkin Lymphoma. 2012:1-62.
2. Jaffe ES. The 2008 WHO Classification of Lymphoma: implications for clinical practice and translational research. Hematology Am Soc Hematol Edu Program, 2009:523-531.
3. Schaefer NG, Taverna C, Strobel K, et al. Hodgkin Disease: Diagnosis Value of FDG PET/CT after First-Line Therapy—Is Biopsy of FDG-avid lesions Still Needed? Radiology, 2007, 244(1):257-262.
4. Sher DJ, Mauch PM, Van Den Abbeele A, et al. Prognosis significance of mid-and post-ABVD PET imaging in Hodgkin's lymphoma: the importance of involved-field radiotherapy. Ann Oncol, 2009, 20: 1848-1853.
5. 张之南,沈悌,主编. 血液病诊断及疗效标准. 第 3 版. 北京:科学出版社,2007:220-228.
6. 李洪梅,杨华. 儿童霍奇金淋巴瘤的研究进展. 吉林大学学报(医学版),2004,30(3):292-294.
7. 程翼飞. 儿童霍奇金淋巴瘤的现代诊疗. 国外医学儿科学分册,2002,29(4):174-175.
8. 胡文婷. 儿童霍奇金淋巴瘤研究进展. 国外医学输血与血液学分册,2007,30(4):346-350.

第十一节　神经母细胞瘤

【疾病简介】

神经母细胞瘤(neuroblastoma,NB)是最常见的儿童颅外实体肿瘤之一,占儿童肿瘤的 8%~10%。发病率 1/7000 个活体婴儿,男女发病比率约为 1.1:1。中位发病年龄为 19 个月,其中 <1 岁发病者占 36%,<5 岁发病者占 89%,<10 岁者占 98%。病因及发病机制尚未完全阐明。其预后差

异很大,<1 岁者或分期早者预后良好,但大年龄Ⅳ期患儿预后极差。所不幸的是临床大多数病例初诊时往往已存在远处转移。

【诊断标准】

(一)国内诊断标准

1. 临床表现

(1)发病部位:NB 多数起源于沿交感神经链分布的任意位置,大部分肿瘤原发在腹部(65%),肾上腺原发者在 25%(婴儿)~40%(年长儿童)。部分患儿原发病灶隐蔽(如肾上腺),而首先被发现的是转移病灶如转移至骨髓的肿瘤细胞。

(2)发病年龄:自出生数月至 10 岁内较多见。

(3)临床症状及体征:原发及转移肿瘤压迫症状及体征如腹胀、不适,固定、坚硬的肿块,排尿、排便困难,腹水、下肢阴囊水肿等。转移至肝脏致巨大肝占位者可引起呼吸困难。肾血管受牵拉或压迫可引起肾素介导的高血压。高位胸部和颈部肿块可引起 Horner 综合征。脊柱旁肿瘤扩展到椎间孔、椎管内时,可引起神经根痛、亚急性或急性截瘫及膀胱、肠道功能异常。NB 主要通过淋巴和血流转移。血流转移至远处部位常见于骨、骨髓、肝、皮肤皮下组织、眼眶及周围软组织等,表现为眼球突出及眼眶周围的瘀斑。骨转移者常引起骨痛、跛行。骨髓转移者常见贫血、血小板减少等。全身转移时可致发热。此外,NB 可见伴瘤综合征如阵挛 - 肌阵挛综合征(OMS)、NB 释放血管活性肠肽(VIP)引起的顽固性水样泻等。

2. 影像学检查

(1)计算机断层扫描(CT)、磁共振(MRI)加增强检查为腹部、骨盆及后纵隔原发肿瘤的首选方法,表现为身体中轴两侧的肿块,常有钙化。

(2)全身性 ^{99} 锝骨扫描或间碘苯甲胍(MIBG)用于转移病灶的检查。

3. 其他实验室检查

(1)VMA 和 HVA:NB 分泌儿茶酚胺合成和代谢通路中的多种成分,其代谢产物高香草酸(HVA)和香草扁桃酸(VMA)检测对 NB 有很高的特异性和敏感性,约 85% 患者可阳性。

(2)神经节苷脂酶 D2(GD2):可用流式细胞术分析 NB 的免疫表型,表型特征为 CD45$^-$CD56$^+$GD2$^+$。

(3)血清乳酸脱氢酶(LDH):LDH 水平与体内肿瘤负荷一致。

(4)骨髓涂片找肿瘤细胞:可发现骨髓转移灶,可作为诊断和远处转移的依据。

(5)肿瘤细胞 *N-Myc* 基因拷贝数检查:*N-Myc* 拷贝明显增高与 NB 的不良预后有密切关系。

(6)染色体核型分析:可见多种染色体核型改变,高二倍体核型多见,其中 1p$^-$ 可能与不良预后相关。

4. 诊断标准与鉴别

疾病的确诊包括:①影像学有身体中轴两侧钙化性肿块特征;②尿儿茶酚胺代谢产物 VMA/HVA 增高;③骨髓涂片见有成堆的或称为玫瑰花样分布的肿瘤细胞。当骨髓涂片见有成堆的或称为玫瑰花样分布的肿瘤细胞,并有典型的 NB 影像学表现和 VMA/HVA 增高时即可考虑 NB 的诊断。组织病理学检查是最为可靠的诊断方法,尤其在没有骨髓肿瘤浸润情况下,建议行组织病理学诊断,而不提倡仅通过影像学、VMA 和(或)HVA 增高来诊断。

因 NB 有许多不同的临床表现,所以容易和其他的肿瘤及非肿瘤疾病相混淆。尤其是 5%~15% 不分泌儿茶酚胺类代谢产物的患者,或没有找到原发肿瘤的极少数患者,鉴别诊断比较困难。另一方面,NB 应该与许多非肿瘤性疾病鉴别,伴有骨弥散病灶的患者应与全身性感染及炎症性疾病相鉴别,比如骨髓炎或类风湿关节炎。VIP 综合征易与炎症性肠道疾病混淆,OMS 和共济失调综合征类似于原发性的神经系统疾病。肾上腺原发 NB 也可能被误认为因肾上腺出血所致的肾上腺钙化。肝大的患者必须与多囊肝及代谢性疾病鉴别。病理学上,来自原代或者转移的未分化肿瘤组织与其他小圆细胞肿瘤很相似。骨髓转移病灶的鉴别诊断包括横纹肌肉瘤、尤因肉瘤 / 原始神经外胚层肿瘤(PNET)、淋巴瘤或白血病(特别小巨核细胞性白血病和淋巴细胞性白血病)。NB 细胞表达神经节苷脂 D2(GD2),其免疫表型特征为 CD45$^-$CD56$^+$GD2$^+$,前者可采用 PCR 方法检测,后者可采用流式细胞术检测,有助于和其他肿瘤的鉴别诊断。

（二）国外诊断标准

同国内标准。

【诊断标准解读】

NB 的重要临床特征之一是形成肿块，可以通过影像学包括 B 型超声波、计算机断层扫描（CT）、磁共振（MRI）等对肿瘤的检查有较好的诊断作用，尤其是发病的部位对 NB 的诊断发挥重要作用；其次，B 超、CT 等影像学检查发现肿块中存在钙化灶可以进一步提示 NB 的诊断，但伴有钙化灶的肿块阴影需与结核进行鉴别诊断。NB 细胞属于交感神经元来源的肿瘤，儿茶酚胺代谢活跃，因此，约 85% 的 NB 患者儿茶酚胺代谢产物 VMA/HVA 分泌增加，但由于其儿茶酚胺排泄时间在 24 小时内不是均一的，因此，需要收集 24 小时尿液作定量测定方有诊断意义，这就要求所收集尿液量必须准确，这在婴幼儿患者存在一定的问题，必须注意这一点。骨髓涂片作瑞氏染色后观察细胞形态，可见成堆肿瘤细胞存在，由于大多数 NB 细胞胞质较丰富，这些成堆的肿瘤细胞围在一起形成一个像假性玫瑰花样结构对 NB 诊断有特异性。正因为大多数 NB 细胞处于一定的分化状态，转移至骨髓后可以形成玫瑰花样结构，但如 NB 细胞分化较差，胞质较少时，骨髓转移性肿瘤细胞并不形成玫瑰花样结构，而成散在性分布，后者酷似急性白血病的骨髓象，此时，需要依赖其他免疫组织化学染色加以鉴别。当 NB 相对较早期，尚未转移至骨髓，则需要对肿瘤组织进行活体检查作病理学诊断，后者是确诊 NB 的最可靠依据，凡是能容易取得肿瘤组织的患者尽量取活检组织以获得病理学诊断。此外，为了有效判断预后，对骨髓标本或肿瘤活检标本进行染色体核型分析和 *N-Myc* 基因拷贝数检测，NB 细胞通常超二倍体核型，存在 1P⁻ 核型者与不良预后有关。*N-Myc* 拷贝数增加者，预后不良。

【病例及诊断解析】

患儿，3 岁 2 个月，男，因"苍白、腹胀 1 个月，伴双下肢骨痛 1 周"入院。患儿于 1 个月前开始乏力、食欲缺乏，无明显发热，面色逐渐苍白，无鼻出血、呕血、黑便、血尿等征。1 周前，诉下肢疼痛，不愿行走，前来医院就诊。该患儿既往健康，为独生子女，父母身体健康，否认有肝炎、结核等家族史。体格检查：一般情况尚可，生命体征稳定，R 26 次 / 分，P 108 次 / 分，BP 98/58mmHg，中度贫血貌，浅表淋巴结绿豆大，咽不充血，心肺听诊无殊。腹稍胀，软，右上腹触及 8cm×9cm 肿块，质地偏硬，边界尚清楚，触痛不明显。肝右肋下 1cm，质软，脾肋下未触及。双下肢无肿胀，双侧胫骨干有压痛。中枢神经系统检查阴性。血常规 WBC $8.2×10^9$/L，淋巴细胞 65%，中性粒细胞 30%，单核细胞 5%，血红蛋白 72g/L，血小板计数 $125×10^9$/L。腹部 B 超发现 7.5cm×8.8cm 低回声区，内部密度不均匀，中央部位散在分布见高密度灶。腹部 CT 示右侧肾上腺位置见一 7.6cm×8.9cm 低密度肿块阴影，中央部位散在钙化灶，肝、脾、双侧肾脏正常。腹腔淋巴结未见明显肿大。胸部 CT 未见明显异常。双下肢长骨 X 线片示虫蚀样骨质破坏。髂后上棘骨髓穿刺涂片，有核细胞增生，粒系、淋巴系稍增生，红系受抑，巨核细胞系正常。片尾部见数堆肿瘤细胞，形态偏大，胞质较丰富，呈玫瑰花样排列，免疫荧光染色示 CD45⁻CD56⁺GD2⁺ 表型。24 小时尿 VMA 测定结果：56.3mg/L（参考值 <3.5mg/L）。*N-Myc* 拷贝数 15 拷贝。根据目前情况，诊断为神经母细胞瘤，Ⅳ 期。该患儿需要与以下疾病鉴别诊断：①恶性淋巴瘤：患儿有腹部肿块伴有中度贫血，应考虑有恶性淋巴瘤的可能，但患儿除腹部肿块外，B 超、CT 等影像学检查未见有腹腔淋巴结肿大，骨髓有成堆肿瘤细胞出现，免疫组织化学染色为 CD45⁻、CD56⁺ 和 GD2⁺，说明肿瘤细胞为神经源性，而非血液系统肿瘤，故可以排除。②肾母细胞瘤：患儿 3 岁 2 个月，也是肾母细胞瘤的好发年龄，腹部巨大肿块，位于右肾上极，需与肾母细胞瘤鉴别。该患者肾脏结构未见破坏，但有骨髓转移，VMA 增高、GD2 阳性，不符合肾母细胞瘤的诊断。③腹腔淋巴结结核：患儿有腹部肿块，并有钙化阴影，需与 TB 鉴别诊断。患儿无结核家族史或结核接触史，无肺部表现，基本可排除。必要时作 PPD 试验、T-Spot 试验检查以进一

步排除 TB 诊断。

（汤永民）

参考文献

1. Brodeur GM, Maris JM.Neuroblastoma//Pizzo PA, Poplack DG. Principles and practice of pediatric oncology. 5th ed. Philadelphia：JB Lippincott, 2006：933-970

2. Seeger RC, Bordeur GM, Sather H, et al. Association of multiple copies of the N-myconcogene with rapid progression of neuroblastomas. N Eng J Med, 1985, 313：1111-1116

3. 汤静燕, 李志光, 主编. 儿童肿瘤诊断治疗学. 北京：人民军医出版社, 2011：PP353-365

第十二节　恶性组织细胞病

【疾病简介】

朗格汉斯细胞组织细胞增生症（Langerhans cell histiocytosis, LCH）为组织细胞增生症 I 型。1953 年 Lichtenstein 将一组以组织细胞浸润为主的疾病命名为组织细胞增生症 X。因其共同病理特点为朗格汉斯组织细胞浸润，故最近重新命名为朗格汉斯细胞组织细胞增生症（LCH）。对该病的发病机制尚未完全阐明，最近发现，该病是朗格汉斯组织细胞中 BRAF 基因 V600E 突变所致，是一种特殊的恶性肿瘤。

【诊断标准】

（一）国内诊断标准

1. 临床表现　可具备下列一种或多种症状或体征：

（1）发热：热形不规则，可呈周期性或持续性高热。

（2）皮疹：主要分布于躯干、头皮和发际。起初为淡红色丘疹，继呈出血性或湿疹样脂溢性皮疹，继而结痂，触之有皮肤粗糙感觉，脱痂后留有皮肤色素缺失。

（3）齿龈肿胀、发炎、牙齿松动或突眼，或耳流脓，或多饮多尿。

（4）呼吸道症状：咳嗽，重者喘憋、发绀，但肺部体征不明显，呼吸道症状可反复出现。

（5）肝、脾、淋巴结肿大或有贫血。部分病人合并黄疸。

（6）骨损害：颅骨、四肢骨、脊柱、骨盆可有缺损区。

2. X 线检查

（1）骨骼：长骨和扁平骨均可发生骨质破坏，病变特征为溶骨性骨质破坏。扁平骨病灶为虫蚀样至巨大缺损，颅骨巨大缺损可呈地图样。脊椎多为椎体破坏，呈扁平椎，但椎间隙不变窄。长骨多为囊状缺损，无死骨形成。

（2）胸片：肺部可有弥漫的网状或点网状阴影，尚可见局限或颗粒状阴影，需与粟粒型结核鉴别，严重病例可见肺气肿或蜂窝状肺囊肿、纵隔气肿、气胸或皮下气肿等。

3. 实验室检查

（1）血象和骨髓象：无特殊性改变，以不同程度贫血较多见，多为正细胞正色素性。重症患者可见血小板降低。有血象异常者应做骨髓检查，可有朗格汉斯细胞增生浸润。

（2）常规免疫检查大多正常，T 抑制细胞和 T 辅助细胞均可降低，可有淋巴细胞转化功能降低，T 淋巴细胞缺乏组胺 H_2 受体。

（3）肝功能异常：婴儿病例常合并肝功能损害，表现为谷丙转氨酶（GPT）、谷草转氨酶（GOT）、谷氨酰转肽酶（γ-GT）升高，总胆红素、直接和间接胆红素增高，乳酸脱氢酶（LDH）、胆汁酸均明显升高。直接胆红素、胆汁酸持续增高者提示预后不良。部分病例因肝功能异常可伴有凝血功能异常，表现为 PT、APTT、D- 二聚体不同程度升高，并可有出血倾向。

（4）病理活检或皮肤印片：病理活检是本病诊断依据，可做皮疹、淋巴结和病灶局部穿刺物或刮除物病理检查。病理学特点是有分化较好的组织细胞增生，此外可见到泡沫细胞、嗜酸性粒细胞、淋巴细胞、浆细胞和多核巨细胞，不同类型可由不同细胞组成，严重者可致原有组织破坏，但见不到分化较差的恶性组织细胞。慢性病变中可见大量含有多脂质性的组织细胞和嗜酸性粒细胞，形成嗜酸性粒细胞肉芽肿,增生中心可有出血和坏死。

肝脏活检:具有明显黄疸而无其他组织可供活检时,可考虑做肝穿刺活检。病理检查表现为朗格汉斯细胞增生浸润,常伴有胆管炎症或胆管周围炎,病期较长时,可有胆管狭窄或局部扩张等改变,具有诊断特异性。

免疫组织化学染色:① S-100 蛋白;② CD1a;③ ATP 酶;④ α-D- 甘露糖酶;⑤花生凝集素。

(5) 电镜检查:可见 Langerhans 巨细胞,该细胞是一种个体较大的单个核细胞,直径可达 13~15μm,胞体不规则。胞质中可见分散的细胞器,称为 Langerhans 颗粒或 Birbeck 小体,颗粒长 190~360nm,宽 33nm,末端可呈囊状扩张,形态酷似网球拍。细胞核不规则,常呈扭曲状,核仁明显,多为 1~3 个。

4. 诊断标准与鉴别 凡符合以上临床、实验室和 X 线特点,并经普通病理检查结果证实,即可作出初步诊断。如病理学检查中显示 S-100 蛋白、CD1a 免疫组织化学染色阳性,或电镜检查发现典型朗格汉斯细胞,并见 Birbeck 小体,即可确诊。

临床分型分级采用国际统一标准。

本症应与某些骨骼、淋巴和皮肤器官的疾病以及其他组织细胞增多症相鉴别。

(1) 婴儿朗格汉斯细胞组织细胞增生症常伴有躯干部皮疹,类似于皮肤湿疹、真菌感染、脂溢性皮炎等皮肤病,需经皮肤活检病理检查予以鉴别。

(2) 急性白血病:伴有肝、脾、淋巴结肿大合并发热和血象异常者,应与急性白血病鉴别,骨髓穿刺检查有助于与急性白血病的诊断。

(3) 结核病:追问结核家族史阳性、胸部 X 线片特征性改变、皮肤 PPD+ 及血清 T-SPOT 试验 + 有利于结核病的诊断。

(4) 组织胞浆菌病:属于真菌病,病灶活检特殊染色检查或病原体培养可发现特殊病原体者可以确诊。

(5) 溶血性贫血:伴有贫血、网织红细胞增高、黄疸者需与溶血性贫血鉴别诊断,这些病例

大多见于婴儿,以直接胆红素增高为主,且常有 LCH 其他表现如皮疹、骨质破坏等症状,不难鉴别。

(6) 中耳炎或外耳道炎:婴儿 LCH 伴有耳流脓或渗液现象需与中耳炎或外耳道炎鉴别,LCH 的其他表现有助于鉴别。

(7) 其他可导致骨质破坏的疾病:伴有骨质破坏者,应与骨髓炎、骨肿瘤(Ewing 瘤、成骨细胞肉瘤)、神经母细胞瘤骨侵犯、骨结核等鉴别,需要结合各疾病的临床特点、实验室检查和病理检查等予以鉴别。

(8) 尿崩症:合并尿崩症者应与中枢性尿崩症、肾性尿崩症鉴别,可通过检测抗利尿激素、肾素 - 血管紧张素 - 醛固酮系统测定以及头颅 CT、MRI 等鉴别。

(二)国际诊断标准

1. 临床表现 包括皮疹、骨损害、肺部病变、肝脾大、淋巴结肿大、口腔损害、神经内分泌系统和骨髓受累等有利于提示诊断。

2. 实验室检查

(1) 血常规:如有异常需作骨髓检查。

(2) 肾功能:部分病例可有异常。

(3) 胸部 X 线检查:可见网点状阴影和(或)囊状气肿,极易发生肺气肿、气胸等。

骨骼 X 线检查可见单部位或多部位骨质缺损,表现为溶骨性损害。如发现有一处损害,应加检查其他部位骨骼,特别是头颅、脊柱、骨盆和四肢近端骨骼等。

(4) 疑有肺功能下降者应做血气分析和肺功能检查。

(5) 血清蛋白电泳。

(6) 免疫学检查:包括 T、B 细胞计数,T 细胞亚群分析,体外淋巴细胞功能检查,定量和迟发超敏反应等。

3. 病理检查

(1) 普通病理检查:同国内诊断标准。

(2) 免疫组织化学染色:① S-100 蛋白;② CD1a;③ATP 酶;④ α-D- 甘露糖酶;⑤花生凝集素;⑥朗格林蛋白(langerin)(CD207)。

(3) 电镜超微结构检查:同国内诊断标准。

4. 诊断的可信度分为三种程度

(1) 初步诊断：依据临床、实验室、X 线和普通病理结果而定。

(2) 诊断：在初步诊断的基础上，须有以上四种免疫组织化学染色中 2 种或 2 种以上阳性。

(3) 确诊：依据临床、实验室、X 线结果，并经超微结构检查，发现 Birbeck 小体或组织细胞经免疫组织化学染色发现 CD1a 或 CD207 阳性者可以确诊。

5. 临床分型分级

(1) 临床分型：

1) Ⅰ型：骨骼或软组织的单部位损害，不表现出器官功能异常者。

2) Ⅱ型：骨骼或软组织多部位(2 个或 2 个部位以上)损害，不表现器官功能异常者。此型可合并眼、耳或脊柱病变，或仅为皮肤的多部位损害或有发热、体重减轻、生长缓慢等。

3) Ⅲ型：有器官功能异常者，包括肝、肺功能异常或血细胞减低者(须除外因脾功能亢进引起的血细胞减少)。

(2) 分级：

1) 根据以下三方面指标进行积分：

年龄：<2 岁为 1 分，≥2 岁为 0 分。

受累器官：≥4 个为 1 分，<4 个为 0 分。

功能损害：有者为 1 分，无者为 0 分。上述受累器官主要指皮肤、骨骼、淋巴结、肝脾、神经、内分泌、口腔和骨髓。功能受损指肝、肺和骨髓功能。

2) 根据累积分数进行分级：

0 分：　　Ⅰ级

1 分：　　Ⅱ级

2 分：　　Ⅲ级

3 分：　　Ⅳ级

【诊断标准解析】

朗格汉斯细胞组织细胞增生症由于病因及发病机制尚未完全阐明，临床表现多样，容易与其他疾病如脓毒症、结核病、白血病、淋巴瘤、病毒感染、其他肿瘤等相混淆。但也有其特征：①单个病灶或多个病灶；②皮疹具有特征性：呈出血性，触之有粗糙感；③骨质灶性破坏，特别是颅骨的虫蚀样骨质破坏具有特征性，病理检查病灶内为大量朗格汉斯组织细胞浸润，S-100、CD1a 及 CD207 阳性。电镜检查可发现有 Birbeck 小体；④年长儿童可合并尿崩症(颅骨缺损、突眼、尿崩症为旧称韩-薛-柯氏病的三大特征)；⑤婴幼儿常伴有多脏器功能受累，如高出皮面的出血性皮疹、肝脾淋巴结肿大、黄疸、肝功能异常、颅骨灶性骨质破坏等，旧称勒雪病；⑥与发病年龄有很大的关系，年龄越小，受累的脏器越多，病情越严重，预后也越差；⑦最近发现，朗格汉斯组织细胞内有 BRAF 基因的突变(V600E)有利于 LCH 的诊断。掌握这些诊断标准的特点，可灵活应用于某一病人。但 LCH 合并其他疾病时，可使疾病变得更为复杂，需结合各种疾病各自固有的特征性改变加以区别诊断。

【病例及诊断解析】

患儿，男，10 个月，发热伴皮疹 10 天，黄疸 2 天，于 2011 年 8 月 12 日入院。入院前 10 天开始出现不规则发热，体温波动在 37.5~39℃之间。同时，出现腹部皮肤少许瘀点，并逐渐增多增密，扩展至前胸部、背部，左耳流脓，有臭味。入院前 2 天开始，皮肤开始发黄。病来无咳嗽、咳痰、气促、发绀、呕吐、腹泻等症。患儿 G_1P_1，足月剖宫产，出生体重 3500g。否认结核、肝炎家族史。父母身体健康。体检：T 38.3℃，P 110 次/分，R 26 次/分，BP 80/50mmHg，皮肤巩膜中度黄染，腹部、胸部及背部多发性皮疹，紫红色，呈出血和脂溢性，触诊觉皮肤粗糙。轻度贫血貌，颈部、下颌下、腋下、腹股沟淋巴结黄豆大小数枚，质地中等，无融合，似无触痛。左耳流脓，少许血迹。下齿槽骨有破坏，下列乳牙三颗，高低不平。咽部轻度充血，扁桃体Ⅰ度肿大，心肺听诊无阳性发现。腹稍胀，叩诊鼓音，移动性浊音阴性。肝肋下 4cm，剑突下 5.5cm，质地中等。脾肋下 3cm，质地中等。左侧顶部颅骨软化，局部有 1cm×1.5cm 的小包块，质地柔软。实验室检查，血 WBC $13×10^9$/L，L 65%，N 33%，M 2%，幼稚细胞及异常淋巴细胞未见，Hb 89g/L，网织红细胞 2%，PLT $143×10^9$/L，CRP 20mg/L，PCT 0.2ng/ml。肝肾功能检查：总蛋白 61g/L，白蛋白 41g/L，球蛋白 20%，白球比例 1.55∶1；总胆红素 189μmol/L，直接胆红素 138μmol/L，间接胆红素 51μmol/L；GPT 133U/L，GOT 98U/L，γ-GT 122mmol/L，胆汁酸 54mmol/L。肌酐 67μmol/L，尿素氮 12mmol/L。血清甘油三酯正常范围。血清铁蛋白 430mg/L。骨髓穿刺检查结果：有核细胞增生中度活跃，粒细胞占有核细胞的 55%，有少许中毒颗粒。有核红细胞占 25%，成熟淋巴细胞 20%。巨核细胞中等量，全片 89 个 / 玻片，产板功能正常。凝血功能正常。ESR 30mm/h。皮肤 PPD 试验阴性。CMV、EBV、甲乙丙丁戊肝炎病毒抗体正常范围。肺部 X 线片检查示肺纹理增粗。腹部 B 超示肝肋下 5cm，回声稍粗糙，脾脏肋下 4cm，回声均匀。肝脾均未见占位性病变。头颅正侧位 X 线片示双侧顶骨、左侧枕骨可见大小不一的虫蚀样骨质破坏，边缘不规则，直径 1.2~2.2cm，以左顶部缺损最大，面积约为 2cm×2.2cm。皮肤活组织病理检查示皮下有大量组织细胞样细胞浸润，组织化学染色提示 S-100、CD1a 阳性。根据临床表现和实验室检查结果，初步诊断为朗格汉斯细胞组织细胞增生症（Ⅳ级）。鉴别诊断：①细菌、真菌性脓毒症：该患儿有发热、淋巴结肿大、肝脾大、黄疸、血象增高、CRP 偏高，要考虑脓毒症的可能，但皮疹、皮肤活检病理检查结果、颅骨缺损不能单用脓毒症解释，血病原体培养结果有助于鉴别。②结核

病：患儿皮肤皮疹、肝脾大、淋巴结肿大、长期发热等，应与结核病鉴别诊断。该患儿无结核病密切接触史、皮肤 PPD 试验阴性，皮肤活检结果不符合结核病诊断。③白血病合并感染：患儿肝脾大、淋巴结肿大、WBC 偏高合并贫血，要考虑白血病的可能，但骨髓检查未见幼稚细胞浸润可以排除。④恶性淋巴瘤：患儿淋巴结肿大、肝脾大、骨质破坏、贫血、发热等需与恶性淋巴瘤鉴别。但颅骨虫蚀样骨质破坏、皮肤活检发现组织细胞浸润，细胞化学染色提示 S-100、CD1a 阳性不支持恶性淋巴瘤的诊断，必要时可做淋巴结活检以明确诊断。⑤病毒感染：患儿有发热、淋巴结肿大、肝脾大、黄疸、肝功能损害，需与病毒如 EBV、CMV 感染鉴别。该患儿 EBV、CMV IgG、IgM 阴性，病毒 -DNA 拷贝数正常，不支持 EBV、CMV 感染的诊断。

（汤永民）

参考文献

1. Ladisch S, Jaffe ES. Histiocytosis//Principle & Practice of Pediatric Oncology (5th edition). Pizzo PA, Poplack DG. Philadelphia：Lippincott Williams & Wilkins，2006：769-786.
2. 汤静燕，李志光，主编 . 儿童肿瘤诊断治疗学 . 北京：人民军医出版社，2011：274-289.
3. 张之楠，沈悌，主编 . 血液病诊断及疗效标准 . 第 3 版 . 北京：科学出版社，2007：248-250.

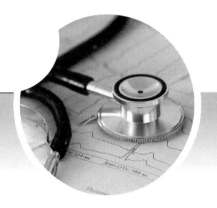

第八章 内分泌系统疾病

第一节 生长激素缺乏症

【疾病简介】

生长激素（growth hormone，GH）缺乏症（growth hormone deficiency，GHD）是由于垂体前叶合成和分泌生长激素（GH）部分或完全缺乏，或由于结构异常等所致的生长发育障碍性疾病，其身高处在同年龄、同性别正常健康儿童生长曲线第 3 百分位数以下或低于平均数减 2 个标准差，符合矮身材标准，发生率约为 20/10 万 ~25/10 万。生长激素缺乏症的诊断依靠 GH 测定，特别是 GH 药物激发试验。

【诊断标准】

（一）国内诊断标准

国内尚无统一的诊断标准或指南。临床上需要依据身材、生长速率、骨龄、GH 等因素综合诊断。主要依靠 GH 测定，但正常人血清 GH 值很低，且呈脉冲式分泌，受各种因素影响，故随意取血测血 GH 对诊断 GHD 没有意义，对怀疑 GHD 儿童必须做 GH 药物刺激试验，以判断垂体分泌 GH

的功能。主要诊断依据：

1. **身材矮小** 身高落后于同年龄、同性别正常儿童第 3 百分位数（或 –2SD）以下。

2. **生长缓慢** 生长速度 <4cm/y。

3. **骨龄落后** 骨龄落后于实际年龄 2 年以上。

4. **GH 刺激试验** GH 部分缺乏（GH 峰值 5~10μg/L）或完全缺乏（GH 峰值 <5μg/L）。

GHD 一旦确立，一方面需要进行下丘脑 - 垂体轴的其他功能检查，以判断下丘脑 - 垂体 - 甲状腺轴、肾上腺轴和性腺轴的功能；另一方面还需要进行影像学（如下丘脑、垂体及周边）、基因（如 *GH1* 基因）等检查，进行病因学诊断。

（二）国外诊断标准

2000 年生长激素研究协会（GH Research Society）在 J Clin Endocrin Metab 发表了"儿童和青少年 GHD 诊断和治疗指南（Consensus guidelines for the diagnosis and treatment of growth hormone deficiency in childhood and adolescence）"，提出 GHD 需要从临床、生长评估、GH-IGF 轴生化试验和影像学检查综合评估。

1. **临床方面** 需要立即进行 GHD 检测的临床标准：

（1）严重的身材矮小：低于平均身高 3SD 以上。

（2）身高低于父母身高中值（mid parental height，父亲身高 /2+ 母亲身高 /2）1.5SD 以上。

（3）身高低于平均身高 2SD 以上、超过 1 年生长速率低于同龄儿 1SD 以上；或 2 岁以上的儿童，超过 1 年身高 SD 下降 0.5 以上。

（4）虽无身材矮小，但超过 1 年生长速率低于 2SD；或者超过 2 年生长速率低于 1.5SD。这可能是婴儿期 GHD 或继发性 GHD。

（5）有颅内病变的表现。

（6）有多垂体激素缺乏症（multiple pituitary hormone deficiency，MPHD）的表现。

（7）有新生儿 GHD 的表现（如低血糖）。

2. 影像学评估

（1）骨龄评估：1 岁以上生长障碍患儿应常规进行左手腕的骨龄评估，不到 1 岁的婴儿，可采用膝关节和踝关节 X 线进行骨龄估计。

（2）中枢神经系统影像学检查：对明确或怀疑颅内肿瘤、视神经萎缩、中隔 - 视神经发育不良或其他结构异常或发育异常，均应该行头颅 MRI 或 CT 检查。

3. 生化评估

（1）GH 的药物激发试验：过夜禁食后，采用合适药物进行个体标准化 GH 的药物（精氨酸、可乐定、胰高血糖素、胰岛素或左旋多巴）激发试验。临床上传统将 GH 峰值浓度低于 10μg/L 作为支持 GHD 的诊断。

（2）类胰岛素生长激素 -1（insulin-like growth factor 1，IGF-1）和 IGF 结合蛋白 3（IGFBP-3）检测：IGF-1 和 IGFBP-3 的参考值范围与年龄、性别和营养状态等相关。IGF-1 和（或）IGFBP-3 值低于 2SD，同时排除其他原因的，强烈提示 GH 轴异常。

（3）新生儿期的检测：在没有代谢性异常情况下出现新生儿期低血糖的患儿均应该检测 GH 水平。多克隆 RIA 检测新生儿随意 GH 小于 20μg/L 均要考虑新生儿 GHD。IGFBP-3 检测对婴儿期 GHD 有一定诊断价值。

4. 基因检测 GHD 和 MPHD 确切病因（如 PROP1 和 POU1F1 突变）正在越来越多地被认知。考虑需检测的患儿：①早期发病的生长不良；②阳性家族史和近亲结婚的子女；③身高低于平均值的 3 个标准差以上；④GH 药物激发（包括 GHRH 激发试验）试验 GH 峰值极低，IGF-1 和 IGFBP-3 水平非常低。然而，基因突变检测目前主要还处于实验室研究，部分第三方检测公司已经开始开展相关基因突变的检测。

【诊断标准解读】

1. 由于各种不同药物的 GH 刺激试验均存在一定局限性，单个药物刺激试验有较高的假阳性（15%），因此必须两种以上药物刺激试验结果都不正常时，才可确诊为 GHD。

2. 胰岛素药物激发是通过胰岛素诱发低血糖激发 GH 分泌，因此如果用药 30 分钟后，血糖仍然不低于 2.4mmol/L，应该追加半量胰岛素，否则会有较高假阳性。

3. 胰岛素药物激发需要空腹进行，对于年龄较小的儿童要特别注意低血糖症状包括低血糖惊厥等严重反应。试验进行前要备好高糖，有严重低血糖反应时（如低血糖惊厥、血压不稳等），应该及时停止试验，补充高糖。

4. 如果同时有甲状腺激素功能减低者，GH 药物激发出现假阳性比例更高，应该在甲状腺激素替代后再行 GH 药物激发。

5. 任意血 GH 和运动等生理激发对诊断 GHD 意义不大，但任意血 GH 和运动等生理激发后 GH 高于正常值（国内 >10μg/L），基本可排除 GHD。需要注意的是，GH 高于正常值同样存在假阴性，包括部分 GH 分泌紊乱患儿，总体 GH 分泌不足，但可能在某个时间点或时间段分泌高峰可在 10μg/L 以上。

6. 若需区别病变部位是在下丘脑还是在垂体，须作 GH 释放激素（GHRH）刺激试验。

7. 国内 GH 药物刺激试验 GH 峰值正常值为 >10μg/L，与美国等国家一致；其中 GH 部分缺乏（GH 峰值 5~10μg/L）或完全缺乏（GH 峰值 <5μg/L）。GH 部分完全缺乏者，假阳性比例低，人重组生长激素（rhGH）治疗效果较好。国外

有少部分国家（意大利）采用 GH 峰值 7μg/L 为阈值。

【病例及诊断解析】

病例：患儿，男，13 岁 11 个月，因体格生长缓慢近 14 年，于 2011 年 12 月就诊。患儿为孕约 39 周自然分娩，否认有窒息抢救史，出生体重 3.1kg，出生身长约 50cm，出生约 6 个月就较同龄儿矮小，3~4 岁后每年仅长 1~2cm。无反复发热、呕吐、腹泻，无头痛、眩晕、复视等症状，无头颅外伤史。由于身高原因推迟上学 2 年，现学习成绩优良。既往无其他重大疾病史。家族无类似矮身材：父亲身高 167cm，母亲身高 157cm；弟弟 9 岁，身高 132cm；体重无异常；爷爷和姑姑有精神性疾病。

体格检查：身高 102cm（<P3），体重 23kg。精神佳，对答准确。肢体匀称，未见畸形。皮肤不粗糙，无水肿。心律齐，心率约 75bpm，胸骨左缘第 3~4 肋间隙可闻及Ⅲ/6 收缩期杂音，无震颤，两肺听诊正常。脊柱无侧弯，腹平软，肝脾肋下未及，无压痛或反跳痛。颈无抵抗，双侧巴宾斯基征阴性。

辅助检查：胰岛素激发试验 GH 峰值 1.01μg/L，精氨酸激发试验 GH 峰值 0.32μg/L，IGF-1 为 23μg/L，IGFBP-3 为 1.22mg/L。甲状腺功能检测 T_3 为 1.25nmol/L，T_4 为 85.7nmol/L，TSH 为 2.35mU/L，FT_3 为 7.4pmol/L，FT_4 为 33.4pmol/L，抗甲状腺球蛋白抗体（TGAb）和抗甲状腺过氧化酶抗体（TPOAb）均阴性；空腹血糖 5.4mmol/L，空腹胰岛素 6.36pmol/L。基础促卵泡生成素（FSH）1.23IU/L、促黄体生成素（LH）0.47IU/L、睾酮（T）2.43mmol/L、泌乳素（PRL）8.96μg/L。血气分析和电解质、肝肾功能、ACTH、COR、血常规、尿常规和染色体均在正常范围。左手腕骨片显示腕部骨化 5/10，未见骨骼畸形。腹部肝胆脾和肾上腺 B 超未见异常。心脏超声示先天性心脏病：房间隔基部缺损 0.4cm。头颅 MIR：垂体和垂体柄未见异常。最后诊断：①完全性生长激素缺乏症，原发性？②先天性心脏病：房间隔缺损 0.4cm。

本患儿有 GHD 临床特点：①身材矮小：14 岁身高仅 102cm，在同年龄、同性别正常儿童第 3 百分位数以下；②生长缓慢：年生长率 <4cm；③骨龄落后：患儿左腕骨骨化中心仅 5 颗，骨龄约 4 岁，明显小于实际年龄；④身材匀称、智能与年龄相称；⑤低 IGF-1：23μg/L。再通过病史、体检（体型是否匀称）、甲状腺激素、染色体等测定排除足月小样儿（SGA）、软骨发育不良、甲状腺功能减退、染色体病等疾病。最重要是 GH 刺激试验示 GH 峰值为 1.01μg/L，可以确诊为 GHD。

诊断解析：患儿无自身免疫性疾病表现，甲状腺激素自身抗体均阴性，不支持自身免疫性疾病。垂体影像学排除垂体柄中断综合征或颅内占位性疾病等继发的 GHD。患儿目前甲状腺激素、皮质激素轴正常，不支持联合垂体激素缺乏症；但由于患儿目前身材矮小明显、第二性征未现，也没有进行性激素激发实验或相关遗传学（基因突变）检测，并不能完全排除 MPHD。因此，需要继续观察患儿性发育情况，必要时行性发育相关检测；有条件可行相关基因（GH1、PROP 1 和 POU1F1 基因）突变检测，以协助病因诊断。

由于 GH 为脉冲式分泌，其药物刺激试验也存在较高假阳性，因此近年来国外有提出参考 IGF-1 和 IGFBP-3 测定值诊断 GHD 的观点。与 GH 不同，IGF-1 和 IGFBP-3 分泌模式为非脉冲式分泌，较为稳定。IGF-1 主要以蛋白结合的形式（IGF-BPs）存在于血液循环中，其中以 IGFBP-3 为主（95% 以上），IGFBP-3 参与 IGF-1 的运送和调节，其合成也受 GH-IGF 轴的调控。但目前还存在一定限制：①两者水平随年龄差异较大，尤其在 5 岁以下儿童甚低，需要按照不同性别和年龄段建立参考值；②两者还受营养状态、性发育成熟和甲状腺功能状况等因素的影响。目前 IGF-1 和 IGFBP-3 一般作为 5 岁到青春发育期前儿童 GHD 筛查检测。

GHD 确诊后，应该进一步探讨其病因，对于原发性的尽可能进行遗传学检测，以助于遗传咨询的开展；继发性的要针对原发病进行治疗。临床儿科医师应高度重视 GHD 的早期诊断和早期干预,rhGH 替代治疗不仅能改善患儿外形(身高)和脂类代谢,还可减少或改善儿童自卑等心理的发生和发展。

(邹朝春)

参考文献

1. Growth Hormone Research Society. Consensus guidelines for the diagnosis and treatment of growth hormone (GH) deficiency in childhood and adolescence:summary statement of the GH Research Society. GH Research Society. J Clin Endocrinol Metab,2000,85(11):3990-3993.

2. Stanley T. Diagnosis of growth hormone deficiency in childhood. Curr Opin Endocrinol Diabetes Obes,2012,19(1):47-52.

3. Webb EA,Dattani MT. Diagnosis of growth hormone deficiency. Endocr Dev,2010,18:55-66.

4. Badaru A,Wilson DM. Alternatives to growth hormone stimulation testing in children. Trends Endocrinol Metab,2004,15(6):252-258.

5. Ho KK; 2007 GH Deficiency Consensus Workshop Participants. Consensus guidelines for the diagnosis and treatment of adults with GH deficiency II:a statement of the GH Research Society in association with the European Society for Pediatric Endocrinology,Lawson Wilkins Society,European Society of Endocrinology,Japan Endocrine Society,and Endocrine Society of Australia. Eur J Endocrinol,2007,157(6):695-700.

6. Molitch ME,Clemmons DR,Malozowski S,et al. Evaluation and treatment of adult growth hormone deficiency:an Endocrine Society clinical practice guideline. J Clin Endocrinol Metab,2011,96(6):1587-1609.

7. 岑晶,顾锋. 成人生长激素缺乏症诊断与治疗指南解读. 中国实用内科杂志,2011,31(8):608-612.

8. 李筠. 生长激素缺乏症的诊断和治疗. 现代实用医学,2004,16(9):509-510.

9. 魏虹,梁雁,王慕逖. 矮小的生长激素 - 胰岛素样生长因子轴功能的检查. 中华儿科杂志,2005,43(2):99-103.

10. 陈王利,相胜霞. 生长激素测定在矮小儿童诊断中的价值. 河北医药,2007,29(12):1376-1377.

第二节　尿崩症

【疾病简介】

尿崩症(diabetes insipidus,DI)是由于人体的抗利尿激素(ADH;又称垂体加压素,AVP)分泌不足,或肾脏病变引起肾远曲小管、集合管上皮细胞 AVP 受体和(或)水孔蛋白及受体后信息传递系统缺陷对 ADH 失去反应,致肾小管吸收水的功能障碍,从而引起多尿、烦渴、多饮与低比重尿和低渗尿为特征的一组病症。按照其发生的部位分为中枢性(central DI,CDI)和肾性尿崩症(nephrogenic DI,NDI);按照病因一般分为原发性(包括特发性和遗传性)和继发性。

多尿是指 24 小时尿量超过 $2L/m^2$ 或新生儿超过 150ml/kg,2 岁内超过 100~110ml/kg,2 岁以上儿童及成人超过 40~50ml/(kg·24h)。

【诊断标准】

(一)国内诊断标准

国内尚无统一的诊断标准或指南,主要依据临床表现、血尿比重 / 渗透压、禁水 - 加压素试验以及 ADH 检测进行诊断和鉴别诊断。

1. **临床表现**　多尿、烦渴、多饮。

2. **尿比重**　低比重尿(<1.005~1.010)、低渗透压尿(<300mOsm/kg)、尿渗透压 / 血渗透压 <1。

3. **禁水试验**　禁水试验排除精神性烦渴,加压试验主要用于鉴别中枢性和肾性尿崩症。

禁水试验:晨起先使患儿自由饮水后不再饮水并禁食,排空膀胱,测体重、血压,采血测血钠和血渗透压,然后限制饮水 6~16 小时(多 6~8 小时),每小时排尿 1 次,测尿量、比重、渗透压和体重,6 小时后再采血和留尿,化验同前。试验过程中如果继续排低渗尿,体重下降 3%~5%,血钠 >145mmol/L 或血浆渗透压 >290mmol/L 时可确诊为尿崩症。如体重下降不明显,尿比重和渗透压上升,血钠和渗透压不变,则为精神性烦渴。

试验过程中,当出现持续性稀释尿,连续 2 次尿渗透压相差 <30mmol/L 或血钠 >150mmol/L,体重下降 5% 时，应该及时停止禁水试验，进入加压素试验。

4. 加压素试验 常于禁水试验确诊为尿崩症后随即进行，在排尿并采血后，皮下注射血管加压素 5U，在 30、60 和 120 分钟排尿 1 次，记录尿量、比重和渗透压，持续 2 小时。若尿比重和渗透压明显上升则为中枢性尿崩症，否则为肾性。

5. 血浆 ADH 测定 正常人血 ADH 为 2.3~7.4pmol/L（放射免疫法），禁水后明显升高。中枢性尿崩症患者血浆 ADH 低于正常肾性尿崩症 ADH 正常或偏高。

（二）国外诊断标准

国外尚无统一的诊断标准或指南，主要依据临床表现、血尿比重 / 渗透压、禁水 - 加压素试验、ADH 检测以及合理的流程进行诊断和鉴别诊断。德国 Fenske W 等于 2012 年在 J Clin Endocrinol Metab 上发表的一个尿崩症的诊断要点和流程（图 8-1）。

【诊断标准解读】

1. 部分性中枢性尿崩症和精神性烦渴患者因长期多尿，肾髓质因洗脱（washout）引起渗透梯度降低，影响肾脏对内源性 ADH 的反应性，故不

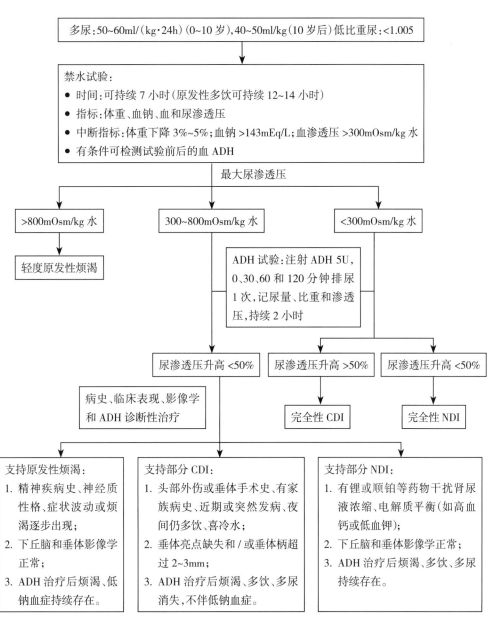

图 8-1 尿崩症的诊断要点和流程

易与部分性肾性尿崩症相鉴别,此时在做禁水试验同时,应做血浆 ADH 测定,血、尿渗透压测定有助于鉴别诊断。

2. 中枢性尿崩症诊断一旦成立,应进一步明确部分性还是完全性,努力寻找病因学依据,可测定视力、视野,脑部包括下丘脑 - 垂体部位 CT 和 MRI 检查。如果确实没有脑部和下丘脑 - 垂体部位器质性病变的依据,才可以考虑原发性中枢性尿崩症的诊断。对这部分病人应进行长期随访。

3. 肾性尿崩症诊断成立后,也要进一步明确病因。考虑先天性肾性尿崩症,应该进行 Xq28 位点 *AVPR2* 基因(约占90%)和 2q13 位点 *AQP2* 基因(占10%)的筛查。获得性较先天性者多,严重程度较低,原因包括锂剂治疗、低血钾、血管性、肉芽肿、囊性肾病、感染、尿路梗阻等。

4. 高渗盐水滴注试验可以区分部分性中枢性尿崩症、部分性肾性尿崩症以及原发性烦渴。在肾性尿崩症和原发性烦渴的患者,ADH 对高渗盐水的反应是正常的,而中枢性尿崩症的患者 ADH 释放的反应缺乏或降低。但婴幼儿和充血性心衰等不能耐受高容量的患者不宜使用。

5. 由于部分性 CDI 和 NDI 在临床实践中还会存在一定困难,尤其小年龄患儿,可能不能进行完整的禁水 - 加压素试验。这时可以给予标准剂量 ADH 诊断性治疗(图 8-1)。

【病例及诊断解析】

病例: 患儿,男,10 个月。因体重增加过快 9 个月余而入院。患儿系 G_1P_1,足月顺产,出生体重 3.1kg,否认出生时有窒息抢救史。生后由于母乳不足而混合喂养,一直食欲很好,体重增加明显,6 月龄时体重达到 13kg,目前达 21kg。入院追问病史,患儿平时喜饮凉奶粉和凉开水,由于多用尿不湿,尿量不详。否认反复发热、咳嗽、呕吐或腹泻;否认外伤手术史。母孕期正常,否认家族有遗传病和传染病病史。患儿约 2 个月会抬头、约 6~7 个月会坐,尚不能行走或叫"妈妈"。6 月龄开始加辅食。

体格检查: 神志清,反应佳,生命体征正常,面色红润,无脱水貌,体型肥胖,身长 73cm,体重 21.2kg,体重指数(BMI)39.4kg/m²,头围 44cm,心律齐,心率约 120bpm,两肺呼吸音清,腹部脂肪堆积,肝脾无肿大,四肢外观无异常,生理反射存在,生殖器男性表型,幼稚型。

辅助检查: 尿 pH 6.0,比重 1.002,镜检阴性。电解质示 Na⁺148mmol/L,K⁺3.6mmol/L,Cl⁻117mmol/L,肝肾功能、血脂、血糖、血气、ACTH、皮质醇(8Am 和 4Pm)、血常规、粪常规和染色体均在正常范围。持续记录 24 小时进出量 2 天,显示进水量分别为 1839ml/24h、1942ml/24h,尿量分别 1984ml/24h、2017ml/24h。加压素试验:尿比重最高达 1.013。头颅 MRI 未见异常(神经垂体亮点存在,垂体柄直径 2mm);腹部 B 超未见异常。最后诊断:①中枢性尿崩症:原发性? ②继发性肥胖症。

诊断解析: 本患儿有尿崩症临床特点:①多饮:患儿喜凉水,24 小时进量接近 100ml/kg。②多尿和低比重尿:24 小时尿量记录显示其尿量 >50ml/kg,接近 100ml/kg;尿比重仅 1.002。③高钠血症:Na⁺148mmol/L。由于患者年龄小、禁水试验存在一定风险,而且不限饮食和饮水情况下血钠和血渗透压已偏高,因此直接进行加压素试验,ADH 使用后尿量减少、尿比重增加明显,可以确诊为中枢性尿崩症。鉴于头颅 MRI 检查是阴性,但未进行相关基因检测。因此,考虑原发性中枢性尿崩症。

非常特殊的是该患儿是由于肥胖前来就诊,这非常少见,主要由于患儿年龄小、尚不能表达口渴,只能哭闹;家长不能正常理解患儿哭吵表达的意思,总以为饥饿,给予喂奶;而喂奶后能稍微缓解口渴,这就导致患儿不断进食,最后能量严重过剩导致继发性肥胖。这在大龄儿童和成人患者中均无报道,是婴幼儿尿崩症的一种特殊表现,要引起重视。

中枢性尿崩症就病因可分为原发性(包括特发性和遗传性)和继发性。继发性可由于各种原因导致下丘脑或神经垂体损害,如产时窒息、脑炎、脑外伤、下丘脑或垂体及周围组织手术、肿瘤占位压迫、自身免疫性疾病等。该患儿年幼,发生自身免疫性疾病低,同时否认产时窒息、脑炎和脑外伤手术史,垂体影像学未见垂体或垂体柄缺失、颅内占位性病变,因此,考虑为原发性中枢性尿崩症。然而,由于条件限制,没能进行基因检测。特别需要注意的是由于垂体部分病变(如微腺瘤常瘤体较小、生长缓慢)病灶较小、目前 MRI 等影像学检测的分辨率存在一定限制,还需要定期复查 MRI,排除继发性原因。

(邹朝春)

参考文献

1. Fenske W, Allolio B. Clinical review: Current state and future perspectives in the diagnosis of diabetes insipidus: a clinical review. J Clin Endocrinol Metab, 2012, 97(10): 3426-3437.
2. Di Iorgi N, Napoli F, Allegri AE, et al. Diabetes insipidus—diagnosis and management. Horm Res Paediatr, 2012, 77(2): 69-84.
3. Bichet DG. Genetics and diagnosis of central diabetes insipidus. Ann Endocrinol(Paris), 2012, 73(2): 117-127.
4. Bellastella A, Bizzarro A, Colella C, et al. Subclinical diabetes insipidus. Best Pract Res Clin Endocrinol Metab, 2012, 26(4): 471-483.
5. 朱逞,倪桂臣,谢若翔,等. 中枢性尿崩症诊断与治疗. 实用儿科临床杂志, 1998, 13(1): 12-14.
6. 王维力,梁雪萍,冯凭,等. 中枢性尿崩症与实验室诊断. 天津医药, 1995, 23(4): 195-197.

第三节 性早熟

【疾病简介】

性早熟是指女童在 8 岁前、男童在 9 岁前呈现第二性征的发育异常。性早熟一般分为:① GnRH 依赖性(gonadotrphin-denpendent):又称为中枢性性早熟(central precocious puberty, CPP)、真性性早熟或完全性性早熟,系因下丘脑 - 垂体 - 性腺轴的提前发动所致;②非 GnRH 依赖性(gonadotropin-independent):又称外周性性早熟、假性性早熟,由于过多的性类固醇所致;③变异型青春发育:又称部分性性早熟(partial precocious puberty)、不完全性性早熟。早熟的第二性征与真实性别一致的为同性性早熟,相反的为异性性早熟。

中枢性性早熟(CPP)是缘于下丘脑提前增加了促性腺激素释放激素(GnRH)的分泌和释放量,提前激活性腺轴功能,导致性腺发育和分泌性激素,使内、外生殖器发育和第二性征呈现,其过程呈进行性发展,直至生殖系统发育成熟。CPP 男孩约 80% 是中枢神经系统异常或有其他器质性病变;女孩约 80% 以上是特发性(idiopathic CPP, ICPP)。ICPP 为不明原因的青春提前发动,临床较多见女孩。

【诊断标准】

(一)国内诊断标准

中华医学会儿科学分会内分泌遗传代谢学组以及原卫生部,分别于 2007 年 6 月和 2010 年 12 月发布的《中枢性(真性)性早熟诊治指南》和《性早熟诊疗指南(试行)》的通知,2015 年发布了《中枢性性早熟诊断与治疗共识》其诊断标准分述如下:

1. 内分泌遗传代谢学组标准(2007 年)

(1)第二性征提前出现:女童 8 岁前,男童 9 岁前。

(2)血清促性腺激素水平升高达青春期水平。

1)促性腺激素基础值:如果第二性征已达青春中期程度时,血清促黄体生成素(LH)基础值可作为初筛,如 >5.0IU/L,即可确定其性腺轴已发动,不必再进行促性腺激素释放激素(GnRH)激发试验。

2)GnRH 激发试验:本试验对性腺轴功能已启动而促性腺激素基础值不升高者是重要的诊断手段,GnRH 可使促性腺激素分泌释放增加,其激发峰值即可作为诊断依据。GnRH 激发试验方法:常规用 GnRH 2.5μg/kg 或 100μg/m² 静脉注射,于 0、30、60 分钟时采血样,测血清促黄体生成素(LH)和卵泡刺激素(FSH)浓度(GnRHa 经典试验方法的 120 分钟可省略),合成的 GnRH 类似物(GnRHa)的激发作用比天然者为强,峰值在 60~120 分钟出现,但不推荐其在常规诊断中使用。

诊断 CPP 的 LH 激发峰值的切割（cut-point）值：取决于所用的促性腺激素检测方法，用放射免疫法测定时，LH 峰值在女童应 >12.0IU/L、男童 >25.0IU/L、LH 峰 /FSH 峰 >0.6~1.0 时可诊断 CPP；用免疫化学发光法（ICMA）测定时，LH 峰值 >5.0IU/L、LH 峰 /FSH 峰 >0.6（两性）可诊断 CPP；如 LH 峰 /FSH 峰 >0.3，但 <0.6 时，应结合临床密切随访，必要时重复试验，以免漏诊。

（3）性腺增大：女童在 B 超下见卵巢容积 >1ml，并可见多个直径 >4mm 的卵泡；男童睾丸容积 ≥4ml，并随病程延长呈进行性增大。

（4）线性生长加速。

（5）骨龄超越年龄 1 年或 1 年以上。

（6）血清性激素水平升高至青春期水平。

以上诊断依据中，1、2、3 条是最重要而且是必具的。但是如就诊时的病程很短，则 GnRH 激发值可能与青春前期值相重叠，达不到以上的诊断切割值；卵巢大小亦然。对此类患儿应随访其副性征进展和线性生长加速情况，必要时应复查以上检测。女性患儿的青春期线性生长加速一般在乳房发育开始后 0.5~1 年左右（B2~B3 期）出现，持续 1~2 年；但也有较迟者，甚至有 5% 左右患儿在初潮前 1 年或初潮当年始呈现。男童生长加速发生在睾丸容积 8~10ml 左右时或变声前一年，持续时间比女童长。骨龄提前只说明性激素水平增高已有一段时间，并非是诊断 CPP 的特异性指标，病程短和发育进程慢的患儿可能骨龄超前不明显，而外周性性早熟亦可能有骨龄提前；性激素水平升高不能分辨中枢和外周性性早熟。

病因诊断须注意收集与 CPP 病因有关的病史，如感染、中枢神经系统病变等相关症状；对所有确诊为 CPP 的患儿应排除肿瘤，需作头颅鞍区的 MRI 或 CT 检查。MRI 对下丘脑和垂体器质病变的分辨度优于 CT。

2. 内分泌遗传代谢学组标准（2015 年）

临床诊断标准基本与 2007 年一致，但对每条进行了更详尽的补充和标准制定。

（1）性发育的顺序与进程：CPP 是由于 HPGA 功能提前启动所致，性发育的顺序与正常儿童基本一致。女孩青春期发育顺序为：乳房发育，阴毛、外生殖器的改变，腋毛生长，月经来潮。男孩性发育则首先表现为睾丸容积增大（I≥4ml 时即标志青春期开始），继而阴茎增长增粗，阴毛、腋毛生长及声音低沉、胡须，出现遗精。重视性发育开始年龄的同时，还应考虑性发育的顺序及进程，性发育顺序或进程异常。顺序异常要排除外周性早熟、进程异常要警惕是慢进展型性早熟还是快进展型青春期。

（2）性腺发育评估：女孩盆腔 B 超：子宫长度 3.4~4.0cm，卵巢容积 1~3 ml（卵巢容积 = 长 × 宽 × 厚 × 0.5233），并可见多个直径 I>4mm 的卵泡，提示青春期发育。男孩睾丸：睾丸容积 ≥4ml（睾丸容积 = 长 × 宽 × 厚 × 0.71）或睾丸长径 >2.5cm，提示青春期发育。

（3）GnRH 激发试验：激发药物仍建议采用 GnRH，如用 GnRHa 替代，则应有各实验室自己的药物剂量及试验数据。免疫荧光法（IFMA），LH 峰值 >9.6 U/L（男孩）或 >6.9 U/L（女孩）；免疫化学发光法（ICMA），LH 峰值 ≥5.0U/L 均提示性腺轴启动。LH 峰值 /FSH 峰值 >0.6，考虑青春期启动，但应注意同时要满足 LH 峰值 ≥5.0U/L。

3. 原卫生部颁布的性早熟的诊疗指南

（1）临床表现和诊断依据：

1）第二性征提前出现（符合定义的年龄），并按照正常发育程序进展，女孩：乳房发育，身高增长速度突增，阴毛发育，一般在乳房开始发育 2 年后初潮呈现。男孩：睾丸和阴茎增大，身高增长速度突增，阴毛发育，一般在睾丸开始增大后 2 年出现变声和遗精。

2）有性腺发育依据，女孩按 B 超影像判断，男孩睾丸容积 ≥4ml。

3）发育过程中呈现身高增长突增。

4）促性腺激素升高至青春期水平。

5）可有骨龄提前，但无诊断特异性。

（2）诊断流程和辅助检查：

1）基础性激素测定：基础 LH 有筛查意义，如 LH<0.1IU/L 提示未有中枢性青春发动，LH>3.0~5.0IU/L 可肯定已有中枢性发动。凭基础值不能确诊时需进行激发试验。β -hCG 和甲胎蛋白（AFP）应当纳入基本筛查，是诊断分泌 hCG

生殖细胞瘤的重要线索。雌激素和睾酮水平升高有辅助诊断意义。

2）GnRH激发试验：方法：以GnRH 2.5~3.0μg/kg（最大剂量100μg）皮下或静脉注射，于注射的0、30、60和90分钟测定血清LH和FSH水平；判断：如用化学发光法测定，激发峰值LH>3.3~5.0IU/L是判断真性发育界点，同时LH/FSH比值>0.6时可诊断为中枢性性早熟。目前认为以激发后30~60分钟单次的激发值，达到以上标准也可诊断。如激发峰值以FSH升高为主，LH/FSH比值低下，结合临床可能是单纯性乳房早发育或中枢性性早熟的早期，后者需定期随访，必要时重复检查。

（3）子宫卵巢B超：单侧卵巢容积≥1~3ml，并可见多个直径≥4mm的卵泡，可认为卵巢已进入青春发育状态；子宫长度>3.4~4cm可认为已进入青春发育状态，可见子宫内膜影提示雌激素呈有意义的升高。但单凭B超检查结果不能作为CPP诊断依据。

（4）骨龄：是预测成年身高的重要依据，但对鉴别中枢和外周性无特异性。

（二）国外诊断标准

1. 巴西卫生部于2010年公布中枢性性早熟的诊疗指南。性早熟的年龄界定：女孩8岁之前，男孩9岁之前。

（1）临床诊断

1）女孩：8岁之前乳房发育伴或不伴阴毛、腋毛存在。

2）男孩：9岁之前睾丸体积增加（≥4ml），伴或不伴阴毛、腋毛存在。

（2）实验室诊断 如果临床怀疑性早熟，要通过实验室检查来证实。其中要对LH的水平进行测定，并且精确到0.1IU/L。

1）男孩：免疫化学方法测定基础LH>0.2IU/L，免疫荧光方法测定LH>0.6IU/L。

2）女孩：由于青春前期与青春期的基础LH值有重叠，因此需要在静脉给予100μg GnRH后30分钟和60分钟来测定LH值。这是对于大于3岁的男孩和女孩诊断性早熟的金标准。LH峰值>5.0~8.0IU/L，再结合上述实验分析数据，可以

证实男孩和女孩的性早熟。

如果无法进行GnRH激发试验，可以应用GnRH类似物（亮丙瑞林）代替，给予3.75mg后2小时，LH>10.0IU/L有意义。

青春期个体LH/FSH比值>1，这也用于区分进行性和非进行性中枢性性早熟。

（3）影像学诊断

1）手、腕骨X线：用Greulich-Pyle方法评价骨龄，骨龄与实际年龄相比提前至少1岁，考虑为异常。

2）盆腔B超：子宫呈梨形、长度>35mm、容积>2ml，子宫内膜增厚提示有持续的雌激素刺激。卵巢体积>1ml提示持续的促性腺激素刺激。这尤其对于基础LH和GnRH激发试验存在异常的三岁以下女孩具有特殊意义。

3）头颅磁共振：推荐在临床和实验室诊断中枢性性早熟的所有男孩和6岁以下女孩进行此项检查。对于临床怀疑中枢神经系统存在问题6~8岁的女孩也应该进行磁共振检查。

（4）纳入准则 符合任意一条即可诊断中枢性性早熟。

1）女孩<3岁：临床上具有快速青春发育的特点、骨龄提前、生长速率增加、青春期LH水平、超声下子宫卵巢增大。

2）女孩3~6岁：临床上有青春期启动的表现、骨龄提前、生长速率增加、基础和（或）激发试验之后LH水平达到青春期水平、B超下卵巢子宫增大。

3）女孩6~8岁：临床上具有快速青春发育的特点、骨龄提前、生长速率增加、终身高受损（在正常靶身高之下）、激发试验后LH处于青春期水平、B超下卵巢子宫增大。

4）男孩<9岁：临床上有青春期启动的表现、生长速率增加、骨龄提前、基础和（或）激发试验之后LH水平达到青春期水平。

（5）排除准则 符合任意一条即可排除中枢性性早熟。

1）孤立性阴毛早出现。

2）孤立性乳房早发育。

3）产生促性腺激素非依赖型性激素：卵巢的

肿瘤和囊肿、睾丸肿瘤、先天肾上腺皮质增生、肾上腺肿瘤、McCune-Albright 综合征。

4）女孩 6~8 岁，较慢的进行性青春发育，并未影响终身高。

5）女孩骨龄大于 12 岁，男孩大于 13 岁。

2. 瑞典医学中心 2015 年在 Clinical Pediatrics 发表了性早熟的儿科指南

在上述诊断标准的基础上，指出女孩性早熟不同性发育进程的鉴别（表 8-1）：

【诊断标准解读】

1. 中华医学会儿科学分会内分泌遗传代谢学组（2007 年指南和 2015 年共识）以及原卫生部分别制定了中枢性性早熟和性早熟的指南，巴西卫生部制定了中枢性性早熟的指南，其他国家相应的诊断标准基本原则是一致的。

2. 性早熟的年龄界限的界定　虽然各国对于性早熟的年龄界定有争论，特别是近期数据的绝大多数都表明欧洲及美国均出现了青春期启动提前，但采用这些人群调查所得推断来重新定义性早熟年龄仍欠妥，为了及时识别快速进展的性早熟儿童以及对早期干预有效的潜在疾病。总而言之，目前诊断性早熟的年龄不需要降低。性早熟的评价标准应该依靠青春期的进展情况，骨骼发育成熟和增长速度评价，而不是简单依靠乳房

发育的年龄。我国的相关研究也证实这一点，因此，我国的年龄界定也没有变动。

3. 诊为性早熟后的关键是要确定早熟的类型　性早熟的诊断一般分为 3 步：①有副性征的早现（按上述年龄界定）；②确定是中枢性或外周性性早熟；③作具体病因鉴别诊断。女童以乳房发育为表现的性早熟诊断步骤见图 8-2。

4. 我国 2015 年共识和瑞典医学中心指南均提出女童性早熟快进展和缓慢进展的概念，对性早熟的女童应当警惕快进展和缓慢进展的情况，并加以鉴别，应为快进展的需要干预，缓慢进展或不进展的不需要干预。

5. 新的共识和指南也强调正确评估 HPGA 功能是否启动问题，强调 LH 峰值 /FSH 峰值 >10.6，考虑青春期启动，但应注意同时要满足 LH 峰值 ≥5.0U/L。判断结果一定结合患儿的年龄，性征发育和进展状况、身高增长，骨龄和性腺发育情况，一定是连续观测的过程，必要时 HPGA 功能评估要重复。

6. 国内外指南重点侧重于中枢性早熟的诊断，外周性性早熟需要与中枢性早熟鉴别除了详细的病史、第二性征开始的年龄和性征发育的特点和仔细的体格检查非常重要，例如乳房增大是否伴有乳晕颜色改变，皮肤有无咖啡斑等（表 8-2），在此基础上选择适当的实验室检查及影像学检

表 8-1　性早熟女孩进展型和非进展型性早熟的鉴别

标准	进展型中枢性早熟	非进展型性早熟
临床		
青春期进展阶段	进展快，3~6 个月即从一个发育期进展至下一个发育期	青春发育无进展或消退，或从一个发育期至下一期至少一年
生长速率	加速（每年超过 6cm）	与年龄相符的正常速率
骨龄	骨龄进展，超过一年以上	无加速进展
预测成人身高	低于靶身高，或连续测定下降	在靶身高范围内
子宫发育		
盆腔超声扫描	子宫体积 >2.0ml 或长度 >34mm；梨形子宫子宫，内膜增厚（内膜回声）	子宫体积 ≤2.0ml 或长度 ≤34mm；青春前期管状子宫
雌激素水平		
雌二醇	可测到，随青春期进程进展的雌激素水平	测不到，或在接近发育值，GnRH 或 GnRHa 激发后
激发试验 LH 峰值	在青春期发育范围内	在青春发育前水平

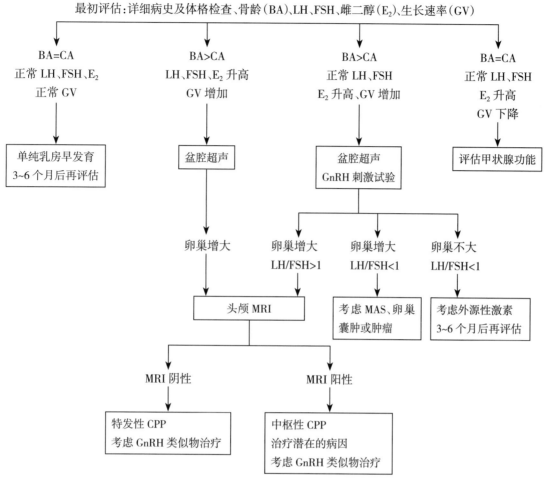

女童性早熟以乳房早发育为主要表现
最初评估:详细病史及体格检查、骨龄(BA)、LH、FSH、雌二醇(E₂)、生长速率(GV)

图 8-2 性早熟诊断步骤

查。根据上述结果应判断出性早熟属于中枢性还是外周性,从而缩小鉴别诊断的范围,指导下一步的检查步骤。中枢性性早熟和外周性性早熟比较见表 8-2。一些体征也有助于提示相关的诊断见表 8-3。

7. 临床诊断:2015 年学组共识指出:

(1) 在重视性发育开始年龄的同时,还应考虑性发育的顺序及进程,性发育顺序或进程异常,可为性早熟的不同表现,对进一步诊断和处理有重要提示意义。性发育顺序异常时需注意排除外周性性早熟。性发育进程异常时,应警惕以下情况①慢进展型性早熟(slowly progressive precocious puberty):部分儿童在界定年龄前(7~8 岁)出现性发育征象,但性发育过程及骨龄进展缓慢,线性生长亦保持在相应百分位数。②快进展型青春期(rapidly progressive puberty):部分儿童虽然在界

表 8-2 中枢性和外周性性早熟的比较

特性	GnRH 依赖性	非 GnRH 依赖性
作用机制	HPO 轴的提前激活	独立于 HPO 轴(外周源性雌激素)
青春发育	第二性征发育,可有正常月经和排卵	第二性征发育,无排卵性子宫出血
雌二醇水平	青春期水平	青春期水平或很高
FSH 水平	青春期水平	青春前期水平
LH 水平	青春期水平	青春前期水平
LH/FSH 比值	>0.1	<0.1
LH 对 GnRH 刺激的反应	青春期反应	青春前反应(无反应)
影像学检查	手腕 X 线 盆腔超声(取得子宫/卵巢基线) 脑部 MRI/CT	手腕 X 线 腹部/盆腔超声(肾上腺/卵巢) 放射性核素骨扫描(McCune-Albright)

表8-3 性早熟中有助于诊断的异常体征

体征	相关的诊断
高血压	11-羟化酶缺陷或肾上腺肿瘤
皮肤色素沉着斑	McCune-Albright 综合征或神经纤维瘤病
肾上腺肿物	肾上腺皮质恶性肿瘤
卵巢肿物	卵巢肿瘤或 McCune-Albright 综合征
睾丸肿物	睾丸肿瘤或睾丸的肾上腺巢肿瘤
骨骼畸形	McCune-Albright 综合征
神经异常体征	中枢神经系统病变

定年龄后才开始出现性发育,但性发育进程迅速,从一个发育分期进展到下一分期的时间较短(<6个月)。

(2)提出卵巢体积的计算方法,指出子宫内膜回声具有较好的特异性,但敏感性稍低(42%~87%),可作为CPP与正常女孩及单纯乳腺早发育女孩的鉴别诊断的辅助检查之一,但不能作为与其他外周性性早熟的鉴别手段。

8. 性激素的测定,特别是 GnRH 激发试验对诊断、分类和鉴别诊断是有意义的检查。一般认为中枢性性早熟,LH 峰值≥0.5,LH 峰值/FSH 峰值≥0.6,单纯以 LH 峰值/FSH 峰值>0.6 作为诊断指标,易造成误诊。LH 峰值/FSH 峰值还有助于快进展型与非进展型 CPP 的鉴别(快进展型 CPP 患儿的 LH 峰值/FSH 峰值比值较高)。关于 GnRH 激发试验目前有多种方法,传统的方法需要多次采血,小儿内分泌遗传代谢学组和巴西的指南采用空腹及给予 GnRH 后30分钟和60分钟采血,我国原卫生部指南增加了90分钟的采血,使用的激发药物是 GnRH 或 GnRHa,近期也有人提出使用三代的化学放光法检测单次基础的 LH 对大多数女孩的中枢性性早熟的患儿足以证实诊断,如果基础值不确定,使用 GnRHa 激发3小时标本的特异性和敏感性要好于1小时的标本。巴西指南建议亮丙瑞林激发后2小时采血,LH>10.0IU/L 有意义。无论采取什么方式,测定方法的准确性和切割值是很重要的。

9. 中枢性性早熟核心问题是需符合为 GnRH 依赖性,性征进展呈进行性有重要临床意义。GnRH 依赖性的依据,主要是促性腺激素升高至青春期水平,有性腺的发育增大(用 B 超显示的卵巢和触诊所及的睾丸判断)。LH、FSH 激发值在模棱两可的状态时,需要结合 B 超测得的卵巢总容积和卵泡大小,密切随访性征发育情况、生长速率、骨龄等,必要时应重复进行 GnRH 激发试验。但是需注意,性早熟的诊断一定是综合、动态观察的,故我国指南中强调了综合判断和临床随访的重要性,如果是真性性早熟,其性征的改变必然是进行性的。

10. 虽然 CPP 在多数女孩中属于特发性,但患 CPP 的 10%~20% 女孩以及大多数男孩具有潜在的器质性病变。这些病例中,大多数是由下丘脑病变引起,因此有人建议头颅 MRI 在所有 CPP 患者中可作为一项常规检查。

【病例及诊断解析】

病例:患儿,女,5 岁 2 个月,主因乳房增大伴疼痛 3~4 个月来笔者医院门诊就诊。患儿食量可,不挑食,运动量可,睡眠好。既往史:无特殊。家族史:父亲身高 172cm,母亲身高 164cm,母亲初潮年龄 12~13 岁。出生时情况:出生体重 3.9kg,出生身长 52cm。足月因胎位不正剖宫产,母孕检(-)。

体格检查:身高 115.4cm,体重 18kg,BMI 13.51kg/m^2,心率 78 次/分,血压 100/70mmHg。患儿精神反应好,双乳房可及 1cm×1cm 乳核,乳头增大,乳晕无加深。心肺查体(-),腹软,四肢无畸形,神经系统查体(-)。

辅助检查:血常规:WBC 5.13×10^9/L,Hb 120g/L,PLT 220×10^9/L,N 29.84%,L 62.44%。肝肾功:TP 66g/L,ALB 47g/L,ALT 18 IU/L,AST 29 IU/L,BUN 3.5mmol/L,CREA 33μmol/L。甲状腺功能:FT$_3$ 6.14pmol/L,FT$_4$ 14.83pmol/L,TSH 3.73IU/ml。性激素基础值:LH 0.45IU/L,FSH 5.9IU/L,E2 34.85pg/ml,PRL 6.25ng/ml,P<0.21ng/ml,T<10ng/dl。

GnRH 激发试验：	LH（IU/L）	FSH（IU/L）	LH/FSH
0'	0.25	5.9	0.042
30'	13.95	20.9	0.66
60'	5.22	23.2	0.255

LH 峰值/FSH 峰值 =0.60

子宫卵巢 B 超：子宫：宫体 3.45cm，前后径 1.17cm，横径 2.39cm，子宫内膜清晰连续。左卵巢：2.59cm×1.23cm，内见数个卵泡，最大直径 0.97cm。右卵巢：2.8cm×1.47cm，内见数个卵泡，最大直径 0.78cm。乳腺 B 超：右乳头下可见扁圆形中等偏低回声影，厚约 0.55cm，范围 1.14cm×0.57cm，左侧范围 1.27cm×0.55cm，双侧乳头下少许乳核征象。头颅 MRI：垂体高度约 4mm，MRI 平扫未见异常。骨龄（CNH）：6 岁，给予亮丙瑞林 1.8ng 皮下注射，门诊随诊，治疗后乳房回缩。

诊断解析： 本患儿年龄小于 8 岁，即已出现乳房发育，可及乳核 1cm×1cm，性腺增大，子宫卵巢 B 超显示子宫增大，卵巢容积为 3ml 左右，其内可见卵泡，卵泡直径大于 0.4cm。性激素激发试验 LH 峰值 13IU/L，LH/FSH=0.60。垂体 MRI 显示垂体未见异常，除外器质性病变。中枢性性早熟依赖的依据是促性腺激素水平升高至青春期水平、性腺增大和副性征发育。由于骨龄无特异性，子宫卵巢超声检查受到检查者技术和经验的影响，因此，对小儿性早熟的判断一定是综合和动态的，而且，如果是真性性早熟性征发育是进展的，随诊和必要的重复促性腺激素的水平的评定可明确诊断。

（刘戈力 武明雷）

参考文献

1. 中华医学会儿科学分会内分泌遗传代谢学组.中枢性(真性)性早熟诊治指南.中华儿科杂志,2007,45(6):426-427.

2. 杜敏联.如何把握中枢性性早熟诊断和治疗中的核心问题.中华儿科杂志,2009,457(6):433-435.

3. 中华医学会儿科学分会内分泌遗传代谢学组、《中华儿科杂志》编辑委员会,中枢性性早熟诊断与治疗共识(2015)中华儿科杂志,2015,53(6):412-418

4. Ministry of Health Department of Health Care. Clinical Practice Guidelines for Pharmaceutical Treatment of Central Precocious Puberty,2010.

5. Revisão. Update on the Etiology,Diagnosis and Therapeutic Management of Sexual Precocity. Arq Bras Endocrinol Metab,2008,52(1):18-31.

6. 郑荣秀,刘戈力.女童性早熟的临床诊断程序.实用儿科临床杂志,2011,26(8):557-560.

7. Sorensen K,Mouritsen A,Aksglaede L,et al. Recent Secular Trends in Pubertal Timing:Implications for Evaluation and Diagnosis of Precocious Puberty. Horm Res Paediatr,2012,77(3):137-145.

8. Houk CP,Kunselman AR,Lee PA,et al. Adequacy of a Single Unstimulated Luteinizing Hormone Level to Diagnose Central Precocious Puberty in Girls. Pediatrics,2009,123(6):e1059-e1063.

9. Yazdani P, Lin Y,Raman V,et al. A single sample GnRHa stimulation test in the diagnosis of precocious puberty. Int J Pediatr Endocrinol,2012,2012(1):23-29.

10. Root A W. Sexual precocity :a historical perspective and update Fetal Pediatric Pathol,2005,24(1):39-62.

11. Kletter G B.,Klein K O.,Wong Y Y.,A Pediatrician's Guide to Central Precocious Puberty. Clinical Pediatrics2015,54(5)414 -424.

第四节 甲状腺功能减退症

甲状腺功能减退症（hypothyroidism，简称甲减）是由于甲状腺激素合成和分泌减少或组织利用不足导致的全身代谢减低综合征。2007 年中华医学会内分泌学分会发布的《中国甲状腺疾病诊治指南》将甲状腺功能减退分类归为：

1. 根据病变发生的部位分类 ①原发性甲减（primary hypothyroidism）；②中枢性甲减（central hypothyroidism）或继发性甲减（secondary hypothyroidism）；③甲状腺激素抵抗综合征（resistance to thyroid hormones）。

2. **根据病变的原因分类**　例如药物性甲减；手术后或 I^{131} 治疗后甲减；特发性甲减；垂体或下丘脑肿瘤手术后甲减等。

3. **根据甲状腺功能减退的程度分类**　临床甲减(overt hypothyroidism)和亚临床甲减(subclinical hypothyroidism)。特别提到了新生儿甲减的发生率是 1/4000。原因有甲状腺发育不良(75%)、甲状腺激素合成异常(10%)、下丘脑 - 垂体性 TSH 缺乏(5%)、一过性甲减(10%)。在儿科常见的甲减为新生儿先天性甲状腺功能减退和自身免疫性甲状腺炎所致的甲减,分叙述如下。

一、新生儿先天性甲状腺功能减退症

【疾病简介】

先天性甲状腺功能减退症(congenital hypothyroidism,CH,简称先天性甲减)是因甲状腺激素产生不足或其受体缺陷所致的先天性疾病,如果出生后未及时治疗,先天性甲低将导致生长迟缓和智力低下。先天性甲减患儿在新生儿期可无特异性临床症状或者症状轻微,对新生儿进行群体筛查是早期发现先天性甲减的主要方法。

先天性甲减的分类按病变部位可分为原发性和继发性。原发性甲减即甲状腺本身的疾病所致,甲状腺先天性发育异常是最常见病因;继发性甲减病变部位在下丘脑和垂体,又称中枢性甲减,较为少见。另外还存在一种外周性甲减,因甲状腺激素受体功能缺陷所致,较罕见。先天性甲减按疾病转归又分为持续性甲减及暂时性甲减,持续性甲减指由于甲状腺激素持续缺乏,患儿需终生替代治疗;暂时性甲减是指由于母亲或新生儿等各种原因,致使出生时甲状腺激素分泌暂时性缺乏,甲状腺功能可恢复正常的患儿。

【诊断标准】

(一)国内诊断标准

2011 年中华医学会儿科学分会内分泌遗传代谢学组与中华预防医学会儿童保健分会新生儿疾病筛查学组发布了《先天性甲状腺功能减退症诊疗共识》。

1. **新生儿筛查**　新生儿先天性甲减筛查方法为足月新生儿出生 72 小时后,7 天之内,并充分哺乳,足跟采血,滴于专用滤纸片上测定干血滤纸 TSH 值。该方法只能检出原发性甲减和高 TSH 血症,无法检出中枢性甲减、TSH 延迟升高的患儿等。由于技术及个体差异,约 5% 的先天性甲减患儿无法通过新生儿筛查系统检出。因此,对甲减筛查阴性病例,如有可疑症状,临床医师仍然应该采血再次检查甲状腺功能。

危重新生儿或接受过输血治疗的新生儿可能出现筛查假阴性结果,必要时应再次采血复查。

低或极低出生体重儿由于下丘脑 - 垂体 - 甲状腺轴反馈建立延迟,可能出现 TSH 延迟升高,为防止新生儿筛查假阴性,可在生后 2~4 周或体重超过 2500g 时重新采血复查测定 TSH、FT_4。

2. **确诊性检查**　测定血清 FT_4 和 TSH,FT_4 浓度不受甲状腺结合球蛋白(TBG)水平影响。若血 TSH 增高、FT_4 降低者,诊断为先天性甲状腺功能减退症。若 TSH 增高、FT_4 正常,可诊断为高 TSH 血症。若 TSH 正常或降低,FT_4 降低,诊断为继发性或者中枢性甲减。

3. **其他辅助检查**

(1) 甲状腺 B 超。

(2) 甲状腺放射核素摄取和显像:碘 123(I^{123})或锝 99m(Tc^{99m})。

(3) X 线摄片:骨龄检测。

(4) 甲状腺球蛋白测定。

(5) 甲状腺抗体测定。

(6) 基因检测。

(7) 其他检查:延迟诊断和治疗患儿需检查血常规、肝功能、心肌酶、血脂等。继发性甲减应做下丘脑 - 垂体部位磁共振(MRI)及其他垂体激素检查。

(二)国外诊断标准

1. 2006 年美国儿科学会颁布的先天性甲状腺功能减退新生儿筛查和治疗标准:

(1) CH 新生儿筛查方法

1) 初始 TSH 筛查 / 备份 T_4 检测:初筛 TSH 辅以 T_4 的方法,对筛查 TSH 升高的婴儿测定 T_4。

此方法 TBG（甲状腺结合球蛋白）缺乏、中枢性甲减、低甲状腺素血症引起的迟发性 TSH 升高可能被漏检。

2）初始 T_4 筛查/备份 TSH 检测：初筛以纸片法测定 T_4，若 T_4 值低则再以纸片法测定 TSH。初筛 T_4 法可筛查出 T_4 低或正常低值伴 TSH 浓度升高的原发性甲减婴儿。此方法还可筛查出 TBG 缺乏和中枢性甲减（T_4 低或正常伴 TSH 正常）。但这种方法可能漏检初始 T_4 浓度正常伴迟发 TSH 升高的婴儿。

3）初始 T_4 联合 TSH 筛查：初筛同时测定 T_4 和 TSH。

（2）标本采集

1）新生儿出院前采集标本。

2）新生儿 2~4 日龄时采集标本最有价值。

3）新生儿为家庭分娩或病危或早产儿等情况时，标本需在 7 日龄时采集。

4）当临床症状和表现提示甲状腺功能减退时，无论新生儿筛查结果如何，都应当取血测 FT_4 和 TSH。

（3）筛查结果的分析

1）T_4 降低伴 TSH 升高：低 T_4 伴 TSH 浓度高于 40mU/L，考虑为原发性甲减，应当立即进行血清学确诊试验；TSH 筛查结果轻度升高的患儿，即小于 40mU/L，应重新采集滤纸片标本进行第二次新生儿筛查。最常用的 TSH 重新测定（2~6 周龄之间）的 TSH 参考值范围是 1.7~9.1mU/L。

2）T_4 正常伴 TSH 升高：病因多样，可能是以下情况之一：暂时性或永久性甲状腺异常，或下丘脑-垂体轴发育成熟延迟。对于大于 2 周龄的患儿，当 TSH 水平仍高于 10mU/L 是异常情况，应予治疗。未接受治疗的婴儿应该在 2 周和 4 周复查 FT_4 和 TSH，如果结果仍异常应该开始治疗。

3）T_4 降低和 TSH 正常：造成这种情况的原因可能为，下丘脑发育不成熟（尤其见于早产儿，占所有新生儿 12%）。低 T_4 伴 TSH 正常的情况也可见于患病期，伴有蛋白结合失调例如 TBG 缺乏，中枢性甲减，或原发性甲减伴迟发性 TSH 升高，可选择滤纸试验随访，直至 T_4 正常，或检测第 2 份血样本的 FT_4 和 TSH 水平。

4）T_4 降低伴 TSH 升高延迟：许多 LBW、VLBW 或病危的早产儿及足月儿初筛时 T_4 低 TSH 正常（1/100 000 新生儿），随后检查出现 TSH 浓度升高。这些婴儿的原发性甲减的特征为在生后最初的几周内血清 TSH 值升高。对这类患儿不推荐常规进行第 2 次筛查，但 T_4 水平非常低和具有甲状腺功能减退的高危因素（如家族遗传性的甲状腺激素合成不足、已有甲状腺功能减退的表现等）的婴儿必须进行血清 FT_4 和 TSH 检测；单卵双生的双胞胎应在 2 周龄时取第 2 份血进行检验，因为脐血可能混合在一起影响筛查结果；6 周后持续高促甲状腺素血症者应接受 T_4 替代治疗，3 岁时复查。

5）暂时性 TSH 升高：暂时性甲状腺功能减退可能导致筛查时 TSH 升高，后续的筛查和血浆的检测 TSH 和 T_4 能恢复正常。母亲有自身免疫性甲状腺疾病史或以前子女有相关病史应考虑婴儿患有暂时性甲减。患暂时性甲减的新生儿如其母亲正接受抗甲状腺药物，患儿的 T_4 及 TSH 值在生后 1~3 周内即使不治疗趋于恢复正常。

2. 2014 年欧洲儿科内分泌学会颁布先天性甲状腺功能低下的筛查、诊断、处理指南。基本原则与上述有许多异曲同工之处，简述要点：

（1）新生儿筛查时间：生后 24 小时，最佳 48~72 小时，纸片 TSH 筛查。

（2）筛查 TSH≥40mU/L，建议立即治疗。筛查 TSH<40mU/L，尽快静脉取血确定后决定治疗。

（3）如果静脉 TSH>20mU/l，即使 FT_4 浓度正常也应当开始治疗。

（4）如果静脉 TSH≥6 to 20mU/l，FT_4 正常的超过 21 天的正常新生儿，建议①诊断影像学检查；②与家长商议开始替代治疗，或立即或 2 周后复检测。

（5）所有 TSH 浓度升高的新生儿均应仔细检查有无其他畸形（特别是心脏畸形）。

新生儿甲减筛查方法、分析、处理流程见图 8-3。

【诊疗标准解读】

新生儿甲减筛查开展 30 余年，是及早发现先

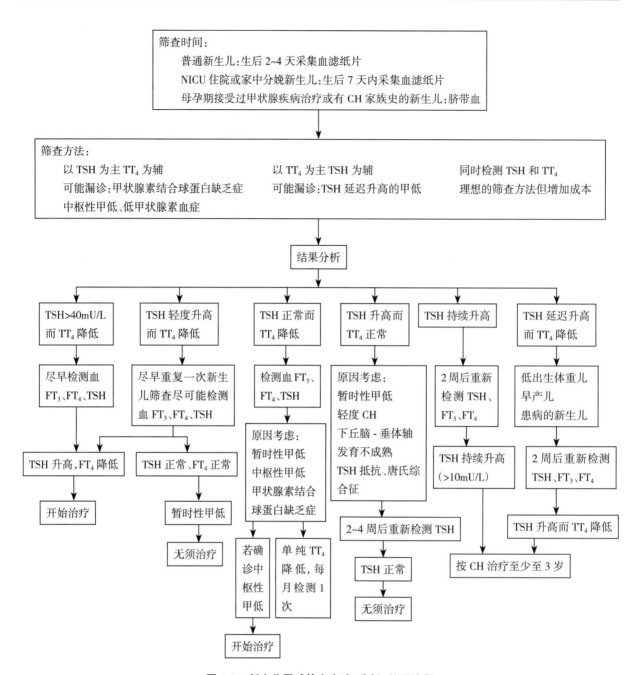

图 8-3　新生儿甲减筛查方法、分析、处理流程

天性甲状腺功能减退的最有效方法,这是国内外早已达成的共识。

（一）筛查的时间和方法

1. 筛查时间　我国原卫生部规定为足月新生儿出生 72 小时后,7 天之内,并充分哺乳,足跟采血,滴于专用滤纸片上测定干血滤纸 TSH 值。美国儿科学会认为新生儿 2~4 日龄为最佳采血时间。欧洲儿科内分泌学会建议 48 小时(最佳 48~72 小时)。在没有条件的情况下(例如 NICU 的患儿或者在家分娩的早产儿等),至少在出生 7

天内完成。对于极低出生体重儿应当在生后 2~4 周重复测定。

2. 筛查方法　目前新生儿甲减有三种筛查方法:①初始 T_4 筛查,如果结果低于规定的界值,补充测定 TSH;②初筛 TSH;③TSH 联合 T_4 初筛。美国和大多数国家多选择初始 T_4 筛查,补充 TSH 筛查策略。

我国共识建议采用专用滤纸片上测定干血滤纸片 TSH 值方法,此方法只能检出原发性甲减和高 TSH 血症,无法检出中枢性甲减、TSH 延迟升高的患儿。TSH 联合 T_4 滤纸片筛查方法，提高了检出率，但成本较高。近期荷兰报道采用 T_4、TSH、TBG 为基础的筛查保证了各种原因先天性甲减的检出率。

（二）结果判断

1. 一般来说，如果 T_4 低于 10th 百分位数和（或）TSH 大于 30mU/L（全血大于 15mU/L），应当召回进行血清学检查。

2. 国内外标准均认为，由于各种原因尚有极少数病例无法通过新生儿筛查系统检出，因此，对有可疑临床表现的小儿，无论筛查结果如何，即使筛查阴性，应当采血清标本检查甲状腺功能。

3. 对筛查异常的应立即召回进行血清学检查。TSH 升高，FT_4 降低诊为原发性甲减；TSH 升高，而 T_4 正常考虑亚临床甲减；以 T_4 为初筛的通常早产儿和低出生体重儿显示为低 T_4，TSH 正常，一般 6 周时 T_4 恢复正常。对持续低 T_4 以及经证实检查 T_4 低、TSH 减低或正常的小儿要注意中枢性甲减和 TBG 缺乏。

（三）辅助检查

对病因诊断有帮助，如甲状腺超声和甲状腺 ECT 检查，可以确定甲状腺形态、位置和摄取功能。若患儿母亲有自身免疫性甲状腺疾病，则需对两者抗甲状腺抗体进行测定。包括 TSH 受体抗体、抗甲状腺球蛋白抗体及抗过氧化物酶抗体。若孕母有自身免疫性甲状腺疾病史，可以在孕期同时检查母亲血和脐带血 TSH 受体抗体，该抗体滴度增高则提示胎儿可能存在甲状腺疾病。膝部正位 X 线片缺乏骨化中心，提示围产期甲减和发育落后，对新生儿甲减诊断有帮助。

【病例及诊断解析】

病例： 患儿，女，先天性甲减初筛结果显示：TSH 147μmIU/L，于 7 月 20 日生后 20 余天召回取血测甲功提示：T_3 63μg/dl，T_4<2μg/dl，TSH>60mIU/L。

家族史： 家族中无人患甲状腺疾病。出生时情况：出生体重 3000g，出生身长 51cm。孕龄 42 周，顺产，母孕检(–)。母妊娠反应严重直至孕 5 个月妊娠反应结束。

体格检查（7 月 20 日）：身高 53cm，体重 3.7kg，指距 52cm，头围 36cm，上部量 36cm。前囟 2.5cm×2.5cm，后囟 1.5cm×1.5cm。心率 120 次/分，呼吸 32 次/分。患儿皮肤略显干燥、粗糙，舌厚，前后囟门稍大。心肺(–)，腹胀，脐疝。神经系统查体(–)。辅助检查：甲状腺 ECT 扫描：(8 月 9 日)甲状腺部位未见示踪剂浓集，舌根及胸骨后亦未见异位甲状腺影像，考虑先天性甲状腺缺如。确诊后即开始甲状腺素治疗并定期门诊随诊，患儿一直服用甲状腺激素（开始服用甲状腺素后改为左甲状腺素钠片），目前患儿生长发育正常，已大学毕业。

诊断解析： 本患儿聚集了先天性甲减应具备的临床表现和实验室检查。患儿初筛时 TSH 为 147mIU/L，明显高于正常值上限，出生时体重身长正常，查体除脐疝无甲减其他表现。20 余天召回血清学甲状腺功能检测，T_4 低于正常值下限，TSH 值仍高于正常值。患儿查体示：皮肤轻度干燥，舌厚轻度外伸，腹胀，前后囟门稍大，有脐疝。甲状腺 ECT 扫描：甲状腺部位未见示踪剂浓集，舌根及胸骨后亦未见异位甲状腺影像，考虑先天性甲状腺缺如。

先天性甲减的病因为甲状腺不发育或发育不全，如甲状腺缺如、发育不良、异位等。约占先天性甲减患者的 90%，多见于女童。原因与相关基因缺陷有关。其中约 1/3 病例甲状腺可完全缺如，也可在宫内发育不全，或甲状腺在下移过程中停留在异常部位（如舌下、喉前等）形成部分或完全功能丧失的异位甲状腺。血 TSH 值增高是诊断先天性甲减最敏感的指标。国际上，绝大多数筛查实验室均采用测定 TSH 值作为初步筛查的指标。如发现异常即应立即召回复查，此患儿在召回时已有一些甲状腺功能减退的表现，故立即取血清学测定甲状腺功能证实为先天性甲减，随后的甲状腺 ECT 扫描：也证实为甲状腺缺如，早期诊断，早期治疗保证了患儿体格和智力发育的正常。

参考文献

1. 中华医学会儿科学分会内分泌遗传代谢学组与中华预防医学会儿童保健分会新生儿疾病筛查学.先

天性甲状腺功能减退症诊疗共识.中华儿科杂志,2011,49(6):421-423.

2. American Academy of Pediatrics,Susan R. Rose,American Thyroid Association,et al. Update of new born screening and therapy for congenital hypothyroidism.Pediatrics,2006,117(6):2290-2303.

3. Léger J,Olivieri A,Donaldson M. et al. European Society for Paediatric Endocrinology Consensus Guidelines on Screening,Diagnosis,and Management of Congenital Hypothyroidism. Horm Res Paediatr 2014;81(2):80-103.

4. LaFranchi SH. Approach to the Diagnosis and Treatment of Neonatal Hypothyroidism. J Clin Endocrinol Metab,October,2011,96(10):2959-2967.

5. M.J.E. Kempers,C.I. Lanting,A.F.J. van Heijst,et al. Neonatal Screening for Congenital Hypothyroidism Based on Thyroxine,Thyrotropin,and Thyroxine-Binding Globulin Measurement:Potentials and Pitfalls J Clin Endocrinol Metab,2006,91(9):3370-3376.

6. LaFranchi SH. Newborn screening strategies for congenital hypothyroidism:an update. J Inherit Metab Dis,2010,33(Suppl 2):S225-S233.

7. 杨菁岩.先天性甲状腺功能减退症的病因与治疗.实用儿科临床杂志,2008,23(8):561-563.

8. 杨菁岩,马成成,刘戈力,等.新生儿先天性甲状腺功能低下的早期诊断和治疗(附20例报告)中国优生与遗传杂志,1993,3(1):57-59.

9. M. J. E. Kempers,C. I. Lanting,A. F. J. van Heijst,et al. Neonatal Screening for Congenital Hypothyroidism Based on Thyroxine,Thyrotropin,and Thyroxine-Binding Globulin Measurement:Potentials and Pitfalls. Endocrinol Metab,2006,91(9):3370-3376.

10. Rastogi MV,LaFranchi SH. Congenital hypothyroidism. Orphanet J Rare Dis,2010,5:17-37.

二、自身免疫性甲状腺功能减退

【疾病简介】

儿童青少年甲减多为原发性甲减(primary hypothyroidism)。甲状腺功能减退症可以分为亚临床甲减和临床甲减。TSH升高而FT_4正常称为亚临床甲减,TSH高于正常范围而FT_4低于正常值称为临床甲减。在碘缺乏地区,环境缺碘是甲减的最常见原因,其次最常见的是Hashimoto's thyroiditis(HT)所致的甲减。

【诊断标准】

(一)国内诊断标准

2007年,中华医学会内分泌学分会《中国甲状腺疾病诊治指南》编写组撰写的甲状腺疾病诊治指南-甲状腺功能减退症的诊断如下:

1. **病史** 详细地询问病史和家族史有助于本病的诊断。如甲状腺手术、"甲亢"I^{131}治疗;Graves病、桥本甲状腺炎病史和家族史等。

2. **临床表现** 本病发病隐匿,病程较长,不少患者缺乏特异症状和体征。症状主要表现以代谢率减低和交感神经兴奋性下降为主,病情轻的早期患者可以没有特异症状。典型患者畏寒、乏力、手足肿胀感、嗜睡、记忆力减低、少汗、关节疼痛、体重增加、便秘、女性月经紊乱或者月经过多、不孕。

3. **体格检查** 典型患者可有表情呆滞、反应迟钝、声音嘶哑、听力障碍、面色苍白、颜面和(或)眼睑水肿、唇厚舌大、常有齿痕,皮肤干燥、粗糙、脱皮屑、皮肤温度低、水肿、手脚掌皮肤可呈姜黄色,毛发稀疏干燥、跟腱反射时间延长,脉率缓慢。少数病例出现胫前黏液性水肿。本病累及心脏可以出现心包积液和心力衰竭。重症患者可以发生黏液性水肿昏迷。

4. **实验室诊断** 血清TSH和总T_4(TT_4)、游离T_4(T_4)是诊断甲减的第一线指标。原发性甲减血清TSH增高,TT_4和FT_4均降低。TSH增高,TT_4和FT_4降低的水平与病情程度相关。血清总T_3(TT_3)、游离T_3(FT_3)早期正常,晚期减低。因为T_3主要来源于外周组织T_4的转换,所以不作为诊断原发性甲减的必备指标。亚临床甲减仅有TSH增高,TT_4和FT_4正常。

甲状腺过氧化物酶抗体(TPOAb)、甲状腺球蛋白抗体(TGAb)是确定原发性甲减病因的重要指标和诊断自身免疫甲状腺炎(包括桥本甲状腺炎、萎缩性甲状腺炎)的主要指标。一般认为TPOAb的意义较为肯定。

5. **其他检查** 轻、中度贫血,血清总胆固醇、心肌酶谱可以升高,部分病例血清催乳素升高、蝶鞍增大,需要与垂体催乳素瘤鉴别。

（二）国外诊断标准

美国临床内分泌学会（AACE）和美国甲状腺学会（ATA）2012 年颁布的成人临床实践指南诊断认为：

1. 病史

（1）甲减也可发生在放射碘治疗及甲亢、甲状腺良性结节、甲状腺癌术后的患者。

（2）中枢性甲减是由于具有生物活性的 TSH 产生不足所致［垂体或下丘脑肿瘤（如颅咽管瘤）、炎症、浸润性疾病、出血性坏死（席汉综合征）或手术和放射性治疗垂体或下丘脑疾病］，血 TSH 轻度升高，FT$_4$ 降低，与亚临床甲减相鉴别。

（3）与甲减相关疾病：1 型糖尿病，恶性贫血，原发性肾上腺功能不全（艾迪生病），肌无力，类风湿性关节炎，SLE，甲状腺淋巴瘤等。

2. 症状和体征

常见症状和体征：皮肤干燥、畏寒、疲劳、肌肉痉挛、声音嘶哑、便秘等。严重甲减患者可有腕管综合征、睡眠呼吸暂停、脑垂体增生，伴或不伴高泌乳素血症。其他症状可有心率、血浆胆固醇、焦虑、月经周期等改变。

3. 实验室检查

（1）T$_3$ 和 T$_4$ 测量：目前 FT$_4$ 已大部分取代 TT$_4$ 作为评估甲功的指标。但是在服用抗甲状腺药物的孕妇中，需要测量 TT$_4$。

（2）TSH 测量作为甲减的初筛实验，一天之中 TSH 值会有所变化，一般在傍晚时其水平会降低，晚上睡觉时水平会升高，若 TSH 值升高了 40%~50%，并不一定反映甲功的改变。TSH 敏感性高，通常在检测出 FT$_4$ 异常之前就检测出 TSH 异常。

（3）甲状腺抗体滴度：诊断自身免疫性甲状腺疾病的关键是甲状腺抗体滴度测定，包括 TGAb、TPOAb、TRAb，许多慢性自身免疫性甲状腺疾病的患者甲状腺功能正常，但是 75% 患者甲状腺抗体滴度会升高。一旦抗体出现，这些抗体会持续存在，且很少自然消失，TGAb 阳性率为 10.4%，TPOAb 阳性率为 11.3%，甲减的患者有时仅有 TPOAb 阳性。甲状腺肿大的患者应当检测 TPOAb 阳性率以此与自身免疫性甲状腺疾病相鉴别。亚临床甲减患者血清 TPOAb 抗体升高有

可能发展为临床甲减。

（4）没有单独的儿童和青少年甲减诊治指南，一般认为诊断应当从如下方面考虑：①多见于学龄儿童，最常见的临床表现为甲状腺肿，甲状腺肿大的发生常很隐匿，可小可大。在大多数患者，甲状腺呈弥漫性肿大、质韧、无触痛。部分患儿有颈部受压的症状。②大多数受累儿童除甲状腺肿外无其他症状，也有的患儿有临床甲减的表现；还有一些患儿有提示甲亢的表现。甲功可表现为正常、甲减或偶尔表现为暂时甲亢。③TGAb 及（或）TPO 自身抗体的血清学阳性，加上下列至少 1 项：甲状腺功能异常、甲状腺增大、甲状腺超声异常。

【诊断标准解读】

1. 甲减的诊断主要是基于临床表现和实验室检查的支持，在疾病的不同阶段可显示甲状腺功能正常、甲状腺功能减退、甲状腺功能亢进。

2. 自身免疫性甲状腺炎（也称之为 HT）是儿童青少年常见甲减的原因。主要表现是甲状腺肿大，女孩发病率大约是男童的 5 倍。HT 出现的暂时性甲亢即桥本甲亢，也是位于 Graves 病之后的儿童甲状腺毒症第二位常见的原因。因此在临床上根据表现和实验室检查对桥本甲亢和 Graves 病的鉴别具有一定的挑战性，无论是甲功正常的 HT 还是桥本甲亢，临床随访是非常重要。

3. 评估患者的代谢状态及识别病变类型对于 HT 的正确诊断至关重要。第一步为评价反映甲状腺功能的甲状腺激素的状态。没有甲亢症状的单纯甲状腺肿大注意 HT，而甲减伴有甲状腺肿大的患者则高度提示 HT。

4. 用来评价甲状腺功能的指标中，TSH 是甲减最敏感的指标，指南和诊断标准强调了 TSH 在评价甲状腺功能的各项指标中的重要地位。特别是超敏感的 TSH 检测方法，使得 sTSH 成为判定甲状腺功能的一线指标，sTSH 是诊断原发性甲减和临床甲减首选指标。如 TSH 升高，进而测量 T$_4$ 是否降低，以确定亚临床甲减或临床甲减。尽管中枢性（包括垂体性和下丘脑性）甲减很少，但是诊断需要 TSH，当游离甲状腺素（FT$_4$）低于正常时，血清 TSH 值应大于 10mIU/L，考虑原发甲减，若

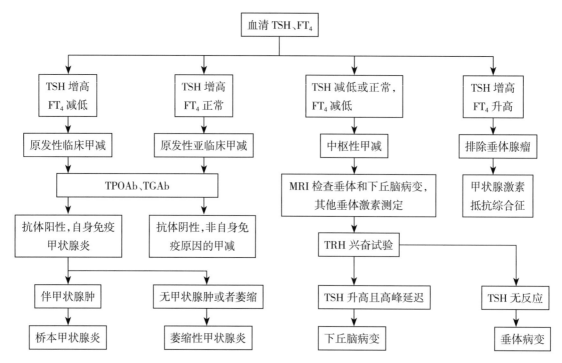

图 8-4 甲状腺功能减退症诊断思路

注:TSH:促甲状腺素;FT$_4$:游离 L;甲减:甲状腺功能减退症;TPOAb:甲状腺过氧化物酶抗体;TgAb:甲状腺球蛋白抗体;TRH:促甲状腺激素释放激素

TSH 正常或轻度增高,应疑似中枢性甲减。

5. 在评估患者的甲状腺功能状态后,重点关注甲状腺自身抗体的问题。我国指南特别指出 TPOAb、TGAb 是诊断的重要指标,TPOAb 的意义较为肯定。几乎所有 HT 的年幼儿血清 TPO 抗体阳性,但抗 -TG 阳性只见于不到 50% 的患儿。青少年 HT 患者 TPO 及 TG 抗体的阳性率相当。当应用两种抗体检测时,约 95% 的患者具有自身免疫性,儿童及青少年 HT 患者的抗体水平较成人患者为低,对于可疑病例应重复检测,因为随着病程的进展抗体滴度可有升高。应当注意的是,TPOAb 及 TGAb 的同时阳性与 HT 呈正相关,两种抗体同时分析至关重要,即使没有甲减的症状,抗甲状腺抗体的存在提示潜在的腺体淋巴细胞浸润及自身免疫的存在,与抗甲状腺球蛋白抗体相比,抗微粒体抗体可能更增加诊断的准确性。但对于那些临床怀疑 HT 而抗体滴度不高的病例,细针抽吸(FNA)及细胞学检查在诊断中起着决定性作用(图 8-4)。

6. 甲状腺超声检查是非创伤性检查,对儿童甲减是重要辅助检查。因为存在有纤维化及低超声区域,HT 患者甲状腺超声的表现通常为异质性,超声检查对于诊断虽然非必要,但可证实结节存在,甲减及正常甲功患者均可存在孤立性或多发性结节。随着疾病进展,甲状腺回声水平可逐渐下降。

【病例及诊断解析】

病例:患儿,女,7 岁 10 个月,主因甲状腺肿大 1 年,近 2 周甲状腺肿大明显来笔者医院门诊就诊。患儿 1 年前发现甲状腺肿大,曾化验甲功正常,未予治疗。近 2 周甲状腺肿大较前明显,无心慌憋气、性情改变等症状,食欲和二便如常。家族史:母亲甲亢,现已停药。出生时情况:出生体重 3kg,出生身长 49cm。足月顺产,母孕检(-)。

体格检查:身高 133cm,体重 27kg,BMI 15.26kg/m^2,心率 86 次 / 份,血压 100/65mmHg。精神反应好,无突眼,无手颤。甲状腺 II° 肿大。心肺(-),腹部(-)。神经系统查体(-)。辅助检查:血常规:WBC 6.3×10^9/L,Hb 129g/L,PLT 335×10^9/L,N 61%,L 33%。甲状腺功能:FT$_3$ 5.18pmol/L,FT$_4$ 14.11pmol/L,TSH 18.074IU/ml。甲状腺抗体:TRAb 0.44IU/

ml,TPOAb 888.03IU/ml,TGAb>1000IU/ml。甲状腺超声检查:甲状腺右叶 5.3cm×2.5cm×2.1cm,左叶 4.5cm×2.4cm×1.6cm,峡部厚 0.39cm,甲状腺回声均匀减低。超声提示:甲状腺弥漫性增大。最后诊断:自身免疫性甲状腺炎。给予甲状腺素 25μg/d,随诊治疗后,甲状腺肿大好转,甲状腺功能逐渐恢复正常。

诊断解析:本患儿为学龄女童,主因甲状腺肿大就诊,第一次就诊时除甲状腺肿大无其他临床表现,查体可触及甲状腺Ⅱ肿大,无其他临床体征,甲状腺功能正常。第二次因甲状腺肿大较前明显再次就诊。甲状腺功能检测示 FT_4 在正常下限,sTSH 升高。甲状腺自身抗体增高,甲状腺超声检查提示甲状腺弥漫性增大,回声均匀减低。患儿符合 HT 临床表现和实验室检查的诊断要点。获得性儿童期甲状腺功能减退症最常见的就是自身免疫性甲状腺炎即 HT。起病往往是隐匿的,常见的主诉就是甲状腺肿大,明显甲状腺功能失调的患儿平均年龄低于甲状腺功能正常的患儿。大多数患者(55%)的主诉为甲状腺肿大,在就诊时 18.6% 的患者有甲减的症状,7.4% 有生长迟缓,4.9% 有体重增加,其他甲减主诉的患者占 6.3%,11.1% 是在例行检查时偶然发现甲状腺肿大才被诊断,52.1% 患儿甲状腺功能正常,41.4% 的患儿有明显的甲减或亚临床甲减,6.5% 明显甲亢或亚临床甲亢,桥本甲亢一般 6~12 周后因贮存的甲状腺素和 TG 耗竭,甲亢症状消失而转为甲减,多数患儿开始时甲状腺功能正常,随着病情渐进至甲减,本例患儿即在甲状腺肿大一年后才出现甲状腺功能的改变,因此,对于甲状腺肿大儿童即使甲状腺功能正常也要随诊,特别是抗体有改变的更应警惕病情的发展。半数以上的患儿需终生服用甲状腺素,约 1/3 青春期患者可自行缓解。

(刘戈力　步佳霖)

参考文献

1. 中华医学会内分泌学分会《中国甲状腺疾病诊治指南》编写组．甲状腺疾病诊治指南——甲状腺功能减退症．中华内科杂志,2007,46(11):967-971.

2. Garber JR,Cobin RH,Gharib H. Clinical practice guidelines for hypothyroidism in adults:cosponsored by the American Association of Clinical Endocrinologists and the American Thyroid Association. Endocr Pract,2012,18(6):988-1028.

3. 单忠艳．中国甲状腺疾病诊治指南导读．中国实用内科杂志,2008,28(4):260-261.

4. Luca FD,Santucci S,Corica D,et al. Hashimoto's thyroiditis in childhood:presentation modes and evolution over time. Italian Journal of Pediatrics,2013,39(1):8-11.

5. Sarı E,Karaoglu A,Yeşilkaya E. Chapter 2:Hashimoto's Thyroiditis in Children and Adolescents//Fang-Ping Huang.Autoimmune Disorders - Current Concepts and Advances from Bedside to Mechanistic Insights. Croatia InTech,2011,27.

6. Parvathaneni A,Fischman D,Cheriyath P. Hashimoto's Thyroiditis// Drahomira Springer. A New Look at Hypothyroidism. Croatia InTech,2012,47.

7. Cappa M,Bizzarri C,Crea F. Autoimmune Thyroid Diseases in Children.Journal of Thyroid Research,2011.

8. Swain M,Swain T,Mohanty BK. Autoimmune Thyroid disorders - an update. Indian Journal of Clinical Biochemistry,2005,20(1):9-17.

9. Setian N. Hypothyroidism in children:diagnosis and treatment. J Pediatr,2007,83(Suppl 5)S:209-216.

第五节　甲状腺功能亢进症

【疾病简介】

由于甲状腺腺体本身功能亢进,合成和分泌甲状腺激素增加所导致的甲状腺毒症称为甲状腺功能亢进症(hyperthyroidism,简称甲亢);引起甲亢的病因包括:Graves 病、多结节性甲状腺肿伴甲亢(毒性多结节性甲状腺肿)、甲状腺自主性高功能腺瘤、碘甲亢、垂体性甲亢、绒毛膜促性腺激素(hCG)相关性甲亢。其中以 Graves 病最为常见,占所有甲亢的 85% 左右。儿童甲亢约 95% 是自身免疫性 Graves' disease。

【诊断标准】

(一) 国内诊断标准

中华医学会内分泌学分会《中国甲状腺疾病

诊治指南》编写组于 2007 年 10 月发布的中国甲状腺疾病诊治指南—甲状腺功能亢进症中甲亢的诊断标准如下：

1. 临床甲亢的诊断

(1) 临床高代谢的症状和体征。

(2) 甲状腺体征：甲状腺肿和(或)甲状腺结节。少数病例无甲状腺体征。

(3) 血清激素：TT_4、FT_4、TT_3、FT_3 增高，TSH 降低(一般 <0.1mIU/L)。T_3 型甲亢时仅有 TT_3、FT_3 升高。

2. Graves 病的诊断标准

(1) 临床甲亢症状和体征。

(2) 甲状腺弥漫性肿大(触诊和 B 超证实)，少数病例可以无甲状腺肿大。

(3) 血清 TSH 浓度降低，甲状腺激素浓度升高。

(4) 眼球突出和其他浸润性眼征。

(5) 胫前黏液性水肿。

(6) TRAb 或 TSAb 阳性。

以上标准中，(1)~(3) 项为诊断必备条件，(4)~(5) 为诊断辅助条件。临床上也存在 Graves 病引起的亚临床甲亢。

高功能腺瘤或多结节性甲状腺肿伴甲亢临床有甲亢表现外，触诊甲状腺有单结节或多结节。甲状腺核素静态显像有显著特征，有功能的结节呈"热"结节，周围和对侧甲状腺组织受抑制或者不显像。

(二) 国外诊断标准

美国临床内分泌医师协会(AACE)2002 年发布的甲状腺功能亢进和甲状腺功能减退评估和治疗的临床实践指南中诊断标准指出，在采集综合的病史基础上应当进行全面的体格检查和实验室检查

1. 体格检查

(1) 体重和血压。

(2) 脉率和心律。

(3) 甲状腺触诊和听诊(判定甲状腺大小、结节和血流)。

(4) 神经肌肉检查。

(5) 眼部检查(突眼或眼病)。

(6) 皮肤检查。

(7) 心脏检查。

(8) 淋巴检查(淋巴结和脾脏)。

2. 实验室评估

(1) 高敏 TSH 检测：高敏 TSH 检测是指对血清浓度 0.02 或更低的敏感度。任何原因所致的甲亢(除了 TSH 产生过多的甲亢外)会导致 TSH 水平低于正常情况(TSH 被抑制)的出现。高敏 TSH 检测是最好的筛查甲亢的单一检查，血清 TSH 是敏感性最高的检查，用来检测轻微的(亚临床的)甲状腺激素过量或缺乏。

(2) TSH 和 T_4 检测：在甲状腺状态不稳定的患者，如近期接受过甲亢治疗或接受额外甲状腺激素替代治疗的患者，与血清 TSH 相比，血清 T_4 测定能更精确地提示甲状腺功能状态。在慢性或近期严重甲亢或甲减的患者中，同时监测 TSH 和 T_4 持续 1 年直到他们的状态得到稳定，可以获得益处。年长的患者或其他潜在不遵医嘱的患者应该同时进行 TSH 和 T_4 的监测。

(3) 其他实验室和放射性核素检测：

1) T_4 或 FT_4。

2) T_3 或 FT_3。

T_4 或 T_3 的异常检测结果，常常是由于结合蛋白异常而不是甲状腺功能异常。因此，TT_4 或 TT_3 的检测必须同时检测一些它们的甲状腺激素结合，例如 T_3 树脂摄取试验或是甲状腺结合球蛋白，来补充游离甲状腺激素评估。

3) 甲状腺自身抗体，包括 TSH 受体抗体(TRAb)或甲状腺刺激免疫球蛋白(TSI)。

4) 放射性碘摄取。

5) 甲状腺扫描——使用 I^{123}(更好)或 ^{99m}Tc 高锝酸盐，有助于判定甲亢的病因，不能用来检测甲状腺功能。

3. 2011 年美国甲状腺协会(ATA)与美国临床内分泌医师协会(AACE)《甲亢和其他病因甲状腺毒症诊治指南》侧重于甲亢的管理和治疗，但对甲状腺功能亢进症的初始评价和病因诊断进行了补充：

(1) 生化测定的评估：

1) 血清 TSH 测定的敏感性、特异性最高，可

作为可疑甲亢评估的单一实验室初始筛查检查项目。

2）高度怀疑甲状腺功能亢进症时，同时检测血清 TSH 和游离 T_4 诊断准确性则更高。

3）明显的甲状腺功能亢进症，通常血清游离 T_4 和 T_3 升高，血清 TSH 测不出。在病情较轻患者可能仅以血清 T_3 升高 TT_4 和 FT_4 正常，而 TSH<0.01mIU/L，这种情况下，我们称之为"T_3 型甲状腺毒症"，通常出现在疾病早期或甲状腺自主功能腺瘤。

4）亚临床甲亢是 FT_4、TT_3 和 FT_3 正常，而 TSH 低于正常。

5）TBG 过量可以是 X-连锁遗传的性状表现，也会在怀孕或应用雌激素、肝炎、急性间歇性卟啉尿，使用氟尿嘧啶、奋乃静、某些麻醉药情况下而引起，其他的情况包括：使用那些阻滞了 T_4 向 T_3 转换过程的药物如胺碘酮或大剂量普萘洛尔，急性精神病，极高海拔，安非他明滥用。在这些情况下，游离甲状腺激素浓度测定是不准确的，而在使用肝素的情况下会引起假性游离 T_4 升高。

6）游离甲状腺激素浓度升高而 TSH 正常或升高时，需进一步检查，在排除了"甲状腺功能正常高甲状腺激素血症"后，需考虑 TSH 介导的甲状腺功能亢进症。

（2）病因判断：

1）临床表现为甲状腺功能亢进症而不能诊断为 Graves 病时应进行放射碘摄取检查，出现甲状腺结节时应行甲状腺扫描。

2）超声检查在甲状腺功能亢进症鉴别诊断中作用并不很大。当放射碘检查为禁忌，如怀孕、母乳喂养或新近的碘暴露时，彩色多普勒超声检查提示血流增加，在诊断甲状腺高活动性时起一定作用。

3）TRAb 为诊断 GD 的重要辅助检查，对于甲状腺扫描和碘摄取不可行或禁忌时（如怀孕和哺乳期），有重要的确诊价值。总 T_3 和总 T_4 的比值在评价甲状腺功能亢进症的病因有一定帮助。

大部分的 TRAb 检测方法都是特异针对 GD 的，但甲状腺刺激性免疫球蛋白（TSI）和第一代的 TSH 结合抑制性免疫球蛋白（TBII）的测定敏感性较低，比如说，第二代的 TBII 检测使用了人重组 TSH 受体，具有 99% 的特异性和 95% 的敏感性，相比之下，第一代的方法只有 68% 的敏感性。

【诊断标准解读】

1. 儿童和青少年甲亢的症状与成人基本相似，大多数患儿有典型的甲亢症状和体征，起病可以是隐匿的，早期的症状可表现性情改变、情绪不稳、焦躁、激动、乏力、心悸、失眠、多汗、食欲亢进但体重不增甚至体重减轻。青春前的儿童常表现为体重减轻和大便次数多，而青春期的儿童多表现为易激惹、心慌和甲状腺肿大。常因为心率增快和腹泻、消瘦去心血管和消化科就诊。

2. 甲状腺可轻度肿大，两侧多对称，触诊均质，质软而带柔韧感。突眼在儿童较成人少见，发生者以青春期为多。甲状腺危象在儿童也是罕见的。

3. 甲状腺激素的检测是确诊的关键指标。指南特别强调 TSH 检测的重要性，特别是高敏 TSH 敏感性和特异性均较高，对亚临床甲亢诊断有意义。TSH 降低，进一步分析 T_4 和 T_3 水平是否升高，以诊断亚临床甲亢和临床甲亢。新的指南还指出 T_3 和总 T_4 的比率对病因诊断也有一定的意义。这些方法均利于儿童临床诊断。

4. TRAb 的检测具有特异性，以往对 TRAb 的检测有争议，2011 年 ATA 和 AACE 新的指南中提出新一代 TRAb 检测方法，具有极高的灵敏度（95%）和特异性（99%），可作为不能进行甲状腺扫描患者的替代诊断方法，可作为 Graves 病（GD）和 Graves 眼病（Go）的病因学辅助诊断指标。特别是儿童青少年 Graves 突眼不如成人多见，应用这种方法对诊断还是有利的，年幼儿（5 岁以下）TRAb 水平明显高于年长儿（5 岁以上）。

5. 影像学检查 目前认为甲亢不一定要作甲状腺核素扫描，可进行超声检查。对儿童青少年患者和家长也是容易接受和实施的辅助检查。

6. 其他 其他病因的甲状腺毒症患者建议行甲状腺摄 I^{131} 功能试验，对结节性甲状腺病患者应加行甲状腺核素显像以评估结节功能。对于核素显像显示冷结节或超声检查显示有可疑特征的结节，可参照新版美国甲状腺结节诊治指南进行处理。

【病例及诊断解析】

病例：患儿，男，9岁，2年前于外院诊断为"甲状腺功能亢进症"，规律口服丙硫氧嘧啶，间断监测肝功及血常规并口服升白细胞药物（利可君、地榆升白），入院前3周因口服抗甲状腺药物效果不佳，并出现粒细胞减少和肝功能受损，而停服丙硫氧嘧啶，给予放射碘治疗于2011年8月12日入院。患儿自发病以来多语好动，心慌易饥，怕热多汗，无发热，无头痛、无眩晕、复视、无手颤等症状，服用丙硫氧嘧啶后症状好转，停用后，精神饮食可，出汗较前增多，尿量可，大便次数2~4次/天，性状尚可，睡眠可，体重下降6kg。近期无预防接种史。家族史：母亲患"强迫症"，祖母因患"甲状腺肿大"行大部腺叶切除术。

体格检查：T 36.5℃，脉搏98次/分，呼吸25次/分，血压120/50mmHg，体重25.5kg。右下颌下、颈部、双侧腹股沟可及数枚淋巴结，大小波动于0.2cm×0.2cm至0.5cm×0.5cm，眼睑无水肿，眼球突出，睑裂1.3cm，辐辏功能欠佳，无震颤，甲状腺Ⅰ度肿大，横径8.5cm，可及杂音，肺部查体无特殊，心率98次/分，可闻及吹风样杂音，肝右肋下3.5cm可及，质稍硬边锐，无压痛，脾左肋下8.5cm可及，质软变钝，无压痛。

辅助检查：血常规：WBC $3.34×10^9$/L，N 38%，L 50%，RBC $4×10^{12}$/L，Hb 109g/L，PLT $80×10^9$/L；甲状腺功能：FT_3 13.13pmol/L，FT4 35.9pmol/L，TSH 0.019mIU/ml，TRAb 16.14IU/L，TPOAb 582IU/ml，TGAb 255IU/ml，ESR 16mmol/60min，血气、电解质：pH 7.51，TCO_2 21.5mmol/L，K^+ 3.8mmol/L，Na^+ 137mmol/L，Ca^{2+} 1.1mmol/L，HCO_3^- 20.7mmol/L，BE -2mmol/L；生化：ALT 22U/L，AST 72U/L，ALP 267U/L，GGT 96U/L，CK-MB 35U/L，血ANCA（-），CRP 0.22mg/dl，蛋白电泳A/G=1.89，ALB 65.4%，$α_2$-球蛋白6.6%，β-球蛋白6.1%，γ-球蛋白19.3%，免疫功能：IgG 1820mg/dl，C3 67.6mg/dl，C4 11.6mg/dl，ANA 1：100斑点型，抗ds-DNA（-），抗SSA抗体（+），抗Ro-52抗体（+），RF（-），ASO（-），甲肝、戊肝检测阴性，血糖、尿糖（-），超

声心动未见异常，腹部B超示肝弥漫性损害，脾大，脾静脉增宽，门静脉略宽；甲状腺B超示体积增大伴弥漫病变，左：4.9cm×1.9cm×1.2cm，右：5.2cm×2.2cm×1.6cm；骨穿示骨髓红系增高，粒系减少，淋巴细胞增多，骨髓细胞周期（-），骨髓细胞组织化学染色未见异常。入院后予泼尼松调节免疫功能；予卢戈碘液控制甲状腺素水平择期吸碘治疗；予双环醇、美能、还原型谷胱甘肽改善肝功能；予环磷腺苷葡胺营养心肌，普萘洛尔控制甲亢所致的心率异常；氨肽素、地榆升白片、利可君升白细胞；患儿入院第14天，甲状腺体积明显缩小，睑裂缩小，入院第28天，血常规、甲状腺激素水平恢复正常，肝功能较前好转，建议患儿择期吸碘治疗，停用复方碘，患儿于2011年9月30日在核医学住院部治疗，ECT示甲状腺最高吸碘率99.5%，有效半衰期7.5天，服用^{131}I 2uCi，无特殊不良反应，隔离观察4天后病情平稳出院。最后诊断：甲状腺功能亢进症，粒细胞较少症，肝功能受损，心肌损伤。

诊断解析：本患儿集聚了儿童青少年甲亢诊断标准中的异常：①多语好动，心慌，易饥，怕热多汗等临床症状和体征；②体格检查甲状腺Ⅰ度肿大，可闻及杂音，甲状腺B超示体积增大伴弥漫病变，左：4.9cm×1.9cm×1.2cm，右：5.2cm×2.2cm×1.6cm；③甲状腺功能异常：FT_3 13.13pmol/L，FT_4 35.9pmol/L，TSH 0.019uIU/mL，TRAb 16.14IU/L，TPOAb 582IU/ml，TGAb 255IU/ml；④眼球突出，睑裂1.3cm；⑤甲状腺摄碘率增高。无论是根据国内的还是根据国外的儿童青少年甲亢诊断标准，本患儿已符合所有诊断要点。本病例还提示，甲亢患儿易出现心肌损伤及甲状腺相关性眼病。另外，由于是自身免疫性疾病，因此疾病本身和抗甲状腺药物的影响可造成肝功能损害，白细胞、粒细胞或血小板减少等。

甲亢性心脏病发生率随病程延长或患病年龄增长而增加，其发病机制尚不明了。研究显示在过量甲状腺激素和其他因素共同作用下心肌代谢可发生改变，引起一系列心血管系统症状和体征。甲亢性心脏病的诊断参考标准：①甲亢诊断明确。②有下列心脏病征中的一项或多项：严重心律失

常,如房颤、房扑、频发房早、频发室早、Ⅱ~Ⅲ度房室传导阻滞;心力衰竭;心脏扩大;心绞痛或心肌梗死。③除外其他已知原因的心脏病,如高血压性心脏病、冠心病、风湿性心脏病等;④甲亢症状控制后,心脏病好转或明显改善。甲亢损害肝功能的机制是多方面的,与遗传、精神和自身免疫反应等因素有关。主要有:①甲状腺激素对肝脏的直接毒性作用;②甲状腺激素长期过量分泌,引起代谢紊乱,促使肝糖原和蛋白质分解加速,肝脏营养不良,肝细胞变性;③在高代谢状态下,各脏器能量消耗大于合成,肝脏负担相对增加,但血流供应未相应增加,导致肝细胞缺氧;④自身免疫机制参与的损伤;⑤甲亢性心脏病合并心衰时,可发生肝瘀血及肝细胞坏死。甲亢性肝损害目前无统一的诊断标准,一般认为甲亢患者如出现转氨酶升高、肝大及黄疸等任何一种情况即可诊断,但须排除其他导致肝功能异常的原因。甲亢合并肝损害的治疗原则是及时有效地控制甲亢,同时辅以保肝治疗。可在抗甲状腺药物治疗同时给予保肝治疗。如不适宜抗甲状腺药物治疗。肝损害严重者,在加强护肝保肝、拮抗应激、抑制免疫的同时,应选择 ^{131}I 治疗。经 ^{131}I 治疗后,绝大多数 Graves 甲亢肝损害在甲状腺激素水平恢复正常后肝功能可逐渐恢复。甲亢导致白细胞、粒细胞或血小板减少的机制尚不明了,可能与免疫因素有关,也可能与合并病毒感染有关。偶见发生严重贫血、再生障碍性贫血或脾大和脾功能亢进等。治疗 Graves 甲亢所用的 ^{131}I 剂量水平不会导致白细胞、粒细胞或血小板减少。对于白细胞、粒细胞或血小板减少的甲亢患者,应积极进行 ^{131}I 治疗,同时给予对症、支持、升白细胞药物治疗,定期检查血常规;对外周血粒细胞减少明显甚至粒细胞缺乏者,应积极进行针对性辅助治疗,建议血液科医师会诊,联合制订治疗方案;有明确的引起白细胞减少的因素,应同时针对病因治疗。对于粒细胞缺乏患者必须立即停用抗甲状腺药物。

(刘戈力　郝利萍)

参考文献

1. AACE Thyroid Task Force. Medical Guidelines For Clinical Practice For The Evaluation And Treatment Of Hyperthyroidism And Hypothyroidism, Endocrine Practice, 2002, 8(6):457-460.

2. The American Thyroid Association and American Association of Clinical Endocrinologists Taskforce on Hyperthyroidism and Other Causes of Thyrotoxicosis. Hyperthyroidism and Other Causes of Thyrotoxicosis: Management Guidelines of the American Thyroid Association and American Association of Clinical Endocrinologists, 2011, 21(6):597-598.

3. 阮茂美,陈立波. ATA/AACE《甲亢和其他病因甲状腺毒症诊治指南》解读. 世界临床药物, 2011, 32(9):564-570.

4. G Birrell, T Cheetham. Juvenile thyrotoxicosis can we do better? Arch Dis Child, 2004, 89(8):745-750.

5. Kaguelidou F, Carel JC, Leger J. Graves' Disease in Childhood: Advances in Management with Antithyroid Drug Therapy. Horm Res, 2009, 71:310-317.

6. 蒋宁一,匡安仁,谭建,等. ^{131}I 治疗 Graves 甲亢专家共识(2010 年). 中华核医学杂志, 2010, 30(5):346-351.

7. 刘超,杨昱,陈立立. 甲状腺自身抗体的基础与临床进展. 内科基础与实践, 2010, 5(2):139-146.

8. 单忠艳. 用指南规范甲状腺疾病的诊治. 中国全科医学, 2010, 13(2):12-13.

第六节　先天性肾上腺皮质增生症

【疾病简介】

先天性肾上腺皮质增生症(congenital adrenal hyperplasia, CAH)是一组因肾上腺皮质激素合成途径中酶缺陷引起的疾病,属常染色体隐性遗传病,新生儿中的发病率为 1/16 000~1/20 000。常见的酶缺陷包括 21-羟化酶(21-hydroxylase, 21-OH, P450c21)缺乏症(21-OH deficiency, 21-OHD)、11β-羟化酶缺乏症、3β-羟类固醇脱氢酶缺乏症、17α-羟化酶缺乏症等,其中 21-OHD 最常见,占 90% 以上的 CAH 患儿。

本节主要就 21-OHD 导致 CAH(21-OH CAH)诊断进行探讨。21-羟化酶缺乏导致的 CAH 分为经典型(classic CAH)以及症状较轻的非典型(nonclassic CAH, NCAH),其中经典型又分为失盐型（salt wasting，SW）和单纯男性化型（simple virilizing，SV），分别约占 70% 和 30%。一般认为 NCAH 仅占 0.1%~1.0%，可能会在儿童期或者青春期出现不同程度雄激素过多表现，如男性性早熟，女性闭经、不孕、嗓音粗、有喉结、体毛重、阴毛呈男性分布、肌肉相对发达、皮肤和外生殖器色素沉着，比较好动且有攻击性等，但也可能是无症状的，一般不会出现肾上腺皮质危象，极易漏诊。

【诊断标准】

（一）国内诊断标准

1. 儿童期的诊断　经典型患儿出生后即可发现外生殖器畸形、性别模糊（男性化：阴蒂肥大、阴茎粗大），并出现失盐和肾上腺皮质功能不全的症状。凡小婴儿有失盐、体重不增或外阴难辨认性别，应疑为本病。非经典型患儿出生后可无明显症状，青春期因雄性激素增加而出现生殖系统相关的临床表现。往往幼年身高明显高于同龄儿，而成年后低于正常人。

（1）临床上有男性化和（或）失盐表现。

（2）血 17α- 羟孕酮（17α-OHP）增加。

（3）尿 17- 酮类固醇（17-KS）升高，而尿 17- 羟类固醇（17-OHCS）正常或降低，无高血压，可排除 11-OHD 引起的女性男性化。

（4）基因检测：21-OH 由 CYP21A2（又称 CYP21B）基因编码，采用分子生物学进行突变检测，对遗传咨询、NCAH 诊断尤有意义。

患儿还有骨龄提前、肾上腺增生表现，但肾上腺影像学检查阴性者不能排除本病。

2. 新生儿筛查　新生儿筛查主要是 21-OH CAH 的筛查。1980 年以来已近 20 个国家应用血 17α-OHP 进行新生儿 CAH 筛查，但目前我国未广泛开展新生儿 CAH 筛查。

方法为新生儿出生后 2~5 天足跟采血滴于特制滤纸片上，经时间分辨荧光免疫法（TRFIA）和酶联免疫法（ELISA）等测定 17α-OHP 浓度进行早期诊断，国内外筛查截值设在 30.3~60.6nmol/L（1.0~2.0μg/L）间，早产儿和低体重新生儿截值设置相对较高，即 >40~60nmol/L；而其他新生儿截值设在 >30nmol/L 需召回复查。

3. 产前诊断　遗传统计分析可以得出 NCAH 母亲生出经典型 CAH 患儿几率为 2.5%，NCAH 患儿几率为 14.8%。因此，CAH 先证患者的家庭应进行遗传咨询及产前诊断，早期明确胎儿情况。目前采用的产前诊断通常为在孕 9~11 周时取绒毛膜（CVS）活检进行胎儿细胞 DNA 分析，孕 16~20 周时取羊水（AF）检测孕三醇、17α-OHP 等生化项目。由于大部分 NCAH 患儿出生后 17α-OHP 水平未明显升高，所以无法通过新生儿筛查而发现，基因检测可能是此类患儿唯一早期诊断的手段。

（二）国外诊断标准

2010 年美国内分泌协会制定 21-OHD 致 CAH 的临床指南（Congenital adrenal hyperplasia due to steroid 21-hydroxylase deficiency：an endocrine society clinical practice guideline），主要包括新生儿筛查和婴儿期诊断程序，具体包括：

1. 儿童期 CAH（包括 NCAH）诊断

（1）建议有症状患者采清晨基础血清 17-OHP。

（2）对可疑病例，建议通过 ACTH 兴奋试验获得一个完整肾上腺皮质功能状态，以区分 21-OHD 和其他酶的缺陷。

（3）建议只对 ACTH 兴奋试验结果可疑患者或需要遗传咨询患者进行分子遗传学检测 / 基因分型。

2. 新生儿筛查

（1）建议将 21-OHD 缺乏症的筛查纳入新生儿筛查项目中，采用两步法筛查：初次用免疫法，阳性者进一步采用液相色谱 / 串联质谱法（LC-MS/MS）进一步评估。

（2）建议第一步采用标准化筛选试验：一个单一的、通用方法，并有规范一致的按胎龄分层的标准值。为了获得足够的灵敏度，通常将 17α-OHP 截值设的足够低，使约 1% 测试样本为阳性报告。已知 CAH 发病率较低，约 1/10 000 新生儿，因此，每 100 位新生儿筛查阳性新生儿中仅约有 1 例 CAH。

（3）建议 CAH 筛查阳性婴儿应根据本地区指南进行随访，主要包括第二步生化检测和分子遗传学检测。分子遗传学检测费用高、往往注重单一基因(如CYP21A2),在临床应用有较大困难。

1989年日本小儿内分泌协会制定了21-OHD致CAH新生儿筛查的指南:

A. 临床症状

1. 男性化症状 女孩外阴部假两性畸形或者男孩阴茎较正常明显增大。

2. 皮肤色素沉着 全身弥漫性色素沉着或外阴部,乳晕的色素沉着明显增多。

3. 肾上腺功能不全、失盐症状 厌食、体重不增、频繁呕吐、脱水症状、末梢循环衰竭、意识障碍、休克状态等。

B. 检查所见

1. 血清17-OHP增高或尿孕三醇(pregnanetriol)排泄量增加,而且给予糖皮质激素后降低。

2. 每天尿17-KS排泄量增加,而且给予糖皮质激素时,其值降低。

3. 尿11-脱氧-生酮类固醇(11-deoxy-ketogenic steroids KGS)/11-氧-生酮类固醇(11-oxy-KGS)比值升高,而且给予糖皮质激素时,其值降低。

C. 参考检查所见

1. 血浆促肾上腺皮质激素异常升高,给予糖皮质激素后正常。

2. 血清皮质醇降低。

3. 血清21-脱氧皮质醇(21-DOF)升高,给予糖皮质激素后正常。

D. 除外下列情况

1. 11β-羟化酶缺陷。

2. 有经胎盘性、外因性的类固醇激素和药物影响者。

3. 产生类固醇激素的肿瘤。

诊断标准:凡符合以下(1)、(2)和(3)三个项目之一者,即可确诊。

(1)临床症状A三项中有二项且全部具备以下a、b和c三项者。

a. 满足检查所见B-1。

b. 满足检查所见B-2或B-3任何一项。

c. 除外D的任何一项。

(2)临床症状A中仅有一项且具备以下a、b和c。

a. 满足检查所见B-1。

b. 满足检查所见B-2和B-3两项或者B-2和B-3中任何一项,再加上参考检查所见一项以上。

c. 除外D的任何一项。

(3)缺少临床症状A而全部具备以下a、b和c三项者。

a. 全部满足检查所见B的三项。

b. 满足参考检查所见三项中一项以上。

c. 除外D的任何一项。

附:失盐型的诊断

具备以上诊断标准,且出现低钠血症(<130mEq/L)及高钾血症(>6mEq/L)者为失盐型。

【诊断标准解读】

1. 新生儿筛查对失盐型CAH效果较好。有研究表明对NCAH患儿的筛查假阴性率达1/3,即使是经典的CAH患儿,也有约2%不能通过新生儿筛查17α-OHP检测出来,诊断只是基于临床表现和后续的重新评估。相反,新生儿血17α-OHP值与出生体重及胎龄相关,多种其他疾病状态下婴儿或早产儿,尤其是小于31周孕龄的早产儿血17α-OHP升高,但无激素合成的先天缺陷,这将会导致筛查的假阳性率升高,提示新生儿的CAH筛查应建立与体重及孕龄相关的截值来提高确诊率。虽然在很多国家开展了新生儿筛查CAH,但准确率远未达理想的效果。

2. 对新生儿筛查时,发现17α-OHP异常患儿均应进行临床评估。评估内容包括详细的病史、体格检查、性腺及肾上腺的超声检查、染色体核型分析、血17α-OHP水平的检测等,尤其连续的17α-OHP检测,以避免假阳性结果。对于确诊早产儿CAH,尿孕三醇的检测较血17α-OHP更具特异性,但这一实验尚未广泛应用于临床。

3. 失盐型CAH患儿在生后1天或数周内,其电解质检测可能无明显异常。需要通过连续检测血和(或)尿电解质水平、血浆肾素活性(PRA)、肾素水平及基因分子生物学诊断,以与单纯男性化鉴别。

4. 鉴别21-OHD与其他类固醇合成酶缺乏症的激素金标准为ACTH刺激试验。检测基线值及 60 分钟时 17α-OHP 的血清质量浓度。ACTH 刺激后失盐型患儿 17α-OHP 浓度最高，可达 3000nmol/L，单纯男性化型患儿为 300~1000nmol/L，NCAH 患儿为 50~300nmol/L。

5. 由于经济实力以及医疗水平的不同，不同国家在诊断及研究结果上存在明显差异。目前对 CAH 的诊断已上升到分子水平，可直接进行基因缺陷的诊断。

6. 21-OHD 早期由于高睾酮血症表现为男性周围性性早熟和女性男性化，但临床上还可以发现不少 CAH 患儿出现中枢性性早熟。其机制不太明确，有认为可能是糖皮质激素替代治疗后抑制了肾上腺过多的雄激素的产生，解除了性激素对性腺轴负反馈的抑制，引发了下丘脑 - 垂体 - 性腺轴的激活。也有认为与骨龄相关，尤其当骨龄达到一定程度，可能引发下丘脑 - 垂体性腺轴的激活，出现青春发动。

【病例及诊断解析】

病例：患儿，男，7 岁 7 个月，因为"发现阴毛出现 2 个月"而就诊。2 月前洗澡时家长发现有阴毛出现，未变声，未发现遗精，无反复头痛或呕吐。否认服用滋补品或误服药物。曾去本地就诊，查左手腕骨片示骨化中心 10/10，尺骨茎突明显，籽骨出现。拟男性性早熟转来本院就诊。患儿系 G_2P_1，足月自然分娩，否认窒息抢救史，出生体重 3.1kg，约 1.5 岁会走路，叫"爸爸""妈妈"。父母体健，非近亲结婚，孕期无明显感染等病史。否认家族有传染病或遗传性疾病史，否认家族有类似病史。

体格检查：身高 135.0cm，体重 32.5kg，神志清，肤色红润，体型匀称，无胡须和喉结，心律齐，心率 98bpm，无杂音，两肺呼吸音清，腹平软，肝脾肋下未及，阴茎约 4cm，睾丸 G2，阴囊皱褶明显、色深，PH2。四肢体毛较浓。

辅助检查：血气分析和电解质示 pH 7.359，BE-1.1mmol/L，Na^+ 126mmol/L，K^+ 3.8mmol/L，Cl^- 108mmol/L。促卵泡生成素（FSH）8.6IU/L，促黄体生成素（LH）7.7IU/L，T 185μg/L。ACTH 14.0ng/L，COR 275μg/L，17-OHP 5.2mmol/L，快速 ACTH 兴奋试验后 17-OHP 13.1μg/L。基因测序显示 CYP21A2 的 Pro30Leu（第一外显子 C98T）突变。余肝肾功能、染色体、甲状腺功能、TORCH 抗体等均阴性或正常范围。腹部 B 超显示肝脾无肿大，双侧肾上腺未见占位性病变。肾上腺 CT 平扫显示双侧肾上腺增大，无占位性病变。下丘脑和垂体 MRI 未见异常。

诊断解析：本患儿有 NCHA 临床特点：①性早熟：患儿 7 岁 7 个月，染色体和外生殖器表型均为男性，在 9 岁之前出现第二性征，有生长加速、骨龄提前，属于男性同性性早熟；②17-OHP 升高：虽然基础 ACTH 和 COR 均在正常范围，但是 T 已经升高，基础值和快速 ACTH 兴奋试验后 17-OHP 偏高；③肾上腺影像学提示双侧肾上腺增大，无占位性病变；下丘脑和垂体 MRI 未见异常。因此，NCAH 诊断比较明确。值得注意的是，非经典型 11β-OHD 常无高血压、高血钠、低血钾、碱中毒等表现，此种临床表现与非经典型 21-OHD 的男性性早熟、女性多毛类似，单从临床表现和生化检查上很难区分，此时测定去氧皮质酮或 11-去氧皮质醇就变得尤为重要，如均升高，应考虑为 11β-OHD。本例患儿虽未检测去氧皮质酮或 11-去氧皮质醇，但通过基因检测发现 CYP21A2/CYP21B 的 P30L（第一外显子 C98T）突变，证实为非典型 21-OHD。最后诊断：NCAH：21-OHD。

对于经典型患者，尤其失盐型，基本可以根据典型临床表现——男性化和（或）电解质紊乱、升高的 ACTH 和 17-OHP 进行诊断。由于非经典型 21-OHD 症状的隐匿性，容易误诊和漏诊。在男性非经典型 21-OHD 仅仅表现为性早熟，女性表现为多囊卵巢综合征、原发性闭经、月经紊乱、多毛等；由于幼年症状不明显，早期诊断还存在一定困难。年长后由于多囊卵巢综合征、原发性闭经、月经紊乱表现去妇产科就诊，而来儿科就诊机会少。过去被认为是罕见疾病，但近年来的研究提示非经典型 21-OHD 的发病率并不像过去认为的那样低，以西班牙和中东欧的犹太人群尤其高，有报道其发病率在中东欧犹太人群为 1/27，在非犹太人的白色人种中发病率为 1/1000~1/53；而根据对北美经典型患儿和携带者的筛查进行计算和估计,其发病率可高达 1/100,在高雄激素血症的女性中非经典型 21-OHD 的患病率可高达 1%~10%,故非经典型 21-OHD 是最常见的常染色体隐性遗传疾病之一。

非经典型 21-OHD 同经典型 21-OHD 一样,也存在由基因突变导致的 21-OH 活性下降,只是由于基因突变位点的不同,酶活性下降仅 20%~50%,对皮质激素合成的影响不大,盐皮质和糖皮质激素相对轻度下降,故非经典型 21-OHD 患者的血皮质醇和醛固酮常维持在正常水平,主要表现为血清雄激素水平和(或)17-OHP 和孕酮的升高。在青春期,由于 17-OH 活性的增强加速 21-OH 的底物前体向雄烯二酮转化,常诱发或加重非经典型 21-OHD 的临床表现。故非经典型 21-OHD 的症状较经典型轻,临床主要为不同程度的高雄激素血症的表现,女性多毛症、月经稀发、痤疮、不孕,缺乏特异性。非经典型 21-OHD 患者睾酮和雄烯二酮的水平也有所升高,但低于经典型,目前认为脱氢表雄酮比前两者更有诊断意义。

实验室检查方面,与经典型不同,非经典型 21-OHD 患者血皮质醇和 ACTH 通常是正常的。而随机的血清 17-OHP 浓度测定多数仍在正常范围内,因此快速 ACTH 兴奋试验对于非经典型 21-OHD 的定性诊断有重要意义。患者行 ACTH 兴奋试验后 60 分钟,17-OHP 浓度大多在 30.3~60.6nmol/L。但仍有部分杂合子患者 ACTH 刺激后 60 分钟的 17-OHP 度低于 30.3nmol/L,在这种情况下,基因型的检测显得尤为重要。

人类 21-OH 的基因位于 6p21.3,有两个 21-OH 基因,即活性 21-OH 基因(*CYP21A2* 或 *CYP21B*)和无活性假基因(*CYP21A1* 或 *CYP21P*)。非经典型 21-OHD 基因突变国外报道以 Val281Leu 突变最常见,约占非经典型 21-OHD 患者的 41.7%~71.8%。而国内研究表明非经典型 21-OHD 以 Pro30Leu 最为常见(37%)。其他还有 Arg 339 His、Pro 453 Ser 突变。如有可能,对临床症状和生化检查均不典型的患者进行基因学的证实具有重要的诊断价值。

(邹朝春)

参考文献

1. Speiser PW, Azziz R, Baskin LS, et al. Congenital adrenal hyperplasia due to steroid 21-hydroxylase deficiency: an Endocrine Society clinical practice guideline. J Clin Endocrinol Metab,2010,95(9):4133-4160.
2. Clayton PE, Miller WL, Oberfield SE, et al. Consensus statement on 21-hydroxylase deficiency from the European Society for Paediatric Endocrinology and the Lawson Wilkins Pediatric Endocrine Society. Horm Res,2002,58(4):188-195.
3. Joint LWPES/ESPE CAH Working Group. Consensus statement on 21-hydroxylase deficiency from the Lawson Wilkins Pediatric Endocrine Society and the European Society for Paediatric Endocrinology. J Clin Endocrinol Metab,2002,87(9):4048-4053.
4. Hirvikoski T, Nordenström A, Lindholm T, et al. Cognitive functions in children at risk for congenital adrenal hyperplasia treated prenatally with dexamethasone. J Clin Endocrinol Metab,2007,92(2):542-548.
5. 先天性副腎過形成症(21-水酸化酵素欠損症)新生児マス・スクリーニング.日本小児科学会雑誌,1989,93(3):1632-1633.
6. 赵宁,周伟,吕回,等.新生儿先天性肾上腺皮质增生症的若干早期筛查及诊断因素探讨.中国儿童保健杂志,2003,11(6):366-367.
7. 罗小平,祝婕.先天性肾上腺皮质增生症的诊断及治疗.实用儿科临床杂志,2006,21(8):510-512.

第七节　糖尿病

【疾病简介】

糖尿病(diabetes mellitus,DM)是血浆葡萄糖增高超过正常水平的一种慢性代谢异常的遗传异质性疾病。它是由于胰岛素分泌绝对缺乏或相对不足和胰岛功能缺陷引起的高血糖,同时伴有脂肪、蛋白质、水、电解质等代谢障碍,临床上可出现多尿、烦渴、多饮、多食、消瘦等表现,重者容易发生酮症酸中毒等急性并发症或眼、肾、神经、心血管多脏器的慢性损害。近年来,糖尿病发病逐渐低龄化,儿童及青少年的 2 型 DM 发病率明显上升,尤其是肥胖儿童。儿童及青少年糖尿病主要分为三大类:①1型糖尿病:以胰岛β细胞破坏、胰岛素分泌绝对缺乏造成;②2型糖尿病:胰岛素分泌不足和(或)靶细胞对胰岛素不敏感(胰岛素抵抗)所致;③特殊类型糖尿病。

【诊断标准】

(一)国内诊断标准

1. 儿童青少年糖尿病诊断标准　2010年中华医学会糖尿病分会制定了中国糖尿病防治指南,儿童及青少年糖尿病的诊断标准与成人相同,仍然沿用WHO(1999年)糖尿病诊断标准、糖代谢状态分类标准,具体的诊断标准见表8-4、表8-5。

表8-4　糖代谢状态分类

糖代谢分类	静脉血浆葡萄糖(mmol/L)	
	空腹血糖 (FPG)	糖负荷后2小时血糖(2hPG)
正常血糖(NGR)	<6.1	<7.8
空腹血糖受损(IFG)	6.1~<7.0	<7.8
糖耐量减低(IGT)	<7.0	7.8~<11.1
糖尿病(DM)	≥7.0	≥11.1

注:IFG和IGT统称为糖调节受损(IGR,即糖尿病前期)

表8-5　糖尿病的诊断标准

诊断标准	静脉血浆葡萄糖水平(mmol/L)[a]
(1)糖尿病症状(高血糖所导致的多饮、多食、多尿、体重下降、皮肤瘙痒、视力模糊等急性代谢紊乱表现)加上随机血糖检测或	≥11.1
(2)空腹血糖(FPG)或	≥7.0
(3)葡萄糖负荷后2h血糖	≥11.1
无糖尿病症状者,需改日重复检查	

注:空腹状态指至少8h没有进食热量;随机血糖指不考虑上次用餐时间,一天中任意时间的血糖,不能用来诊断空腹血糖受损(IFG)或糖耐量减低(IGT);a:只有相对应的2h毛细血管血糖值有所不同,糖尿病:2h血糖≥12.2mmol/L;IGT:2h血糖≥8.9mmol/L且<12.2mmol/L

单用血糖水平不能区分1型还是2型糖尿病。即使被视为1型糖尿病典型特征的酮症酸中毒,有时在2型糖尿病也会出现。在患者起病初期进行分类有时的确很困难。青少年1型和2型糖尿

病的鉴别诊断要点见表8-5。

2. 1型糖尿病目前主要根据临床表现和特征来诊断。临床表现:

(1)起病较急,常因感染或饮食不当发病,可有家族史。

(2)典型者有多尿、多饮、多食和消瘦的三多一少症状。

(3)不典型隐匿发病患儿多表现为疲乏无力,遗尿,食欲可降低。

(4)约20%~40%的患儿以糖尿病酮症酸中毒急症就诊。

1型糖尿病的其他特点:①发病年龄通常小于30岁;②体型消瘦;③空腹或餐后的血清C肽浓度明显降低或缺如;④明显体重减轻;⑤出现自身免疫抗体:如谷氨酸脱羧酶(GAD)抗体、胰岛细胞抗体(ICA)、人胰岛细胞抗原2抗体(IA-2A)等。

3. 儿童青少年2型糖尿病的临床表现　发病较隐匿,多见于肥胖儿童,发病初期超重或肥胖,以后渐消瘦,不易发生酮症酸中毒,部分患儿伴有黑棘皮病,多见于颈部或腋下。有较强的2型糖尿病家族史。极少数为急性起病,表现为多饮、多尿、酮症而需要暂时性胰岛素治疗,在临床上应和1型糖尿病作鉴别,见表8-6。

4. 儿童糖尿病酮症酸中毒(DKA)诊断标准　中华医学会儿科分会遗传内分泌代谢学组儿童《糖尿病酮症酸中毒诊疗指南》标准(2009):

(1)DKA通常表现为:①脱水;②深大或叹气样呼吸(Kussmaul respiration);③恶心、呕吐、腹痛,可类似急腹症;④进行性意识障碍或丧失;⑤WBC增多或核左移;⑥血清淀粉酶非特异性增高;⑦合并感染时可发热。

DKA的高危因素包括:①代谢控制差或以前反复出现DKA者;②围青春期女孩;③精神异常或患有进食紊乱症;④问题家庭的患儿;⑤遗漏胰岛素注射;⑥无钱就医者;⑦胰岛素泵使用不当者。

(2)DKA诊断的生化标准:血糖>11.1mmol/L,静脉pH<7.3,血HCO₃⁻<15mmol/L,酮血症和酮尿症。儿童偶尔可见血糖正常范围的DKA。

(3)DKA分度:根据静脉血气、酸中毒的程度

分度：①轻度：pH<7.3，或 HCO_3^-<15mmol/L；②中度：pH<7.2，或 HCO_3^-<10mmol/L；③重度：pH<7.1，或 HCO_3^-<5mmol/L。

（4）DKA 和 HHS 的并存：重度 DKA 患儿，爆发型 1 型糖尿病患儿可以并存高糖高渗状态（hyperglycemic hyperosmolar state，HHS）。HHS 诊断标准：①血糖 33.3mmol/L（600mg/dl）；②动脉血气 pH>7.30；③血 HCO_3^->15mmol/L；④酮体少量（无或微量）[β- 羟丁酸 1 ± 0.2（SEM）mmol/L]；⑤血渗透压 >320mmol/L；⑥意识混沌、恍惚或昏迷。HHS 严重脱水会导致轻度酮体的出现，而 1 型糖尿病（T1DM）患儿发生重度 DKA 脱水会出现 HHS 的特征，例如诊断前因口渴大量饮用含糖饮料。

（二）国外诊断标准

1. 美国糖尿病学会（ADA）发布的 2017 年糖尿病诊疗标准

（1）分类：①1DM（自身免疫性 β 细胞破坏，通常导致胰岛素绝对缺乏）；②2DM（经常在有胰岛素抵抗的背景下，β 细胞分泌胰岛素渐进性减少）；③妊娠糖尿病；④由于其他原因所致的特殊类型糖尿病，如单基因糖尿病综合征（例如：新生儿糖尿病，青少年发病的成人型糖尿病，MODY），胰腺外分泌疾病（囊性纤维变），药物或化学诱导性糖尿病（例如 HIV/AID 或器官移植后糖皮质激素使用）。

（2）诊断标准基本延续以往的标准：

①空腹血糖（FPG）≥7.0mmol/L（126mg/dL），或② OGTT（用 1.75g/kg 无水葡萄糖溶于水作为糖负荷，最大不超过 75g）2 小时血糖≥11.1mmol/L（200mg/dL，或③糖化血红蛋白（HbA1c）>6.5%。HbA1c 检测应该用美国 HbA1c 标准化计划组织（NGSP）或糖尿病控制和并发症研究（DCCT）认证的方法进行，或④有糖尿病的三多一少症状且随机血糖≥11.1mmol/L（200 mg/dL）。

2. 2011 年国际糖尿病联盟（IDF）和国际儿童和青少年糖尿病学会（ISPAD）联合发布了儿童和青少年糖尿病指南基本与上述标准一致。

3. 2014 年国际儿童和青少年糖尿病学会（ISPAD）颁布了《儿童和青少年单基因糖尿病诊断和管理》临床实践共识指南指出：

（1）凡是生后 6 个月之内诊为糖尿病的患儿应立即进行分子遗传学检测，以确定单基因新生儿糖尿病亚型。生后 6~12 个月诊为糖尿病患儿，分子遗传学检测应限于胰岛抗体阴性者。

（2）新生儿糖尿病分子遗传学的诊断将确定钾通道突变的患者，这些患儿可应用高剂量磺脲类药物治疗。分子遗传信息表明如为新生儿暂时性糖尿病患者（TNDM）将缓解但也可能以后复发。

（3）如下情况应考虑青少年发病的成人型糖尿病（MODY）①有父母之一和一级亲属糖尿病家族史，无 1DM 的特点（无胰岛抗体，诊断 5 年内需低剂量或无需胰岛素治疗，C 肽释放试验 C-peptide >200 pmol/L），且缺乏 2DM 的特点（明显肥胖、黑棘皮）；②血糖轻度稳定增高，不进展，应测定葡萄糖激酶（GCK）基因突变，是 MODY 常见原因，儿童可见偶然高血糖；

（4）特殊的特征可能提示 MODY 亚型，例如肾发育性疾病或肾囊肿（HNF1B-MODY），巨大儿或新生儿低血糖（HNF4A-MODY）。

（5）家族性显性遗传糖尿病可能首先考虑肝细胞核因子突变 1α（*HNF1A*）。

单基因糖尿病分子遗传学基因检测是诊断的主要依据。

【诊断标准解读】

1. 2017 年美国糖尿病学会（ADA）已把 HbA1c>6.5% 作为糖尿病的首要诊断标准，最近 WHO 也建议在条件成熟的地区采用 HbA1c 作为诊断糖尿病的工具，并建议把 HbA1c>6.5% 作为诊断糖尿病的切点。然而，我国 HbA1c 诊断糖尿病切点的相关资料相对不足，尤其是我国 HbA1c 测定的标准化程度不够。因此，目前尚不推荐在我国采用 HbA1c 诊断糖尿病。在儿童中应用该标准诊断 DM 仍有争议，不建议儿童使用这一标准诊断糖尿病。

2. ADA 和 WHO 将正常血糖上限定为 6.1mmol/L 是基于两个方面的原因，一方面是血糖水平高于此切点时，静脉注射葡萄糖时一相胰岛素分泌消失；另一方面是在高于这个切点的血糖水平，发生微血管和大血管并发症的危险显著增加。2003年美国糖尿病协会 ADA 建议将 1997 年提出的诊断 IFG 的空腹血糖切点由≥6.1mmol/L 下调至≥5.6mol/L。但 WHO 认为降低空腹血糖切点后 IFG 患病率显著增加，对个体和健康体系造成影响。且目前没有足够证据证实降低空腹血糖切点可以减少不良事件或减少进展为糖尿病的益处，故仍将 IFG 的空腹血糖切点保留在 6.1mmol/L。

3. 儿童 2 型糖尿病的诊断与成人的标准一致，分型在实际工作中即使参考抗体检测，临床分型也非常困难，理论上 1 型糖尿病患者大部分血浆中存在谷氨酸脱羧酶抗体（GAD）、胰岛素抗体（ICA）和酪氨酸磷酸酶抗体（IA-2A）等。但是中国人 1 型糖尿病的抗体检测阳性率也明显低于欧洲国家的白种人，而肥胖人群并不是不发生自身免疫疾病。

儿童青少年 1DM 和 2DM 鉴别要点见表 8-6。

4. 随着世界范围内的儿童 2 型糖尿病发病的增加，2017 年 ADA 指南对儿童青少年（年龄≤18 岁）2DM 和无症状糖尿病前期筛查建议如下：

超重（BMI）≥同年龄同性别第 85 百分位数，体重超过身高第 85 百分位数或>理想身高的 120%。

加如下任何 2 个危险因素：

（1）一和二级亲属 2DM 糖尿病家族史。

（2）种族/民族（印第安人、非洲裔美国人、拉丁裔、亚裔美国人、太平洋岛民）

（3）胰岛素抵抗和与胰岛素抵抗有关的表型或疾患（黑棘皮、高血压、血脂异常、卵巢多发囊肿综合征、出生时是小于胎龄儿）。

（4）母有糖尿病或母孕期有妊娠糖尿病史。

筛查起始年龄：10 岁，或青春期开始（如果青春期提早开始）；每 3 年筛查一次。

5. 2009 年，我国首次出版的儿童糖尿病酮症酸中毒诊治指南对 2001 年版儿童 T1DM 中 DKA 诊治方案进行了补充，在诊断方面：

（1）将血糖水平规定为>11.1mmol/L，与之前国内教科书及糖尿病诊疗常规中提出的"诊断 DKA 的血糖标准为>16.8mmol/L"相比有所下降，其原因是因为临床中发现有些儿童糖尿病患者发生 DKA 时，血糖可能并未明显升高，偶尔可见血糖位于正常范围或仅轻度升高（11.2~16.8mmol/L）但仍然发生酮症酸中毒者，即血糖正常性 DKA（euglycemic ketoacidosis），此情况见于空腹时间较长、脱水不严重或肾小球滤过率很高，可大量排出

表 8-6 儿童青少年 T1DM 和 T2DM 鉴别要点

鉴别指标	T1DM	T2DM
发病年龄	任何年龄	多见于较大儿童
家族史	通常无家族史	常有阳性家族史
起病方式	起病急	通常缓慢
症状	多尿、多饮、烦渴、体重减轻、疲乏明显	较轻或缺如
营养状态	体重正常或消瘦	肥胖或超重
胰岛病理	有胰岛炎，β 细胞破坏	无
免疫学指标	有自身免疫性胰岛炎，可检测到自身抗体	大部分无自身抗体阳性
遗传学改变	与 HLA 关联 孪生子患病一致性 35%~50%	与 HLA 无关联 孪生子患病一致性 95%~100%
胰岛素和 C 肽水平	分泌低平	稍低、正常或升高，分泌高峰延迟
胰岛素抵抗相关表现	无或少见	常见
酮症倾向	常见	少见，感染、手术等应激时出现
胰岛素治疗	必须，依赖	代谢不稳定时或多年病史后胰岛素分泌减少时需要

尿糖的患儿。故在诊断标准中降低了对血糖水平的要求，而更强调各项实验室指标及临床表现的综合分析。

（2）删去了阴离子间隙、尿糖作为诊断条件之一，DKA 时往往存在水、电解质紊乱，因此阴离子间隙不能真实反映体内酸中毒程度，肾糖阈与肾功能相关，与血糖对应性差，故尿糖可作为初筛和参考。

（3）以 pH<7.3 或 HCO$_3^-$<15mmol/L 作为诊断条件并以此补充了 DKA 的严重程度分级。

（4）新增加了 DKA 和高渗高糖状态的诊断。上述诊断的改动与补充，更利于临床医师对 DKA 程度的认识和高糖危象的识别与警惕，以便更好地了解患者病情及制订有效的治疗方案提供参考依据，有助于提高 DKA 治疗的成功率。

6. 单基因糖尿病是由单个基因中的一个或多个基因缺陷引起，目前已经确定了 40 多种单基因糖尿病的遗传亚型，每种具有典型的表型和特异的遗传模式。随着分子遗传学的进展，单基因糖尿病被人们越来越认识，分子遗传学诊断成为主要的诊断手段。进行特定的分子诊断有助于预测疾病的预期临床病程，并指导特定患者中最合适的管理，包括药物治疗。此外，它对家庭有重要的影响，因为它能够进行遗传咨询，并指导其他家庭成员的临床检测和基因筛查。

【病例及诊断解析】

病例：患儿，女，12 岁 8 个月，因呼吸深快、昏睡 5 小时于 2012 年 8 月 1 日入院。入院前 4 天，患儿轻度"感冒"后出现精神差，饮食欠佳，偶有恶心、无呕吐等症状。入院前 5 小时出现呼吸深快，精神差，呼之不应，遂急入我科住院治疗，自发病来，体重下降明显，食量无变化，近 1 天尿量减少。无腹痛、尿频、尿急、尿痛、无抽搐、视物模糊，无手足麻木、皮肤瘙痒等情况。患儿 4 个月前于外院诊为"1 型糖尿病"，住院予胰岛素治疗，期间因甲状腺功能异常，甲状腺 B 超示甲状腺弥漫性增大，考虑不除外自身免疫性多发内分泌腺综合征，并给予甲状腺激素治疗，外院神经电生理示 SSR 异常，考虑存在糖尿病周围神经病变，

住院治疗 7 天，血糖未控制平稳，家属要求自动出院，出院后自行停用胰岛素仅接受针灸治疗，血糖控制不理想，空腹血糖多波动于 5~10mmol/L，偶可升至 12~16mmol/L，餐后 2 小时血糖波动于 16~20mmol/L，最高 26mmol/L；运动后稍降低，可波动于 8~10mmol/L，否认糖尿病家族史。

体格检查：T 36℃，P 110 次/分，R 40 次/分，血压 90/70mmHg，体重 40kg，身高 151cm，BMI 17.54kg/m^2，精神状态差，反应差，体位不能自主，查体欠合作，肌力低下，脉搏细弱，手足湿冷，呼吸深快。辅助检查：腹部 B 超示肝脏及双肾弥漫性病变、腹腔轻度积液。血气、电解质示：pH 6.84，PCO$_2$ 184mmHg，Na$^+$ 129mmol/L，Ka$^+$ 3.3mmol/L，Ca^{2+} 1.33mmol/L，HCO$_3^-$ 14.7mmol/L，Glu 25.8mmol/L；血常规：WBC 9.12×10^9/L，N 62.3%，L 28.8%，Hb 110g/L，PLT 219×10^9/L，C-肽 <0.1ng/ml；糖化血红蛋白 12.8%；尿常规：酮体（3+），BLD（3+），pro（2+），Glu（3+），比重≥1.030，pH 6，RBC 0~2/HPR，WBC 6~8/HPR；生化：ALT 79U/L，TG 3.5mmol/L，HDL-C 1.06mmol/L；ACTH 60pg/ml，COR>50μg/dl，胰岛细胞抗体（−），谷氨酸脱羧酶抗体（−），抗胰岛素抗体（−）；免疫全项：IgA 19.1mg/dl，IgE 205IU/ml，抗核抗体：阳性 1∶100；游离甲功：FT$_3$ 0.55pmol/L，FT$_4$ 2.6pmol/L，TSH 30.488uIU/ml，TPOAb 699.1IU/ml，TGAb<20IU/ml，TRAb 0.01IU/L。入院后予计算液体需要量，纠正脱水和纠酸，补充钾、钠等电解质，胰岛素 0.1U/kg 静脉点滴，动态监测血糖及血气分析电解质，予炎琥宁、头孢曲松抗感染，予甲状腺素片治疗甲状腺功能减退。第 2 天，DKA 纠正，精神反应渐佳，可恢复正常饮食，空腹血糖维持在 5.0~8.5mmol/L。最后诊断：自身免疫性多发内分泌腺病综合征（1 型糖尿病、甲状腺功能减退症），糖尿病酮症酸中毒，低钾血症，低钠血症。

诊断解析：结合患儿年龄，自发病以来体重下降明显，空腹血糖可达 16mmol/L，餐后 2 小时血糖可达 26mmol/L，糖化血红蛋白 12.8%，C-肽<0.1ng/ml，尿糖（3+），尿酮体（3+），患儿聚集了 1 型糖尿病和糖尿病酮症酸中毒的典型症状、体征和实验室检查。无论是根据国内还是国外的儿童青少年糖尿病诊断标准，已符合 1 型糖尿病的诊断。

患儿饮食欠佳,意识障碍,入院时血糖 25.8mmol/L,pH 6.84,HCO_3^- 14.7mmol/L,可诊断为重度糖尿病酮症酸中毒。本例患儿还存在甲状腺功能低下,考虑为自身免疫性多发内分泌腺病综合征。

　　1 型糖尿病患者由于自身免疫因素,可产生胰岛细胞抗体、胰岛自身抗体、谷氨酸脱羧酶抗体等,还可产生抗甲状腺抗体、抗肾上腺皮质抗体等,可合并甲状腺自身免疫病(甲低或甲亢)Addison 病等,称为自身免疫性多发内分泌腺病综合征。1 型糖尿病多见于青少年,极易出现糖尿病酮症酸中毒,酮症酸中毒是由于体内胰岛素严重不足导致的,主要症状为:厌食、恶心、呕吐、口渴、头晕、淡漠、嗜睡、烦躁、呼吸深快,有的患者呼气中带烂苹果味,病情恶化可致脉搏细弱、血压下降、四肢冰冷甚至昏迷。高血糖使血渗透压增高,可引致细胞内脱水,多尿使细胞外水分丢失,因此表现为严重脱水。酮体增多,蛋白质分解产生硫酸、磷酸及有机酸增加,钠钾结合酮体后排出,致阳离子丢失,加上脱水时肾功能减低,加重酸性物质潴留,所以出现酮症酸中毒,如果无氧糖酵解产生乳酸过多,可并发乳酸性酸中毒。血钠与氯的减低是由于摄入少、呕吐、随尿排出增多之故。早期由于组织分解、糖原分解及酸中毒时钾由细胞内移至细胞外,尿少且细胞外液浓缩,所以糖尿病酮症酸中毒(DKA)早期血钾不低。经过胰岛素治疗及输液后血钾反而会降低,因为组织修复、糖原合成、酸中毒纠正后血钾回到细胞内,因此需补充血钾。临床医师对原因不明的酸中毒、昏迷患者,应首先了解有无糖尿病病史,并做血糖、尿糖、血气及电解质的检查,及时确定有无糖尿病酮症酸中毒的发生。并根据实验室的检查确定病情的程度,制订合理的救治方案。

(刘戈力　赵菁)

参考文献

1. 中华医学会糖尿病分会.中国 2 型糖尿病防治指南(2010 年版).中国糖尿病杂志,2012,20(1):81-117
2. 巩纯秀.儿童糖尿病诊治新问题及对策.中国实用内科杂志,2008,28(4):249-251
3. 谢锦桃,刘军,伍远征,等.2011 年美国糖尿病协会糖尿病诊疗标准执行纲要解读.中国全科医学,2011,14(6c):1993-1997
4. 程莹,潘长玉,译.糖尿病和中间高血糖的定义和诊断(WHO/IDF 评议报告).中华内分泌代谢杂志,2006,22(6):627-638
5. Genuth S,Alberti KG,Bennett P,et al. Follow-up report on the diagnosis of diabetes mellitus. Diabetes Care,2003,26(11):3160-3167
6. American diabetes association Standards of Medical Care in Diabetesd. Diabetes Care 2017,40,Supplement (1)s11-113 Diabetes Care 2017.
7. Kerner,W.,J. Bruckel,and A. German Diabetes, *Definition,classification and diagnosis of diabetes mellitus*. Exp Clin Endocrinol Diabetes,2014. 122(7):384-6.
8. 巩纯秀,杨秋兰.中华医学会儿科学分会内分泌遗传代谢学组儿童糖尿病酮症酸中毒诊疗指南(2009 年版)解读.中国实用儿科杂志,2010,25(11):850-853
9. Craig ME,Hattersley A,Donaghue KC. Definition,epidemiology and classification of diabetes in children and adolescents. Pediatric Diabetes,2009,10(Suppl 12):3-12
10. 2011 Global IDF/ISPAD guideline for diabetes in childhood and adolescence. International Diabetes Federation
11. 郑荣秀,刘戈力.儿童青少年 2 型糖尿病的诊断及治疗,实用儿科临床杂志,2009,24(8):638-640
12. Rubio-Cabezas O,Hattersley AT,Njølstad PR et al. The diagnosis and management of monogenic diabetes in children and adolescents.(ISPAD Clinical Practice Consensus Guidelines 2014 Compendium). Pediatric Diabetes 2014:15(Suppl. 20):47-64

第八节　代谢综合征

【疾病简介】

　　代谢综合征(metabolic syndrome,MetS)是由肥胖、高血糖、高血压及血脂异常等集结发病的一组临床综合征,其发病与生活方式密切相关,是心脑血管疾病等许多重大非传染性疾病的共同病理基础和早期阶段。基于成人 MetS 定义修正的儿童青少年 MetS 定义多达 40 余种(包括比较经典的 2003 年由 Cook 等提出的根据美国国家胆固醇教育计划Ⅲ修订的定义)。2007 年国际糖尿病联盟提出了首个儿童青少年 MetS 全球统一定义，2012 年中华医学会儿科学分会下属 3 个学组共同制定了中国儿童青少年 MetS 定义和防治建议。

【诊断标准】

(一)国内诊断标准

中华医学会儿科学分会内分泌遗传代谢学组、心血管学组和儿童保健学组在广泛征求多学科专家意见的基础上，于 2012 年提出儿童青少年 MetS 定义和心血管疾病(cardiovascular disease，CVD)危险因素异常界值的建议，具体的诊断标准如下：

1. ≥10 岁儿童青少年 MetS 定义及诊断建议

(1)中心性肥胖：腰围≥同年龄同性别儿童腰围的第 90 百分位数(P_{90})，为儿童青少年 MetS 的基本和必备条件，同时具备至少下列 2 项：

1)高血糖：①空腹血糖受损(IFG)：空腹血糖≥5.6mmol/L；②或糖耐量受损(IGT)：口服葡萄糖耐量试验 2 小时血糖≥7.8mmol/L，但<11.1mmol/L；③或 2 型糖尿病。

2)高血压：收缩压≥同年龄同性别儿童血压的 P_{95} 或舒张压≥同年龄同性别儿童血压的 P_{95}。

3)低高密度脂蛋白胆固醇(HDL-C<1.03mmol/L)或高非高密度脂蛋白胆固醇(non-HDL-C≥3.76mmol/L)。

4)高甘油三酯(TG≥1.47mmol/L)。

(2)中心性肥胖的简易识别方法：建议应用腰围身高比(waist to-height ratio，WHtR)作为筛查指标。WHtR 切点：男童 0.48，女童 0.46。

(3)高血压的快速识别方法：收缩压≥130mmHg，舒张压≥85mmHg。

2. 6≤年龄 <10(岁)儿童 CVD 危险因素异常界值

(1)肥胖：体块指数(BMI)≥同年龄同性别儿童 BMI 的 P_{95} 或腰围≥同年龄同性别儿童腰围的 P_{95}。

(2)高血压：血压>同年龄同性别儿童血压的 P_{95}。快速识别：收缩压≥120mmHg 或舒张压≥80mmHg。

(3)脂代谢紊乱：①低高密度脂蛋白胆固醇(低 HDL-C)<1.03mmol/L；②高非高密度脂蛋白胆固醇(高 non-HDL-C)≥3.76mmol/L；③高甘油三酯(高 TG)≥1.47mmol/L。

(4)高血糖：空腹血糖≥5.6mmol/L，建议行口服葡萄糖耐量试验(OGTT)，以便及时发现是否存在 IGT 或 2 型糖尿病。

(二)国外诊断标准

2007 年，国际糖尿病联盟(IDF)以已有的 MetS 临床和基础研究为背景，在成人定义的基础上，提出了首个针对儿童青少年的 MetS 全球统一定义(表 8-7)。

表 8-7　IDF 儿童青少年 MetS 定义

年龄	MetS 诊断要点
6 岁≤ ~<10 岁	不建议诊断 MetS。肥胖：腰围≥90 百分位，腹型肥胖建议减肥；有下列家族史者建议干预：MetS、2 型糖尿病、血脂紊乱、心血管疾病、高血压、肥胖
10 岁≤ ~<16 岁	肥胖：腰围≥90 百分位，同时至少具备下列 2 项：①空腹血糖≥5.6mmol/L(建议 OGTT)或已是 2 型糖尿病；②收缩压≥130mmHg 或舒张压≥85mmHg；③ HDL-C<1.03mmol/L；④ TG≥1.70mmol/L
≥16 岁	参照成人标准

注：小于 6 岁儿童被排除在定义外；OGTT：葡萄糖耐量试验；TG：甘油三酯；HDL-C：高密度脂蛋白胆固醇；FPG：空腹血糖

【诊断标准解读】

1. IDF 的 MetS 诊断标准简单、可操作性较强，但是存在一些问题：①单一的高血压界值未考虑不同年龄儿童的差异；②脂代谢异常指标及其界值与 2011 年美国儿科学会新推出的标准有差异；③缺少对 6≤年龄 <10(岁)儿童各异常组分的界定。

2. 10 岁以下年龄段儿童的生理特征处于快速变化中，不宜轻易诊断 MetS。然而，近期临床研究发现，6≤年龄 <10(岁)年龄段肥胖儿童已经暴露多项代谢异常，故国内标准参照了 2011 年

美国儿科学会（AAP）提出的 CVD 危险因素并予以明确界定。

3. 国内标准推出的腰围身高比（WHtR）这一简便的形体学指标主要是为了方便基层医师快速判断儿童中心性肥胖，如男童 WHtR≥0.48，女童 WHtR≥0.46 可判断为中心性肥胖。但是，如需明确诊断及研究，仍需查腰围的各年龄段百分位值表。

4. 非高密度脂蛋白胆固醇（Non-HDL-C）是总胆固醇（TC）减去高密度脂蛋白胆固醇（HDL-C），是除 HDL-C 以外的各种脂蛋白胆固醇的总和，包括了低密度脂蛋白胆固醇（LDL-C）、极低密度脂蛋白胆固醇（VLDL-C）等。AAP 专家小组认为 non-HDL-C 是比 LDL-C、HDL-C 等更好地识别 CVD 危险因素高危人群的指标，并且推荐把它作为高危和血脂异常患者调脂治疗的主要目标。儿科临床医师需要重视这一关键指标及其界值。

【病例及诊断解析】

病例：患儿，男，11 岁 11 个月，因体重增长过快 4 年，左肢麻木 1 周，抽搐 1 天于 2008 年 7 月 15 日急诊入院。患儿入院前抽搐 4 次，入院后表现为反复全身抽搐，以左侧为主，头向右转，双眼凝视，言语不清，每次抽搐持续 2~3 分钟，抽搐间期神志完全清楚，活动如常。无发热，无头痛、恶心、呕吐，无眩晕、复视等症状。起病前无头颅外伤史，近期无预防接种史。家族史：父母体重无异常；外公体重 90kg，体质指数（BMI）31.14kg/m^2，有高血压病史；一表弟 10 岁，体重 61kg，BMI 27.48kg/m^2。

体格检查：体重 88kg，BMI 35.03kg/m^2，血压 155/88mmHg，颈部、腋下皮肤增厚、变黑，腰围 110cm，臀围 106cm，心肺听诊无殊，左侧肌力Ⅳ级，双瞳孔等大等圆，光反射灵敏，颈无抵抗，双侧巴宾斯基征阴性。辅助检查：随机血糖 21.4mmol/L，空腹血糖 15.8mmol/L，糖化血红蛋白 12.8%；尿糖 +++，尿酮体 ++；血常规：WBC 8.1×10^9/L，Hb 140g/L，PLT 445×10^9/L；血气、电解质：pH 7.421，PO$_2$ 60.8mmol/L，PCO$_2$ 41.9mmol/L，K$^+$ 3.3mmol/L，Na$^+$ 135mmol/L，Ca^{2+} 1.05mmol/L，Lac 1.5mmol/L，

Hct 44.2%，HCO$_3^-$ 26.7mmol/L，ABE 2.5mmol/L；生化：ALT 80U/L，TG 4.2mmol/L，HDL-C 0.67mmol/L；ACTH 28.4pg/ml，COR 11.7μg/dl（8am），10.8μg/dl（4pm）；D- 二聚体 68μg/L；脑脊液常规正常；腹部 B 超：脂肪肝；脑电图：脑电活动低平，睁眼及睡眠状态均未见痫样放电；肾上腺 MRI：未见异常；眼底检查：眼底视网膜动脉痉挛；头颅 CT：右额叶低密度灶；5 天后脑血管 MRA：双侧颈内动脉、大脑中动脉、前动脉不同程度狭窄，双侧大脑中动脉供血区血管较稀少；头颅 MRI：右额叶可见长 T$_1$ 长 T$_2$ 信号，呈脑回状分布，主要累及皮层区。入院后予以二甲双胍、重组人胰岛素降血糖；双氢克尿噻、硝苯地平、卡托普利降血压；地西泮、咪达唑仑止痉治疗；低分子肝素钙抗凝，防止血栓形成；右旋糖酐、丹参改善微循环等对症处理。起病 72 小时抽搐停止，左侧肢体麻木消失，缓解期无任何神经缺损症状，血糖维持在 5.0~8.5mmol/L，血压下降至 118~147/60~80mmHg。最后诊断：代谢综合征，非酒精性脂肪性肝炎，缺血性脑卒中。

诊断解析：本患儿集聚了儿童青少年 MetS 诊断标准中的各种代谢组分的异常：①重度腹型肥胖：近 12 周岁的男孩体重 88kg，BMI 35.03kg/m^2，腰围 110cm（大于同年龄同性别儿童 BMI 和腰围 P$_{95}$）；②血脂异常：高甘油三酯（TG 4.2mmol/L）和低高密度脂蛋白胆固醇（HDL-C 0.67mmol/L）血症；③高血压：血压 155/88mmHg（超过同年龄同性别儿童收缩压和舒张压 P$_{95}$）；④糖代谢异常：随机血糖 21.4mmol/L，空腹血糖 15.8mmol/L，糖化血红蛋白 12.8%，尿糖 +++。无论是根据国内的还是根据国外的儿童青少年 MetS 诊断标准，本患儿已符合所有诊断要点。本病例还表明，当各种危险因素足够强并出现聚集时，儿童期即可出现以局灶性神经功能缺失为特征的急性脑血管事件，即缺血性脑卒中。

MetS 病理生理变化与动脉粥样硬化密切相关。高胰岛素血症可造成内皮细胞破坏、动脉平滑肌细胞增殖、血液流变学改变及凝血 / 纤溶系统改变，促进动脉粥样硬化及血栓的形成；高胰岛素血症患者脂肪分解抑制减弱，从而使游离脂肪酸生成增加，在肝脏转化为三酰甘油增多，外周组

织极低密度脂蛋白胆固醇分解减少,低密度脂蛋白胆固醇增多,易致脑动脉硬化;高血压又使脑动脉内膜损伤、平滑肌细胞增生、动脉粥样硬化斑块形成,随后引起脑卒中发生。虽然儿童脑部侧支循环建立较成人迅速,脑卒中经过一段时间的合理治疗,大多数均能完全康复,预后相对较成人为好。但是,中心性肥胖、高血压、高血脂和高血糖等危险因素不祛除,脑卒中还会再次发生,导致神经系统后遗症甚至危及生命。临床医师应高度重视儿童青少年代谢综合征的早期诊断、早期干预,预防心脑血管意外的发生。

(梁黎 傅君芬)

参考文献

1. American Diabetes Association. Diagnosis and classification of diabetes mellitus. Diabetes care, 2011, 34 (Suppl 1): S62-S69

2. Cook S, Weitzman M, Auinger P, et al. Prevalence of a metabolic syndrome phenotype in adolescents: finding from the Third National Health and Nutrition Examination Survey, 1988-1994. Arch Pediatr Adolesc Med, 2003, 157 (8): 821-827

3. Expert Panel on Integrated Guidelines for Cardiovascular Health and Risk Reduction in Children and Adolescents; National Heart, Lung, and Blood Institute. Expert panel on integrated guidelines for cardiovascular health and risk reduction in children and adolescents: summary report. Pediatrics, 2011, 128 (Suppl 5): S213-S256

4. Fu JF, Liang L, Zou CC, et al. Prevalence of the metabolic syndrome in Zhejiang Chinese obese children and adolescents and the effect of metformin combined with lifestyle intervention. Int J Obes (Lond), 2007, 31 (1): 15-22

5. Mushtaq MU, Gull S, Abdullah HM, et al. Waist circumference, waist-hip ratio and waist-height ratio percentiles and central obesity among Pakistani children aged five to twelve years. BMC Pediatr, 2011, 11: 105

6. Zimmet P, Alberti G, Kaufman F, et al. The metabolic syndrome in children and adolescents. Lancet, 2007, 369 (9579): 2059-2061

7. 陈雪峰,梁黎,傅君芬,等. 中国儿童青少年形体测量学指数调查. 中华流行病学杂志,2012,33(5): 449-454

8. 黄轲,赖灿,梁黎,等. 儿童代谢综合征并发缺血性恼卒中一例. 中华儿科杂志,2009,47(6): 471-472

9. 梁黎,傅君芬,杜军保. 中国儿童青少年代谢综合征定义的探索及意义. 中华儿科杂志,2012,50(6): 401-404

10. 中华医学会儿科学分会内分泌遗传代谢学组,心血管学组,儿童保健学组. 中国儿童青少年代谢综合征定义和防治建议. 中华儿科杂志,2012,50(6): 420-422

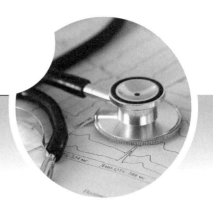

第九章 神经肌肉系统疾病

第一节 热性惊厥

【疾病简介】

热性惊厥（febrile seizure，FS 或 febrile convulsion，FC）是婴幼儿时期最常见的惊厥性疾病。热性惊厥是由遗传因素和环境因素共同作用所导致的。热性惊厥绝大多数预后良好，迄今尚无热性惊厥直接导致死亡的病例报道，因此应注意避免过度治疗，目前没有证据表明积极退热对于热性惊厥的发生有预防作用。可以应用抗癫痫药进行长期预防，或者间断临时服用抗癫痫药（主要是地西泮）进行短期预防。虽然这些预防治疗措施可能减少热性惊厥的复发，但是没有证据表明任何预防性治疗可以改变远期预后，例如远期的认知功能水平、癫痫发生率等，而且上述预防措施也有可能带来不良反应，因此对于绝大多数热性惊厥患儿不主张任何预防性治疗，只需要进行发作时处理，尤其是要重视惊厥持续状态的处理，目前强调对于持续超过 5 分钟的惊厥发作均按照惊厥持续状态处理。

【诊断标准】

（一）国内诊断标准

2009 年出版的《小儿神经系统疾病基础与临床》（第 2 版）是目前国内儿科神经领域的主要参考书，其中关于热性惊厥的诊断与分型如下：

单纯型热性惊厥（simple febrile seizure，SFS）：发病年龄 6 个月~6 岁，体温骤升时很快出现惊厥，呈全面性强直或强直 - 阵挛发作，持续时间较短，一般不超过 5~10 分钟，发作前及发作后神经系统检查正常，无惊厥后瘫痪或其他异常，热退 1 周后脑电图检查结果正常，若无高危因素，本型愈后良好。

复杂型热性惊厥（complex febrile seizure，CFS）：发病年龄 <6 个月或在 6 岁以上仍发病，起病时体温可不足 38℃，发作形式有部分性发作表现，起病 24 小时内可复发 1 次或多次，惊厥时间较长，有的可达 20~30 分钟，发病前可能已有中枢神经系统异常（如：智力低下、脑损伤或脑发育不全等），热退后 1 周脑电图仍有异常。以上特征在一个病例不一定全都具备，其中：① 24 小时内多次复发；②发作持续 >15 分钟；③发作形式呈部分性发作者，是主要诊断条件。

热性惊厥的诊断经常是一种排除诊断,应排除中枢神经系统感染、各种脑病及其他脑损伤所致的惊厥;但是可伴有呼吸、消化系统急性感染。

(二) 国外诊断标准

2009 年国际抗癫痫联盟提出了最新的热性惊厥处理建议,其中关于热性惊厥的诊断分型如下:

单纯型:6 个月 ~5 岁患儿,短暂的全面性发作,持续时间 <15 分钟,24 小时之内仅发作 1 次,发生于非急性神经系统疾病引起的发热性疾病过程中,无神经系统疾病(没有围产期脑损伤),精神运动发育正常。发作前可能没有发现发热,但是发作后即刻必须存在发热。

复杂型:具有以下特征之一:发作时间长(>15分钟);部分性发作;惊厥在 24 小时之内发作≥2次,伴有发作后神经系统异常(如 Todd 麻痹),存在既往神经系统疾病(脑损伤)。需要注意的是,如果是由于抗癫痫药在持续 15 分钟前终止了发作的热性惊厥,仍然应该纳入此组。如果热性惊厥持续超过 30 分钟,或者间断多次短暂发作且发作间期意识不能完成恢复,总时间超过 30 分钟的复杂热性惊厥应该称为热性惊厥持续状态。

热性惊厥的诊断经常是一种排除诊断,应排除中枢神经系统感染、各种脑病及其他脑损伤所致的惊厥,还要与发热时的晕厥、寒战等鉴别;但是可伴有呼吸、消化系统急性感染。

【诊断标准解读】

1. 国内外关于热性惊厥的诊断分型标准　主要差异是关于脑电图检查异常的意义。目前国内外的研究表明,脑电图异常可见于热性惊厥发作时、发作后短期以及随访数年后,可表现为慢波、全导或局部棘、尖波等,而且没有确切的证据表明这些异常对于 FS 复发以及远期癫痫的发生有任何预测作用。因此,目前国际主流观点认为,无论对于简单型还是复杂型 FS,脑电图均不作为常规检查项目。

2. 关于单纯型、复杂型的区分　国际上并没有把发作时的体温以及是否存在脑电图异常作为区分单纯型和复杂型的标准。

3. 临床明确考虑单纯型热性惊厥者　一般不需要常规行脑脊液、脑电图及神经影像学检查。但是,如果有可疑脑膜刺激征的患儿应该做脑脊液检查,尤其是惊厥前已经服用了抗生素的患儿,更要仔细观察。

4. 对于年龄 <18 个月的单纯型热性惊厥患儿　由于在这个年龄段脑膜炎的体征经常是不典型的,国际上多数建议常规做脑脊液检查。考虑到国内的条件所限,可能很难做到所有这些患儿常规进行脑脊液检查,但是应该严密观察至少 24小时,注意脑膜炎 / 脑炎的临床表现,及时复查脑膜刺激征,必要时行脑脊液检测。

5. 对于复杂型热性惊厥　建议严密观察,必要时收住院。仔细查找发热的原因、是否存在脑内的病变;脑电图、神经影像学(头颅 CT/MRI)应该尽快做,以帮助确定是否存在病毒性脑炎以及其他脑病变;如果有脑膜炎 / 脑炎的征象,则应该尽快做脑脊液检查。

【病例及诊断解析】

病例:患儿,女,2 岁,主因"发热 16 小时,抽搐 2 次"入院。16 小时前患儿无明显诱因出现发热,初始体温 38℃,伴有流涕,发热后约 6 小时就诊于本地医院,就诊过程中出现抽搐发作,表现为双眼上翻、四肢僵直,继之四肢抽动,伴口唇发绀,约 2 分钟自行缓解,缓解后患儿神志清、一般情况可,测体温 39℃,考虑"上呼吸道感染,热性惊厥",给予布洛芬退热及板蓝根治疗。4 小时前患儿再次出现抽搐,表现同前,约 2 分钟缓解,缓解后患儿一般情况可,测体温 39.3℃,为进一步治疗收入院。病程中患儿无咳嗽,无呕吐、腹痛、腹泻,无头痛,惊厥发作间期无意识障碍、无精神行为异常。既往史:1 岁时因高热出现过类似表现。个人史无特殊;家族史:其父亲幼儿时也有一次发热惊厥。

体格检查:神清,反应可,T 38.5℃,R 35 次 /分,P 110 次 / 分,BP 80/50mmHg,体重 13kg,身高90cm,头围 48cm。咽部充血,双扁桃体 I 度肿大,双肺呼吸音粗,未闻及干湿性啰音,心、腹查体无异常。全身未见牛奶咖啡斑及色素脱失斑。脑神经检查无异常,四肢肌力正常、肌张力正常,腱反射对称引出,病理征(-),脑膜刺激征(-)。

辅助检查: 血、尿、便未见异常。肝功能、肾功能、心肌酶、电解质、乳酸、丙酮酸、β-羟丁酸正常。头颅 MRI:正常。

诊断解析: 此患儿在发热性疾病中出现惊厥,年龄在 6 个月 ~6 岁之间,从病史到查体没有发现脑膜炎/脑炎、中毒性脑病的临床表现,既往有热性惊厥病史,有热性惊厥家族史,所以此次热性惊厥诊断成立。由于这次发热过程 24 小时内,患儿有 2 次惊厥发作,所以诊断复杂型热性惊厥。虽然是复杂型热性惊厥,但是临床上没有脑膜炎/脑炎体征,而且年龄也已经 >18 个月,所以暂时不用做脑脊液检查。但是,由于是复杂型热性惊厥,需要严密观察至少 24 小时,注意脑膜炎/脑炎的临床表现和体征,如出现,应该做脑脊液检查。有条件者应该做脑电图检查,以辅助判断是否存在脑炎/脑病表现。

(姜玉武)

参考文献

1. 吴希如,林庆. 小儿神经系统疾病基础与临床. 第 2 版. 北京:人民卫生出版社,2009:576-589.

2. Capovilla G,Mastrangelo M,Romeo A,et al. Recommendations for the management of "febrile seizures":Ad Hoc Task Force of LICE Guidelines Commission. Epilepsia,2009,50(Suppl 1):2-6.

第二节 癫痫

【疾病简介】

癫痫是一种病程长、致残率高,严重威胁患者身心健康的疾病。据世界卫生组织(World Health Organization,WHO)估计,全球大约有 5000 万癫痫患者,而我国癫痫终生患病率在 4‰~7‰之间。活动性癫痫的患病率,即在最近某段时间内(1 年或 2 年)仍有发作的癫痫病例数与同期平均人口之比,我国为 4.6‰,年发病率在 30/10 万左右。据此估算,我国约有 600 万左右的活动性癫痫患者,同时每年有 40 万左右新发癫痫患者。癫痫患者的死亡危险性为一般人群的 2~3 倍。各国临床研究表明,新诊断的癫痫患者,如果接受规范、合理的抗癫痫药物治疗,70%~80% 患者的发作是可以控制的,其中 60%~70% 的患者经 2~5 年的治疗可以停药。癫痫的正确诊断与正确分类是正确治疗以及预后判断的重要前提。

【诊断标准】

(一)国内诊断标准

国内癫痫诊断基本上是遵从国际抗癫痫联盟的建议的。根据 2007 年中国抗癫痫协会和中华医学会发布的《临床诊疗指南——癫痫分册》,癫痫是一组由已知或未知病因所引起,脑部神经元高度同步化,且常具自限性的异常放电所导致的综合征。以反复性、发作性、短暂性、刻板性的中枢神经系统功能失常为特征。由于异常放电神经元的位置不同,放电扩展的范围不同,患者的发作可表现为感觉、运动、意识、精神、行为、自主神经功能障碍或兼有之。每次发作称为癫痫发作,持续存在的癫痫易感性所导致的反复发作称为癫痫。这些易感性包括有明确的癫痫家族史,发作间期脑电图有明确的痫样放电,有确切而不能根除的癫痫病因存在等。在癫痫中,由特定症状和体征组成的,特定的癫痫现象称为癫痫综合征。癫痫对患者心理、认知及社会因素都有明显的影响。

(二)国外诊断标准

2005 年国际抗癫痫联盟提出了癫痫及癫痫性发作的概念性诊断标准:

一次癫痫性发作:是由于异常过度或者同步化的脑内神经元活动所导致的一次短暂性体征及(或)症状。

癫痫是一种脑部疾病,其特征是具有产生癫痫发作的持久的倾向性,而且可以导致神经生物学、认知、心理和社会行为的各种后果。诊断癫痫要求至少有一次癫痫性发作。

2013 年国际抗癫痫联盟根据既往流行病学研究常用的实用性癫痫的定义,又提出了癫痫的操作性(临床实践性)诊断标准:

癫痫是一种满足下列条件之一的脑疾病：①至少有间隔 24 小时以上的 2 次非诱发性发作；②有一次非诱发性发作，并且具有与 2 次非诱发性发作相似的后续发作复发风险；③如果考虑反射性癫痫，至少有 2 次同样的反射性发作。

【诊断标准解读】

1. 具有产生癫痫发作的持久的倾向性　是指不论何种原因导致的癫痫患者的脑表现出一种病理性、持续性的产生反复发作的倾向性。这种倾向性表现为癫痫发作阈值比正常人明显下降。换句话说，就是癫痫是一种慢性脑功能障碍性疾病，这种脑功能障碍可导致反复癫痫发作以及与其相关的神经心理行为的各种异常。

2. 诊断癫痫所必需的癫痫性发作次数　一般认为至少有间隔 24 小时以上的 2 次非诱发性癫痫发作。但是，如果能够发现/证明存在反复出现癫痫发作的脑病基础疾病或者癫痫综合征，即使只有 1 次非诱发性发作，也可以考虑诊断癫痫。例如，虽然只有 1 次非诱发性发作，但是临床及影像学等提示为局灶皮层灰质异位，脑电图上有相应部分的大量癫痫波发放；或者虽然只有一次非诱发性发作，但是临床及脑电图提示一种明确的癫痫综合征，比如儿童失神癫痫或者伴有中央颞区棘波的儿童良性癫痫，则都可以诊断癫痫。24 小时内的多次发作只能算作一次事件。

3. 非诱发性发作　是相对于诱发性发作而言，所谓诱发性发作，就是"反应性发作"或者"急性症状性发作"，是一种一过性因素使得本来癫痫性发作阈值正常的脑，出现发作阈值暂时性降低，产生发作。例如，在脑震荡、脑炎等疾病的急性期出现的发作以及热性惊厥，都是属于诱发性发作，而不是"非诱发性发作"，也就不能根据这些发作诊断癫痫。

4. 癫痫诊断的多层次性　诊断癫痫应该包括判断发作类型、是否符合特定的癫痫综合征以及癫痫的病因。另外，还需要注意癫痫共患的其他神经系统功能障碍，包括认知、行为、精神等各方面异常。

5. 癫痫的鉴别诊断　儿科临床上还可见到多种多样的发作性事件，既包括癫痫发作，也包括非癫痫发作。非癫痫发作，其发病机制与癫痫发作完全不同，并非大脑的过度同步放电所致，发作期 EEG 不伴有发作期的癫痫性异常放电。任何时候诊断癫痫，都要仔细鉴别是否非癫痫性发作，有时候非癫痫发作临床上很难与癫痫发作鉴别，需要仔细地询问病史，结合发作期脑电图进行鉴别诊断。

【病例及诊断解析】

病例：患儿，男，7 岁 6 个月，1 个月前刚入睡不久（约 15 分钟）出现抽搐发作，表现为头向左侧歪斜、双眼向左斜视、口角左歪、左手握拳、左侧肢体抖动、呼之不应，持续约 3 分钟缓解，缓解后数分钟之内构音不清，事后患儿能回忆当时听到妈妈叫他，但是说不出话来，也不能控制自己的行为。发作时不伴发热。3 天前，再次出现发作，仍然在刚入睡时，发作形式及持续时间同前。今天为明确诊断来门诊就诊。发病前智力、运动发育正常，病后无倒退。饮食、睡眠可，大小便正常。既往史、个人史、家族史无特殊。现上小学 2 年级，成绩良好。

体格检查：神志清楚，反应可，BP 100/65mmHg，体重 26kg，身高 125cm，头围 52 cm。全身未见牛奶咖啡斑及色素脱失斑。心、肺、腹查体无异常。脑神经检查无异常，四肢肌力正常、肌张力正常，腱反射对称引出，病理征（-），脑膜刺激征（-）。

辅助检查：血、尿、便常规未见异常。肝功能、肾功能、电解质正常。头颅 MRI 正常。脑电图：双侧 Rolandic 区棘慢波，右侧著，睡眠期明显增多。智力测试：该儿童的语言智商为 100 分，操作智商为 106 分，均为正常。

诊断解析：此患儿有 2 次非诱发性发作，发作特点符合癫痫性发作的特点（反复性、短暂性、刻板性 - 即发作症状表现非常类似），脑电图提示有频繁出现的癫痫性异常（提示存在产生癫痫发作的持久的倾向性），而且这种异常可以解释其临床发作，故癫痫诊断成立。根据发作时意识未完全丧失（事后能够部分回忆发作时情况）、发作时一侧肢体抽搐，考虑发作类型为部分性；根据起病年龄(1~14 岁)、脑电图特点(Rolandic 区棘慢波,睡眠期明显增多)、除癫痫外无其他神经系统异常表现,考虑癫痫综合征 - 伴有中央颞区棘波的儿童良性癫痫诊断成立。这种癫痫综合征一般考虑遗传因素异常导致的可能性大。这种癫痫综合征多数不合并其他认知行为精神异常,少数可以有认知功能损害,此患儿目前学习成绩优良,智力评估正常,需要进一步观察、随访。

(姜玉武)

参考文献

1. 中华医学会 . 临床诊疗指南:癫痫病分册 . 北京:人民卫生出版社,2007.

2. Fisher RS,van Emde Boas W,Blume W,et al. Epileptic seizures and epilepsy:definitions proposed by the International League Against Epilepsy (ILAE) and the International Bureau for Epilepsy (IBE). Epilepsia, 2005,46:470-472.

3. CP Panayiotopoulos. A clinical Guide to Epileptic Syndromes and their Treatment. 2nd ed. London: Springer,2010,2.

第三节　脑性瘫痪

【疾病简介】

脑性瘫痪(cerebral palsy),简称脑瘫,通常是指在出生前到出生后 1 岁内由各种原因引起的非进行性脑损伤或脑发育异常所导致的中枢性运动障碍。临床上以姿势与肌张力异常、肌无力、不自主运动和共济失调等为特征,常伴有感觉、认知、交流、行为等障碍,并可有癫痫发作。

脑性瘫痪是一种临床综合征,主要依靠定义诊断。目前国内外学界对脑性瘫痪的定义与分型争论不休,历经半个世纪仍未达成共识。

【诊断标准】

(一)国内诊断标准

中华医学会儿科学分会神经学组于 2004 年 10 月在昆明会议上提出了《小儿脑性瘫痪的定义、诊断条件及分型》,对 1989 年在佳木斯召开的首届小儿脑性瘫痪座谈会上制定了脑性瘫痪的定义和诊断条件做出了修订。此后,中国康复医学会儿童康复专业委员会和中国残疾人康复协会小儿脑瘫康复专业委员会于 2006 年 8 月长沙会议上讨论通过了《小儿脑性瘫痪的定义、分型和诊断条件》,主要是将 2004 年的定义中脑损伤发生时期扩展为孕期至婴儿期。

1. 定义　出生前到出生后 1 岁内各种原因所引起的非进行性脑损伤和发育缺陷所致的运动障碍及姿势异常。

2. 诊断条件

(1) 引起脑性瘫痪的脑损伤为非进行性。

(2) 引起运动障碍的病变部位在脑部。

(3) 症状在婴儿期出现。

(4) 可合并智力障碍、癫痫、感知觉障碍、交流障碍、行为异常及其他异常。

(5) 除外进行性疾病所致的中枢性运动障碍及正常小儿暂时性运动发育迟缓。

3. 临床分型

(1) 痉挛型(spastic):以锥体系受损为主。

(2) 不随意运动型(dyskinetic):以锥体外系受损为主,不随意运动增多。表现为手足徐动(athletic)、舞蹈样动作(choreic)、肌张力失调(dystonic)、震颤(tremor)等。

(3) 强直型(rigid):以锥体外系受损为主,呈齿轮、铅管样持续性肌张力增高。

(4) 共济失调型(ataxia):以小脑受损为主。

(5) 肌张力低下型(hypotonic)。

(6) 混合型(mixed types):同一患儿表现有 2 种或 2 种以上类型的症状。

4. 按瘫痪部位(指痉挛型)可分为以下几种情况

(1) 单瘫:单个肢体受累。

(2) 双瘫:四肢受累,上肢轻,下肢重。

(3) 三肢瘫:三个肢体受累。

(4) 偏瘫:半侧肢体受累。

(5) 四肢瘫:四肢受累,上、下肢受累程度相似。

(二)国际诊断标准

国际新定义:脑性瘫痪是一组在发育中的胎

儿或婴儿时期由各种非进行性脑损害所引起的运动与姿势发育的持久性障碍，并导致活动受限。脑性瘫痪的运动障碍可伴随感觉、认知、沟通、知觉、行为等异常及癫痫发作，和继发性骨骼肌肉系统异常。出生1个月后各种原因引起的非进行性中枢性运动障碍，有时又称为新生儿期后获得性脑瘫（post-natal acquired cerebral palsy），约占小儿脑性瘫痪的10%。

国际新分类：脑性瘫痪的国际新分类希望从运动异常的性质与功能、伴随障碍、解剖学和神经影像学发现、病因及发生时间等几个方面来尽可能全面反映脑瘫儿童状况。

1. 运动异常

（1）运动障碍的性质与类型：应包括肌张力检查结果（如肌张力增高、肌张力低下）和运动障碍的类型，如痉挛、共济失调、肌张力不全、手足徐动等。

（2）运动障碍的功能状况：指个体运动功能（包括口部运动和言语功能）受限程度。

2. 伴随障碍　包括继发产生的骨骼肌肉异常，各种非运动性神经发育异常（如惊厥、视听觉障碍、注意障碍、交流障碍、认知障碍、行为异常等），以及这些伴随障碍对脑瘫患者的影响。

3. 运动障碍的解剖学分布与神经影像学发现

（1）运动障碍的解剖学分布：运动损伤与功能受限累及的身体部位。

（2）神经影像学发现：在 CT 或 MRI 所发现的神经解剖学异常，如脑室扩大、白质受损、脑畸形等。

4. 病因及发生时间　是否存在明确病因，通常在新生儿后脑瘫，如脑膜炎、脑外伤；或存在脑发育畸形。可能的话，提出脑损伤发生的时期。

【诊断标准解读】

1. 随发育而改变是脑性瘫痪的基本特征，可与运动发育相对成熟后获得性运动障碍相区别。对于治疗的策略的制定也是重要的。脑性瘫痪的运动障碍在儿童发育过程中表现得很早，通常在18月龄以内，表现为延迟或异常的运动发育进程。脑性瘫痪的临床表现随时间、发育、学习、训练、治疗以及其他因素而改变。

2. 运动与姿势的异常　包括粗大和精细运动功能与运动控制障碍是脑性瘫痪的主要特征。

3. 脑性瘫痪的运动障碍导致儿童活动受限。根据 WHO 的《国际功能、残疾、健康分类》（International Classification of Functioning, Disability and Health），活动受限是指个体完成日常活动与任务的能力受限。

4. 脑瘫中运动障碍的持久性特点，要求除外一过性运动障碍。

5. 脑性瘫痪由非进行性脑损伤所引起，因此不包括神经变性病、未经有效治疗的代谢病等。

6. 脑性瘫痪的运动障碍随年龄会有改变，也可出现继发性骨骼肌肉异常，因此其运动障碍的表现并不是固定不变的。如在婴儿早期表现为肌张力低下，以后逐渐转变为肌张力增高。平衡功能障碍需婴儿发育到坐甚至站立时才能表现出来。关节挛缩和脊柱畸形等继发改变也是逐渐发展出来的。

7. 脑性瘫痪常伴随感知觉、认知等发育异常，也可能影响到儿童的行为能力。儿童如果仅有严重认知障碍导致的全面发育迟缓，缺乏运动与姿势障碍的表现和神经系统体征，也不诊断脑性瘫痪。

8. 脑性瘫痪的诊断主要基于病史及神经系统检查。典型的脑性瘫痪多具有运动发育落后、姿势异常、中枢性运动障碍的体征等。询问孕期、围产期、新生儿期异常病史可能提示脑瘫的病因。影像学检查可能发现脑损伤的证据。脑性瘫痪需与遗传代谢/变性病鉴别。例如遗传性痉挛性截瘫等，这些病在早期与脑瘫不易鉴别，可能误诊。戊二酸血症1型易被误认为运动障碍型脑瘫，而精氨酸酶缺乏则易被误认为双侧瘫痪型脑瘫。对婴儿期表现为肌张力低下者须与下运动神经元瘫痪鉴别，后者腱反射常减低或消失。婴儿肌张力低下者还须特别注意除外遗传代谢病。痉挛性双瘫有时还需与多巴 - 反应性肌张力不全鉴别。

【病例及诊断解析】

病例：患儿，男，1岁10个月。G₁P₁，31周自然分娩,出生体重1850g。出生无窒息,黄疸不严重。生后1周头颅B超提示脑室内出血Ⅰ级,脑室旁回声增强。母乳喂养,吸允吃奶好。8个月翻身,10个月坐和腹爬,现仍不会站和走。

体格检查:交流反应好,眼内斜视,手抓握好。踮脚扶站,双腿交叉迈步,不能直腿坐。双下肢肌张力增高,内收肌、腓肠肌痉挛。双侧膝腱反射亢进,踝阵挛(+),巴氏征(+)。

辅助检查:头部MRI显示双侧脑室旁白质软化。

诊断解析:该患儿为早产儿,运动发育明显落后。站立姿势异常,迈步动作异常,坐姿受限。双下肢痉挛性肌张力增高,锥体束征阳性。符合典型的痉挛性双瘫型脑性瘫痪诊断。此型脑瘫多见于早产儿,脑室旁白质软化是其典型病理特征。

(李 明)

参考文献

1. Rosenbaum P,Paneth N,Leviton A,et al. A report:the definition and classification of cerebral palsy April 2006. Dev Med Child Neurol,2007,49:8-14.
2. 林庆.小儿脑性瘫痪的定义、诊断条件及分型.中华儿科杂志,2005,43(6):262.
3. 陈秀洁.小儿脑性瘫痪的定义、分型和诊断条件.中华物理医学与康复杂志,2007,29(5):309.

第四节 吉兰-巴雷综合征

【疾病简介】

吉兰-巴雷综合征(Guillain-Barré syndrome,GBS),曾译为格林-巴利综合征,是一种免疫介导的急性炎性周围神经病,我国2/3的在30岁以下,其中14岁以下的儿童占42.6%。多急性起病,临床症状多在2周左右达到高峰,表现为无力及感觉障碍。无力多表现为四肢尤其是双下肢对称性弛缓性麻痹,以肢体远端无力更明显,无力多在数天或2周内自下往上进展,部分患者可出现呼吸肌麻痹。感觉障碍表现为神经根疼或感觉异常。病程第2周左右出现脑脊液蛋白-细胞分离现象,外周神经传导速度检查显示:感觉神经

及运动神经传导速度减慢。病程呈单相性,静脉注射人免疫球蛋白效果好。吉兰-巴雷综合征包括很多亚型:急性炎症性脱髓鞘性多发性神经病(acute inflammatory demyelinating polyneuropathy,AIDP)、急性运动轴索性神经病(acute motor axonal neuropathy,AMAN)、急性运动感觉轴索性神经病(acute motor-sensory axonal neuropathy,AMSAN)、Miller Fisher综合征(Miller Fisher syndrome,MFS)和急性感觉神经病(acute sensory neuropathy,ASN)。其中最常见的为AIDP,下面主要讨论AIDP的诊断标准。

【诊断标准】

(一)国内诊断标准

中华医学会神经病学分会神经肌肉病学组、中华医学会神经病学分会肌电图及临床神经电生理学组、中华医学会神经病学分会神经免疫学组2010年8月发布了中国吉兰-巴雷综合征诊治指南。AIDP的诊断标准如下:

1. 常有前驱感染史,呈急性或亚急性起病,进行性加重,多在2周左右达高峰。

2. 对称性肢体无力,重症者可有呼吸肌无力,四肢腱反射减低或消失;可伴轻度感觉异常和自主神经功能障碍。

3. 脑脊液出现蛋白-细胞分离现象。

4. 电生理检查 运动神经传导潜伏期延长,运动神经传导速度减慢,F波异常,传导阻滞,异常波形离散等。

5. 病程有自限性。

(二)国外诊断标准

根据近几年在《新英格兰医学杂志》《柳叶刀》等杂志发表的关于吉兰-巴雷综合征的文献将标准总结如下:

1. 发病前3天~6周以内常有前驱感染史如呼吸道感染、消化道感染等。

2. 急性或亚急性起病,多在4周之内达高峰。

3. 感觉异常 对称性肢体感觉异常,包括麻木、疼痛等。

4. 无力 对称性、进展性的肢体无力,在发病后12小时~28天内都有可能会持续加重,90%

腱反射减弱或消失,10%的患者腱反射正常,甚至活跃。

5. 脑脊液蛋白升高。

6. 电生理检查　神经传导速度减慢或存在传导阻滞,传导速度通常是正常值的60%以下;远端神经潜伏期延长,通常是正常值的3倍;F波反应潜伏期延长等。

【诊断标准解读】

1. **前驱感染**　发病前6周之内常有前驱感染史,常表现为消化道和呼吸道感染,病原体包括空肠弯曲菌、巨细胞病毒、肺炎支原体等。

2. **无力**　无力是AIDP的主要症状。有以下特点:①对称性、上行性无力(从双下肢向上肢发展);②部分患者可有不同程度的脑神经受累的表现,如面瘫、眼球运动障碍等;③严重者可累及呼吸肌,出现呼吸困难。

3. **腱反射减弱或消失**　AIDP的患者腱反射明显减弱或消失,即使肌力保留较好的情况下,腱反射明显减弱或消失。经过治疗后患儿肌力明显恢复,但是腱反射在较长时间内仍然明显减弱或消失。

4. **脑脊液蛋白-细胞分离**　脑脊液蛋白细胞分离是AIDP特征性的表现,但是在发病数天内脑脊液蛋白正常,2周后脑脊液蛋白不同程度升高,但一般不超过1g/L,白细胞多<10×10⁶/L,因为发病数天内脑脊液蛋白正常,所以行脑脊液检查的时间点非常重要。

5. **神经传导速度**　外周神经中运动神经和感觉神经伴行,除运动神经受累外,常伴有感觉神经传导速度减慢。

【病例及诊断解析】

病例:患儿,男,7岁,主因"肢体麻木伴无力14天"入院。14天前(出现上呼吸道感染2周后)患儿出现四肢麻木,呈手套、袜套样感,并出现四肢乏力,表现为夹菜、写字费力,走路、上楼缓慢,不能跑步,但能蹲起,未予重视。患儿病情逐渐加重,表现为走路需搀扶,不能夹菜、写字。病程中无发热、抽搐、意识障碍,无二便异常。既往史、个人史、家族史无特殊。

查体:一般情况可,心肺腹查体无异常,脑神经检查无异常。浅感觉、深感觉无异常,腹壁反射及提睾反射对称引出,四肢肌张力、肌力减低,肌力减低以远端为著,近端Ⅳ级,远端Ⅱ级,四肢腱反射未引出,病理征(-),脑膜刺激征(-)。

辅助检查:血尿便常规正常;肝肾功、电解质正常,肌酶正常;发病后第4天查脑脊液常规、生化正常;头颅MRI未见异常。

诊断解析:患儿为学龄期儿童,亚急性起病,亚急性病程。主要症状有两个方面:①感觉异常:表现为四肢对称性的感觉障碍;②无力:四肢对称性无力,逐渐加重,以远端肢体无力更明显。发病前2周有感染史。既往史、家族史无特殊。阳性体征:四肢肌张力、肌力减低,肌力减低以远端为主,四肢腱反射未引出。辅助检查:电解质正常,脑脊液常规生化正常,头颅MRI正常。定位:下运动单位:患儿四肢无力为主要症状,查体肌张力降低,肌力下降,四肢腱反射未引出,巴氏征(-),下运动单位定位明确。下运动单位包括四部分:脊髓前角细胞、周围神经、神经肌肉接头及肌肉。根据患儿的表现,四肢对称性的无力,远端无力为主,腱反射未引出,同时有感觉受累,考虑周围神经病变可能性大。脊髓前角细胞以近端肌无力更明显,不对称,没有感觉神经受累;神经肌肉接头无力的特点有波动性,具有"晨轻暮重"的特点;肌肉病变以近端肌无力受累更明显,腱反射多为减弱或正常。定性及诊断:患儿既往发育正常,发病前2周有感染的病史,本次起病呈亚急性起病,亚急性病程,考虑免疫炎症的可能性大。考虑吉兰-巴雷综合征:发病前2周有感染的病史,本次起病呈亚急性起病,亚急性病程,主要表现为肢体对称性感觉障碍及无力,无力在14天内逐渐进展,以远端肌无力更明显,查体示四肢肌张力减低,四肢腱反射未引出,考虑此病可能性大,院外行脑脊液常规、生化正常,考虑与病程早有关。入院后行脑脊液检查示:生化:蛋白0.75g/L(升高),常规:细胞数0,提示有蛋白细胞分离;行神经传导速度示:运动神经及感觉神经传导速度明显减慢,提示脱髓鞘病变;结合患儿的临床表现及入院后的检查,吉兰 - 巴雷综合征诊断明确。

(季涛云)

参考文献

1. 中华医学会神经病学分会神经肌肉病学组,中华医学会神经病学分会肌电图及临床神经电生理学组,中华医学会神经病学分会神经免疫学组.中国吉兰 - 巴雷综合征诊治指南.中华神经科杂志,2010,43(8).583-586.

2. Richard A C Hughes,David R Cornblath. Guillain-Barré syndrome. Lancet,2005,366:1653-1666.

3. Nobuhiro Yuki,Hans-Peter Hartung. Guillain-Barré syndrome. N Engl J Med,2012,366:2294-2304.

4. Antonino Uncinia,Satoshi Kuwabara. Electrodiagnostic criteria for Guillain-Barrè syndrome:A critical revision and the need for an update. Clin Neurophysiol,2012,123(8):1487-1495.

5. 吴希如,林庆.小儿神经系统疾病基础与临床.第 2 版.北京:人民卫生出版社,2009,915-919.

第五节　急性播散性脑脊髓炎

【疾病简介】

急性播散性脑脊髓炎(acute disseminated encephalomyelitis,ADEM)是一种自身免疫性疾病,为中枢神经系统脱髓鞘疾病,主要累及多部位白质。常发生于病毒感染或疫苗接种后。儿童 ADEM 多发生于 3 岁以后,急性起病,部分病人亚急性起病。病程多呈单相性,约占 80%,20% 的病人多相性病程。临床表型为中枢神经系统多部位受累的症状,表现多样,主要包括意识障碍、惊厥、锥体束受累(偏瘫、单瘫等)、脑神经受累(眼球运动障碍、中枢性面瘫,饮水呛咳等)、共济失调、脊髓受累(截瘫、括约肌功能障碍等)等。头颅 MRI 为本病最有价值检查,发病早期即可发现异常,表现为长 T_1、长 T_2 信号及 FLAIR 高信号,以后者更明显。增强扫描病灶可有斑片状或边缘强化。受累部位包括皮层下白质受累 90 %,中央区白质 44%,基底节 40%~50%,脑干 50%,小脑 30%、脊髓 28% 及皮层 12 % 等多部位受累。脑脊液检查多数病人细胞数可轻度升高以单核细胞

为主,蛋白也可轻度升高,多数病人脑脊液寡克隆区带(−)。

【诊断标准】

(一)国内诊断标准

国内尚无 ADEM 的诊断标准,参考国内发表的文献及儿科神经书籍,将其标准总结如下。

1. 起病前多有感染史或疫苗接种史;

2. 急性或亚急性起病,神经系统临床表现多样,但是需要有脑病的表现;

3. 头颅影像学可见脑内以白质为主的异常信号,可伴有深部灰质核团受累;

4. 临床排除病原体直接感染、结缔组织病、遗传代谢性疾病及肿瘤等。

(二)国外诊断标准

虽然目前国外尚无 ADEM 的统一的诊断标准,但是多篇文章针对多发性硬化和 ADEM 的鉴别诊断提出了 ADEM 的诊断标准。

1. 起病前多有感染史或接种史;

2. 急性或亚急性起病,神经系统临床表现多样,脑病和多部位受累导致的功能障碍的表现;

3. 头颅影像学可见脑内以白质为主的异常信号(皮层下和中央区白质),可伴有深部灰质核团受累如下丘脑、基底节等;

4. 临床排除病原体直接感染、结缔组织病、遗传代谢性疾病及肿瘤等导致的以白质受累为主的疾病。

除上述表现外,根据病程特点及病变的部位分为单相性 ADEM(monophasic ADEM),复发性 ADEM(recurrent ADEM)和多相性 ADEM(multiphasic ADEM)。

单相性 ADEM:包括 3 种情况,①单相性病程,即一次发病后不再复发;②在激素减量过程中,4 周以内复发;③3 个月以内在原来病灶的部位复发。

复发性 ADEM:在 3 个月以后或者激素减停 4 周以后复发,但是其临床表现和病灶和既往一致。

多相性 ADEM:在 3 个月以后或者激素用完 4 周以后复发,有脑病和多部位受累导致的功

能障碍的表现,通过头颅 MRI 或查体发现新的病灶。

【诊断标准解读】

1. **脑病表现**　在 ADEM 诊断标准中,非常强调有脑病的表现,脑病表现包括:精神行为异常、意识障碍等,是与多发性硬化鉴别的最重要临床指标之一。

2. **头颅 MRI**　以白质受累为主,其中皮层下白质受累最为突出,可累及深部灰质核团,而多发性硬化亦以白质受累为主,但是以中央区白质受累更为突出,累及深部灰质核团较 ADEM 少。

3. **脑脊液寡克隆区带**　与多发性硬化相比 ADEM 脑脊液寡克隆区带的阳性率低,第 1 次发病时诊断 ADEM 且脑脊液寡克隆区带阳性的病人,多数最终诊断为多发性硬化。

【病例及诊断解析】

患儿,女,14 岁,主因"间断抽搐、睡眠增多 1 月余"入院。患儿 1 月余前无明显诱因出现抽搐发作,表现为双眼凝视,呼之不应,面色发绀,四肢僵硬,后出现四肢抖动,持续约 2 分钟自行缓解,1 天发作 3~5 次,发作形式及持续时间同前,同时患儿出现睡眠增多,原来每日睡眠 8~10 小时,发病后逐渐延长,近半个月患儿每日睡眠 16~19 小时,醒来能回答问题,能与人正常交流,但四肢乏力,动作迟缓,记忆力下降。发病前两周有"感冒"症状表现为咳嗽,流涕,病初 3 天有过发热最高 38.5℃,后体温正常。既往史、个人史、家族史无特殊。

查体:神志清,精神反应欠佳,心肺腹查体未见异常,神经系统查体:脑神经检查无异常,四肢肌力、肌张力正常,深浅感觉正常,深、浅反射对称引出,病理征(-),脑膜刺激征(-)。

辅助检查:血、尿、便常规正常;头颅 MRI:左侧额颞叶及左侧岛叶皮层下白质、双侧海马双侧豆状核、双侧内囊,双侧丘脑多发异常信号(图 9-1)。脑脊液常规生化正常,脑脊液压力 90mmH$_2$O,脑脊液及血寡克隆区带(-)。脑电图:背景弥漫性 θ 为主活动,无明显枕区优势节律,睡眠期中央,中线偶见小棘波。

诊断:患儿为青春期女孩,亚急性起病,亚急性病程。主要症状有两方面①抽搐发作,表现为全面性强直-阵挛发作,持续约 2 分钟自行缓解,1 天发作 3~次;②嗜睡:发病后患儿睡眠明显增多,近半个月睡眠延长至 16~19 小时/天,醒后一般情况尚可。发病后自感乏力,记忆力下降,发病前两周有感染病史。既往史家族史无特殊。查体无明显阳性体征。辅助检查:头颅 MRI 示多发异常信号。定位:①皮层:患儿病程中有抽搐发作及嗜睡等脑病的表现,脑电图显示背景弥漫性 θ 为主活动,头颅 MRI 示岛叶皮层异常信号,皮层定位明确;②白质:根据头颅 MRI,患儿多部位白质受累以皮层下白质受累更为突出;③深部灰质核团:根据头颅 MRI,患儿尾状核头,丘脑,豆状核均有受累。定性患儿既往发育正常,亚急性起病,亚急性病程,考虑炎症性疾病可能性大,炎症性疾病包括感染性炎症和免疫性炎症,患儿病程中无发热,病前两周有感染病史,结合头颅 MRI 及病程演变过程考虑免疫炎症可能性大。诊断:急性播散性脑脊髓炎:亚急性起病,亚急性病程,主要的临床表现为脑病表现-嗜睡和抽搐发作,病前两周有感染病史,头颅 MRI 示:皮层下白质为主的白质受累,深部灰质核团受累(尾状核头、丘脑、豆状核),海马皮层受累,急性播散性脑脊髓炎可能性大。同时要注意是否有全身结缔组织病(如系统性红斑狼疮)导致脑部病变的可能,患儿目前无发热,无皮疹、关节痛及光过敏现象,血尿常规未见异常,此种可能性小,可定期检测 C$_3$,C$_4$,ESR、ANA,ANCA 等以除外。

鉴别诊断:①多发性硬化:患儿的头颅 MRI 有部分脑室旁白质受累是多发性硬化的特点,但是患儿的临床表现及头颅 MRI 其他的受累部位不支持多发硬性硬化,患儿之后的演变过程还要随访,不除外将来出现多发性硬化的可能。②中枢神经系统感染性疾病:儿童常见的中枢神经系统感染包括:病毒性脑炎、化脓性脑膜炎、结核性脑膜炎及隐球菌性脑膜炎,根据患儿的起病特点,临床表现,疾病的病程变化,脑脊液检查及头颅 MRI,不支持常见的中枢神经系统感染。

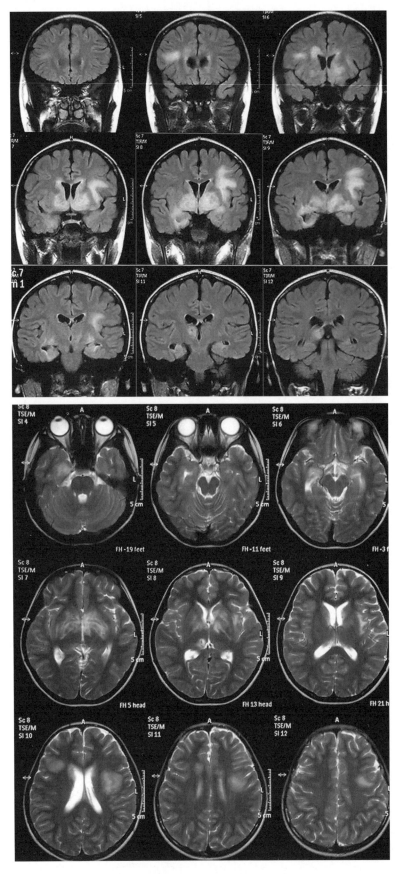

图 9-1　头颅 MRI

（季涛云）

参考文献

1. Dale DR, Sousa C, Chong WK, et al. Acute disseminated encephalomyelitis, multiphasic disseminated encephalitis and multiple sclerosis in children. Brain, 2000, 123: 2407-2422.

2. Tenembaum S, Chitnis T, Ness J, Hahn JS; International Pediatric MS Study Group. Acute disseminated encephalomyelitis. Neurology 2007; 68 (Suppl 2): S23-S36

3. Krupp LB, Banwell B, Tenembaum S; International Pediatric MS Study Group. Consensus definitions proposed for pediatric multiple sclerosis and related disorders. Neurology 2007; 68 (Suppl 2): S7-S12.

4. 吴晔,陈悦,包新华,姜玉武,张月华,秦炯. 急性播散性脑脊髓炎 12 例临床研究. 实用儿科临床杂志, 2004, 19 (5). 398-401.

5. 吴希如,林庆. 小儿神经系统疾病基础与临床,第 2 版.

6. Yun Jin Lee, MD. Acute disseminated encephalomyelitis in children: differential diagnosis from multiple sclerosis on the basis of clinical course. Korean J Pediatr; 2011; 54 (6): 234-240.

7. Jacqueline Palace. Acute disseminated encephalomyelitis and its place amongst other acute inflammatory demyelinating CNS disorders. J Neurol Sci. 2011; 306 (1-2): 188-191.

第六节　急性小脑共济失调

【疾病简介】

急性小脑共济失调(acute cerebellar ataxia)描述的是一组以急性小脑功能障碍为主要表现的临床综合征,可由多种原因引起。临床最常见的是感染性原因所致的(急性小脑炎)或与非特异性感染相关的急性小脑共济失调,占儿童期共济失调的 30%~50%。急性小脑共济失调症状常发生于急性感染后,且多发生于既往健康的婴幼儿。

【诊断标准】

(一)国内诊断标准

国内尚无急性小脑共济失调的诊断标准,参考国内外发表的文献及儿科神经书籍,将其诊断要点总结如下:

1. 婴幼儿期发病,年龄 1~3 岁多见。

2. 急性起病,既往智力运动发育正常。

3. 共济失调　躯干摇晃,坐立不稳甚至不能独坐和行走,但肌力正常。

4. 震颤　大约 45% 的患儿可以见到水平或垂直眼球震颤。持物不稳,指鼻可见意向性震颤。患儿的头、躯干或肢体也可见震颤。

5. 排除其他原因　导致的急性小脑共济失调症状,如小脑肿瘤、中毒等。

由于多种疾病都可能以急性小脑共济失调症状起病,而且与感染相关的急性小脑共济失调缺乏特异性诊断指标,因此,该病的诊断需要根据病史和相关辅助检查,并且排除其他原因所导致的小脑共济失调。

(二)国外诊断标准

国外急性小脑共济失调的诊断与国内基本一致,目前也没有诊断标准。在既往健康的儿童中突然起病,共济失调症状在短期内达高峰。病前 2~3 周内感染性疾病的病史有助于诊断,但必须排除其他严重疾病的可能性,如中毒、外伤、肿瘤等。

【诊断标准解读】

1. 急性小脑共济失调多发生于感染后,多种病原体导致的感染后均可继发急性小脑共济失调,最常见的病原体是水痘病毒,约占 1/4。因此,在病史的询问中,对于患儿发病前 2~3 周内的情况应详细询问,尤其是急性感染性疾病的罹患情况。

2. 急性小脑共济失调的症状比较局限,多集中在躯干共济失调症状,伴或不伴眼球震颤。急性小脑共济失调与急性小脑炎在一定程度上临床表现有重叠。轻症急性小脑炎与急性小脑共济失调难以区分,重症急性小脑炎可以伴随有精神状态的改变和神经影像学检查的异常。与急性播散性脑脊髓炎不同,急性小脑共济失调多不伴随小脑外症状如意识障碍、肢体无力等,影像学检查多无异常或异常改变仅局限于小脑。

3. 对于临床症状、体征或病程经过不典型的病例,有必要进行深入的神经影像学检查、脑脊液检查、遗传代谢病筛查、毒物分析等排除其他疾病的可能性。不典型的症状和体征:①局灶神经系统阳性体征;②肢体无力,深腱反射消失或伴感觉异常。

4. 辅助检查　需要根据情况选择,如存在眼球阵挛和肌阵挛症状,怀疑眼球阵挛-肌阵挛综合征时,需要查尿 VMA,查胸腹部 CT 以排除神经母细胞瘤;如伴随发热、意识状态改变或神经系统局灶阳性体征时,需要查脑脊液以排除脑炎。绝大多数病例需要头颅影像学检查,考虑到头颅 CT 对后颅凹部位检查的局限性,头颅 MRI 检查优于 CT 检查。头颅 MRI 检查有助于排除小脑肿瘤、外伤、炎症等病因。

5. 急性小脑共济失调为排除性诊断,无论是国内还是国外的诊断指南中均强调了排除其他病因的可能性。

【病例及诊断解析】

病例:患儿,男,2 岁,主因"步态不稳 2 天"于 2008 年 7 月 15 日就诊。患儿无明显诱因晨起步态不稳,不能独立行走,逐渐发展为不能独坐,持物手抖。不伴疼痛,无发热。之前无外伤史,无用药史。2 周前曾患上呼吸道感染,已痊愈。围产期:第一胎第一产,足月顺产,生后无窒息。既往智力运动发育同正常同龄儿童。家族史:父母体健,非近亲婚配,家族中无类似疾病患者。

体格检查:神志清楚,生命体征平稳,心肺腹(-)。双侧瞳孔等大正圆,对光反应灵敏。眼球各方向运动正常,双眼球均可见水平眼震。双侧鼻唇沟对称,伸舌居中。四肢肌力和肌张力正常。坐位时可见明显的躯干摇晃,持物时可见意向性震颤。双侧腱反射对称引出,病理征(-),脑膜刺激征(-)。

辅助检查:血、尿、便常规和血生化检查未见异常。头颅 MRI 检查未见异常。脑脊液常规、生化正常。寡克隆区带检测(-),IgG 合成率正常。尿代谢筛查(-)。

诊断解析:本患儿为典型急性小脑共济失调:

①发病年龄为 2 岁,为好发年龄;②急性起病,既往智力运动发育正常;③临床表现为小脑共济失调的症状,神经系统体检的阳性体征提示定位于小脑,包括眼球震颤、肢体的意向性震颤和躯干的摇晃,提示可能为全小脑受累;④排除其他原因所致:在一次上呼吸道感染 2 周后出现,提示可能与感染后免疫反应相关。之前没有外伤和用药史,排除药物中毒和外伤的可能。不伴有发热和惊厥、意识改变等症状,神经系统体检缺乏局灶神经系统阳性体征,结合临床一般状况良好,头颅影像学检查和脑脊液检查未见异常,基本排除中枢神经系统感染或感染后继发的脱髓鞘性疾病如 ADEM 等。头颅 MRI 检查排除各种后颅窝肿瘤的可能性。患儿体检未发现眼球阵挛和肌阵挛,不支持眼球阵挛-肌阵挛综合征。急性起病,症状短期内明显加重,既往发育正常,不支持遗传代谢病所导致的小脑共济失调。经对症治疗后病情好转,支持急性小脑共济失调的诊断。经过排除其他导致急性小脑共济失调的原因和病程的随访观察,本病最终确诊急性小脑共济失调。

急性小脑共济失调多为自限性疾病,无需特殊治疗。部分患者在起病前常伴有急性感染症状,血液或脑脊液内抗病毒抗体或自身免疫性抗体如抗 centrosomes、glutamate receptor δ2、myelin-associated glycoprotein 等有升高,提示感染后免疫反应为重要发病机制之一。因此,有报道在急性期,短期少量应用糖皮质激素可以促进症状的恢复。大部分患者症状在 2 周内恢复,少部分可能遗留轻微共济失调症状。个别在感染后症状再次加重。如有反复症状复发和加重者,需慎重排除遗传代谢病如线粒体病的可能性。

(常杏芝)

参考文献

1. Poretti A,Benson JE,Huisman TA,et al. Acute ataxia in children:approach to clinical presentation and role of additional investigations. Neuropediatrics,2013,44(3):127-141.

2. Desai J, Mitchell WG. Acute cerebellar ataxia, acute cerebellitis, and opsoclonus-myoclonus syndrome. J Child Neurol, 2012, 27(11): 1482-1488.

3. Salas AA, Nava A. Acute cerebellar ataxia in childhood: initial approach in the emergency department. Emerg Med J, 2010, 27(12): 956-957.

4. 林希, 包新华, 常杏芝, 等. 儿童眼球阵挛-肌阵挛综合征 14 例临床特征及治疗分析. 中国实用儿科杂志, 2011, 26(1): 47-49.

5. 王庆菊, 郭智超. 小儿急性共济失调 25 例. 中华妇幼临床医学杂志(电子版), 2007, 3(1): 51.

6. 李瑞, 刘晓鸣. 小儿急性小脑共济失调 28 例临床分析. 中国当代儿科杂志, 1999, 1(5): 309-310.

第七节 重症肌无力

【疾病简介】

重症肌无力(myasthenia gravis, MG)是一种获得性自身免疫性神经肌肉接头疾病, 主要由抗乙酰胆碱受体抗体(anti-acetylcholinerecepto-rantibodies, AChR-Ab)介导的自身免疫性疾病, 最近研究发现肌肉特异性激酶抗体(MuSK)及兰尼碱受体抗体(RyR)可以导致突触后膜乙酰胆碱受体稳定性下降而致病。发病率为 0.2/10 万~0.5/10 万, 儿童占 10%~20%。此病典型表现为"晨轻暮重", 肌无力症状在睡眠或长时间休息后缓解, 活动后加重。

【诊断标准】

(一)国内诊断标准

国内尚无重症肌无力的诊断标准, 参考国内发表的文献及儿科神经书籍, 将其诊断标准总结如下:

1. 肌无力的表现 获得性的眼外肌无力和(或)全身无力, 有"晨轻暮重"的表现, 持续或重复用力后进行性力弱, 经休息或应用胆碱酯酶抑制剂可以缓解。

2. 新斯的明实验阳性 新斯的明 0.025~0.05mg/kg, 肌内注射, 15~30 分钟无力症状明显好转, 1.5 小时肌无力症状再次出现。

3. 肌电图重复电刺激 低频重复刺激(通

常用 3 次/秒)肌肉动作电位幅度递减, 衰减大于 10% 为阳性。

4. 血清测抗 AChR 抗体阳性 80%~90% 病人阳性, 眼肌型阳性率 50% 左右。

以上 4 项标准中, 第一项为必备条件, 其余四项为参考条件, 必备条件加参考条件中 2~4 项的任何一项即可诊断。

对于重症肌无力的患者, 完整的诊断尚需根据患儿的临床表现(首发症状、受累部位、病程演变等)进行分型诊断, 对于疾病的治疗及预后有重要作用。目前国内多采用 Osserman 分型: Ⅰ型(眼肌型): 儿童最常见的类型, 单纯的眼肌麻痹, 40% 可以发展成为全身型。Ⅱa 型(轻度全身型): 缓慢进展, 除眼外肌受累外, 可累及球部肌肉, 对胆碱酯酶抑制剂反应良好, 死亡率低。Ⅱb 型(中度全身型): 开始进行性发展, 从眼外肌和球部肌肉受累扩展至全身肌肉, 有明显的构音障碍、吞咽困难和咀嚼困难, 呼吸肌一般不受累, 对胆碱酯酶抑制剂常不敏感。Ⅲ型(急性快速进展型): 常突然发病, 在数周至数月内迅速进展, 早期出现呼吸肌受累, 伴严重的延髓肌、四肢肌和躯干肌受累, 胆碱酯酶抑制剂反应差, 常合并胸腺瘤和出现危象, 死亡率高。Ⅳ型(慢性严重型): 病初为Ⅰ型或Ⅱa型, 2 年或更长时间后病情突然恶化, 对胆碱酯酶抑制剂反应不明显, 常合并胸腺瘤, 预后欠佳。

(二)国外诊断标准

国外重症肌无力的诊断标准与国内基本一致。在重症肌无力分型上, 2000 年美国重症肌无力协会(Myasthenia Gravis Foundation of America, MGFA)提出新的临床分型以及重症肌无力定量评分标准。临床分型根据受累部位和无力程度分为五型。Ⅰ型: 眼肌无力, 其他肌群肌力正常。Ⅱ型: 无论眼肌无力的程度, 其他肌群轻度无力, 根据受累肌群的不同分为Ⅱa型和Ⅱb型, Ⅱa型主要累及四肢肌或(和)躯干肌, 可有同等程度以下的咽喉肌受累, Ⅱb型主要累及咽喉肌或(和)呼吸肌, 可有同等程度以下的四肢肌或(和)躯干肌受累。Ⅲ型: 无论眼肌无力的程度, 其他肌群中度无力, 分为Ⅲa型和Ⅲb型, Ⅲa型主要累及四肢肌或(和)躯干肌, 可有同等程度以下的咽喉肌受累,

Ⅲb 型主要累及咽喉肌或（和）呼吸肌，可有同等程度以下的四肢肌或（和）躯干肌受累。Ⅳ型：无论眼肌无力的程度，其他肌群重度无力，分为Ⅳa 型和Ⅳb 型，Ⅳa 型主要累及四肢肌或（和）躯干肌，可有同等程度以下的咽喉肌受累，Ⅳb 型主要累及咽喉肌或（和）呼吸肌，可有同等程度以下的四肢肌或（和）躯干肌受累。Ⅴ型：气管插管，伴或不伴机械通气（除外术后常规使用）；无插管的鼻饲病例为Ⅳb 型。无力程度根据重症肌无力定量评分进行确定，分为轻度、中度、重度。此标准较 Osserman 分型更能客观地反映患者治疗前后的病情变化，但是重症肌无力定量评分的测定要求患者积极配合，所以此项标准在年幼儿童实用性差。

【诊断标准解读】

1. 肌无力的表现　儿童重症肌无力以眼肌型最为常见（85.2%），表现为单侧或双侧眼睑下垂、眼球运动障碍、复视，具有"晨轻暮重"的特点。

2. 肌电图重复电刺激　强调低频重复刺激，一般 3 次 / 秒，通常在开始阶段出现波幅递减，递减幅度要大于 10%。

3. 抗 AChR 抗体　抗体的阳性率与重症肌无力分型相关，在眼肌型中阳性率为 50% 左右，在中度全身型和急性快速进展型中达 100%。

4. 国内常用的 Osserman 分型比较简单、直观，易于临床医师操作和掌握，但是由于缺乏客观的评定指标，同时兼顾了受累肌群的选择性、严重度、病程等多个因素，不利于临床观察和比较。

5. 美国重症肌无力协会提出新的临床分型与定量重症肌无力评分标准较 Osserman 分型更能客观、细致地反映出病人病情以及治疗前后的变化与波动。但是要求病人查体时积极配合，对于年幼儿童重症肌无力诊断实用性相对小。

【病例及诊断解析】

病例：患儿，女，4 岁，主因"左眼睑下垂伴视物重影 24 天"入院，24 天前患儿无明显诱因出现左眼睑下垂，诉"看妈妈有两个头"，休息后减轻，长时间睁眼或看电视加重，右眼睑及眼球运动正常，无四肢无力，呼吸困难，无饮水呛咳，无发热、抽搐、意识障碍，无二便潴留。既往史、个人史、家族史无特殊。

体格检查：一般情况可，心肺腹查体无异常，左眼裂较右侧明显小，睁眼无力，左眼球外展受限，右侧正常，双侧瞳孔等大正圆、对光反射灵敏，余脑神经检查未见异常。四肢肌力、肌张力正常，四肢腱反射对称引出，病理征（－），脑膜刺激征（－）。

辅助检查：新斯的明实验阳性，血清抗 AChR 抗体（＋），头颅 MRI 正常。

诊断解析：患儿为 4 岁学龄前儿童，急性起病，急性病程，主要症状：左眼睑下垂和视物成双，此表现具有"晨轻暮重"的特点，即晨起或休息后较轻，长时间活动后加重，不伴有四肢无力、呼吸困难及饮水呛咳等表现。查体：左眼裂较右侧明显小，睁眼无力，左眼球外展受限，余查体未见异常。定位：患儿以左眼睑下垂及左眼球外展受限为表现，有"晨轻暮重"的表现，外院新斯的明实验阳性，定位于神经肌肉接头较为明确。碰到此类患者要注意鉴别其他部位受累导致眼睑下垂及眼球运动障碍的情况。按照受累部位可分为：核上性（皮质核束受累）、核性（脑干神经核团受累：动眼神经核团和外展神经核团）、外周神经（动眼神经和外展神经）、肌肉。核上性（皮质核束受累）：皮质核束和皮质脊髓束伴行，皮质核束受累多伴有多部位脑神经的受累及皮质脊髓束的受累［如肢体瘫痪，查体锥体束征（＋）］；核性（脑干神经核团受累：动眼神经核团和外展神经核团）：支配脑神经的核团大部分位于脑干，彼此相邻，若是脑干的病变多会引起多个颅神经核团受累，并伴有相应的脑干受累症状，头颅 MRI 有助于鉴别。外周神经（动眼神经和展神经）：动眼神经的受累除眼外肌无力外，伴有眼内肌的异常及瞳孔扩大，瞳孔对光反射减弱或消失；肌肉：肌肉受累时病变范围较为广泛，单独累及上睑提肌和外直肌的较少。以上四个部位的病变均没有"晨轻暮重"的特点，新斯的明实验均阴性。定性及诊断：患儿以眼睑下垂和眼球运动障碍为主要表现，有"晨轻暮重"现象。新斯的明实验阳性，血清抗 AChR 抗体（＋），重症肌无力诊断明确，患儿无其他部位无力的表现(不伴有四肢无力、呼吸困难及饮水呛咳)考虑为眼肌型。

(季涛云)

参考文献

1. 杨志晓,熊晖,张月华,等.135例儿童重症肌无力患者的临床特点及其治疗后随访.北京大学学报(医学版),2011,43(3):455-459.
2. Alfred Jaretzki Ⅲ,Richard J. Barohn,Raina M. Ernstoff,et al. Myasthenia Gravis:Recommendations for Clinical Research Standards. Ann Thorac Surg, 2000,70:327-334.
3. 吴希如,林庆.小儿神经系统疾病基础与临床.第2版.北京:人民卫生出版社,2009:871-877.
4. 李保华,唐爱萍,姜海平,等.小儿重症肌无力1381例临床综合分析.中国实用儿科杂志,2000,15(5):283-284.
5. Matthew N Meriggioli,Donald B Sanders. Muscle autoantibodies in myasthenia gravis:beyond diagnosis? Expert Rev Clin Immunol,2012,8(5):427-438.
6. 中国免疫学会神经免疫学分会,中华医学会神经病学分会神经免疫学组.重症肌无力诊断和治疗中国专家共识.中国神经免疫学和神经病学杂志,2012,19(6):401-408.

第八节　脊髓性肌萎缩

【疾病简介】

脊髓性肌萎缩(spinal muscular atrophy,SMA)描述的是一组临床综合征,因脊髓前角细胞和脑神经核团变性造成广泛的失神经支配,导致进行性肌肉无力。经典或狭义的SMA是一种常染色体隐性遗传病,发病率大约为1/10 000~1/6000,由位于染色体5q13上的运动神经元存活基因(survival motor neuron,SMN)突变所致。其中SMN1为主要的致病基因,外显子7的纯合缺失占SMA患儿的95%左右。SMN2基因的拷贝数影响SMA的临床表现轻重。

【诊断标准】

(一)国内诊断标准

国内尚无脊髓性肌萎缩的诊断标准,参考国内外发表的文献及儿科神经书籍,将其诊断要点总结如下:

1. 肌无力　隐匿起病的以肢体近端为主的肌肉无力,进行性加重。感觉正常,智力发育正常。体格检查示肌力和肌张力减低,腱反射消失,病理征阴性。

2. 肌电图　特征性改变为异常宽大的肌肉动作电位。可见纤颤或束颤电位,周围神经传导速度正常。

3. 血清磷酸肌酶测定　正常或轻度升高,多在正常上限5倍以内。

4. SMN1基因检测　外显子7的纯合缺失,伴或不伴外显子8的缺失;或者一条SMN1等位基因缺失伴随另一条SMN1基因点突变。

临床诊断:符合第1~3条者,临床可诊断SMA。确定诊断:符合第1~4条者。对于脊髓性肌萎缩的病人,完整的诊断除脊髓性肌萎缩外,尚需根据患儿的临床表现(发病年龄和病情进展速度)进行分型诊断。目前国内多采用国际SMA研讨会(international spinal muscular atrophy consortium,1992)的建议分为三型:Ⅰ型(严重婴儿型,又称Werdnig-Hoffman病,生后6个月内起病,从来不会坐,生后2岁内死亡),Ⅱ型(中间型或迟发婴儿型,生后6~18个月起病,从来不会站,死亡年龄大于2岁),Ⅲ型(少年型,又称Kulgelberg-Welander病,发病年龄大于18个月,会站和走,可存活至成年)。近年来,也有将成人发病的轻型称为Ⅳ型(成人型,生后20~30岁起病)。

(二)国外诊断标准

国外脊髓性肌萎缩的诊断标准与国内基本一致。在SMA分型上,2007年美国脊髓性肌萎缩标准化管理委员会(Spinal Muscular Atrophy Standard of Care Committee)采用的临床分型标准与国内标准基本一致,在每型SMA内又提出些亚型的诊断标准,如对于SMAⅢ型,Ⅲa型为3岁前出现症状,Ⅲb型为3岁后出现症状;对于Ⅰ型SMA,又可分为Ⅰa型(新生儿期或胎儿期出现症状)、Ⅰb型(典型Werdnig-Hoffman病,新生儿期后起病)、Ⅰc型(起病较晚,在扶坐时头部控制相对较好,在生后6个月内喂养和呼吸困难程度相对较轻)。虽然这些亚型的区分对预后的评估有一定参考意义,但临床并不实用。

【诊断标准解读】

1. 肌无力　SMA患儿的肌无力以肢体近端为主,表现为对称性肢体无力进行性加重。不伴随感觉障碍,智力发育正常。

2. *SMN1* 基因检测　*SMN1* 外显子7的纯合缺失占SMA患儿的95%。该项检查的敏感度为95%,特异性接近100%。推荐作为临床疑诊SMA患儿的首选检查。如发现 *SMN1* 外显子7的纯合缺失(伴或不伴外显子8的缺失),则SMA诊断明确。如 *SMN1* 检查阴性,则需要进行血清磷酸肌酶测定、肌电图、神经传导速度测定等检查。如肌电图提示为神经元病变,需要进一步查 *SMN* 基因,如进行 *SMN* 基因拷贝数的测定、*SMN* 基因测序。如果彻底排除 *SMN* 基因致病的可能性,需要考虑是否其他基因突变导致的SMA变异型的可能性。如果肌电图提示为肌肉或周围神经、神经肌肉接头等处的病变,需要进行相关的辅助检查。

3. 肌电图和神经传导测定　肌电图检查有助于明确病变的部位。异常宽大的肌肉动作电位为SMA相对特征性改变。神经传导速度正常,有助于排除周围神经病变;而重频刺激试验阴性,则有助于排除神经肌肉接头病变。

4. 血清磷酸肌酶测定　在SMA患儿多为正常。该项检查有助于排除某些肌肉病变,仅在 *SMN* 基因检查结果阴性,诊断不明确需要与肌肉病变进行鉴别时。

5. 国内常用的SMA分型比较简单、直观,易于临床医师操作和掌握。虽然国外提出SMA亚型的诊断有助于临床预后的评估,但由于该病目前无特效治疗方案,亚型诊断对疾病治疗的实际指导意义不大,因此实用性相对较小。

【病例及诊断解析】

病例:患儿,男,8个月,因"发现肢体无力、运动发育落后7个月"就诊。生后1个月,家长发现患儿肢体活动少,双下肢不能抬离床面,双上肢仅能屈肘,上臂不能抬离床面,运动发育落后,生后8个月就诊时仍不会竖头,不会翻身和独坐。哭声小,吸吮费力,容易呛奶。体重增加不满意,出生体重3kg,就诊时体重4.5kg。眼神灵活,追视和追声好,可逗笑,可咿呀发音。围产期:第一胎第一产,足月顺产,生后无窒息。母孕期胎动不详。家族史:父母体健,非近亲婚配,家族中无类似疾病患者。体格检查:神志清,眼神灵活,呼吸稍费力,呼吸40次/分,可见轻度三凹征,无鼻扇和口周发绀。胸廓呈钟形,双肺呼吸音粗,可闻及痰鸣音。心腹部检查无特殊。四肢肌力Ⅱ级,肌张力低,肌容积小,双侧肱二、三头肌腱反射和膝跟腱反射均未引出,病理征(-),余(-)。

辅助检查:肌电图示神经源性损害,可见异常宽大的肌肉动作电位,见纤颤和束颤电位,周围神经传导速度正常。血清磷酸肌酶89U/L。MLPA方法检测 *SMN1* 基因示:7号和8号外显子纯合缺失。

诊断解析:本患儿为典型Ⅰ型SMA:①发病年龄小于6个月,从来不会坐;②对称性肢体无力:以肢体近端受累为主,不伴感觉障碍,不伴智力发育异常;③肌电图提示神经源性损伤;④*SMN1* 基因检测异常:基因检测发现SMN1基因外显子7和8的纯合缺失。无论是根据国内的还是根据国外的SMA诊断标准,本患儿已符合所有诊断要点。

由于没有特效治疗方法,SMA的预后取决于起病年龄的早晚和疾病的进展快慢,起病越早预后越差。关于症状前诊断,目前存在争议。美国人类基因研究协会(American Society of Human Genetics)的指南建议,仅对早期干预可能延缓疾病进展的病种进行症状前诊断。因此,建议对SMA患儿的同胞进行症状前诊断。关于产前筛查,目前也存在争议,有人建议在人群中进行普遍筛查,但美国大学妇产科遗传学会(American College of Obstetricians and Gynecologists Committee on Genetics)在2009年的声明中,不建议在人群中普遍开展,仅在有SMA家族史的人群中开展SMA携带者的检查和产前诊断。美国遗传学会(American College of Medical Genetics ACMG)对SMA携带者和产前诊断的实验室检查方法和解读制定了指南（Technical standards and guidelines for spinal muscular atrophy testing）。我国在某些具有产前诊断资质的医院或医学遗传中心也开展了SMA的产前诊断，但尚未见相关技术方法和实验结果解读的指南。

（常杏芝）

参考文献

1. Oskoui M, Kaufmann P. Spinal Muscular Atrophy. Neurotherapeutics, 2008, 5(4):499-506.
2. ACOG Committee on Genetics. ACOG committee opinion No. 432: spinal muscular atrophy. Obstet Gynecol, 2009, 113(5):1194-1196.
3. Prior TW, Nagan N, Sugarman EA, et al. Technical standards and guidelines for spinal muscular atrophy testing. Genet Med, 2011, 13(7):686-694.
4. Wang CH, Finkel RS, Bertini ES, et al. Consensus Statement for Standard of Care in Spinal Muscular Atrophy. J Child Neurol, 2007, 22(8):1027-1049.
5. 王柠，何瑾，陈万金. 脊髓性肌萎缩症临床诊断研究进展. 中国现代神经疾病杂志, 2012, 12(3):252-256.
6. 廖建湘. 小儿脊髓性肌肉萎缩症. 中国实用儿科杂志, 2006, 21(8):570-572.
7. 张爱玲，陈春悦，张咸宁. 脊髓性肌萎缩症的遗传咨询. 中国优生与遗传杂志, 2009, 17(5):152-154.
8. 曲晓星，孙路明，陶炯. 脊髓性肌肉萎缩症分子诊断与携带者筛查研究进展. 中国产前诊断杂志（电子版），2013, 5(1):33-36.

第九节 注意缺陷多动障碍

【疾病简介】

注意缺陷多动障碍（attention deficit hyperactivity disorder, ADHD）是指与同龄儿童相比，有明显的注意力集中困难、注意力持续时间短暂、活动过度或冲动的一组综合征。ADHD是儿童时期最常见的行为障碍，学龄儿童患病率为2%~10%。ADHD通常于6岁前起病，70%患儿症状可持续到青春期，1/3可延续至成年。

ADHD的发病原因尚不明确。近年来的研究发现，ADHD的发病可能与遗传因素有关，并发现了许多与ADHD发病相关的基因。神经生化因素在ADHD的发病中也发挥了重要作用，多巴胺和去甲肾上腺素递质系统失衡是导致ADHD发病的重要原因。与正常的儿童相比，ADHD患儿的前额叶皮质、小脑蚓部、纹状体等部位在15岁以前体积明显变小。另外，母孕期的影响、化学毒素、心理社会因素等可能也是导致ADHD发病的重要原因。

【诊断标准】

（一）国内诊断标准

《中华儿科杂志》编辑委员会、中华医学会儿科学分会神经学组、中华医学会儿科学分会儿童保健学组、中华医学会精神病学分会儿童精神医学学组于2006年10月发布的我国ADHD的诊断标准如下：

1. 症状学标准

（1）注意缺陷症状：符合下述注意缺陷症状中至少6项，持续至少6个月，达到适应不良的程度，并与发育水平不相称。

1）在学习、工作或其他活动中，常常不注意细节，容易出现粗心所致的错误。

2）在学习或游戏活动时，常常难以保持注意力。

3）注意力不集中（说话时常常心不在焉，似听非听）。

4）往往不能按照指示完成作业、日常家务或工作（不是由于对抗行为或未能理解所致）。

5）经常难于完成有条理、有顺序的任务或其他活动。

6）不喜欢、不愿意从事那些需要精力持久的事情如作业或家务，常常设法逃避。

7）常常丢失学习、活动所必需的东西（如：玩具、课本、铅笔、书或工具等）。

8）很容易受外界刺激而分心。

9）在日常活动中常常丢三落四。

（2）多动、冲动症状：符合下述多动、冲动症状中至少6项，持续至少6个月，达到适应不良的程度，并与发育水平不相称。

1）常常手脚动个不停，或在座位上扭来扭去。

2）在教室或其他要求坐好的场合，常常擅自离开座位。

3）常常在不适当的场合过分地奔来奔去或爬上爬下（在青少年或成人可能只有坐立不安的主观感受）。

4）往往不能安静地游戏或参加业余活动。

5）常常一刻不停地活动，好像有个马达在驱动他。

6）常常话多。

7）常常别人问话未完即抢着回答。

8）在活动中常常不能耐心地排队等待轮换上场。

9）常常打断或干扰他人（如别人讲话时插嘴或干扰其他儿童游戏）。

2. 起病与病程　12岁前出现症状，至少持续6个月。

3. 某些症状造成的损害至少在两种场合（例如学校和家里）出现。

4. 严重程度标准　在社交、学业或成年后职业功能上，具有明显的临床损害证据。

5. 必须排除以下疾患　精神发育迟滞、广泛性发育障碍、儿童精神分裂症、躁狂发作和双相障碍、焦虑障碍、特殊性学习技能发育障碍、各种器质性疾患（如甲亢）和各种药物的副作用所导致的多动症状等。

诊断 ADHD 必须符合以上 5 项标准。

（二）国外诊断标准

美国《精神障碍诊断与统计手册》第5版（DSM-5）2013年发布的 ADHD 的症状学标准（表9-1）包括：

表 9-1　ADHD 的症状学标准

注意力不集中症状	DSM-5 举例说明
1. 经常在学习、工作或其他活动中难以在细节上集中注意或犯粗心大意的错误	如，忽视或注意不到细节、工作粗枝大叶
2. 经常在学习、工作或娱乐活动中难以保持注意力集中	如，在演讲、谈话和长时间阅读时难以保持注意力集中
3. 经常在与他人谈话时显得心不在焉、似听非听	如，思绪似乎在其他地方，即使没有任何明显分散注意的事物
4. 经常不能按要求完成作业、家务及工作任务	如，开始任务但很快失去注意力，并容易分心
5. 经常难以有条理地安排任务和活动	如，难于管理顺序性任务；难于有序保管资料或物品；做事凌乱、无序；糟糕的时间管理；很难如期完成任务
6. 经常不愿或回避进行需要持续动脑筋的任务	如，学校作业或家庭作业，对较大青少年和成年人则为准备报告、完成表格、审阅较长文章
7. 经常丢失学习和活动的必需品	如学习资料、铅笔、书、钱包、钥匙、文书工作、眼镜、移动电话
8. 经常因外界刺激而容易分心	对较大青少年和成人，可包括无关思维
9. 经常在日常生活中健忘	如，做杂务，跑腿时；对较大青少年和成人：回电话，付账单或保持预约时
多动与冲动症状	DSM-5 举例说明
1. 经常坐立不安，手脚不停地拍打、扭动	
2. 经常在应该坐着的时候离开座位	如在教室、办公室的地方或其他工作场所离开他/她的位置，或其他要求留在原地的情境
3. 经常在不适宜的场合中跑来跑去、爬上爬下	注意：在青少年或成人，可能只有坐立不安的感受
4. 经常很难安静地参加游戏或课余活动	
5. 经常一刻不停地活动，尤如被马达驱动一样	如在长时间内很难安静或感到不舒适，如在餐馆、会议中；可能让他人感到烦躁或很难跟上
6. 经常讲话过多、喋喋不休	
7. 经常在问题尚未问完时就抢着回答	如完成别人的句子；抢着对话
8. 经常难以耐心等候	如排队等候时
9. 打断或插入别人的谈话或活动	如插入谈话、游戏或活动；可能未询问或得到别人允许就开始用别人的东西；对青少年和成年人，可能侵入或接管别人正在做的事情

DSM-5 根据症状维度将 ADHD 分为 3 个主要亚型:①注意障碍为主型:在注意缺陷 9 项症状中至少符合 6 项;②多动 - 冲动型:在多动、冲动的 9 项症状中至少符合 6 项;③混合型:同时符合注意障碍为主型和多动 - 冲动型的诊断标准(各型均需至少符合 6 项)。

【诊断标准解读】

1. ADHD 的诊断要求必须符合症状学标准。符合注意缺陷症状或多动冲动症状中至少 6 项,持续至少 6 个月,达到适应不良的程度,并与发育水平不相称,才能诊断。

2. 必须是 12 岁前出现 ADHD 症状。

3. 部分症状所致的损害必须存在于 2 个或更多的环境中(例如学校、家庭)。

4. 与发育水平不相称,并对社交、学业 / 职业活动有负面影响。

5. 症状并非由其他疾患所致。

6. 注意障碍部分新增说明:对年龄较大的青少年和成人,需符合注意力不集中症状至少 5 项。

7. 多动 / 冲动部分新增说明:对年龄较大的青少年和成人,需符合多动 / 冲动症状至少 5 项。

8. ADHD 的临床表现是一些非特异性症状,可以见于多种情况,诊断时应进行父母访谈和儿童访谈,必要时进行相关的心理学评估和实验室检查。

【病例及诊断解析】

病例:患儿,男,8 岁,主因"多动,注意力不集中 4 年"就诊。4 岁开始,幼儿园老师反复向家长反映,患儿上课不能安静坐下来,随便下座位,出怪声,还经常擅自跑到教室外面。母亲发现其一起床就闲不住,爬上爬下,精力特别充沛。出门就跑,不知道危险。6 岁上学后,母亲发现患儿小动作多,喜欢爬上爬下,做危险动作。家庭作业总是拖到不能再拖了才开始写,不盯着就不做,边写边玩,经常别的同学晚上 7 点以前能完成的作业,他需要拖到晚上 12 点。作业通篇都是粗心大意的错误,经常丢三落四,对家长的指令经常似听非听,做事忘性大。缺乏耐性,想要的东西立刻就要

得到,很难等待。参加游戏不能遵守游戏规则,经常扰乱秩序,小伙伴不喜欢和他玩。妈妈为他伤透了脑筋,辞职在家,专门负责他的生活和学习,但他似乎进步很慢,母亲感到筋疲力尽。老师反映其上课注意力难以集中,经常跟不上老师思路。经常在老师讲课的时候,和同学说话。在座位上扭来扭去,有时不经老师允许擅自下座位。经常抢答,出怪声,等老师真正请他回答时,他又总答错。老师感觉他很机灵,但学习成绩在班级倒数。自起病以来,患儿精神反应可,食欲良好,二便正常。智力运动发育同正常同龄儿童。否认近期疫苗接种史。既往史及个人史无特殊。家族史:父亲小时候有类似表现,学习成绩差。

体格检查:神志清楚,精神反应好。小动作多,不能安静坐在座位上。回答问题东张西望,抢答和粗心的问题频繁出现。话多,反复打断母亲和医生的谈话。心肺腹查体未见异常。四肢肌力和肌张力正常,四肢腱反射对称引出,病理征(-),脑膜刺激征(-)。辅助检查:血、尿、便常规正常。血生化、甲状腺功能、脑电图、颅脑磁共振结果均未见异常。ADHD 症状量表(家长填):注意缺陷分量表分 26 分,多动冲动分量表分 22 分。ADHD 症状量表(教师填):注意缺陷分量表分 19 分,多动冲动分量表分 24 分。Conners' 量表(家长填):69 分。CPT(Continue Performance Test)检测提示:该患儿存在重度注意缺陷。韦氏 IQ:总分 96 分。

诊断解析:

1. 该患儿为学龄期男孩,主要问题表现为多动、冲动和注意不集中,且符合 DSM-Ⅳ中注意缺陷症状或多动冲动症状中的 6 项以上,持续时间超过 6 个月。

2. 患儿的表现与发育水平不相称。

3. 这些问题表现从 4 岁开始出现。

4. 这些问题严重影响到了患儿和家人正常的生活和学习,影响了学校的教育秩序。

5. 排除了其他可能的疾患所导致的多动或注意缺陷症状。

6. 辅助检查结果进一步支持了混合型 ADHD 的诊断。

(韩 颖)

参考文献

1. 《中华儿科杂志》编辑委员会,中华医学会儿科学分会神经学组,中华医学会儿科学分会儿童保健学组,中华医学会精神病学分会儿童精神医学学组. 儿童注意缺陷多动障碍诊疗建议. 中华儿科杂志,2006,44(10):758-759.

2. American Psychiatric Association. Diagnostic and statistical manual of mental disorders-5th edition (DSM-5). Washington DC:American Psychiatric Association, 2013.

第十节　抽动障碍

【疾病简介】

抽动障碍(tic disorders,TD)是起病于儿童期,以抽动为主要临床表现的神经精神疾病。其临床表现多样,共患病复杂。根据临床特点和病程长短,TD 可分为短暂性 TD、慢性 TD 和 Tourette 综合征(Tourette syndrome,TS)三种类型。其发病是遗传、生物、心理和环境等因素相互作用的综合结果,确切病因和发病机制不清,中枢神经递质失衡,纹状体多巴胺活动过度或突触后多巴胺受体超敏感为其发病机制的关键环节。TD 的发病近年有增多趋势,其中 TS 患病率为 0.77%(男:1.06%;女:0.25%)。其诊断与治疗需要予以规范,治疗原则是药物治疗和心理行为治疗并重,注重治疗的个体化。2013 年,中华医学会儿科学分会神经学组制定了儿童 TD 的诊断与治疗建议。

【诊断标准】

(一)国内诊断标准

1.《中国精神障碍与诊断标准》第 3 版(CCMD-3)关于短暂性 TD 的诊断标准

(1) 有单个或多个运动性抽动或发声性抽动,常表现为眨眼、扮鬼脸或头部抽动等简单抽动。

(2) 抽动天天发生,1 天多次,至少已持续 2 周,但不超过 12 个月。某些患儿的抽动只有单次发作,另一些可在数月内交替发作。

(3) 18 岁前起病,以 4~7 岁儿童最常见。

(4) 不是由于 TS、小舞蹈病、药物或神经系统其他疾病所致。

2. CCMD-3 关于慢性 TD 的诊断标准

(1) 不自主运动抽动或发声,可以不同时存在,常 1 天发生多次,可每天或间断出现。

(2) 在 1 年中没有持续 2 个月以上的缓解期。

(3) 18 岁前起病,至少已持续 1 年。

(4) 不是由于 TS、小舞蹈病、药物或神经系统其他疾病所致。

3. CCMD-3 关于 TS 的诊断标准　TS 是以进行性发展的多部位运动性和发声性抽动为特征的 TD,部分患儿伴有模仿言语、模仿动作,或强迫、攻击、情绪障碍及注意缺陷等行为障碍,起病于童年。

(1) 症状标准:表现为多种运动性抽动和一种或多种发声性抽动,多为复杂性抽动,两者多同时出现。抽动可在短时间内受意志控制,在应激下加剧,睡眠时消失。

(2) 严重标准:日常生活和社会功能明显受损,患儿感到十分痛苦和烦恼。

(3) 病程标准:18 岁前起病,症状可延续至成年,抽动几乎天天发生,1 天多次,至少已持续 1 年以上,或间断发生,且 1 年中症状缓解不超过 2 个月。

(4) 排除标准:不能用其他疾病来解释不自主抽动和发声。

(二)国外诊断标准

1.《美国精神疾病诊断与统计手册》第 5 版修订本(DSM-5)关于短暂性 TD 的诊断标准

(1) 一种或多种运动性抽动和(或)发声性抽动。

(2) 自从首次抽动以来,抽动的病程少于 1 年。

(3) 18 岁以前起病。

(4) 抽动症状不是由某些药物(如可卡因)或内科疾病(如亨廷顿舞蹈病或病毒感染后脑炎)所致。

(5) 不符合慢性 TD 或 TS 的诊断标准。

2. DSM-5 关于慢性 TD 的诊断标准

(1) 一种或多种运动性抽动或发声性抽动,

但在病程中一种抽动形式出现。

（2）自从首次抽动以来，抽动的频率可以增多或减少，病程在 1 年以上。

（3）18 岁以前起病。

（4）抽动症状不是由某些药物（如可卡因）或内科疾病（如亨廷顿舞蹈病或病毒感染后脑炎）所致。

（5）不符合 TS 的诊断标准。

3. DSM-5 关于 TS 的诊断标准

（1）具有多种运动性抽动及一种或多种发声性抽动，而不必在同一时间出现。

（2）自从首次抽动以来，抽动的频率可以增多或减少，病程在一年以上。

（3）18 岁以前起病。

（4）抽动症状不是由某些药物（如可卡因）或内科疾病（如亨廷顿舞蹈病或病毒感染后脑炎）所致。

【诊断标准解读】

1. 关于 TD 的诊断尚缺乏特异性诊断指标，目前主要采用临床描述性诊断方法，依据患儿抽动症状及相关伴随精神行为表现进行诊断。抽动的表现复杂多样，包括感觉性、运动性和发声性抽动。抽动症状往往起伏波动，时好时坏，可以暂时或长期自然缓解，也可因某些诱因而加重或减轻。因此，详细的病史询问是正确诊断的前提，而体格检查包括精神检查和必要的辅助检查也是必需的，脑电图、神经影像及实验室检查等辅助检查的目的主要在于排除其他疾病。

2. TD 诊断标准主要涉及三个诊断系统，包括 CCMD-Ⅲ、DSM-5 和《国际疾病分类》第 10 版（ICD-10）。目前国内外多数学者倾向采用 DSM-5 中的诊断标准。其实，DSM-5 诊断标准与 ICD-10 和 CCMD-3 中所涉及的诊断标准条目类同。

3. TD 的三种临床类型之间具有连续性，为同一疾病的不同临床亚型，只是病情轻重和病程长短不同而已。短暂性 TD 是最多见的一种类型，病情最轻，表现为 1 种或多种运动性抽动和（或）发声性抽动，病程在 1 年之内。慢性 TD 是指仅表现有运动性抽动或发声性抽动（两者不兼有），

病程在 1 年以上。TS 又称多发性抽动症（multiple tics），是病情相对较重的一型，既表现有运动性抽动，又兼有发声性抽动，但两者不一定同时出现，病程在 1 年以上。过去常称的"抽动秽语综合征"这一病名欠妥，因为秽语的发生率不足 1/3，秽语并非诊断 TS 的必备条件，又具有明显的贬义，现已被弃用。短暂性 TD 可向慢性 TD 转化，而慢性 TD 也可向 TS 转化。有些患者不能归于上述任何一类，属于尚未界定的其他类型 TD，如成年期发病的 TD（迟发性 TD）。而难治性 TD 是近年来小儿神经／精神科临床逐渐形成的新概念，系指经过氟哌啶醇、硫必利等常规抗抽动药物足量规范治疗 1 年以上无效，病程迁延不愈的 TD 患者。多种器质性疾病也可引起 TD，属于继发性 TD，临床应注意排除。

4. 根据 TD 的病情严重程度，可分为轻度、中度及重度。轻度（轻症）是指抽动症状轻，不影响患儿生活、学习或社交活动等；中度是指抽动症状重，但对患儿生活、学习或社交活动等影响较小；重度（重症）是指抽动症状重，并明显影响患儿生活、学习或社交活动等。也可依据抽动严重程度量表进行客观、量化评定，如耶鲁综合抽动严重程度量表（YGTSS）等。此外，TD 伴发共患病越多，病情越严重。

5. 共患病　大约半数 TD 患儿共患一种或多种心理行为障碍，包括注意缺陷多动障碍（attention deficit hyperactivity disorders，ADHD）、学习困难（learning disabilities，LD）、强迫障碍（obsessive-compulsive disorders，OCD）、睡眠障碍（sleep disorders，SD）、情绪障碍（emotional disorders，ED）、自伤行为（self-injurious behavior，SIB）、品行障碍、暴怒发作等。其中共患 ADHD 最常见，其次是 OCD。共患病进一步增加了疾病的复杂性和严重性，影响患儿学习、社会适应能力、个性及心理品质的健康发展，给治疗和管理增添诸多困难。

【病例及诊断解析】

病例：患儿，男，8 岁，因"间断不自主抽动 3 年余"就诊。3 年前因 1 次感冒后出现眨眼，随后

出现挤眼、耸肩和干咳声;6 个月后眨眼和耸肩消失,而挤眼和干咳声仍间断出现,在玩电子游戏时发作增多,在上幼儿园时症状较轻,期间按"结膜炎"和"支气管炎"治疗无效。2 年前因在课堂上突然发出怪异尖叫声被老师体罚,尔后又出现眨眼、挤眉弄眼、吸鼻声和清嗓子声,遂到当地医院就诊,先后按"咽炎"、"鼻炎"、"沙眼"治疗无效,后又以"咳嗽变异型哮喘"应用肾上腺皮质激素、支气管扩张剂、多种抗生素和止咳剂等连续治疗 3 个月无效。近 10 天又出现上半身触电样抽动,遂以"抽搐样发作原因待查"于 2013 年 3 月 20 日收住院。患儿无围产期异常,现上小学二年级,上课注意力集中困难,学习成绩中下等,近 6 个月因在上课时有不自主发声影响其他同学上课而休学。患儿平时特别好动,容易冲动;无 TD 家族史。

体格检查:神志清楚,回答问题切题,心肺听诊无异常,肝脾未触及肿大,神经系统无阳性体征发现。

辅助检查:24 小时视频脑电图检查,显示上半身触电样抽动时同期脑电图未见异常放电。血常规、尿常规、肝肾功能、电解质、抗"O"、血沉、类风湿因子、铜蓝蛋白、头颅 CT 检查均无异常发现。临床诊断:Tourette 综合征。给予硫必利 100mg,日服 3 次,同时给予心理疏导,10 天后抽动症状明显减轻予以出院。

诊断解析:本患儿以眨眼为首发症状,随后出现挤眼、耸肩、挤眉弄眼、上半身抽动等运动性抽动,病程中伴发干咳声、吸鼻声、尖叫声等发声性抽动,患病时间长达 3 年余,符合 Tourette 综合征诊断标准。患儿有多动、注意力不集中,容易冲动,考虑共患注意缺陷多动障碍。本患儿曾误诊为"结膜炎"、"咽炎"、"鼻炎"、"支气管炎"及"咳嗽变异型哮喘"等疾病,在临床上需要加以鉴别。另外,对于 TD 患儿,还应与癫痫、肝豆状核变性、风湿性舞蹈病、药源性抽动、心因性抽动及其他锥体外系疾病相鉴别。

(刘智胜)

参考文献

1. Knight T,Steeves T,Day L,et al. Prevalence of tic disorders:a systematic review and meta-analysis. Pediatr Neurol,2012,47(2):77-90.

2. 中华医学会儿科学分会神经学组. 儿童抽动障碍的诊断与治疗建议. 中华儿科杂志,2013,51(1):72-75.

3. 中华医学会精神科分会. 中国精神障碍分类与诊断标准第 3 版. 济南:山东科学技术出版社,2001,9-125.

4. American Psychiatric Association. Diagnostic and Statistical Manual of Mental Disorders,Fifth Edition (DSM-5). Arlington,VA:American Psychiatric Association,2013:81.

5. World Health Organization. The ICD-10 classification of mental and behavioural disorders:clinical descriptions and diagnostic guidelines.1992.

6. 刘智胜. 儿童抽动障碍. 第 2 版. 北京:人民卫生出版社,2015,1-10.

7. 刘智胜,静进. 儿童心理行为障碍. 北京:人民卫生出版社,2007,137-160.

8. 刘智胜. 儿童抽动障碍诊断要点. 中国实用儿科杂志,2012,27(7):481-485.

9. Cath DC,Hedderly T,Ludolph AG,et al. European clinical guidelines for Tourette syndrome and other tic disorders. Part I:assessment. Eur Child Adolesc Psychiatry,2011,20(4):155-171.

10. Sandor P,Carroll A. Canadian guidelines for the evidence-based treatment of tic disorders. Can J Psychiatry,2012,57(3):131-132.

第十一节　偏头痛

【疾病简介】

偏头痛(migraine)是儿童中最常见的急性和反复发作性头痛,以反复发生的阵发性头痛为特征,伴或不伴恶心、呕吐、腹痛,睡眠后可缓解。偏头痛可发生于任何年龄,50% 的患者在 20 岁以前起病。偏头痛属于功能性头痛,诊断主要依据典型发作性头痛症状,发作间歇期正常,同时排除其他器质性头痛原因。1988 年国际头痛协会(International Headache Society,IHS)首次颁布偏头痛的国际分类和诊断标准,并于 2004 年进行修订,此诊断标准具有实用性、可靠性、有效性,在临床工作中得到广泛应用。目前,偏头痛的诊断主要仍是参考 2004 年国际头痛协会制定的诊断标准。

【诊断标准】

一、国内诊断标准

参照 ICHD-2 的诊断标准,国内中华医学会疼痛学分会头面痛学组制定了《中国偏头痛诊断治疗指南》:

(一)无先兆偏头痛的诊断标准

A. 符合 B~D 项特征的至少 5 次发作。

B. 头痛发作(未经治疗或治疗无效)持续 4~72 小时。

C. 至少有下列中的 2 项头痛特征:

1. 单侧性。

2. 搏动性。

3. 中或重度疼痛。

4. 日常活动(如走路或爬楼梯)会加重头痛或头痛时避免此类活动。

D. 头痛过程中至少伴随下列 1 项:

1. 恶心和(或)呕吐。

2. 畏光和畏声。

E. 不能归因于其他疾病。

(二)有先兆偏头痛的诊断标准

有先兆偏头痛的诊断主要根据先兆特征,需要有 2 次以上的先兆发作并排除继发性头痛的可能。符合伴典型先兆偏头痛诊断标准中 B~D 项特征的先兆为典型先兆。如果典型先兆后 1 小时内出现偏头痛性头痛发作,即可诊断为伴典型先兆的偏头痛性头痛。如果典型先兆后的头痛不符合偏头痛性头痛的特点,则诊断为伴典型先兆的非偏头痛性头痛。典型先兆后也可以没有头痛发作,此时诊断为典型先兆不伴头痛。一旦先兆期出现肢体无力表现,须考虑偏瘫性偏头痛,若患者的一、二级亲属中有类似发作,则诊断为家族性偏瘫性偏头痛,否则诊断为散发性偏瘫性偏头痛。如果先兆明显地表现出起源于脑干和(或)双侧大脑半球同时受累的症状,且不伴肢体无力时,诊断为基底型偏头痛,确诊需要下列 2 项以上的症状:构音障碍、眩晕、耳鸣、听力下降、复视、双鼻侧或双颞侧视野同时出现的视觉症状、共济失调、意识

改变、双侧感觉异常等。偏瘫性偏头痛和基底型偏头痛在先兆症状同时或在先兆出现的 60 分钟内有偏头痛性头痛发作,比对诊断标准如果只差一项,且又不符合其他头痛的诊断标准,可诊断为很可能的偏头痛。

(三)伴典型先兆的偏头痛诊断标准

A. 符合 B~D 特征的至少 2 次发作。

B. 先兆至少有下列的 1 种表现,没有运动无力症状:

1. 完全可逆的视觉症状,包括阳性表现(如闪光、亮点、亮线)和(或)阴性表现(如视野缺损)。

2. 完全可逆的感觉异常,包括阳性表现(如针刺感)和(或)阴性表现(如麻木)。

3. 完全可逆的言语功能障碍。

C. 至少满足下列的 2 项:

1. 同向视觉症状和(或)单侧感觉症状。

2. 至少 1 个先兆症状逐渐发展的过程≥5 分钟,和(或)不同先兆症状接连发生,过程≥5 分钟。

3. 每个症状持续 5~60 分钟。

D. 在先兆症状同时或在先兆发生后 60 分钟内出现头痛,头痛符合无先兆偏头痛诊断标准 B~D 项。

E. 不能归因于其他疾病。

二、国外诊断标准

国外偏头痛的诊断与国内基本一致。国际头痛协会 2004 年的偏头痛诊断标准如下:

(一)无先兆的偏头痛

A. 符合 B~D 项特征的至少 5 次发作。

B. 头痛发作(未经治疗或治疗无效)持续 4~72 小时。

C. 至少有下列中的 2 项头痛特征:

1. 单侧性。

2. 搏动性。

3. 中或重度疼痛。

4. 日常活动(如走路或爬楼梯)会加重头痛或头痛时避免此类活动。

D. 头痛过程中至少伴随下列 1 项:

1. 恶心和(或)呕吐。

2. 畏光和畏声。

E. 不能归因于其他疾病。

（二）伴先兆的偏头痛

A. 符合 B 特征的至少 2 次发作。

B. 先兆符合下面中的一项和 C 项特征：

1. 伴典型先兆的偏头痛性头痛。

2. 伴典型先兆的非偏头痛性头痛。

3. 典型先兆不伴头痛。

4. 家族性偏瘫性偏头痛。

5. 散发性偏瘫性偏头痛。

6. 基底型偏头痛。

C. 不能归因于其他疾病

（三）伴典型先兆的偏头痛

A. 符合 B~D 特征的至少 2 次发作。

B. 先兆至少有下列的 1 种表现，没有运动无力症状：

1. 完全可逆的视觉症状，包括阳性表现（如闪光、亮点、亮线）和（或）阴性表现（如视野缺损）。

2. 完全可逆的感觉异常，包括阳性表现（如针刺感）和（或）阴性表现（如麻木）。

3. 完全可逆的言语功能障碍。

C. 至少满足下列的 2 项：

1. 同向视觉症状和（或）单侧感觉症状。

2. 至少 1 个先兆症状逐渐发展的过程≥5 分钟，和（或）不同先兆症状接连发生，过程≥5 分钟。

3. 每个症状持续 5~60 分钟。

D. 在先兆症状同时或在先兆发生后 60 分钟内出现头痛，头痛符合无先兆偏头痛诊断标准 B~D 项。

E. 不能归因于其他疾病。

（四）儿童偏头痛的特征

1. 发作可能持续 1~72 小时。

2. 头痛常为双侧性，典型成人的单侧头痛多出现于青春期后期或成年期早期。

3. 枕区头痛非常少见，需要警惕结构异常。

4. 有时患儿可以有畏光和畏声的行为表现。

【诊断标准解读】

1. 偏头痛的诊断　国内和国外偏头痛的诊断标准基本一致，都强调了偏头痛为头痛综合征，诊断之前必须排除器质性病因。对于临床症状、

体征或病程经过不典型的病例，有必要进行深入的神经影像学检查、脑脊液检查、遗传代谢病筛查、脑电图等排除其他疾病的可能性。不典型的症状和体征有：①头痛程度和发作频率显著加重；②伴有局灶神经系统阳性体征或伴随肢体麻木、认知障碍者；③疼痛性质改变，从睡眠中痛醒；④ 50 岁后新发生的头痛或突然发生的剧烈疼痛；⑤伴有发热；⑥有高凝风险的患者、有肿瘤或艾滋病史的患者新发生的头痛。

2. 关于儿童偏头痛的诊断　国外的诊断标准中对于儿童偏头痛的特点给予了明确描述。国内的研究发现，由于儿童的年龄特点，对病史提供的局限性，使得儿童偏头痛的诊断存在一定困难。有一些儿童特有的周期性综合征，可能为偏头痛的前驱期表现。常见的可能为偏头痛前驱的儿童周期性综合征包括：①周期性呕吐：呈反复发作性的刻板性症状，恶心和剧烈呕吐，发作时伴有面色苍白和嗜睡，发作间期症状完全缓解。此综合征的临床特点与偏头痛发作时的伴随症状相似。②腹型偏头痛：反复发作性腹部中线处疼痛，发作持续 1~72 小时，发作间期正常。腹痛程度为中~重度，常伴恶心和呕吐。腹痛具有以下特征：位于中线、脐周或难以定位；性质为钝痛，程度为中~重度。腹痛期间，至少伴随 2 项其他症状，如食欲减退、恶心、呕吐或面色苍白。诊断须排除其他疾病。③儿童期良性发作性眩晕：反复短暂性眩晕发作，眩晕可突然发生和迅速缓解。神经系统检查、听力检查和前庭功能检查均正常。眩晕持续时间短暂，可伴有眼震或呕吐，有些患儿可伴单侧搏动性头痛。

【病例及诊断解析】

病例：患儿，男，6 岁，主因"反复发作性头痛 2 年"于 2008 年 7 月 15 日就诊。头痛以双侧太阳穴处为主，呈搏动性跳痛，有时伴随恶心、呕吐和面色苍白，持续数小时至半天，休息后缓解。间歇期精神活动如常，无其他不适。间隔数月发作一次。围产期：第一胎第一产，足月顺产，生后无窒息。既往智力运动发育同正常同龄儿童。家族史：父母体健，母亲患类似疾病，在劳累和休息欠佳时

出现发作性头痛，一侧前头部为主搏动性疼痛，充分休息后可以缓解。体格检查：血压 12/8kPa，神志清，生命体征平稳，心肺腹（−）。神经系统体检未见阳性体征。辅助检查：血、尿、便常规和血生化检查未见异常。头颅 MRI 检查未见异常。

诊断解析：本患儿为典型儿童偏头痛：①头痛为发作性，缓解间歇期无异常症状；②病程 2 年，无明显进展，无其他伴随症状；③体检未发现阳性体征，辅助检查也未见异常；④家族史阳性。依据患儿病程 2 年，无其他伴随症状，神经系统体检及辅助检查均未见异常，基本排除器质性原因如颅内占位性病变、血管性病变等。根据患儿阳性家族史，头痛的特点、伴随症状，考虑为不伴先兆的偏头痛。

偏头痛虽然为功能性疾病，但可以严重影响患者的生活质量，世界卫生组织（WHO）发布的 2001 年世界卫生报告将常见疾病按健康寿命损失年（Years Lived with Disability，YLD）进行排列，偏头痛位列前 20 位，并将严重偏头痛定为最致残的慢性疾病，类同于痴呆、四肢瘫痪和严重精神病。为提高患者的生活质量，对偏头痛患者进行综合治疗，包括：①积极开展患者教育；②充分利用各种非药物干预手段，包括按摩、理疗、生物反馈治疗、认知行为治疗和针灸等；③药物治疗，包括头痛发作期治疗和头痛间歇期预防性治疗。布洛芬（10mg/kg）、对乙酰氨基酚（15mg/kg）被证明对儿童及青少年的偏头痛急性期有效。双氯芬酸（体重 >16kg）、萘普生（年龄 >6 岁或体重 >25kg）、阿司匹林也被某些指南推荐使用。唯一可用于 12 岁以下儿童的止吐药是多潘立酮。在大于 11 岁儿童的安慰剂对照研究中，舒马曲坦鼻喷剂 5~20mg（推荐用量为 10mg）有效。在儿童及青少年中，口服曲坦类药物无显著疗效。麦角类药物不能用于儿童及青少年。应指导家长在头痛开始后尽早使用药物。若对乙酰氨基酚、阿司匹林或其他非甾体类消炎药无效，方可用舒马曲坦鼻喷剂。

（常杏芝）

参考文献

1. 李舜伟，李焰生，刘若卓，等．中国偏头痛诊断治疗指南．中国疼痛医学杂志，2011，17（2）：65-86．
2. 张林妹，周水珍，柴毅明，等．儿童偏头痛的诊断标准．实用儿科临床杂志，2007，22（20）：1567-1569．
3. 偏头痛诊断与防治专家共识组．偏头痛诊断与防治专家共识．中华内科杂志，2006，45（8）：694-696．
4. Headache Classification Subcommittee of the International Headache Society. The International Classification of Headache Disorders：2nd edition. Cephalalgia，2004，24（Suppl 1）：9-160．
5. Cuvellier JC，Lépine A. Childhood periodic syndromes. Pediatr Neurol，2010，42（1）：1-11．
6. Prensky A. Childhood Migraine Headache Syndromes. Curr Treat Options Neurol，2001，3（3）：257-270．

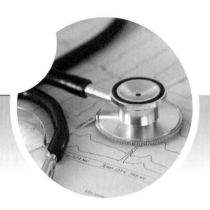

第十章 感染性疾病

第一节 结核性脑膜炎

【疾病简介】

结核性脑膜炎（tuberculous meningitis，简称结脑，TBM），是小儿结核病中最严重的类型。常在结核原发感染后 1 年以内发生，尤其在初染结核 3~6 个月最易发生。多见于 3 岁以内婴幼儿，约占 60%。自普及卡介苗接种和有效抗结核药物应用以来，本病的发病率较过去明显降低，预后有很大改进，但若诊断不及时和治疗不当，病死率及后遗症的发生率仍较高，故早期诊断和合理治疗是改善本病预后的关键。

【诊断标准】

（一）国内诊断标准

1. 结脑的诊断标准 ①有结核中毒症状伴脑膜炎的临床表现；②脑外结核病史或脑外活动性结核病；③脑脊液化验符合结核性脑膜炎改变；④脑脊液涂片或培养找到抗酸杆菌；⑤抗结核治疗有效；⑥除外其他性质的脑膜炎。

2. 临床诊断结脑的标准 ①有以头痛、发热

为主的临床表现且脑膜刺激征阳性。②脑脊液压力升高；蛋白明显升高，糖及氯化物降低，脑脊液呈以激活淋巴细胞为主的混合细胞反应。③CT（或 MRI）：脑基底部或大脑外侧裂有渗出，脑梗死、脑积水、脑膜强化改变或结核球。④抗结核治疗有效。⑤除外其他神经系统疾病。⑥有以下诸项支持：有结核病史或有颅外结核病的确切依据；脑脊液涂片阳性或培养出结核分枝杆菌，或定量 PCR TB-DNA 判为阳性等。

（二）国外诊断标准

Thwaites 标准：

1. 确定诊断（definite） CSF 中发现结核分枝杆菌。

2. TBM 可能（probable） 满足下列 3 条中的 1 条或以上：①CSF 以外发现结核分枝杆菌；②X 线发现活动性肺结核；③其他肺外结核的临床证据。

3. TBM 可疑（possible） 满足下列 7 条中的 4 条或以上：①有结核病史；②CSF 中以淋巴细胞为主；③病史超过 5 天；④CSF 与血浆葡萄糖比值低于 0.5；⑤神志改变；⑥CSF 黄色外观；⑦有神经系统定位体征。

【诊断标准解读】

1. 凡有结核病接触史,结核菌素反应阳性或已有结核病的小儿,当出现性情改变、轻微发热、头痛、无原因呕吐、顽固性便秘或嗜睡及烦躁相交替时,应考虑结脑的可能性,应尽早进行腰椎穿刺检查脑脊液。

2. 目前虽尚无结脑的诊断标准,但结脑的早期诊断及治疗与其预后至关重要。Thwaites 等将结脑的诊断分为确定的、可能性大及可疑。确定诊断为脑脊液中培养出结核分枝杆菌;若有下述三项中的一项以上满足,则结核可能性大:①脑脊液以外标本培养出结核分枝杆菌;②肺部有活动性结核病灶;③有肺外结核的临床证据。若有下述七项中四项以上,则为可疑结脑:①有结核病史;②脑脊液中以淋巴细胞为主;③病史超过5天;④脑脊液中糖与血糖比值<0.5;⑤神志改变;⑥脑脊液呈黄色;⑦有神经系统定位体征。

3. 对于婴幼儿起病急、进展快、早期出现脑实质或脑血管损害以及其他部位结核病极端严重,要注意不典型结脑的早期诊断,以免误诊。

【病例及诊断解析】

病例:患儿,男,5岁10个月,山西人,因"间断发热12天,伴抽搐1次"入院。

入院前12天患儿无明显诱因出现发热,至38℃左右,就诊于本地医院考虑"上呼吸道感染",给予头孢类抗生素静点抗感染7天(具体不详),患儿仍有低热,逐渐出现精神差、懒动,入院前3天患儿出现抽搐一次,表现为面色发青,口唇发紫,闭眼,四肢、躯干软,憋气,发作持续约3分钟缓解,发作停止后患儿表现为嗜睡。遂就诊于本地县医院。查血常规:白细胞 16.27×10^9/L,中性粒细胞60%,淋巴细胞38%,血色素115g/L,血小板 267×10^9/L,CRP 20mg/L。胸片提示双肺纹理增多、紊乱,脑电图未见明显异常,查头颅CT未见明显异常,查腰穿提示脑脊液:白细胞 400×10^6/L,单核60%,多核40%,糖1.2mmol/L,氯化物112mmol/L,蛋白2420mg/L,考虑"化脓性脑膜炎"可能,给予

美罗培南静点抗感染,患儿仍有发热至38.5℃,精神差,今日转诊于我院,急诊以"中枢神经系统感染"收入院。患儿自发病来,精神较差,食纳欠佳,二便正常,体重无明显减轻。既往体健,生长发育同正常同龄儿。患儿祖父有"长期咳嗽"。

查体:体温36℃,心率110次/分,呼吸25次/分,体型偏瘦,神志清,精神反应较弱,呼吸尚平稳,全身皮肤无黄染,无皮疹及出血点,卡疤未见,浅表淋巴结未触及肿大,双瞳孔等大同圆,对光反射灵敏,口唇红润,口腔黏膜光滑,咽充血,双扁桃体无肿大,颈抵抗阳性,双肺呼吸音粗,未闻及干湿啰音,律齐,心音有力,无杂音,腹部软,肝肋下2cm,脾未触及,未触及包块,叩诊鼓音,肠鸣音3~4次/分,双下肢肌力及肌张力大致正常,膝腱反射、跟腱反射正常引出,克氏征、布氏征阴性,双侧巴氏征阴性。

初步诊断:中枢神经系统感染。入院后诊治经过:入院后不除外细菌感染,给予头孢吡肟 50mg/(kg·次),q8h静点抗感染,甘露醇q6h静点降颅压,入院后PPD强阳性,胸部CT提示纵隔淋巴结肿大伴部分钙化,双肺未见明显异常,头颅磁共振提示双侧脑室轻度扩张,追问患儿祖父为肺结核患者,患儿诊断为结核性脑膜炎,纵隔淋巴结核,住院第3天停头孢吡肟,给予异烟肼、利福平、吡嗪酰胺、乙胺丁醇四联抗结核治疗,给予甲强龙 $1.5~2$mg/(kg·d)静点抑制炎症反应,入院后无抽搐,经治疗住院8天,患儿体温恢复正常,精神好转,住院3周复查脑脊液白细胞 30×10^6/L,糖2.3mmol/L,Cl 112mmol/L,蛋白1420mg/L,病情平稳,住院第5周入院时脑脊液结核分枝杆菌培养结果回报为阳性,予出院,出院后继续口服药物治疗。

诊断解析:本患儿集聚了儿童结核性脑膜炎的特点:①结脑早期的非特异症状包括全身不适、食欲下降、发热、头痛等。一般在发病2周左右出现脑膜炎的激惹表现,出现持续头痛、恶心、呕吐、颈项强直等,重者有意识障碍、昏迷、抽搐等,不典型表现还可以惊厥或斜视、面瘫等为首发症状。查体常有颈项抵抗(40%~80%)、意识障碍(10%~30%)、脑膜刺激征阳性,有时可见斜视、面

瘫或肢体瘫痪等神经系统的定位体征。②如同本患儿祖父为肺结核患者,本患儿入院后PPD强阳性,胸部CT提示纵隔淋巴结肿大伴部分钙化。此外,42%~70%的结脑患儿的家庭成员中有结核病的接触史,因此密切的结核接触史有助于诊断。③结脑患者CSF白细胞数(50~500)×10⁶/L,少数可超过1000×10⁶/L。细胞种类可以多变,在病程早期,中性粒细胞占10%~70%、淋巴细胞占30%~90%,但是连续检测经治患者的CSF细胞数,都表明以淋巴细胞为主。结脑患者CSF蛋白均明显升高,一般在0.45~3g/L,椎管梗阻时可达10g/L以上。脑脊液中查见结核分枝杆菌是最可靠的诊断依据,但结脑患儿脑脊液中结核分枝杆菌水平很低,因此,在脑脊液中经涂片镜检找抗酸杆菌的几率较低,要求脑脊液的量较多(>5ml),阳性率10%~40%,如果脑脊液量较多并进行反复涂片,阳性率可提高至87%。脑脊液培养结核分枝杆菌的阳性率亦不高(29%~48%),且需要4~6周的时间,对结脑的早期诊断意义不大。疑结脑时应该进行脑脊液检查,典型结脑时,脑脊液外观清亮或毛玻璃状,静止12~24小时可有薄膜形成核性脑膜炎患者中,结脑患者CSF压力多增高,但如果存在椎管阻塞,即使已有脑积水,CSF压力亦可不升高。④CT和MRI检查对于结脑的诊断有很大的参考意义。结脑CT的特征性表现是脑膜炎性渗出物累及脑膜表面和脑脊液间隙,并可累及相关血管和神经结构。CT表现为局部明显强化,呈绒毛、斑片、团块和环行强化。MRI主要表现为脑膜增厚,强化的脑膜炎症和伴有脑实质内结节的特殊信号改变,病灶主要在颅底。脑底池狭窄、闭塞以及脑膜强化是结脑的MRI特征性表现,可为临床早期诊断及治疗提供可靠依据。相对CT而言,MRI为三维成像,对软组织的分辨率较高,同时对脑实质病变和颅底病变显示更为清楚,对于显示结脑的病变范围、缺血、出血性脑梗死及结核瘤均优于CT。MRI可作为诊断结脑的首选影像学检查。本病例MRI提示双侧脑室轻度扩张,但确诊仍有赖于CSF中检出结核分枝杆菌。

(刘　钢)

参考文献

1. 马玙,朱莉贞,潘毓萱.结核病.北京:人民卫生出版社,2006,254-262.
2. 王文科,杨昆胜.检测脑脊液结核抗体对结核性脑膜炎的诊断价值.实用预防医学,2008,15(3):873-874.
3. Thwaites GE,Chau TT,Stepniewska K,et al.Diagnosis of adult tuberculous meningitis by Use of clinical and laboratory features.Lancet,2002,360(9342):1287-1292.
4. 胡亚美,江载芳.诸福棠实用儿科学.第8版.北京:人民卫生出版社,2015,1091-1097.

第二节　原发型肺结核

【疾病简介】

原发型肺结核(primary pulmonary tuberculosis)是原发性结核病中最常见者,为结核分枝杆菌初次侵入肺部后发生的原发感染,是小儿肺结核的主要类型,占儿童各型肺结核总数的85.3%。原发型肺结核包括原发综合征(primary complex)和支气管淋巴结结核。前者由肺原发病灶、局部淋巴结病变和两者相连的淋巴管炎组成;后者以胸腔内肿大淋巴结为主。肺部原发病灶或因其范围较小,或被纵隔影掩盖,X线片无法查出,或原发病灶已经吸收,仅遗留局部肿大的淋巴结,故在临床上诊断为支气管淋巴结结核。此两者并为一型,即原发型肺结核。

【诊断标准】

(一)国内诊断标准

1. 虽然结核分枝杆菌阳性是诊断结核病的金标准,但小儿肺结核结核分枝杆菌检查的阳性率低,临床上主要根据临床和影像表现考虑诊断,再根据PPD(结核分枝杆菌纯蛋白衍生物)皮试阳性、结核病密切接触史以及治疗反应作出诊断。

2. 有文献引用原发性肺结核的诊断依据①PPD皮试阳性;②胸部X线提示有结核样改变;③血清PPD-IgM和(或)IgG阳性;④排除了其

他肺部疾患。

（二）国外诊断标准

无明确原发肺结核诊断标准。

【诊断标准解读】

原发型肺结核标准，应结合病史、临床表现、肺部影像学特征、结核菌素试验进行综合分析。找到病原学证据可予以病原学确诊。

1. **在病史方面** ①结核病接触史：应特别注意家庭病史，肯定的开放性结核病接触史；②接种史：卡介苗接种史，并应仔细检查有无卡介苗接种后瘢痕；③有无急性传染病史：特别是麻疹、百日咳等可致使体内隐伏的结核病灶活动、恶化，或成为感染结核病的诱因；④有无结核过敏表现：如结节性红斑、疱疹性结膜炎等。

2. **临床表现** 症状轻重不一。轻者可无症状，一般起病缓慢，可有低热、食欲缺乏、疲乏、盗汗等结核中毒症状，多见于年龄较大儿童。婴幼儿及症状较重者可急性起病，高热可达到39~40℃，但一般情况尚好，与发热不相称，持续2~3周后转为低热，并伴结核中毒症状，干咳和轻度呼吸困难是最常见的症状。婴儿可表现为体重不增或生长发育障碍。部分高度过敏状态小儿可出现眼疱疹性结膜炎、皮肤结节性红斑和（或）多发性一过性关节炎。体格检查可见周围淋巴结不同程度肿大。肺部体征可不明显，与肺内病变不一致。胸部X线呈中~重度肺结核病变者，50%以上可无体征。如原发病灶较大，叩诊呈浊音，听诊呼吸音减低或有少许干湿啰音。婴儿可伴肝大。

3. **实验室检查**

（1）血沉：多增快，反映结核病的活动性。

（2）影像学诊断：①胸部X线：摄前后位和侧位片。②胸部CT：有利于发现隐蔽区病灶。特别是高分辨薄切CT，可显示早期（2周内）粟粒性肺结核和≥4mm的肺门纵隔淋巴结并提高淋巴结的钙化显示率。原发综合征由三部分组成，即肺部原发灶、支气管淋巴结核、淋巴炎，部分患儿有初染病灶邻近的胸膜炎。

4. **病原学检查**

（1）结核菌素试验：硬结平均直径不足5mm

为阴性，5~9mm为阳性（+），10~19mm为中度阳性（++），≥20mm为强阳性（+++），局部除硬结外，还有水肿、破溃、淋巴管炎及双圈反应等为极强阳性（++++）。若患儿结核变态反应强烈，如患疱疹性结膜炎、结节性红斑或一过性多发性结核过敏性关节炎等，宜采用1个结核菌素单位的PPD试验，以防局部过度反应及可能的病灶反应。

（2）抗结核分枝杆菌抗体：用酶联免疫吸附试验（ELISA）检测血清抗结核分枝杆菌抗体。

（3）分子生物学方法：如核酸杂交、聚合酶链反应（PCR）能快速检测标本中结核分枝杆菌核酸物质。

（4）结核分枝杆菌检查：从痰液、胃液（婴幼儿可抽取空腹胃液）、浆膜腔液中找到结核分枝杆菌是重要的确诊手段。

（5）组织病理学：取周围淋巴结穿刺液涂片检查、肺穿刺活体组织检查等可发现特异性结核病理改变，如结核结节或干酪样坏死。再做病原学检查如抗酸染色等有助于病因诊断。

（6）结核特异性γ-干扰素释放试验（T-Spot TB）：用特异性结核抗原刺激后检测全血γ-干扰素，是诊断结核病较为敏感与特异的新的快速诊断方法，受其他干扰因素影响较小，对结核病早期诊断具有一定的应用价值。

【病例及诊断解析】

病例：患儿，男，16个月，因"不规则发热10天，偶伴轻咳"入院。

患儿入院前10天发热，以低热为主，最高体温38.4℃，轻咳，最初按照感冒治疗（欠详），仍反复发热、轻咳，在本地摄胸部X线诊断为支气管肺炎，经静点青霉素、先锋Ⅴ等共1周仍无好转来笔者医院，门诊以"支气管肺炎"收入院。

体格检查：T 37.8℃，P 108次/分，R 48次/分，W 12kg，营养发育正常，精神状态正常，卡疤痕迹不明显，双肺散在中小水泡音，心脏听诊无异常，腹平软，肝脾不大，四肢肌力、肌张力正常，脑膜刺激征阴性。辅助检查：血常规：WBC 6.8×10⁹/L，L 0.58，N 0.40，Hb 110g/L，PLT 445×10⁹/L；PPD试验阳性；胸部X线：双肺中下野散在斑片状阴影，肋膈角清晰。入院诊断:急性支气管肺炎。入院后给予头孢呋辛静点治疗,同时做痰细菌培养及血清病毒抗体测定。经过治疗5天,患儿仍发热同前,咳嗽稍好转,水泡音消失,复查X线双肺片状阴影略有吸收,但肺门影重,追问患儿祖母为肺结核患者,与患儿有密切接触史,患儿曾生后接种过卡介苗,但卡瘢痕迹模糊。患儿于住院第6天渐出现性情暴躁,继之嗜睡,出现每天2次左右非喷射状呕吐,查体无脑神经受累,脑膜刺激征阴性,行腰椎穿刺,外观白色微浑浊,WBC 0.3×10^9/L,L 0.68,N 0.32。生化:葡萄糖1.6mmol/L,蛋白1.54g/L,氯化物108.6mmol/L,脑脊液留置24小时有网状薄膜形成,留膜涂片找抗酸杆菌阳性,肺部CT提示肺门淋巴结相对较大,而左侧肺叶实变,可见局部胸膜病变。诊断原发综合征合并结核性脑膜炎。

本患儿集聚了婴幼儿原发性肺结核的特点:①有结核患者密切接触史;②卡介苗接种史可疑,虽然母亲诉有接种史,但卡瘢痕迹不清晰;③婴幼儿结核菌感染后由于抵抗力低下,可疑合并细菌感染,可初期仅有呼吸道症状,经抗感染治疗病情略有好转,给临床医师造成假象,忽略了患儿结核病密切接触史、PPD试验阳性,待患儿出现性情改变、呕吐、嗜睡、腰穿脑脊液涂片找到抗酸杆菌,才得以明确诊断,体现小儿原发灶不典型,肺部症状和体征缺乏特异性,原发感染后在机体尚未发生特异性免疫力之前,原发病灶和淋巴结内的结核菌均可沿淋巴、血行或淋巴血行进入血液循环,发生早期血行播散。血、痰、胃液、胸水、脑脊液等标本涂片检菌及培养,特别是脑脊液静置留膜涂片和培养可确定诊断。

(刘 钢)

参考文献

1. 易著文.结核病//王慕逖.儿科学.第5版.北京:人民卫生出版社,2000,218-230.
2. 中华儿科杂志编辑委员会.小儿结核病流行病学及诊断问题.中华儿科杂志,1998,36(8):500.
3. 江载芳,申昆玲,沈颖.诸福棠实用儿科学.第8版.北京:人民卫生出版社,2015,1084-1089.
4. 江载芳,易著文,赵顺英.实用小儿结核病学.北京:人民卫生出版社,2006,176-184.
5. Guy Thwaites,Martin Fisher,Cheryl Hemingway,et al. British Infection Society guidelines for the diagnosis and treatment of tuberculosis of the central nervous system in adults and Children. J of Infection,2009,59:167-187.
6. WHO. Guidance for national tuberculosis programs on the management of tuberculosis in Children.2006.
7. CDC. Updated Guidelines for using Interferon Gamma Release Assays to Detect Mycobacterium Tuberculosis infection-United States,2010. Mortality and morbidity weekly report.2010,59:RR-5.

第三节　化脓性脑膜炎

【疾病简介】

化脓性脑膜炎(purulent meningitis,简称化脑)是由各种化脓性细菌所引起的脑膜炎症,是小儿尤其是婴幼儿常见的感染性疾病。近年来,随着以抗生素为主的综合措施的应用,化脑的预后已大为改观,但仍有较高的死亡率,神经系统后遗症也较为常见。化脓性脑膜炎的病原菌与患儿年龄密切相关。新生儿时期的病原菌以大肠埃希菌、B型溶血性链球菌和葡萄球菌为主,婴幼儿多由肺炎链球菌所致、B型流感嗜血杆菌。学龄前和学龄儿童中,脑膜炎奈瑟双球菌和肺炎链球菌感染更为多见。

【诊断标准】

(一)国内诊断标准

《诸福棠实用儿科学》第8版中化脓性脑膜炎诊断标准,强调化脑的诊断需根据临床表现及CSF常规、生化、病原学及其他辅助检查结果综合判断。各种细菌所致化脑的临床表现大致相仿,可归纳为感染、颅压增高及脑膜刺激症状,其临床表现在很大程度上取决于患儿的年龄。

1. 儿童时期化脑发病急,有高热、头痛、呕吐、食欲缺乏及精神萎靡等症状,严重者在24小时内即出现惊厥、昏迷,查体可见意识障碍、脑膜刺激征阳性等。

2. 婴幼儿时期化脑起病急缓不一,临床表现可仅为激惹、烦躁不安、发热等,不同病原菌所致脑膜炎由于致病微生物、临床经过、治疗方法与预后各不相同,不可能仅从症状、一般体征来诊断化脑。必须重视小婴儿眼神、前囟紧张度,对可疑者应尽早做腰椎穿刺检查脑脊液进一步确诊。

3. 新生儿常起病隐匿,缺乏典型症状和体征,发热或有或无,甚至体温不升,查体可仅见前囟张力增高,而较少有其他脑膜刺激征,唯有腰穿检查脑脊液才能确诊。

(二)国外诊断标准

文献化脑标准:具有发热、头痛、呕吐、精神改变及脑膜刺激征和脑脊液改变,同时脑脊液和(或)血培养阳性;对病原学检测阴性病例,需同时具备末梢血白细胞总数大于 10×10^9/L,以中性为主,同时脑脊液白细胞数大于 500×10^6/L,以中性为主,脑脊液蛋白升高大于 >100mg/dl。

【 诊断标准解读 】

1. 由于各种化脑的致病微生物、临床经过、治疗方法与预后各不相同,临床上首先要区别是否为化脑和确定细菌种类。如遇以下情况应考虑化脑可能:①患儿有呼吸道或其他感染,同时伴有神经系统症状;②有头皮、脊背中线的孔窦畸形、头颅创伤,同时伴有神经系统症状;③婴儿不明原因持续发热,经一般治疗无效;④婴幼儿初次高热伴有惊厥,而不能用一般的高热惊厥解释者,应尽早做腰椎穿刺检查脑脊液检查。

2. 明确致病菌是有效治疗的保证,通过年龄、季节等流行病学资料与临床经过虽然能对致病菌作出初步推测,但迄今仍无明显的症状和体征(除外流脑患者特异的典型瘀斑)可作为病原菌特异性诊断的根据,进一步确诊必须依靠脑脊液涂片、细菌培养、对流免疫电泳等多种方法。早期应用抗菌药物可致脑脊液病原菌始终阴性,此种病原菌未能确定的患儿,应按照病原未明的化脑治疗。

【 病例及诊断解析 】

病例:患儿,女,4 个月 3 天,因发热 2 天,伴抽搐 1 次于 2009 年 12 月 1 日入院。

患儿于入院前 2 天出现发热至 38.7℃,精神反应欠佳,伴有呻吟,哭声弱,无呕吐、咳嗽、腹泻等,遂至本地医院就诊,体温至 40℃,患儿有易激惹,收入院查血常规提示白细胞 15.28×10^9/L,中性 70%,血色素 103g/L,血小板 467×10^9/L,CRP 42.3mg/L。行腰穿检查提示脑脊液常规:黄色,糖 5+,蛋白 +,细胞数 1600×10^6/L。脑脊液生化:氯化物 112mmol/L,糖 0.3mmol/L,蛋白 2416mg/L。诊断"化脓性脑膜炎",予头孢曲松静点抗感染,甘露醇静点降颅压治疗,住院期间患儿有间断发热,体温至 38.5~39.5℃,入院前 1 天家长要求至上级医院就诊,遂至我院急诊,就诊过程中出现抽搐 1 次,表现为双眼凝视或上翻,四肢伸直,持续约 2 分钟自行缓解,急诊复查腰穿脑脊液常规示黄色微混,潘氏球蛋白定性实验强阳性,白细胞 960×10^6/L,单个核 40%,多个核 60%。脑脊液生化示 Cl 111mmol/L,GLU 0.42mmol/L,PRO 8377.0mg/L。为求进一步治疗,急诊以"化脓性脑膜炎"收入院。自发病来,患儿精神反应弱,哭声弱,纳奶欠佳,大小便正常。该患儿为足月自然分娩,出生体重 2700g,新生儿期体健。既往体健,生长发育同正常同龄儿。否认肝炎及结核等传染病接触史。

查体:T 38.3℃,HR 142 次 / 分,R 35 次 / 分,血压 75/40mmHg,神清,精神反应弱,哭声弱,易激惹,全身皮肤未见皮疹及出血点,前囟稍膨隆,张力稍高,球结膜无水肿,双侧瞳孔等大等圆,对光反射存在,颈抵抗阳性,口唇欠红润,咽充血,双肺呼吸音粗,未闻及干湿性啰音,心音有力,律齐,未闻及杂音,腹软,肝脾肋下未及,肠鸣音正常。肢端暖。四肢肌张力稍高,布氏征、克氏征阴性,双侧巴氏征阳性。

初步诊断:化脓性脑膜炎。

诊断解析:入院后予头孢曲松 100mg/(kg·d),联合万古霉素 40~60mg/(kg·d),分 3 次静点抗感染治疗,予甘露醇 5ml/(kg·次),Q6h 静点降颅压。加用地塞米松 0.3~0.6mg/(kg·d),共 4 天抑制炎症反应,患儿入院后出现抽搐 1 次,入院后予苯巴比妥负荷量 10mg/(kg·次),Q12h 肌注 2 天,继续予维持量 3~5mg/(kg·d),Q12h 口服治疗。住院 3 天,患儿体温恢复正常,未再出现抽搐,一般情况好转,颅高压症状缓解,将甘露醇减停,住院 6 天,院外脑脊液培养提示肺炎链球菌,对头孢曲松及青霉素均敏感,调整抗生素,将万古霉素改为青霉素抗感染 80 万 U/(kg·d),分 3 次/天抗感染。头颅 MRI 提示右额、左额顶部脑外间隙增宽,并少量硬膜下积液,余头颅 MRI 平扫未见异常。普通脑电图:界限性幼儿睡眠脑电图,睡眠期左侧前头部偶见痫样放电。继续苯巴比妥口服。住院 2 周,患儿体温平稳,连续复查两次脑脊液正常,细菌培养阴性,出院。

本患儿集聚了婴幼儿化脑的典型表现:①感染中毒症状及脑功能障碍的表现:如发热、精神反应差、烦躁、食欲缺乏、易激惹、抽搐等;②颅高压症状:与年长儿常出现头痛、呕吐、惊厥、血压的增高、呼吸节律的改变、瞳孔的改变等颅高压表现不同,小婴儿可表现为囟门的饱满及张力的增高,而又由于囟门的代偿,小婴儿的颅高压症状可并不典型,如本例小婴儿仅表现为前囟稍膨隆,张力稍高;③脑膜刺激征,以颈抵抗阳性最为常见。在常规的实验室检查中,可表现为炎性指标的升高,如血常规白细胞的升高、中性比例的上升、CRP 及 ESR 的增快、在疾病早期 PCT 的异常等等。但在部分重症感染病例中血白细胞可因骨髓抑制而降低,脑脊液检查很重要,包括脑脊液常规及生化的检查,常表现为脑脊液细胞数的升高,多核分类为主,脑脊液生化糖降低,蛋白升高。脑脊液涂片、培养以及血培养可协助明确病原学的诊断。

(刘 钢)

参考文献

1. 江载芳,申昆玲,沈颖.诸福棠实用儿科学.第 8 版.北京:人民卫生出版社,2015:981-1003.

2. Dolores L. Risk factors for mortality in Paraguayan children with pneumococcal bacterial meningitis.Trop Med Int Health,2005,10:1235-1241.

3. Berkley JA,Mwangi I,Ngetsd CJ,et al. Diagnosis of acute bacterial meningitis at distant hospital in sub-saharan African. Lancet,2001,357:1753-1757.

4. Dubos F,Lamotte B,Bibi-Triki F,et al. Clinical decision rules to distinguish between bacterial and aseptic meningitis. Arch Dis Child,2006,91:647-650.

5. 董柏青,唐振柱,林玟,等.广西南宁地区 5 岁以下儿童细菌性脑膜炎的流行病学监测.中华流行病学杂志,2004,25(5):391-395.

第四节 隐球菌脑膜炎

【疾病简介】

隐球菌脑膜炎(cryptococcal meningitis,简称隐脑)是由隐球菌属中某些种或变种侵犯中枢神经系统引起的一种深部真菌病,为中枢神经系统最常见的真菌感染。隐脑常为机会性感染,是人免疫缺陷病毒感染后中枢神经系统重要的并发症之一。隐脑死亡率及致残率均高。在过去 30 年里,由于广谱抗菌药物、糖皮质激素及化学治疗药物的广泛应用,使得隐脑的发病率显著增加。

【诊断标准】

(一)国内诊断标准

诸福棠实用儿科学中隐球菌脑膜炎诊断标准强调,除根据临床表现外,脑脊液墨汁染色、隐球菌荚膜多糖体抗原和真菌培养等实验室检查是诊断的重要依据。隐脑临床表现缺乏特征性,多起病缓慢,头痛逐渐加重,数周或数月出现颈项强直、脑膜刺激征阳性及各种眼部征象,常伴有眼底水肿及视网膜渗出性改变。脑脊液与结核性脑膜炎不易区分。

(二)国外诊断标准

美国红皮书强调脑脊液墨汁染色、隐球菌荚膜多糖体抗原和真菌培养等实验室检查是诊断的重要依据。在非中枢神经系统感染的患者,必须做腰椎穿刺实验室查新型隐球菌以排除脑膜炎。在诊断隐脑时,采用血标本进行抗原检测的敏感性是 95%,采用脑脊液标本进行抗原检测的敏感性超过 99%,特异性接近 100%。

【诊断标准解读】

1. 隐脑的诊断目前主要依赖于脑脊液墨汁涂片和真菌培养,以病原体的检出为确诊依据。

2. 患者的临床症状、体征和脑脊液常规、生化以及影像学检查对诊断具有重要价值。脑脊液真菌涂片、培养和隐球菌抗原结果中的任一个阳性都可以确诊隐球菌中枢神经系统感染。

3. 对于临床上存在有脑膜炎的临床表现，如发热、头痛、颅内压增高征象、脑膜刺激征等；脑脊液隐球菌抗原阳性；和（或）脑脊液涂片或培养找到新型隐球菌支持隐球菌脑膜炎诊断，这类患者在无病原学依据时常易被误诊为结核性脑膜炎，采用抗结核治疗常无效或加重，抗真菌治疗有效。

【病例及诊断解析】

病例：患儿，女，3岁9个月，因进行性头痛22天，抽搐4次于2013年2月24日入院。

患儿于入院前22天无诱因出现头痛、呕吐，以前额痛为主，每天约有5~6次，阵发性，持续数分钟自行缓解，呕吐物为胃内容物，喷射性，量少，伴有轻微咳嗽，无腹痛、腹泻，无发热，就诊于本地医院，诊断为"扁桃体炎"，予"消炎药、头孢替安"静点治疗6天，患儿病情无好转。头痛进行性加重，持续时间由原数分钟延长至20余分钟，间隔时间缩短，程度较前加重，呕吐次数及量较前增多，呕吐物中可见黄白色黏液，食欲缺乏明显。故就诊于其他医院，行头颅CT未见异常，诊断"支气管炎"，予磷霉素、阿奇霉素静点抗感染，甘露醇降颅压治疗9天，患儿头痛有所好转，故于入院前6天出院。当天在家中患儿出现抽搐，表现为双眼上翻，牙关紧闭，四肢强直，双手握拳，呈角弓反张状，伴口吐白沫，意识丧失，持续1分钟自行缓解，抽搐后患儿意识转清。但数分钟后患儿再次出现抽搐，发作形式同前，按压人中后不能缓解，持续时间约10~15分钟。此后于2小时内又抽搐2次，形式及持续时间同前，故就诊于其他医院住院诊治。住院后查血常规白细胞13.13×10⁹/L，中性粒细胞70.3%，CRP 6mg/L；查脑脊液常规无色清，白细胞数40×10⁶/L，生化氯化物119mmol/L，糖3.4mmol/L，蛋白220mg/L，脑脊液墨汁染色找到隐球菌，脑脊液培养新型隐球菌阳性，血培养新型隐球菌阳性，头颅CT未见明显异常，故诊断"隐球菌脑膜炎"，入院后应用地西泮镇静，予美罗培南静点，伊曲康唑胶囊抗真菌，甘露醇降颅压，丙种球蛋白治疗4天（7.5g/d），头痛较入院时稍有减轻，无呕吐，患儿隐球菌感染诊断明确，建议应

用5-氟胞嘧啶治疗，因无此药，入院当天就诊于笔者医院急诊，以"中枢神经系统感染"收入院。自发病以来，患儿精神差，食欲欠佳，睡眠可，二便正常，体重减轻0.3kg。既往体健，生长发育同正常同龄儿。家中养鸡（1000余只）。

查体：体温37.2℃，呼吸21次/分，心率96次/分，血压135/95mmHg。神志尚清，呼喊其名字可有反应，不可对答，精神反应弱，嗜睡，呼吸尚平稳，节律规整。全身皮肤未见皮疹、黄染及出血点。全身浅表淋巴结未触及肿大。球结膜无水肿，双侧瞳孔等大等圆，直径约5mm，对光反应灵敏，颈抵抗阳性，双肺呼吸音粗，未闻及干湿啰音。心音有力，律齐，未闻及杂音。腹部平坦，未见胃肠型及蠕动波，腹软，稍胀，无压痛及肌紧张，未及包块，肝脾肋下未触及，叩诊鼓音，肠鸣音正常。肌力检查不配合，双上肢肌张力正常，双下肢肌张力减低，双侧肱二头肌、肱三头肌、膝腱和跟腱反射均未引出，右侧巴氏征可疑阳性，左侧巴氏征阴性，布氏征、克氏征阴性。

初步诊断：新型隐球菌脑膜炎。

入院后诊治经过：入院后复查腰穿脑脊液压力220mmH₂O，常规及生化正常，墨汁染色为阳性，脑脊液隐球菌抗原1:1024，血隐球菌抗原1:1024，脑脊液真菌培养结果为新型隐球菌，故诊断为新型隐球菌脑膜炎，胸部CT提示双肺见片状模糊影及纤维条索影，血真菌培养提示新型隐球菌，患儿存在脑、肺隐球菌感染，外院及入院血培养提示新型隐球菌，故诊断为全身播散性隐球菌病（脑、肺）。入院后予甘露醇q4h，甘油果糖q12h静点降颅压治疗，给予两性霉素B脂质体静点联合5-氟胞嘧啶口服抗真菌治疗。头颅MRI平扫及增强提示胼胝体压部异常信号，双侧枕、顶、额叶和小脑半球软脑膜及蛛网膜异常强化。经治疗患儿头痛症状逐渐缓解，一般情况逐渐好转。治疗4周，患儿一般情况好，连续3次复查血及脑脊液真菌培养阴性，脑脊液隐球菌抗原1:256，血隐球菌抗原1:512，病情稳定，予出院，继续给予氟康唑口服治疗。

诊断解析：本患儿集聚了隐球菌病的临床特点：①有鸡接触病史多呈亚急性或慢性起病，

首发症状常为间歇性头痛、恶心及呕吐，伴或不伴有低热、周身不适、精神不振等非特异性症状。随病情发展，颅高压症状进行性加重，头痛渐加重、出现抽搐，严重患儿可出现持续性精神异常、躁动不安以及不同程度意识障碍。②体格检查可有血压偏高、嗜睡、精神反应差、病理征阳性。③脑脊液：脑脊液检查对判断有无颅内压增高及病原学诊断具有重要意义。隐脑脑脊液可如同本例患儿改变，仅压力增高，常规与生化正常，多数隐脑可呈现典型的"三高一低"，即 CSF 压力增高、细胞数增高、蛋白含量增高及糖含量降低。白细胞常增高，多在 $(10\sim500)\times10^6$/L 左右，分类常以淋巴细胞为主，少部分以中性为主，免疫抑制者细胞数也可正常；蛋白含量增高，通常超过 2g/L，含量更高提示蛛网膜下腔梗阻；糖含量降低，糖含量通常在 150~350mg/L，严重者更低。一般而言，隐脑的颅内压增高与糖含量降低较其他中枢神经系统感染更为明显，但无特异性。④颅脑 CT 缺乏特异性，约 40%~50% 显示正常，如同本例患儿，其阳性率与病程的不同阶段有关，病程越长阳性率越高。可见脑室扩大、脑积水、脑膜强化及脑实质内不规则大片状、斑片状或粟粒状低密度影，少数显示小梗死灶或出血灶。本例患儿头颅 MRI 平扫及增强提示胼胝体压部异常信号，双侧枕、顶、额叶及小脑半球软脑膜及蛛网膜异常强化，其他可能见到的颅脑 MRI 可显示脑实质内 T_1 呈低信号 T_2 高信号的圆形或类圆形肿块、血管周围间隙扩大，部分呈多发粟粒状结节样改变等。⑤脑脊液隐球菌培养阳性是诊断隐球菌脑膜炎的金标准，但阳性率低，需反复进行。隐球菌带有宽厚的多糖荚膜。因此不易为普通染色方法着色，需用墨汁染色，可见带有荚膜的新型隐球菌。镜下可见酵母样细胞，形圆、壁厚、围以宽厚荚膜。该方法简单、有效，临床中宜作为脑脊液常规检查项目，但有时需重复检查，报道最多有行 19 次脑脊液检查后终发现隐球菌。乳胶凝集（LA）试验可检测感染早期血清或脑脊液中隐球菌多糖荚膜抗原成分。此方法较墨汁染色具有更高的敏感性，脑脊液检测阳性率可高达 99%，且其滴度与感染程度多成正比。本例患儿除隐球菌脑膜炎外，患儿

存在脑、肺隐球菌感染临床证据，外院及入院血培养提示新型隐球菌，同时隐球菌多糖荚膜抗原阳性，故诊断为全身播散性隐球菌病（脑、肺）。

（刘　钢）

参考文献

1. 江载芳，申昆玲，沈颖.诸福棠实用儿科学.第 8 版.北京：人民卫生出版社，2015，1150-1152.
2.《中国真菌学杂志》编辑委员会.隐球菌感染诊治专家共识.中国真菌学杂志，2010，5（2）：65-68.
3. 王维治.神经病学.第 4 版.北京：人民卫生出版社，2002，180-181.
4. 郭爱华，胡学强.隐球菌性脑膜炎的诊断与治疗进展.中国实用内科杂志，2005，25（5）：478-480.
5. 金灵肖，相代荣.52 例新型隐球菌脑膜炎临床分析.中国微生态学杂志，2008，20（4）：411-412.
6. 美国儿科协会.2003 年感染性疾病委员会报告.第 26 版.美国儿科协会，2003，254-255.
7. 约翰·霍普金斯.感染性疾病诊断与治疗.第 2 版.北京：科学技术文化出版社，2012，433-435.

第五节　细菌性痢疾

【疾病简介】

细菌性痢疾（bacillary dysentery）简称菌痢，是由痢疾杆菌引起的肠道传染病。患者或带菌者排出的痢疾杆菌通过人与人之间的接触、污染的物体、食物或水，易感者食入后感染所致。临床以发热、腹痛、腹泻、里急后重及黏液脓血便为特点，严重者可出现休克、惊厥、意识障碍，迅速发生呼吸循环衰竭而死亡。细菌性痢疾在我国属于乙类传染性疾病，2008 年原中华人民共和国卫生部（现国家卫生和计划生育委员会）发布了 WS287-2008 细菌性和阿米巴痢疾诊断标准（卫生部的行业标准）。

【诊断标准】

（一）国内诊断标准

2008 年原卫生部颁布了行业标准 WS287-2008 细菌性和阿米巴痢疾诊断标准，其中对细菌性痢疾的诊断是依据流行病学史，临床症状、体征及实验室检查进行综合诊断，诊断标准如下：

1. 流行病学史　患者有不洁饮食和(或)与菌痢患者接触史。

2. 临床症状及体征　起病急骤、畏寒、寒战伴高热，继以腹痛、腹泻和里急后重，每天排便可达 10~20 次，但大便量不多，呈脓血便，并有中度全身中毒症状，重症患者伴有惊厥、头痛、全身肌肉酸痛，也可引起脱水和电解质紊乱，可有左下腹压痛伴肠鸣音亢进。

3. 临床分型　分为急性普通型(典型)、急性轻型(非典型)、急性中毒型(又分为休克型即周围循环衰竭型、脑型即呼吸衰竭型和混合型)和慢性型(急性菌痢反复发作或病迁延不愈病程超过 2 个月以上)。

4. 实验室检查

(1) 粪便常规检查：白细胞或脓细胞≥15/ 高倍视野，可见红细胞、吞噬细胞。

(2) 病原学检查：粪便培养志贺菌阳性。

根据上述的特点，诊断分为疑似病例、临床诊断病例和确诊病例(表 10-1)。

表 10-1　急性细菌性痢疾的诊断要点

	疑似病例	临床诊断病例	确诊病例
流行病学史		+	+
痢疾样临床症状	+	+	+
粪便常规检查		+	+
粪便培养			+

(二)国外诊断标准

2005 年，世界卫生组织制订了关于志贺菌控制指南，对细菌性痢疾的诊断包括：

1. 有暴露于污染的水、食物病史。

2. 暴露后的潜伏期为 1~4 天，典型的表现为腹泻，大便为黏液血便，伴腹痛、里急后重，可有发热、乏力、脱水等症状，严重的症状有代谢异常、脓毒症、惊厥、直肠脱出、中毒性肠麻痹等。也可表现为水样便，特别在发病初期。

3. 粪便检查　显微镜下往往可见数个白细胞。

4. 排除其他侵袭细菌感染如空肠弯曲菌、侵袭性大肠埃希菌、沙门菌感染等。

5. 粪便培养　分离出志贺菌属，并应进行分型及抗生素的敏感试验，为确诊诊断。

美国感染病学会在 2001 年制订的感染性腹泻的诊治指南中包括了细菌性痢疾的诊断，诊断的要点如下：

1. 出现有腹泻伴发热、大便中带血怀疑为感染性腹泻中炎症性腹泻的，或怀疑为感染性腹泻的婴幼儿，都要仔细询问是否有暴露于污染的水、食物，是否接触过类似患者等流行病学史。

2. 粪便检查　显微镜下发现白细胞或乳铁蛋白试验阳性。

3. 粪便培养　分离培养出志贺菌属，并且进行分型和抗生素敏感试验。

4. 对于症状缓解者至少 48 小时后的连续 2 次粪便培养阴性(粪便来源至少间隔 24 小时)，才可以返回集体生活。

细菌性痢疾的确诊诊断是粪便中分离出志贺菌，并鉴定亚型，同时要报告抗生素的敏感试验结果。

【诊断标准解读】

中国、美国以及世界卫生组织均把细菌性痢疾作为需要卫生防疫系统进行监测的传染性疾病，因此，发病前不洁饮食(水)暴露史以及是否与腹泻患者接触等流行病学史十分重要，同时强调对于粪便形状改变为黏液便、脓血便以及便中带血，在我国制定的细菌性和阿米巴痢疾诊断标准中明确指出，只要有不洁饮食史等流行病学资料、临床上出现大便性状为痢疾样改变和其他临床表现，粪便检查在普通显微镜(400 倍)镜下发现每高倍视野白细胞或脓细胞≥15，可见红细胞和吞噬细胞就可以作出临床诊断。美国和世界卫生组织的诊断标准中没有临床诊断病例，其诊断标准中指出从临床症状及大便肉眼观见便中带血，常常不能与其他原因引起的血性便进行鉴别，采用常规新鲜粪便普通显微镜检查是发现侵袭性细菌性腹泻的简单、快速而且经济的筛查试验，如镜下发现数个白细胞，将怀疑细菌性感染性腹泻，但不能区别细菌性痢疾和其他侵袭性细菌性腹泻如空肠弯曲菌、侵袭性大肠埃希菌、沙门菌感染等。因此强调对于肉眼见大便中带有血的腹泻，都应该取新鲜大便(2 小时内)进行粪便的志贺菌培养，分离出志贺菌属可以确诊诊断。

粪便中的乳铁蛋白（lactoferrin）是一种在中性粒细胞内表达相对分子质量约 80 000 的糖蛋白，在细菌感染性腹泻时，导致白细胞浸润，通常以中性粒细胞为主，因此，粪便乳铁蛋白试验对鉴别感染性和非感染性腹泻及炎症程度有一定意义，其临床意义与普通显微镜粪检白细胞相同，但由于镜检方法影响因素较多，白细胞形态改变或破损也容易造成结果误差，而粪便乳铁蛋白检测操作简便、快速，结果判断较为客观，在美国广泛使用作为快速筛查试验。由于母乳中乳铁蛋白含量较高，故哺乳期婴幼儿腹泻者乳铁蛋白的结果将受到影响。

在儿童感染性腹泻中，影响疾病预后的因素中病原是十分重要的，同时腹泻引起的严重脱水、电解质及酸碱平衡代谢紊乱等症状，是造成儿童腹泻死亡的重要因素，因此在诊断时应重点进行评估。

【病例及诊断解析】

病例：患儿，男，3 岁，因腹泻 4 天入院，4 天前出现腹泻，大便 9~12 次 / 天，开始为水样便，第 2 天大便中可见黏液和少许血丝，伴腹痛，便前哭闹明显，解便后哭闹稍好转，同时出现发热，体温 38.5℃，乏力，精神差，不思饮食，小便量减少。询问病史，病前 2 天患儿同父亲旅游从外地回来，父亲在 2 天前有轻度腹泻，黏液稀便，2~3 次 / 天，现已好转。过去史：无腹泻史。

体格检查：体温 38.8℃，脉搏 124 次 / 分，血压 82/60mmHg，体重 13kg，皮肤干燥，弹性差，神志清楚，查体合作，心肺无殊，腹软，左下腹有深压痛，无反跳痛，可见直肠脱出。

实验室检查：血常规 WBC 8.1×10^9/L，中性粒细胞 51.4%，淋巴细胞 42.3%，单核细胞 6.3%，Hb 140g/L，PLT 200×10^9/L；粪便常规：黏液血便，显微镜下可见大量白细胞和脓细胞。

诊断解析：根据患儿的病史特点以腹泻、发热为主要临床表现，伴有里急后重（便前哭闹，解便后哭闹稍好转），大便中有血及黏液，粪便常规中有大量的炎症细胞（白细胞和脓细胞），初步考虑诊断为感染性腹泻，仔细询问病前饮食情况及相关流行病学资料，有可疑的不洁饮食史，在发达国家儿童出

现肉眼大便中带血，常见的细菌感染的病原为空肠弯曲菌、沙门菌属和耶尔森菌，而在发展中国家以急性细菌性痢疾、溶组织阿米巴肠炎、沙门菌属感染为多。细菌性痢疾在我国还是常见的疾病，并且是属于国家要监测的乙类传染病，该患儿符合临床诊断的细菌性痢疾，要进行传染病的报告，并取粪便进行细菌培养。3 天后培养结果显示为宋内志贺菌生长。该病例为急性细菌性痢疾的确诊病例。

（万朝敏 罗双红）

参考文献

1. 卫生部传染病标准专业委员会. 中华人民共和国卫生部行业标准——细菌性和阿米巴性痢疾诊断标准. 北京：人民卫生出版社，标准编号：WS287-2008. 2008.
2. World Health Organization. Guidelines for the control of shigellosis, including epidemics due to Shigella dysenteriae type 1. 2005.
3. Guerrant RL, Van Gilder T, Steiner TS, et al. Practice Guidelines for the Management of Infectious Diarrhea. Clin Infect Dis, 2001, 32(3):331-351.
4. Centers for Disease Control and Prevention. Shigella Surveillance:annual summary, Atlanta. 2006.
5. Murphy MS. Management of bloody diarrhoea in children in primary care. BMJ, 2008, 336:1010-1015.

第六节 沙门菌感染

【疾病简介】

沙门菌感染是指由各种类型的非伤寒沙门菌感染所引起的人兽共患疾病，可导致非症状性感染、胃肠炎、菌血症和局灶性炎症（如脑膜炎及骨髓炎）等一系列疾病，最常见的疾病为胃肠炎，临床表现为腹泻、痉挛性腹部疼痛和发热，感染部位通常是在小肠，也可发生在结肠，可出现持续性或间断性菌血症，也可并发局灶性感染。沙门菌感染是感染性腹泻的常见病原之一，在我国传染病防治法中归为丙类传染病中的感染性腹泻，2007 年原中华人民共和国卫生部制订的《WS/271-2007 感染性腹泻诊断标准》中有沙门菌感染的诊断标准；世界胃肠组织制定的全球成人、儿童急性腹泻的指南和欧洲儿科消化道、肝病和营养学会

（ESPAGHAN）/欧洲儿科感染性疾病学会（ESPID）制定的欧洲儿童急性胃肠炎诊治指南中都提及沙门菌肠炎的诊断。

感染沙门菌的人、带菌者、患病及带菌的动物为沙门菌感染的传染源，传播方式以食源和医源传播为主，也可通过水源、接触传播，人群普遍易感，幼儿尤其是1岁以内的婴儿更敏感。污染的食品可使人发生食物中毒，在我国由沙门菌污染食物导致的感染，统称食物中毒。因此，我国有1996年制订的《沙门菌食物中毒诊断标准及处理原则 WS/T13-1996》。

【诊断标准】

（一）国内诊断标准

2007年原中华人民共和国卫生部行业标准《WS/271-2007 感染性腹泻诊断标准》中关于沙门菌肠炎的诊断标准如下：

1. 流行病学史 发病者常有不洁饮食（水）和（或）与腹泻患者、病原携带者、腹泻动物、带菌动物接触史或有流行地区居住或旅行史，食（水）源性感染常为集体发病并有共进可疑食物（水）史；某些沙门菌（如鼠伤寒沙门菌）可在婴儿群体中引起暴发流行，全年均有发病，以夏秋季多见。

2. 临床表现 可呈胃肠型、伤寒型和败血症型，胃肠型潜伏期多在6~12小时，急性起病，粪便性状异常，多呈黄色或绿色稀水便，亦可带有黏液和血，可伴有恶心、呕吐、腹痛、发热、食欲缺乏及全身不适。婴幼儿和病情严重者较易发生脱水、酸中毒、电解质紊乱、休克等，甚至危及生命。

3. 实验室检测 粪便性状改变，可为黏液便、脓血便或血便。

粪便镜检可见较多的白细胞及红细胞，并可见巨噬细胞。

病原检查：从粪便、呕吐物、血等标本中检出非伤寒及非副伤寒沙门菌病原体或特异性抗原，特异性核酸片段检测阳性。

根据流行病学资料、临床表现和粪便常规检查综合分析判断可作出感染性腹泻的临床诊断；确诊诊断为沙门菌感染需要在临床诊断的基础上，依据从粪便、呕吐物、血等标本中检出非伤寒

及非副伤寒沙门菌病原体，或特异性抗原，或特异性核酸片段检测阳性。

我国1996年颁布的食物中毒标准《WS/T13-1996 沙门菌食物中毒诊断标准及处理原则》中的诊断标准如下：

1. 符合流行病学特点与临床表现 流行病学特点是指患者均食用过某些可疑食品（多为动物性食品），出现的临床症状基本相同，潜伏期多为4~48小时。主要的临床表现有恶心、头晕、头痛、寒战、冷汗、全身无力、食欲缺乏，呕吐、腹泻、腹胀、腹痛、发热，重者可引起痉挛、脱水、休克等。急性腹泻以黄色或黄绿色水样便为主，有恶臭。以上症状可因病情轻重而反应不同。

2. 实验室检测 从可疑食品、患者呕吐物或腹泻便中检出血清学型别相同的沙门菌。如无可疑食品，从几个患者呕吐物或腹泻便中检出血清学型别相同的沙门菌也可，或者可观察分离出的沙门菌与患者血清的凝集效价，恢复期应比初期有所升高（一般约升高4倍）。如均未检出相同的细菌时，可用食品中检出的沙门菌与患者血清作凝集试验进一步证实。

（二）国外诊断标准

世界胃肠组织（World Gastroenterology Organisation, 简称WGO）2012年制订了全球成人、儿童急性腹泻的指南，其中包括儿童沙门菌感染的内容，强调通过临床资料可以提供急性感染性感染病原的诊断线索，但确诊是很困难的，需要进行培养确诊，有关儿童沙门菌感染的描述如下：

沙门菌感染的临床特点：

1. 婴儿和免疫功能损害状态下的儿童（如营养不良）是重要的危险人群。

2. 约有70%儿童有发热，1%~5%可有菌血症，多见于婴儿；腹泻，主要表现为稀便，大便中带血，也可为黏液便、脓血便或血便，其他症状可有腹痛、呕吐、腹胀、惊厥、脱水、休克等。

3. 重视询问流行病学史和病史，如近期有无与腹泻、呕吐患者接触史和旅游史，有无不洁饮食（水）史和食入易被沙门菌污染的食品如家禽、蛋类、沙拉酱和奶酪等；饮食中还特别强调食源性暴发。发病时间多在接触或食入后16~72小时发病。

4. 粪便常规检查,可有隐血阳性。

诊断要点:临床上出现了发热,腹泻大便外观为黏液便、肉眼或显微镜下血便,诊断为感染性腹泻的患儿,要仔细分析临床病史(包括流行病学特点)与急性腹泻的关系;腹泻发生的潜伏期与腹泻的可能原因关系,进行粪便培养,培养出沙门菌并分型作出沙门菌肠炎的诊断。

2008 年欧洲儿科消化道、肝病和营养学会(ESPAGHAN)/欧洲儿科感染性疾病学会(ESPID)制定的欧洲儿童急性胃肠炎的循证诊治指南中把儿童急性胃肠炎的诊断标准确定为大便的形状的改变和(或)在 24 小时内大便次数 >3 次,可伴有发热、呕吐症状。在儿童急性细菌性胃肠炎中最常见的病原是空肠弯曲菌和沙门菌感染。建议在有以下情况时做粪便细菌培养,以确定沙门菌感染所致的急性胃肠炎:①临床特点中有发热、腹泻、肉眼可见大便中带血,腹痛以及神经系统症状;②粪便检查显微镜下查见白细胞、隐血阳性。

【诊断标准解读】

沙门菌感染后的临床表现多样,从无临床症状到全身严重感染,最常见的是急性胃肠炎表现,儿童特别是婴幼儿以及免疫功能损害者是危险人群。由于沙门菌广泛存在于人、动物和环境中,是引起食源性感染的最常见病原菌之一,因此,对于婴幼儿、免疫功能低下的儿童以及怀疑食源性感染,都要考虑沙门菌属感染可能。世界卫生组织从 2001 年建立了全球沙门菌监测网,全球范围内全面监测沙门菌感染。

从临床表现和腹泻的特点只能提供感染性腹泻的病原诊断线索,欧洲儿科消化道、肝病和营养学会(ESPAGHAN)/欧洲儿科感染性疾病学会(ESPID)制定的欧洲儿童急性胃肠炎的诊治指南,是来源于循证实践指南,在临床症状提供诊断细菌性腹泻的价值中提到,在急性胃肠炎中出现高热(体温 >40℃),大便中带血,腹痛和有神经系统症状,常提示为细菌性肠炎,特别是有中枢神经系统症状提示沙门菌感染。这些临床表现特点对细菌性腹泻诊断的阳性预检值(PPV)为 75%~86%,阴性预检值(NPV)为 60%~71%。如果有临床症状的特点,同时粪便常规中查到白细胞,其诊断为细菌性腹泻的敏感性将增加到 74%,阴性预检值(NPV)可达 95%,但确诊沙门菌胃肠炎需要细菌培养证实。

沙门菌感染主要侵入肠道的回肠末端、盲肠及结肠,在肠腔内繁殖侵入肠黏膜上皮细胞引起炎症产生黏液脓血便,同时沙门菌还产生肠毒素,直接激活肠上皮细胞膜的腺苷环化酶,又可促使前列腺素合成增加,促进了环磷酸腺苷(cAMP)合成增加,引起肠分泌功能增强而致水样便腹泻。在各指南中,对大便性状和次数的描述有所不同,主要是因为沙门菌引起的感染性腹泻,可表现出不同的大便性状改变,如水样便、黏液便和大便中有血等。

在各种指南中都强调,对于怀疑有集体发病、严重的腹泻,如在 24 小时内大便次数大于 10 次,有发热、大便中有黏液、水样便,便中带血,伴腹痛,近期有旅游史等,都要进行粪便培养。怀疑来源于沙门菌食物中毒的,还应该注意取食物进行细菌的分离培养。

有在欧洲儿童急性胃肠炎的诊治指南中,对于急性腹泻患儿,并没有强调常规做粪便细菌培养,这是因为在欧洲地区儿童感染性腹泻中的常见病原为病毒,因此,指南中指出在大便中有炎性改变如显微镜下查见白细胞、暴发性集体发病、怀疑为细菌感染时,建议做细菌培养。

【病例及诊断解析】

病例:患儿,男,1 岁,因"呕吐、腹泻 4 天"入院,4 天前出现腹泻,6 次 / 天,稀水便,未见黏液及血丝,无便前哭闹,患儿阵阵哭闹,伴有进食后呕吐。过去史:患儿有"β 地中海贫血"史,病前 1 天同母亲参加过生日晚餐,进食少许松花蛋,其母亲和周围人无腹泻史。入院查体:体温 37.8℃,脉搏 124 次 / 分,26 次 / 分,血压 80/60mmHg,体重 8kg,神志清楚,反应可,全身皮肤无皮疹、黄染及出血点。皮肤弹性好,前囟接近闭合,双眼窝无凹陷,口唇不干燥,咽充血。颈无抵抗。心肺查体无异常。腹稍胀,无包块,无压痛及反跳痛,肝肋下 2cm,脾肋下 2cm,质软,肠鸣音活跃。神经系统无阳性体征。

实验室检查:血常规 WBC 6.1×10^9/L,中性粒

细胞 48.4%,淋巴细胞 51.6%,Hb 91g/L,PLT 135×10⁹/L;粪便常规:黄绿色稀便,显微镜下白细胞查见,隐血阳性。入院后查粪便培养示猪霍乱沙门菌生长,血培养阴性。

诊断解析:该患儿为婴儿,有慢性疾病(β 地中海贫血),营养不良(体重 8kg),是沙门菌感染的高危人群;同时病前 1 天有在外就餐史,食入过少许松花蛋。家禽、蛋类及其制品沙门菌污染率很高,检出率的报道不一,从 3.9% 到 43.7%,虽然其母亲及就餐者没有提供腹泻的病史,但患儿年幼并且有很多高危因素,有腹泻、呕吐、发热等临床表现,应高度怀疑感染性腹泻或脓毒症,行粪便及血培养,确定病原及其类型。

(万朝敏　罗双红)

参考文献

1. 卫生部传染病标准专业委员会.中华人民共和国卫生部行业标准——感染性腹泻诊断标准,标准编号:WS271-2007. 2008.

2. 卫生部传染病标准专业委员会.中华人民共和国卫生部行业标准——沙门氏菌食物中毒诊断标准及处理原则,标准编号:WS/T13-1996. 1997.

3. Farthing M,Salam MA,Lindberg G,et al. Acute diarrhea in adults and children:a global perspective. J Clin Gastroenterol,2013,47(1):12-20.

4. Guarino A,Albano F,Ashkenazi S,et al. European Society for Paediatric Gastroenterology,Hepatology,and Nutrition/European Society for Paediatric Infectious Diseases evidence-based guidelines for the management of acute gastroenteritis in children in Europe:executive summary.J Pediatr Gastroenterol Nutr,2008,46(5):619-621.

5. Alfredo G,Fabio A,Shai A,et al. Dominique Gendrel,§J. Hans Hoekstra,Raanan Shamir,and jjHania Szajewska Journal of Pediatric Gastroenterology and Nutrition,2008,46:S81-S184.

第七节　先天梅毒

【疾病简介】

先天梅毒是指患梅毒孕妇妊娠期间梅毒螺旋体经胎盘传染胎儿,婴儿出生后逐渐出现皮肤黏膜及内脏损害等全身感染的传染病。梅毒螺旋体通过胎盘播散感染胎儿,可影响胎儿的所有器官,而致流产、死胎、死产、胎儿生长受限、早产和先天梅毒。中国妇幼卫生杂志于 2010 年发表了由王临虹教授等执笔的《先天梅毒防治指南》。2010 年美国疾病控制中心梅毒治疗指南中也确定了先天梅毒的诊断标准。

【诊断标准】

(一)国内诊断标准

2010 年我国王临虹等制定《先天梅毒防治指南》中,先天梅毒的诊断标准如下:

1. 流行病学史　婴幼儿母亲为梅毒患者。

2. 根据出现临床症状的时间和表现分为早期先天梅毒、晚期先天梅毒和先天隐性梅毒。

(1)早期先天梅毒:一般在 2 岁以内发病,可表现为早产、低出生体重、黄疸、皮肤损害(常为水疱、大疱、红斑、丘疹、扁平湿疣)、鼻塞、骨损害(骨髓炎、骨软骨炎及骨膜炎);可有全身淋巴结肿大、肝脾大、贫血、水肿、腹水、肺炎、心肌炎、肾炎及假性瘫痪等。

(2)晚期先天梅毒:一般在 2 岁以后发病,有炎症性损害(间质性角膜炎、神经性耳聋、鼻或腭树胶肿、关节、胫骨骨膜炎等)或标记性损害(前额圆凸、马鞍鼻、佩刀胫、锁胸关节骨质肥厚、哈钦森牙、Clutton 关节、口腔周围皮肤放射状裂纹等)。

(3)先天隐性梅毒:即未经治疗,无临床症状,梅毒血清学试验阳性的先天梅毒。脑脊液检查正常,年龄小于 2 岁者为早期先天隐性梅毒,大于 2 岁者为晚期先天隐性梅毒。

3. 实验室检查　包括非梅毒螺旋体抗原血清学试验、梅毒螺旋体抗原血清学试验和暗视野显微镜检查梅毒螺旋体。

在早期先天梅毒患儿的皮肤黏膜损害或胎盘中通过暗视野显微镜检查查到梅毒螺旋体可确诊。

(二)判断标准

1. 妊娠梅毒母亲所生的新生儿,出生时非梅毒螺旋体抗原血清学试验阳性,滴度≥母亲的 4 倍,有或无临床症状均可诊断。

2. 妊娠梅毒母亲所生的新生儿,出生时非梅毒螺旋体抗原血清学试验阳性,但滴度小于母亲的 4 倍,应进行随访,每两个月检测 1 次至 6 个月(0、2、4、6 个月各查 1 次)。任何一次血清学检测非梅毒螺旋体抗原血清学试验滴度不下降或反而上升者,结合临床症状可进行诊断。

3. 6 个月以后梅毒血清学检测非梅毒螺旋体抗原血清学试验阴性者可排除先天梅毒感染。6 个月后若非梅毒螺旋体抗原血清学试验未转阴,始终维持在低滴度 1:1 水平,应每 3 个月检测梅毒螺旋体抗原血清学试验至产后 18 个月,若梅毒螺旋体抗原血清学试验转阴,可排除感染,否则,可以诊断先天梅毒。

4. 有条件的地区可进行梅毒螺旋体 IgM 抗体检测,阳性者可诊断,但结果阴性不能排除梅毒感染。

(三)国外诊断标准

2010 年美国疾病控制中心更新了性传播疾病治疗指南[1],诊断或高度怀疑先天梅毒的标准如下:

1. 先天梅毒的临床症状和体征。

2. 从病变部位、胎盘或脐带处找到梅毒螺旋体或体液抗梅毒螺旋体 IgM 抗体(+)。

3. 婴儿血非梅毒螺旋体抗体滴度较母血增高 >4 倍。

对诊断或高度怀疑先天梅毒患儿应检查以下项目:

(1)脑脊液检查。

(2)血常规检查。

(3)根据临床需要做其他检查如长骨 X 线检查、胸片、肝功能检查、颅脑超声、眼底检查和脑干视觉反应。

决定婴儿是否需要进行梅毒螺旋体的检查和治疗主要依据以下因素:

(1)母亲梅毒。

(2)母亲梅毒治疗情况:如未经治疗或未恰当治疗者;产前不到 1 个月时间内开始梅毒治疗者;妊娠期应用非青霉素疗法治疗者;经抗梅毒治疗后,非梅毒螺旋体抗体滴度未获预期降低者。

(3)婴儿出现梅毒的临床、实验室和影像学表现。

(4)同一实验室母亲和婴儿血非梅毒螺旋体抗体滴度差别。

要进行新生儿或脐血梅毒血清学检测。

对于年龄≥1 个月的儿童梅毒血清学试验阳性时,应回顾其母亲梅毒血清学检查结果,并进行以下检查:①脑脊液检查;②血常规检查;③根据临床需要做其他检查如长骨 X 线检查、胸片、肝功能检查、颅脑超声、眼底检查和脑干视觉反应,以评估其是否为先天性梅毒。

所有血非梅毒螺旋体抗体阳性的婴儿在生后每 2~3 个月进行严密追踪复查。未获感染者,则非梅毒螺旋抗体滴度从 3 月龄应逐渐下降,至 6 月龄时应消失。若发现其滴度在 6~12 月龄以后保持稳定或增高,则应对患婴重新检测估价(包括脑脊液检查),并彻底治疗。

未获感染者,梅毒螺旋体抗体也可能存在长达 1 年之久,若超过 18 个月仍然存在,则该婴儿应按先天梅毒治疗。

【诊断标准解读】

母亲在孕期感染梅毒后,梅毒螺旋体通过胎盘进入胎儿的血液循环后,到达胎儿的各器官组织中并大量增殖,使多器官组织发生损伤,可引起流产、死胎、早产以及各种先天畸形和发育异常。梅毒螺旋体的垂直传播可发生在孕期的早中晚任何阶段,孕期及梅毒所处的阶段不同,发生垂直传播的几率以及对胎儿造成的后果有所不同。由于梅毒螺旋体一般不易穿过胎盘的滋养层,所以在母亲妊娠 16 周前胎儿不易受到感染,如发生感染,常常引起自发流产。到母亲妊娠 16 周后,胎盘的滋养层逐渐萎缩,梅毒螺旋体可进入胎儿体内造成感染。到胎儿 24 周时,母体中胎盘的滋养层已基本消失,这时梅毒螺旋体可穿过胎盘,进入胎儿体内感染胎儿,因此,胎儿受到梅毒螺旋体的感染大多数发生在妊娠 24 周以后。母亲在孕期早期诊断梅毒并早期接受治疗,可大大减少先天梅毒发生的几率。

研究表明未经治疗的梅毒感染的母亲所引起先天梅毒发生率达 60% 以上,早期潜伏期梅毒孕妇所生婴儿发生先天性梅毒几率为 40%,晚期梅毒孕妇所生婴儿发生先天性梅毒的几率仅为 6%~14%。对于以前感染过梅毒的妇女,妊娠后一般不造成围产期死亡,但有 10% 的新生儿患先天性梅毒。

由于非梅毒螺旋体或梅毒螺旋体的 IgG 抗体

可通过胎盘途径传递给胎儿，同时先天梅毒出现临床症状的时间可在生后数年，使出生后的婴儿出现梅毒血清学试验阳性的结果解释变得较为复杂，要根据婴儿以及其母亲梅毒血清学检测结果的对比分析作出判断。

在儿童很多的临床状态下，如在病毒感染疾病如 EB 病毒感染、肝炎、水痘、麻疹、淋巴瘤、结核病、疟疾、心内膜炎、结缔组织病、脐带血中华通胶（Wharton jelly）的影响等情况下都可以出现非梅毒螺旋体抗原血清学试验假阳性，因此要排除假阳性，并且要结合梅毒螺旋抗体检测，动态检测非梅毒螺旋抗体，观察其滴度的变化。非螺旋体试验滴度是评价治疗效果的一个很好的指标。

如果母亲在妊娠后期感染了梅毒或感染梅毒母亲的梅毒血清抗体检测是低滴度的，出生后的婴儿梅毒血清学试验可以是无反应的。因此，美国的指南认为对母亲梅毒血清学检测优于对婴儿梅毒血清学检测，他们并不推荐常规进行新生儿或脐血梅毒血清学检测。

我国与世界卫生组织关于《性传播疾病管理指南》[2]都指出，为所有初次进行产前检查的怀孕妇女提供梅毒检测，强调尽可能在妊娠早期（怀孕最初 3 个月）诊断，以及时治疗母亲的梅毒，可以明显地降低先天梅毒的发病率。同时，因为已知母亲在孕期梅毒的感染状态，通过监测母亲梅毒血清学试验的抗体滴度的变化，对比新生儿梅毒血清学试验结果，来判断新生儿是否患先天梅毒，因此，我国、美国和世界卫生组织的指南中，强调的是母亲孕期及产后梅毒血清学试验监测，以及时诊断和治疗先天性梅毒。由于我国尚有很多母亲没有进行孕期及产时梅毒血清学筛查，故没有及时发现先天梅毒（特别是先天隐性梅毒），在我国先天梅毒指南中详细描述了先天梅毒各种类型临床特点，早期先天梅毒的临床表现各异，常常是非特异性和不典型，临床医师应注意询问母亲梅毒血清学检测结果。

【病例及诊断解析】

病例：患儿，男，20 天，因"鼻塞、黄疸 15 天"入院，15 天前患儿出现鼻塞，吃奶好，大小便正常，到门诊就诊诊断为"上感"，医师除发现皮肤轻度黄染外，其余未阳性发现，告诉家属回家注意观察，但患儿鼻阻一直无缓解，皮肤黄疸逐渐加重，故收入院。过去史：第一胎第一产，35 周早产，出生体重 2000g。家族史：其母未进行过孕期保健，产前筛查梅毒螺旋体抗原血清学试验梅毒螺旋体颗粒凝集试验（TPPA）阳性，非梅毒螺旋体抗原血清学试验甲苯胺红不加热血清试验（TRUST）1:1。入院后查体：体温 35.8℃，脉搏 124 次 / 分，呼吸 36 次 / 分，体重 2030g，神志清楚，哭声大，反应可，全身皮肤中度黄染，足底及臀部可见皮肤红斑，皮肤弹性好，前囟 1cm×1cm，四肢肌张力正常，心肺无异常，腹稍胀，肝肋下 3cm，脾肋下 2cm，质软，神经系统无阳性体征。

实验室检查：血常规 WBC 6.1×10^9/L，中性粒细胞 48.4%，淋巴细胞 51.6%，Hb 101g/L，PLT 89×10^9/L；梅毒螺旋体抗原血清学试验梅毒螺旋体颗粒凝集试验（TPPA）阳性，非梅毒螺旋体抗原血清学试验甲苯胺红不加热血清试验（TRUST）1:4。

诊断解析：该患儿为早产儿，有先天梅毒的临床表现如鼻塞、黄疸、皮肤红斑、贫血、血小板减少、肝脾大，母亲梅毒血清学试验均为阳性（TPPA +，TRUST 1：4），母亲孕期没有进行过抗梅毒治疗，现在患儿的梅毒血清学试验，TPPA+，TRUST 1：4，滴度比母亲高 4 倍，可确定诊断为早期先天梅毒。

（万朝敏　罗双红）

参考文献

1. 王临虹，王玲，王爱玲，等 . 先天梅毒防治指南 . 中国妇幼卫生杂志，2010，1（5）：238-244.
2. Centers for Disease Control and Prevention. Sexually Transmitted Diseases Treatment Guidelines 2010, MMWR，2010，59（RR12）：26-38.
3. Ray JG. Lues-Lues：maternal and fetal considerations of syphilis. Obstet Gynecol Surg，1995，50（12）：845-850.
4. Lejeune C，Robin M. Syphilis maternofoetale et neonatale. Arch Fr Pediatr，1986，43：731-740.
5. Larry K. Pickering. RED BOOK：Report of the committee on infectious diseases-27th Ed. Committee on Infectious Diseases American Academy of Pediatrics，2006.

6. WHO. Guidelines for the management of sexually transmitted infectious. 2003 .

第八节　猩红热

【疾病简介】

猩红热是由 A 组 β 型溶血性链球菌感染引起的急性呼吸道传染病。以发热、咽峡炎、全身弥漫性鲜红色皮疹为临床特点。少数患者患病后可出现变态反应性心、肾、关节的损害。本病多发生在冬春季节,以学龄儿童发病较高,传染源是患者和健康带菌者,通过呼吸、咳嗽、打喷嚏、说话等方式产生的飞沫,经呼吸道传播细菌。在我国,猩红热属于乙类传染病。2008 年中华人民共和国卫生部(现国家卫生和计划生育委员会)发布了 WS282-2008 猩红热诊断标准(卫生部的行业标准),美国感染病学会(Infectious Diseases Society of America,简称 IDSA)在 2002 年制定了 A 群溶血性链球菌咽炎的诊治实践指南。

【诊断标准】

(一)国内诊断标准

WS282-2008 猩红热诊断标准(原卫生部的行业标准)的诊断依据如下:

1. 流行病学史　本地有本病及其流行,有与猩红热患者或与扁桃体炎、咽峡炎、中耳炎、丹毒等链球菌感染患者接触史。

2. 临床表现　根据临床特点分为普通型、轻型、中毒型和脓毒型四型。

(1)普通型猩红热:起病急骤,出现发热、咽峡炎、皮疹。发热第 2 天开始出疹,皮肤呈弥漫性充血,其间有针尖大小充血性红疹,压之褪色,伴有痒感。少数患者可见有带黄白色脓头且不易破溃的皮疹,皮肤皱褶处可出现"巴氏线"。面部充血而无皮疹,同时有"口周苍白圈",病初起时出现"白草莓舌",以舌尖及边缘处为显著。2~3 天后白苔开始脱落,成为"杨梅舌",2~5 天后皮疹消退,疹退后皮肤有脱皮。

(2)轻型猩红热:发热、咽峡炎、皮疹均很轻,脱屑也轻。

(3)中毒型:临床表现主要为毒血症、中毒症状明显,表现为高热、头痛、呕吐、出血性皮疹、神志不清等,而咽峡炎不重。可出现中毒性心肌炎、中毒性肝炎及感染性休克。

(4)脓毒型:咽部红肿,渗出脓液,甚至发生溃疡,引起颈部淋巴结炎、急性中耳炎、急性鼻窦炎,还可引起败血症。

3. 实验室检测

(1)血常规:白细胞总数和中性粒细胞增多,严重患者可出现中毒颗粒。

(2)病原学检查:①A 群链球菌快速检测试验阳性;②细菌培养后镜检,为 β 型溶血性链球菌;③杆菌肽敏感试验阳性;④生化鉴定为化脓性链球菌;⑤咽拭子或其他病灶分泌物经血清学分群,鉴定为 A 群 β 型溶血性链球菌。

4. 诊断原则　依据流行病学资料、临床表现及实验室检查进行综合诊断。确诊须依据病原学检查阳性。

5. 诊断

(1)疑似病例:只要具备了猩红热的临床表现和白细胞总数和中性粒细胞增多,严重患者可出现中毒颗粒。

(2)临床诊断病例:疑似病例同时有流行病学病史;疑似病例同时有实验室证据中的病原学检查证据(除有血清学分群鉴定)之一。

(3)确诊病例:临床诊断病例同时咽拭子或其他病灶分泌物经血清学分群,鉴定为 A 群 β 型溶血性链球菌。

(二)国外诊断标准

美国感染病学会(Infectious Diseases Society of America,简称 IDSA)在 2002 年制定了 A 群溶血性链球菌咽炎的诊治实践指南,其中包括 A 群 β 型溶血性链球菌咽炎,具体如下:

1. 诊断要点

(1)流行病学史:有与猩红热患者接触史,常见 5~15 岁儿童,冬春季多见。

(2)临床特点:突然发作的咽喉肿痛,发热,可有头痛、恶心、腹痛等全身中毒症状,查体中可见咽扁桃体红肿,可有脓性分泌物,颈前淋巴结肿大,可有猩红热样皮疹。

（3）实验室检测：β型溶血性链球菌快速抗原检测（rapid antigen detection test，简称 RADT）和咽拭子病灶分泌物培养。

需要进行上述实验室检测的指征为：

1）临床疑似诊断 A 群 β 型溶血性链球菌咽喉炎患者。

2）有与确诊为 A 群 β 型溶血性链球菌咽喉炎患者密切接触史的急性咽喉炎患者。

2. 诊断原则

（1）有流行病学、临床特点，作为 A 群 β 型溶血性链球菌咽喉炎的疑似诊断。

（2）疑似诊断患者，RADT 试验阳性为确诊诊断；或 RADT 试验阴性，咽拭子病灶分泌物培养，分离出 A 群 β 型溶血性链球菌也为确诊诊断。

【诊断标准解读】

猩红热是 A 群 β 型溶血性链球菌感染的一种表现形式，典型临床特点为发热、咽峡炎、全身弥漫性鲜红色皮疹三大表现，美国把猩红热归入 A 群 β 型溶血性链球菌咽炎中。美国感染病学会制订了 A 群溶血性链球菌咽炎的诊治实践指南，其指南的目的是为了通过及时治疗 A 群 β 型溶血性链球菌咽炎，达到有效地预防风湿热，因此，美国的指南中为了早期、及时发现 β 型溶血性链球菌所致的咽炎，强调对临床上疑似诊断为 β 型溶血性链球菌咽炎的儿童和青少年，都要进行 β 型溶血性链球菌的病原筛查。

在美国常规使用的 RADT 试验，目前均采用第二代酶免疫测定法 RADT，比乳胶凝集法敏感性和特异性更高，其特异性≥95%，假阳性少，敏感性 80%~90%，故也作为 A 群 β 型溶血性链球菌病原的确诊诊断依据。

猩红热在我国确定为乙类传染病，是 A 群 β 型溶血性链球菌感染的一种特殊类型，因此，我国制订的猩红热诊断标准，在 β 型溶血性链球菌的病原检查中，包括 A 群链球菌快速检测实验、细菌培养后镜检、杆菌肽敏感试验、化脓性链球菌的生化鉴定和培养后的血清学分群鉴定，由于单纯从抗原分类、对红细胞的溶血能力、生化鉴定、杆菌肽试验检测，可能与其他链球菌型别有交叉阳性反应，因此，只有分群鉴定为 A 群 β 型溶血性链球菌，才能确诊猩红热的诊断。

【病例及诊断解析】

病例：患儿，女，7 岁，因"咽痛 2 天，发热 1 天"入院。2 天前患儿受凉后出现咽痛，吞咽时明显，次日出现发热，咽痛加重就诊。流行病学史：否认近期有与猩红热患者接触史。体格检查：体温 38.8℃，脉搏 112 次 / 分，呼吸 26 次 / 分，血压 98/70mmHg，胸背部皮肤弥漫性发红，压之褪色，其间有针尖大小粟粒疹，腋窝处皮肤可见"巴氏线"，舌红似"草莓舌"，咽部充血，扁桃体Ⅱ° 肿大，双侧可见脓性分泌物，心肺（-），腹部（-），肝脾未扪及。

实验室检查：血常规 WBC 21.1×10^9/L，中性粒细胞 81.4%，淋巴细胞 18.6%，Hb 120g/L，PLT 200×10^9/L。

诊断解析：咽部分泌物 A 群链球菌快速乳胶凝集法检测结果为阳性，细菌培养结果为 A 群 β 型溶血性链球菌，为确诊的猩红热。

该患儿在门诊就诊时，根据患儿为学龄期儿童，具有咽扁桃体炎、猩红热样皮疹和发热三大症状，血常规检查白细胞及中性粒细胞增加，虽然没有提供流行病学的支持证据，但 A 群 β 型溶血性链球菌感染临床上除了表现为猩红热外，还可以表现为皮肤、皮下组织化脓性炎症、呼吸道感染、咽炎、扁桃体炎等，因此，流行病学史可能不明显，该患儿从年龄、临床表现特点，可疑似诊断猩红热，进行 β 型溶血性链球菌快速抗原检测，结果支持猩红热的临床诊断，最后咽部分泌物培养结果确诊猩红热。

（万朝敏　罗双红）

参考文献

1. 卫生部传染病标准专业委员会. 中华人民共和国卫生部行业标准——猩红热诊断标准. 北京：人民卫生出版社，2008.

2. Bisno AL，Gerber MA，Gwaltney JM Jr，et al. Practice guidelines for the diagnosis and management of group A streptococcal pharyngitis. Clin Infect Dis，2002，35（2）：113-125.

3. Gerber MA. Comparison of throat cultures and rapid strep tests for diagnosis of streptococcal pharyngitis.

Pediatr Infect Dis J,1989,8:820-824.

4. Shulman ST. Streptococcal pharyngitis:diagnostic considerations. Pediatr Infect Dis J,1994,13:567-571.

第九节　百日咳

【疾病简介】

百日咳(pertussis,whooping cough)是由百日咳鲍德特菌引起的急性呼吸道传染病。本病临床表现以阵发性痉挛性咳嗽,咳嗽终末伴有鸡鸣样吸气性吼声和外周血淋巴细胞增多为特征。由于病程可长达 2~3 个月,故名"百日咳"。婴儿和重症患者易并发肺炎、脑病等。虽然计划免疫接种早已推广,其发病率明显下降,但百日咳尚未能在全球得到控制。

【诊断标准】

(一)国内诊断标准

2014 年人民卫生出版社《小儿传染病学》(第 4 版)以及 2013 年人民卫生出版社《实用内科学》(第 14 版)中百日咳的诊断标准如下:

1. 临床表现　潜伏期 3~21 天,一般为 7~14 天。典型临床经过分 3 期,约 6~8 周。

(1)卡他期:此期约 1~2 周,卡他症状如咳嗽、流涕、打喷嚏、流泪、结膜充血和低热。随着卡他症状的逐渐消失,咳嗽日趋加重,常有日轻夜重的特点。

(2)痉咳期:阵发性、痉挛性咳嗽为其特征性表现,一般持续 2~6 周或更长时间。表现为成串的接连不断的痉挛性咳嗽,每次连咳 10 余声甚至数十声,咳嗽末伴随一次深长吸气,并发出一声特殊高音调似鸡鸣样的吸气性吼声,再出现痉咳,如此反复多次直至咳出黏稠痰液为止。新生儿和小婴儿常无典型痉咳,多表现为数声咳后屏气发作,呼吸暂停,面色发绀,易致窒息、惊厥,若抢救不及时,常因窒息或心脏停搏而死亡。患儿无并发症时体温正常,无肺部阳性体征,若继发其他细菌感染时,可伴有相应症状和体征。痉咳严重者由于舌外伸于下门齿反复摩擦,可见舌系带溃疡。

(3)恢复期:痉咳次数逐渐减轻、减少,直至停止,约 2~3 周,有肺部等并发症恢复期相应延长。

2. 实验室检查

(1)外周血象:白细胞计数升高至$(20~50)\times 10^9$/L 或以上,分类以淋巴细胞为主,一般在 60% 以上,亦有高达 90%。继发感染者中性粒细胞增高。

(2)血清学检查:采用 ELISA 以百日咳杆菌毒素和丝状血凝素作抗原来检测百日咳特异性 IgM 抗体,可作为早期确诊诊断依据,阳性率达 70%;双份血清凝集试验或补体结合试验百日咳特异性 IgG 抗体效价 4 倍升高可确诊。

(3)病原学检查:采集鼻咽部分泌物细菌培养或用 PCR 检测患儿鼻咽分泌物细菌 DNA 或用荧光标记的特异性抗体染色,在荧光显微镜下检查找百日咳鲍德特菌。

3. 临床诊断　结合本地百日咳流行情况,接触史及预防接种史,咳嗽逐渐加重,出现阵发性痉挛性咳嗽及咳嗽末鸡鸣样吸气回声,日轻夜重且肺部无阳性体征可临床诊断。外周血白细胞计数及分类淋巴细胞明显增高有助于诊断。

4. 确诊诊断　临床诊断的患儿,若实验室细菌学或血清学检测阳性者,则为确诊病例。

(二)国外诊断标准

2006 年美国内科家庭医师学会主办的 *American Family Physician* 杂志刊登了美国疾病预防控制中心关于百日咳诊断、治疗、预防方面的建议。

1. 临床病例　剧烈咳嗽 14 天,具有下列中的 1 项:①发作性咳嗽;②咳嗽后呕吐;③吸气时哮鸣(鸡鸣样声音);④无其他明显病因。

2. 确诊病例　符合临床病例标准,且有下列中的 1 项:① PCR 检测阳性;②经与流行病学相关的实验室证实(PCR 检测或细菌培养);③急性剧烈咳嗽和百日咳鲍德特菌培养阳性。

3. 疑似病例　符合临床病例标准,且满足下列所有项目:① PCR 检测阴性;②百日咳鲍德特菌培养阴性;③经与流行病学无关的实验室检测(PCR 和细菌培养)阴性证实。

【诊断标准解读】

1. 典型百日咳根据传染病接触史,出现典型的阵发性痉挛性咳嗽和末梢血象中白细胞计数及淋巴细胞明显增多,临床诊断并不困难。

2. 由副百日咳鲍德特菌、腺病毒、呼吸道合胞病毒、副流感病毒、支原体等引起的支气管炎、肺炎,可表现百日咳样痉咳,临床称为"百日咳综合征"。其症状较轻,痉咳后无鸡鸣样回声,但主要依据血清学和病原学检测鉴别。

3. 国外诊断标准中临床病例的诊断主要依据临床症状和病程(14 天),确诊病例的实验室检查方法是 PCR 或细菌培养,而未提及血清学检查。

【病例及诊断解析】

病例: 患儿,女,5 岁 2 个月,因"反复咳嗽 4 周,病初低热 6 天"入院。

患儿 3 周前出现咳嗽、流涕、流泪、发热,体温 38~38.2℃,于某医院就诊,诊断为"上呼吸道感染",予以感冒药治疗,体温 6 天后降至正常。但近 2 周咳嗽加重,咳嗽呈阵发性,每次咳嗽持续十余声,咳剧时有呕吐,以夜间更加明显。

患儿发病前 10 天,其父有类似疾病症状。

患儿既往无传染病史,生后未接种疫苗。

体格检查:T 36.8℃,R 23 次 / 分,P 100 次 / 分,BP 90/60mmHg,一般情况可,神志清楚,对答切题,全身皮肤黏膜无皮疹,咽部充血,扁桃体 I 度肿大,无化脓,口腔无溃疡,两肺呼吸音粗,未闻及干湿啰音,心率 100 次 / 分,律齐,无杂音,腹软,无压痛,肝脾未及,神经系统体检无阳性体征,四肢肌力、肌张力正常。

血常规:WBC 18.9×10^9/L,N 35%,L 65%,Hb 126g/L,PLT 155×10^9/L,CRP<8mg/L。

胸片:两肺肺纹理增粗。

诊断:百日咳。

诊断解析: 患儿为学龄前儿童,咳嗽病程已有 4 周,病初第 1 周有流涕、流泪、发热等呼吸道感染的卡他症状,病程 2 周后咳嗽症状加重,咳嗽呈阵发性连串咳,咳剧时有呕吐,而肺部体征不明显,外周血象白细胞以及淋巴细胞比例升高,胸片正常。结合患儿未接种疫苗,发病前 10 天有可疑的咳嗽病例接触史,既往无传染病史的流行病学特点,临床诊断百日咳。进一步确诊需要行鼻咽部分泌物百日咳鲍德特菌培养或用 PCR 检测患儿鼻咽分泌物百日咳鲍德特菌 DNA。

确诊前需与支原体、副百日咳鲍德特菌、腺病毒、呼吸道合胞病毒、副流感病毒等引起的支气管炎鉴别,主要依靠病原学或血清学检查进行鉴别。

(俞 蕙)

参考文献

1. 方峰,俞蕙. 小儿传染病学. 第 4 版. 北京:人民卫生出版社,2014,122-126.
2. 陈灏珠,林果为,王吉耀. 实用内科学. 第 14 版. 北京:人民卫生出版社.2013,493-496.
3. Gregory DS. Pertussis:a disease affecting all ages. Am Fam Physician,2006,74(30):420-426.

第十节 手足口病

【疾病简介】

手足口病(hand-foot-mouth disease,HFMD)是由肠道病毒引起的儿童常见急性传染病,以柯萨奇 A 组 16 型(CoxA16)和肠道病毒 71 型(EV71)引起者多见,主要经粪 - 口和呼吸道途径传播。此病多发生于 5 岁以下儿童,尤以 3 岁以下年龄组发病率最高。患者和隐性感染者均为传染源。多数患儿临床症状轻微,以发热和手、足、口腔、臀部等部位的皮疹或疱疹为主要临床表现,少数重症患儿则可累及神经系统并出现心肺症状,包括脑膜炎、脑炎、脑脊髓炎、肺水肿、循环障碍等,甚至导致死亡。2008 年 5 月 2 日原卫生部办公厅颁布了《手足口病诊疗指南(2008 年版)》,并将手足口病纳入我国丙类传染病进行管理。2010 年 4 月又对其进行了更新,制定了《手足口病诊疗指南(2010 年版)》,《手足口病诊疗指南(2008 年版)》同时废止。2011 年原卫生部手足口病临床专家组制定了《肠道病毒 71 型(EV71)感染重症病例临床救治专家共识(2011 年版)》以及《肠道病毒 71 型(EV71)感染临床处置流程图(2011 年版)》,作为《手足口病诊疗指南(2010 年版)》的补充。

【诊断标准】

2010 年原卫生部颁布的《手足口病诊疗指

南》(2010年版)以及2011年制定的《肠道病毒71型(EV71)感染重症病例临床救治专家共识》(2011年版)对手足口病以及EV71感染重症病例的诊断标准如下:

1. 临床诊断病例

(1) 在流行季节发病,常见于学龄前儿童,婴幼儿多见。

(2) 发热伴手、足、口、臀部皮疹,部分病例可无发热。

极少数重症病例皮疹不典型,临床诊断困难,需结合病原学或血清学检查作出诊断。

无皮疹病例,临床不宜诊断为手足口病。

2. 确诊病例　临床诊断病例具有下列之一者即可确诊:

(1) 肠道病毒(CoxA16、EV71等)特异性核酸检测阳性。

(2) 分离出肠道病毒,并鉴定为CoxA16、EV71或其他可引起手足口病的肠道病毒。

(3) 急性期与恢复期血清CoxA16、EV71或其他可引起手足口病的肠道病毒中和抗体有4倍以上升高。

3. 临床分类

(1) 普通病例:手、足、口、臀部皮疹,伴或不伴发热。

(2) 重症病例:

1) 重型:出现神经系统受累表现。如:精神差、嗜睡、易惊、谵妄;头痛、呕吐;肢体抖动,肌阵挛、眼球震颤、共济失调、眼球运动障碍;无力或急性弛缓性麻痹;惊厥。体征可见脑膜刺激征,腱反射减弱或消失。

2) 危重型:出现下列情况之一者:①频繁抽搐、昏迷、脑疝;②呼吸困难、发绀、血性泡沫痰、肺部啰音等;③休克等循环功能不全表现。

4. EV71感染临床分期

(1) 第1期(手足口病出疹期):主要表现为发热,手、足、口、臀等部位出疹(斑丘疹、丘疹、小疱疹),可伴有咳嗽、流涕、食欲缺乏等症状。部分病例仅表现为皮疹或疱疹性咽峡炎,个别病例可无皮疹。此期属于手足口病普通病例,绝大多数病例在此期痊愈。

(2) 第2期(神经系统受累期):少数EV71感染病例可出现中枢神经系统损害,多发生在病程1~5天内,表现为精神差、嗜睡、易惊、头痛、呕吐、烦躁、肢体抖动、急性肢体无力、颈项强直等脑膜炎、脑炎、脊髓灰质炎样综合征、脑脊髓炎症状体征。脑脊液检查为无菌性脑膜炎改变。脑脊髓CT扫描可无阳性发现,MRI检查可见异常。此期属于手足口病重症病例重型,大多数病例可痊愈。

(3) 第3期(心肺功能衰竭前期):多发生在病程5天内。目前认为可能与脑干炎症后自主神经功能失调或交感神经功能亢进有关,亦有认为EV71感染后免疫性损伤是发病机制之一。本期病例表现为心率、呼吸增快,出冷汗、皮肤花纹、四肢发凉,血压升高,血糖升高,外周血白细胞(WBC)升高,心脏射血分数可异常。此期属于手足口病重症病例危重型。及时发现上述表现并正确治疗,是降低病死率的关键。

(4) 第4期(心肺功能衰竭期):病情继续发展,会出现心肺功能衰竭,可能与脑干脑炎所致神经源性肺水肿、循环功能衰竭有关。多发生在病程5天内,年龄以0~3岁为主。临床表现为心动过速(个别患儿心动过缓),呼吸急促,口唇发绀,咳粉红色泡沫痰或血性液体,持续血压降低或休克。亦有病例以严重脑功能衰竭为主要表现,肺水肿不明显,出现频繁抽搐、严重意识障碍及中枢性呼吸循环衰竭等。

(5) 第5期(恢复期):体温逐渐恢复正常,对血管活性药物的依赖逐渐减少,神经系统受累症状和心肺功能逐渐恢复,少数可遗留神经系统后遗症状。

【诊断标准解读】

1. 手足口病一年四季均可发生,但5~8月份为流行季节,常见于5岁以下学龄前儿童,尤其是3岁以下婴幼儿。临床表现有手、足、口、臀部典型皮疹,可伴有发热,临床可诊断手足口病。指南指出无皮疹病例,临床不宜诊断为手足口病。

2. 手足口病的确诊需要病原学检查结果。临床标本(血液、粪便、脑脊液、疱液)肠道病毒分离,或特异性肠道病毒 RNA,或血清肠道病毒特异性抗体检测阳性即可确诊。

3. 手足口病临床分为普通病例和重症病例,绝大多数患儿表现为手、足、口皮疹,为普通病例;少数患儿出现中枢神经系统受累等并发症,包括脑膜脑炎、脑干脑炎、脑脊髓膜炎,共济失调,急性弛缓性麻痹;极少数发生神经源性肺水肿、肺出血和循环衰竭等危重型表现,病死率极高。

4. 手足口病患儿神经系统受累的早期表现主要有以下几个方面:持续发热 >3 天、热峰 >38.5℃、嗜睡、四肢震颤或肌阵挛抽动、眼球异常运动(游动或上翻)、急性肢体无力。

5. 手足口病可由多种肠道病毒感染引起,重症病例多由肠道病毒 71(EV71)所致,88% 重症病例、95% 死亡病例因 EV71 感染导致。EV71 感染重症病例临床救治专家共识(2011 年版)对 EV71 感染临床表现进行了临床分期,分为 5 期,第 1 期为手足口病普通病例,第 2~4 期为手足口病重症病例,其中第 2 期是重症病例的重型,第 3 期和第 4 期是重症病例的危重型。1998 年我国台湾省暴发大量手足口病和疱疹性咽峡炎,共 129 106 例;其中重症 405 例,死亡 78 例(19.2%),肺水肿或肺出血 65 例(83%)。临床医师对进入第 2 期的病例要密切观察病情,及早干预,阻止病情进展至第 3 期;一旦病情发展至第 3 期需积极进行救治;若病情变化至第 4 期,死亡风险非常大。

【病例及诊断解析】

病例:患儿,男,1 岁 4 个月,因"发热伴皮疹 2 天,呕吐 2 次"于 2010 年 6 月 17 日 14:25 收治住院传染科病区。患儿 2 天前突然高热达 39.6℃,高热时精神较差,同时发现手、足、臀部有皮疹,家长给予口服退热剂后体温降至 37.3℃,但 5 小时后体温再度上升至 39℃,并出现呕吐 2 次,为胃内容物,遂来院就诊。发病以来无抽搐、无咳嗽、无腹泻,精神不佳、易惊,进食较病前减少。患儿的哥哥 2 周前患手足口病。

患儿既往体健,出生史、个人史无特殊,按时预防接种,无手术外伤史,无家族疾病史。

入院时(14:30)体格检查:T 39.4℃,R 35 次/分,P 152 次/分,BP 85/56mmHg,体重 10kg。神志清楚,精神软,手掌、足底可见散在直径 3~8mm 大小红色斑丘疹、疱疹,口腔上腭、齿龈、舌尖可见溃疡,HR152 次/分,律齐,未及杂音,两肺呼吸音清,未及啰音,腹软,肝脾不大,颈抵抗(+),布氏征(+),克氏征(−),巴氏征(−),腹壁反射(+),提睾反射(+),四肢肌力、肌张力正常。四肢温暖。

入院后检查:血常规:WBC 17.8×10^9/L,N 65%,L 35%,Hb 128g/L,PLT 132×10^9/L,CRP<8mg/L。肝肾功能正常。血糖 6.2mmol/L。脑脊液常规:WBC 252×10^6/L,N 42%,L 58%;脑脊液生化:糖 2.2mmol/L,蛋白 550mg/L,氯化物 115mmol/L,脑脊液肠道病毒 RNA(+),脑脊液肠道病毒 EV71 RNA(+)。粪便肠道病毒 RNA(+),粪便肠道病毒 EV71 RNA(+)。

入院后 2 小时(16:30)经退热剂口服治疗体温降至 37.8℃,但患儿突然出现气急,R 50 次/分,心率增快至 185 次/分,BP 上升至 108/75mmHg,大汗淋漓。体格检查发现患儿神志尚清,两肺可及较明显的细湿啰音,HR188 次/分,R 52 次/分,SaO_2 84% 末梢毛细血管充盈时间 5 秒,四肢偏凉。立即行血气分析及床旁 X 线胸片检查,血糖 9.5mmol/L,胸片示两肺纹理增粗。

诊断:手足口病(EV71,第 3 期)。

诊断解析:患儿为 1 岁 4 个月幼儿,根据典型临床表现以及手足口病接触史,临床诊断手足口病成立。患儿发病持续高热,病程 2 天时入院,入院 2 小时病情突然加重,出现心率、呼吸增快,出冷汗、四肢发凉,血压升高等手足口病心肺功能衰竭前期临床症状,实验室检查血糖升高,外周血白细胞升高,病原学检查为 EV71,属于 EV71 危重型手足口病第 3 期。因此,对于 3 岁以下的婴幼儿,若临床诊断为手足口病,有以下特征:①持续高热不退;②精神差、呕吐、易惊、肢体抖动、无力;③呼吸、心率增快;④出冷汗、末梢循环不良;⑤高血压;⑥外周血白细胞计数明显增高;⑦高血糖。应密切观察病情变化,进行必要的辅助检查,有针对性地做好救治工作。

(俞 蕙)

参考文献

1. 中华人民共和国卫生部.手足口病诊疗指南(2010年版).国际呼吸杂志,2010,30:1473~1475.
2. 卫生部手足口病临床专家组.肠道病毒71型(EV71)感染重症病例临床救治专家共识.中华儿科杂志,2011,49:675-678.
3. Huang CC,Liu CC,Chang YC,et al. Neurologic complications in children with enterovirus 71 infection. N Engl J Med,1999,341:936-942.
4. 赵顺英,李兴旺,江载芳.关注小儿重症肠道病毒71型感染.中华儿科杂志,2008,46:401-403.
5. Wang SM,Liu CC. Enterovirus 71:epidemiology,pathogenesis and management.Expert Rev Anti Infect Ther,2009,7:735-742.
6. 严秀峰,葛艳玲,谢新宝,等.上海地区重症手足口病住院患儿临床分析.中华儿科杂志,2012,50:271-275.
7. 俞蕙.儿童手足口病重症病例的临床早期识别.中华儿科杂志,2012,50:284-285.

第十一节　麻疹

【疾病简介】

麻疹(measles,rubeola)是由麻疹病毒引起经呼吸道传播的急性呼吸道传染病。主要临床特征为发热、流涕、咳嗽、眼结膜充血、颊黏膜可见麻疹黏膜斑和皮肤斑丘疹。由于传染性强,易感者接触极易发病,自20世纪60年代起普遍接种麻疹减毒活疫苗以来,大规模流行的发病率和病死率已明显下降。近几年由于内地接种覆盖率不高及人口流动频繁,仍不断出现局部地区小流行和散在发病,未达初种年龄的婴儿和儿童发病率有所增加。继人类消灭天花之后,消灭脊髓灰质炎即将成为现实,世界卫生组织(WHO)将麻疹列为下一个拟被消除的传染病。

【诊断标准】

国内外尚无诊疗指南颁布,亦没有学会或学组拟定的有关诊断标准方面的指南。2014年人民卫生出版社《小儿传染病学》(第4版)以及

2013年人民卫生出版社《实用内科学》(第14版)中麻疹的诊断标准如下:

1. 临床表现　典型麻疹潜伏期平均10~14天(6~18天),接受过被动免疫者可延至3~4周。临床过程分为3期:①前驱期:从发热至出疹,一般3~4天,发热同时伴有上呼吸道及全身中毒症状。起病后2~3天可见颊黏膜充血、粗糙,在第一磨牙面的颊黏膜上出现直径0.5~1mm细小灰白色小点,周围有红晕,可逐渐增多或部分融合,延至口唇内侧,称麻疹黏膜斑,又称柯氏斑(Koplik spots),为本病早期诊断的依据。②出疹期:经发热3~4天后开始出现皮疹,出疹持续3~5天。体温升高可达40℃,全身症状加重,咳嗽频繁,畏光流泪;皮疹自耳后颈部发际开始,逐渐波及头面部、颈项部,自上而下顺序蔓延到胸、背、腹、臂和四肢,最后至手掌和足底。皮疹为浅红色斑丘疹,大小不等,直径2~5mm,略高出皮面,压之褪色,疹间皮肤正常,初时皮疹稀疏,其后逐渐融合呈鲜红色。此时全身浅表淋巴结、肝、脾均可轻度肿大。呼吸稍促,肺部可闻及干、湿啰音,并可出现各种并发症。③恢复期:于出疹3~5天后,皮疹按出疹顺序消退,体温逐渐下降,全身情况好转,呼吸道症状也渐消失。皮疹消退后留下棕褐色色素沉着及糠麸状脱屑,在恢复期也有诊断意义,若无并发症,整个病程为10~14天。

2. 实验室检查

(1) 血清学检测麻疹特异性IgM抗体,以诊断急性期感染。

(2) 发热期取血、尿或鼻咽分泌物,细胞培养后分离麻疹病毒。

(3) 免疫荧光法(IFA)检测患者发病早期鼻、咽、上呼吸道脱落细胞中麻疹病毒抗原或采用PCR法检测麻疹病毒RNA,是早期快速、灵敏、特异的诊断方法。

3. 临床诊断　典型麻疹的诊断根据流行病学资料、麻疹各期的临床表现,如早期的口腔麻疹黏膜斑,皮疹出疹的顺序和形态特征,皮疹消退后留下的色素沉着和糠麸样脱屑等。

4. 确诊诊断　临床诊断的患儿,若有实验室检查中一项阳性,则可确诊诊断。

【诊断标准解读】

1. 麻疹的潜伏期是 10~14 天,麻疹主要经咳嗽、打喷嚏、哭吵及讲话时借助呼吸飞沫传播。因此,若在发病前未接种麻疹疫苗,发病前 10~14 天与患有麻疹的患者有接触,则对诊断麻疹疾病是重要的流行病学依据。

2. 典型麻疹各期的临床表现具有一些特征性的症状体征,如出疹前期有发热以及喷嚏、流涕、咳嗽、流泪、眼结膜充血、眼分泌物增多、声音沙哑等呼吸道症状,特征性的体征是在发病后的2~3 天出现口腔 Koplik spots,2~3 天消失,此时,尽管没有皮疹,但对在出疹前期麻疹的诊断非常重要;出疹期发热体温较出疹前期更高,呼吸道症状和全身中毒症状更加明显,还可有食欲缺乏、恶心、呕吐或腹泻等症状,皮疹出现有一定顺序,皮疹为斑丘疹、皮疹可融合,疹间有正常皮肤,出疹第1~2 天部分患儿口腔仍可见 Koplik spots,出疹持续 3~5 天,出疹期体温更高、皮疹的形态特点、出疹顺序对出疹期麻疹的诊断有很大的价值;恢复期体温下降,皮疹消退后留下棕褐色色素沉着及糠麸状脱屑,在恢复期也有诊断作用。

【病例及诊断解析】

病例:患儿,男,2 岁,因"发热 5 天伴皮疹 1 天"于 2009 年 1 月 12 日住院。

患儿于入院前 5 天开始出现发热,每天体温38.5~39℃,伴流涕、咳嗽及声音嘶哑。昨日起体温升高达 40℃,发现耳后及颜面部出现红色皮疹,今天前胸及后背也出现同样皮疹,患儿精神较萎,有时烦躁。近 2 天大便次数增多,3~4 次 / 天,稀糊状。自发病以来胃纳减退。起病后曾多次到医院就诊,均拟诊为上呼吸道感染给予对症治疗。

患儿在发病前 10 天曾与邻家一出疹患儿有接触(具体疾病不详)。

既往史:无传染病史。出生 6 个月后易患感冒,曾患肺炎 1 次。

个人史:出生时正常,体重 3000g;母乳喂养至 6 个月,现为普食;生长发育正常;生后 7 个月内均按时接受国家计划免疫预防接种,此后未再接受任何预防接种。

家族史:父母均体健,无遗传性疾病史。

体格检查:体温 39.5℃,呼吸 50 次 / 分,血压86/50mmHg,体重 12kg。神志清,精神萎软,哭声嘶哑,急性病容;颜面至胸背部皮肤可见红色斑丘疹,压之褪色,疹间皮肤正常,四肢均未见皮疹;颈部可扪及黄豆大小淋巴结数枚;双眼分泌物较多,睑球结膜充血,双外耳道未见分泌物溢出,流涕,口唇较红,口腔黏膜充血、粗糙,在颊黏膜和部分唇内侧黏膜可见白色细小斑点,咽部充血;呼吸略促,可见轻度吸气性凹陷,双肺呼吸音粗,可闻及粗湿啰音,肺底部有少许细湿啰音;心率 140 次 /分,心音有力,心律齐,未闻及杂音;腹部平软,肝脏肋下 2cm,质软,脾未触及。神经系统未见异常。

辅助检查结果:血 WBC 15×10^9/L,中性粒细胞 70%,淋巴细胞 30%,RBC 4.6×10^{12}/L,Hb 120g/L,PLT 300×10^9/L,CRP 50mg/L。胸部 X 线:双肺纹理增粗,双下肺可见斑片状渗出影。

诊断:麻疹(疑似病例),喉炎,支气管肺炎。

诊断解析:患儿为 2 岁幼儿,发热 4 天后出疹,皮疹为红色斑丘疹,从颜面向躯干发展,病程中出现卡他症状、咳嗽等表现,口腔麻疹黏膜斑(+)。患儿从未接种过麻疹疫苗,发病前有与出疹患者接触史,既往未患过麻疹。应首先考虑麻疹诊断,因只有可疑的麻疹流行病接触史,结合临床表现,考虑为麻疹。进一步确诊应:①继续观察病程经过,麻疹出疹期多为 3~5 天,皮疹自上至下波及至手掌和足底,皮疹出齐后体温随之下降,皮疹消退的顺序同出疹,疹退后有糠麸样脱屑和色素沉着,若临床表现符合可临床诊断;②明确诊断应依据麻疹血清学检测结果,如果麻疹 IgM 抗体阳性则可确诊。

患儿临床上出现声音嘶哑、犬吠样咳嗽及吸气性上凹,喉炎诊断成立。麻疹患者整个呼吸道炎症反应明显,小儿呼吸道狭窄且黏膜富含血管,炎症时易出现充血水肿,故急性喉炎是小儿麻疹的常见并发症之一。除喉炎外考虑患儿还并发了支气管肺炎,肺部体征及胸部 X 线检查均已证实,麻疹病毒本身可导致肺部病变,但主要表现为间质炎症,在此病变的基础上可继发其他病原的感染,如肺炎链球菌、金黄色葡萄球菌、流感嗜血杆菌及腺病毒等。典型麻疹血 WBC 计数应正常或降低,分类应以淋巴细胞为主。但是,该患儿表现相反,而且 CRP 增高,因此考虑其喉炎和肺炎的病原菌除麻疹病毒外有可能合并细菌感染。

对于尚未出疹,以发热及卡他症状为主要表现的患儿,临床医师往往忽略考虑麻疹,而比较多的考虑为上呼吸道病毒感染。但是应注意的是,麻疹前驱期特异性的临床特征是麻疹黏膜斑,在发热 2~3 天时即可以出现。因此,在流行季节,对于有流行病学接触史(接触患者或来自疫区)的发热患者,应仔细检查口腔黏膜是否充血、粗糙、有麻疹黏膜斑存在,如果高度怀疑应注意观察出疹情况。

确诊前应与婴幼儿常见的出疹性疾病鉴别,如幼儿急疹、风疹、其他病毒疹、川崎病和药物疹等。幼儿急疹尽管也是发热 3~4 天出疹,但"热退疹出"是该病的特点;风疹的皮疹形态尽管与麻疹相似,但皮疹在发热 1 天出现,而且消退也快,"来去一阵风"是其出疹的特点;肠道病毒、EB 病毒感染在小儿并不少见,病程中也会出疹,但无麻疹典型的出疹顺序;川崎病也多见于婴幼儿,持续发热伴睑球结膜、口腔黏膜充血等表现,有时貌似麻疹,但皮疹多出现短暂,多见于躯干部,而且同时伴有淋巴结肿大、指(趾)端梭型红肿等特征性表现;以上疾病均无特异性的口腔黏膜斑;因此,根据临床表现可以基本排除。患儿病前无用药史,故不考虑药物疹。此外,麻疹口腔黏膜斑需与白色念珠菌感染引起的"鹅口疮"进行鉴别,后者尤其多见于小婴儿及免疫功能较弱者,表现为口腔黏膜斑,但是与麻疹不同的是口腔黏膜无充血、粗糙改变,黏膜斑较早期麻疹的细点状斑点大,结合麻疹其他表现可鉴别,必要时可行口腔黏膜分泌物涂片检查,前者可见到多核巨细胞改变,而后者可找到真菌菌丝。

(俞蕙)

参考文献

1. 方峰,俞蕙. 小儿传染病学. 第 4 版. 北京:人民卫生出版社,2014,16-19.

2. 陈灏珠,林果为,王吉耀,主编. 实用内科学,第 4 版. 北京:人民卫生出版社 2013,365-370.

3. Ye Y,Wang W,Wang X,et al. The clinical epidemiology of pediatric patients with measles from 2000 to 2009 in Shanghai,China. Clin Pediatr (Phila),2011,50(10):916-922.

4. 黄辉,邓莉,郑崇光,等. 经病原学确诊的 207 例儿童麻疹临床特征分析. 中国循证儿科杂志,2012,7(2):128-131.

5. 李志庆,李彦. 血清超敏 C 反应蛋白在小儿麻疹并发肺炎中的临床意义. 中国感染控制杂志,2008,7(5):340-341,344.

第十二节 流行性感冒

【疾病简介】

流行性感冒(influenza,简称流感),是由流感病毒引起的急性呼吸道传染病。流感的流行病学最显著特点为:突然暴发,迅速扩散,造成不同程度的流行,具有季节性。流感的潜伏期一般为 1~7 天,多数为 2~4 天,临床表现为起病急剧,有咳嗽、流涕、咽痛等呼吸道症状以及高热、乏力、肌肉酸痛等全身中毒症状。虽然本病大多为自限性,但是在重症感染或引起并发症时则需要住院治疗,少数重症病例可因呼吸或多脏器衰竭而死亡。2009 年,美国感染病学会颁布了《成人及儿童季节性流感诊断、治疗、药物预防、暴发处理临床实践指南》;2011 年,原卫生部组织了我国流感防治研究领域的病原学、流行病学、实验室诊断、临床、中医、疾病预防控制等方面专家,在总结我国既往流感诊疗方案和临床经验的基础上,参考国内外最新研究成果,制定了适合我国临床使用的《流行性感冒诊断与治疗指南》(2011 年版)。

【诊断标准】

(一)国内诊断标准

原卫生部《流行性感冒诊断与治疗指南》(2011 年版)关于流感的诊断标准如下:

1. 临床诊断

(1)在流感流行时期,出现下列情况之一,需要考虑是否为流感:①发热伴咳嗽和(或)咽痛等急性呼吸道症状;②发热伴原有慢性肺部疾病急性加重;③婴幼儿和儿童发热,未伴其他症状和体征;④重病患者出现发热或低体温。

(2)在任何时期,出现发热伴咳嗽和(或)咽痛等急性呼吸道症状,并且可以追踪到与流感相关的流行病学史:如患者发病前7天内曾到有流感暴发的单位或社区;与流感可疑病例共同生活或有密切接触;从有流感流行的国家或地区旅行归来等。

2. 确诊诊断 具有临床表现,以下1种或1种以上的病原学检测结果呈阳性者,可以确诊为流感:

(1)流感病毒核酸检测阳性(可采用 real-time RT-PCR 和 RT-PCR 方法)。

(2)流感病毒快速抗原检测阳性(可采用免疫荧光法和胶体金法),需结合流行病学史作综合判断。

(3)流感病毒分离培养阳性。

(4)急性期和恢复期双份血清的流感病毒特异性 IgG 抗体水平呈4倍或4倍以上升高。

3. 重症流感的诊断 流感病例出现下列1项或1项以上情况者为重症流感病例。

(1)神志改变:反应迟钝、嗜睡、躁动、惊厥等。

(2)呼吸困难和(或)呼吸频率加快:5岁以上儿童 >30次/min;1~5岁 >40次/min;2~12月龄 >50次/min;新生儿~2月龄 >60次/min。

(3)严重呕吐、腹泻,出现脱水表现。

(4)少尿:小儿尿量 <0.8ml/(kg·h),或每天尿量婴幼儿 <200ml/m²,学龄前儿 <300ml/m²,学龄儿 <400ml/m²,14岁以上儿童 <17ml/h;或出现急性肾衰竭。

(5)血压降低,动脉血氧分压(PaO_2)<60mmHg(1mmHg=0.133kPa)或氧合指数(PaO_2/FiO_2)<300。

(6)胸部X线显示双侧或多肺叶浸润影,或入院48小时内肺部浸润影扩大≥50%。

(7)肌酸激酶(CK)、肌酸激酶同工酶(CK-MB)等酶水平迅速增高。

(8)原有基础疾病明显加重,出现脏器功能不全或衰竭。

(二)国外诊断标准

美国感染病学会发布的流感临床实践指南中的流感诊断标准与我国制定的诊断标准相似,确诊诊断需要结合病原学依据(流感病毒分离、流感病毒核酸检测、流感病毒快速抗原检测等)。

【诊断标准解读】

1. 在流感流行季节,有超过40%的学龄前儿童及30%的学龄儿童罹患流感。一般健康儿童感染流感病毒可能表现为轻型流感,主要症状为发热、咳嗽、流涕、鼻塞及咽痛、头痛,少部分出现肌痛、呕吐、腹泻。婴幼儿流感的临床症状往往不典型,可出现高热惊厥。新生儿流感少见,但易合并肺炎,常有败血症表现,如嗜睡、拒奶、呼吸暂停等。在小儿,流感病毒引起的喉炎、气管炎、支气管炎、毛细支气管炎、肺炎及胃肠道症状较成人常见。

2. 流感临床诊断时,临床医师应重视流行病学资料作为诊断流感的主要依据之一。根据流感流行期间和任何期间两种情况进行临床诊断。在流行季节,要充分考虑一些可能感染流感病毒的提示因素,包括发热和呼吸道症状;在任何时期,只要追踪到与流感相关的流行病学史,若出现急性发热和呼吸道症状时就要考虑流感的诊断。

3. 重症病例的临床表现主要有流感病毒性肺炎、心肌损害、神经系统损伤、肌炎、横纹肌溶解综合征、中毒性休克、呼吸衰竭等。

4. 实验室病原学检查是确诊诊断的依据。

(1)病毒分离是实验室检测的"金标准"。

(2)病毒核酸 RT-PCR 检测可以用于早期诊断,病毒核酸检测的特异性和敏感性最好,且能快速区分病毒类型和亚型,一般能在4~6小时内获得结果。

(3)快速抗原检测有助于对流感早期发现,可采用免疫荧光、胶体金试验的方法。对快速检测结果的解释应结合患者的流行病史和临床症状综合考虑:在非流行期,阳性筛查结果有可能是假阳性;在流行期,阴性的筛选检测结果可能是假阴性;这两种情况均应考虑使用 RT-PCR 或病毒分离培养作进一步确认。

【病例及诊断解析】

病例：患儿，女，8岁，因发热伴咳嗽、咽痛6天于2011年12月11日而就诊。门诊胸部X线示左肺肺炎收住院。患儿体温持续在39℃左右，服用美林退热药效果不佳，并同时出现咳嗽、咽痛等症状。患儿起病以来，高热时感觉头痛、乏力、肌肉酸痛、食欲缺乏，无呕吐、腹泻，二便正常。患儿既往体健，无基础疾病和慢性疾病史。一周前患儿同班同学中有多名学生有相似的症状，诊断为流感。

体格检查：T 39.2℃，R 23次/分，P 110次/分，BP 105/68mmHg，一般情况可，神志清楚，对答切题，全身皮肤黏膜无皮疹，咽部充血，扁桃体Ⅰ度肿大，无化脓，两肺呼吸音粗，左肺可闻及中湿啰音，心率110次/分，律齐，无杂音，腹软，无压痛，肝脾未及，神经系统体检无阳性体征，四肢肌力、肌张力正常。

血常规：WBC 6.9×10^9/L，N 65%，L 35%，Hb 132g/L，PLT 145×10^9/L，CRP<8mg/L。

胸部X线：两肺肺纹理增粗，左肺上野斑片样渗出影。

鼻拭子流感病毒抗原快速检测甲型流感病毒（+）。鼻拭子流感病毒RT-PCR（+），分型为H3N2。

血清支原体抗体IgM（-），痰支原体DNA（-）。肝肾功能正常。心电图正常。心肌酶CK 116U/L。

诊断：流感病毒性肺炎（甲型H3N2）。

诊断解析：患儿为8岁学龄儿童，在冬季出现发热、咳嗽、咽痛等呼吸道症状，患儿高热近一周，有头痛、乏力、肌肉酸痛、食欲缺乏全身症状，结合一周前患儿同班同学中有流感患者的流行病学病史，临床诊断要考虑流感。患儿胸部X线提示左肺肺炎，血常规外周血象白细胞不高，白细胞分类比例正常，CRP正常，提示引起肺炎的病原体为病毒或支原体可能大。流感的临床症状无特殊性，易与普通感冒相混淆，但流感的全身症状比普通感冒重，患儿高热约一周，有全身症状，有流行病学接触史，尤其是鼻拭子流感病毒抗原快速检测甲型流感病毒阳性，确诊为甲型流感，进一步的病毒核酸检查和分型证实为甲型H3N2；患儿血及痰的支原体检查均为阴性，可排除支原体感染所致的肺炎。患儿有肺炎的症状、体征、胸部X线影像学证据，诊断流感病毒性肺炎，但患儿无基础疾病和慢性疾病史，非重症病毒性肺炎病例。

（俞　蕙）

参考文献

1. 中华人民共和国国家卫生和计划生育委员会. 流行性感冒诊断与治疗指南（2011版）. 2011.
2. Harper SA, Bradley JS, Englund JA, et al. Seasonal influenza in adults and children-diagnosis, treatment, chemoprophylaxis, and institutional outbreak management: Clinical Practice Guidelines of the Infectious Diseases Society of America. Clin Infect Dis, 2009, 48: 1003-1032.
3. 黎毅敏, 杨子峰. 流行性感冒诊断与治疗指南（2011版）解读. 中国实用内科杂志, 2012, 32(2): 105-108.
4. 曾玫, 姚玮蕾, 谢新宝, 等. 儿童甲型H1N1病毒相关性肺炎的临床特征. 中华传染病杂志, 2010, 27(12): 716-721.
5. Ge Y, Cai J, Wang X, et al. Childhood influenza in the outpatient setting in Shanghai, China. 2012, 31(8): e111-116.
6. 姚玮蕾, 曾玫, 王晓红, 等. 1999年—2008年我院住院儿童流感的临床特征和流行病学. 中华传染病杂志, 2010, 27(5): 225-228.
7. 傅文永, 成焕吉. 流行性感冒病毒病原学诊断. 中华儿科杂志, 2002, 40(12): 712-715.

第十三节　水痘

【疾病简介】

水痘（varicella or chickenpox）是一种由水痘-带状疱疹病毒（varicella-zoster virus, VZV）引起的传染性极强的急性出疹性传染病，临床表现以皮肤和黏膜相继出现和同时存在斑疹、丘疹、疱疹和结痂多种类型皮疹呈向心性分布为主要特征。多发生于儿童期，2~6岁为发病高峰。病后VZV病毒会潜伏在神经节内，在机体免疫低下时可活化增殖，引起带状疱疹。故传染源为水痘和带状疱疹患者，从发病前1~2天至全部皮疹结痂前都有很强的传染性,主要经呼吸道或接触疱疹液而传播。

【诊断标准】

(一)国内诊断标准

国内尚未有水痘的诊疗指南公布。由科学出版社出版的《儿科疾病诊断流程与治疗策略》和人民卫生出版社出版的教科书《小儿传染病学》(第4版)中介绍水痘的诊断标准如下:

1. 有水痘流行病史和接触史。

2. 典型水痘 面部和躯干相继分批出现皮疹,呈向心性分布,初为红色小斑疹,很快变为丘疹和薄壁水疱疹,疱疹周围有红晕,易破溃,伴瘙痒,数天后结痂。可见丘疹、新旧水疱疹、结痂等同时存在。口腔、咽部和外阴等处黏膜也可有皮疹,易破溃形成小溃疡。全身症状轻,一般不发热或有低热。

3. 重症水痘 表现为进行性弥漫性水疱疹,伴持续高热。皮疹离心性分布,常为大疱型或出血性疱疹。常并发水痘肺炎和血小板减少致出血。严重出血或并发DIC时危及生命。

4. 血常规检查 白细胞计数正常,淋巴细胞相对增高。

5. 水疱液涂片检查有多核巨细胞和核内包涵体,或分离出VZV病毒,或抗原阳性,或双份血清(间隔2~3周)VZV抗体滴度有≥4倍升高或特异性IgM阳性。

具有上述1、2、4或1、3、4项者可临床诊断为水痘,同时具备第5项可作出病原学确诊。

(二)国外诊断标准

目前国外尚未见规范化的诊断标准,尼尔森儿科学第19版对水痘诊断介绍如下:

病毒学检查并不是诊断健康儿童患有水痘或带状疱疹的必备条件。然而,随着病情的减轻,实验室检查对水痘的确认往往是必要的。非典型性的免疫突破性水痘,即接种水痘疫苗42天后感染野生型水痘病毒时,多表现为丘疹而非水疱疹,临床诊断较为困难。此外,重症水痘病例往往也需要病毒学确诊,以便与痘病毒感染相鉴别。白细胞减少常在出疹后72小时出现,随后出现淋巴细

胞相对数和绝对数增多。约75%患者肝功能常有轻度升高。有神经系统并发症的水痘患者或无并发症的带状疱疹患者脑脊液中的淋巴细胞有轻度增多,蛋白含量有轻~中度增加,而葡萄糖浓度常为正常。水痘的实验室快速诊断对高风险患者的诊断及感染的控制极为重要。

水痘可在大医院实验室和国家卫生实验室确诊。可通过以下方法快速识别:①直接荧光法检测水疱疹的疱液,需时15~20分钟;②采用特异性免疫荧光染色快速培养,耗时48~72小时;③PCR法检测水疱液或结痂,可在2小时至数天获得结果。其他病原学检查方法有:①非特异性染色检测多核巨细胞:但敏感性差,且不能区分VZV感染与单纯疱疹病毒(HSV)感染;②组织细胞培养分离VZV:该方法较为专业,需时数周;③VZV IgG抗体检测:双份血清IgG抗体有≥4倍升高;④VZV IgM抗体检测:对临床诊断价值不大,因为市售试剂盒是不可靠的,IgM反应的动力学没有很好地界定。但在某些参考实验室(reference laboratory),可靠的VZV特异性IgM抗体检测是有价值的,这包括国家疾病控制与预防中心实验室的IgM抗体捕获测定。此外,毒种鉴定(基因型)可以区分野生型VZV与疫苗株;然而,基因分型仅在高度专业化的参考实验室才能开展。

【诊断标准解读】

1. 根据水痘的流行病史和接触史,典型的斑疹、丘疹、疱疹和结痂同时存在并呈向心性分布的皮疹特点,可临床诊断水痘。

2. 非典型水痘的诊断较为困难。国外诊断非典型水痘时更注重实验室病原学证据,而国内由于水痘相关病原学检查相对困难,更依赖于临床诊断。

3. 免疫缺陷尤其是在潜伏期接受免疫抑制剂或抗肿瘤治疗和淋巴细胞绝对数 $<0.5 \times 10^9/L$ 者易发生重症水痘,病情严重。若临床医师高度警惕本病并能早期进行快速诊断和及时给予抗病毒治疗有助于有效控制病情和改善预后。

4. 国外对于抗VZV IgM诊断价值的评价主要是基于检测方法和试剂的准确性。

5. 国内外目前尚未有权威性的水痘诊断标准,本文所述国内外水痘的诊断依据可供临床医师参考。

【病例及诊断解析】

病例:患儿,男,5 岁 5 个月,因"发热 3 天,皮疹 2 天"入院。

现病史:患儿 3 天前无明显诱因出现发热,热型不规则,最高体温 38.3℃,无明显头痛、腹泻、咽痛和咳嗽等其他不适,精神尚可,食欲略有减退。发热 1 天后发现头面部及躯干部位出现散在皮疹,伴明显痒感。家长给予"氨酚黄那敏"口服后,仍有反复低热,皮疹逐渐波及四肢。

既往史:既往体健。近日幼儿园中有其他类似皮疹患儿。

体格检查:T 37.6℃,P 90 次 / 分,R 26 次 / 分,BP 90/60mmHg。精神反应可。咽部无明显充血,口腔黏膜光滑。头面部、躯干、四肢、臀部可见散在分布的斑丘疹、水疱疹和结痂,皮疹周围有红晕,有抓痕。皮疹以躯干部为多,四肢末端包括掌指间未见皮疹。颈无强直。双肺未闻及干湿啰音。心音有力,律齐。腹平软,肝脾肋下未及。神经系统检查无异常。

辅助检查:血常规:WBC 9.20×10^9/L,N 42.2%,L 56.2%,Hb 136g/L,PLT 198×10^9/L。CRP 3mg/L。血生化、尿常规和粪常规基本正常。

诊断:水痘。

诊断解析:

1. 患儿主要临床表现是发热伴皮疹,其皮疹有明显的特点,有斑丘疹、水疱疹和结痂等多种皮疹同时存在,皮疹伴瘙痒,呈向心性分布,符合水痘的皮疹特征。

2. 患儿所在幼儿园内近期有类似病例出现,提示幼儿园内有水痘流行,患儿有水痘的接触史,是临床诊断水痘的重要流行病学依据。

3. 患儿水疱疹主要分布于头面部和躯干部,口腔内及口周无疱疹,不支持 HSV 引起的龈口炎和丘疹性荨麻疹,后者皮疹主要是丘疹,质地坚实,多见于四肢。患儿免疫功能正常,缺乏发生全身性 HSV 感染的易感因素,一般状况好、病情轻,

亦不支持该病。患儿臀部有皮疹,需与手足口病鉴别,后者丘疱疹小,疱壁较厚,一般不结痂,主要分布于四肢末端和口腔内,本病例不符合上述特点。

4. 水痘病例一般临床经过和预后良好,需做好皮疹的局部治疗,避免感染;注意病程中和病后发生脑炎、小脑共济失调等并发症。

(方 峰)

参考文献

1. 陈吉庆,周国平. 儿科疾病诊断流程与治疗策略. 北京:科学出版社,2008,217-220.
2. 方峰,俞蕙. 小儿传染病学. 第 4 版. 北京:人民卫生出版社,2014,71-75.
3. Philip S. LaRussa,Mona Marin. Nelson Textbook of Pediatrics. 19th ed. Philadelphia:W. S. Saunders,2011,1104-1110.

第十四节 流行性乙型脑炎

【疾病简介】

流行性乙型脑炎(epidemic encephalitis B or Japanese encephalitis)简称乙脑,又称日本脑炎,是由乙型脑炎病毒引起的急性中枢神经系统传染病。临床特征为急起发病、持续高热、不同程度意识障碍、反复或持续惊厥或局部抽搐、颅高压征、锥体束征、锥外系表现及脑膜刺激征等。病毒经蚊虫媒介传播,流行有严格季节性,多于 7、8、9 月份发病。流行初期病例多病情严重,流行后期常见到轻型病例。重症病死率高,常遗留神经系统后遗症。

【诊断标准】

(一)国内诊断标准

原中华人民共和国卫生部于 2008 年 12 月 11 日公布流行性乙型脑炎的诊断标准。

1. 诊断依据

(1)流行病学史:居住在乙脑流行地区且在蚊虫孳生季节发病,或在发病前 25 天内在蚊虫孳生季节曾去过乙脑流行地区。

（2）临床表现：

1）潜伏期：一般为 10~14 天，可短至 4 天，长至 21 天。

2）临床症状：急性起病，发热、头痛、喷射性呕吐，发热 2~3 天后出现不同程度意识障碍，重症患者可出现全身抽搐、强直性痉挛或瘫痪等中枢神经系统征象，严重病例出现中枢性呼吸衰竭。

3）体征：浅反射消失、深反射亢进。脑膜刺激征和病理反射阳性，痉挛性瘫痪或去大脑强直。可伴瞳孔大小改变、血压升高、心率减慢等颅内压升高征象。

（3）临床分型：

1）轻型：发热，体温一般不超过 39℃；头痛、呕吐、精神萎靡，神志清楚，无抽搐，病程 7~10 天。

2）普通型：发热，体温 39~40℃；剧烈头痛、喷射性呕吐、烦躁、嗜睡、昏睡或浅昏迷，局部肌肉小抽搐，病程约 2 周。

3）重型：发热，体温 40℃以上；剧烈头痛、喷射性呕吐，很快进入昏迷，反复抽搐，病程约 3 周，病愈后可留有后遗症。

4）极重型：起病急骤，体温 1~2 天内上升至 40℃以上，反复或持续性强烈抽搐，伴深昏迷，迅速出现脑疝及呼吸衰竭，病死率高，幸存者发生后遗症几率较高。

（4）实验室检查：

1）血常规：白细胞总数多在 $(10~20) \times 10^9/L$，中性粒细胞可达 80% 以上。

2）脑脊液常规：压力增高，外观清亮，白细胞计数增高，多在 $(50~500) \times 10^6/L$，早期以多核细胞增高为主，后期以淋巴细胞增高为主，蛋白轻度增高，糖和氯化物正常。

3）血清学检查：①近 1 个月内未接种乙脑疫苗者，血液或脑脊液中抗乙脑病毒 IgM 抗体阳性；②恢复期血清抗乙脑病毒 IgG 抗体阳性或乙脑病毒中和抗体滴度比急性期有 ≥4 倍升高；③急性期抗乙脑病毒 IgG 抗体阴性，恢复期阳性。

4）病毒学检查：①早期感染者脑脊液或血清中分离出乙脑病毒；②检测出乙脑病毒特异性核酸。

2. 诊断

（1）疑似病例：具备流行病学史、典型临床症状和体征及血常规特征者。

（2）临床诊断病例：疑似病例同时符合脑脊液常规检查改变者。

（3）确诊病例：临床诊断病例，同时符合血清学检查中任一项者；或临床诊断病例，同时符合病毒学检查中任一项者。

（4）在临床诊断或确定诊断基础上，应根据病情进行临床分型诊断。

（二）国外诊断标准（世界卫生组织推荐）

1. 急性脑炎综合征的定义　指的是任何年龄在任何时间出现急性发热和意识改变（包括精神错乱、定向力障碍、昏迷或失语）和（或）出现癫痫发作（除外高热惊厥）。其他早期可能出现的临床表现包括烦躁、嗜睡或行为异常，较一般发热性疾病多见。

2. 病毒学证据

（1）血清学检查：用 ELISA 法检测脑脊液或血清中特异性 IgM 抗体阳性。

在下列情况下应进行以下确证试验：①登革热或其他黄病毒正在暴发流行；②乙脑疫苗接种覆盖率非常高；③没有流行病学和昆虫学证据支持乙脑正在传播；④实验室检查未确认。

（2）确证试验：①用免疫荧光或免疫组化法检测脑组织中乙脑病毒抗原；②用反转录聚合酶链反应（RT-PCR）或具有同样敏感性和特异性的核酸扩增试验检测血清、血浆、全血、脑脊液或脑组织中乙脑病毒基因；③在血清、血浆、全血、脑脊液或脑组织分离出乙脑病毒；④恢复期血清特异性 IgG 抗体较急性期有 4 倍或以上升高（标本收集间隔至少 14 天）。

3. 诊断标准

（1）疑似病例：具备急性脑炎综合征的表现。

（2）可能病例：与经实验室确诊乙脑病例暴发流行有密切的地理和时间关系的疑似病例。

（3）确诊病例：实验室检查已经确诊为乙脑的疑似病例。

【诊断标准解读】

1. 该病经由蚊虫媒介传播，因此，流行病学史及发病季节对该病的临床诊断有重要意义。

2. 持续发热伴有突出的中枢神经系统征象包括意识障碍、惊厥、颅内高压征、锥体束征和脑膜刺激征阳性等是重要的定位诊断和该病临床诊断的依据。

3. 国内诊断标准有临床分型，对该病的治疗及预后可作出合理指导。

4. 国外诊断标准中提到在登革热或其他黄病毒流行时，需进一步进行病原学确证试验，临床上需注意与登革热或黄病毒感染相鉴别。

【病例及诊断解析】

病例：男孩，3岁2个月，因"发热，头痛伴间断呕吐3天，抽搐1次"于2008年8月16日入院。

现病史：患儿于3天前开始持续发热，体温波动在39~40℃之间，伴有嗜睡和头痛，间断呕吐，多为胃内容物。昨日发生抽搐，表现为双手握拳，四肢强直伴抖动，口唇发绀，持续约3~5分钟，按压人中后缓解。病程中不伴寒战、腹痛腹泻、咳嗽等其他不适。病后在本地医院就诊，给予降温、补液、降颅压等处理，具体用药不详。

既往史：患儿家住农村，既往体健，否认进食变质食物史和家族性遗传代谢病史。

体格检查：T 39.6℃，P 108次/分，R 36次/分，BP 106/80mmHg。昏睡状，可短暂唤醒。口腔黏膜光滑，右上肢及双下肢可见多处米粒大小红色皮疹，伴瘙痒。颈项强直。双肺未闻及干湿啰音，心音有力，律齐。全腹无压痛和反跳痛，肝脾肋下未及。腹壁反射和提睾反射未引出，腱反射亢进，克氏征、布氏征和巴氏征阳性。

辅助检查：血常规 WBC 15.20×10^9/L，N 82.3%，L 16.5%，Hb 130g/L，PLT 253×10^9/L。血沉 20mm/H。血生化基本正常。粪常规+隐血正常。脑脊液常规：无色、清亮，蛋白定性(+)，红细胞计数 0×10^6/L，有核细胞计数 460×10^6/L，中性粒细胞63%。脑脊液糖和氯化物均正常。头颅MRI示轻度脑水肿。脑电图示慢波改变。

病原学检查：脑脊液涂片未找到细菌和真菌。脑脊液新型隐球菌抗原阴性。脑脊液抗 HSV-Ⅰ、抗 HSV-Ⅱ、抗埃可病毒和抗柯萨奇病毒-IgM 均为阴性。送检脑脊液细菌和真菌培养、脑脊液和血乙脑病毒 IgM 抗体和血乙脑病毒 RNA 检查结果未到。

诊断：流行性乙型脑炎。

诊断解析：

1. 患儿起病急，持续发热，有意识改变（嗜睡）；有头痛、呕吐和惊厥，血压偏高，心率相对于年龄和体温偏慢均提示颅高压征；有颈项强直、克氏征和布氏征阳性等脑膜刺激征；巴氏征阳性提示有锥体束征；浅反射消失支持中枢神经系统病变，故定位诊断为脑膜脑炎。

2. 患儿头颅 MRI 示轻度脑水肿，脑电图示慢波改变支持上述定位诊断，脑脊液呈无菌性脑膜炎改变，提示为病毒性脑膜脑炎。

3. 患儿在8月份发病，外周血象显示白细胞总数和中性粒细胞明显增高，符合流行性乙型脑炎的特征。鉴于其体温波动在39~40℃之间、昏睡状态、惊厥1次、轻度脑水肿、未并发呼吸衰竭等，考虑临床类型为普通型（中型）。待乙脑病毒特异性 IgM 抗体和核酸检查结果可予以病毒学确诊。

4. 患儿脑脊液抗 HSV-Ⅰ、抗 HSV-Ⅱ、抗埃可病毒和抗柯萨奇病毒（Cox）-IgM 均为阴性，排除常见的单纯疱疹病毒脑炎和肠道病毒脑炎；无不洁饮食史，加之粪常规正常，排除中毒型痢疾；否认家族性遗传代谢病史，加上血生化基本正常，排除瑞氏综合征和遗传代谢性脑病。

5. 患儿有肢体皮疹，需与重症手足口病相鉴别。其皮疹不是丘疱疹，缺乏口腔疱疹，不支持典型手足口病。需结合患儿居住地的流行病学资料进行分析判断；乙脑病毒的病原学检查有助于鉴别；必要时加查肠道病毒71型和 CoxB16 等病毒学检查加以区别。

（方　峰）

参考文献

1. 卫生部传染病标准专业委员会.中华人民共和国卫生行业标准——流行性乙型脑炎诊断标准.2008.
2. WHO. Manual for the Laboratory Diagnosis of Japanese Encephalitis Virus Infection.2007.

第十五节 流行性腮腺炎

【疾病简介】

流行性腮腺炎(mumps)是由流行性腮腺炎病毒引起的急性呼吸道传染病,主要侵犯腮腺,临床主要表现为腮腺的非化脓性肿痛,同时可伴有发热、食欲减退、乏力等症状,还可侵犯其他腺体组织、神经系统、肝、肾、心脏、关节等几乎所有的器官,引起脑膜脑炎、睾丸炎、胰腺炎和卵巢炎等。本病多发于学龄前及学龄期儿童,亦可见于成人,好发于冬、春季,一旦感染可终生免疫。

【诊断标准】

(一)国内诊断标准

原中华人民共和国卫生部于2007年4月17日发布流行性腮腺炎诊断标准如下:

1. 诊断依据

(1)流行病学史:发病前14~28天有与流行性腮腺炎患者接触史或本地有流行性腮腺炎流行。

(2)临床表现:

1)发热、头痛、乏力、食欲缺乏等。

2)单侧或双侧腮腺和(或)其他唾液腺肿胀、疼痛、张口和咀嚼或进食酸性食物时疼痛加剧。

3)伴脑膜脑炎时有头痛、呕吐、脑膜刺激征或意识改变。

4)伴睾丸炎时有睾丸或附睾肿痛。

5)伴胰腺炎时有呕吐、上中腹疼痛与压痛。

(3)实验室检查:

1)白细胞计数和尿常规一般正常,有睾丸炎者白细胞可以增高。

2)90%患儿发病早期血清和尿淀粉酶增高。无腮腺肿大的脑膜脑炎患者,血和尿淀粉酶也可

升高。血清脂肪酶增高,有助于胰腺炎的诊断。

3)约半数患者可出现病毒性脑膜脑炎的脑脊液改变。

4)1个月内未接种过腮腺炎减毒活疫苗,血清中检测出腮腺炎病毒特异性IgM抗体。

5)恢复期与急性期血清(间隔2~4周)腮腺炎病毒IgG抗体滴度相比呈4倍或4倍以上升高或者该抗体由阴性转为阳性。

6)唾液腺、尿、脑脊液等体液中分离到腮腺炎病毒。

2. 诊断

(1)疑似病例:符合下列任何一条为疑似病例:①符合临床表现2);②符合流行病学史,同时符合临床表现1)、3)、4)和5)中任何一条者。

(2)临床诊断病例:符合下列任何一条为临床诊断病例:①符合临床表现2),同时符合临床表现1)、3)、4)和5)中任何一条者;②符合流行病学史和临床表现1),同时符合实验室检查1)、2)和3)中任何一条者。

(3)确诊病例:疑似病例或临床诊断病例同时符合实验室检查4)、5)、6)中任何一条者。

(二)国外诊断标准

美国国家和地方流行病学委员会(CSTE)于2011发布流行性腮腺炎的诊断意见。

1. 疑似病例 符合下列任何一条为疑似病例:

(1)原因不明的急性唾液腺肿胀、腮腺炎、睾丸炎或卵巢炎。

(2)没有流行性腮腺炎的临床症状,但实验室检查结果阳性(有或无流行性腮腺炎确诊病例或临床诊断病例的接触史)。

2. 临床诊断病例 急性起病的腮腺或其他唾液腺肿胀持续至少2天,或不明原因的睾丸炎或卵巢炎,且符合下列任何一条:

(1)血清抗流行性腮腺炎病毒IgM抗体阳性。

(2)与流行性腮腺炎确诊患者或临床诊断患者有接触史或本地有流行性腮腺炎流行。

3. 确诊病例 实验室检查证实腮腺炎病毒RT-PCR阳性或病毒培养阳性,且满足以下任何一条的急性患者:①急性腮腺或其他唾液腺肿胀,持续至少2天;②无菌性脑膜炎;③听力受损;④睾

丸炎;⑤卵巢炎;⑥乳腺炎;⑦胰腺炎。

【诊断标准解读】

1. 腮腺非化脓性肿痛是流行性腮腺炎的突出征象,由于该病可获得病后持久免疫力,故对于初次发病者首先应该考虑本病,是临床诊断的重要依据。国外诊断标准中强调其持续时间至少2天。

2. 本地流行性腮腺炎的流行病学史和接触史是临床诊断的重要线索,加上腮腺非化脓性肿痛等临床资料,即可临床诊断流行性腮腺炎,但不是临床诊断该病的必备条件,确诊还需要病原学检查的证据。

3. 部分非典型病例可无腮腺肿痛表现,而以其他唾液腺肿痛、胰腺炎、脑膜炎或睾丸炎等表现出现,此时,需注意识别和寻找病原学证据。

4. 流行性腮腺炎可引起血和尿淀粉酶升高,并发胰腺炎时血清脂肪酶升高。国内诊断标准将此作为临床诊断的依据之一,对于无腮腺肿痛病例的临床诊断有一定帮助。

5. 国外诊断标准中提到流行性腮腺炎可引起听力受损、乳腺炎和卵巢炎,尤其是前两者国内很少关注到,应引起我们的重视。

6. 国内诊断标准中注意到腮腺炎减毒活疫苗接种对于血清腮腺炎病毒特异性 IgM 抗体检测诊断价值的影响,并将特异性 IgM 抗体和双份血清特异性 IgG 抗体检测视为确诊依据,而国外更认可腮腺炎病毒基因检测(RT-PCR)和病毒分离的病原学确诊价值。

【病例及诊断解析】

病例:患儿,男,12岁7个月,因"发热、头痛、呕吐3天"于2012年3月9日入院。

现病史:患儿于3天前开始发热,体温最高39.6℃,伴头痛,非喷射状呕吐,约10次/天。病程中无抽搐、咳嗽、腹泻、腹痛、意识模糊、皮疹等不适。曾在本地医院就诊,具体情况不详。入院前2天在本院门诊给予"抗生素、利巴韦林、维生素 B₆、甘露醇"等治疗,头痛稍好转,但仍有发热、呕吐。

既往史:患儿同学中已有2人患腮腺炎;未接种过腮腺炎疫苗。

体格检查:T 38.3℃,P 102 次/分,R 22 次/分,Bp 110/80mmHg。神志清楚,精神欠佳。全身皮肤无皮疹及出血点。双侧瞳孔等大等圆,约3mm。颈项强直。上颌窦压痛(−),咽充血,双侧扁桃体Ⅰ°肿大。双侧腮腺区轻度肿胀伴轻度压痛,腮腺导管开口轻度红肿。双肺未闻及干湿啰音。心音有力,律齐。腹软,无压痛和反跳痛。肝脾肋下未及。四肢肌力及肌张力正常,下肢腱反射无亢进,克氏征、布氏征和巴氏征均阴性。

辅助检查:血常规示白细胞总数稍降低,淋巴细胞比率稍上升,血色素和血小板计数正常。粪常规、尿常规正常。尿淀粉酶明显升高(2012-3-10尿淀粉酶 6645IU/L)。血糖和电解质及肝肾功能、超敏 CRP 和血沉均正常。免疫全套、呼吸道病原组合均阴性。入院后行腰椎穿刺术。脑脊液常规:无色、清亮,蛋白定性(−),红细胞计数 0×10^6/L,有核细胞计数 230×10^6/L,中性粒细胞 2%,淋巴细胞 98%。脑脊液 IgG 45.8g/L,IgM 3.3g/L,IgA 8.0g/L,白蛋白 358.0g/L。脑脊液涂片未找到细菌和真菌。脑脊液新型隐球菌抗原检测阴性。

诊断:流行性腮腺炎并脑膜炎。

诊断解析:

1. 患儿主要表现为发热伴头痛和频繁呕吐,体检发现颈项强直提示有脑膜刺激征,定位诊断考虑为脑膜炎。

2. 体检发现双侧腮腺轻度肿胀伴轻压痛(对称性轻度肿胀,未被家长注意),腮腺导管开口轻度红肿,提示有腮腺炎。询问病史,患儿同学中已有2位患腮腺炎,又未接种过腮腺炎疫苗,故可临床诊断为流行性腮腺炎并脑膜炎。在儿童脑膜炎中,腮腺炎病毒是最常见的病毒之一,故腮腺炎的存在是推测脑膜炎病因的有力依据。

3. 患儿入院后发现尿淀粉酶异常增高,脑脊液呈无菌性脑膜炎改变,支持上述诊断。虽然患儿目前未有腹痛等症状,但其尿淀粉酶过高,仍应警惕并发胰腺炎的可能性,应检查血脂肪酶水平,必要时加做胰腺的影像学检查进行排查。

4. 患儿为男性,应注意并发睾丸炎的可能,还要注意进行听力测试,排除听力损伤。

(方 峰)

参考文献

1. 中华人民共和国卫生部. 流行性腮腺炎诊断标准. 2007.
2. Fiebelkorn AP, Barskey A, Hickman C, et al. Mumps. VPD Surveillance Manual, 5th Edition. 2012.

第十六节 巨细胞病毒性疾病

【疾病简介】

巨细胞病毒性疾病是由人巨细胞病毒(human cytomegalovirus, HCMV)引起,该病毒具有潜伏 - 活化的生物学特性,一旦感染,将持续终生。虽然 HCMV 感染在我国极其广泛,一般人群 HCMV 抗体阳性率为 86%~96%,孕妇 95% 左右,婴幼儿期为 60%~80% 以上,但 HCMV 是弱致病因子,对免疫功能正常个体并不具有明显致病性,绝大多数表现为无症状性感染;HCMV 所致一个或多个组织或器官的疾病主要发生于免疫功能低下人群如生理性免疫低下的新生儿和婴幼儿与获得性免疫缺陷人群。

【诊断标准】

(一)国内诊断标准

中华医学会儿科学分会感染学组、全国儿科临床病毒感染协作组和《中华儿科杂志》编辑委员会于 2012 年 4 月发布《儿童巨细胞病毒性疾病诊断和防治的建议》中对巨细胞病毒性疾病的诊断标准作如下介绍。

1. 疾病高发人群 ①母亲孕期有原发感染或再发感染的新生儿;②1 岁以下婴儿;③艾滋病患者;④接受骨髓或干细胞或实体器官移植者;⑤接受大剂量或长期免疫抑制剂或糖皮质激素治疗者;⑥其他免疫抑制的患者。

2. 临床特征

(1)先天感染:常有多系统器官受损或以下 1 种或多种表现不同组合形式。黄疸(直接胆红素升高为主)和肝脾大最常见。可有血小板减少性瘀斑,中枢神经系统受累如头小畸形、脑室扩大伴周边钙化灶、感音神经性耳聋、神经肌肉异常、惊厥和视网膜脉络膜炎。外周血异形淋巴细胞(异淋)增多,脑脊液蛋白增高和肝功能异常。常见腹股沟斜疝等畸形。感音神经性耳聋发生率在症状性感染者高达 25%~50%,无症状性感染者亦可达 10%~15%,可呈晚发性或进行性加重。

(2)HCMV 肝炎:多见于婴幼儿期原发感染者,可呈黄疸型或无黄疸型或亚临床型。有轻~中度肝大和质地改变,常伴脾大;黄疸型常有不同程度胆汁淤积;血清肝酶轻~中度升高。轻症有自愈性。

(3)HCMV 肺炎:多见于 6 个月以下原发感染的幼婴。多无发热,可有咳嗽、气促、肋间凹陷,偶闻肺部啰音。影像学检查多见弥漫性肺间质病变,可有支气管周围浸润伴肺气肿和结节性浸润。可伴有肝损害。

(4)输血后综合征:多见于新生儿期输血后原发感染者。临床表现多样,可有发热、黄疸、肝脾大、溶血性贫血、血小板减少、淋巴细胞和异淋增多。常见皮肤灰白色休克样表现。可有肺炎征象,甚至呼吸衰竭。在早产儿,特别是极低体重儿病死率可达 20% 以上。

(5)单核细胞增多症样综合征(类传单):多为年长儿原发感染的表现,婴幼儿期也可发生。有不规则发热、不适、肌痛等,全身淋巴结肿大较少见,渗出性咽炎极少,多在病程后期(发热 1~2 周后)出现典型血象改变[白细胞总数达 $(10~20) \times 10^9$/L,淋巴细胞 >50%,异淋 >5%];90% 以上血清肝酶轻度增高,仅约 25% 有肝脾大,黄疸极少见。

(6)免疫抑制儿童的症状性感染:原发感染和再发感染时都易发生。最常表现为类传单,但异淋细胞少见。部分因免疫抑制治疗有白细胞减少伴贫血和血小板减少。其次为肺炎。肝炎在肝移植受者常与急性排斥反应同时存在,以持续发热、肝酶升高、高胆红素血症和肝衰竭为特征。肾移植受者可发生免疫复合物性肾小球肾炎。胃肠炎常见于艾滋病及骨髓、肾和肝移植受者。还可发生脑膜脑炎、脊髓炎、周围神经病和多发性神经根炎等神经系统疾病。

3. 病毒学证据

(1) 直接证据:在血样本(全血、单个核细胞、血清或血浆)、尿及其他体液包括肺泡灌洗液(最好取脱落细胞)和病变组织中获得如下病毒学证据:①病毒分离:是诊断活动性 HCMV 感染的"金标准",采用小瓶培养技术(shell vial assay)检测培养物中病毒抗原可缩短检出时间;②电子显微镜下找病毒颗粒和光学显微镜下找巨细胞包涵体,阳性率低;③免疫标记技术检测病毒抗原,如 IEA、EA 和 pp65 抗原等;④反转录 PCR 法检测病毒特异性基因转录产物,阳性表明活动性感染;⑤实时荧光定量 PCR 法检测病毒特异性 DNA 载量。HCMV DNA 载量与活动性感染呈正相关,高载量或动态监测中出现载量明显升高提示活动性感染可能。血清或血浆样本 HCMV DNA 阳性是活动性感染的证据;全血或单个核细胞阳性时存在潜伏感染的可能,高载量支持活动性感染。在新生儿期检出病毒 DNA 是原发感染的证据。

(2) 间接证据:主要来自特异性抗体检测。原发感染证据:①动态观察到抗 HCMV IgG 抗体的阳转;②抗 HCMV IgM 阳性而抗 HCMV IgG 阴性或低亲和力 IgG 阳性。近期活动性感染证据:①双份血清抗 HCMV IgG 滴度≥4 倍增高;②抗 HCMV IgM 和 IgG 阳性。新生儿期抗 HCMV IgM 阳性是原发感染的证据。6 个月内婴儿需考虑来自母体的 IgG 抗体;严重免疫缺陷者或幼婴可出现特异性 IgM 抗体假阴性。

4. 诊断标准

(1) 临床诊断:具备活动性感染的病毒学证据,临床上又具有 HCMV 性疾病相关表现,排除现症疾病的其他常见病因后可作出临床诊断。

(2) 确定诊断:从活检病变组织或特殊体液如脑脊液、肺泡灌洗液内分离到 HCMV 病毒或检出病毒复制标志物(病毒抗原和基因转录产物)是 HCMV 疾病的确诊证据。

特殊部位 HCMV DNA 检测有临床诊断意义,

如艾滋病患儿脑脊液内检出 HCMV DNA 可诊断中枢神经系统感染;先天感染新生儿脑脊液内检出 HCMV DNA 提示神经发育不良预后;眼玻璃体液检出 HCMV DNA 是 HCMV 视网膜炎的证据;新生儿和免疫抑制个体血清或血浆 HCMV DNA 载量与 HCMV 疾病严重程度和病毒播散有正相关性。

羊水中检出病毒或复制性标志物提示宫内感染,但出生需再次证实诊断。出生后 2 周病毒学检测不再能区分先天和围产期感染,诊断先天感染只能根据临床特征予以推测或利用出生时新生儿筛查干血点样本回顾性检测病毒基因。

因唾液腺和肾脏是无症状 HCMV 感染者常见排毒部位,单从这些组织中分离到病毒或检出病毒复制标志物需谨慎解释。

当病情严重程度不能完全用 HCMV 疾病解释时,尤应注意寻找其他基础疾病或伴随疾病。

(二) 国外诊断标准

目前国外尚未见规范化的巨细胞病毒性疾病的诊断标准,尼尔森儿科学第 19 版对该病诊断介绍如下:

从尿液、唾液、支气管肺泡灌洗液、乳汁、宫颈分泌物、外周血白细胞和活检组织中分离到病毒是确诊 HCMV 活动性感染的最好方法。快速培养技术(在 24 小时之内)可通过离心样本后行短时培养,用单克隆抗体检测 HCMV 早期抗原。有几种方法用于 HCMV 抗原的快速定量检测,定量 PCR 也可快速检测。

有排毒和活动性感染并不能区分原发感染和再发感染。原发感染可通过血清学转换或同时检测到 IgM 抗体和低亲和力 IgG 抗体进行诊断。初次发现血清学阳性患者抗体滴度轻度增加,其结果需谨慎解释,因为这也可能是原发感染多年后偶尔观察到的结果。IgG 抗体将持续终生。原发感染后的第一周,IgG 抗体的功能性亲和力是非常低的,在感染后 4~5 个月亲和力达到高峰。原发感染后的 4~16 周(处于症状性感染的急性期),IgM 抗体阳性提示症状性或无症状性感染。0.2%~1% 的再发感染患者 IgM 抗体可阳性。

再发感染指的是过去血清反应呈阳性的患者再次出现排病毒。区分内源性病毒活化与不同毒株HCMV的再次感染需经HCMV DNA分析或检测株特异性的抗原表位抗体,如HCMV糖蛋白H抗原表位抗体。

在免疫功能低下患者,常出现HCMV的排毒,IgG滴度的增加,甚至IgM抗体阳性,极难区分原发感染和再发感染。无论感染的类型是原发感染、再发感染或是不确定,一旦证实有巨细胞病毒血症、巨细胞病毒抗原血症或血巨细胞病毒DNA阳性均提示活动性疾病和不良预后。

先天性感染:诊断先天性HCMV感染需在生后2周内病毒分离或PCR检测巨细胞病毒DNA阳性。尿液和唾液是最好的培养标本,唾液和脐带血是最好的PCR扩增标本。婴幼儿先天性HCMV感染可在尿中排泄HCMV多年。IgG抗体测试的诊断价值不大,因为阳性结果可能是胎传抗体,但阴性结果可排除先天性HCMV感染的诊断。在生后第1年IgG抗体滴度稳定或升高对诊断价值不大,因为获得性感染在生后最初几个月多见。IgM抗体检测敏感性和特异性差,诊断先天性HCMV感染是不可靠的。检测HCMV IgM抗体和HCMV IgG抗体亲和力可评估高危妇女宫内传染胎儿的情况。羊水病毒分离阳性可以确诊胎儿感染。妊娠22周后,该方法检测的灵敏度佳。用同样敏感性和特异性的定量PCR法检测羊水中病毒基因组,每毫升羊水10^5个基因组当量提示症状性先天性感染。

【诊断标准解读】

1. HCMV性疾病诊断的困难性 HCMV具有的持续感染特性、潜伏-活化特性和低致病性以及人群感染的普遍性决定了HCMV相关性疾病的诊断在很多情况下都十分困难,因为:①具备活动性感染的病毒学证据时不一定代表发生了相关性疾病:一方面,绝大多数免疫正常个体表现为无症状感染;另一方面,即使是无症状感染者仍然可以持续排毒,在长期排病毒过程中,HCMV活动性感染证据总是会干扰患其他疾病时的病因诊断。②有HCMV相关疾病表现时不一定能够得

到活动性感染的病毒学证据,例如疾病高发人群中的免疫缺陷者因抗体水平低下可出现假阴性;先天性感染婴儿常于症状发生后就诊,很难拿到证实为宫内感染的病毒学证据。

2. HCMV性疾病的临床诊断要点 ①把握疾病高发人群;②掌握HCMV相关性疾病的临床表现特点;③排除现症疾病的其他常见病因;④寻找活动性感染的病毒学证据。在免疫功能低下人群,当临床上出现HCMV疾病相关表现时需高度警惕HCMV性疾病的可能,若同时具备活动性感染的病毒学证据,即可作出临床诊断。

3. 病毒学检查结果的正确解读 在国内诊断建议中,对于病毒学证据的监测意义及其在不同年龄和不同样本的检出意义,尤其对于目前国内临床常用指标如HCMV DNA定量和血清特异性IgG和IgM检测提出一些界定性意见,供临床医师参考。需要注意的是:①对于新生儿期,甚至可以延伸到3~6个月以下小婴儿,无论何种样本的病毒分离、HCMV DNA或者抗原检测阳性以及抗HCMV IgM阳性都是原发感染的证据。②对于免疫缺陷患者,尤其是器官移植或骨髓移植患者,更应注重于血样本中HCMV DNA载量的动态监测,其血清或血浆HCMV DNA载量与HCMV疾病严重程度和病毒播散有明显正相关性。③因HCMV有潜伏感染特性,在HCMV不易潜伏的器官或组织的活检组织或体液分离到病毒或检测到病毒抗原或病毒基因更具诊断价值。由于外周血白细胞是HCMV潜伏的部位之一,采用定量PCR检测外周血白细胞的HCMV DNA时应谨慎解释其结果。

4. HCMV疾病的确诊 对于样本采集部位要求严格。需要注意的是,在HCMV疾病的高发人群尤其是免疫缺陷者常常同时混合其他病原感染,例如HCMV间质性肺炎时可因呼吸窘迫而接受呼吸机支持,则易并发呼吸机相关性肺炎、继发院内感染或真菌感染等,此时需要寻找混合感染的病原学证据并同时进行其他病因的治疗。

5. 国外尚未见巨细胞病毒性疾病的诊断标准,间接说明该类疾病诊断的难度。本文所介绍

尼尔森儿科学第 19 版的相关内容,更注重于实验室检查的解读,并对结果作出分析,可作为临床借鉴。

【病例及诊断解析】

病例:患儿,男,3 月龄。因"皮肤黄染 2.5 个月"入院。

现病史:患儿于 2.5 个月前(新生儿黄疸消退不久)出现皮肤黄染,伴有尿黄,大便初为金黄色,后转为浅黄色,时呈白色。吃奶可。病程中皮肤黄染无明显加重,一直未就医。

既往史:G_2P_1 足月剖宫产儿,出生体重 2.35kg,否认窒息史,生后母乳喂养至今。前 1 胎为自然流产。

体格检查:生命体征平稳,神志清楚,反应尚可。抬头不稳。头围 35cm,前囟平软。全身皮肤和巩膜中度黄染,未见皮疹及出血点。呼吸平稳,双肺呼吸音稍粗,未闻及干湿啰音。心率 100 次/分,心音有力,律齐,各听诊区未闻及病理性杂音。腹软,肝脏右肋下 3cm,质中等,脾脏左肋下 1cm,质地偏中。四肢肌力及肌张力正常,神经系统检查无明显异常。

辅助检查:血常规、肾功能、血电解质、超敏 CRP、血糖和乳酸均正常。肝功能:ALT 65U/L,AST 78U/L,TB 106.60μmol/L,DB 89.1μmol/L,γ-GT 及 ALP 轻度升高,TBA 升高。TORCH 检查:抗 HCMV IgG 阳性,抗 HCMV-IgM 阳性,余项均阴性。乙型肝炎标记、抗 HCV、抗 HIV 和梅毒抗体均为阴性。尿 HCMV 快速培养(+++)。脑干听力诱发电位:V 波阈值:左耳 45dB,右耳 60dB。

诊断:先天性 HCMV 感染综合征。

诊断解析:

1. 患儿于婴儿期发病,具有胆汁淤积性黄疸、病理性肝脏体征(肝大、质地异常)伴有脾大、肝功能损害(肝酶升高),可初步诊断为婴儿肝炎综合征,淤胆型。

2. 血清抗 HCMV IgG 阳性,抗 HCMV-IgM 阳性,尿 HCMV 分离 3+ 阳性,具备活动性 HCMV 感染的病毒学证据,故病因考虑为 HCMV 感染。结合患儿发病年龄小(生后 2 周),有胎儿生长受限(为足月小样儿),加之具有头小畸形和听力损伤等情况,综合分析,可临床诊断为先天性 HCMV 感染综合征。

3. 患儿母亲前 1 胎自然流产,不排除母亲孕期感染 HCMV,宫内感染胎儿,导致胎儿流产。

4. 患儿有明显胆汁淤积的表现,临床上需与先天性胆道闭锁进行鉴别。该患儿生后一段时间内曾经排金黄色大便,后期大便色变浅,时呈白色,并不是持续白色或者外黄内白,不支持先天性胆道闭锁。由于 HCMV 是围产期感染导致晚发性胆道闭锁的常见病因之一,需警惕之。应进行超声检查,必要时行磁共振胆系成像(MRCP)检查,以及给予抗病毒和利胆治疗后观察疗效而加以排除。

5. 患儿有 HCMV 相关性淤胆型肝炎,又有听力损伤,具备抗病毒治疗的指征,可行更昔洛韦治疗(诱导治疗:5mg/kg,静脉滴注超过 1 小时,每天 2 次,间隔 12 小时,共 2~3 周;维持治疗:5mg/kg,每天 1 次,共 5~7 天)。治疗前应检查血常规,治疗后需监测血常规和肝功能,注意骨髓抑制等不良反应。

（方　峰）

参考文献

1. 中华医学会儿科学分会感染学组,全国儿科临床病毒感染协作组,《中华儿科杂志》编辑委员会. 儿童巨细胞病毒性疾病诊断和防治的建议. 中华儿科杂志,2012,50(4):290-292.

2. Philip S. LaRussa, Mona Marin. Nelson Textbook of Pediatrics. 19th ed. Philadelphia: W. S. Saunders, 2011, 1115-1117.

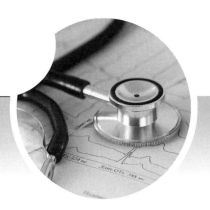

第十一章 免疫及风湿性疾病

第一节 X-连锁无丙种球蛋白血症

【疾病简介】

X-连锁无丙种球蛋白血症（X-linked agammaglobulinemia，XLA）是由于 B 细胞发育障碍引起的原发性免疫缺陷病。1952 年，Bruton 首先报道本病，故又称为 Bruton 病。XLA 的临床特征为婴幼儿时期开始发生反复、严重的细菌感染和血清免疫球蛋白显著减少或测不出，外周血 B 淋巴细胞缺如。

【诊断标准】

（一）国内诊断标准

尚无。

（二）国外诊断标准

1. 2005 年，美国 AAAAI 和 ACAAI 的 XLA 临床参考。同样都为 C 级推荐等级。所依据的资料也基本上来自比较研究、相关性研究以及病例对照研究的资料。也只是对 XLA 的临床和实

验室特点的简要描述性文件。

2 岁内多数 XLA 患者表现为反复细菌感染，尤其是中耳炎、副鼻窦炎和肺炎。（C）

XLA 患者体格检查通常无淋巴结和扁桃体。（C）

XLA 的实验室检查特征包括无免疫球蛋白和 B 细胞计数极少或无。（C）

XLA 的特征是通常血清 IgG 水平小于 2g/L，IgM 和 IgA 水平小于 0.2g/L，以及外周血 CD19$^+$B 细胞低于 2%。

多数 XLA 患者缺乏 BTK 蛋白。（C）

一些 BTK 突变可有轻度变化的表型。（C）

2. 1999 年泛美和欧洲原发性免疫缺陷学会制订的 XLA 诊断标准，进一步为欧洲免疫缺陷病学会修订的标准。

（1）确诊：男性患者，CD19$^+$B 细胞低于总淋巴细胞的 2%，并至少满足以下之一：

1）BTK 基因突变。

2）中性粒细胞或单核细胞 Northern blot 分析，BTK mRNA 缺失。

3）单核细胞或血小板 BTK 蛋白缺失。

4）母系男性亲属，即舅舅或表兄弟，CD19$^+$B 细胞低于总淋巴细胞的 2%。

（2）高度可疑：男性患者，CD19$^+$B 细胞低于总

淋巴细胞的 2%,并满足以下所有条件:

　　1)生后 5 年内出现反复细菌感染。

　　2)血浆 IgG、IgM、IgA 低于同龄正常均值的 2 个标准差。

　　3)同族血凝素缺失或对疫苗接种反应差。

　　4)排除其他原因引起的低丙种球蛋白血症。

　　(3)可疑:男性患者,CD19⁺B 细胞低于总淋巴细胞的 2%,并排除其他原因引起的低丙种球蛋白血症,满足以下条件之一:

　　1)生后 5 年内出现反复细菌感染。

　　2)血浆 IgG、IgM、IgA 低于同龄正常均值 2 个标准差。

　　3)同族血凝素缺失。

【诊断标准解读】

1. 1999 年为基础的欧洲标准将 XLA 的诊断分为三个等级:确诊、高度可疑和可疑。这种划分有利于不同专业医师对这种疾病的诊断和认识,减少疾病诊断的延误。美国 AAAAI 的临床参考对于专业免疫科医师较为适用,陈述的内容更为全面,但对普通儿内科医师而言可操作性不强。

2. 无论是何种诊断推荐等级,必须满足的基本条件都是外周血 CD19⁺B 细胞低于总淋巴细胞的 2%。只是提供了 B 淋巴细胞的相对比例,在临床实践中可以看到 B 淋巴细胞的相对比例,并非仅仅由 B 淋巴细胞决定,异常增多的其他淋巴细胞组分也可以造成 B 淋巴细胞比例的相对减少;异常减少的其他淋巴细胞组分可以造成 B 淋巴细胞比例的相对增加。因此,在采用 B 细胞比例小于 2% 的标准时应同时兼顾到 B 淋巴细胞的绝对计数和其他淋巴细胞组分的变化情况,才能避免可能的误诊。但 B 细胞减少的绝对数目前尚无确切的推荐值。因此,在采用小于 2%B 细胞标准时应注意先决条件是其他淋巴细胞亚群数值处于正常范围。

3. 1999 年欧洲的标准强调基因诊断在诊断 XLA 的重要性,无论是直接测序 BTK 基因还是检测 BTK 蛋白的表达,存在异常是确定诊断的必要条件。对家族遗传病史的重视如同其他几种原发性免疫缺陷病一样,也可作为确诊的必要条件之

一。将蛋白、基因检测与家族病史列入同等重要的确诊的必要条件,一方面体现了这类疾病的遗传特征,同时也表明个体存在 BTK 新发突变的可能。根据国内的 XLA 病例分析,接近 1/3 患者无法确认存在家族遗传病史。作为 XLA 确诊的必要条件必须满足 BTK 蛋白或基因异常,否则必须存在母系家族男性的类似疾病史。

4. 在可疑诊断的必要条件中,也只是将免疫球蛋白的低下作为条件之一,这或许是此诊断标准的不足之处。尽管以往的 XLA 诊断规范首先强调免疫球蛋白的明显减少是确诊 XLA 的必要条件有些过度,因为即便是存在 BTK 突变的病例,其免疫表型在少数患者变化较大,也就是免疫球蛋白并没有减少到小于 2g/L 的水平,但总体而言忽视免疫球蛋白的水平在 XLA 中的诊断价值并不可取。尤其是许多因素可能影响到“小于 2%B 细胞”这一标准。如能将两者结合起来作为 XLA 诊断的必要条件对于减少临床误判或许更为有利。从国内的 XLA 确诊病例看免疫球蛋白水平均低下。

5. 关于可疑诊断中的感染年龄问题,欧洲标准划分得比较粗,感染出现的年龄只有一个 5 岁以内的范围。没有起病时间的最早限制,一般这类患者多是 6 个月以后起病,也有少数报道可致成年期起病。

【病例及诊断解析】

病例:男,7 岁。反复咳嗽、发热 6 年余,关节肿痛 5 年余。10 月龄时首发高热、咳嗽。1.5 岁再次发热、咳嗽并出现左膝关节疼痛、活动障碍。此后,每 2~3 个月出现反复高热、咳嗽,左膝关节功能障碍加重。3 岁时出现右膝关节肿痛。此后,双膝关节肿痛间歇性发作,伴高热、咳嗽,均使用青霉素等抗生素治疗,控制发热所需时间较长。发作间隙可行走,但双膝关节逐渐变形不能完全伸直。5 岁时被诊断为“强直性脊柱炎、风湿性肺炎”予中药治疗,但仍反复咳嗽、发热,关节变形加重。因右膝屈曲畸形,6 岁行“右侧屈膝肌松解术”,关节症状有所好转。近 1 年患儿仍反复高热、咳嗽,除双膝关节外,相继出现双侧踝、腕及肘关节肿痛和活动障碍。患儿按计划预防接种,无不

良反应。患儿的舅舅幼年因反复肺炎和败血症死亡。体检:发热 39~40℃,迅速降至正常体温,呈双峰热型。营养不良。颈、腹股沟触及数枚绿豆大小浅表淋巴结。未见扁桃体。双肺闻及细湿啰音。肝脏肋下 3cm,剑突下 4cm,脾未及。双侧肘、腕、膝和踝关节明显肿胀,触痛明显,活动受限。双膝关节屈曲,不能伸直。四肢肌肉萎缩。辅助检查:血常规正常,类风湿因子(RF)阴性,红细胞沉降率(ESR)19mm/1h,C 反应蛋白(CRP)阳性。抗链球菌溶血素 O(ASO)<250;抗核抗体(ANA)阴性,可溶性核抗原(ENA)阴性;CD3+83.77%,CD4$^+$ 31.89%,CD8$^+$ 46.98%,CD19$^+$ 0.7%;IgG 0.1g/L,IgA 0.02g/L,IgM 0.03g/L,IgE 32U/ml;CH50 90U/ml,C3 1.89g/L。血培养阴性。胸片示肺炎。腹部 B 超示肝大。关节 X 线片示:双踝及足趾关节软组织明显肿胀,双膝、踝及足部诸骨骨质疏松,双膝、踝关节间隙变窄,双膝关节不对称、明显变形。后经基因分析:BTK 突变。诊断:XLA、关节炎、肺炎、营养不良。

诊断解析:此例患儿,长时间未被诊断为 XLA,并未得到针对性治疗。男性患儿,美国标准未涉及性别。XLA 属于 X 连锁隐性遗传性疾病。一般患者都为男性。1999 年为基础的欧洲标准列出了此项条件。本例患者基本满足美国临床参考中的各项指标,但 BTK 是以基因突变检测为诊断手段。现在我国采用基因突变检测比测定 BTK 蛋白水平方便易行。欧洲标准确立 XLA 诊断条件相对较少,仅以 B 细胞百分比和 BTK 基因或蛋白质检测作为条件,另还有女性家族的男性成员的 B 细胞检测结果也是条件之一。在我国因近十几年一些医院才能开展 B 细胞数量的评估,以往家族成员中类似疾病夭折的,大多缺少相关检测资料。欧洲的标准未强调任何临床资料的重要性,在确诊标准中无临床症状和体征资料的要求。这对于应用于临床疾病诊断的标准而言似乎并不十分合理。尽管极少数 XLA 患者临床症状较轻,但以临床症状和体征为出发点认识疾病的过程的临床标准来看欧洲的确诊标准并不全面。临床医师若将欧洲标准中的可疑、高度可疑以及确诊三方面的内容整合起来对患者进行评估可以避免单纯根据实验室手段确立诊断的确诊标

准的不足。

(王晓川)

参考文献

1. Bonilla FA,Bernstein IL,Khan DA,et al. Practice parameter for the diagnosis and management of primary immunodeficiency. Ann Allergy Asthma Immunol,2005,94:S1-63.
2. Conley ME,Notarangelo LD,Etzioni A. Diagnostic Criteria for Primary Immunodeficiencies. Clinical Immunology,1999,93:190-197
3. 王晓川. 原发性抗体缺陷病的诊断和治疗. 实用儿科临床杂志,2006,21:1516-1517.
4. Wang Y,Kanegane H,Wang X,et al. Mutation of the BTK Gene and Clinical Feature of X-Linked Agammaglobulinemia in Mainland China. J Clin Immunol,2009,29:352-356.
5. 王晓川. X 连锁无丙种球蛋白血症的临床特点. 中华儿科杂志,2004,42:564-567.
6. 王莹,应文静,孙金峤,等. 中国 X 连锁无丙种球蛋白血症 40 例基因型表型相关性分析. 中国循证儿科杂志,2012,7:4-10.

第二节　严重联合免疫缺陷病

【疾病简介】

严重联合免疫缺陷病(SCID)是一类 T 淋巴细胞发育与功能严重异常的疾病,可伴有其他免疫细胞(如 NK 细胞、B 细胞数量或功能异常)。多达十余种基因突变可能导致 SCID,而这些基因的轻型突变患儿可存活至较大年龄。X 连锁 SCID(X-SCID)由编码细胞因子共同 γ 链(γc)的基因突变所致,约占 SCID 总病例数 1/2。该基因突变导致多种细胞因子信号传入胞内受阻,典型患儿外周血中缺乏 T 细胞和自然杀伤(NK)细胞,B 细胞数量虽然正常,但抗体合成能力严重缺乏。SCID 患儿通常于生后 2~7 个月内出现生长发育停滞,持续性腹泻,呼吸道症状和(或)鹅口疮,肺囊虫肺炎,明显的细菌感染和播散性卡介苗感染均较常见。偶有病例直至生后近 1 岁才出现生长发育停滞,因而在早期忽略免疫缺陷诊断。SCID

患儿如不经十分严格的隔离,造血干细胞移植或基因治疗,几乎均于 2 岁内死亡。

【诊断标准】

本病尚无国内诊断标准,一般沿用泛美免疫缺陷组和欧洲免疫缺陷学会于 1999 年发表的国际诊断标准。

(一) 确诊标准

2 岁内男性或女性符合以下任一条:①母亲 T 细胞经胎盘植入患儿体内;②$CD3^+T$ 细胞 <20%,外周血淋巴细胞绝对计数 <3000mm³。同时符合以下至少 1 项:

1. 细胞因子共同 γ 链(γc)基因突变。

2. JAK3 基因突变。

3. RAG1 或 RAG2 基因突变。

4. IL-7Rα 基因突变。

5. 腺苷脱氨酶活性 < 正常对照的 2% 或 ADA 基因两条链均发现突变。

(二) 可能标准

2 岁内男性或女性具备以下任一条:①$CD3^+T$ 细胞 <20%,外周血淋巴细胞绝对计数 <3000mm³,同时对丝裂原增殖反应 < 正常对照的 10%;②在患儿循环中出现母亲淋巴细胞。

鉴别诊断:

1. HIV 感染。

2. 先天性风疹。

3. 先天性胸腺发育不全。

4. ZAP70 缺陷。

5. CD3 缺陷。

6. 软骨毛发发育不全。

7. MHC Ⅱ类分子缺陷。

8. PNP 缺陷。

X 连锁严重联合免疫缺陷病(XSCID)诊断标准:

(一) 确定

男性患儿具备以下任一条:①母亲 T 细胞经胎盘植入患儿体内;② $CD3^+T$ 细胞 <10%,CD16、56^+NK 细胞 <2%,B 细胞 >75%。同时具备以下任一条:

1. γc 基因突变。

2. Northern 杂交证实淋巴细胞 γc mRNA 缺失。

3. 淋巴细胞或来自病人淋巴细胞系 γc 蛋白质(CD132)缺失。

4. 母系表亲同患 SCID 病史。

(二) 可能

男性患儿,$CD3^+T$ 细胞 <10%,CD16、56^+NK 细胞 <2%,B 细胞 >75%,同时具备以下所有条件:

1. 1 岁内生长发育停滞。

2. 血清 IgG 和 IgA 低于正常同龄儿 2SD 以上。

3. 持续或反复腹泻,呼吸道感染或鹅口疮。

(三) 疑似

男性患儿,外周血 B 细胞 >40%,具备以下两条中一条:

1. 母亲 T 细胞经胎盘植入患儿体内。

2. 母系表亲同患 SCID 病史。

【诊断标准解读】

1. 本病为一组异质性极高的疾病,致病基因不同,疾病的严重程度差异较大,主要以共性的临床表现、免疫学特征和基因分析最终明确疾病诊断。即便未能发现外周血某种免疫细胞数量明显缺乏,只要具备 SCID 的基本临床表现,亦应高度怀疑并进行免疫功能评估。

2. 外周血淋巴细胞绝对计数是提示 SCID 的重要指标,现在多认为在整个婴儿期,如发现淋巴细胞绝对计数 <3000/mm³,均应复查,如经确认,无论患儿有无生长发育停滞和感染表现,均应怀疑 SCID 并启动免疫功能筛查,如观察 $CD3^+$、$CD4^+$、$CD8^+T$ 细胞和 B 细胞、NK 细胞的相对数和绝对数,检测 T 细胞对丝裂原的增殖反应等。

3. 免疫学表型是对各型 SCID 进行鉴别诊断的重要线索。如 $T^-B^+NK^-$ 表型通常提示 X-SCID 和常染色体遗传的 Jak3 突变 SCID;T^-B^-SCID 则可由 ADA、RAG1、RAG2 等多种基因突变所致;T^-B^+SCID 多由 IL-7Rα 突变所致。

4. $CD3^+T$ 淋巴细胞计数 本诊断标准体系仅以相对计数为标准,如对 SCID 的标准为 $CD3^+T$ 细胞 <20%;对 XSCID 的标准为 $CD3^+T$ 细胞 <10%,而 CD16、56^+NK 细胞 <2%,B 细胞 >75%。临床工作中,其实应该同时高度关注各群淋巴细胞的绝对计数,遗憾的是我国目前还没有各年龄段儿童淋巴细胞各亚群相对和绝对计数的正常参考值范围。

5. 在少数 SCID 患儿中,$CD4^+$ 或 $CD8^+$ T 的缺陷明显不成比例,如 $CD4^+$ 细胞明显缺乏,$CD8^+$ T 细胞数量相对正常,$CD3^+$ T 细胞处于正常范围或轻度下降,可怀疑特殊病种如 MHC II 分子缺陷;反之,如 $CD3^+$ T 细胞正常或轻度下降,$CD8^+$ T 细胞明显缺乏,而 $CD4^+$ T 数量相对正常,则可怀疑 MHC I 类分子缺陷病进行相关基因分析。

6. 母胎输血问题 母亲 T 细胞经过胎盘植入患儿体内,可干扰患儿本身各种细胞构成,尤其是 T 淋巴细胞。因此,在诊断 Omenn 综合征等与母胎输血 GvHD 高度相似的疾病时,采用合理手段检测患儿外周循环内的母源性 T 细胞至关重要。通常可以采取 T 细胞增殖(母源性 T 细胞多为终末分化细胞,增殖能力弱)、初始 / 记忆 T 细胞比例(婴儿外周循环中多为初始 T 细胞,而母源性 T 细胞应有相当数量记忆 T 细胞)或分子生物学方法分析外周血中是否有明显的母亲基因信号等。

【病例及诊断解析】

病例:患儿,男,2^+ 个月,生后起病,病程长,病情重。因"腹泻 2^+ 个月,持续发热伴咳嗽 1^+ 个月,皮肤感染 1 个月"入院。患儿有腹泻 2^+ 个月,每天 7~8 次,为黄色稀糊状大便,近 2 周腹泻加重,为黄色稀水便。发热病程 1 个月,伴咳嗽及皮肤感染,为持续低热,体温多在 37~38.5℃ 之间,无畏寒、寒战,院外抗感染及对症支持治疗无效。生后脐带脱落延迟,病后面色苍白,无气促、发绀,精神食欲欠佳,小便正常。家族史:母系家族中 3 个舅舅早年夭折(具体死亡原因不详)。查体:T 37.8℃,R 26 次 / 分,P 125 次 / 分,体重 4.1kg,面色苍白,中度贫血貌,全身散在大小不等的暗红色皮疹,部分有硬结、脓头,颈、腋下、腹股沟未扪及淋巴结。唇周无发绀,咽部有充血,双肺呼吸音粗,未闻及干湿啰音,心音有力,律齐,未闻及杂音,腹软,肝肋下 1cm,质软缘锐,脾肋下未触及,肛周红肿,无破溃,四肢暖。辅查:血液 分 析:WBC 4.62×10^9/L,PLT 339×10^9/L,RBC 3.28×10^{12}/L,Hb 71g/L,L 0.1,N 0.85,CRP 78mg/L;淋巴细胞分类:CD3 0.2%,CD4 0%,CD8 0%,CD19 97.3%,$CD16^+56$ 0.9%;免疫球蛋白:IgG 4.05g/L,IgA 0.067g/L,IgM 0.099g/L;HIV(-);胸部 CT:双肺感染,胸腺发育不全。

诊断解析:本例患儿起病早,具有严重、难治感染表现,同时伴有腹泻(联合免疫缺陷的重要提示),临床即可提示 SCID。SCID 患儿一般伴有生长发育落后甚至停滞,但在病程早期可不明显。体格感染部位以呼吸道为主,伴有皮肤或消化道感染可能,但需要进行全面的病原学分析明确诊断并指导治疗。患儿外周血淋巴细胞绝对计数明显降低($<1 \times 10^9$/L),为建立 SCID 诊断最为重要的提示。

患儿具有明显的母系男性幼年夭折家族史,同时为 TB^+NK^- 免疫学表型,已符合 XSICD 确诊标准。可行 γc 基因及蛋白质分析最终明确分子诊断并帮助遗传咨询和产前诊断。

(赵晓东)

参考文献

1. Sponzilli I,Notarangelo LD.Severe combined immunodeficiency(SCID):from molecular basis to clinical management. Acta Biomed,2011,82(1):5-13.

第三节 高 IgM 综合征

【疾病简介】

高 IgM 综 合 征(hyper-IgM syndrome,HIGM)为一组较罕见的原发性免疫缺陷病,其病因为 CD_{40} 配体 /CD_{40}(CD_{40}L/CD_{40})信号通路相关分子基因突变导致 T-B 细胞功能障碍,使免疫球蛋白类别转换重组缺陷;导致血清 IgG、IgA、IgE 水平明显降低,而 IgM 正常或升高为特征,临床上主要表现为自幼反复呼吸道、消化道细菌性感染,机会菌感染,顽固腹泻伴生长发育落后。HIGM 根据基因缺陷不同分为六个亚类,其中由于 CD_{40}L 基因突变所致的 X- 连锁隐性遗传 HIGM1 型(XHIGM)

最常见,占全部 HIGM 的 70%;其余 30% 为常染色体隐性(AR)或显性遗传(AD)。

HIGM 主要临床表现包括:出生后 6 个月 ~4 岁出现反复细菌性中耳炎和肺炎;机会菌感染,卡氏肺孢子虫肺炎可为本病最早的表现。贾第鞭毛虫和隐孢子虫感染可导致反复或迁延性水样便腹泻,胃肠道并发症和吸收障碍常伴生长发育落后;隐孢子虫和巨细胞病毒(CMV)感染还可引起硬化性胆管炎及肝功能严重受损。皮肤和软组织感染常见,扁桃体和气管周围软组织感染往往威胁生命。约 10%~15% 男性患儿有明显中枢神经系统感染及并发症。扁桃体,肝脾、淋巴结肿大是 XHIGM 的共同表现;大于 50% 的 XHIGM 患儿有间断或持续性中性白细胞减少症,造成持续性口炎和反复发生的口腔溃疡,血小板减少和贫血也较常见。淋巴组织肿瘤,尤其是 EBV 感染相关霍奇金淋巴瘤最为常见,占 XHIGM 合并肿瘤的 56%。肝脏疾病(包括原发性肝硬化)、肿瘤(包括胆管癌、肝癌和肝脏、胆囊腺瘤)以及胃肠道肿瘤是常见威胁 HIGM1 青少年患者生命的严重并发症,此很少见于其他原发性免疫缺陷病。

【诊断标准】

(国外、国内)目前只有国外诊断标准,缺乏国内标准。由于 XHIGM 在 HIGM 中比例最大,多数诊断标准和临床表现描述以 XHIGM 为线索提出。

XHIGM 的诊断需结合临床表现、家族史、血清 IgG 浓度低于正常同龄均值 2 个标准差或以下,流式细胞仪检测体外刺激 T 淋巴细胞表面 CD40L 表达缺乏或低下,*CD40L* 基因突变分析可确诊本病。

【诊断标准解读】

在男性血清 IgG 浓度低于正常同龄均值 2 个标准差或以下时,应考虑 XHIGM,或参考以下欧洲免疫缺陷病学会(ESID)提出的任何一项或多项 XHIGM 诊断标准:

1. 确诊 XHIGM　血清 IgG 降低或符合以下一项指标:①*CD40L* 基因突变;②母系家族中有一个或多个男性有 XHIGM 病史及诊断。

2. 很可能为 XHIGM　血清 IgG 降低或符合以下全部指标:①T 细胞数量正常及 T 细胞对丝裂原刺激的增殖功能正常;②B 细胞数量正常或升高,但无抗原特异性 IgG 抗体。③一种或多种下列感染或并发症:生后前 5 年反复细菌感染;生后第一年有卡氏肺囊虫感染;低中性粒细胞血症;隐孢子虫相关性腹泻;严重肝脏疾病(典型的硬化性胆管炎)。

3. 可能为 XHIM　血清 IgG 降低,T、B 细胞数量正常,符合以下一项或多项指标:①血清 IgM 浓度高于正常同龄均值 2 个标准差或以上;②生后第一年有卡氏肺囊虫感染;③细小病毒所致再生障碍性贫血;④隐孢子虫相关性腹泻;⑤严重肝脏疾病(典型的硬化性胆管炎)。

目前将 HIGM 分为 6 类:HIGM1(CD$_{40}$L 缺陷,XL),HIGM2[活化诱导的胞苷脱氨酶(AID)缺陷,AR/AD],HIGM3(CD$_{40}$ 缺陷,AR),HIGM4(不明),HIGM5[尿嘧啶 DNA 转葡糖基酶(UNG)缺陷,AR],HIGM6[NF-κB 通路分子(XL/AD),PMS2 缺陷(AR),DNA 修复异常相关的 HIGM(AR)]。HIGM1 和 HIGM3 的临床表现类似,均为严重表型,目前此两型在原发性免疫缺陷病分类中被归入联合免疫缺陷病范畴。HIGM2 和 HIGM5 的临床表现类似,主要为有荚膜的细菌感染,很少有机会性感染,常见淋巴样增生。此两型活化诱导的 AID,UNG 异常引起的 HIGM,因仅累及 B 细胞,在原发性免疫缺陷病分类中而划归到体液免疫缺陷中。HIGM4 的临床经过较其他几种 HIGM 轻微。

各种 HIGM 的诊断标准相同,符合上述诊断标准的男性患儿,首先考虑 XHIGM,排除此病后再考虑非 X 连锁的 HIGM,女性患儿则首先考虑 AR 或 AD 的非 X 连锁 HIGM。

特别注意:①少数 XHIGM 患者 IgM 不升高反而降低;少数患者 IgA 水平不降低。②新生儿血清 IgM、IgD、IgG、IgA 浓度和 B 细胞表面标记检测值临床意义不大。③在不同个体,不同时点淋巴细胞亚群数、丝裂原刺激反应和其他细胞免疫反应可能有变化。④6 个月以内的婴儿淋巴细胞发育不够成熟,用常规 T 细胞活化方法,不能诱导

CD40L蛋白表达。

【病例及诊断解析】

病例：患儿，男，2岁5个月，以"反复呼吸道感染、腹泻、发热、口腔痛2年余"为主诉入院。患儿于生后接种卡介苗，3^+个月时出现左侧腋下包块($2.5cm \times 2.5cm$)，无破溃、溢液。手术切除病理活检提示"淋巴结结核"，予抗结核治疗5个月；3^+个月后易"感冒"，咳嗽、流涕、发热，1次/月。患"鹅口疮"6~7次，局部用药效果尚可；7^+个月开始反复腹泻，时轻时重，黄色稀水样便，有时呈豆渣样或泡状，持续2^+个月。8^+个月开始发热、微咳，X线片：双肺肺炎，本地住院6天。9^+个月时发热3~4天，牙龈肿、流涎1周，诊断"口腔溃疡"，反复出现，共4~5次，每次需5~6天好转。11^+个月发热、咳、流涎，本地医院X线片示：肺炎，两次在本地住院23天。1岁1个月时出现发热、肛周红肿，2~3天后流脓，去本地医院手术治疗，恢复慢，但未再流脓。1岁3个月后反复发热，38~39℃，服药后缓解，最多间歇10天体温不高，在本地多次输液(具体不详)效果不好。外院多次查血常规示中性粒细胞绝对数减少[中性粒细胞绝对数($0.74~2.33$)$\times 10^9$/L]。1岁8个月时因"发现面色苍黄6个月，发热、腹泻2周，口腔痛1周"到某院住院，血常规：WBC 3.7×10^9/L，RBC 4.66×10^{12}/L，HGB 73g/L，PLT 120×10^9/L，L 0.58，N 0.23，E 0.18。骨髓："增生性贫血(细胞内铁低)、原始+早幼粒比例偏高"，输血100ml，输液5天(不详)好转出院。出院后不久反复发热(38~39℃)，口腔痛，在本地医院查X线片：无肺炎和TB；输160ml全血后，热退10天，口腔疼痛减轻，之后仍反复发热(38℃)，口腔痛。入院前19^+天，患儿突发高热，体温达40℃，进食困难，偶有流涕，伴有腹泻，初为黄色稀便，约3次/天，20~40ml/次，渐转为黑便，2次/天，无呕吐、皮疹，偶有脐周疼痛，可自行缓解。患儿为G_3P_3。G_1P_1，男性，5个月开始有类似表现，并有"中耳炎"、"败血症"、"口腔白膜"，于2^+岁时夭折。G_2P_2，女，5岁，健康。家族中有1舅舅1^+岁时夭折(原因不明)。入院查体：T 37.1℃，R38次/分，P128次/分，头围44.5cm，最大腹围43cm，身长78cm，体重9kg。发育、营养很差，慢性病容，神志清，反应可，面色苍黄，左上臂卡介苗瘢痕阳性，左侧腋窝见2.0cm长陈旧性瘢痕。浅表淋巴结未满意扪及。眼结合膜、唇苍白，咽充血，扁桃体、悬雍垂结构不清楚，局部较多灰白色假膜状坏死物，舌及口腔黏膜无明显溃疡。心肺(-)。肝肋下5cm，剑下6cm，质中、边锐，脾脏肋下1.5cm，质软缘锐。肢端循环好，关节活动正常，无杵状指趾。肛周一瘢痕。实验室检查：咽拭子培养：铜绿假单胞菌。咽拭子涂片：革兰染色找到阳性球菌、阴性杆菌，未找到隐球菌，抗酸染色未找到结核分枝杆菌。血常规：WBC ($3.4~6.8$)$\times 10^9$/L，RBC ($2.8~3.15$)$\times 10^{12}$/L，PLT ($17~118$)$\times 10^9$/L，HGB 51~60g/L，N 0.07~0.32，L 0.68~0.89，RC 0，E 0.01。大便常规：为黄色软便，OB(+)，镜检：RBC(-)，WBC偶见，虫卵(-)，发现霉菌孢子，未找到隐孢子虫。总蛋白(TP)：40.9g/L，白蛋白(ALB)21.1g/L，球蛋白(GLO)19.8。尿素氮(BUN)：4.14mmol/L，肌酐(CREA)34.9μmol/L，尿酸(URCA)73μmol/L，ALT 200U/L，AST 119U/L，ALP 124U/L，谷氨酰转酞酶(XGGT)61U/L。XLDH乳酸脱氢酶331U/L。HPV-B19-IgM(+)，CMV-IgM(-)，CMV-IgG(-)，EBV-IgM(+)，EBV-IgG(-)。免疫血清：IgG 0.56g/L、IgA 0.03g/L(均极低)，IgM 4.60g/L(升高)，IgE 0.7IU/mL，C_3 0.80g/L，C_4 0.13g/L。淋巴细胞分类：CD_3 44%，CD_4 28%，CD_8 14%，CD_{19} 47%，CD_{56+16} 8%，CD_4/CD_8 2.0。淋巴细胞转化率68%。NBT正常，白细胞呼吸爆发试验：同正常对照。骨髓象：①骨髓有核细胞增生活跃，粒：红=0.95：1，比例倒置；②粒系增生降低，占19.5%，形态大致正常；③红系增生活跃，占20.5%，以中幼红细胞增生为主，形态未见异常；④淋巴细胞占49%，形态正常；⑤巨核细胞可见，血小板易见；⑥全片未见寄生虫。入院后给予抗感染、雾化吸入、补充电解质等支持治疗，输IVIG 1瓶(2.5g/瓶)，输红细胞悬液50ml，纠正贫血，病情稍缓解，家属放弃治疗出院。出院3个月后门诊随访，见患儿扁桃体、悬雍垂缺失，仍有反复发热、吞咽困难、腹泻、贫血、营养不良；电话随访，患儿于2岁10个月时夭折。

诊断解析：患儿，男，自幼反复呼吸道感染(上感,肺炎多次,未发现卡氏肺孢子虫肺炎,无中耳炎),反复鹅口疮、口腔溃疡及扁桃体、咽部铜绿假单胞菌等机会菌感染,造成局部组织坏死;反复消化道感染(顽固腹泻,有真菌感染,未发现隐孢子虫)伴生长发育落后,有肛周脓肿病史,有局部卡介苗病病史。肝脾大,肝功损坏,未发现肿瘤。有可疑阳性家族史。间断性中性粒细胞减少,中度贫血,血清 IgG、IgA、IgE 水平明显降低,而 IgM 升高。淋巴细胞分类正常(B 细胞数量正常),淋巴细胞增殖功能正常,EBV 特异性 IgG 缺乏。流式细胞仪检测体外刺激 T 淋巴细胞表面 CD40L 表达缺乏,CD40L 基因突变(g.10877G>T,c.424G>T,p.E142X),其母亲为致病基因携带者,因此,本例患者确诊为 XHIGM 综合征。由于患儿没能积极控制感染,未长期用抗生素及每月输注 IVIG 预防感染,也没能行干细胞移植治疗,可能死于扁桃体和气管周围软组织严重感染。

(蒋利萍)

参考文献

1. Johnson J, Filipovich AH, Zhang KJ. X-Linked Hyper IgM Syndrome. GeneReviews, Bookshelf ID: NBK1402PMID:20301576.

2. Davies EG, Thrasher AJ. Update on the hyper immunoglobulin M syndromes. Br J Haematol, 2010, 149 (2):167-180.

3. Ochs HD, Smith CIE, Puck JM. Primary Immunodeficiency Diseases:A Molecular and Genetic Approach. 2nd Edition. New York:Oxford University Press, 2007, 251-278.

4. ESID Working Party. Diagnostic criteria for PID: X-linked hyper IgM. Available online. Accessed 1-17-13. 2005.

5. 唐文静,赵晓东. 高 IgM 综合征发病机制研究进展. 国际儿科学杂志,2103,40(1):10-13.

6. Al-Herz W, Bousfiha A, Casanova JL, et al. Primary immunodeficiency diseases:an update on the classification from the international union of immunological societies expert committee for primary immunodeficiency. Front Immunol, 2011, 2:54.

7. Lee WI, Torgerson TR, Schumacher MJ, et al. Molecular analysis of a large cohort of patients with the hyper immunoglobulin M (IgM) syndrome. Blood, 2005, 105(5):1881-1890.

8. An Y, Xiao J, Jiang L, et al. Clinical and molecular characterization of X-linked hyper-IgM syndrome patients in China. Scand J Immunol, 2010, 72(1): 50-56.

第四节　慢性肉芽肿病

【疾病简介】

慢性肉芽肿病(chronic granulomatous disease, CGD)是一种少见的原发性吞噬细胞功能缺陷病,由于基因突变引起吞噬细胞还原型辅酶 II (NADPH)氧化酶缺陷,导致吞噬细胞不能杀伤过氧化物酶阳性细菌与真菌。临床表现以反复发生严重感染以及在反复感染的部位形成色素沉着性肉芽肿为特征。

【诊断标准】

(一)国内诊断标准

尚无。

(二)国外诊断标准

1. 2005 年,美国 AAAAI 和 ACAAI 共同组织撰写了原发性免疫缺陷病诊断和治疗临床参考。形式上算不上真正的诊断标准。美国的临床参考以循证为基础推荐强度按 A~F 分级均为 C 级,也就是基本上来自于对照研究、相关性研究以及病例对照研究的资料。

针对 CGD 美国的临床参考如下:

CGD 的特征性表现是细菌和真菌感染的深部肉芽肿形成。(C)

CGD 的诊断可以通过检测吞噬细胞氧化酶活性确立。(C)

2. 1999 年,泛美和欧洲原发性免疫缺陷学会制定了明晰的 CGD 诊断标准[2],包括确诊条件和高度可疑条件。因尚无更新,这一标准目前仍被 WHO 和欧洲原发性免疫缺陷学会所沿用,但有所修订。

(1)确诊:男性或女性患者,NBT 异常或活化中性粒细胞的"呼吸爆发"功能异常(低于正常对照的 5%），并满足以下之一：

1）编码 gp91phox、p22phox、p47phox 或 p67phox 基因突变。

2）Northern blot 分析显示以上任一基因 mRNA 缺失。

3）母系亲属（即舅舅或表兄弟），存在 NBT 异常或"呼吸爆发"功能异常。

（2）高度可疑：男性或女性患者，NBT 异常或活化中性粒细胞的"呼吸爆发"功能异常（低于正常对照的 5%），并满足以下之一：

1）长期感染（肝脓肿、肛周脓肿、肺脓肿，淋巴结炎、骨髓炎），病原体为葡萄球菌、黏质沙雷菌、念珠菌或曲霉菌。

2）呼吸道、胃肠道或泌尿生殖道广泛肉芽肿形成。

3）生长发育迟缓、肝脾大或淋巴结病变。

【诊断标准解读】

1. 美国 AAAAI 和 ACAAI 的诊疗规范早在 1990 年代就发表，2005 年再度更新。内容过于简单化。诊断只强调方法，但方法的具体内容并未涉猎。其主要还是针对免疫专业人员，并且一些内容分散于文件的多个段落。临床操作性弱。之所以尚未形成简明的诊断标准或是由于缺乏循证证据更为充分的研究资料。1999 年的标准较简单明晰。但这些内容同样缺乏高品质的循证证据文献支持，并不一定符合临床实践的要求。

2. 1999 年为基础的欧洲指南中确诊的主要方法是根据呼吸爆发试验。但呼吸爆发试验是一种传统的硝基四氮唑蓝试验（NBT），此法正逐渐为二氢若丹明（DHR）分析所替代。呼吸爆发试验欧洲的标准强调低于正常对照的 5% 作为异常的标准。这一陈述较为简单。目前国内少数开展呼吸爆发试验的单位多采用 DHR 分析，如以中性粒细胞呼吸爆发率来看，正常者为 90% 以上，CGD 患者达到正常活化率的 5% 以下者极少。若以荧光强度计算出的刺激指数看，正常者均大于 100，且变化幅度极大，以 5% 以下来衡量则会出现遗漏。我们根据美国 NIH 实验室建立的标准，正常者刺激指数大于 100，小于 10 为异常，女性

携带者一般在 10~100 之间。

3. 1999 年的确诊标准除了强调呼吸爆发试验外，还重点强调了必备条件之一是存在相关基因的异常。若无基因异常问题，母系男性亲属中也有呼吸爆发异常者也可确诊。从 1999 年的诊断标准看，诊断主要强调的是呼吸爆发试验也就是功能试验，与美国的临床参考是一致的。这之中并未强调临床表现。之所以如此，或是由于少数 CGD 患者可能临床表现并不突出，尤其是常染色体隐性遗传的基因突变。

4. 如果存在呼吸爆发异常，合并有一些特征性的感染或肉芽肿形成者，欧洲标准则作为高度怀疑对象。1999 年标准中的感染描述基本属实，但与我国的具体情况有些不同，我国新生儿出生后均接种卡介苗，卡介苗感染是我国 CGD 患者一个较为突出的特征。不完全统计我国 CGD 患者中约 1/3 都有卡介苗感染的情况存在。此外，1999 年标准中关于肉芽肿的描述也忽略了最常见的肉芽肿发生部位——皮肤的肉芽肿，皮肤的肉芽肿形成是 CGD 发病早期容易出现的临床表现。

【病例及诊断解析】

病例：患儿，男，11 个月，因左侧腋窝淋巴结肿大 7 个月、反复发热 4 个月余就诊。生后 4 个月出现左侧腋窝淋巴结肿大，黄豆大小，并出现化脓。到本地医院就诊，诊断为"结核病"，给予抗结核治疗。生后 7 个月出现反复发热至今，体温波动在 38~39 ℃。无咳嗽、腹痛、腹泻。生后 10 个月，发现白细胞明显升高。查胸部 CT（2013-10-17）双肺弥漫团片影，血培养提示屎肠球菌。诊断为"败血症、心肌损害、结核感染、低钠血症"。予美平、抗结核治疗（异烟肼、利福平），病情未见明显好转。出生后 2 个月发现肛周脓肿，其后反复化脓、窦道形成。家族遗传史：无，父母及其兄弟姐妹均体健。

辅助检查：WBC 20×10^9/L；N 75%；L 20%。CRP 50。ESR（13-11-21）88mm/h。胸部 CT：提示肉芽肿形成、真菌感染？ T-spot：阴性；PPD 试验：+++。G 试验：阳性；GM 试验：阳性。中性粒细胞呼吸爆

发试验:刺激指数:2。基因分析:CYBB 基因突变。

诊断解析

1. 此例患儿 2 个月出现左腋下淋巴结肿大,PPD 试验强阳性,经过数月的诊治,考虑存在卡介苗感染,并未被诊断为 CGD。从美国和 1999 年泛美及欧洲的标准看,其中并未涉及卡介苗感染的问题。究其原因,西方发达国家卡介苗接种与中国等结核病高发国家不同,其生后并不立即接种卡介苗,因此在 CGD 诊断中并未纳入卡介苗感染的临床信息。而我国则不然,至少 1/3 的 CGD 患儿有或疑似卡介苗感染。因此,根据我国 CGD 的特点尽早制定出我国的 CGD 诊断的共识或指南是十分必要的。

2. 皮肤和肺部感染是 CGD 发病较常见的累及部位,美国临床参考过于强调深部肉芽肿的形成,虽然此例患儿可能存在肺的感染性肉芽肿,肉芽肿的诊断主要基于病理学检查,但大部分我国基层医院无法针对此类患儿进行组织病理的诊断,因此过于强调深部组织的肉芽肿形成对于及早发现和诊断 CGD 并不十分恰当。

3. 无论美国临床参考还是 1999 年标准都将中性粒细胞的氧化呼吸爆发试验作为 CGD 诊断的实验室标准之一。我国从 2003 年建立二氢罗丹明分析方法,目前已有部分医院开展,对于早期有效地诊断 CGD 起到重要推动作用。基因分析并没有在美国临床参考中提及,或由于涉及 CGD 的基因较多,并且的确这类患者有少部分并未发现已知的基因突变的原因。但基因诊断无论是对疾病的预后还是 CGD 家族的产前诊断,优生优育都具有重要作用。

(王晓川)

参考文献

1. Bonilla FA,Bernstein IL,Khan DA,et al. Practice parameter for the diagnosis and management of primary immunodeficiency. Ann Allergy Asthma Immunol,2005,94:S1-63.

2. Conley ME,Notarangelo LD,Etzioni A. Diagnostic Criteria for Primary Immunodeficiencies. Clinical Immunology,1999,93:190-197.

3. 俞晔珩,朱文胜,王晓川. 流式细胞仪测定成人与儿童中性粒细胞功能. 复旦学报(医学版),2005,32:101-104.

4. 应文静,王晓川,孙金峤,等. 慢性肉芽肿病 48 例临床分析. 中华儿科杂志,2012,50:1-7.

5. 惠晓莹,孙金峤,高维银,等. 慢性肉芽肿病中远期随访和感染预防性药物的效果分析. 中国循证儿科杂志,2012,7:321-325.

6. Sun J,Wang Y,Liu D,et al. Prenatal diagnosis of X-linked chronic granulomatous disease by percutaneous umbilical blood sampling. Scand J Immunol,2012,76(5):512-518.

第五节　湿疹、血小板减少伴免疫缺陷综合征

【疾病简介】

湿疹、血小板减少伴免疫缺陷综合征(Wiskott-Aldrich syndrome,WAS OMIM 301000)是一种严重的 X 连锁隐性遗传性疾病,以血小板减少、血小板体积减小、湿疹、免疫缺陷、易患自身免疫性疾病和淋巴瘤为特征。发达国家流行病学研究显示每百万新生儿中 WAS 发病率约为 1~10,如不经造血干细胞移植,WAS 蛋白表达阴性患儿生存期仅约 15 岁左右。1994 年通过定位克隆技术分离出 WAS 的致病基因,命名为 *WAS* 基因,编码含 502 个氨基酸的 WASP。WASP 是一种仅在造血系统特异表达的细胞内骨架调节分子,调节肌动蛋白多聚化,影响细胞骨架及免疫突触形成。由于 WASP 功能复杂,其基因突变导致的临床疾病亦十分多样。包括典型 WAS、X 连锁血小板减少症(X-linked thrombocytopenia,XLT)、间歇性 X 连锁血小板减少症(intermittent X-linked thrombocytopenia,IXLT)和 X 连锁粒细胞减少症(X-linked neutropenia,XLN)。先天性血小板减少伴血小板体积减小是诊断 WAS 的标志。许多患儿于生后 1 个月出现血性大便。湿疹可仅在部分患儿发生,但可能成为最突出的临床问题。中耳炎、鼻窦炎、单纯疱疹病毒和 EB 病毒感染均较难处理。多数患儿血清 IgE 和 IgA 水平升高,而 IgM

降低。T细胞数量和功能随年龄增长下降。自身免疫发生几率明显增高(如血管炎、溶血性贫血、肾小球肾炎),肿瘤(白血病、淋巴瘤、EB病毒相关的脑肿瘤)发生率增高。XLT和IXLT有些病人仅有中等程度血小板减少($50\,000{\sim}100\,000/mm^3$)而无其他任何表现。XLN则可完全没有血小板减少表现,而仅表现为粒细胞减少。

【诊断标准】

本病尚无国内诊断标准,一般沿用泛美免疫缺陷组和欧洲免疫缺陷学会于1999年发表的国际诊断标准。

(一) 确定

男性,先天性血小板较少($<70\,000/mm^3$),血小板体积小,具备以下至少1项:

1. WAS基因突变。

2. Northern杂交证实淋巴细胞WASP mRNA缺失。

3. 淋巴细胞不表达WASP。

4. 母系表亲具有血小板较少及血小板体积小。

(二) 可能

男性,先天性血小板较少($<70\,000/mm^3$),血小板体积小,具备以下至少1项:

1. 湿疹。

2. 对多糖抗原的抗体应答不正常。

3. 反复细菌或病毒感染。

4. 淋巴瘤、白血病或脑肿瘤。

(三) 疑似

男性,先天性血小板较少($<70\,000/mm^3$),血小板体积小,或男性患者因血小板减少症行脾切除术,具备以下至少1项:

1. 湿疹。

2. 对多糖抗原的抗体应答不正常。

3. 反复细菌或病毒感染。

4. 自身免疫性疾病。

5. 淋巴瘤、白血病或脑肿瘤。

【诊断标准解读】

1. 由于该版诊断标准于1999年发表,多年未经修订,因而检测手段未能及时更新。基于mRNA的Northern杂交现在已基本淘汰,更多采用以商品化单克隆抗体为基础的流式细胞术分析外周血淋巴细胞胞质内WASP是否表达,作为WAS确诊和判断病情及预后的重要依据。如外周血淋巴细胞没有WASP表达,通常提示患儿病情严重,需要及时进行造血干细胞移植治疗。

2. 疾病谱完善 WAS、XLT、IXLT和XLN均为同一WAS基因突变导致的疾病,但其临床表现差异甚大,统称为WAS相关疾病。对男性先天性血小板减少和粒细胞减少的患儿,均应注意本病的可能性。

3. 病情评分 国际通行采用血小板减少、血小板体积减小,湿疹,感染,自身免疫性疾病和(或)恶性肿瘤6项指标对病情评分如下:①1分:仅有血小板减少、MPV减小,无其他临床表现。②2分:血小板减少,MPV减小;轻度、短暂的湿疹;伴或不伴轻症感染。③3分:血小板减少、MPV减小;持续但治疗有效的湿疹;反复发生需抗生素治疗的感染。④4分:除血小板异常,有持续、难以控制的湿疹和可能危及生命的感染。⑤5分:血小板异常、湿疹及反复感染外,出现自身免疫性疾病和(或)恶性肿瘤。5A:伴自身免疫性疾病;5M:伴恶性肿瘤。

4. 诊断的动态变化 WAS患儿临床表现呈现动态变化特点,即便是完全相同的基因突变,部分临床表现如湿疹是否出现、严重程度,感染和自身免疫发生率等差异可很大。因此,应对具体诊断和病情判断进行动态调整。

5. 血小板体积变化 血小板减少症和小血小板为本病的诊断标志,但轻型的IXLT患儿血小板水平可间或处于正常范围,此时应根据家族史、蛋白质和基因诊断等结果综合判断。血小板减少明显时全自动血液分析仪通常不报告平均血小板体积(MPV)指标,需要有经验的检验师手工观察确定。个别患儿血小板平均体积并无减小。

6. 各种WAS相关疾病的并发症 与典型WAS相比,XLT和IXLT感染频次、感染严重程度和湿疹都明显减轻。但是,自身免疫性疾病和肿瘤发生风险差异不大。因此,应随时注意并发症诊断,以便及时调整治疗方案。

【病例及诊断解析】

病例:患儿,男,1岁9⁺个月,病程长。生后第一天无明显诱因出现血丝便,量较多,无黏液。生后2⁺个月全身红色斑丘疹,伴水疱、糜烂,密集分布,明显瘙痒,及针尖大小出血点,压不褪色,散在分布,以颈部、躯干、四肢较多。在院外多次查血小板明显减少伴体积减小,数量波动在(10~40)×10^9/L,MPV波动在7.4~8.2fL,多次于不同医院诊断为"血小板减少性紫癜,特发性血小板减少症,湿疹",并予"丙种球蛋白,甲强龙冲击,泼尼松口服"治疗(具体不详),血小板未升至正常。病程中,患儿反复发生血丝便,皮肤出血点及湿疹,时轻时重,曾出现1次鼻出血,多次患"感冒",频繁腹泻,并患1次出血性结肠炎,1次中耳炎,治疗情况不详。G_2P_1,孕40周,剖宫产,出生体重3.25kg,无宫内窘迫,无产伤窒息。母孕期体健,无用药史,无射线接触史,药物流产1次。生后母乳喂养至6个月,4个月添加辅食,现与大人同食。母亲有1个胞兄、1个表兄、2个舅舅,体健。查体:T36.5℃,R 26次/分,P 112次/分,W 10.00kg,发育正常,营养中下,神清,安静,轻度贫血貌。全身皮肤无黄疸,散在分布红色斑丘疹,基底潮红,瘙痒感明显,伴水疱、糜烂、渗出、结痂;口腔黏膜、软腭散在针尖大小出血点,双足底可见血疱,外踝有大片瘀斑。前囟未闭,0.5cm×0.5cm,张力正常。双肺呼吸音清,未闻及啰音。心音有力、律齐,未闻及杂音。腹软,无压痛,未扪及包块;肝脏肋下触及1.5cm,剑突下触及1.5cm,质地软,边缘锐;脾脏肋下未触及。肢暖,肢端循环好,关节活动正常。辅查:血常规 RBC4.36×10^9/L,WBC13.58×10^9/L,PLT11×10^9/L,MPV 7.3fL,IgG14.3g/L,IgA 3.920g/L,IgM 1.160g/L,IgE 333.8IU/ml,流式细胞术检测WAS蛋白不表达,WAS基因分析发现突变exon4 408 G>A。

诊断解析:本例患儿为男性,新生儿期出现血小板减少和出血表现,尤其是出现WAS患儿最为经典的血丝便,此时即可怀疑WAS诊断。此后,相继出现湿疹和反复感染,感染以上呼吸道为主;血小板减少顽固,经静脉注射免疫球蛋白和激素治疗均无明显效果,且平均血小板体积明显减小,以达到可能诊断WAS标准。经WAS蛋白和基因分析,发现突变,且外周血单个核细胞不表达WAS蛋白,故可确诊。

该患儿临床表现经典、全面,临床诊断容易建立。部分病例同样为WAS基因突变,临床表现却较轻,如仅表现为血小板减少和体积减小(即XLT或IXLT)。因此,男性患儿,起病早,顽固血小板减少和体积减小者,应考虑WAS相关疾病可能,并及时进行WAS蛋白和基因分析。

(赵晓东)

参考文献

1. Notarangelo LD,Miao CH,Ochs HD. Wiskott-Aldrich syndrome. Curr Opin Hematol,2008,15(1):30-36.
2. Notarangelo LD,Notarangelo LD,Ochs HD. WASP and the phenotypic range associated with deficiency. Curr Opin Allergy Clin Immunol,2005,5(6):485-490.
3. Stiehm ER,Ochs HD,Winkelsein JA. Immunologic disorders in infants and children. 5ᵗʰ edition. Elsevier Saunders,2003.

第六节　先天性胸腺发育不良

【疾病简介】

DiGeorge综合征(DGS)也称为胸腺发育不良或DiGeorge异常,包括胸腺发育不良、低钙血症、先天性心脏病和面部畸形。分为部分DiGeorge综合征和完全DiGeorge综合征,前者是指胸腺轻中度损害的病例,后者是指胸腺缺陷病例。大部分病例为部分DiGeorge综合征,其T细胞数量轻、中度减少及功能基本正常;少数病例为完全DiGeorge综合征,患儿T细胞数量和功能显著下降,具有明显的感染倾向。本病多为散发,但可呈常染色体显性遗传。

【诊断标准】

(一)国内诊断标准

尚无。

（二）国外诊断标准

1. 2005 年,美国 AAAAI 和 ACAAI 共同组织撰写了原发性免疫缺陷病诊断和治疗临床参考。

胸腺发育不良、心血管结构缺陷和甲状旁腺功能减退是先天性胸腺发育不良的典型的三联症。(C)

T 淋巴细胞减少是 DGS 最常见的实验室特征。(C)

2. 1999 年泛美和欧洲原发性免疫学会制订的胸腺发育不良诊断标准,后经欧洲免疫缺陷学会修订。

（1）部分性 DiGeorge 综合征诊断标准:

1）确诊:3 岁前出现 CD3$^+$ T 细胞减少(小于 500/mm^3),并满足以下之一:

a）心脏圆锥动脉干畸形,实验室检查或临床表现为低钙血症。

b）心脏圆锥动脉干畸形,染色体 22q11.2 缺失。

c）实验室检查或临床表现为低钙血症,染色体 22q11.2 缺失。

d）心脏圆锥动脉干畸形,实验室检查或临床表现为低钙血症,染色体 22q11.2 缺失。

2）高度可疑:3 岁前出现 CD3$^+$ T 细胞减少(小于 1500/mm^3)并且染色体 22q11.2 缺失。

3）可疑:3 岁前出现 CD3$^+$ T 细胞减少(小于 1500/mm^3),并满足以下之一:

a）心脏畸形。

b）实验室检查或临床表现为低钙血症。

c）面部畸形或腭异常。

（2）完全性 DiGeorge 综合征诊断标准:确诊:

1）CD3$^+$ T 细胞减少(小于 50/mm^3),并满足以下几点:

2）无胸腺,有以下证据:近期胸腺移出细胞低于 50 个(CD3$^+$CD45RA$^+$CD62L$^+$T 细胞 /mm^3)和(或)TRECs<100/100 000T 细胞。

3）甲状旁腺功能减退。

4）心脏畸形。

【诊断标准解读】

1. 美国 AAAAI 和 ACAAI 的诊疗规范还算不

上明确的诊疗标准。这一系统文件最早在 1990 年代就发表,2005 年再度更新。内容过于简单化。诊断只强调方法,但方法的具体内容并未涉猎。其主要还是针对免疫专业人员,并且一些内容分散于文件的多个段落。临床操作性弱。

2. 1999 年为基础的标准较简单明晰。也将 DGS 分为部分性和完全性。划分部分性还是完全性的标准首先是根据 T 淋巴细胞的绝对计数,这一点各个国家和地区的标准是一致的。但 T 淋巴细胞的绝对计数的标准确定缺乏充分的研究证据。因此,美国的临床参考并未给出绝对计数的数值,只是给出了模糊的明显减少或大多数无 T 淋巴细胞作为完全性 DGS 的标准。而轻度或中度的 T 淋巴细胞减少者为部分性 DGS。就目前的研究资料看,部分还是完全性的 DGS 的诊断客观科学的依据尚不十分充分。

3. 美国的临床参考给出了明晰确定的陈述,DGS 具有的血管结构缺陷和甲状旁腺功能减退是先天性胸腺发育不良的典型的三联症。1999 年为基础的标准中不管是部分性还是完全性 DGS,诊断标准中也都含有这三方面的内容,但并非必须具备。除了 T 淋巴细胞减少为必备条件外,另外的心脏结构畸形或甲状旁腺功能减退可分别单独存在。这还是比较符合临床这类病例的实际情况。实际上,1999 年为基础的欧洲标准在部分性 DGS 中,除了 T 淋巴细胞数量的明确界定外,另外有 3 个条件:心脏圆锥动脉干畸形,实验室检查或临床表现为低钙血症以及染色体 22q11.2 缺失,这 2 个条件必须至少满足 2 个部分性 DGS 才能确诊。相比于美国的临床参考而言,确诊条件过于苛刻。

4. 染色体 22q11.2 缺失是诊断 DGS 的分子诊断基础。但染色体 22q11.2 缺失如同时仅存在 T 淋巴细胞减少,也不能作为确诊 DGS 的依据。这也表明 DGS 作为一种综合征的复杂程度。染色体 22q11.2 缺失并非 DGS 所独有的分子缺陷,腭心面综合征(VCFS)也可存在这种缺失。此外,TBX1 基因突变和染色体 10q14 缺失也可引起 DGS。

【病例及诊断解析】

病例:男性,生后第 13 天因"面色发灰半天"于2012年1月6日入院。入院查体：足月儿貌，无特殊面容，反应差，易激惹，口唇发绀，双肺呼吸音粗，可闻及湿啰音，心前区可闻及2/6级收缩期杂音，肌力、肌张力正常。患儿系第2胎第1产，孕38周，剖宫产，出生体重2900g，生后一般情况好。入院诊断：新生儿肺炎，即给予抗感染及对症治疗，入院后2小时患儿出现频繁惊厥。影像学检查（胸部CT）：两肺渗出，新生儿肺炎，胸腺影小；心脏彩超：继发性房间隔缺损、卵圆孔未闭；脑脊液：正常；血钙：1.22mmol/L；甲状旁腺素：6.90pg/ml（正常值10~69pg/ml）；淋巴细胞亚群：CD3+ 24%（绝对值：309/μl）、CD3$^+$CD8$^+$ 7%（绝对值：92/μl）、CD3$^+$CD4$^+$ 15%（绝对值：196/μl）、CD19$^+$ 36%（绝对值：459/μl）、CD16$^+$56$^+$ 33%（绝对值：424/μl）；免疫球蛋白G（6.0g/L）、A（0.31g/L）、M（0.51g/L）、E（80.5KUA/L）均正常；FISH检查：存在染色体22q11.2的基因缺失。"DiGeorge异常"诊断明确，除抗感染治疗外，给予胸腺肽以促进T淋巴细胞发育，并给予钙剂和骨化三醇治疗，随访4个月，未发生严重感染，血钙水平保持正常。

诊断解析：此例患儿新生儿期即出现临床症状，以感染和心血管症状及体征为突出，之后出现频繁惊厥。入院后辅助检查查明：存在肺部感染，胸腺影小，CD3$^+$T细胞24%（绝对值：309/μl）；心脏彩超显示：房间隔缺损；血钙：1.22mmol/l；甲状旁腺素：6.90pg/ml（正常值10~69pg/ml）。此病例按美国AAAAI临床参考符合所列2个C级推荐标准。按欧洲诊断标准，此患儿虽然存在房间隔缺损，但非心脏圆锥动脉干畸形。并未完全达到诊断标准。进一步FISH检查：存在染色体22q11.2的基因缺失。因此，无论从临床还是实验室此患儿部分性DGS诊断成立。

（王晓川）

参考文献

1. Bonilla FA，Bernstein IL，Khan DA，et al. Practice parameter for the diagnosis and management of primary immunodeficiency. Ann Allergy Asthma Immunol，2005，94：S1-S3.

2. Conley ME，Notarangelo LD，Etzioni A. Diagnostic Criteria for Primary Immunodeficiencies. Clinical Immunology，1999，93：190-197

3. 孙金峤，王来栓，齐春华，等．部分性DiGeorge异常三例临床特征及分子诊断．2012，50：944-947.

第七节　高IgE综合征

【疾病简介】

高IgE综合征（Hyper-IgE syndrome，HIES）是一种复杂的原发性免疫缺陷病。临床以自幼顽固性湿疹，反复肺部和皮肤金黄色葡萄球菌和真菌感染，肺部感染致肺脓肿、肺大疱形成，皮肤感染形成冷脓肿，血清IgE水平显著升高和嗜酸性粒细胞异常增多为特征。其非免疫系统表现包括典型的面部特征、乳牙脱落延迟、关节过度伸展和轻微创伤导致的骨折。根据遗传方式、临床表现和分子机制不同分为常染色体显性遗传高IgE综合征（AD-HIES）和常染色体隐性遗传高IgE综合征（AR-HIES）。AD-HIES占所有HIES患者的60%~70%，大多数为散发，有免疫系统异常和非免疫系统异常等多系统受累表现，信号转导与转录活化因子3（signal transducer and activator of transcription 3，STAT3，OMIM 102582）突变是其病因[2]；AR-HIES较少见，仅累及免疫系统，主要表现为病毒感染和中枢神经系统病变，且肿瘤高发，已发现的致病基因有胞质分裂蛋白8（dedicator of cytokinesis 8，DOCK8，OMIM 611432）和酪氨酸激酶2（tyrosine kinase 2，TYK2，OMIM 611521）。本病发病机制不清。临床诊断依据NIH评分系统综合评分，总分大于40分可临床诊断HIES，确诊需基因分析。治疗以预防感染，皮肤护理为主。

【诊断标准】

目前只有国外标准，没有国内标准。

1999年，美国国立卫生院（NIH）基于一组患者的临床特征和实验室检查，制定了HIES的评分系统（表11-1）。诊断标准：评分总分超过40分者可临床诊断AD-HIES，分值在20~40之间的患者需要随访，小于20分基本不考虑AD-HIES。

表 11-1　NIH 制定的高 IgE 综合征临床评分表

临床表现／分数	分值 a									
	0	1	2	3	4	5	6	7	8	10
血清 IgE 最高值（IU/ml）b	<200	200~500		501~1000					1001~2000	>2000
皮肤脓肿	无		1~2		3~4				>4	
肺炎（一生总次数）	无		1~2		2		3		>3	
肺实质异常	无						支气管扩张		肺大疱	
乳牙保留	无	1	2		3					
脊柱侧弯，最大弯曲度	<10°		10°~14°		15°~20°				>20°	
轻微外伤引起骨折	无				1~2				>2	
嗜酸性粒细胞计数最高值（/μl）c	<700			700~800			>800			
特征性面容	无		轻微			有				
中线异常 d	无					有				
新生儿皮疹	无				存在					
湿疹（最重阶段）	无	轻度	中度		严重					
每年上呼吸道感染（次）	1~2	3	4~6		>6					
念珠菌病	无	口腔	指甲		全身性					
其他严重感染	无				严重					
致命性感染	无				有					
关节伸展过度	无				有					
淋巴瘤	无				有					
鼻翼增宽 e	<1SD	1~2SD		>2SD						
高腭弓	无		有							
年龄矫正	>5 岁			2~5 岁		1~2 岁		≤1 岁		

注：a.最右边一栏为每一表现的最高得分；b.正常值 <130IU/ml；c. 700/μl=1SD，800/μl=2SD（超过正常平均值 2SD）；d.如腭裂，舌裂，半椎体和其他脊柱的异常；e.与同龄同性别的对照组比较

【诊断标准解读】

NIH 制定的上述 HIES 评分系统最突出的特点是多元记分制,HIES 的各种表现并非特有,常与其他疾病有重叠,也没有特定的实验室检查金标准,仅有一项指标得分高不一定能最终诊断;另一个特点是与年龄有关,最后一项指标即年龄矫正,是为了弥补婴幼儿临床表现不典型而制定,如保留乳牙和脊柱侧弯在婴幼儿观察不到,所以年龄越小这一项评分越高。

对于 STAT3 基因突变的 AD-HIES,由于多数患儿外周血 TH17 细胞数量显著降低或缺乏,其最新诊断标准为:①有可能为 AD-HIES 者:反复肺炎,新生儿期即开始的湿疹,病理性骨折,特殊面容和高腭弓,IgE>1000IU/ml,NIH 评分 >30 分;②很可能为 AD-HIES 者,上述特点加 TH17 细胞的减少或缺如,或有明确的家族史;③确诊为 AD-HIES 者:上述特点加 STAT3 基因的显负性杂合突变。

对于 DOCK8 基因突变的 AR-HIES 的诊断,目前仍用 NIH 评分系统评分,但由于缺乏非免疫系统异常表现(骨折、骨质疏松,乳牙保留,关节过伸等),患儿的分值可能低于 AD-HIES,根据患儿主要表现为病毒感染[传染性软疣、疱疹病毒、人类乳头瘤病毒(HPV)感染]和中枢神经系统病变,嗜酸性粒细胞显著升高(较 AD-HIES 高),伴颈动脉等中等血管炎及钙化等表现,高度怀疑 AR-HIES,确诊需分析 DOCK8 基因。目前全球由 TYK2 基因突变的 HISE 仅见 1 例报道,也缺乏骨骼、结缔组织等非免疫系统异常表现,基因分析确诊。仍有个别极罕见的 AR-HIES 病例的致病基因尚未确定。

【病例及诊断解析】

病例:患儿,女,7 岁 2 个月,主诉:反复湿疹 7⁺ 年,反复皮肤脓肿 6⁺ 年。患儿于生后 1 天出现全身红色皮疹,头面部及皮肤皱褶部位较密集,伴瘙痒,在本地诊为“婴儿湿疹”,予以口服药及外用药治疗,时轻时重;此后头皮、面部反复湿疹伴感染(流黄水及脓疱)至今。6 个月起反复双耳流脓,伴发热、耳痛,诊为“中耳炎”,多次在本地治疗,近 1⁺ 年好转。10 个月时从学步车摔下,造成“右侧锁骨骨折”,1⁺ 个月后好转。1 岁时口腔内出现白色膜,诊为“鹅口疮”,治疗后好转。自 1 岁起,患儿常咳嗽,流涕,发热,多在 38℃左右,多数为“感冒”,约 1 次 / 月,曾胸部摄 X 线诊为“肺炎”5~6 次。1⁺ 岁时家长发现患儿右侧颈部包块,拇指头大小,不红不痛,在本地医院行“穿刺引流”后好转。2⁺ 岁时左侧颈部出现包块,在本地医院行“左颈淋巴结切开引流术”。此后双侧颈部反复出现包块,感冒时增大。4 岁 7 个月时患儿因“咳嗽,发热”在本地医院诊断为“肺囊肿”,输液治疗效果不显;随后咳嗽加重,出现气急,呼吸困难,“气胸”,行气管插管及胸腔闭式引流术,其间痰培养、脓液培养有金黄色葡萄球菌和白色念珠菌生长。CT 示“右肺肺大疱”,抗细菌、抗真菌感染(具体不详),病情好转出院。5 岁 11 个月时,患儿因“全身皮疹 7 天,加重伴发热 4 天”以“重症水痘、皮肤感染”入笔者医院,皮肤科会诊,诊断“脓疱疮”,用抗生素及 IVIG 治疗好转出院。6 岁 6 个月因“反复咳嗽、发热 2 年,加重 7 天”入院,复查胸部 CT 示右上肺肺大疱较 1 个月前缩小,边缘部分钙化,有“肺大疱”和“支气管肺炎”,建议行胸腔镜下肺大疱穿刺缝合术,家属拒绝手术治疗,签字出院。7 岁因“右腋下包块 15 天伴发热”入院,B 超提示右腋下淋巴结病变,部分可见少许液性成分。胸部 CT 平扫:双肺病变较 6 个月前明显吸收减少,现右肺中叶及左侧肺门点状钙化影;右腋窝病变伴少许皮下积气,考虑感染性病变可能,结合临床除外结核。先后行右侧腋窝淋巴结切除活检术,右腋下脓肿切开引流术,术中可见 6cm×5cm×5cm 大小脓肿,含黄绿色黏稠脓液。脓液细菌培养:耐甲氧西林金黄色葡萄球菌(MRSA)。右腋下穿刺液未找到抗酸杆菌。右腋下组织活检:纤维脂肪组织中见大量淋巴细胞、中性粒细胞及嗜酸性粒细胞浸润,可见大量坏死组织,其内见大量坏死的嗜酸性粒细胞的轮廓。由于没坚持足量、足疗程抗感染治疗,此脓肿迁延 4⁺ 个月,两次住笔者医院治疗。患儿系 G₂P₂,足月顺产,生长发育稍落后,7 岁时乳牙未脱落。患儿仅接种百白破、脊髓灰质炎、麻疹疫苗,无明显异常反应。对牛奶、柑橘、茄子等多种食物及多种吸入物过敏。父母非近亲结婚,家族中无类似患者。有一兄体健,已 12 岁,6$^+$ 岁起换牙。入院查体(7 岁):体温 37.0℃,呼吸 20 次/分,脉率 87 次/分,血压 89/48mmHg,身高 105cm,体重 18.0kg。发育稍差,营养中下,神志清楚。唇稍苍白,无发绀。脸部皮肤粗糙,鼻翼肥大,头皮、前额及面部皮肤有湿疹样皮疹,稍高出皮面。躯干皮肤散在瘢痕,部分有色素减退,右颈部有 3cm 切口瘢痕,双颈部扪及约 1cm×1cm×0.5cm 淋巴结,无压痛;右腋下扪及直径约 2cm×2cm×2cm 淋巴结 1 枚,表面皮肤稍红,质中,无明显波动感,有压痛。右腋前盖有辅料未能检查伤口。口腔无明显白膜,全部为乳牙,无龋齿,腭弓较高,咽红,扁桃体 I°。颈软,气管居中。双侧胸廓较饱满,对称,无吸气性三凹征,呼吸对称,呼吸节律规则。双侧语颤不一致,右侧叩诊呈过轻音,双侧呼吸音不对称,双肺呼吸音粗,右侧呼吸音稍低,右上肺可闻及少许中湿啰音,双侧无胸膜摩擦感。心脏检查无异常,腹平软,肝脾未扪及。双手腕、手足掌指(趾)关节过伸,脊柱无侧弯。神经系统及肛门外生殖器无异常。辅助检查:多次查血常规:WBC(5.21~10.2)×10^9/L,N 0.19~0.5,L 0.38~0.63,E 0.10~0.15,嗜酸性粒细胞绝对计数(0.8~1.92)×10^9/L。PLT(203~295)×10^9/L,RBC(3.06~4.00)×10^{12}/L,Hb 102~110g/L,CRP<8~23mg/L。肝肾功正常。多次查血清 IgG 12.3~13.9g/L(正常 7.91~13.07g/L),IgA 0.78~0.89g/L(正常 0.85~1.71g/L),IgM 1.43~1.72g/L(正常 1.20~2.26g/L),IgE 919.4~1181.2IU/ml(正常 <150IU/ml),C3、C4 正常。淋巴细胞分类:CD$_3$ 86%,CD$_4$ 46%,CD$_8$ 38%,CD$_{19}$ 9%,CD$_{16+56}$ 3%,NBT 正常。X 线:四肢长骨及脊柱未见明显骨质异常改变及脊柱侧弯。

诊断解析:患儿为 7 岁女性,自幼有新生儿皮疹、顽固湿疹、反复皮肤脓肿、淋巴结脓肿、中耳炎,有鹅口疮史。反复肺炎伴肺大疱,脓胸、脓气胸。轻微外伤引起骨折,乳牙保留。有面部皮肤

粗糙、鼻翼增宽等特征性面容,有高腭弓、关节过伸等体征;外周血嗜酸性粒细胞、血清 IgE 均显著升高,多次痰液、脓液培养为金葡菌生长;肺部有念珠菌感染证据,NIH 评分 77 分,临床诊断高 IgE 综合征。经分析患儿外周血TH17 细胞为 0.03%(正常范围 0.40%~2.25%),分析 STAT3 基因示 c.1909 G>A,V637M,为 STAT3 基因热点突变。目前报道的 AD-HIES 患者多数为散发,少数有常染色体显性遗传家族史,本例患儿无类似家族史,为散发、确诊的 AD-HIES 病例。

(蒋利萍)

参考文献

1. Grimbacher B, Holland SM, Gallin JI, et al. Hyper-IgE syndrome with recurrent infections--an autosomal dominant multisystemic disorder. N Engl J Med, 1999, 340(9):692-702.

2. Minegishi Y, Saito M, Tsuchiya S, et al. Dominant-negative mutations in the DNA-binding domain of STAT3 cause hyper-IgE syndrome. Nature, 2007, 448(7157):1058-1062.

3. Engelhardt KR, McGhee S, Winkler S, et al. Large deletions and point mutations involving the dedicator of cytokinesis 8(DOCK8) in the autosomal-recessive form of hyper-IgE syndrome. J Allergy Clin Immunol, 2009, 124(6):1289-1302.

4. Minegishi Y, Saito M, Morio T, et al. Human tyrosine kinase 2 deficiency reveals its requisite roles in multiple cytokine signals involved in innate and acquired immunity. Immunity, 2006, 25(5):745-755.

5. Grimbacher B, Schäffer AA, Holland SM, et al. Genetic Linkage of Hyper-IgE Syndrome to Chromosome 4. Am J Hum Genet, 1999, 65(3):735-744.

6. Ochs HD, Smith CIE, Puck JM. Primary Immunodeficiency Diseases: A Molecular and Genetic Approach. 2nd Edition. New York: Oxford University Press, 2007, 496-504.

7. Woellner C, Gertz EM, Schäffer AA, et al. Mutations in STAT3 and diagnostic guidelines for hyper-IgE syndrome. J Allergy Clin Immunol, 2010, 125(2):424-432.

8. 舒岚,蒋利萍,战玉助,等.4 例高 IgE 综合征的临床分析和基因诊断.第三军医大学学报,2011,33(14):1506-1510.

9. Zhang LY, Tian W, Shu L, et al. Clinical features, *STAT3* gene mutations and Th17 cell analysis in nine children with hyper-IgE syndrome in mainland China. Scand J Immunol, 2013; 78(3): 258-265.

第八节　风湿热

【疾病简介】

风湿热(rheumatic fever, RF)是一种与 A 组 β 溶血性链球菌感染有关的全身性结缔组织的非化脓性炎症性疾病,曾经是危害学龄儿童及青少年生命和健康的主要疾病之一,可累及心脏、血管、关节、中枢神经系统和皮下组织,但以心脏和关节最为明显,临床主要表现为心脏炎、环形红斑、关节炎、舞蹈症和皮下结节。病变可呈急性或慢性反复发作,急性发作后可遗留心脏瓣膜病变形成慢性风湿性心瓣膜病。

本病可发生于任何年龄,以 5~15 岁的儿童和青少年最为常见。男女患病概率大致相等。20 世纪中期开始,随着生活条件的改善风湿热发病率明显下降。但是近 20 年风湿热发病率开始回升,且城市中产阶级、比较富裕家庭的儿童发病率高,而且随着流行病学的变化,风湿热的临床表现也发生变异,隐匿型发病较多,轻度或不典型病例增多,应引起高度重视。

【诊断标准】

(一) Jones 标准

由于风湿热的临床表现与其他的结缔组织疾病有重叠,而且缺乏特异的实验室检查方法,使诊断比较困难。目前临床沿用的仍然是 1992 年修订的 Jones 标准(表 11-2),如果有一项主要指标和两项次要指标,再加上有前驱链球菌感染的证据,即可确定诊断。但有以下三种情况时可不必严格执行此标准:①舞蹈病;②隐匿发病或缓慢发展的心脏炎;③有风湿热史或现患风心病,在感染 A 组溶血性链球菌后有风湿热复发的高度危险者。

(二) WHO 标准

2002~2003 年世界卫生组织(WHO)也对以往的风湿热诊断标准进行了修订(表 11-3),在沿用过去主要标准和次要标准的基础上,提出对风湿热进行分类诊断,规定了前驱链感染史是指 45 天内有链球菌感染的证据、并增加了近期猩红热史作为前驱链球菌感染的证据之一。

【诊断标准解读】

1. Jones 标准仅适用于初发风湿热和一些特殊情况的患者,风湿热复发的诊断不适用 Jones

表 11-2　1992 年修订的 Jones 诊断标准

主要表现	次要表现	链球菌感染的证据
1. 心脏炎　心脏杂音 　　　　　心脏增大 　　　　　心包炎 　　　　　充血性心力衰竭	1. 临床表现 　既往风湿热病史 　关节痛 　发热	1. 近期患过猩红热 2. 咽部溶血性链球菌培养阳性 3. ASO 滴度升高
2. 多发性关节炎	2. 实验室 　血沉增快 　CRP 升高 　白细胞增多 　贫血	
3. Sydengham 舞蹈症	3. 心电图 　P-R 间期延长 　Q-T 间期延长	
4. 环形红斑		
5. 皮下结节		

注:如关节炎已列为主要表现,则关节痛不能作为 1 项次要表现;如心脏炎已列为主要表现,则心电图不能作为 1 项次要表现

表 11-3　2002~2003 年 WHO 风湿热诊断标准

主要表现：心脏炎、多关节炎、舞蹈病、环形红斑、皮下结节

次要表现：临床表现为发热、多关节痛

　　　　　实验室检查急性期反应物升高（ESR 或白细胞数）

　　　　　心电图表现为 P-R 间期延长

近 45 天内有支持前驱链球菌感染的证据：

　　　ASO 或风湿热链球菌抗体升高

　　　咽拭子培养阳性或 A 组链球菌抗原快速试验阳性

　　　新近患猩红热

诊断分类	诊断标准
初发风湿热 [a]	2 项主要表现或 1 项主要及 2 项次要表现加上前驱的 A 组链球菌感染证据
复发性风湿热不患有风湿性心脏病 [b]	2 项主要表现或 1 项主要及 2 项次要表现加上前驱的 A 组链球菌感染证据
复发性风湿热患有风湿性心脏病	2 项次要表现加上前驱的 A 组链球菌感染证据 [c]
风湿性舞蹈病、隐匿发病的风湿性心脏炎 [b]	风湿热主要表现或 A 组链球菌感染证据可不需要
慢性风湿性心瓣膜病［患者第一时间表现为单纯二尖瓣狭窄或复合性二尖瓣病和（或）主动脉瓣病][d]	不需要风湿热任何标准即可诊断风湿性心脏病

注：a：患者可能有多关节炎（或仅有多关节痛或单关节炎）以及有数项（3个或 3个以上）次要表现，联合有近期A组链球菌感染证据。其中有些病例后来发展为风湿热，一旦风湿热诊断被排除，应慎重地把这些病例视作"可能风湿热"，建议进行继发预防。这些患者需予以密切追踪和定期检查其心脏情况。这尤其适用于高发地区和易患年龄患者；b：感染性心内膜炎必须被排除；c：有些复发性病例可能不满足这些标准；d：先天性心脏病应予排除

标准，根据 WHO 的建议，风湿性心脏病患者，仅有一项次要表现如发热、关节痛或急性期蛋白增高，再加上近期链球菌感染的证据即提示风湿热复发。另外，在采用 Jones 标准诊断时还应注意以下情况：①用超声心动图检查可扩大心脏炎的诊断以早期发现隐匿病例；②有猩红热病史的病人不再作为曾有链球菌感染的证据；③主要表现为关节炎者，关节痛不作为次要表现。主要表现为心脏炎者，P-R 间期延长不能作为次要表现。

2. 由于目前风湿热表现轻且不典型或呈隐匿性经过，采用以上的 Jones 标准容易漏诊。另外，也有人提出 Jones 诊断标准的特异性不强，当主要条件缺如而仅凭次要条件诊断时，易把病毒性心肌炎和其他结缔组织病误诊为风湿热，所以目前认为在诊断风湿热时不能机械套用 Jones 标准，应对临床资料做全面分析，进行必要的排除诊断。例如，在诊断风湿性心脏炎时应排除病毒性心肌炎或感染性心内膜炎；诊断风湿性关节炎时应排除其他的关节炎、结缔组织病、感染引起的反应性关节炎以及结核性关节炎等；在以环形红斑或皮

下结节为主要诊断指标时也应排除系统性红斑狼疮等其他相关疾病。以舞蹈病为主要表现时应注意与儿童期常见的抽搐性运动障碍（TD）相鉴别，特别是儿童链球菌感染相关性自身免疫性神经精神障碍（pediatric autoimmune neuropsychiatric disorders associated with streptococcal infection, PANDA）。PANDA 由学者 Swedo 等命名，同样是由于链球菌感染后自身免疫反应所致，但是以 TD 和强迫性障碍为主要表现，血清中的抗基底节抗体（ABGA）明显升高，诊断标准包括：①患儿有 TD 和（或）强迫性障碍；②青春期前起病（通常为 3~12 岁）；③精神运动症状呈发作性经过，突然发病或加重；④症状加重通常在链球菌感染后 1~2 周出现，同时存在咽拭子培养阳性和（或）ASO 滴度升高；⑤可伴有神经精神系统症状，95% 具有舞蹈样动作。

根据以上情况，余步云等提出了"可能风湿热"的诊断，凡具有以下表现之一并能排除其他疾病（尤其是亚急性感染性心内膜炎、系统性红斑狼疮、类风湿关节炎、结核病等）即可作出"可

能风湿热"的诊断。

（1）风湿性心瓣膜病有下列情况之一者：①无其他原因短期内出现进行性心功能减退或顽固性心力衰竭，或对洋地黄治疗的耐受性差；②进行性心悸、气促，伴发热、关节痛或鼻出血；③新近出现心动过速、心律失常、第一心音减弱、病理性杂音或进行性心脏增大，并伴有有意义的免疫指标或血中急性期反应物增高；④新出现的心悸、气促，伴有意义的心电图、超声心动图或 X 线改变，或有意义的免疫指标上升或急性期蛋白升高；⑤新近出现的心脏症状，抗风湿治疗后改善。

（2）上呼吸道链球菌感染后，有下列情况之一者：①多发性、游走性关节炎伴心悸、气促进行性加重；②多发性游走性关节痛伴发热、心悸、气促，急性期蛋白升高，经青霉素治疗 2 周无效；③心脏症状进行性加重伴有急性期蛋白升高和有意义的免疫指标，或伴有有意义的心电图、超声心动图或 X 线改变。

对于不典型或轻症患者，应细心问诊及检查以确定有无主要或次要表现，必要时可作特异性免疫指标检查如抗心肌抗体（AHRA）、A 组链球菌菌壁多糖抗体（ASP）以及外周血淋巴细胞促凝血活性试验（PCA）等，阳性时高度提示风湿性心脏炎的存在；另外，心肌核素检查等辅助检查也可发现轻症及亚临床型心脏炎。

3. 关于诊断中链球菌感染的证据方面，应注意以下问题：首先，是咽拭子培养链球菌的阳性率仅仅有 20%，即阴性并不能完全排除链球菌感染的存在，而且由于健康者咽部也可以携带链球菌，即有链球菌的定植，即使培养阳性也不能区分其为急性感染或者带菌者；其次，ASO 在 A 组链球菌感染一周后开始升高，3~6 周达高峰，但其持续时间仍不确定，有报告 16% 的 A 组链球菌感染一年后仍有 ASO 的升高。所以，在判断有无链球菌感染时要结合患儿的年龄（5~15 岁为高发年龄）、发病季节（冬春季发病率高）以及是否流行地区等因素综合考虑。

4. 活动性的判断指标　在诊断风湿热后最重要的是确定风湿是否活动，其对指导治疗和判断预后都有重要意义。提示持续存在风湿活动的情况有：①持续发热，运动耐量不恢复；②有持续心动过速或其他心律失常；③原有心脏杂音改变或出现新的病理性杂音，或者短期内有心功能进行性减退或不明原因的心力衰竭；④经治疗后血沉、CRP 以及抗链球菌抗体滴度不下降或白细胞持续异常。尤其是在近期有上呼吸道链球菌感染的情况下更易诱发风湿活动。

【病例及诊断解析】

病例：患儿，女，10 岁，主因"发热、关节肿痛 40 余天"于 2009 年 3 月 15 日入院。患儿于 40 余天前开始出现发热，体温最高 38.9℃；发热前无明显寒战，无咳嗽、咳痰或者呕吐腹泻等症状；1 周后出现双腕及双膝关节的肿胀和疼痛，活动受限；以上情况用布洛芬或者对乙酰氨基酚可短暂缓解症状，腕、膝关节肿痛及活动障碍消失，但是停药后又反复发热，同时出现双踝关节的肿胀疼痛和活动受限。发病以后无心悸、气短、胸闷等。发病前 2~3 周曾有"扁桃腺炎"的病史。个人史和家族史无特殊。

查体：T 37.6℃，P 88 次 / 分，R 24 次 / 分，BP 100/70mmHg。全身皮肤未见明显皮疹，表浅淋巴结未触及。咽部轻度充血，扁桃腺 I 度。颈软无抵抗，无颈静脉怒张或动脉异常搏动。两肺呼吸音清晰，未闻及干湿啰音，心率 88 次 / 分，心律略显不齐，心音有力，各瓣膜听诊区未闻及杂音。腹软，肝脾未及，肠鸣音正常。四肢肌力、肌张力正常；左腕、右膝和右踝关节轻度肿胀，轻压痛，活动稍受限，其余关节未见异常。神经系统检查未见异常。

入院后各种辅助检查：血常规：WBC 15.9 × 10^9/L，Hb 102g/L，PLT 312 × 10^9/L；尿常规正常；ESR 45mm/ 第一小时，CRP 58mg/dl；肝肾功能（-），血清铁蛋白 257ng/ml（正常值 14~307ng/ml），补体正常；ASO 1200IU/ml（正常值 0~200IU/ml），支原体抗体（-），EB 病毒抗体（-），莱姆病抗体（-）；RF（-），AKA /AFP/CCP（-），ANA/dsDNA（-），ENA（-），ANCA（-）。心电图示窦性心律、P-R 间期延长（I 度房室传导阻滞），S-T、T 未见抬高或降低。心脏超声示少量心包积液，心脏结构和功能未见异常。腹部

超声未见异常。脑电图和头颅MRI检查未见异常。诊断为风湿热。

诊断解析：该患儿为学龄期儿童，在"扁桃腺炎"后2~3周出现发热、关节炎(肿胀、疼痛和活动障碍)的症状，侵犯的关节为大关节(双腕、膝和踝)且呈游走趋势，应该首先考虑到"风湿热"的可能，对照Jones(1992年)标准，符合主要表现中的"关节炎"、次要标准中的"发热、血沉快/CRP升高、心电图P-R间期延长"，同时2~3周前有前驱链球菌感染的病史和ASO的升高，可以确定诊断。但是也应同时与可能的疾病如幼年特发性关节炎、系统性红斑狼疮、反应性关节炎如结核反应性关节炎(Poncent病)以及莱姆病等感染相关的关节炎相鉴别。特别是链球菌感染后反应性关节炎(poststreptococcal reactive arthritis，PSRA)，特点为急性对称/非对称性关节炎，非游走性，病程迁延可持续数月，非甾体抗炎药治疗反应差，发病前也有A组溶血性链球菌感染的病史，但是不具备急性风湿热的其他主要标准，也不符合Jones诊断标准。Ayoub和Ahmed提出了PSRA的临床和血清学诊断标准：①急性发作的关节炎，非游走性；②病程迁延，反复发作；③对水杨酸类/非甾体类药物反应欠佳；④有前驱链球菌感染的证据；⑤不符合Jones风湿热诊断标准；⑥缺乏Jones标准的其他主要标准。但是应该注意排除其他溶血性链球菌引起的PSRA，可参考ASO和抗DNA酶B。

(宋红梅)

参考文献

1. 谢旭晶，徐莉，陈璘，等．近十年风湿热的演变．中华风湿病学杂志，2009，13(7)：467-469.
2. 黄建林，余步云，吴玉琼，等．90年代急性ARF的特点．中华风湿病学杂志，2000，4(5)：284-286.
3. Special Writing Group of the Committee on Rheumatic Fever, Endocarditis, and Kawasaki Disease of the Council on Cardiovascular Diseases in the Young of the American Heart Association. Guidelines for the diagnosis of rheumatic fever. Jones criteria, 1992 update. JAMA, 1992, 268: 2069-2073.
4. Swedo SE, Leonard HL, Garvey M, et al. Pediatric autoimmune neuropsychiatric disorders associated with streptococcal infection (PANDAS): A clinical description of the first fifty cases. Am J Psychiatry, 1998, 155 (2): 264-271.
5. 余步云，吕鸿基．风湿热//蒋明，朱立平，林孝义，主编．风湿病学．北京：科学出版社，1995，1252-1270.
6. Pereira BAF, da Silva NA, Andrade LEC, et al. Jones Criteria and underdiagnosis of rheumatic fever. India J Pediatr, 2007, 74: 117-121.
7. 中华医学会风湿病学分会．风湿热诊断和治疗指南．中华风湿病学杂志，2011，15(7)：483-486.
8. Shulman ST, Ayoub EM. Poststreptococcal reactive arthritis. Curr Opin Rheumatol, 2002, 14 (5): 562-565.
9. Ayoub EM, Ahmed S. Update on complications of group A streptococcal infections. Curr Prob Pediatr, 1997, 27: 90-101.

第九节　川崎病

【疾病简介】

川崎病(Kawasaki disease，KD)又称皮肤黏膜淋巴结综合征(Mucocutaneous lymphnode syndrome，MCLS)，是儿童常见的全身性中、小动脉炎，发病原因尚不清楚，可能与微生物超抗原成分激活具有遗传易感性患儿的T细胞，引发异常免疫反应，导致免疫损伤有关。临床表现为发热，皮疹，球结合膜、口腔黏膜充血，手足红斑、硬性水肿及颈淋巴结肿大等综合征，冠状动脉损害在未经治疗的患儿中发生率为15%~25%，已取代风湿热成为我国小儿后天性心脏病的主要病因之一。近年来，随着静脉丙种球蛋白(intravenous immunoglobulin，IVIG)的广泛使用，冠状动脉瘤(coronary artery aneurysms，CAA)的发病率已降至5%以下。本病大多发生在5岁以下儿童，1~3岁幼儿多见，6个月以下少见，男多于女，男女比例约为1.5：1，四季均可发病。

【诊断标准】

(一)国内诊断标准

根据第8版儿科学教材及2006年中华医学

会儿科分会免疫学组及心血管学组关于川崎病专题讨论会内容,设定我国关于川崎病的诊断标准为:

1. 典型川崎病　发热≥5天(部分病例受治疗干扰可不足5天),具有以下5项中的4项者:

(1) 双侧球结膜充血。

(2) 口唇及口腔黏膜充血发红。

(3) 肢端改变(急性期表现为肿胀,恢复期表现为脱屑)。

(4) 皮疹。

(5) 非化脓性颈淋巴结肿大。

如具备除发热以外3项表现并证实有冠状动脉瘤或冠状动脉扩张者,亦可诊断典型川崎病。

2. 不完全型川崎病

(1) 对于≥6个月患儿,除发热5天或以上外,应具备至少2项KD主要临床表现,并具备炎症反应指标明显升高,在除外其他疾病时,可疑诊不完全型KD,如出现冠状动脉病变者可确诊。

(2) <6个月婴儿,具备发热持续≥5天,排除其他疾病,实验室检查有炎症反应证据存在(红细胞沉降率和C反应蛋白明显升高),加上超声心动图发现冠状动脉病变,可诊断不完全型KD并采用标准治疗方案。

同时强调注意卡介苗接种处红斑、硬结、前葡萄膜炎、胆囊肿大、恢复期肛周脱屑等重要表现在诊断不完全型川崎病中的作用。

(二)国外诊断标准

1. 日本标准　采用日本川崎病研究委员会2002年修订,第5版推荐的诊断标准:

(1) 发热持续5天以上(包括经治疗后发热<5天者)。

(2) 双侧眼球结膜充血(无渗出物)。

(3) 口腔表现:口唇潮红、皲裂、杨梅舌、口腔及咽部黏膜弥漫性充血。

(4) 多形皮疹。

(5) 四肢末端改变:(急性期)掌跖及指(趾)端红斑,手足硬性水肿;(恢复期)指(趾)端甲床及皮肤移行处膜状脱皮。

(6) 急性期出现颈部非化脓性淋巴结肿大,常为单侧,直径≥1.5cm。

满足上述6项中5项及以上即可诊断;具备4项者,若二维超声心动图或心血管造影证实了冠状动脉瘤(或扩张)者,排除其他疾病,也可确诊本病。

2. 美国标准　2004年由美国多学科委员会(风湿热、心内膜炎和KD委员会、青少年心血管疾病委员会、美国心脏协会)修订的川崎病诊断指南。

发热持续5天以上,并伴有以下5项中至少4项者可确诊川崎病:

(1) 四肢末端表现:急性期,手足红斑和硬肿;恢复期,2~3周出现指(趾)甲缘脱屑。

(2) 多型皮疹。

(3) 双侧无痛性球结膜充血(无渗出)。

(4) 口唇和口腔变化:口唇潮红、皲裂、草莓舌,口腔及咽部黏膜弥漫性发红。

(5) 颈部淋巴结肿大(直径≥1.5cm),通常为单侧性。

发热伴上述主要临床表现不足4项者,若二维超声心动图或心血管造影证实了冠状动脉病变者,排除有以上表现的其他疾病后,可诊断本病。

【诊断标准解读】

1. 自1967年日本学者川崎富作先生首先报道以来,1970年日本KD研究委员会第一次制定了川崎病的诊断标准,后经历了1984、1987、1988年的不断完善,其中1988年版将发热作为必备条件,并强调排除其他疾病的重要性,2002年第五次修订版的诊断标准则更加全面准确,强调了在具备典型表现时发热4天即可诊断,提高了诊断的灵敏性;强调了不完全KD的临床重要性,因其易发生冠状动脉病变。

2. 美国学者自1978年首次制定川崎病诊断标准以来,就将发热≥5天作为诊断的必备条件,后经历数次修订,形成了2004年版美国以心脏病学会(AHA)为主的KD诊断标准,该建议中,补充了若具备除发热以外的4项主要标准,发热4天时亦可诊断典型KD,强调了诊断前须除外有类似表现的其他疾病。同时,修订了不完全KD的诊断标准,强调观察卡介苗接种处红斑、硬结、前葡萄膜炎、腹股沟处皮疹,检测急性炎症指标及心脏彩超动态变化的重要性,提出了不完全KD的诊断步骤及评估。

3. 2006年召开了中华医学会儿科分会免疫学组及心血管学组关于川崎病专题讨论会,我国学者根据日本和美国的KD诊断标准,结合我国国情,制订了适合我国的川崎病诊断建议,强调任何KD诊断标准并非特异,需除外引起临床表现的其他疾病。此外,各项临床表现并非同时出现,应动态观察,以助诊断;同时,应注意观察不完全KD的其他特殊临床,尤其注意卡介苗接种处红斑、硬结,以及ESR、CRP等炎症指标,血清转氨酶、尿道炎等以助早期诊断。

【病例及诊断解析】

病例:患儿,男,1岁3个月,因发热6天伴皮疹眼红1天于2012年4月21日急诊入院。患儿入院前6天出现发热,呈弛张高热,最高40.3℃,伴轻微咳嗽,在院外给予青霉素、头孢菌素等抗生素治疗5天无缓解。近1天来家属发现患儿全身红斑,大小不等,不伴瘙痒,发热时更明显,病程中不伴抽搐,无恶心呕吐。近期无预防接种史,否认结核接触时。

体格检查:T 39.4℃,P 148次/分,R 37次/分,Bp 100/65mmHg,体重12kg,营养发育正常,急性热病容,神清,躯干及四肢散在大小不等红色小丘疹,无融合,无破溃;双眼球结膜充血,无分泌物;口唇干裂,口腔黏膜充血,未见溃疡,舌质粗大,樱红;颈部扪及0.5~1.5cm大小淋巴结数个,活动无压痛;心肺未发现阳性体征,腹部平软,肝脾不大;四肢末端可见发红,肿胀,无脱屑,肛周发红,未见脱屑。实验室检查:外周血象WBC 15.8×10⁹/L,N 0.89%,L 0.11%,PLT 345×10⁹/L,Hb 100g/L;ESR 60mm/h,CRP 120mg/L,血培养无菌生长,常见病毒学检查阴性。心脏超声心动图提示左侧冠状动脉直径2.5mm,右侧冠脉直径2.0mm。入院后给予头孢类抗生素清除残余感染,于入院第二天给予IVIG25g静脉滴注,同时服用肠溶阿司匹林、双嘧达莫片以及维生素E等改善微循环,抗血小板聚集,入院第三天患儿体温恢复正常,皮疹消退,

眼部充血消失。最后诊断:川崎病。

诊断解析:本病例符合典型川崎病的主要6项临床表现:幼儿起病,发热超过5天,抗生素治疗无效;伴有眼球结膜充血,无渗出物;口唇干红,杨梅舌;手足肢端硬肿;多形皮疹;颈淋巴结肿大。结合实验室检查:WBC增高,以中性细胞为主,ESR、CRP均升高,心脏超声心动图检查提示左侧冠状动脉直径处于正常高限,且血培养及病毒学检查除外了细菌、病毒感染,诊断川崎病成立。经过IVIG 2g/kg静脉滴注,结合阿司匹林、双嘧达莫片等综合治疗,患儿症状、体征缓解。

川崎病的诊断需结合临床,根据患儿年龄、在院外治疗经过等综合判断。尤其在小年龄患儿以及症状体征不完全时,更应结合卡介苗接种处红斑硬结、腹股沟皮疹、尿道炎,以及早期动态观察心脏超声心动图等作出相应诊断。一旦诊断成立,在发热5~10天内输注静脉丙种球蛋白,能及时中和炎症介质,阻止全身炎症反应,缓解临床症状,预防冠状动脉病变。临床医师如何早期准确诊断川崎病,尤其是不完全型川崎病,对于预防患儿冠状动脉病变起着至关重要的作用。

(唐雪梅)

参考文献

1. 王卫平,主编.儿科学.第8版.北京:人民卫生出版社,2013,192-194.

2. 赵晓东,杜忠东.川崎病专题讨论会纪要.中华儿科杂志,2007,45(11):826-830.

3. Ayusawa M,Sonobe T,Uemura S,et al. Revision of diagnostic guidelines for Kawasaki disease (the 5ᵗʰ revised edition). Pediatr Int,2005,47(2):232-235.

4. Newburger JW,Takahashi M,Gerber MA,et al. Diagnosis,treatment,and long-term management of Kawasaki disease:a statement for health professionals from the committee on rheumatic fever,endocarditis and Kawasaki disease,council on cardiovascular disease in the young,American heart association. Circulation, 2004,110:2747-2771.

5. Group,J.C.S.J.W. Guidelines for Diagnosis and Management of Cardiovascular Sequelae in Kawasaki Disease (JCS 2008). Circulation Journal,2010,74(9): 1989-2020.

6. Ghelani SJ, Sable C, Wiedermann BL, et al. Increased Incidence of Incomplete Kawasaki Disease at a Pediatric Hospital After Publication of the 2004 American Heart Association Guidelines. Pediatric Cardiology, 2012, 33 (7): 1097-1103.

7. Freeman AF, Shulman ST. Kawasaki disease: summary of the American Heart Association guidelines. Am Fam Physician, 2006, 74 (7): 1141-1148.

8. 杜军保. 进一步提高川崎病的临床诊疗水平. 中华儿科杂志, 2006: 44 (5): 321-323.

9. 张伟, 李秋, 赵晓东, 等. 942 例川崎病的临床分析. 中华儿科杂志, 2006, 44 (5): 324-328.

第十节　过敏性紫癜

【疾病简介】

过敏性紫癜 (anaphylactoid purpura) 又称舒 - 亨综合征 (Henoch-Schonlein syndrome, HSP), 是儿童常见的以小血管炎或毛细血管炎为主要病理改变的系统性血管炎, 多发于学龄前和学龄期儿童, 男孩多于女孩, 一年四季均有发病, 以春秋两季居多, 食物、药物、微生物等可诱发本病。病理改变以广泛毛细血管炎为主。临床因受累器官和病变程度不一而有不同表现, 以皮肤、关节、胃肠道和 / 或肾脏症状最常见, 包括非血小板减少性皮肤紫癜、关节肿痛、胃肠道症状和 / 或血尿、蛋白尿等。部分病例有复发倾向。预后一般良好, 伴肾损害者病程较长, 大约 2% 可发展为慢性肾功能不全。

【诊断标准】

(一) 国内诊断标准

国内目前采用的过敏性紫癜诊断标准多参照江载芳等主编《诸福棠实用儿科学》第 8 版和《儿科学》教材第 8 版进行: 臀部、四肢对称性、高出皮面、压不退色的紫癜样皮疹, 伴或不伴腹痛、关节肿痛及肾损害, 即可考虑过敏性紫癜诊断。如临床表现不典型, 皮肤紫癜未出现时, 需与特发性血小板减少性紫癜、风湿性关节炎、败血症、其他肾脏疾病和外科急腹症等鉴别。

(二) 国外诊断标准

参照 2006 欧洲抗风湿病联盟及欧洲儿科风湿病学会 (EULAR/PReS) 诊断标准。

臀部及四肢具有可触性紫癜为必备条件, 再加上以下 4 项中的任何 1 项即可诊断:

1. 弥漫性腹痛;

2. 任何部位活检显示以 IgA 为主的复合物沉积;

3. 急性, 任意关节的关节炎或关节痛;

4. 肾脏受损表现 (血尿和 / 或蛋白尿)。

对于典型皮疹急性发作的患儿排除相关疾病可以临床诊断, 但对于皮疹不典型者, 仍需严格按标准诊断。若临床表现不典型、紫癜延迟出现或不出现, 则易误诊为其他疾病, 应与特发性血小板减少性紫癜、阑尾炎、肠套叠、风湿性关节炎及各种肾小球肾炎等疾病相鉴别。

【诊断标准解读】

1. 美国风湿协会 (ACR) 1990 年制定的 HSP 分类标准, 包括以下 4 项: 可触性皮疹、≤20 岁起病、弥漫性腹痛和活检组织学改变提示小动脉或小静脉壁有粒细胞浸润。以上 4 项至少满足 2 项即可诊断, 用于分类诊断时, 其敏感性为和特异性分别达 87.1%, 87.7%。

2. 欧洲抗风湿病联盟及欧洲儿科风湿病学会 (EULAR/PReS) 在 2006 年关于 HSP 的诊断标准中, 将臀部及四肢具有可触性紫癜列为必备条件, 在必须具备可触性皮疹的基础上, 还应具备以下 4 项中的 1 项或以上: 弥漫性腹痛、任何部位活检显示以 IgA 为主的复合物沉积、急性, 任意关节的关节炎或关节痛以及肾脏受损表现。此标准将 ACR1990 年标准进行了限制, 增加了关节症状作为诊断标准之一, 对 HSP 诊断更加严格, 减少了误诊。

3. 我国的多数教科书中未就 HSP 诊断及分类作出明确标注, 较多儿科医师对疾病的诊断仅停留在下肢对称性皮疹, 而忽略了除皮疹之外的其他诊断标准, 导致疾病的误诊误治。对于具有典型紫癜样皮疹, 并伴弥漫性腹痛, 关节痛及肾损害者, 过敏性紫癜的诊断不难。但有时患儿临床表现并非同时出现, 如果不具备典型皮疹, 或仅凭借不典型皮疹, 有时会做出错误的诊断。因此, 中华医学会儿科学分会免疫学组于 2013 年撰写过敏性紫癜循证诊疗建议,希望儿科临床医师严格掌握 HSP 的诊断标准,充分强调 2006 年欧洲诊断标准的重要性,以避免误诊误治。

4. 目前过敏性紫癜尚无特异性的诊断试验,按照诊断标准,对临床皮疹不典型或疑诊病人可行皮肤或肾脏活检协助诊断,典型病理改变为白细胞碎裂性血管炎,免疫荧光染色可见 IgA(53%~88%)或 C3、纤维蛋白、IgM 沉积,必要的活组织检查有助正确诊断和鉴别诊断。

【病例及诊断解析】

患儿男,9 岁 6 个月,因"双下肢肿胀伴疼痛 7 天"于 2012 年 10 月 9 日入院。入院前 7 天,患儿因受凉后出现咳嗽,并伴下肢肿胀疼痛,不能行走,到当地医院就诊,给予抗生素治疗 5 天,咳嗽好转,下肢疼痛无变化,遂入我院。病程中出现一过性腹痛,可疑黑便,无血尿少尿,否认外伤史,否认近期预防接种时。

体格检查:神清神萎,生长发育正常,背入病房。T 36.3 度,P 98 次 / 分,R30 次 / 分,Bp120/80mmHg,呼吸心率平稳,面部无浮肿,心肺未闻及异常体征;腹部平软,脐周轻压痛,右下腹麦氏点无压痛,肝脾未扪及;双下肢可见密集分布,大小不等,高出皮面,暗红色丘疹,压不退色,伴下肢肿胀,有明显触痛,无凹陷性浮肿。神经系统检查无阳性发现。入院后实验室检查:外周血 WBC12.5 × 10⁹/L,N0.85%,L0.15%,PLT450 × 10⁹/L,Hb110g/L;ESR30mm/h,CRP<8mg/L,尿常规提示 PRO1+,BLD2+,大便常规示隐血阳性;血清 IgA 升高,IgG 及 C3 正常;腹部超声检查提示肠内容物多,肠壁水肿;腹部 X 线检查提示肠道动力性改变,未见肠梗阻征象;血培养无细菌生长,常见病毒学检查阴性。入院后愈卧床休息,抗生素清除残余感染,丹参、双密达膜片抗凝,改善循环,因考虑有血管神经性水肿,故应用小剂量泼尼松[0.5mg/(kg·d)]短程(3~5 天)治疗,同时加用西咪替丁保护胃黏膜,维生素、氨基酸等静脉营养,治疗 7 天临床症状缓解,皮疹完全消退,尿常规 PRO-,BLD1+。最后诊断:过敏性紫癜、紫癜性肾炎。

本病例符合典型过敏性紫癜的 2006 年欧洲诊断标准,具备典型可触性皮疹,伴弥漫性腹痛、肾损害(血尿和蛋白尿),诊断 HSP 成立。且入院后查血小板不低,结合皮疹形态除外免疫性血小板减少性紫癜(ITP)。因患儿下肢触痛明显,伴血管神经性水肿,弥漫性腹痛,伴一过性便血,因此考虑使用小剂量泼尼松抗炎治疗,临床症状及体征迅速缓解。

过敏性紫癜患儿的消化道症状明显,尤其应与外科急腹症相鉴别,及时多次腹部影像学检查有利于鉴别肠套叠、肠梗阻等外科并发症,避免误诊漏诊。紫癜肾炎发生率约 20%~60%,大多随病程缓解而好转,仅 2% 左右发展为慢性肾衰,需加强门诊长期随访。

(唐雪梅)

参考文献

1. 江载芳 申昆玲,沈颖主编.诸福棠实用儿科学.第 8 版.北京:人民卫生出版社,2015:773-775.

2. 王卫平主编,儿科学,第 8 版,北京:人民卫生出版社,2013:190-192.

3. 中华医学会儿科学学分会免疫学组,《中华儿科杂志》编辑委员会.儿童过敏性紫癜循证诊治建议.中华儿科杂志,2013,51(07):502-507.

4. S Ozen,N Ruperto,M J Dillon et al. EULAR/PReS endorsed consensus criteria for the classification of childhood vasculitides. Ann Rheum Dis 2006;65(7):936-941.

5. Ruperto N,Ozen S,Pistorio A,et al. EULAR/PRINTO/PRES criteria for HenochSchönlein purpura,childhood polyarteritis nodosa,childhood Wegener granulomatosis,and childhood Takayasu arteritis. Ankara 2008. Part I:introduction and methods. Ann Rheum Dis 2010;69:790-7.

6. Mills JA,Michel BA,Bloch DA,et a1.The American College of Rheumatology 1990 criteria for the classification of Henoch—Sch~nlein purpura[J]. Arthritis Rheum,1990,33(8):1114-1121.

7. Ronkainen J,Ala-Houhala M,Outcome of Henoch-Schönlein nephritis with nephrotic-range proteinuria. Clin Nephrol. 2003;60:80-84.

8. Pamela F. Weiss,et al. Corticosteroids May Improve Clinical Outcomes During Hospitalization for Henoch-

Schönlein Purpura. Pediatrics,2010;126;674

9. 易著文,小儿过敏性紫癜的诊断与治疗,中国实用儿科杂志,2009;11 期:827-830.

10. 苏琳,王晓晔,崔华雷. 52 例儿童腹型过敏性紫癜诊疗分析. 临床小儿外科杂志,2012;1:28-29.

第十一节　系统性红斑狼疮

【疾病简介】

系统性红斑狼疮(SLE)是一种以多系统损害和血清中出现自身抗体为特征的自身免疫性疾病,为儿童常见风湿性疾病之一,多发生于 15~25 岁的女性,儿童的发病率国外报道为(0.36~0.60)/10 万,其中 90% 为女性。儿童 SLE 较成人病情重,器官损害(特别是肾脏和神经系统)发生率高。

【诊断标准】

目前多采用 1997 年 ACR 修订的 SLE 诊断标准(表 11-4),符合其中 4 项或以上即可诊断为 SLE。

表 11-4　1997 年 ACR 修订的 SLE 诊断标准

项目
1. 颊部红斑　遍及颊部的扁平或高出皮肤的固定性红斑,常不累及鼻唇沟部位
2. 盘状红斑　隆起的红斑上覆盖有角质性鳞屑和毛囊栓塞,旧病灶可有萎缩性瘢痕
3. 光过敏　日光照射引起皮肤过敏
4. 口腔溃疡　口腔或鼻咽部无痛性溃疡
5. 关节炎　非侵蚀性关节炎,累及 2 个或以上的周围关节,以关节肿痛或渗液为特点
6. 浆膜炎　胸膜炎:胸痛、胸膜摩擦音、胸膜渗液;心包炎:心电图异常、心包摩擦音或心包渗液
7. 肾脏病变　持续性蛋白尿(>0.5g/d 或 >+++);细胞管型:红细胞、血红蛋白、颗粒管型或混合型管型
8. 神经系统异常　抽搐:非药物或代谢紊乱,如尿毒症、酮症酸中毒或电解质紊乱所致;精神症状:非药物或代谢紊乱(同上)
9. 血液学异常　溶血性贫血伴网织红细胞增多;白细胞减少,至少两次测定少于 $4 \times 10^9/L$;淋巴细胞减少,至少两次测定少于 $1.5 \times 10^9/L$;血小板减少,少于 $100 \times 10^9/L$(除外药物影响)
10. 免疫学异常　抗 dsDNA 抗体阳性 / 抗 Sm 抗体阳性 / 抗磷脂抗体阳性
11. 抗核抗体(ANA)　免疫荧光法或其他相应方法检测 ANA 抗体滴度异常,并排除了药物因素

【诊断标准解读】

ANA 为 SLE 的特征性抗体之一,高滴度 ANA 对 SLE 的诊断有高度提示意义,但是并非高滴度 ANA 仅见于 SLE,干燥综合征和混合结缔组织病(MCTD)也可出现高滴度 ANA。ANA 阳性还可见于以下情况:①部分正常人:随年龄增长阳性率增加,女性更常见;②系统性自身免疫性疾病:SLE,MCTD,系统性硬化症,多发性肌炎 / 皮肌炎,干燥综合征,类风湿性关节炎 / 幼年特发性关节炎;③器官特异性自身免疫性疾病:自身免疫性肝炎,原发性自身免疫性胆管炎,自身免疫性甲状腺炎;④药物:异烟肼,青霉胺,普鲁卡因,奎尼丁,氯丙嗪,米诺环素,肼苯哒嗪,地尔硫草,甲基多巴,抗惊厥药等;⑤感染:EB 病毒感染,结核,亚急性细菌性心内膜炎,疟疾,丙型肝炎,微小病毒 B_{19} 感染。

鉴于以上 ANA 阳性的情况,在诊断 SLE 时特别强调免疫学异常的重要性,即抗 dsDNA 抗体、抗 Sm 抗体和抗磷脂抗体的阳性(具有其中之一就可以),如果仅有临床表现和 ANA 的阳性而缺乏以上免疫指标,应注意除外感染、肿瘤和其他的结缔组织疾病(CTD)。另外,在诊断时应注意 SLE 为一非常复杂的疾病,一些症状可能出现在数月甚至数年以前,但是诊断时已经缓解,例如关节炎、胸膜炎或皮炎等。

关于狼疮性肾炎的诊断,中华医学会儿科学分会肾脏病学组已经发表了关于狼疮性肾炎的诊疗指南,提出了狼疮性肾炎的诊断和临床分型,对狼疮性肾炎的病理诊断,建议采用国际肾脏病协会和肾脏病理学会(ISN/RPS)2003 年狼疮性肾炎分类标准。关于神经精神性狼疮(NPSLE)的诊断标准建议参考 1999 年 ACR 对 NPSLE 命名和定义的分类标准,包括 19 种中枢神经和周围神经病变:①中枢神经系统病变(12 种):无菌性脑膜炎、脑血管病、脱髓鞘综合征、头痛(包括偏头痛和良性颅内高压)、运动失调(舞蹈病)、脊髓病、惊厥发作、急性精神错乱状态、焦虑状态、认知功能障碍、情感障碍、精神病;②外周神经系统病变(7 种):急性炎症脱髓鞘多发神经根病(Guillain-Barre syndrome)、自律神经紊乱、单神经病(单发/多发)、重症肌无力、颅骨病变、神经丛病、多发性神经病。

鉴于以上 ACR 标准的敏感性并不尽人意，容易有漏诊的情况，为此红斑狼疮国际临床合作组(SLICC)在 2009 年 ACR/美国风湿病医师协会(ARHP)费城年会上提出了新的修订标准(表 11-5)，在以下几方面做了修订：①将原来蝶型红斑和盘型红斑两项皮肤病变改为了急性或亚急性皮肤狼疮和慢性皮肤狼疮，体现了 SLE 皮肤损害的多样性，此点可能更适合于儿童 SLE；②增加了非瘢痕性脱发；③删除了光过敏；④强调了炎症性滑膜炎作为关节受累的定义；⑤突出了血液系统改变在诊断中的地位，将溶血性贫血、低白细胞血症和血小板减少分别列为三项指标；⑥增加了免疫学指标，如抗 β_2 糖蛋白 I(β_2-GPI)、补体和 Coombs 试验，并强调了试验方法和数值标准，包括如用 ELISA 法检测抗 ds-DNA 抗体应有 2 次高于实验室参考标准、抗心磷脂抗体检测要高于正常水平 2 倍以上；⑦确诊条件中强调了肾脏病理的重要性，如肾脏病理证实为狼疮性肾炎，只要有

ANA 或抗 dsDNA 阳性即可确诊；另外一项确诊条件(满足分类标准中 4 项以上)中强调至少包含 1 项临床指标和 1 项免疫学指标。由于以上标准尚未进行大样本的临床验证，目前还没有被广泛使用。

SLE 的诊断确立后，还应对病情的轻重程度进行评估，国际上通用的评价成人 SLE 活动度和累计器官损害的标准也已经用于儿童 SLE 的评估，包括 SLE 疾病活动指数(SLEDAI)、系统性狼疮活动测量标准(SLAM)、欧洲通用狼疮活动指数(ECLAM)和英国狼疮活动评定指数(BILAG)和系统性红斑狼疮国际合作组/美国风湿病学会的疾病指数(SLICC/SDI)。目前临床应用比较普遍的为 SLEDAI 评分(表 11-6)，评分以评估前 10 天以内的症状和检查为准(总分 105 分)：5~9 分为轻度活动，多无明显器官受累；10~14 分为中度活动，伴有内脏器官受累但程度相对较轻；≥15 分为重度活动，常有重要器官严重损伤，也就是说，如果存在重要器官严重损伤的临床表现之一即视为重症狼疮，具体包括以下情况：冠状动脉受

表 11-5　SLICC 2009 年 SLE 修订标准

临床指标	1. 急性或亚急性皮肤狼疮
	2. 慢性皮肤狼疮
	3. 口腔/鼻溃疡
	4. 非瘢痕性脱发
	5. 炎症性滑膜炎，指内科医师观察到的两个或以上关节的肿胀或关节触痛伴有晨僵
	6. 浆膜炎
	7. 肾脏　尿蛋白/肌酐增加或 24 小时尿蛋白 ≥500mg 或有红细胞管型
	8. 神经系统　惊厥，精神病，多发性单神经炎，脊髓炎，外周或脑神经病变，脑炎(急性精神混乱状态)
	9. 溶血性贫血
	10. 低白细胞血症(至少一次 <4000/mm³)或低淋巴细胞血症(至少一次 <1000/mm³)
	11. 血小板减少(至少一次 <100 000/mm³)
免疫学指标	1. ANA 阳性
	2. 抗 ds-DNA 阳性(如用 ELISA 法，需两次阳性)
	3. 抗 Sm 抗体阳性
	4. 抗磷脂抗体阳性　狼疮抗凝物阳性、梅毒血清学试验假阳性、抗心磷脂抗体(至少超过正常 2 倍或中高滴度)、抗 β_2-GPI 阳性
	5. 补体降低　包括 C3、C4 和 CH50
	6. 无溶血性贫血者直接 Coombs 试验阳性
确诊条件	符合下列两项中的任何一项：
	1. 有活检证实的狼疮肾炎，伴有 ANA 阳性或抗 ds-DNA 阳性
	2. 满足分类标准中的 4 条，但是至少包括一项临床指标和一项免疫学指标

表 11-6 SLE 疾病活动指数评判标准（SLEDAI）

计分	临床表现	定义
8	癫痫样发作	近期发作,除外代谢、感染和药物因素
8	精神症状	严重的认知障碍、行为异常,包括:幻觉、思维散漫、缺乏逻辑性、行为紧张、缺乏条理。除外尿毒症和药物因素
8	器质性脑病	大脑功能异常,定向力、记忆力及计算力障碍,包括意识障碍、对周围环境注意力不集中,加上以下至少两项:认知障碍、语言不连贯、嗜睡或睡眠倒错、精神运动增加或减少。需除外代谢性、感染性和药物因素
8	视力受损	SLE 的视网膜病变,包括絮状渗出、视网膜出血、严重的脉络膜渗出或出血以及视神经炎。需除外高血压、感染及药物因素
8	脑神经异常	新发的包括脑神经在内的感觉或运动神经病
8	狼疮性头痛	严重持续的头痛,可以为偏头痛,但必须对镇痛药治疗无效
8	脑血管意外	新发的脑血管意外,除外动脉硬化
8	血管炎	溃疡、坏疽、痛性指端结节,甲周梗死。片状出血或活检或血管造影证实存在血管炎
4	关节炎	2 个以上关节疼痛及炎症表现,如压痛、肿胀及积液
4	肌炎	近端肌肉疼痛或无力,合并 CPK 或醛缩酶升高,或肌电图或肌活检存在肌炎
4	管型尿	出现颗粒管型或红细胞管型
4	血尿	RBC>5/HP,除外结石、感染或其他因素
4	蛋白尿	蛋白尿 >0.5g/24h
4	脓尿	WBC>5/HP,除外感染
2	皮疹	炎性皮疹
2	脱发	异常片状或弥漫性脱发
2	黏膜溃疡	口、鼻溃疡
2	胸膜炎	出现胸膜炎疼痛,有胸膜摩擦音或胸腔积液或胸膜增厚
2	心包炎	心包疼痛,加上以下至少一项:心包摩擦音、心包积液或心电图或超声心动图证实
2	低补体	CH50、C3、C4 低于正常值低限
2	抗 ds-DNA 抗体增加	>25%(Farr 氏法)或高于检测范围
1	发热	>38℃,需除外感染因素
1	血小板降低	<100×10⁹/L
1	白细胞减少	<3×10⁹/L,需除外药物因素

累、心内膜炎、心肌炎、心脏压塞、恶性高血压;肺动脉高压、肺出血、肺炎、肺梗死、肺萎缩、肺间质纤维化;肠系膜血管炎、急性胰腺炎;溶血性贫血、粒细胞减少($<1\times10^9$/L)、血小板减少($<1\times10^9$/L)、血栓性血小板减少性紫癜、动静脉血栓形成;肾小球肾炎持续不缓解、急进性肾小球肾炎、肾病综合征;惊厥、急性意识障碍、昏迷、脑卒中、横贯性脊髓炎、单神经/多神经炎、精神性发作、脱髓鞘病变;严重皮肤血管炎、弥漫性严重皮损(溃疡、大疱

等)、肌炎、非感染性高热等衰竭表现。

【病例及诊断解析】

病例:患儿,女,15 岁,因"双眼睑水肿 2 周,下肢水肿 10 天"于 2011 年 8 月 16 日入院。患儿于入院前 2 周无明显原因出现双眼睑水肿,晨起明显,未引起重视但逐渐加重,入院前 10 天出现下肢水肿,无血尿、尿急尿频尿痛和高血压,本地查尿蛋白 ++++,诊断为急性肾炎给予抗生素及

对症等治疗后无好转。发病前无发热及其他感染病史。个人史和家族史无特殊记述。

查体：体温和生命体征平稳，BP 120/80mmHg。双眼睑及下肢水肿，未见明显皮疹，表浅淋巴结未触及，头颅五官未见明显异常。颈软无抵抗。两肺呼吸音清晰，未闻及干湿啰音，心率92次/分，律齐，心音有力，各瓣膜听诊区未闻及杂音。腹软，肝脾未及，肠鸣音正常。脊柱四肢无畸形，胫前皮肤指凹性水肿，各关节无红肿及活动受限，神经系统查体未见异常。辅助检查：血常规：WBC 2.3×10^9/L，Hb 96g/L，PLT 663×10^9/L；尿沉渣 RBC 满视野，80%异常形态，24小时尿蛋白定量6.2g；ESR 89mm/第一小时，CRP 120mg/dl；肝功能（–），血白蛋白2.2g/L，TG 3.8mmol/L，TC 7.9mmol/L，Cr 1.16mg/dl，BUN 48mg/dl，ASO（–），HBsAg（–），补体C3、C4均降低；双肾B超为弥漫性病变，心脏超声示少量心包积液。入院后进一步检查自身抗体：ANA 1∶1280，抗dsDNA 1∶64，Sm抗体（+），抗核小体抗体（+），ACL（–），βGP-1（–），狼疮抗凝物（–）。行腰椎穿刺，脑脊液压力160mmHg，常规及生化检查未见异常。脑电图和头颅MRI检查未见异常。诊断为系统性红斑狼疮、狼疮性肾炎。

诊断解析：此患儿以水肿、蛋白尿、低白蛋白血症和高甘油三酯血症，即肾病综合征起病，同时还有血液系统受累（WBC减低）和心血管系统受累（少量心包积液）的表现、血沉和CRP等炎症指标升高、补体的降低，而且患儿为青春期女孩，所以首先应该考虑有SLE或者血管炎的可能；再加上入院后的实验室检查ANA阳性、抗dsDNA阳性、Sm抗体阳性，根据表11-4中列出的1997年ACR的SLE诊断标准，SLE、狼疮性肾炎的诊断成立；同时根据病史及实验室检查也除外了乙肝相关性肾炎、链球菌感染后肾炎和过敏性紫癜性肾炎等常见的其他引起继发性肾病综合征的原因。另外，患儿无头痛等神经系统症状，腰穿、脑电图和头颅MRI检查未见异常，不支持有神经精神性狼疮的情况。根据表11-6中SLEDAI评分标准对其活动度评价，患儿存在血尿、蛋白尿、心包炎、低补体、抗dsDNA阳性和白细胞的降低，评分16分，为重度活动性狼疮；同时其蛋白尿已达肾病综合征水平，也提示为重症狼疮。

（宋红梅）

参考文献

1. Ardoin SP, Schanberg LE. The management of pediatric systemic erythematosus. Nat Clin Pract Rheum, 2005, 1 (2): 82-92.

2. Brunner HI, Gladman DD, Ibañez D, et al. Difference in disease features between childhood-onset and adult-onset systemic lupus erythematosus. Arthritis Rheum, 2008, 58 (2): 556-562.

3. Hersh AO, von Scheven E, Yazdany J, et al. Differences in long term disease activity and treatment of adult patients with childhood-and adult-onset systemic lupus erythematosus. Arthritis Rheum, 2009, 61 (1): 13-20.

4. Hochberg MC. Updating the American College of Rheumatology revised criteria for the classification of systemic lupus erythematosus. Arthritis Rheum, 1997, 40 (9): 1725.

5. Breda L, Nozzi M, Sanctis SD, et al. Laboratory tests in the diagnosis and follow-up of pediatric rheumatic diseases: an update. Semin Arthritis Rheum, 2010, 40 (1): 53-72.

6. Weening JJ, D'Agati VD, Schwartz MM, et al. The classification of glomerulonephritis in systemic lupus erythematosus revisited. J Am Soc Nephrol, 2004, 15 (2): 241-250.

7. The American College of Rheumatology nomenclature and case definitions for neuropsychiatric lupus syndromes. Arthritis Rheum, 1999, 42 (4): 599-608.

8. Petri M, Systemic Lupus International Collaborating Clinic (SLICC). SLICC Revision of the ACR Classification Criteria for SLE [abstract]. Arthritis Rheum, 2009, 60 (Suppl 10): 895.

9. Gutierez-Suarez R, Ruperto N, Gastaldi R, et al. A proposal for a pediatric version of the Systemic Lupus International Collaborating Clinic/American College of Rheumatology Damage Index based on the analysis of 1015 patients with juvenile-onset systemic lupus erythematosus. Arthritis Rheum, 2006, 54 (9): 2989-2996.

10. Bombardier C, Gladman DD, Urowitz MB, et al. Derivation of the SLEDAI: a disease activity index for lupus patients. The Committee on Prognosis Studies in SLE. Arthritis Rheum, 1992, 35 (6): 630-640.

第十二节 幼年特发性关节炎

【疾病简介】

幼年特发性关节炎(juvenile idiopathic arthritis, JIA)是儿童最常见的风湿免疫性疾病之一,幼年起病(小于 16 岁),伴不明原因的关节肿胀持续 6 周以上,以慢性关节滑膜炎为特征的自身免疫性疾病。既往命名繁多,国际风湿病学联盟(ILAR)于 2001 年统一命名为 JIA,共分为全身型、少关节炎型(持续型和扩展型)、多关节炎型(类风湿因子阴性型)、多关节炎型(类风湿因子阳性型)、银屑病性幼年特发性关节炎、与附着点炎症相关的幼年特发性关节炎、未分类型幼年特发性关节炎等七种类型。本病呈慢性经过,可迁延反复,急性发作与缓解常交替出现,不同亚型预后良好,约 20% 可能遗留下关节永久损害或严重残疾。

【诊断标准】

(一)国内诊断标准

目前国内均统一按照国际风湿病学联盟(ILAR)2001 年分类命名标准,将幼年特发性关节炎定义为:16 岁以下儿童,持续 6 周以上的不明原因关节肿胀,除外其他疾病后称为幼年特发性关节炎(JIA)。以上定义适用于所有型别 JIA,但每一型需要除外以下 5 项标准:

a. 银屑病或一级亲属患银屑病。

b. 男孩 6 岁以上发病的关节炎,HLA-B27 阳性。

c. 强直性脊柱炎,肌腱附着点炎症相关关节炎,炎症性肠病性关节炎,Reiter 综合征,急性前色素膜炎,或一级亲属患以上任意一种疾病。

d. 类风湿因子 IgM 间隔 3 个月以上两次阳性。

e. 患者有全身型 JIA 表现。

具体的分型标准为:

1. 全身型幼年特发性关节炎(systemic JIA) 一个或以上的关节炎,同时或之前发热至少 2 周以上,其中连续每天弛张发热时间至少 3 天以上,伴随以下一项或更多症状:①短暂的、非固定的红斑样皮疹;②全身淋巴结肿大;③肝脾大;④浆膜炎。

除外前述 a、b、c、d。

2. 少关节型幼年特发性关节炎(Oligoarticular JIA) 发病最初 6 个月 1~4 个关节受累,有两个亚型:①持续性少关节型 JIA:整个疾病过程中关节受累数≤4 个;②扩展性少关节型 JIA:病程 6 个月后关节受累数≥5 个。

除外前述 a、b、c、d、e。

3. 多关节型幼年特发性关节炎(类风湿因子阴性型)(polyarticular JIA,rheumatoid factor negative) 发病最初的 6 个月,5 个以上关节受累,类风湿因子阴性。

除外前述 a、b、c、d、e。

4. 多关节型幼年特发性关节炎(类风湿因子阳性型)(polyarticular JIA,rheumatoid factor positive) 发病最初 6 个月 5 个以上关节受累,并且在最初 6 个月中伴最少间隔 3 个月以上且 2 次以上的类风湿因子阳性。

除外前述 a、b、c、e。

5. 银屑病性关节炎(psoriatic arthritis) 1 个或更多的关节炎合并银屑病,或关节炎合并以下最少任何 2 项:①指(趾)炎;②指甲凹陷或指甲脱离;③家族史中一级亲属有银屑病。

除外前述 b、c、d、e。

6. 与附着点炎症相关的关节炎(enthesitis related arthritis,ERA) 关节炎合并附着点炎症,或关节炎或附着点炎症,伴有下列情况中至少 2 项:①有骶髂关节压痛和(或)炎症性腰骶部疼痛目前表现或病史;②HLA-B27 阳性;③6 岁以上发病的男性关节炎患儿;④急性或症状性前色素膜炎;⑤家族史中一级亲属有强直性脊柱炎,与附着点炎症相关的关节炎,炎症肠病性关节炎,Reiter 综合征,急性前色素膜炎。

除外前述 a、d、e。

7. 未分类的关节炎(undifferentiated arthritis) 不符合上述任何一项或符合上述两项以上类别的关节炎。

（二）国外诊断标准

在 ILAR2001 标准之前，美国风湿病学会（American college of rheumatology，ACR）曾多次命名和修改幼年类风湿关节炎（juvenile rheumatoid arthritis，JRA）分类标准。根据 1987 年 ACR 对本病的分类标准修改意见，JRA 诊断标准如下：

发病年龄 <16 岁，1 个或几个关节炎（如肿胀、渗出或具有以下 2 个或更多体征：如活动受限、触痛、活动痛、局部温度升高），持续 6 周以上除外其他原因所致关节炎者称为幼年类风湿性关节炎（JRA）。依据起病初期 6 个月的临床表现确定分类，共分为以下三种类型：

1. 多关节炎型幼年类风湿关节炎（polyarthritis JRA）　发病最初的 6 个月，5 个以上关节受累，除外其他原因关节炎。本型又包括类风湿因子阴性型（RF negative）和类风湿因子阳性型（RF positive）两种亚型。

2. 少关节型幼年类风湿关节炎（oligoarthritis JRA）　发病最初的 6 个月有 1~4 个关节受累，除外其他关节炎。本型又包括少关节 Ⅰ 型和少关节 Ⅱ 型。

3. 全身型幼年类风湿关节炎（systemic onset JRA）　发热至少 2 周以上，伴有一个或以上的关节炎，具备以下一项或更多症状：①随发热而出现的红斑样皮疹；②肝、脾、淋巴结肿大；③浆膜炎；④除外其他原因所致发热性疾病。

【诊断标准解读】

1. 幼年关节炎的诊断标准　幼年关节炎的概念已存在了数十年，很长时间以来，国际上缺乏统一分型标准。欧洲风湿病防治联合会（EULAR）将各类儿童原发关节炎命名为幼年慢性关节炎（JCA），包括全身型、多关节炎型、幼年类风湿关节炎、少关节炎型、银屑病性关节炎、幼年强直性脊柱炎等六种类型；而美国风湿病学会（ACR）也多次修订幼年类风湿性关节炎（JRA）的分类标准。比较两种分类标准，首先在总定义上，JCA 强调"关节炎需持续 3 个月以上"，而 JRA 提出"关节炎持续 6 周以上"，从时间上来看，JRA 分类要求的时间短于 JCA；其次，JCA 分类中包含了"银屑病性关节炎、炎症性肠病和幼年强直性脊柱炎"，而 JRA 将三者均排除在分类标准之外，仅包含了经典的上述三种类型，提示 JCA 所指的范围明显较 JRA 更宽泛。

2. 2001 年国际风湿病学联盟（ILAR）统一了幼年关节炎的命名标准，将满足：16 岁以下儿童起病，持续 6 周以上的不明原因关节肿胀，除外其他疾病后称为幼年特发性关节炎（JIA）。该标准共分为七类，几乎涵盖了 JCA 和 JRA 的所有类型；同时 JIA 中将少关节炎型分为持续型和扩展型；并且将 JCA 中"幼年强直性脊柱炎"纳入了"与附着点炎症相关的关节炎（ERA）"中。

3. JIA 的诊断主要依据临床表现。凡全身症状或关节病变持续 6 周以上，且能除外其他疾病者，即可考虑本病。进一步根据临床表现确定 JIA 分型，同时注意鉴别诊断：以高热、皮疹等全身症状为主者，应注意与败血症、风湿热、传染性单核细胞增多症及白血病等鉴别；以少关节炎为表现者，应注意除外化脓性关节炎、结核性关节炎等。

4. 我国在幼年关节炎的诊治方面起步较晚，很多医师甚至将"类风湿关节炎"与"风湿性关节炎"混为一谈，或者认为儿童关节炎就是成人类风湿关节炎（RA）的缩影，对患儿造成了很多不必要的伤害。自从 2001 年 JIA 分类标准问世以来，我国就在大力推广 JIA 的命名及规范化诊治，提高广大儿科医师对 JIA 的认识，以达到对疾病的早期诊断、早期治疗。2012 年中华医学会免疫学组针对 JIA 多关节 / 少关节型撰写了循证诊疗建议，依据即为 2001 年 ILAR 的分类标准。

【病例及诊断解析】

病例：患儿，女，10 岁 6 个月，因"双手关节肿痛 8 个月，加重 2 周"于 2012 年 5 月入院。入院前 8 个月，患儿无明显诱因出现晨起时双手指僵硬，不能握拳，经活动 30 分钟后逐渐好转，无发热、乏力及其他不适，家长未予重视，未诊治。其后反复发作，均伴有手指肿胀、疼痛。入院前 2 周患儿病情加重，不能抬肩、无法握拳。病程中无持续发热，无皮疹，无多汗及消瘦。

入院查体：T 36.7℃，P 89 次 / 分，R 22 次 / 分，

W 36kg,BP 110/78mmHg,神清神萎,面色红润,呼吸平稳,心肺未闻及异常体征,腹平软,肝脾未扪及。双手腕关节肿胀,疼痛,活动受限;双手掌指关节及近端指间关节肿胀,疼痛,伸直受限,不能握拳;双上肢抬肩受限,举手不能过头。颈椎活动正常,双下肢关节活动正常。辅助检查:双手及腕关节 X 线检查:提示双腕关节软组织肿胀,关节间隙变窄,掌指关节、指间关节软组织肿胀,关节面模糊,未见确切骨质破坏;手关节 MRI:提示滑膜增厚,软骨性关节面损伤;胸腹部增强 CT 无异常发现;骨髓细胞学检查显示刺激性骨髓象。外周血常规:WBC 5.8×10^9/L,Hb 100g/L,Plt 345×10^9/L;血培养七天无菌生长;类风湿因子(RF)阳性,免疫球蛋白 IgG 增高,C3 正常,自身抗体阴性;PPD 试验阴性。经检查除外感染性疾病和肿瘤性疾病后,给予萘普生、甲氨蝶呤、叶酸等治疗 3 个月,症状缓解不明显,加用生物制剂 TNF-α 拮抗剂静脉注射 5 次,临床症状完全缓解。最后诊断:幼年特发性关节炎(多关节型,RF 阳性型)。

诊断解析:本病例从关节炎角度,常规除外感染,如化脓性关节炎、结核性关节炎等,以及除外血液肿瘤性疾病后,考虑诊断 JIA,该患儿为女性,年长儿,受累关节数≥5 个,RF 阳性,故诊断 JIA(多关节型,RF 阳性型)。同时 MRI 检查已出现软骨性关节面损伤,具有致残的高风险性,在常规 NSAIDs 和 DMARDs 药物治疗基础上,加用生物制剂治疗,获得较好疗效。

JIA 的诊断需慎重,目前尚无特异性辅助检查明确诊断,所有实验室检查仅作为其他发热性疾病或骨关节疾病的鉴别诊断以及治疗效果评价。在 JIA 诊断及分型方面,需按照规范进行全面系统的辅助检查,以免造成误诊漏诊。

(唐雪梅)

参考文献

1. 王卫平主编.儿科学.第 8 版.北京:人民卫生出版社,2013,185-189.
2. Petty RE,Southwood TR,Manners P,et al. International league of associations of rheumatology classification of juvenile idiopathic arthritis:second revision,Edmonton,2001. J Rheumatol,2004,31:390-392.
3. 何晓琥.幼年特发性关节炎.加拿大埃德蒙顿 2001 年国际风湿病学联盟新的分类标准讨论稿.中华风湿病杂志,2002,6(1):62-63.
4. JT Cassidy,JE Levinson,JC Bass,et al. A study of classification criteria for a diagnosis of juvenile rheumatoid arthritis. Arthritis and rheumatism,1986,29(2):274-281.
5. Giannini EH,Ruperto N,Ravelli A,et al. Preliminary definition of improvement in juvenile arthritis. Arthritis Rheumatism,1997,40:1202-1209.
6. Lovell DJ,Reiff A,Ilowite NT,et al. Safety and efficacy of up to eight years of continuous etanercept therapy in patients with juvenile rheumatoid arthritis. Arthritis Rheum,2008,58:1496-1504.
7. Lovell DJ,Giannini EH,Reiff A,et al. Etanercept in children with polyarticular juvenile rheumatoid arthritis. Pediatric Rheumatology Collaborative Study Group. N Engl J Med,2000,342:763-769.
8. 中华医学会儿科分会免疫学组,中华儿科杂志编辑委员会.幼年特发性关节炎(多/少关节型)诊治建议.中华儿科杂志,2012,50(1):20-26.

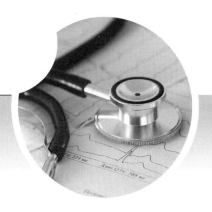

第十二章　儿科急诊与危重症

第一节　急性呼吸衰竭

【疾病简介】

急性呼吸衰竭（acute respiratory failure，ARF）是由于直接或间接原因导致的呼吸功能异常，使肺脏不能满足机体代谢的气体交换需要，造成动脉血氧下降和（或）二氧化碳潴留，并由此引起一系列病理生理改变以及代谢紊乱的临床综合征。

急性呼吸衰竭是儿科常见的一种严重的危重症，常可由呼吸道梗阻、肺实质性病变和呼吸泵异常三大类病因引起。而急性呼吸道感染是引起急性呼吸衰竭最常见的病因，病死率很高。国外资料显示，在全世界范围，小儿急性呼吸道感染约占5岁以下儿童死亡的20%。

【诊断标准】

虽然血气分析是诊断呼吸衰竭的主要手段，但呼吸衰竭是复杂的临床综合征，不能只靠血气分析，主要根据病史、呼吸衰竭的临床表现、查体所见及血气分析综合诊断。

（一）病史

详细询问病史，了解临床存在引起急性呼吸衰竭的原发病及可能导致呼吸衰竭的潜在疾病。这样不但有助于我们了解疾病发生的基础，还便于有针对性地治疗。

（二）临床表现

1. 原发病的临床表现　原发病的临床表现根据原发病的不同而异。

2. 呼吸系统的临床表现

（1）周围性呼吸衰竭：主要表现为呼吸困难、鼻扇、三凹征、点头状呼吸、呻吟等。发生呼吸衰竭前可有一个代偿期，患者通过增加呼吸频率（气促）或呼吸深度（呼吸深快）来维持足够的气体交换。呼吸增快是婴儿呼吸衰竭最早的表现，所以早期表现呼吸增快、喘息，后期可出现呼吸无力及缓慢，严重者呼吸停止。一旦呼吸减慢提示呼吸衰竭严重，可很快出现呼吸停止。周围性呼吸衰竭严重时往往伴有中枢性呼吸衰竭。

（2）中枢性呼吸衰竭：主要是呼吸节律的改变。表现为呼吸节律不齐，早期可出现潮式呼吸，晚期出现抽气样呼吸、叹息样呼吸、呼吸暂停及下颌呼吸等。

3. 低氧血症的临床表现

（1）发绀：患儿面色发绀或发青，一般血氧饱和度降至80%以下时出现发绀。

（2）神经系统表现：烦躁、意识模糊，甚至昏迷、惊厥。一般是先兴奋后抑制，可出现嗜睡、反应低下、肌张力低下等，年长儿可出现头痛。

（3）循环系统表现：病初心率增快，以后可减慢。心音低钝。轻度低氧血症时心输出量增加，严重时减少。血压先增高后期则降低，严重缺氧可致心律失常。

（4）消化系统表现：可有消化道出血、应激性溃疡，严重者可有肠麻痹，亦可有肝功能受损，合并转氨酶升高。

（5）肾功能损害：尿中出现蛋白、白细胞及管型，少尿或无尿。因严重缺氧可引起肾小管坏死、肾衰竭。

4. 高碳酸血症的临床表现

（1）早期表现头疼、烦躁、摇头、多汗、肌震颤。

（2）神经系统表现有淡漠、嗜睡、谵语，严重者可有昏迷、抽搐、视神经乳头水肿。如出现脑水肿，则可出现颅内压增高、肌张力增高、意识障碍及呼吸节律不整，以及瞳孔忽大忽小或一大一小。

（3）循环系统表现有心率增快、心输出量增加、血压上升。严重时心率减慢、血压下降、心律失常。

（4）毛细血管扩张症状，表现四肢湿润、皮肤潮红、唇红、眼结膜充血。

5. 水与电解质紊乱　呼吸衰竭时血钾多偏高，血钠改变不大，部分病例可有低钠血症。呼吸衰竭时有些病例有水潴留倾向，有时发生水肿。呼吸衰竭持续数天者，为代偿呼吸性酸中毒，血浆氯多降低。

（三）血气分析

在海平面大气压静息状态下，吸入室内空气下所测。

1. 呼吸功能不全　$PaO_2<7.98kPa（60mmHg）$，$SaO_2<91\%$，$PaCO_2>5.99kPa（45mmHg）$。

2. 呼吸衰竭

（1）Ⅰ型呼吸衰竭：低氧血症性呼吸衰竭。

$PaO_2<60mmHg$，$PaCO_2$正常或降低。

（2）Ⅱ型呼吸衰竭：低氧血症合并高碳酸血症性呼吸衰竭。$PaO_2<60mmHg$，$PaCO_2>50mmHg$。

单纯高碳酸血症，$PaCO_2\geq6.65kPa（50mmHg）$，无明显低氧血症，应视为呼吸功能障碍或呼吸衰竭前兆。

在吸氧时判断有无低氧血症可计算PaO_2/FiO_2（氧分压/吸入氧浓度）比值，氧合指数（PaO_2/FiO_2）可作为氧合效率的指标，正常>300，若<250（33.3kPa）提示有呼吸衰竭。诊断呼吸衰竭时还应注意是否有酸碱失衡及电解质紊乱的存在。

【诊断标准解读】

1. 呼吸衰竭是复杂的临床综合征，临床症状、体征又常缺乏特异性，因此血气分析常是诊断呼吸衰竭的重要手段。然而，这种依靠血气分析诊断呼吸衰竭也存在一定的局限性。

（1）如采血及检测需一定时间，使动脉血气不能及时获得，有可能延误开始治疗时机。

（2）另外影响血气值的方法学因素，取标本时患儿当时状态（如吸入氧浓度、呼吸道通畅情况、哭闹等因素）均会影响结果。

（3）有低氧血症也并不一定说明有呼吸衰竭。如有右向左分流的先天性心脏病、支气管肺发育不良的婴儿，常有低氧血症。

（4）在慢性碱中毒时二氧化碳分压可代偿增加，这种情况并非呼吸系统本身问题，因此单凭血气分析指标不能诊断为呼吸衰竭。

因此，在这些情况下单纯血气分析常常不能完全帮助诊断，尚需对患儿病情发展趋势和对治疗的反映作出评估，还要考虑患儿的临床表现和患儿的基础状况。

2. 发生呼吸衰竭前可有一个代偿期（潜在呼衰），安静状态下无呼吸困难，血气大致正常，当负荷增加时出现异常。代偿期可出现呼吸做功增加，以呼吸困难、气促、鼻扇、辅助呼吸肌参与呼吸、吸气三凹征和心动过速等临床体征为特征。如果给潜在呼吸衰竭的患儿吸氧等初始治疗，病情不能改善或进一步恶化，则表明呼吸衰竭可能已经存在。动脉血气通常用于证实临床上可疑呼吸衰竭病例或评估患儿对治疗的反应,并不能发现潜在呼吸衰竭。所以,辨别潜在呼吸衰竭就显得尤为重要,可为患儿争取救治时机。

3. 低氧血症型呼吸衰竭,又称I型呼吸衰竭。主要为换气功能不足,多因肺实质病变引起。由于肺部病变,肺顺应性下降,换气功能障碍是主要的病理生理改变,通气/血流比例失调是引起血氧下降的主要原因。血气主要改变是动脉血氧分压下降,但这类患儿在疾病早期也常伴有过度通气,故动脉 $PaCO_2$ 常降低或正常。若合并呼吸道梗阻或疾病后期,$PaCO_2$ 也可增高。

4. 通气功能障碍性呼吸衰竭又称II型呼吸衰竭,动脉血气改变特点是 $PaCO_2$ 增高,同时 PaO_2 下降。基本病理生理改变是肺泡通气量不足。可由肺内原因如呼吸道梗阻,生理死腔增大,或肺外原因如呼吸中枢、呼吸肌或胸廓异常引起。若无肺内病变,则主要问题是 CO_2 潴留及呼吸性酸中毒。

单纯高碳酸血症而无明显低氧血症在小婴儿较常见,主要由于通气障碍所致。临床应予以重视并适时给予必要的改善通气治疗。

【病例及诊断解析】

病例:患儿,男,8个月,因"咳嗽、发热6天,加重伴喘息1天"入院。患儿入院前6天出现咳嗽,病初声咳,伴发热,体温最高39.5℃,入院前1天出现咳嗽加重为频繁咳嗽,伴活动后喘息明显,伴阵发性面色发青及口周发绀,病程中无呕吐、无抽搐,伴有精神状态差、饮食差,尿便正常。否认异物史,无外伤史,无传染病接触史。

体格检查:体温39.8℃,精神萎靡、嗜睡,时而烦躁,安静状态下呼吸困难明显,气促,呼吸68次/分,瞳孔对光反射迟钝,口周发绀,SO_2 93%(吸氧),可见明显鼻扇及吸气性三凹征。双肺背部可闻及大量细湿啰音,心率180次/分,节律规整,心音低钝,各瓣膜听诊区未闻及杂音。腹部触诊软,肝肋下3cm,质软,边钝,脾肋下未触及,神经系统查体无阳性体征。辅助检查:CRP 136mg/L;心肌酶:CK 93U/L,CK-MB 12U/L,LDH 373U/L,HBDH 301U/L;血液分析:WBC 24.44×10^9/L,RBC 5.00×10^{12}/L,HGB 126G/L,PLT 300×10^9/L,NEUT 70%,

LYMPH 18%。心电图:窦性心动过速184次/分,心电轴不偏,大致正常。血气分析:pH 7.20,PCO_2 80mmHg,PO_2 48mmHg,Na^+ 133mmol/L,K^+ 4.2mmol/L,iCa^{2+} 1.24mmol/L,BE -7.5mmol/L,HCO_3^- 20.3mmol/L,SO_2 80%。Hb 12.9g/L,Lac 1.0mmol/L。胸部X线:双肺斑片状阴影,右上肺实变,肺不张,心影未见异常。痰培养:肺炎克雷伯杆菌生长。呼吸道联合病毒PCR:流感病毒、副流感病毒、腺病毒、呼吸道合胞病毒均为阴性;肺炎支原体PCR:阴性。肝功及肾功正常,血培养:无菌生长。入院后给予气管插管呼吸机通气,吸痰,给予美罗培南控制感染,丙种球蛋白提高机体抗感染能力,甲泼尼龙琥珀酸钠减轻炎症反应,盐酸氨溴索稀释痰液及纠正心衰、减轻脑水肿等综合抢救治疗。入院后第3天热退,治疗第5天,气道内分泌物少量,自主呼吸有力,面色红润,双肺湿性啰音明显减少。胸部X线:双肺片状阴影变淡,肺不张消失,胸部X线好转,撤离呼吸机。气管插管残端行细菌培养:无菌生长。继续控制感染及对症治疗,病情逐渐好转,共治疗14天,患儿无发热,无气喘出院。最后诊断:急性支气管肺炎(重症)、肺不张、急性呼吸衰竭、心力衰竭、中毒性脑病、脓毒症。

诊断解析:根据患儿病史、临床表现、胸部X线特点、血气分析结果,符合急性支气管肺炎、急性呼吸衰竭的诊断标准,同时存在肺不张、心力衰竭、中毒性脑病、脓毒症。血气分析存在低氧及二氧化碳潴留,符合II型呼吸衰竭,即低氧血症合并高碳酸血症性呼吸衰竭。由于重症肺炎(肺实质病变)导致呼吸功能异常,使肺脏不能满足机体代谢的气体交换需要,造成动脉血氧下降和二氧化碳潴留。

本患儿是小婴儿,具有呼吸系统解剖及生理特点,呼吸中枢发育不完善,呼吸肌和软骨发育不全,气道内径相对狭窄,腺体分泌黏液少,纤毛运动功能差,肺血管丰富,弹力组织发育差等,加之小婴儿膈肌呼吸储备能力小,易于疲劳,在呼吸负荷增加时,难以满足通气量增加的要求,因此容易发生呼吸衰竭。呼吸衰竭的发生有通气功能障碍和换气障碍两方面原因,呼吸道梗阻,肺实质疾患,呼吸泵异常,均可造成通气不足,$PaCO_2$ 升高,伴有不同程度低氧血症。缺氧与 CO_2 潴留是呼吸衰竭的基本病理生理改变。

支气管肺炎是儿科常见病，也是引起呼吸衰竭最常见原发病之一。本患儿有明确的病因，血液分析及痰培养均说明细菌感染，肺炎克雷伯杆菌感染，引起支气管肺炎。炎症使支气管黏膜水肿、管腔变窄，肺泡壁因充血水肿而增厚，肺泡腔内充满炎症渗出物，均影响通气与气体交换。患儿表现发热、咳嗽、喘，听诊肺部有密集湿啰音，由于炎症进一步加重，加之小儿呼吸系统的解剖特点，使支气管管腔更窄，导致堵塞，使通气与换气功能障碍。通气不足引起 PaO_2 降低及 $PaCO_2$ 增高，换气功能障碍是肺泡内气体与流经肺泡血液内气体的交换发生障碍，主要为通气/血流比率（V/Q）失衡，引起低氧血症，PaO_2 和 SaO_2 降低，这是低氧血症最常见的原因，严重时出现发绀。为代偿缺氧，患儿呼吸和心率加快，以增加每分钟通气量。由于呼吸浅快，可使生理死腔加大，肺泡通气量减小，呼吸效率降低，潮气量下降也致通气量降低。由于气道狭窄，分泌物阻塞，气道阻力增加，为增加呼吸深度，呼吸辅助肌参与活动，出现鼻扇和三凹征，进而发展为呼吸衰竭。缺氧、二氧化碳潴留和毒血症等可导致机体代谢及器官功能障碍，表现发绀明显、呼吸困难、神经系统及循环系统均受累。

本患儿具备了引起呼吸衰竭的三大因素，即呼吸道梗阻、肺实质性病变和呼吸泵异常。由于重症肺炎（肺实质病变）气体交换障碍，低氧血症，气道分泌物潴留，严重气道梗阻，通气障碍致 CO_2 潴留，CO_2 潴留致脑血管扩张，引起脑水肿，有中枢呼吸驱动力减弱，呼吸泵功能障碍。

本患儿原发病是重症支气管肺炎（肺实质病变），以周围性呼吸衰竭为主。发生呼吸衰竭前有一个代偿期，表现在入院前一天出现活动后喘息加重，伴口周发绀，存在一个潜在呼吸衰竭。患儿通过增加呼吸频率（气促）或呼吸深度（呼吸深快）来维持足够的气体交换，早期表现呼吸增快、喘息。出现呼吸衰竭时为低氧血症及高碳酸血症的临床表现。经过呼吸机等积极治疗，患儿痊愈出院。该患儿预后较好。

近年，随着急性呼吸衰竭救治措施的不断进步，重症急性呼吸衰竭的成活率也在不断提高。国外一项多中心随机对照研究结果证实，体外膜肺氧合（ECMO）可显著降低重症呼吸衰竭患者的病死率。使重症呼吸衰竭的新生儿存活率达 80% 以上，儿童存活率达 70% 以上。因此，虽然小儿急性呼吸衰竭死亡率高，但随着呼吸衰竭抢救新技术的应用，能使大多数患儿获救。关键在于对呼吸衰竭的早期认识及开始抢救的时间，警惕并及时发现引起呼吸衰竭的潜在因素，高度重视急性呼吸衰竭的早期诊断及早期治疗，以提高抢救成功率。

（李丽红）

参考文献

1. 封志纯，祝益民，肖昕. 实用儿童重症医学. 北京：人民卫生出版社，2012，607-609.

2. 胡亚美，江载芳. 诸福棠实用儿科学. 第 8 版. 北京：人民卫生出版社，2015，2709-2713.

3. Mathers CD, Boerma T, Ma Fat D. Global and regional causes of death. Br Med Bull, 2009, 92: 7-32.

4. Behrman RE, Kliegman RM, Jenson HB. Nelson Textbook of Pediatrics. 16th Edition. Harcourt Asia W.B.Sauders, 2001, 1248-1250.

5. William CS, Stephen MA, Ake G, et al. Textbook of critical care. 4th ed. Harcourt Asia W.B.Saunders, 2000.

6. Hammer J. Acute respiratory failure in children. Paediatric Respiratory Reviews, 2013, 14 (2): 64-69.

7. Peek GJ, Clemens F, Elbourne D, et al. CESAR: conventional ventilatory support VS extracorporeal membrane oxygenation for severe adult respiratory failure. BMC Health Serv Res, 2006, 6: 163.

8. Schuerer DJ, Kolovos NS, Boyd KV, et al. Extracorporeal membrane oxygenation: current clinical practice, coding, and reimbursement. chest, 2008, 134 (7): 179-184.

第二节 癫痫持续状态

【疾病简介】

癫痫持续状态是儿科急诊的急症和重症，不正确处理则死亡率高，引起神经系统后遗症几率高。癫痫持续状态的定义版本甚多,其核心参数在于持续状态的时间。国内沿用较多的是1993年美国癫痫基金会给出的定义。国际上比较有影响力的是1999年Lowenstein等提出的定义及2001年国际抗癫痫联盟提出的定义。

【诊断标准】

(一)国内诊断标准

癫痫持续状态是指一次癫痫发作持续30分钟以上,或频繁发作连续30分钟以上、发作间期意识不恢复至发作前的基线水平。

(二)国外诊断标准

1. 2001年,国际抗癫痫联盟提出了新的癫痫持续状态定义:超过大多数这种发作类型的患者的发作持续时间后,发作仍然没有停止的临床征象,或反复的癫痫发作,在发作间期中枢神经系统的功能没有恢复到正常基线。

2. 1999年,Lowenstein提出指导临床实践的临床定义:5岁以上的儿童和成人在5分钟内出现惊厥性痫性发作持续或频繁发生,同时两次发作间期意识没有恢复至发作前的基线水平,即为癫痫持续状态。

3. 1993年,美国癫痫基金会提出定义:癫痫在短时间内频繁发作,在两次全身性发作间意识不恢复或单次发作时间超过30分钟。

【诊断标准解读】

1. 1993年美国癫痫基金会的定义流传甚广,大多数国内的诊断标准来自于此。此定义简洁明了,可操作性强。20世纪70年代,Meldrum等报道了动物实验提示痫性发作超过45分钟后神经元会有病理损伤。之后的学者逐渐把癫痫持续状态的持续时间范围定在30分钟之内,直到1993年美国癫痫基金会提出明确的定义。

2. 随着医学界对癫痫机制和临床表现认识的深入,更多的人关注持续时间不到30分钟的痫性发作。Scott等学者发现,如果痫性发作持续5分钟仍未停止,在不治疗的情况下,通常将持续至少30分钟;他还认为,在儿童持续5分钟以上的痫性发作很可能就是惊厥性癫痫持续状态的早期,应该立即治疗。为更好地指导临床,避免因为"30分钟"的定义时间而延误对癫痫持续状态的早期干预,1999年,Lowenstein等提出"5分钟"的癫痫持续状态定义时间。

3. 2001年国际抗癫痫联盟的定义针对不同类型的癫痫发作有不同的持续时间这一临床特点作出了修改,弥补传统定义的不足。但由于癫痫分类的众多,则不同分类定义持续状态的时间必将不同,可操作性略差,似不利于临床普及和推广。

4. 癫痫持续状态一般分类惊厥性癫痫持续状态和非惊厥性癫痫持续状态。在儿童患者,绝大多数表现为惊厥性癫痫持续状态。

5. 癫痫持续状态的病因包含但不限于癫痫患者的持续抽搐发作,事实上任何病因(颅内颅外的感染、中毒、创伤、肿瘤,特别是儿童的热性惊厥)引起的长时间抽搐,只要抽搐的表现达到诊断标准,均应诊断为癫痫持续状态而积极救治。

【病例及诊断解析】

病例:患儿,女,4岁,因"发热、皮疹2天,抽搐40分钟"于2010年4月20日入院。患儿于2天前开始出现低热,初起体温在37~38℃之间,伴有手部皮疹。1天前起体温逐渐上升,在38~39℃之间。40分钟前出现抽搐,表现为意识不清,双眼凝视,四肢强直阵挛。在40分钟内抽搐4次,每次约5分钟,抽搐间期昏睡状,意识不清。来院后在急诊室予地西泮针剂5mg静脉推注后抽搐停止,意识仍未恢复,收住入院。患儿在幼儿园接触过手足口病同学。

查体:意识不清,双侧瞳孔等大等圆,直径约2mm,心肺听诊无殊,腹软,无及肿块。四肢肌张力偏低,颈软,克氏征阴性,布氏征阴性,双侧巴氏征可疑阳性。右手、双足及臀部见红色斑疹,部分有小水疱,咽峡部见直径约1~2mm小溃疡多处。

辅助检查:

血常规:WBC 15.1×10^9/L,N 72.5%,Hb 120g/L,PLT 145×10^9/L;血气、电解质:pH 7.321,PO_2 80.8mmHg,PCO_2 55.9mmHg,K^+ 3.3mmol/L,Na^+

135mmol/L，Ca^{2+} 1.05mmol/L，Lac 0.5mmol/L，HCO$_3^-$ 20.7mmol/L，ABE 2.5mmol/L。

肠道病毒核酸检测：肠道病毒通用型 阳性，EV71 阳性。

入院诊断：重症手足口病伴脑炎；癫痫持续状态；失代偿性呼吸性酸中毒；低钾血症。

诊断解析：此病例为近年来临床可见到的累及神经系统的重症手足口病病例，其神经系统的异常主要表现为持续的抽搐。其数次抽搐间歇期间意识无恢复，持续时间长达 40 分钟，超过了 30 分钟的定义时间。无论是参考国内主要认可的 1993 美国癫痫基金会的定义还是 2001 年国际抗癫痫联盟的定义，此病例均符合"癫痫持续状态"的诊断。

癫痫持续状态的病因并不仅限于癫痫患者，其他任何原因（如神经系统感染、中毒性脑病、热性惊厥、中毒、外伤、肿瘤等）引起的长时间的符合诊断标准的抽搐表现，均应诊断为癫痫持续状态，应认可是危及生命的疾病，因病情危重需进行积极救治。此例患儿即非癫痫患者，而是手足口病并发脑炎引起的抽搐状态，因多次抽搐且抽搐间期意识无恢复，持续时间超过 30 分钟，故明确诊断为癫痫持续状态。

（张晨美）

参考文献

1. 江载芳，申昆玲，沈颖．诸福棠实用儿科学．第 8 版．北京：人民卫生出版社，2014，1985．

2. Working Group on Status Epilepticus. Treatment of convulsive status epilepticus. Recommendations of the Epilepsy Foundation of America's Working Group on Status Epilepticus. JAMA，1993，270：854-859.

3. Lowenstein DH，Bleck T，Macdonald RL. It's time to revise the definition of status epilepticus. Epilepsia，1999，40（1）：120-122.

4. Scott RC，Neville BG. Pharmacological management of convulsive status epilepticus in children. Dev Med Child Neurol，1999，41（3）：207-210.

5. Chin RF，Neville BG，Peckham C，et al. Treatment of community-onset，childhood convulsive status epilepticus：a prospective，population-based study. Lancet Neurol，2008，7（8）：696-703.

第三节　颅内压增高症

【疾病简介】

颅内压增高症（intracranial hypertension）是指多种原因引起颅内容物总容积增加或颅腔容积减小时，颅内压力增高并超出其代偿范围而出现的一系列症状、体征的临床综合征。常见的病因包括颅内占位性病变、颅内出血、脑脊液循环障碍引起的交通性或非交通性脑积水、颅内或全身急性感染、窒息、休克、心力衰竭所致的脑缺氧，食物或药物中毒以及水电解质紊乱所致的急性脑水肿。脑灌注不足、脑氧代谢率降低、脑血流量下降以及失控性炎症反应等，是发生颅内高压及脑水肿的重要机制。颅内压增高会引发脑疝危象，可使患者因呼吸循环衰竭而死亡，因此对颅内压增高及时诊断和正确处理，十分重要。

【诊断标准】

（一）国内诊断标准

1. 病史　病史中存在导致脑水肿和颅高压的原发病。

2. 颅高压　根据颅高压的症状和体征：头痛、呕吐和视神经乳头水肿是颅内高压、脑水肿的重要特征。但小儿脑水肿颅高压时，上述三大特征常常不典型，故可以参考下列诊断指标：

（1）主要指标：①呼吸不规则；②瞳孔不等大、扩大；③视神经乳头水肿；④婴儿前囟门隆起紧张；⑤排除其他原因的血压升高。

（2）次要指标：①昏睡或昏迷；②惊厥或四肢肌张力明显增高；③头痛；④呕吐；⑤ 20% 甘露醇 1g/kg 静脉注射 4 小时后，血压明显下降，颅高压症状和体征随之好转。

具备主要指标 1 项和次要指标 2 项以上，即可以初步诊断颅内压增高症。

3. 脑疝

（1）小脑幕裂孔疝：在颅高压临床表现的基础上，出现双侧瞳孔大小不等，神志不清和（或）呼吸节律不齐的一系列中枢性呼吸衰竭的表现。

（2）枕骨大孔疝：在颅高压临床表现的基础上，先有或无小脑幕切迹疝的表现，瞳孔先缩小后散大，眼球固定，中枢性呼吸衰竭发展迅速，短期内呼吸停止。

4. 检测颅内压　颅内压检测是诊断颅内高压的重要手段，常用的方法有腰椎穿刺测脑脊液压力、侧脑室穿刺测压、前囟测压等。不同的年龄组与不同的疾病状态测得的颅内压不一样。一般认为颅内压 150~270cmH$_2$O 为轻度增高，270~540cmH$_2$O 为中度增高，>540cmH$_2$O 为重度增高。

5. 辅助检查

（1）电子计算机 X 线断层扫描（CT）及磁共振（MRI）可以观察到脑水肿的部位、程度、脑室扩张及移位情况，并可判断颅内高压的原因。

（2）B 型超声波和 X 线头颅摄片均有助于脑水肿或颅内占位病变的诊断。

（二）国外诊断标准

目前国际上尚无统一的颅内高压症诊断标准。对颅内高压症的诊断主要依据病史、体格检查、脑脊液压力测定以及头颅影像学检查。

颅内高压症常见病史有头部外伤史、脑室腹腔分流术、出血体质、晨起呕吐、夜间头痛以及生长发育倒退；症状有头痛、复视和恶心；体征有共济失调、抽搐、瞳孔不等大以及意识水平下降。

脑脊液压力具体标准如下：新生儿 >0.78kPa（80mmH$_2$O）；1 个月~3 岁 >0.98kPa（100mmH$_2$O）；3 岁以上 >1.96kPa（200mmH$_2$O）。

小脑幕切迹疝在颅内高压基础上，临床体征有同侧瞳孔扩大，光反射迟钝或消失，对侧轻度偏瘫，患儿意识障碍迅速发展呈昏迷状，呼吸不规则，时有暂停等中枢性呼吸衰竭表现。

枕骨大孔疝在颅内高压基础上，临床出现意识水平下降，迅速发展为昏迷，Cushing 三联症（高血压、心动过缓及呼吸不规则），双侧瞳孔散大固定。

影像学检查包括 CT、MRI 以及头颅多普勒检查，GCS 低的患者，即使头颅 CT 正常，也不能排除颅内高压的存在。头颅多普勒检查对颅内高压的敏感度高达 94%。

【诊断标准解读】

目前小儿颅内高压症国内外尚无统一的诊断标准。国内和国外现行的标准均以患儿的病史和临床体检为最重要的线索。国内诊断标准在临床症状和体征上比国外的标准更简单可行。两者在脑脊液压力和影像学证据上基本保持一致。

【病例及诊断解析】

病例：患儿，男，1 岁 10 个月，因"呕吐 2 天，昏迷 2 小时余伴抽搐 3 次"于 2013 年 3 月 17 日急诊入院。患儿入院 2 天前出现呕吐，呈喷射性，为胃内容物，2 小时前病情加重，出现昏迷，伴全身性抽搐 3 次，双眼凝视，口周发绀，每次抽搐持续 2~3 分钟，抽搐间期神志不清楚。病来伴有头痛，无发热，无眩晕、复视等症状。有甲型血友病史，起病前无头颅外伤史，近期无预防接种史。家族史：患儿有一舅舅患甲型血友病。

体格检查：体重 12kg，T 36.3 ℃，P 80/ 分，R 24 次 / 分，BP 148/59mmHg，深昏迷，反应差，压眶无肢体活动，双瞳孔固定散大，直径约 4mm，光反射未引出，心肺听诊无殊，颈略抵抗，左侧巴宾斯基征阳性，四肢肌张力不高，末端偏凉。辅助检查：门诊血常规：WBC 12.7 × 10^9/L，N 63.6%，Hb 115g/L，PLT 333 × 10^9/L；CRP 3mg/L；血气、电解质：pH 7.402，PO$_2$ 57.8mmHg，PCO$_2$ 34.8mmHg，K$^+$ 3.2mmol/L，Na$^+$ 141mmol/L，Ca^{2+} 1.05mmol/L，Lac 2.9mmol/L，Hct 36.2%，HCO$_3^-$ 16.7mmol/L，ABE −2.5mmol/L；生化提示肝肾功能未见异常；凝血因子Ⅷ活性测定 1.3%；肠道病毒及单疱病毒检测均阴性；前降钙素 0.042ng/L；细胞因子 IL-2、4、6、10，TNF-α、INF-γ 均正常；脑脊液潘氏试验（+），白细胞 4 × 10^6/L，微量总蛋白 820.5mg/L，葡萄糖 4.17mmol/L，氯 125.1mmol/L。胸片：提示心影丰满，双肺纹理增粗；心电图：窦性心律失常；头颅 CT：全脑广泛性脑水肿伴双侧侧脑室出血，小脑内出血，蛛网膜下腔出血，小脑向枕骨大孔下方延伸，警惕小脑扁桃体疝。入院后予以呼吸机辅助通气（容控 SIMV 模式），10% 甘油果糖 1g/kg q6h，静脉泵注降颅压，人凝血因子Ⅷ改善凝血功能。最后诊断：甲型血友病，脑出血，脑水肿，急性颅内压增高症，脑疝。

病例：患儿，男，1岁10个月，有甲型血友病病史，主要症状是呕吐、昏迷、抽搐，体检有意识障碍，呼吸、脉搏变慢，收缩压增高、脉压增大，球结膜水肿、瞳孔对光反射未引出。因此，颅内压增高症诊断依据充分。患儿急性起病，有甲型血友病病史，结合其颅内高压的表现，首先考虑颅内出血可能。体检脑膜刺激征阳性，蛛网膜下腔或者脑实质出血可能性大。头颅CT提示脑室出血、脑水肿，有典型病史体征及辅助检查的阳性结果，脑出血、脑水肿诊断明确。

诊断解析：患儿有明显颅内压增高及脑疝症状和体征，脑膜刺激征阳性，应注意与颅内感染、脑肿瘤等鉴别，主要依据病史、脑脊液和头颅CT、MRI鉴别。

（张晨美）

参考文献

1. 封志纯,祝益民,肖昕.实用儿童重症医学.北京：人民卫生出版社,2012,673-680.

2. Pitfield AF, Carroll AB and Kissoon N. Emergency management of increased intracranial pressure. Pediatr Emerg Care, 2012, 28(2):200-204.

3. Victorio MC, Rothner AD. Diagnosis and treatment of idiopathic intracranial hypertension(IIH) in children and adolescents.Curr Neurol Neurosci Rep, 2013, 13(3):336-342.

4. Rsalan A, Bhardwaj A. Medical management of cerebral edema. Neurosurg Focus, 2007, 22(5):E12.

5. 赵祥文.儿科急诊医学.北京：人民卫生出版社,2010,469-477.

6. 李强,陆兵勋.脑水肿的治疗研究进展.实用医药杂志,2005,22(1):79-81.

第四节　脓毒症休克

【疾病简介】

休克(shock)是组织灌注不足或血流分布异常所导致的一种广泛的细胞低氧性急性循环衰竭。其主要临床特点为全身组织低灌注和重要脏器的功能障碍。脓毒性休克(septic shock)是感染引起全身炎症反应综合征产生脓毒症的基础上出现以循环功能障碍为主要临床表现的危重综合病症，其又被称为感染性休克，由于休克常呈进行性发展，一般将其分为代偿期、失代偿期。失代偿期休克出现的多脏器系统衰竭(multiple organ system failure, MOSF)可显著增加死亡率，故应强调早期诊断治疗。

【诊断标准】

1. 国际标准　国际儿童脓毒症/脓毒性休克的定义：

(1) 全身炎症反应综合征(SIRS)：至少出现下列四项标准的两项，其中一项必须包括体温或白细胞计数异常：

1) 中心温度 >38.5℃或 <36℃。

2) 心动过速，平均心率 > 同年龄组正常值2个标准差以上(无外界刺激、慢性药物或疼痛刺激)；或不可解释的持续性增快超过0.5~4小时，或小于1岁出现心动过缓。平均心率小于同年龄组正常值第10百分位以下(无外部迷走神经刺激及先天性心脏病亦未使用β受体阻滞药物)；或不可解释的持续性减慢超过0.5小时。

3) 平均呼吸频率 > 各年龄组正常值2个标准差以上；或因急性病程需机械通气(无神经肌肉疾病也与全身麻醉无关)。

4) 白细胞计数升高或下降(非继发于化疗的白细胞减少症)；或未成熟中性粒细胞 >10%。

(2) 感染：存在任何病原体引起的可疑或已证实(阳性培养、组织染色或PCR)的感染；或与感染高度相关的临床综合征。感染证据包括临床体检、X线片或实验室的阳性结果(如正常无菌体液中出现白细胞、内脏穿孔、胸片示持续性肺炎、瘀斑或紫癜样皮疹、暴发性紫癜)。

(3) 脓毒症：SIRS出现在可疑或已证实的感染中或为感染的结果。

(4) 严重脓毒症：脓毒症+下列之一：心血管功能障碍；急性呼吸窘迫综合征；2个或更多其他器官功能障碍。

(5) 脓毒性休克：脓毒症合并心血管功能

障碍。

(6) 心血管功能障碍:1 小时内静脉输入等张液体 >40ml/kg,仍有:①血压下降且小于该年龄组第 5 百分位或收缩压小于该年龄组正常值 2 个标准差以下。②需用血管活性药物始能维持血压在正常范围[多巴胺 >5μg/(kg·min)]或任何剂量的多巴酚丁胺、肾上腺素、去甲肾上腺素。③具备下列中两条:不可解释的代谢性酸中毒;动脉血乳酸增加,为正常上限的 2 倍以上。

2. 国内标准 根据 2006 年儿科急救学组拟定的新治疗方案将脓毒性休克临床分为代偿期(早期)与失代偿期。

(1) 脓毒性休克代偿期(早期):临床表现符合下列 6 项中 3 项:

1) 意识改变:烦躁不安或萎靡,意识模糊,甚至昏迷、惊厥。

2) 皮肤改变:面色苍白发灰,指(趾)发绀,皮肤花纹,四肢凉。

3) 心率脉搏改变:外周动脉搏动细弱,心率、脉搏增快。

4) 毛细血管再充盈时间≥3 秒(需除外环境温度影响)。

5) 尿量 <1ml/(kg·h)。

6) 代谢性酸中毒(除外其他缺血缺氧及代谢因素)。

(2) 脓毒性休克失代偿期:代偿期临床表现 + 低血压

1~12 个月 <70mmHg

1~10 岁 <70mmHg+2 × 年龄

≥10 岁 <90mmHg

【诊断标准解读】

1. 国际脓毒症定义有利于标准化科学研究,对进行临床试验治疗有帮助。但区分严重脓毒症和脓毒性休克的临床价值有限,可能两个定义描述了同一种疾病状态。特别是对脓毒性休克定义过于严格(1 小时内静脉输入等张液体 >40ml/kg仍有血压下降或需用血管活性药物始能维持血压在正常范围),不利于识别早期休克并及时治疗,且与我国儿科界的传统概念有较大距离。故我们仍沿用脓毒性休克早期(代偿期)、脓毒性休克晚期(失代偿期)两个分期。

2. 小儿脓毒症以低血容量休克为血流动力学突出特点,对充分液体复苏反应良好,与死亡相关的血流动力学异常是低心排,而非循环阻力降低。儿科诊断脓毒性休克血压降低并非必要条件,脓毒性休克患儿常可维持正常血压,血压降低是晚期失代偿的表现。

3. 儿科脓毒性休克的临床诊断重点是脓毒症基础上存在灌注不良的一系列表现,如意识状态的改变、毛细血管再充盈时间延长、脉搏减弱、肢端皮肤花纹、四肢凉、尿量减少等。对患儿循环状态的全面评估和监测是正确诊断的重要前提。

4. 休克的早期判断与识别决定了休克的治疗效果及预后。目前认为对于休克的早期判断应以终末器官灌注是否充足,机体的循环血量是否能满足组织的代谢需求为标准,而不只是根据能否维持一定的血流动力学参数来判断,如不能根据血压、脉搏的正常而排除休克的存在。

5. 休克一经诊断就为重症,只有病程的早、晚期之分,且病情进展可以很快,有时轻症转瞬即变为重症,因此不建议对休克进行轻重症区分。脓毒性休克的预后关键取决于早期治疗,一旦到了晚期或休克持续时间过长,则现有的治疗手段很难逆转休克,病死率很高,因此脓毒性休克的诊断标准不宜太严。

【病例及诊断解析】

病例:患儿,男,4 岁,因"发热伴咽痛 4 天,意识障碍 1 小时"于 2012 年 10 月 16 日急诊入院。入院前 4 天因受凉后出现咽痛并间断发热,最高体温 40.3℃,口服退热药可降至正常。入院前 1 小时突然出现面色苍白,四肢冰冷,意识不清,烦躁不安,呼之不应,大便失禁,但无尖叫,无口吐白沫、双目凝视及四肢抽搐。病程中在外院就诊,给予"头孢克洛"口服及静脉输液等治疗。精神食欲差,无心悸胸闷,无头痛呕吐,无腹痛腹泻,无服毒物史,无外伤史,近期无预防接种史。既往无高热惊厥病史,家族中无"癫痫"病史。

体格检查:T 37.9 ℃,P 136 次 / 分,R 28 次 /

分,BP 70/42mmHg,面色苍白,表情淡漠,神志不清,躁动,查体不合作。呼吸深大,咽部充血,双侧扁桃体Ⅲ度肿大,见少许脓性分泌物,瞳孔等大等圆,光反射灵敏,心肺腹部查体无异常发现。神经系统病理反射未引出。肢端凉,尿量 10ml/h,毛细血管再充盈时间 5 秒。入院后立即给予吸氧,心电监护。实验室检查:血常规:WBC 18.7×10^9/L,N 0.88,L 0.11;Hb 128g/L,PLT 226×10^9/L;CRP 64mg/L;PCT 0.52ng/ml;血气及生化:pH 7.33,PO$_2$ 9.1kPa,PCO$_2$ 2.8kPa,K$^+$ 6.6mmol/L,Na$^+$ 121mmol/L,Ca^{2+} 1.02mmol/L,Lac 3.1mmol/L,HCO$_3^-$ 7.7mmol/L,ABE −17.3mmol/L,SBE −15.2mmol/L;血糖 13.43mmol/L;肾功能:BUN 13.21mmol/L,Scr 196μmol/L,UA 633μmol/L;凝血:PT 19.4 秒,PT.INR 1.42,APTT 43.9 秒,Fib 4.38g/L。送检血培养,床旁心电图及头颅 CT 未见异常。综合以上检查结果患者有严重感染、电解质紊乱、高血糖、肾功能不全、代谢性酸中毒合并呼吸性碱中毒,于11:48 转入 ICU 病区,给予 20ml/kg 生理盐水快速补液三次、青霉素加三代头孢抗感染,患儿血压上升至 84/56mmHg,四肢转暖,尿量增加至 22ml/h,毛细血管再充盈时间 1.5 秒,并逐渐苏醒,3 小时后血气分析:pH 7.38,PO$_2$ 5.8kPa,PCO$_2$ 7.1kPa,K$^+$ 5.8mmol/L,Na$^+$ 132mmol/L,Ca^{2+} 1.06mmol/L,Lac 2.2mmol/L,HCO$_3^-$ 12.8mmol/L,ABE −6.8mmol/L,SBE -4.2mmol/L;血糖 8.9mmol/L;治疗 24 小时后血气分析:pH 7.41,PO$_2$ 11.3kPa,PCO$_2$ 5.6kPa,K$^+$ 5.2mmol/L,Na$^+$ 138mmol/L,Ca^{2+} 1.06mmol/L,Lac 1.9mmol/L,HCO$_3^-$ 11.6mmol/L,ABE −3.6mmol/L,SBE −3.2mmol/L;血糖 7.3mmol/L ;血常规:WBC 11.3×10^9/L,N 0.62,L 0.36;Hb 132g/L,PLT 214×10^9/L;CRP<8mg/L;PCT 0.24ng/ml;2 天后转出 ICU。血培养结果:流感嗜血杆菌。最后诊断:①急性化脓扁桃体炎;②脓毒性休克;③多器官功能障碍综合征;④电解质紊乱(高钾血症、低钠血症);⑤代谢性酸中毒合并呼吸性碱中毒。

根据国际或国内诊断标准,本患儿符合脓毒性休克失代偿期诊断要点,包含了诊断标准中的意识状态改变如意识不清、烦躁不安、呼之不应;有皮肤改变如面色苍白、四肢冰冷;毛细血管再充盈时间≥3 秒;代谢性酸中毒及血压下降。因判断快速准确,并及时补充了有效循环血量,且本患儿对液体复苏反应好,病情好转迅速。

成人脓毒性休克死亡的主要原因是血管舒缩功能障碍,由于成人有强大的代偿功能,虽然存在一定程度心肌功能障碍,但多可通过增加心率及心室舒张程度进行代偿,使心输出量在一定程度上得以维持。而小儿脓毒性休克因心脏代偿能力不佳,可能很快导致血流动力学不稳定。脓毒性休克一般有低排高阻、低排低阻或高排低阻多种类型,但多存在有不同程度的有效循环血量不足,致使心输出量下降,如持续时间过久,可导致血压降低,发展为晚期休克,造成重要器官不可逆损伤甚至死亡。因此,在治疗上,早期及时有效的液体复苏显得尤为重要。最理想的治疗时机应始于休克的失代偿期前,即早期识别并进行积极复苏,判断休克复苏成功的标准为维持正常心肺功能,恢复正常灌注及血压:①毛细血管再充盈时间 <2 秒;②外周及中央动脉搏动均正常;③四肢温暖;④意识状态良好;⑤血压正常;⑥尿量 >2ml/(kg·h)。液体复苏初期一般以生理盐水或等张含钠液为主,后期可应用部分胶体液。对于严重脓毒症休克伴少尿/严重少尿或液体超负患儿,目前主张进行连续血液净化治疗。

【脓毒性休克的治疗方案】

1. 液体复苏

(1)快速输液:第 1 小时快速输液常用 0.9% 氯化钠,首剂 20ml/kg,10~20 分钟推注。然后评估体循环及组织灌注情况(心率、血压、脉搏、毛细血管再充盈时间等)。若循环无明显改善。可再予第 2 剂、第 3 剂,每剂均为 10~20ml/kg,总量可多达 40~60ml/kg。

(2)继续输液:继续输液可用 1/2~2/3 张液体,6~8 小时内输液速度 5~10ml/(kg·h)。

(3)维持输液:用 1/3 张液体,24 小时内输液速度 2~4ml/(kg·h)。

脓毒性休克液体复苏治疗方法见表12-1。

2. 血管活性药物　在液体复苏基础上休克难以纠正,血压仍低或仍有明显灌注不良表现,可考虑使用血管活性药物以提高血压,改善脏器灌注,治疗过程中进行动态评估,适时调整药物剂量及药物种类,使血流动力学指标达到治疗目标。常用血管活性药物见表12-2。

3. 控制感染　病原未明确前联合使用广谱高效抗生素静脉滴注,同时注意保护肝肾功能并及时清除病灶。

4. 肾上腺皮质激素　对重症休克疑有肾上腺皮质功能低下或出现儿茶酚胺抵抗性休克时可以使用。目前主张小剂量、短中疗程。氢化可的松 3~5mg/(kg·天)或甲泼尼龙 2~3mg/(kg·d),分2~3次给予。

5. 纠正凝血障碍早期可给予小剂量肝素 5~10U/kg,静脉输注,每6小时1次。若已明确有DIC,则应按 DIC 常规治疗。

6. 血糖控制　血糖应控制在正常范围,若有低血糖可用葡萄糖 0.5~1g/kg(10%GS:5~10ml/kg)纠正;若有高血糖,以治疗原发疾病,消除应激源和严格控制外源性含糖液的输入为主,只有在上述处理无效或血糖仍持续升高,可谨慎使用小剂量胰岛素[0.05~0.1U/(kg·h)]。

7. 酸碱平衡　在保证通气的前提下,根据血气分析结果给予碳酸氢钠,使 pH 值达 7.25 即可。

8. 血制品　一般不输血,当 Hb<7g、HCT<30% 应酌情输红细胞。

9. 白蛋白　对明确低蛋白血症者使用。

10. 应激性溃疡预防　用 H2 受体抑制剂。

11. 机械通气。

12. 肾脏替代治疗。

表 12-1　脓毒性休克液体复苏方法

治疗方案	阶段	液体性质	时间	速度和剂量
液体复苏	快速输液	等张	1h	20ml/kg,10~20min 推注,可重复 2~3 次,总量达 40~60ml/kg
	继续输液	1/2~2/3	6~8h	5~10ml/(kg·h)
	维持输液	1/3~1/4	24h	2~4ml/(kg·h)

表 12-2　常用血管活性药物

药名	作用	剂量
多巴胺	增强心肌收缩	5~10μg/(kg·min)
多巴酚丁胺	增强心肌收缩	5~10μg/(kg·min)
肾上腺素	升压,正性肌力,增加心率	0.01~1μg/(kg·min)
去甲肾上腺素	强效的血管收缩剂	0.01~1μg/(kg·min)
异丙肾上腺素	增强心肌收缩,增加心率	0.01~1μg/(kg·min)
米力农	磷酸二酯酶(PDE)抑制剂,正性肌力和血管扩张作用	首剂 25~50μg/kg,以后 0.1~1.0μg/(kg·min)维持
硝酸甘油	扩张静脉容量血管,使升高的左室舒张末期压降低,减轻肺淤血	0.1~10μg/(kg·min)
硝普钠	选择性直接作用于血管平滑肌,使小动脉和小静脉壁的张力降低,对前者作用较强,从而减轻前后负荷	0.25~8μg/(kg·min),一般为 2.5μg/(kg·min),凡用药超过 72 小时以上者,应检测血液硫氰酸盐值,避光,随配随用
酚妥拉明(α 肾上腺素能受体阻滞剂)	主要扩张小动脉,减轻后负荷,降低周围血管阻力,增加周围血容量,对静脉容量血管作用较小。还有正性肌力及变时性作用	0.1~0.3mg/(kg·次) 1~2μg/(kg·min)

(许　峰)

参考文献

1. American Heart A. 2005 American Heart Association (AHA) guidelines for cardiopulmonary resuscitation (CPR) and emergency cardiovascular care (ECC) of pediatric and neonatal patients：pediatric advanced life support. Pediatrics，2006，117（5）：e1005-1028.

2. Dellinger RP，Levy MM，Carlet JM，et al. Surviving Sepsis Campaign：international guidelines for management of severe sepsis and septic shock：2008. Crit Care Med，2008，36（1）：296-327.

3. Goldstein B，Giroir B，Randolph A，et al. International pediatric sepsis consensus conference：definitions for sepsis and organ dysfunction in pediatrics. Pediatr Crit Care Med，2005，6（1）：2-8.

4. 北京地区 PICU 脓毒症调查协作组. 北京地区两家医院儿科重症监护病房 486 例脓毒症分析. 中华儿科杂志，2012，50（3）：178-183.

5. 陈正，程宝莉，王春晓，等. 新生儿重症监护病房重症脓毒症临床流行病学研究. 中华外科杂志，2009，47（1）：4.

6. 焦建成，余加林. 新生儿败血症诊断研究进展. 中华儿科杂志，2010，48（1）：4.

7. 任晓旭. 小儿感染性（脓毒性）休克的早期识别. 中国小儿急救医学，2010，17（6）：568-570.

8. 许峰，党红星. 血管活性药物在儿科脓毒症中的应用. 中国实用儿科杂志，2011（12）：897-899.

9. 喻文亮，陆铸今，孙波. 小儿、新生儿全身炎症反应综合征、脓毒症及感染性休克新定义. 中国小儿急救医学，2006，13（1）：4.

10. 中国医师协会重症医学医师分会儿科专家委员会，中华医学会儿科学分会急救学组，中华医学会急诊医学分会儿科学组. 连续血液净化治疗儿童严重脓毒症的专家共识. 中华儿科杂志，2012，50（9）：678-681.

11. 中华医学会儿科学分会急救学组，中华医学会急诊学分会儿科组，《中华儿科杂志》编辑委员会. 儿科感染性休克（脓毒性休克）诊疗推荐方案. 中华儿科杂志，2006，44（8）：3.

第五节　呼吸心搏骤停

【疾病简介】

儿童呼吸心搏骤停多由于气道阻塞和缺氧，先引起呼吸骤停，继而心搏骤停，呼吸道感染是儿童最常见疾病，由呼吸道分泌物堵塞而致的窒息成为小儿呼吸心搏骤停的主要直接因素。其次是感染、中毒和药物过敏、婴儿猝死综合征、某些循环系统和神经系统疾病、代谢疾病以及各种创伤和意外。

呼吸心搏骤停属最危重的临床疾病状态，必须分秒必争进行抢救，采用急救手段恢复已中断的呼吸循环称心肺复苏（cardiopulmonary resuscitation，CPR）。CPR 最早始于 1958 年，1960 年将其标准化并广泛用于临床，最新的国际《心肺复苏及心血管急救指南》于 2015 年重新修订。新指南对复苏程序进行了较大的修改，将成人、儿童和婴儿的基础生命支持程序从 A-B-C（开放气道、人工呼吸、胸外按压）更改为 C-A-B。

【诊断标准】

呼吸心搏骤停的诊断标准包括以下临床表现：

1. 突然出现昏迷，部分患儿有一过性抽搐。
2. 大动脉搏动消失。
3. 呼吸停止或严重呼吸困难。
4. 心音消失及心动过缓。
5. 瞳孔散大，对光反射消失。
6. 心电图显示等电线或极缓慢心律。

临床上迅速而准确的诊断依据是：突然出现昏迷；大动脉搏动消失；呼吸停止。

【诊断标准解读】

1. 突然发生的意识丧失；颈动脉或股动脉搏动消失；呼吸停止或严重呼吸困难，这三点有利于早期诊断，因此列为诊断的首位，也是最主要的诊断依据。

2. 心音消失或心动过缓　某些条件下也包括心音微弱、心音遥远，心动过缓的标准一般为 ≤60 次 / 分。因其判断方法简单，准确性高，列为诊断依据第二。

3. 瞳孔散大、对光反射消失是呼吸心搏骤停导致脑供血停止的临床典型征象，但不利于早期发现和及时抢救。因此，不能依此为诊断的主要依据。

4. 呼吸心搏骤停的心电图检查常表现为心室颤动 QRS-T 波消失，代之以形态、频率、振幅完全不同的心室颤动波；或出现心室停搏，心电图呈等电位线或电机械分离；心电图检查准确性最强、最客观，也能区别心搏骤停的类型，但操作不够迅速，也不利于早期诊断与抢救。

【病例及诊断解析】

病例：患儿，男，5个月，因"发热咳嗽5天，呼吸心搏骤停10分钟"入院。患儿5天前受凉后出现发热咳嗽，在社区门诊诊断肺炎，入院当天在输液中突然面色发绀，呼吸费力，立即转往我院。转诊途中患儿出现溢奶，面色青紫，口吐白沫，呼吸心跳停止，社区医师立即给予口对口人工呼吸及胸外心脏按压。10分钟后送入急诊科，入科时患儿意识丧失，面色苍白，口唇、甲床发绀，全身冰冷，双瞳孔等大等圆，直径4mm，对光反射迟钝，大动脉搏动消失，心脏停搏。T 35℃，P 0次/分，R 0次/分，BP 25/18mmHg，SpO$_2$ 45%，立即进行胸外心脏按压与呼吸囊辅助呼吸，比率为15：2，床边心电监护，头部置冰袋，四肢保暖。同时清理呼吸道后行经口气管插管，外接人工呼吸机，气管内可见大量黏痰、奶汁及少许血性分泌物。呼吸机 A/C 模式，频率30次/分，潮气量90ml，I：E=1：1.5，PEEP 8cmH$_2$O，氧浓度60%。建立静脉通道后生理盐水 100ml 快速静脉滴注，静脉注射 1：10 000 肾上腺素 0.5ml。血气分析：pH 7.21，PO$_2$ 5.8kPa，PCO$_2$ 21.3kPa，K$^+$ 4.9mmol/L，Na$^+$ 128mmol/L，Ca^{2+} 1.12mmol/L，Lac 6.7mmol/L，HCO$_3^-$ 4.4mmol/L，ABE −26.4mmol/L，SBE −23.4mmol/L；血糖 3.1mmol/L。1分钟后患儿自主心律未恢复，继续胸外心脏按压，给予 5% 碳酸氢钠 10ml 静脉推注，3分钟后再次给予 1：10 000 肾上腺素 0.5ml 静脉注射。约5分钟后心电监护示室颤波形，立即给予剂量为 12J 的除颤一次，除颤后波形转为有规则的 QRS 波群，HR 30次/分，BP 35/26mmHg，听诊心音微弱，颈动脉搏动可微弱触及，再给予阿托品 0.2mg 及 5% 碳酸氢钠 10ml 静脉推注，多巴胺 10μg/（kg·min）持续静滴。约10分钟后心率

逐渐升至 90次/分，面色稍转红，颈动脉搏动弱，BP 55/30mmHg，瞳孔较前缩小，对光反射仍迟钝，随后心率升至 150次/分，心音有力，律齐，血压 65/40mmHg，SPO$_2$ 85%~90% 之间。血气分析：pH 7.31，PO$_2$ 9.8kPa，PCO$_2$ 5.5kPa，K$^+$ 4.2mmol/L，Na$^+$ 133mmol/L，Ca^{2+} 1.02mmol/L，Lac3.9mmol/L，HCO$_3^-$ 16.3mmol/L，ABE −6.5mmol/L，SBE −5.8mmol/L；血糖 3.9mmol/L。心肺复苏成功，转入 PICU 后续监护治疗。最后诊断：①重症肺炎；②呼吸心搏骤停；③失代偿性代谢性酸中毒。

诊断解析：根据呼吸心搏骤停诊断标准，本患儿入院前即发生呼吸心搏骤停，表现为在肺炎基础上突发面色青紫，口吐白沫，瞳孔散大，对光反射迟钝，大动脉搏动消失，心脏停搏。院前转运途中即给予胸外心脏按压与人工呼吸，为入院后的抢救赢得了时间，入院后进行了积极有效的 CPR，从而最终获得成功。与成人相比，小儿心搏骤停很少原发于心脏疾病，而多为严重疾病的终末结果，如此例重症肺炎。呼吸停止可造成严重低氧血症和高碳酸血症，即先发生呼吸骤停，继而心搏骤停，因此保持呼吸道通畅或尽快建立气道是复苏成败的关键措施之一。而复苏重点是减少中断，做高质量的 CPR，并确定可逆性病因或合并症。施救时间与成功率密切相关，越早实施 CPR 成功率越高。心搏骤停 1分钟内实施 CPR 成功率在 90% 以上，4分钟内实施 CPR 成功率约 60%，而 8 分钟内实施 CPR 成功率仅为 20%。标准的 CPR 内容包括：基本生命支持、高级生命支持和延续生命支持。

【心肺复苏程序】

（一）基本生命支持

基本生命支持（basic life support，BLS）是心肺复苏的第一阶段，主要目的是建立人工循环，保持呼吸道通畅和人工呼吸，即心肺复苏 CAB。其中包括胸外按压（circulation，C）、开放气道（airway，A）、建立人工呼吸（breathing，B）。

1. **胸外按压**　在保持呼吸道通畅同时，积极建立循环，保证供给重要生命器官血液，如果未触到脉搏或心率小于60次/min 且有灌注差的临床

表现,即开始胸外按压。如果无呼吸但脉搏存在,则单作人工呼吸,成人 10~12 次 /min、儿童 12~20 次 /min。

小儿胸外按压要求应注意(图 12-1~ 图 12-3):

(1) 用力压:胸骨下陷深度至少为胸部前后径的 1/3(婴儿约为 4cm,儿童约为 5cm,成人至少 5cm)。

(2) 快速压:按压频率至少 100 次 /min(新生儿 120 次 /min),且让胸廓充分回复。

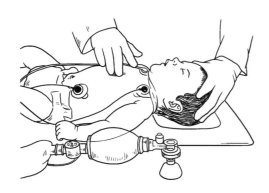

图 12-1　新生儿和小婴儿双指按压法

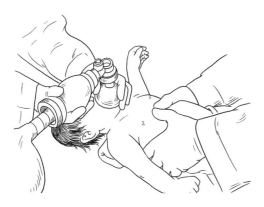

图 12-2　新生儿和小婴儿双手拇指环抱按压法

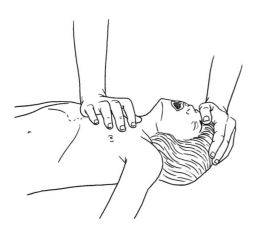

图 12-3　儿童单手心脏按压法

(3) 尽量减少中断按压的频率和时间。

(4) 若未建立高级人工气道,按压 / 通气比:新生儿为 3:1;儿童和婴儿单人施救为 30:2;双人施救为 15:2。高级气道建立后,呼吸频率 8~10 次 /min,期间不停止胸外心脏按压,按压频率约 100 次 /min。

(5) 胸外心脏按压有效的指征:每次按压均可触及脉搏搏动。

2. 开放气道　保持呼吸道通畅是复苏成败的关键措施之一,只有呼吸道通畅,其他复苏程序才能发挥作用。开放气道的手法是:患者体位平卧硬板床,伸展颈部,气道平直,避免舌根后坠,同时清理口、咽、鼻分泌物和异物,具体方法有仰头提颏法和推举下颌法(图 12-4、图 12-5)。

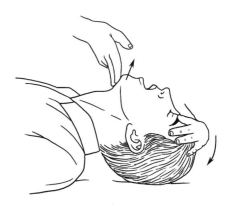

图 12-4　仰头提颏法

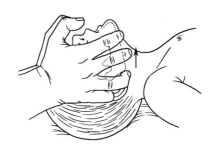

图 12-5　推举下颌法

3. 人工呼吸　在保持呼吸道通畅后,仍无自主呼吸的患儿要积极做辅助呼吸,保证供给重要生命器官的氧气。辅助呼吸的方法有:

(1) 口对口人工呼吸法:口对口人工呼吸法是最简单、最有效、最易于施行的现场急救措施,要点是:①保持气道开放位;②每次送气时间约 1 秒;③观察到胸部抬起。对存在脉搏但呼吸停止的无反应患儿仅行人工呼吸,无需胸外按压,成人 10~12 次 /min、儿童 12~20 次 /min(图 12-6)。

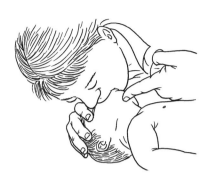

图 12-6　口对口人工呼吸法

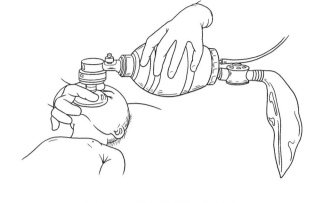

图 12-7　呼吸气囊人工呼吸法

(2) 呼吸气囊人工呼吸法:使用时将呼吸气囊的面罩盖紧患儿的口鼻,同时用呼吸气囊的皮球给患儿送气,但应注意避免引起胃胀气(图 12-7)。

(3) 气管内插管法:气管内插管是最有效建立辅助呼吸首选方法,有条件应尽早使用(图 12-8),导管内径的选择为足月新生儿、小婴儿 3mm 或 3.5mm;1 岁以内 4mm;1~2 岁 5mm。2 岁以上儿童还可以按以下公式计算:管腔内径 =4+ 年龄 /4(无囊导管);管腔内径 =3+ 年龄 /4(有囊导管)。气管插管位置的

判断:随患者呼吸气管导管内出现雾气,上腹无膨胀,胸廓起伏好,两侧呼吸音相等,缺氧改善,X 线导管尖端位于 1、2 胸椎水平或气管分叉上 2~4cm。

(4) 气管切开法:紧急状态下可行环甲膜穿刺法或环甲膜造口术,环甲膜穿刺法采用 16 或 18 号粗针与注射器相连,注射器在环甲膜处穿刺进入,当吸入空气时表明已进入气管。

儿童和婴儿的基础生命支持关键步骤见表 12-3。

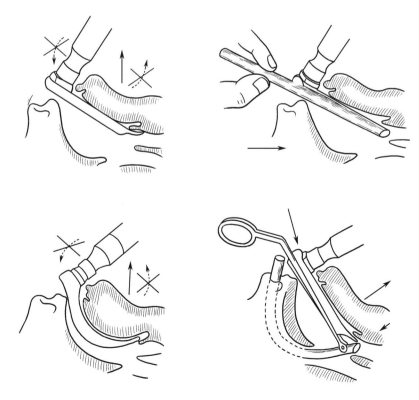

图 12-8　气管内插管法

表 12-3　成人、儿童和婴儿的关键基础生命支持步骤的总结 *

内容	建议		
	成人	儿童	婴儿
识别	无反应(所有年龄)		
	没有呼吸或不能正常呼吸(即仅仅是喘息)	不呼吸或仅仅是喘息	
	对于所有年龄,在 10 秒钟内未扪及脉搏(仅限医务人员)		
心肺复苏程序	C-A-B		
按压速率	每分钟至少 100 次		
按压幅度	至少 5 厘米	至少 1/3 前后径 大约 5 厘米	至少 1/3 前后径 大约 4 厘米
胸廓回弹	保证每次按压后胸廓回弹 医务人员每 2 分钟交换一次按压职责		
按压中断	尺可能减少胸外按压的中断 尽可能将中断控制在 10 秒钟以内		
气道	仰头提颏法(医务人员怀疑有外伤:推举下颌法)		
按压 - 通气比率 (置入高级气道之前)	30 : 2 1 或 2 名施救者	30 : 2 单人施救者 15 : 2 2 名医务人员施救者	
通气:在施救者未经培训或经过培训但不熟练的情况下	单纯胸外按压		
使用高级气道通气(医务人员)	每 6 至 8 秒钟 1 次呼吸(每分钟 8 至 10 次呼吸)。 与胸外按压不同步 大约每次呼吸 1 秒时间 明显的胸廓隆起		
除颤	尽快连接并使用 AED。尽可能缩短电击前后的胸外按压中断;每次电击后立即从按压开始心肺复苏。		

* 不包括新生儿,因为新生儿的心脏骤停病因几乎都是窒息。

(二) 高级生命支持

经过 BLS 后应采取高级生命支持(advanced life support,ALS),是 CPR 的第二阶段,主要目的是努力恢复自主心律和自主呼吸,以保证生命体征基本稳定,其中包括心肺复苏药物的使用。给药途径首选静脉给药,上腔静脉系统给药最好,以中心静脉最佳(锁骨下静脉、颈内静脉),在静脉通道建立困难时,如已行气管插管,可气管内给药,新指南强调并推荐骨髓给药,若静脉穿刺失败或未能建立可靠的静脉通道,可使用骨髓给药。

1. 儿科常用复苏药物见表 12-4。

2. 除颤　强调每次除颤后,立即行 2 分钟 CPR,然后再评估是否需要再次除颤,首次 2~4J/kg,若无效,需进行第二、三次,剂量为 4J/kg 及以上,最大可达 10J/kg(不超过成人剂量)。对于婴儿,应首选使用手动除颤器而不是自动体外除颤器(AED)进行除颤。如果没有手动除颤器,则优先使用装有儿科剂量衰减器的 AED。在装有儿科剂量衰减器

表 12-4　儿科常用复苏药物

药物	剂量	适应证	备注
肾上腺素	IV/IO：0.01mg/kg（1：10 000，0.1ml/kg）；ET：0.1mg/kg（1：1000，0.1ml/kg）	为心肺复苏首选药物	肾上腺素不能与碱性液在同一管道输注；药物不能渗出，易致局部皮肤坏死、溃疡形成。3~5 分钟后可重复
腺苷	首剂：0.1mg/kg 重复：0.2mg/kg（最大单剂 12mg）	有症状的室上性心动过速治疗的首选药物。必须注意，腺苷不得用于非规则宽 QRS 波群心动过速	在连续心电监护下用药。快速推注并用生理盐水冲洗
胺碘酮	5mg/kg（IV/IO），重复达 15mg/kg，最大剂量 300mg	各种室上性或室性心律失常	监测心电图和血压；注意调整注射速度，出现灌注心率时给药要慢（20~60 分钟）；谨慎合用其他可引起 QRS 间期延长的药物
阿托品	IV/IO：0.02mg/（kg·次）ET：0.04~0.06mg/（kg·次）最小单次剂量：0.1mg 最大单次剂量：0.5mg 如果需要，可重复使用	心动过缓、房室传导阻滞伴室率缓慢的患儿	有机磷农药中毒可大剂量使用；新指南不再建议在治疗无脉性心电活动（PEA）/心搏停止时常规性地使用阿托品
氯化钙（10%）	20mg/kg（即 10% 氯化钙 0.2ml/kg），最大单次剂量 2.0g/ 次	低钙血症、高钾血症、高镁血症和钙通道阻滞剂中毒	缓慢给药；对于心搏骤停患儿不要常规性地给予钙剂
葡萄糖	0.5~1g/kg（IV/IO）5~10ml/kg（D10W）	低血糖	心肺复苏不常规使用
利多卡因	负荷量：1mg/kg，可重复 维持量：20~50μg/（kg·min）	复发性室性心动过速、心室纤颤或显著性的异位节律（频发室性期前收缩）	心输出量低或肝、肾功能衰竭时发生毒性反应的危险性增加，包括引起心肌、循环系统的抑制和中枢神经系统的症状
碳酸氢钠	1mmol/kg（IV/IO），缓慢给药	只有在进行有效的通气给氧、肾上腺素和胸外按压，心搏仍未恢复者，可考虑使用碳酸氢钠；高钾、三环抗抑郁药导致心脏毒性可用碱性药物	心肺复苏不常规使用；注意监测血气分析

注：IV/IO：静脉 / 骨髓内注射；ET：气管内给药

AED 也无法获得的情况下，可以使用普通 AED 进行除颤。

（三）延续生命支持（prolonged life support, PLS）

在保证生命体征基本稳定的基础上，积极开展脑复苏，主要目的是防止中枢神经系统后遗症的发生。CPR 的对象是各种原因引起的呼吸心搏骤停患儿，经过基本生命支持和高级生命支持后，患儿呼吸心搏恢复，并不意味着 CPR 成功，小儿脑复苏是 CPR 最终达到的目的，只有脑功能得到完全恢复，才能说是 CPR 成功，因此脑功能在 CPR 中是否能完全恢复，目前已做为复苏成功的首要评价标准。因此又将复苏的全过程称为心肺脑复苏（cardiopulmonary cerebral resuscitation, CPCR）。

心肺复苏早期成功的征象有：

1. 瞳孔缩小和光反射恢复。

2. 睫毛反射出现。

3. 肌张力增强甚至出现不自主运动。

4. 自主呼吸恢复。

小儿 CPR 成功的标准为：心肺功能恢复至病前水平，无惊厥、喂养困难及肢体运动障碍，语言表达正常，智力无障碍。儿童基础生命支持流程见图 12-9。无脉心律心肺复苏流程见图 12-10。

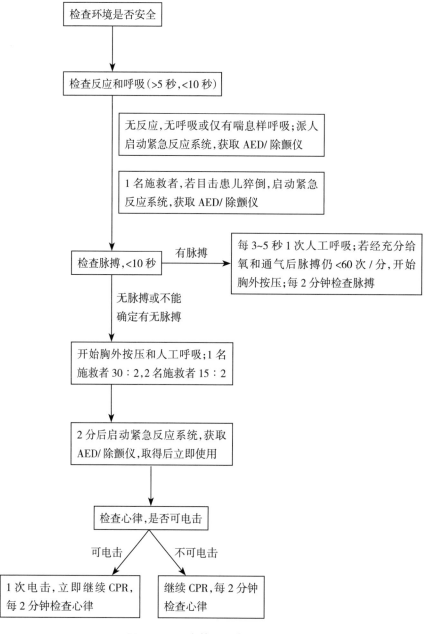

图 12-9 儿童基础生命支持流程

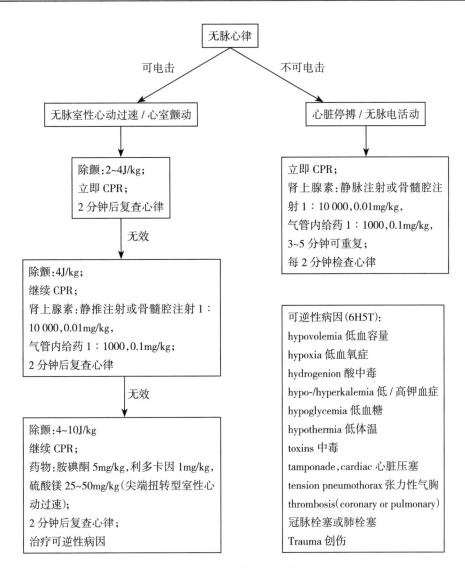

图 12-10　无脉心律心肺复苏流程

（许　峰）

参考文献

1. Berg MD，Schexnayder SM，Chameides L，et al. Pediatric basic life support：2010 American Heart Association Guidelines for Cardiopulmonary Resuscitation and Emergency Cardiovascular Care. Pediatrics，2010，126（5）：e1345-1360.

2. Niles D，Nysaether J，Sutton R，et al. Leaning is common during in-hospital pediatric CPR，and decreased with automated corrective feedback. Resuscitation，2009，80（5）：553-557.

3. Tibballs J，Russell P. Reliability of pulse palpation by healthcare personnel to diagnose paediatric cardiac arrest. Resuscitation，2009，80（1）：61-64.

4. Tibballs J，Weeranatna C. The influence of time on the accuracy of healthcare personnel to diagnose paediatric cardiac arrest by pulse palpation. Resuscitation，2010，81（6）：671-675.

5. Zuercher M，Hilwig RW，Ranger-Moore J，et al. Leaning during chest compressions impairs cardiac output and left ventricular myocardial blood flow in piglet cardiac arrest. Crit Care Med，2010，38（4）：1141-1146.

6. Spencer B，Chacko J，Sallee D，et al. The 2010 American Heart Association guidelines for cardiopulmonary resuscitation and emergency cardiac care：an overview of the changes to pediatric basic and advanced life support. Crit Care Nurs Clin North Am，2011，23（2）：303-310.

7. 中华医学会儿科学分会急诊学组，中华医学会急诊分会儿科学组,中国医师协会重症医学医师分会儿科专家委员会.儿童心肺复苏指南.中国小儿急救医学,2012,19(2):112-113.

8. 边波,万征.AHA 心肺复苏指南更新:由 ABC 到 CAB 的意义与启示.中国循证心血管医学杂志,2011,02:81-83.

9. 李春盛,季宪飞.2010 美国心脏学会心肺复苏与心血管急救指南解读.心脑血管病防治,2011,04:253-256.

10. 高恒森,钱素云.2010 年美国心脏病协会儿童心肺复苏指南更新要点解读.实用儿科临床杂志,2012,18:1457-1459.

11. 李亚敏,张宏亮,贺志飚,等.心肺复苏中基础及进一步生命支持阶段优化实施的探讨.第三军医大学学报,2010,17:1883-1886.

12. 陆远强,黄卫东.浅析心肺复苏和心血管急救指南 2010[J].中华危重症医学杂志(电子版),2010,06:360-364.

13. 杜朝晖,李建国.2010 年美国心脏协会心肺复苏指南解读[A].重症医学——2011[C],2011:4.

14. 胡大一,郭艺芳.2010 年美国心脏协会心肺复苏与心血管病急救指南要点介绍.中华心血管病杂志,2011,39(10):964-966.

15. 林轶群,陆国平,凌岚岚.2010 儿童心肺复苏及生命支持指南解读.中国小儿急救医学,2011,18(1):21-23.

16. 刘春峰,宋国维.关注国际心肺复苏指南的变化进一步提高复苏成功率.中国小儿急救医学,2012,19(2):109-111.

第六节　肝功能衰竭

【疾病简介】

肝衰竭(liver failure,LF)是由多种因素引起的严重肝脏损害,导致其合成、解毒、排泄和生物转化等功能发生严重障碍或失代偿,出现以凝血功能障碍、黄疸、肝性脑病、腹水等为主要表现的一组临床综合征。

肝功能衰竭是危重症中最为严重的肝病综合征之一,病死率极高。急性肝功能衰竭(acute liver failure,ALF)在儿童发病率低,病死率高,可在数天或数周内出现多脏器功能衰竭。有文献报道,如不进行肝移植,急性肝功能衰竭病死率高达70%。所以,多年来各国学者对肝功能衰竭的定义、病因、分类、分型、诊断和治疗、预后判断等问题不断进行探索。中华医学会感染病学分会肝衰竭与人工肝学组和中华医学会肝病学分会重型肝病与人工肝学组于 2006 年 10 月制订了我国第一部《肝衰竭诊疗指南》,2012 年又根据国内外最新研究成果对我国《肝衰竭诊疗指南》进行更新,即《肝衰竭诊治指南》(2012 年版)。

2008 年 8 月第九次全国儿科肝病学术会议根据儿童急性肝衰竭的特点提出了目前国内公认的小儿急性肝功能衰竭的定义:无已知慢性肝病的患儿出现严重急性肝功能受损的多系统紊乱,伴或不伴与肝细胞坏死有关的脑病。该定义明确了急性肝功能衰竭不是一种疾病,而是多器官功能障碍的一个后果。

【诊断标准】

《肝衰竭诊治指南》(2012 年版)中提出了肝功能衰竭的病因、分类、诊断。儿科肝病专家提出了儿童肝衰竭的病因及临床表现等与成人有较大差异。

(一) 肝功能衰竭的病因

在我国,引起肝衰竭的首要病因是肝炎病毒[主要是乙型肝炎病毒(HBV)],其次是药物及肝毒性物质(如乙醇、化学制剂等)。在欧美国家,药物是引起急性、亚急性肝衰竭的主要病因,国外资料显示约 53% 的成人肝衰竭是由于服用乙酰氨基酚过量所致;酒精性肝损害常引起慢性或慢加急性肝衰竭。儿童肝衰竭还可见于遗传代谢性疾病。

儿童急性肝功能衰竭病因不仅与成人有较大区别,而且与年龄也有较大相关性。明确小儿急性肝功能衰竭的病因对诊断和针对性治疗十分重要。病毒感染是小儿急性肝功能衰竭的最常见病因,而代谢性肝病和感染是新生儿及婴儿急性肝功能衰竭最常见病因,病毒感染、药物性肝损害、自身免疫性疾病、肝豆状核变性、特发性肝炎等则多见于年长儿及青少年,但仍有相当比例的小儿急性肝功能衰竭原因不明(18%~47%),见表 12-5。

表 12-5 肝衰竭的病因

肝炎病毒
甲型、乙型、丙型、丁型、戊型肝炎病毒(HAV、HBV、HCV、HDV、HEV)
其他病毒
巨细胞病毒(CMV)、EB 病毒(EBV)、肠道病毒、疱疹病毒等
药物及肝毒性物质
对乙酰氨基酚、抗结核病药物(异烟肼、利福平、吡嗪酰胺等)
抗代谢药、抗肿瘤化疗药物、部分中草药、抗风湿病药物、乙醇、毒蕈等
细菌及寄生虫等病原体感染
严重或持续感染(如败血症、血吸虫病等)
妊娠急性脂肪肝
自身免疫性肝病
代谢异常
肝豆状核变性、遗传性糖代谢障碍等
缺血缺氧
休克、充血性心力衰竭等
肝移植、部分肝切除、肝脏肿瘤
先天性胆道闭锁
其他
胆汁淤积性肝病、创伤、辐射等

(二)肝功能衰竭的分类

根据病理组织学特征和病情发展速度,肝衰竭可分为四类:急性肝衰竭(acute liver failure, ALF)、亚急性肝衰竭(subacute liver failure,SALF)、慢加急性(亚急性)肝衰竭(acute-on-chronic liver failure,ACLF)和慢性肝衰竭(chronic liver failure,CLF)。分类见表 12-6。

(三)诊断

1. 临床诊断　肝衰竭的临床诊断需要依据病史、临床表现及辅助检查等综合分析而确定。

(1)急性肝衰竭:急性起病,2 周内出现Ⅱ度及以上肝性脑病(按Ⅳ度分类法划分),并有以下表现者:①极度乏力,有明显厌食、腹胀、恶心、呕吐等严重消化道症状;②短期内黄疸进行性加深;③出血倾向明显,血浆凝血酶原活动度(PTA)≤40%(或国际标准化比值(INR)≥1.5),且排除其他原因;

表 12-6 肝衰竭的分类及定义

肝衰竭的分类	定义
急性肝衰竭	急性起病,无基础肝病史,2 周以内出现以Ⅱ度以上肝性脑病为特征的肝衰竭临床表现
亚急性肝衰竭	起病较急,无基础肝病史,2~26 周内出现肝功能衰竭的临床表现
慢加急性(亚急性)肝衰竭	在慢性肝病基础上,出现急性(通常在 4 周内)肝功能失代偿的临床表现
慢性肝衰竭	在肝硬化的基础上,出现肝功能进行性减退引起的以腹水或肝性脑病等为主要表现的慢性肝功能失代偿的临床表现

④肝脏进行性缩小。

(2)亚急性肝衰竭:起病较急,2~26 周出现以下表现者:①极度乏力,有明显的消化道症状;②黄疸迅速加深,血清总胆红素(TBil)大于正常值上限 10 倍或每天上升≥17.1μmol/L;③伴或不伴有肝性脑病;④出血倾向明显,PTA≤40%(或INR≥1.5),并排除其他原因者。

(3)慢加急性(亚急性)肝衰竭:在慢性肝病基础上,短期内发生急性或亚急性肝功能失代偿的临床综合征,表现为:①极度乏力,有明显的消化道症状;②黄疸迅速加深,血清总胆红素大于正常值上限 10 倍或每天上升≥17.1μmol/L;③出血倾向,PTA≤40%(或 INR≥1.5),并排除其他原因者;④失代偿性腹水;⑤伴或不伴有肝性脑病。

(4)慢性肝衰竭:在肝硬化基础上,肝功能进行性减退和失代偿:①血清总胆红素明显升高;②白蛋白明显降低;③出血倾向明显,PTA≤40%(或 INR≥1.5),并排除其他原因者;④有腹水及门静脉高压等表现;⑤肝性脑病。

2. 小儿急性肝功能衰竭的诊断中,肝性脑病不作为急性肝功能衰竭诊断的必要条件,病因诊断很重要。儿童尤其是婴幼儿急性肝功能衰竭的临床表现不如成人典型,随着不同病因和发病年龄的不同,临床表现也不同,因此诊断有一定困难,应进行综合评价。应详细询问并仔细查体,询问有无发热、呕吐、饮食差、出血倾向、精神改变、肝损害药物或毒物接触史、输血史、肝炎接触史及黄疸情况。了解疾病家族史（肝豆状核变性、感染性肝炎、α₁-抗胰蛋白酶缺乏症、自身免疫性疾病等。如果有生长迟缓或癫痫发作的情况应行代谢性疾病筛查。伴有瘙痒、腹水或生长迟滞考虑慢性肝病的可能。

【诊断标准解读】

中华医学会感染病分会肝衰竭与人工肝学组和中华医学会肝病学分会重型肝病与人工肝学组制定的《肝衰竭诊治指南》（2012 年版），从定义、病因、分类、诊断和治疗等方面对肝衰竭进行了系统而精要的阐述。诊断分型突出了实用性，指导和规范了我国肝衰竭的临床诊疗。在指南中肝衰竭定义及急性肝功能衰竭诊断标准中均将肝性脑病作为诊断肝衰竭的必备条件，然而这是针对成人肝衰竭制定的，不适于小儿，因为小婴儿及幼儿的肝性脑病诊断困难，尤其在疾病的早期。近年来许多学者认识到肝性脑病在肝衰竭患儿中出现晚，部分婴儿和年龄较小的患儿甚至不出现肝性脑病，而直接进入终末期。因此，为提高对儿童急性肝功能衰竭的诊断水平和救治能力，2008 年 8 月第九次全国儿科肝病会议提出了目前国内公认的小儿急性肝功能衰竭的定义为无已知慢性肝病的患儿出现严重急性肝功能受损的多系统紊乱，伴或不伴肝细胞坏死有关的脑病，明确了肝性脑病不再作为急性肝功能衰竭诊断的必要条件。无已知的慢性肝病意味着急性起病的肝豆状核变性、自身免疫性肝炎或感染时间未知的乙型肝炎均可包括在内。

【病例及诊断解析】

病例：患儿，女，8 个月，因"发热、咳嗽喘 5 天，加重伴精神萎靡 2 天"入院。入院前 5 天患儿出现发热，咳嗽同时伴有喘息，体温 38.5~40℃，用退热药后热退不明显，在本地医院静点头孢菌素（具体不详），病情无好转，近 2 天咳喘加重，出现精神不振、呼吸困难、不进食、面色发灰，急诊收入院。入院查体：精神萎靡，对语言无反应，血压 63/42mmHg，呼吸 68 次/分，体温 39.6℃，脉搏 189 次/分，极度呼吸困难，面色青灰，口唇发绀，

可见吸气三凹征，右胸廓饱满，叩诊呈浊音，听诊左肺密集中小水泡音，右肺呼吸音消失，心率 189 次/分，心音低钝，腹胀明显，肝右肋下 5.0cm，剑突下 3.0cm，质地中等，脾肋下 1.0cm，肠鸣音减弱，四肢末梢凉发花，CRT 8 秒，末梢指（趾）甲发绀，SO₂ 81%。入院时胸片：左肺斑片状阴影，右侧胸腔积液，纵隔略向左侧移位。胸腔彩超：右侧胸腔积液，最大直径 35mm。血液分析回报：WBC 30.1×10⁹/L，RBC 310×10¹²/L，HGB 90G/L，PLT 100×10⁹/L，NEUT 87%，LYMPH 13%，CRP 146mg/L；血气分析：pH 7.15，PaCO₂ 72mmHg，PaO₂ 45mmHg，HCO₃⁻ 18mmol/L，BEecf −7mmol/L，clac 2.4mmol/L，SO₂ 80%。入院后立即给予吸氧，多功能监护，开放两条静脉通路，抗休克，紧急行气管插管，呼吸机通气，选用美罗培南联合头孢呋辛抗感染，急行右侧胸腔闭式引流术，引出深黄色脓性胸水 200ml，并留样送检。胸水常规结果：白细胞：15 800×10⁶/L；分叶：90%。涂片检菌为 G⁺ 球菌，停用美罗培南、头孢呋辛，改用万古霉素，加用丙种球蛋白、肾上腺皮质激素。当天胃内引出咖啡样物 20ml，证实有消化道出血，加用止血药并给予胃肠减压，入院当天肾功正常，血离子正常。肝功能回报：AST 1186IU/L，ALT 1736U/L，TBIL 54.35μmol/L，DBIL 30.78μmol/L，IBIL 23.57μmol/L，CHE 4623U/L，LAP 58U/L，PA 223mg/L，GGT 132U/L，血氨 43μmol/L。凝血常规：PTA 23%，PT 32.29 秒，APTT 50.5 秒，Fib 0.91g/L，TT 18.9 秒。考虑已存在肝功能衰竭，经积极抢救治疗 10 小时后，血压稳定，血压 86/52mmHg，尿量增多，休克好转，CRT 4 秒，次日查体发现巩膜黄染，肝脏较前缩小，右肋下 4cm。复查凝血常规：PTA 30.2%，PT 38.14 秒，APTT 59.1 秒，Fib 1:16g/L，TT 16.8 秒。复查肝功能：AST 3196U/L，ALT 2022U/L，TBIL 82.68μmol/L，DBIL 43.59μmol/L，IBIL 39.09μmol/L，CHE 4919U/L，LAP 55U/L，PA 289mg/L，GGT 153U/L。除给予保肝降酶、输注冷沉淀、纤维蛋白原、凝血酶原复合物等综合治疗，又积极采取血浆置换（人工肝）治疗两次，加用退黄药物思美泰治疗。入院后第 3 天病情有好转，意识恢复，循环好转，血压正常，呼吸困难减轻，胸水培养：肺炎

链球菌,对万古霉素敏感。入院第7天,患儿体温正常,胸片左肺片状阴影消失,右侧胸腔无积液,肋膈角模糊,胸腔超声:右侧胸水基本吸收,停胸腔闭式引流,再次复查肝功能:AST 980IU/L,ALT 1260U/L,TBIL 48.3μmol/L,DBIL 11.3μmol/L,IBIL 37μmol/L,CHE 4867U/L,LAP 51U/L,PA 188mg/L,GGT 129U/L。复查凝血常规:PTA 68.5%,PT 14秒,APTT 50.5秒,Fib 1.6g/L,TT 12.9秒,凝血常规基本恢复正常,肝衰竭纠正,临床治疗3周,复查各项指标达临床治愈出院。最后诊断:急性支气管肺炎(重症)、右侧脓胸、Ⅱ型呼吸衰竭、脓毒症、脓毒症休克、急性肝功能衰竭、消化道出血。

诊断解析:本患儿具备了小儿急性肝功能衰竭的诊断标准。患儿为小婴儿,有明确的感染病因,临床表现以急性呼吸道感染为首发症状,进展为严重的肺部感染,血液分析及胸水检菌均支持肺炎链球菌感染。病初治疗效果不好,也因细菌耐药使病情未得到控制并持续加重,出现脓胸、脓毒血症、脓毒性休克,呼吸衰竭。因持续严重感染,加之休克表现严重低血压、低血容量、循环障碍、缺氧等导致急性肝功能衰竭。也可能细菌分泌毒素,使肝脏细胞功能严重受损,来自门静脉的大量毒素进入血液循环导致的肝功能衰竭。本患儿表现为急性发病,病情进展迅速,有消化道症状病史,数天内出现黄疸和出血,表现消化道出血,早期肝脏肿大5cm之后进行性缩小至4cm。实验室检查有肝酶增高:AST 3196IU/L,ALT 2022U/L,GGT 153U/L;胆红素增高:TBIL 82.68μmol/L,DBIL 43.59μmol/L,IBIL 39.09μmol/L;血乳酸增高:clac 2.4mmol/L;凝血常规异常:PTA 23%降低,PT 32.29秒延长,APTT 50.5秒延长,Fib 0.91g/L降低,均符合小儿急性肝功能衰竭临床特点。由于肝脏具有多种复杂的生理功能,尤其是代谢和生物转化功能,在小儿急性肝功能衰竭时,典型的特征是肝脏某些主要功能的衰退,不能将体内有害物质氨等转化去除,可导致脑等重要脏器和机体内在平衡受损及凝血因子的缺乏而发生大出血危及生命,使临床上凝血紊乱和肝性脑病。由于临床凝血因子的检测有一定难度,故常用凝血酶原时间(prothrombin time,PT)和凝血酶原时间活

动度(prothrombin time activity,PTA)或凝血酶原时间的国际化比值(internationalized ratio,INR)来评估肝功能受损程度。此患儿这几项指标均明显异常。此患儿血氨值在正常范围,儿童可不出现肝性脑病。肝脏功能受损时,肝细胞对乳酸的清除能力下降,患儿血乳酸增高。急性肝功能衰竭时,由于肝细胞广泛坏死,处理胆红素的能力急剧下降致血清胆红素迅速增高。肝衰时总胆红素和直接胆红素均增高,若血清直接胆红素明显增高,占总胆红素比例高,则可能肝脏对胆红素的摄取和结合能力尚可,若以血清间接胆红素为主,直接胆红素不高,则说明肝脏摄取胆红素的能力已丧失殆尽,无法将胆红素进行处理和排泄。本患儿总胆红素及直接胆红素均增高,以直接胆红素增高为主。预后还是比较好的。经应用促肝细胞生成素、复方甘草酸苷、腺苷蛋氨酸、止血剂、输注冷沉淀、纤维蛋白原、凝血酶原复合物,并血浆置换治疗,肝脏功能指标逐渐好转,肝功指标恢复,基本达临床治愈出院。

肝功能衰竭主要是广泛的肝细胞功能衰竭,由于肝脏的解剖生理特点如具有肝动脉和门静脉两套供血系统,代偿功能较强,一般不易发生功能衰竭,一旦发生肝衰,临床表现危重。因此,小儿急性肝功能衰竭是儿童病死率极高的急危重症之一,提高小儿急性肝功能衰竭的存活率和生存质量是摆在临床医师面前的严峻考验和挑战,强调早期正确识别,掌握其病因及临床表现特点,全面评估,有助于早期诊断,早期给予有效治疗,可使患儿度过危险期、肝脏得以修复和再生,提高抢救成功率。

(李丽红)

参考文献

1. Bansal,Dhawan A. Acute liver failure .Curr Paediatr,2006,16(1):36-42.

2. 中华医学会感染病学分会肝衰竭与人工肝学组,中华医学会肝病学分会重症肝病与人工肝学组.肝衰竭诊疗指南.中国肝脏病杂志,2006,14(9):643-646.

3. 中华医学会感染学分会肝衰竭与人工肝学组,中华医学会肝病学分会重型肝炎与人工肝学组.肝衰竭诊治指南(2012年版).中华肝脏病杂志,2013,21(3):

177-179.

4. 王建设,傅海燕.儿童急性肝衰竭若干研究进展——记第九次全国儿科肝病学术会议.中华临床感染病杂志,2009,2(3):190-192.

5. Sartorelli MR,Comparcola D,Nobili V. Acute liver failure and pediatric AlF:strategic help for the pediatric hepatologist.J Pediatr,2010,156(2):342.

6. Black DD. The continuing challenge of "indeterminate" acute liver failure in children.J Pediatr,2009,155(6):769-770.

7. Narkewicz MR,Dell Olio D,Karpen SJ,et al. Pattern of diagnostic evaluation for the causes of pediatric acute liver failure:an opportunity for quality improvement.J Pediatr,2009,155(6):801-806.

8. Devictor D,Tissieresp A,Fanetti M,et al. Acute liver failure in children. Clin Res Hepatol Gastroenterol,2011,35(3):430-437.

9. 赵祥文.儿科急诊医学.第3版.北京:人民卫生出版社,2010,193-197.

10. Squires RH,Semin Jr. Acute liver failure in children. Liver Dis,2008,28(2):153-166.

11. 邓朝晖,王莹.小儿急性肝功能衰竭的实验室评价.中国小儿急救医学,2012,19(6):564-565.

第十三章　遗传代谢及神经系统遗传变性疾病

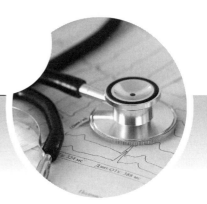

第一节　糖原累积症

一、糖原累积症Ⅰa型

【疾病简介】

糖原累积症Ⅰa型（GSDⅠa；MIM232200）是由于葡萄糖-6-磷酸酶基因 *G6PC* 突变所致的常染色体隐性遗传病。典型患者临床表现为肝脏肿大、生长发育落后、空腹低血糖、高脂血症、高尿酸血症和高乳酸性酸中毒。长期并发症包括肝脏腺瘤、痛风、蛋白尿和进行性肾衰竭等。极少数患者出现肝腺瘤癌变和肺动脉高压。

【诊断标准】

（一）国内诊断标准

目前国内没有专业学组或专家共识等诊断标准。

（二）国外诊断标准

2002 年，来自于欧洲 11 国的糖原累积症协作组专家制定了诊疗指南［Guidelines for management of Glycogen Storage Disease type Ⅰ.

European Study on Glycogen Storage Disease Type Ⅰ（ESGSDⅠ）］。

1. 与代谢紊乱直接相关的临床和生化表现

（1）低血糖：面色苍白，出汗，激惹，抽搐，昏迷，死亡和脑损伤。

（2）肝脏 G-6-Pase 酶缺乏：肝大，肝脏糖原和脂肪沉积。

（3）肾脏 G-6-Pase 酶缺乏：肾脏增大，近端肾小管功能受损。

（4）肠道 G-6-Pase 酶缺乏：腹泻或大便稀。

（5）高乳酸血症：过度通气。

（6）高尿酸血症：痛风，尿路结石。

（7）高脂血症：黄色瘤，胰腺炎，胆道结石。

（8）综合效应 / 原因未知：矮小，圆形娃娃脸，躯干肥胖，肌肉容积少。

2. 与年龄相关长期并发症的临床和生化表现

（1）肝脏肿瘤：肝腺瘤（机械压迫症状，腺瘤破裂出血），肝癌。

（2）进行性肾脏病变：肾小球高滤过，微量白蛋白尿，蛋白尿，高血压，肾功能受损，终末肾。

（3）远端肾小管损害：高尿钙，低枸橼酸尿（尿路结石）。

（4）骨质疏松：骨折风险增加。

（5）贫血：易疲劳。

（6）卵巢囊肿：受孕几率减少，机械性/血管性并发症。

（7）心血管异常：动脉粥样硬化，肺动脉高压。

3. 疾病确诊 综合以上临床表现、生化改变结合 *G6PC* 基因突变分析可确诊。

（1）如果基因分析发现致病突变，不需行酶活性测定，即可确诊。

（2）如果没有发现致病突变，应行葡萄糖耐量试验。GSD Ia 型患者血乳酸水平会从初始时的增高而明显降低。如果葡萄糖耐量试验结果仍提示 GSD Ia 型，应该行肝脏活检，用新鲜肝组织测 G-6-Pase 酶活性，酶活性明显降低可以确诊。

【诊断标准解读】

1. 临床和生化表现 不同的病人临床和生化改变不同，没有主要指标和次要指标的区别，临床诊断要综合评估。

2. 确诊方法 共有 2 种。用新鲜肝组织测 G-6-Pase 酶活性明显低于正常可以确诊，需要注意的是选择有经验的实验室，在做酶活性测定时要有阳性对照和阴性对照。检测 *G6PC* 基因发现等位基因的两个致病突变也可以确诊。

【病例及诊断解析】

患儿，男，2 岁 4 个月，因"发现肝大 2 年，生长发育落后 8 个月"就诊。

患儿 2 年前因感冒就诊时，发现肝脏增大，未进一步检查。8 个月前，由于生长发育迟缓在本地医院检查发现肝脏右肋下 10cm，随机血糖 3.39mmol/L，肝功能 ALT 163U/L，AST 341U/L，GGT 375U/L，病毒相关抗体检查阴性，肝穿病理：肝细胞弥漫性肿大，胞质空如洗，胞膜清晰，肝细胞呈窗格样排列。PAS 染色显肝细胞内大量糖原凝聚块形成，门管区轻度炎症。HbsAg、HbcAg、HCV-Cag、铜染色阴性。提示糖原累积症可能性大，为进一步诊治入院。患儿起病以来易感冒和腹泻，近 6 个月来常鼻出血；平素食欲好，爱吃零

食。无反应迟钝、意识障碍和抽搐史。

G_1P_1，足月顺产，出生体重 3.5kg，无窒息产伤史。生后母乳喂养至 1.5 岁。6 个月添加辅食，至今仍夜间吃奶粉一次。2 个月会抬头，8 个月会坐，13 个月会扶走，16 个月独走。智力发育正常。父母非近亲。

入院查体：体重 14kg，身高 86cm，营养、精神反应可，圆脸，面部可见毛细血管扩张，咽不红，扁桃体不大；呼吸 23 次/分，双肺呼吸音清；心率 110 次/分，各瓣膜区未闻及杂音和附加音；腹膨隆，肝右肋下 15cm，剑突下 16cm，质软，表面光滑，脾肋下未及，移动性浊音阴性；脊柱无畸形，四肢关节及肌力、肌张力正常。

实验室检查：空腹血糖 2.1mmol/L，ALT 82U/L，AST 74U/L，TG13.1mmol/L，TC 5.9mmol/L，血尿酸 532U/L，血乳酸 11.9mmol/L，尿乳酸 4.1mmol/L，CK 112U/L，血气 pH 7.34，BE -9.8Emq/L，骨龄符合 2 岁，空腹和餐后肾上腺素刺激试验示血糖没有升高。血常规、尿常规、肾功能、电解质、乙肝五项、TORCH、EBV-Ig 等均正常。腹部 B 超肝右肋下 17.0cm，剑下 17.0cm，右肝斜径 13.7cm，肝弥漫性回声减低，欠均，右肾 8.2cm×4.3cm×3.0cm，左肾 7.9cm×4.1cm×2.6cm，双肾弥漫性病变，胆囊和脾脏正常。*G6PC* 基因突变分析发现 2 个致病突变，检查患者父母显示各携带一个突变。c.648G>T，p.Leu216Leu（父源）；c.248G>A，p.Arg83His（母源）。

最后诊断：糖原累积症 Ia 型，高脂血症，高乳酸血症，高尿酸血症。

此患儿虽然没有典型的低血糖表现，但实验室检查空腹血糖明显降低，同时存在高脂血症、高尿酸血症、高乳酸性酸中毒，结合查体及腹部 B 超所示的肝脏明显增大、双肾增大等临床上即高度提示糖原累积症 Ia 型。进一步临床分型必须结合年龄、性别、血生化改变和肾上腺素刺激试验来综合判断。此患儿 CK 正常，B 超双肾增大伴弥漫性病变，肾上腺素刺激试验餐前和餐后血糖均不升高则进一步支持临床诊断 Ia 型。*G6PC* 基因突变分析发现 2 个致病突变即可确诊为糖原累积症 Ia 型。

在国内，目前缺乏肝脏活检酶活性测定的确诊方法，基因突变检测可以作为确诊的首选方法。

（邱正庆）

参考文献

1. Jan PR，Gepke V，Philippe L，et al. Guidelines for management of Glycogen Storage Disease type Ⅰ. European Study on Glycogen Storage Disease Type Ⅰ（ESGSD Ⅰ）. Eur J Pediatr，2002，161：s112-s119.

2. Hasan O. Glycogen storage diseases：New perspectives. World J Gastroenterol，2007，13（18）：2541-2553.

3. Ertan M，Björn H. Inborn errors of carbohydrate metabolism. Best Practice & Research Clinical Gastroenterology，2010，24：607-618.

二、糖原累积症Ⅲ型

【疾病简介】

糖原累积症Ⅲ型（GSDⅢ；MIM232400）是由于糖原脱支酶基因 AGL 突变致肝脏和（或）肌肉中脱支酶（glycogen debranching enzyme，GDE）活性明显减少或缺失的一种常染色体隐性遗传病。主要分为Ⅲa和Ⅲb两个亚型，以前者为常见。GSDⅢa 型患者肝脏和肌肉均受累，表现为肝脏肿大、生长发育落后、空腹低血糖、不同程度的高脂血症、进行性肌无力和（或）心肌病。GSDⅢb 型患者则仅有肝脏受累，表现为肝脏肿大、生长发育落后、空腹低血糖和不同程度的高脂血症等，肌肉正常。

【诊断标准】

（一）国内诊断标准

目前国内没有专业学组或专家共识等诊断标准。

（二）国外诊断标准

2010 年，美国医学遗传学会（American college of medical genetics，ACMG）综合了北美和欧洲具有诊治 GSDⅢ型患者的专家的经验（临床和实验室诊断，肝脏、心脏、肌肉、神经、心理及康复等，治疗和干预，遗传），通过文献检索询证医学证据，结合个人经验，达成共识并制定诊疗指南。

1. 临床表现和生化检查　患者临床表现差异较大，不同年龄表现各异。典型患者在婴幼儿期和儿童期主要表现为肝脏明显增大、空腹低血糖、高脂血症和生长发育落后。GSDⅢa 型患者可有不同程度的肌肉无力症状和心肌肥厚，可伴血清肌酸激酶（CK）增高。肝脏增大和空腹低血糖随年龄增大而明显改善，少数患者出现肝功能衰竭、肝腺瘤和肝癌。GSDⅢb 型患者仅有肝脏受累表现，没有肌无力和 CK 增高。

2. 确诊方法　以下两种方法均有确诊意义，基因诊断方法可以用于产前诊断。

（1）肝脏和（或）肌肉组织中 GDE 活性明显降低。

（2）在 AGL 基因上检测出 2 个致病突变。在 AGL 基因第 3 外显子上检测出已知的、与 GSDⅢb 型相关的致病突变即可确诊为 GSDⅢb 型患者。

【诊断标准解读】

1. 确诊方法中酶活性测定是指在冰冻的肝脏和（或）肌肉组织中的 GDE 活性。

2. 肝脏和（或）肌肉组织中异常结构的糖原含量增加有高度提示意义。异常结构的糖原含量是通过测定组织中葡萄糖 -1- 磷酸 / 葡萄糖比值而取得的。GSDⅢ型患者葡萄糖 -1- 磷酸 / 葡萄糖明显降低，而其他类型的 GSD 患者比值多正常。

3. 在 AGL 基因第 3 外显子上，与 GSDⅢb 型相关的致病突变有 2 个，分别是 c.17_18delAG 和 c.16C>T，p.Gln6X。

【病例及诊断解析】

病例：患儿，女，2 岁 3 个月，因 3 个月内抽搐 3 次，发现肝大 13 天入院。

患儿 3 个月前于清晨 4~5 点睡眠中突发抽搐，表现为身体蜷缩，双手握拳，四肢反复短暂抖动，持续约 10 分钟，自行缓解。随后的 3 个月中又有 2 次同样时段及表现的发作。15 天前在本地医院就诊，查血生化血糖 3.0mmol/L，ALT 943U/L，AST 1273U/L，GGT 159U/L，LDH 766U/L，电解质正常。尿酮体（+++），血常规、脑电图和头颅 CT 正常。

肝脏 B 超示肝脏右肋缘下 7.6cm，剑下 8cm，脾脏和双肾正常。为进一步诊治入院。

患儿为第一胎第一产，足月生产，出生体重 3.15kg，身长 50cm。生后母乳喂养，6 个月添加辅食，不挑食，平素食欲好易饥饿。未进行体格发育监测，运动稍落后，智力发育正常。无反复感染史。父母非近亲。

入院查体：体重 11kg，身高 75cm，营养、精神反应可，全身皮肤黏膜无苍白、黄染、水肿、出血点；全身浅表淋巴结未及；圆脸，头颅未见畸形，咽不红，扁桃体不大；呼吸 25 次 / 分，双肺呼吸音清；心率 102 次 / 分，心音有力，各瓣膜区未闻及杂音和附加音；腹膨隆、软，肝肋下 8cm 可及，剑突下 5cm 可及，质软，表面光滑，脾肋下未及，移动性浊音阴性，肠鸣音正常；脊柱无畸形，四肢关节及肌力肌张力正常，膝腱反射对称引出。

入院诊断：肝大、低血糖原因待查，糖原累积症可能性大。

实验室检查：空腹血糖 2.5mmol/L，ALT 872U/L，AST 934U/L，CK 328U/L，TG 1.6mmol/L，TC 4.3mmol/L，血尿酸 376U/L，血乳酸 0.9mmol/L，尿乳酸 0.2mmol/L，骨龄符合 3 岁，空腹时肾上腺素刺激试验示血糖没有升高，餐后刺激试验显示血糖在刺激后升高 4.1mmol/L。乙肝五项、TORCH、EBV-Ig 等均阴性。复查腹部 B 超肝右肋下 7.0cm，剑下 8.0cm，右肝斜径 11.5cm，肝弥漫性回声减低，欠均，胆囊、脾脏和双肾正常。AGL 基因突变分析发现 2 个致病突变，检查患者父母显示各携带一个突变。c.1177C>T，p.Gln393X（父源）；c.1752T>A，p.Tyr584X（母源）。

最后诊断：糖原累积症Ⅲ型。

诊断解析：此患儿有典型的低血糖表现，即空腹抽搐，生化检查证实有空腹低血糖，结合查体及腹部 B 超所示的明显肝脏增大，临床上即可以高度怀疑糖原累积症。进一步临床分型必须结合年龄、性别、血生化改变、B 超和肾上腺素刺激试验来综合判断。此患儿除空腹低血糖和肝脏明显增大外，病史中运动发育稍落后、食欲好易饥饿和矮小等均为糖原累积症患者常见表现；生化检查 ALT 和 AST 明显升高，CK 轻度升高，即提示为以

肌肉受累的糖原累积症Ⅲ型可能性大，而血脂、血乳酸、血尿酸和 B 超双肾正常，肾上腺素刺激试验餐后血糖刺激后明显升高则进一步支持临床诊断Ⅲ型。AGL 基因突变分析发现 2 个致病突变即确诊为糖原累积症Ⅲ型。

在国内，目前缺乏肝脏或肌肉活检酶活性测定的确诊方法，基因突变检测可以作为确诊的首选方法。

（邱正庆）

参考文献

1. American college of medical genetics. Glycogen Storage Disease Type III diagnosis and management guidelines. Genetics in Medicine, 2010, 12：446-443.

2. Chen YT, Burchell A. Glycogen storage diseases// Scriver CR, Beaudet AL, Sly WS, Valle D, editors. The Metabolic and Molecular Bases of Inherited Disease. New York：McGraw-Hill, 1995, 935-965.

3. Yang-Feng TL, Zheng K, Yu J, et al. Assignment of the human glycogen debrancher gene to chromosome 1p21. Genomics, 1992, 13：931-934.

4. Nakayama A, Yamamoto K, Tabata S, et al. Identification of the catalytic resideues of bifunctional glycogen debranching enzyme . J Biol Chem, 2001, 276：28824-28828.

5. Lucchiari S, Pagliarani S, Salani S, et al. Hepatic and neuromuscular forms of glycogenosis type Ⅲ：nine mutations in AGL. Hum Mutat, 2006, 27：600-601.

6. 庄太凤，邱正庆，魏珉，等 . 糖原贮积症Ⅲ型基因突变的初步研究 . 中华儿科杂志，2005，2：85-88.

第二节 高苯丙氨酸血症

【疾病简介】

高苯丙氨酸血症（hyperphenylalaninemia，HPA）是由于苯丙氨酸羟化酶（phenylalanine hydroxylase，PAH）缺乏或其辅酶四氢生物蝶呤（tetrahydrobiopterin，BH_4）缺乏，导致血苯丙氨酸（phenylalanine，Phe）增高的一组最常见的氨基酸代谢病。血 Phe 浓度 >120μmol/L（>2mg/d1）及血 Phe 与酪氨酸（Tyrosine，Tyr）比值（Phe/Tyr）>2.0 统称为 HPA 。HPA 的病因分为 PAH 缺乏症和

BH$_4$ 缺乏症两大类,均为常染色体隐性遗传病。

PAH 缺乏症:患儿因 PAH 缺乏导致不同程度的 HPA。通常根据治疗前最高血 Phe 浓度或天然蛋白摄入足够情况下血 Phe 浓度分类。经典型苯丙酮尿症(phenylketonuria,PKU):血 Phe≥1200μmol/L;轻度 PKU:血 Phe360~1200μmol/L;轻度 HPA:血 Phe 120~360μmol/L,此外,还可根据血 Phe 浓度对 BH$_4$ 的治疗反应分为 BH$_4$ 反应性及 BH$_4$ 无反应性 PAH 缺乏症。

BH$_4$ 缺乏症:BH$_4$ 缺乏症是由于 BH$_4$ 代谢途径中 5 种酶中的 1 种缺乏导致的 HPA 及神经递质合成障碍。其中 6- 丙酮酰四氢蝶呤合成酶(6-pyruvoyl tetrahydropterinsynthase,PTPS)缺乏最多见,其次为二氢喋啶还原酶(dihydropteridinereductase,DHPR)缺乏,鸟苷三磷酸环化水解酶(GTP cyclohydrolase,GTPCH)、墨蝶呤还原酶(sepiapterinreductase,SR)和蝶呤 4α- 甲醇氨脱水酶(pterin-4α-carbinolamine dehydratase,PCD)缺乏较少见。我国 256 例 BH$_4$ 缺乏症患者中 96% 为 PTPS 缺乏,DHPR 缺乏占 2.4%。根据脑脊液神经递质代谢产物或临床神经系统症状,BH$_4$ 缺乏症分为严重型与轻型。严重型患儿脑脊液神经递质代谢产物降低,临床出现神经系统症状;轻型者脑脊液神经递质代谢产物正常,无神经系统症状。

两类疾病临床表现相似,但诊断与治疗方法不同,早期鉴别诊断至关重要。目前已报道的 PAH 突变位点有 800 多个,BH$_4$ 突变位点有 200 多个,从而为 PKU 的基因及产前诊断奠定了基础。我国 1985~2011 年 3500 万新生儿筛查资料显示,患病率为 1/10 397。

【诊断标准】

(一)国内诊断标准

原卫生部于 2010 年颁布《新生儿疾病筛查技术规范》规定:新生儿血苯丙氨酸浓度持续 >120μmol/L 为高苯丙氨酸血症(HPA)。所有高苯丙氨酸血症者均应当进行尿蝶呤谱分析、血二氢蝶啶还原酶(DHPR)活性测定,以鉴别苯丙氨酸羟化酶(PAH)缺乏症和四氢生物蝶呤缺乏症。四氢生物蝶呤(BH$_4$)负荷试验可协助诊断。在此基础上中华医学会儿科学分会内分泌遗传代谢学组和中华预防医学会出生缺陷预防与控制专业委员会新生儿筛查学组于 2014 年发布了《高苯丙氨酸血症的诊治共识》。

1. 诊断

(1)新生儿筛查:采集出生 72 小时(哺乳 6~8 次以上)的新生儿足跟血,制成专用干血滤纸片,采用荧光法或串联质谱法(MS/MS)测定血 Phe 浓度进行 HPA 筛查。早产儿因肝功能不成熟可导致暂时性 HPA,发热、感染、肠道外营养或输血等也可导致血 Phe 浓度增高,蛋白摄入不足可导致假阴性,有上述情况时判断需谨慎,有必要进行复查。筛查原标本血 Phe 浓度 >120μmoL/L,或同时伴有 Phe/Tyr>2.0 为阳性,需召回复查,复查仍阳性则需进行鉴别诊断。

(2)HPA 诊断:对新生儿筛查或临床高危筛查血 Phe 增高者,建议采用定量法测定其血 Phe、Tyr 浓度,计算 Phe/Tyr,排除其他原因所致的继发性血 Phe 增高,如酪氨酸血症、希特林蛋白缺乏症等(血 Phe >120μmoL/L,Phe/Tyr<2.0;血 Phe 浓度 >120μmoL/L 及 Phe/Tyr>2.0 确诊为 HPA)。

2. 鉴别诊断　对所有确诊 HPA 患儿,在治疗前必须进行以下试验以鉴别病因。对血 Phe 浓度 >360μmol/L 者,可在完成鉴别诊断试验后酌情给予低 Phe 饮食治疗,再根据鉴别诊断结果调整治疗方案。

(1)尿蝶呤谱分析:是目前国内诊断 BH$_4$ 合成酶(PTPS、GTPCH)缺乏症的重要方法。采用高效液相色谱分析法,测定新蝶呤(neopterin,N)、生物蝶呤(biopterin,B),计算生物蝶呤比例 B%(B/(B+N)×100%)。各种酶缺乏患儿呈现不同的尿蝶呤谱(表 1)

(2)红细胞 DHPR 活性测定:是 DHPR 缺乏症的确诊方法。需采用双光束分光光度计测定干滤纸血片中红细胞 DHPR 活性。DHPR 缺乏症患儿 DHPR 活性显著降低(表 13-1)。

(3)BH$_4$ 负荷试验:为 BH$_4$ 缺乏症的辅助诊断方法及 BH$_4$ 反应性 PKU/HPA 的判断方法,需在留取尿蝶呤标本后进行。对于轻度 HPA 或已用特殊饮食治疗后血 Phe 浓度已降低者,可先做尿蝶呤分析及 DHPR 活性测定,对诊断不确定者再进行 BH₄ 负荷试验。试验前及试验过程中正常饮食。

(4) 基因诊断:是 HPA 病因的确诊方法,建议常规进行,尤其对经上述鉴别诊断试验仍不能明确诊断者更需及早进行基因诊断。

(二) 国外诊断标准

1. 由于 PAH 和 BH₄ 缺乏症临床表现相似,但诊断与治疗方法不同,早期鉴别诊断有助于尽早开始对症治疗,改善预后。

2. 血苯丙氨酸浓度持续 >120μmol/L,氨基酸分析显示酪氨酸(Tyr)正常或稍低,Phe/Tyr 增高,首先要排除其他原因(如:酪氨酸血症 Ⅱ、Citrine 缺乏、新生儿黄疸等)所致 HPA。

3. 氨基酸分析同时要进行尿蝶呤谱分析和血 DHPR 活性测定,必要时需进行 BH₄ 负荷试验以判断 BH₄ 反应型 PKU 和 BH₄ 缺乏症,国外报道建议进行 2 天或更长时间的 BH₄ 负荷试验,以提高 BH₄ 反应性 PKU 的判断准确性。

4. PAH 缺乏症可依据口服 BH₄ 后血 Phe 的下降程度,分为 BH₄ 反应性 PAH 缺乏和 BH₄ 无反应性 PAH 缺乏症。BH₄ 无反应性 PAH 缺乏症可依据正常蛋白质摄入时血 Phe 浓度分为:经典型 PKU(Phe≥1200μmol/L),轻度 PKU(Phe 360~1200μmol/L),轻度 HPA(Phe<360μmol/L)。

5. BH₄ 缺乏症可依据尿蝶呤谱分析和血 DHPR 活性测定结果分为:6-丙酮酰四氢蝶呤合成酶(PTPS)缺乏、二氢喋啶还原酶(DHPR)缺乏、尿苷三磷酸环化水解酶(GTPCH)缺乏、蝶呤-4α-二甲醇胺脱水酶(PCD)缺乏和墨蝶呤还原酶(SR)缺乏(表 13-1)。

6. 基因诊断有助于临床诊断及类型判定。

【病例及诊断解析】

病例:患儿,男,1 岁 5 个月,主因智力运动发育落后 1 年,抽搐 3 个月就诊。目前,患儿会坐不会爬,可扶站片刻,能发"mɑ,mɑ"音但无所指,见人无反应,不懂简单指令。近 3 个月,时有点头耸肩的动作,双手握拳双臂屈曲样"打冷战"表

表 13-1 尿蝶呤谱分析和血 DHPR 活性测定结果

	生物蝶呤(B)	新蝶呤(N)	N/B 比值	B%
PTPS 缺乏症	↓	↑	↑	↓
DHPR 缺乏症	↑	→	↓	↑
GTPch 缺乏症	↓	↓	→	→
SR	↓	↑	↑	↓
PCD	↓	↑	↑	↓

现,每天多的时候有 20~30 次,每次时间不长也就 3~5 秒钟。个人史:G₂P₂,足月顺产,BW 3650g,否认窒息、黄疸史。4 个月左右会抬头,8 个月会翻身,从来也不会爬,10 个多月会坐,近 2 个月可扶站。家族史:父母既往体健,哥哥 5 岁,智力、发育正常。

体格检查:孩子一般状况好,眼神欠灵活,头围 46cm,体重 11kg,头发、眉毛黄色,身上弥漫一股特殊的尿骚味,皮肤白皙,面部及躯干散在湿疹,肌力正常肌张力高,双膝腱反射亢进,巴氏征(−),其余未见明显异常。

辅助检查:血氨基酸分析:苯丙氨酸 846μmmol/L,酪氨酸 78μmmol/L,苯丙氨酸/酪氨酸 10.85;尿代谢筛查:苯乙酸、4-羟基苯丙酮酸显著增高,提示高苯丙氨酸血症型;视频脑电检测:高度失律;Gesells 发育评估:发育商 57;(适应性:57;大运动:63;精细动作:59;语言:53;社交:54)血生化未见异常;四氢生物蝶呤负荷试验:BH₄ 负荷前:864μmmol/L,BH₄ 负荷 2 小时:1477μmmol/L,BH₄ 负荷 4 小时 1491μmmol/L,BH₄ 负荷 8 小时 1427μmmol/L,BH₄ 负荷 24 小时 1304μmmol/L;尿蝶呤谱分析:新蝶呤 0.45mmol/molCr(正常值 0.29~2.61mmol/molCr),生物蝶呤 0.99(正常值 0.35~2.67mmol/molCr),B% 68.76%(正常值 42.7~75.9);血 DHPR:2.63nmol(正常值 1.02~3.35)。

诊断解析:本患儿符合经典型 PKU 合并婴儿痉挛症诊断标准的各项异常:①苯丙氨酸浓度升高,酪氨酸浓度正常,苯丙氨酸/酪氨酸比值升高。②尿蝶呤谱分析:新蝶呤、生物蝶呤、B% 及血 DHPR 活性正常。③ BH₄ 负荷前后血 PHE 浓

度未见下降④ Gesells 发育评估:中度发育落后。⑤头发、眉毛黄色,身上弥漫鼠尿骚味,皮肤白皙,面部及躯干散在湿疹。⑥视频脑电检测:高度失律。此患儿符合所有诊断要点。

苯丙酮尿症患者由于体内缺乏苯丙氨酸羟化酶或其不能发挥作用,导致摄入体内的苯丙氨酸不能转化为酪氨酸,致使血液中的苯丙氨酸蓄积,酪氨酸的缺乏以及由其合成的其他重要化学物质的缺乏。当血液和机体组织中的苯丙氨酸持续增高,导致影响患儿大脑正常的生长和发育,从而引起严重的智障。

一旦病情被确诊,应尽快给予患儿低苯丙氨酸配方膳食喂养,直到血液中苯丙氨酸的浓度降到正常水平,苯丙酮尿症患者日常所需的蛋白质,主要由不含苯丙氨酸的蛋白质替代品来供给。这些蛋白质替代品需要通过专业医师的处方获得,可为患儿的生长发育提供最基本的蛋白质保证。通常专业的儿科医师会根据孩子的具体情况建议每天的摄入总量及摄入方式。蛋白质替代品是苯丙酮尿症患者膳食中至关重要的一部分,必须每天每餐定量的摄入,才能保证全天苯丙氨酸浓度的稳定。同时每天的膳食中还必须包括足够的热量、维生素和矿物质。这些必须是由医师处方供给的。由于苯丙氨酸是人体生长发育的必需氨基酸,所以即使是苯丙酮尿症患者,也必须每天摄入能保证生长发育的最低需要量的苯丙氨酸。因此,患儿所需的少量苯丙氨酸可以通过计算量的母乳或普通婴儿奶粉获得。

(顾 强)

参考文献

1. 中华医学会儿科学分会内分泌遗传代谢学组、中华预防医学会出生缺陷预防与控制专业委员会新生儿筛查学组.高苯丙氨酸血症的诊治共识,中华儿科杂志,2014,52:420-425.

2. Scriver CR,Kanfman S. Hyperphenylalaninemia:phenylalaninehydroxylase deficiency//Scriver CR,Beaudet AL,Sly WS,et a1.The Metabolic and Molecular Basis of Inherited Diseases.8thed.New York:McGraw Hill,2002:1667·1724.

3. 顾学范,叶军.新生儿疾病筛查.上海:上海科学技术文献出版社,2003:138-166.

4. 中华人民共和国卫生部.苯丙酮尿症和先天性甲状腺功能减低症诊治技术规范(2010版),中国儿童保健杂志,2011,19:190—191.

5. Singh RH,Rohr F,Frazier D,et a1.Recommendations for the nutrition management of phenylalanine bydroxylase deficiency.Genet Med,2014,16:121—131.

6. Blau N,Hennermann JB,Langenbeck U,et a1.Diagnosis,classification,and genetics of phenylketonuria and tetrahydrobiopterin(BH4)deficiencies.Mot Genet Metab,2011,104:S2-S9.

7. Blau N,Be1anger-Quintana A,Demirkol M,et a1.European PKU centers.Management of phenvlketonuria in Europe:Survey results from 19 countries.Mol Genet Metab,2010,99:109.115.

8. Mitchell JJ,Trakadis YJ. Scriver CR.Phenylalanine hydroxylase deficiency.Genet Med,201 1,13:697-707.

9. Blau N,Thony B,Cotton RGH.Disorders of tetrahydrobiopterin and related biogenic amines//Seriver CR,Beandet AL,Sly WS.eta1.The Metabolic and Molecular Bases of Inherited Disease.8th ed,New York:McGraw Hill.2001:1725-1776.

10. Ye J,Yang Y,Yu W,et a1.Demographics,diagnosis and treatment of 256 patients with tetmhydmbiopterin deficiency in mainland China:results of a retrospective,muhicentre study.J Inherit Metab Dis,2013,36:893-901.

11. Shintaku H.Disorders of tetrahydrobiopterin metabolism and their treatment.Curr Drug Metab,2002,3:123-131.

12. 沈明,喻唯民,杨凌,等.四氢生物蝶呤缺乏症的临床研究.中日友好医院学报,2002,16:8-10.

13. 徐艳华,秦玉峰,赵正言.中国新生儿先天性甲状腺功能低下症与苯丙酮尿症筛查22年回顾.中华儿科杂志,2009,47:18-22.

14. Zhan JY,Qin YF,Zhao ZY.Neonatal screening for congenital hypothyroidism and phenylketonuria in China.World JPediau,2009,5:136-139.

15. Gu X,Wang Z,Ye J,et a1.Newborn screening in China:phenylketonuria,congenital hypothyroidism and expanded screening.Ann Acad Med Singapore,2008,37(12 Suppl):107.114.

16. 叶军,邱文娟,韩连书,等;四氢生物蝶呤缺乏症鉴别诊断的进展及发病率调查.中华预防医学杂志,2009,43:128-131.

17. 中华人民共和国卫生部《新生儿疾病筛查技术规范》(2010年版):10-12.

18. Nenad Blau. Phenylketonuria and BH4 Deficiencies. 2010,34-40.

第三节　黏多糖贮积症

【疾病简介】

黏多糖贮积症(mucopolysaccharidosis,MPS)是溶酶体贮积症(lysosome storage disorder,LSD)中的一类疾病,分为Ⅰ、Ⅱ、Ⅲ、Ⅳ、Ⅵ、Ⅶ、Ⅸ七型,每种类型又有不同的亚型。各型MPS都是由于糖胺聚糖类(glycosaminoglycans,GAGs)如硫酸皮肤素、硫酸类肝素、硫酸角质素及硫酸软骨素在分步降解过程中所需要的不同的水解酶活性出现缺陷(表13-2),使不能完全降解的GAG在细胞溶酶体内逐渐累积,导致机体多器官、多系统损害,不同亚型的黏多糖贮积症患者既具有相似的临床表现如身材矮小、骨骼畸形、肝脾大、面容粗陋等,又有各自不同的临床特点。除Ⅱ型为X连锁隐性遗传病外,其他类型均为常染色体隐性遗传病。

【诊断标准】

黏多糖贮积症各型具有相似的临床表现、骨骼X线改变及尿中黏多糖的增多,从临床上很难区分,确诊的金标准为外周血白细胞、血浆或经培养的皮肤成纤维细胞中缺陷酶的活性测定,患者的酶活性显著降低(低于正常对照的10%)。因系罕见遗传病,其各型的发病率在5万~10万分之一或更低,掌握黏多糖贮积症各型的临床特点对及时诊断、避免误诊漏诊尤为重要。

所有类型MPS患者在出生时都表现正常,之后有一段正常或相对正常的发育过程,随年龄增长逐渐出现多器官损害表现,进行性加重。各型均有轻型或重型患者,典型病例发病早,症状重,多在10~12岁内死亡。轻型病例由于器官损害的程度不同,临床表现和预后也存在差异。

（一）Ⅰ型

MPS IH、IH-IS、IS是根据Ⅰ型患者症状由重到轻而分类,IH为重症典型患者,IS患者智力正常,症状轻,寿命接近常人,IH-IS介于两者之间,智力受损较轻或正常。典型患者的临床表现为:

表 13-2　黏多糖贮积症不同类型与其相应水解酶和致病基因

疾病名称	缺陷水解酶	致病基因
MPS ⅠH 型 (Hurler syndrome)	α-L- 艾杜糖苷酸酶	IDUA
MPS ⅠH-IS 型 (Hurler-Scheie syndrome)	α-L- 艾杜糖苷酸酶	IDUA
MPS ⅠS 型 (Scheie syndrome)	α-L- 艾杜糖苷酸酶	IDUA
MPS Ⅱ型 (Hunter syndrome)	艾杜糖硫酸酯酶	IDS
MPS ⅢA 型 (Sanfilippo A syndrome)	类肝素 -N- 硫酸酯酶	SGSH
MPS ⅢB 型 (Sanfilippo B syndrome)	α-N- 乙酰氨基葡糖苷酶	NAGLU
MPS ⅢC 型 (Sanfilippo C syndrome)	α- 氨基葡糖苷乙酰转移酶	HGSNAT
MPS ⅢD 型 (Sanfilippo D syndrome)	N- 乙酰氨基葡糖 -6- 硫酸酯酶	GNS
MPS ⅣA 型 (Morquio A syndrome)	半乳糖 -6- 硫酸酯酶	GALNS
MPS ⅣB 型 (Morquio B syndrome)	β - 半乳糖苷酶	GLB1
MPS Ⅵ型 (Maroteaux-Lamy syndrome)	芳基硫酸酯酶 B	ARSB
MPS Ⅶ型 (Sly syndrome)	β - 葡糖苷酸酶	GUSB
MPS Ⅸ型	透明质酸酶	HYAL1

1. 生长发育落后 多在 3 岁后生长缓慢,身材矮小,语言及认知能力明显落后于同龄儿童。

2. 面容粗陋 1 岁后逐渐出现面容改变,前额突出,头前后径长,呈舟状;鼻梁低平,鼻腔分泌物多,唇厚外翻,舌大;耳大,耳廓厚;毛发及眉毛浓密。

3. 角膜混浊。

4. 骨骼畸形、关节僵硬屈曲 脊柱后凸或腰椎前凸、胸廓畸形、短宽增厚的扁平足;手指屈曲伸不直,呈爪型,腕、肘、肩、髋、膝等关节僵硬挛缩,屈曲伸不直,活动受限。

5. 腹部膨隆,肝脾大,可见脐疝和(或)腹股沟斜疝。

6. 呼吸粗重,睡眠打鼾,严重时发生呼吸睡眠综合征。

7. 其他 皮肤增厚粗糙;常发生青光眼、中耳炎、呼吸道感染;耳聋常见;腹泻。

8. 心脏超声心动图检查 常见心瓣膜增厚,关闭不全;严重时可出现心内膜增厚、冠状动脉狭窄等病变。

9. 骨骼 X 线检查 呈多发性骨发育不良表现,如颅骨板增厚,蝶鞍底部呈 J 型;锁骨近端增厚;肋骨近端变细呈船桨样或飘带状;椎体前缘上部缺损,下部突出呈鸟嘴状;脊柱后凸;髋关节外翻,髋臼浅,股骨头骨发育不良;掌指骨远端增宽、近端变尖,呈"子弹头"样改变。

10. 头颅 MRI 可见脑室增大、血管间隙影增多、白质发育不良、脑萎缩等改变。

11. 同父母家庭的同胞中可出现类似患者,男女均可患病。

(二) II型

为中国人(黄种人)黏多糖贮积症中最常见的类型,接近 50%,也分轻重两型。轻重患者比例约为 1:2。典型重症患者与 I 型表现极为类似,但角膜始终清亮无混浊,此为与 I 型的关键鉴别点;多动症、孤独症表现在 II 型患者中也较常见;此外,II 型为 X 连锁隐性遗传病,患者几乎均为男性,约 1/3 的家系中可见患者舅舅、姨表兄弟患病的现象。

(三) III型

III 型 MPS 分为 A、B、C、D 四个亚型,虽由不同的溶酶体水解酶缺乏引起,但临床表现一致。此型患者的面容和骨骼改变较 I 型和 II 型轻,身高接近正常同龄儿童,无明显的 MPS 的骨骼畸形和关节改变,无角膜混浊。但神经系统症状突出,智力语言发育严重落后,多动,睡眠障碍突出,可伴癫痫发作。10 岁左右出现迅速的神经系统功能退行性变,饮食、大小便不能自理,走路不稳、肢体僵硬至不能行走。头颅 MRI 可见明显脑萎缩改变。

(四) IV型

常见 IVA 型,IVB 型极罕见,两者临床表现相似。患者智力正常,角膜混浊,面容改变轻(多为面中部发育不良,鼻梁低平);主要表现为严重的多发性骨发育不良如短躯干侏儒,短颈,严重胸廓畸形(鸡胸、肋骨外翻),腕关节松弛,肘、膝关节膨大、外翻,严重时影响行走。X 线改变较其他类型更显著,除 MPS 典型改变外,还可见寰枢椎半脱位、桡骨关节面向尺侧倾斜、髋臼增宽、股骨头半脱位等改变。

(五) VI型

VI 型患者外周的临床表现与 IH 相似,但智力正常。发病早期与 IH(早期尚未出现智力受损时)很难区别。

(六) VII型

极罕见,可见面容粗陋、肝脾大、骨骼及关节症状,但重者可表现为胎儿水肿或新生儿非免疫性水肿至早期死亡,轻者 MPS 症状较轻,可活至成年。

(七) IX型

目前仅 1 例患者报道,与其他 MPS 的症状差异较大。患者仅有轻度的面容改变(鼻梁低平、悬雍垂裂),身高略矮,智力正常,无骨骼畸形,自幼出现关节附近囊肿,随年龄增长逐渐增多。

【鉴别诊断】

MPS 应与其他有类似症状的溶酶体贮积症如黏脂贮积症 II 型、黏脂贮积症 III 型、甘露糖贮积症、岩藻糖贮积症、多种硫酸酯酶缺乏症相鉴别;还应与幼年类风湿、脊柱骨骺发育不良等引起关节变形、骨骼畸形、身材矮小的疾病鉴别。

【病例及诊断解析】

病例: 患儿男,5岁,因"手指伸不直3年、肘膝关节屈曲2年"为主诉就诊。G_3P_1,母孕39周剖宫产娩出,BW4.2kg,生后一般情况良好,面容正常,母乳喂养至1岁。28个月之前生长发育与同龄儿相仿,之后生长缓慢,智力、运动能力也较同龄儿童落后。1岁会叫人,1岁3个月独走。18个月后,家长发现患儿头前额部逐渐前凸,两颞侧也突出,面部逐渐变丑,鼻梁由高变扁平,口唇及舌体变厚。2岁时发现双手手指伸不直,3岁时膝关节和肘关节也伸不直、僵硬,在本地按"缺钙"治疗无效,逐渐加重。平素易"感冒",4岁前曾患"肺炎"两次。一年来患"中耳炎"两次,听力有下降,有时呼之不应。生后1个月出现脐疝,16个月行左侧腹股沟斜疝修补术,22个月行右侧腹股沟斜疝修补术。说话发音不清晰,能唱歌,能交流,但脾气暴躁、任性,喜拆玩具。平时呼吸粗,有时睡眠打鼾,无憋醒现象。大小便正常。生后发现四肢、背部、臀部及腹部皮肤青记较多,一直未消退。家族史:父母身体健康,有一舅舅类似面容,个矮,智力发育落后,12岁左右死亡,具体死因不详。

体格检查: 头围55cm,身高112cm,体重26kg,能回答问题,吐字不清,多动。皮肤略粗糙,四肢、背部、臀部大片、多片青记,腹部点状密集青记。大头,前后径长,典型MPS粗陋面容,角膜清亮,鼻腔吸气不畅,张口呼吸,牙齿细小,多枚龋齿。心前区可闻及Ⅱ级收缩期杂音,双肺呼吸音清。腹部膨隆,脐疝1.5cm×1.5cm,肝右肋下4cm可及,脾脏左肋下3cm。爪型手,肘、膝关节僵硬,轻度屈曲伸不直,肩关节僵硬,活动轻度受限,双臂能上举过头。血生化:肝肾功能、电解质正常。超声心动图:二尖瓣脱垂、轻度二尖瓣关闭不全、心脏四个瓣膜均增厚。骨骼X线片:掌指骨近端变尖呈子弹头样改变,腰椎椎体上方前缘缺损,肋骨前段变细似飘带状(图13-1)。头颅MRI:双侧侧脑室轻度增大,周边白质异常信号(图13-2)。血浆中艾杜糖硫酸酯酶活性1.0nmol/(4h·ml)[正常范围240.8~668.2nmol/(4h/ml)]。最终诊断:黏多糖贮积症Ⅱ型,重度。

诊断解析: 此患儿具备了典型的黏多糖贮积症逐渐累及多器官、多系统的病程特点:①出生时正常,幼年早期面容、生长发育相对正常,之后逐渐改变或落后。②多系统受累且呈现大分子物质在细胞内贮积的特征,如面部粗陋、骨骼X线特征性改变、关节僵硬屈曲、呼吸道黏膜增厚造成鼻塞和呼吸粗重、心脏瓣膜增厚、肝脾大、疝气等;以上两点可疑诊为黏多糖贮积症Ⅰ型、Ⅱ型或Ⅵ型。③患者男孩、角膜清亮、多动、破坏性强,一个舅舅类似病情(提示X连锁隐性遗传病家族史),因此高度怀疑是Ⅱ型患者,做血浆艾杜糖硫酸酯

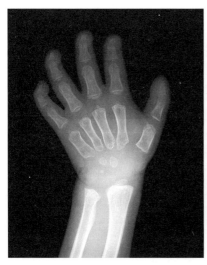
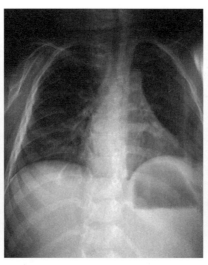
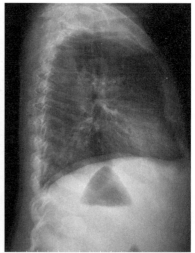

图 13-1 患者骨骼 X 线改变

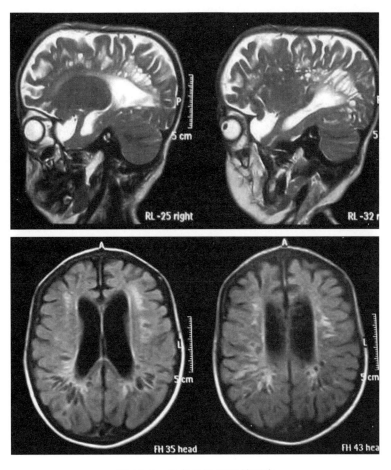

图 13-2　患者头颅 MRI 的影像

酶活性明显减低,因而确诊。加之发病较早,有智力受损的表现,故考虑为重型患者。此外,在很多 MPS 患者具有生后背臀及四肢皮肤存在大面积青记(蒙古斑)且随年龄增长消退很缓慢的特征,虽然不是本病特有的,但也可作为疑诊 MPS 的一个提示。

(孟　岩)

参考文献

1. Neufeld EF,Muenzer J. The mucopolysaccharidoses// The metabolic and molecular bases of inherited disease. Edited by Scriver CR,Beaudet AL,Sly WS,Valle D. New York:McGraw-Hill,2001,3421-3452.

2. Muenzer J,Wraith JE,Clarke LA. Mucopolysaccharidosis Ⅰ:management and treatment guidelines. Pediatrics,2009,123:19-29.

3. Lin HY,Lin SP,Chuang CK,et al. Incidence of the mucopolysaccharidoses in Taiwan,1984-2004. Am J Med Genet,2009,149A:960-964.

4. Froissart R,Da Silva IM,Maire I. Mucopolysaccharidosis type II:an update on mutation spectrum. Acta Paediatr Suppl,2007,96:71-77.

5. 张为民,施惠平,等. 黏多糖贮积症Ⅱ型的诊断与产前诊断. 中华儿科杂志,2006,44:644-647.

6. Valstar MJ,Neijs S,Bruggenwirth HT,et al. Mucopolysaccharidosis type IIIA:clinical spectrum and genotype-phenotype correlations. Ann Neurol,2010,68:876-887.

7. Montano AM,Tomatsu S,Gottesman GS,et al. International Morquio A registry:Clinical manifestation and natural course of Morquio A disease. J Inherit Metab Dis,2007,30:165-174.

8. Wang RY,Bodamer OA,Watson MS,et al. Lysosomal storage diseases:diagnostic confirmation and management of presymptomatic individuals. Genet Med,2011,13:457-484.

9. Lorne A Clarke,Jonathan Heppner. Mucopolysaccharidosis Type Ⅰ. GeneReviews® [Internet]. 2011.

第四节　肝豆状核变性

【疾病简介】

肝豆状核变性（hepatolenticular degeneration）又称 Wilson 病（Wilson disease，WD），是一种导致铜在体内蓄积的常染色体隐性遗传性疾病。发病率约为 15/10 万。其致病基因 *ATP7B*，编码一种铜转运 P 型 ATP 酶，导致铜经胆汁排泄障碍及铜蓝蛋白合成障碍。铜首先在肝脏蓄积，常引起慢性进行性肝损害。随后铜被释放入血，在神经、肾脏、角膜等肝外组织沉积引起多脏器损害。临床上常以慢性进行性肝病、锥体外系症候、角膜 K-F 环和血清铜蓝蛋白显著降低为特征表现。

【诊断标准】

（一）国内诊断标准

国内没有专门的儿科诊断标准，只有中华医学会神经病学分会 - 帕金森病及运动障碍疾病专业学组与神经遗传疾病专业学组共同于 2008 年 8 月发布在《中华神经科杂志》上的诊断标准：

1. 临床诊断要点

（1）起病年龄多在 5~35 岁。推荐：对 3~45 岁未明原因的肝异常患者须考虑有否 WD（Ⅲ级证据）。

（2）肝病史或肝病症状推荐：对自身免疫性肝炎患儿、典型自身免疫性肝炎或对标准的皮质类固醇疗效不佳的成人须进行 WD 的相关检查（Ⅲ级证据）。对任何一个暴发性肝衰竭患者应考虑为 WD（Ⅲ级证据）。

（3）神经精神症状推荐：对疑诊脑型 WD 的患者应先作神经症状评估和脑 MRI 检查（Ⅰ级证据）。

（4）铜生化指标：

1）血清铜蓝蛋白（CP）<200mg/L，加上 24 小时尿铜≥100μg 或肝铜 > 250μg/g（肝干重）。但如血清 CP 为 80~200mg/L 需进一步复查。

2）推荐：血清 CP 正常不能排除肝型 WD 的诊断（Ⅰ级证据）。

3）推荐：WD 患者 24 小时基础尿铜≥100μg（Ⅱ级证据）。

4）推荐：肝实质铜量 >250μg/g（肝干重）对 WD 的诊断有关健作用，但取样对象应是诊断未明以及较年轻的患者。未治患者肝铜量 <40~50μg/g（肝干重）可排除 WD（Ⅲ级证据）。

（5）推荐对疑诊 WD 儿童可予青霉胺负荷试验，方法是：先服青霉胺 500mg（体重不计，青霉素皮试阴性后才服），12 小时后再服 500mg，当天收集 24 小时尿量测铜，如 >1600μg 对诊断 WD 有价值。成人患者此项检查的意义未定（Ⅱ级证据）。

（6）推荐疑为 WD 患者其 K-F 环须裂隙灯检查证实。神经症状明显但 K-F 环阴性未能排除 WD 诊断（Ⅱ级证据）。

（7）阳性家族史对诊断 WD 有重要意义。推荐：对新发现 WD 病例的亲属尤其是一级亲属应作 WD 的相关项目筛查，并进行基因型或单倍体检测（Ⅱ级证据）。

（8）患者具有锥体外系症状、K-F 环阳性、血清 CP 低于正常下限，加上 24 小时尿铜 >100μg，可确诊为 WD，不需进一步检查。

（9）患者具有肝病症状，K-F 环阳性、血清 CP 低于正常下限，加上 24 小时尿铜 >100μg，可确诊为 WD，不需进一步检查。

2. 基因诊断

（1）间接基因诊断在有先证者的情况下，可采用多态标记连锁分析对家系中其他成员进行间接基因诊断。

（2）直接基因诊断对临床可疑但家系中又无先证者的患者，应直接检测 *ATP7B* 基因突变进行基因诊断。我国 WD 患者的 *ATP7B* 基因有 3 个突变热点，即 R778L、P992L 和 T935M，占所有突变的 60% 左右，根据这 3 个热点可建立 PCR- 限制性酶切分析和等位基因特异性 PCR 等简便快速的基因诊断方法。

3. 鉴别诊断主要与下列疾病相鉴别：急慢性肝炎和肝硬化、帕金森病、肌张力障碍、亨廷顿舞蹈病、原发性震颤、其他原因的精神异常、类风湿性关节炎、肾炎、血小板减少性紫癜、溶血性贫血及甲状腺功能亢进等。

（二）国外诊断标准

国际上最重要的诊断标准是美国肝脏病研究学会（AASLD）制定的诊断与治疗指南。国内诊断标准主要是参照其2003版指南，2008年AASLD发布了新的更新。下面是更新的主要内容：

1. 在3~55岁的肝脏异常者均应考虑WD的可能性。单纯年龄因素不能排除WD（Ⅰ级推荐，B级证据）。

2. 在任何不明原因肝脏疾病伴神经或者神经精神障碍患者均应除外WD（Ⅰ级推荐，B级证据）。

3. 任何患者怀疑WD均应由有经验的眼科医师在裂隙灯下观察是否存在K-F环。没有K-F环不能除外WD，甚至在伴有显著神经系统障碍的时候没有K-F环也不能除外WD（Ⅰ级推荐，B级证据）。

4. 很低的血清CP值（<50mg/L或者<5mg/dl）应该被视为诊断WD的很强的证据。轻度异常的CP水平提示必须进行进一步的评估。CP值正常不能除外（Ⅰ级推荐，B级证据）。

5. 如果考虑到WD，所有患者均应留取基础的24小时尿铜值。症状性患者通常24小时尿铜值>100μg(1.6μmol)，但是24小时尿铜值>40μg(0.6μmol或>600nmol)可能提示WD，应该做进一步评估（Ⅰ级推荐，B级证据）。

6. 在疑诊WD的患儿，如果24小时尿铜值>100μg(1.6μmol)，应该做青霉胺试验以获得进一步WD诊断证据。先服青霉胺500mg(体重不计，青霉素皮试阴性后才服)，12小时后再服500mg，当天收集24小时尿量测铜，如>1600μg(>25μmol)对诊断WD有价值。成人患者此项检查的意义未定（Ⅰ级推荐，B级证据）。

7. 肝实质铜量>250μg/g(肝干重)对WD的诊断有关键作用，但取样对象应是诊断未明以及较年轻的患者。未治患者肝铜量<40~50μg/g(肝干重)基本可排除WD。肝实质铜量70~250μg/g(肝干重)的患者应该做进一步评估，尤其是有活动性肝病或其他WD症状时（Ⅰ级推荐，B级证据）。

8. 经系统评估及神经影像学检查（首选MRI）在所有神经性WD患者均应该进行，而且也应该作为所有出现WD患者类似的神经系统症状的患者临床评估的一部分（Ⅰ级推荐，C级证据）。

9. 对于ATP7B基因的全基因测序方法已建立，对临床及生化检测仍诊断困难的病例应该进行基因诊断。单倍体分析或者已知特定突变检测可用于一级亲属为WD患者的家系成员的筛查。可能需要临床遗传学家来解释基因检测结果（Ⅰ级推荐，B级证据）。

10. 儿科患者临床疑似自身免疫肝炎时应该做WD的相关检查（Ⅰ级推荐，B级证据）。

11. 成人不典型自身免疫肝炎或者疑诊自身免疫肝炎而标准皮质激素治疗疗效差的也应该做WD相关检查（Ⅰ级推荐，C级证据）。

12. 表现为非酒精性脂肪肝或者病理提示非酒精性脂肪性肝炎的患者应该将WD作为鉴别诊断之一（Ⅱb级推荐，C级证据）。

13. 任何急性肝衰竭伴Coombs阴性的血管内溶血患者、轻度血清转氨酶升高或者血清碱性磷酸酶降低且碱性磷酸酶与胆红素比值<2的患者均应考虑WD的可能（Ⅰ级推荐，B级证据）。

14. 任何新诊断WD患者的一级亲属均应筛查WD（Ⅰ级推荐，A级证据）。

【诊断标准解读】

1. 肝豆状核变性多在3~5岁以后开始有症状，其临床表现多种多样。在儿童期常表现为慢性隐匿性肝病，在体检时发现肝酶增高、肝脏增大、肝硬化等。也可以急性肝衰竭伴有Coomb阴性的溶血性贫血和肾衰竭为首发症状。少数可表现为免疫性肝炎，部分患儿表现为一过性或反复溶血性黄疸，为非免疫性溶血。2岁以上儿童不明原因的急性或慢性肝病及非免疫性溶血均要考虑到肝豆状核变性的诊断。

2. 进行性神经系统损害出现在年长儿童或青壮年，表现为震颤、肌张力不全等锥体外系症候，出现步态异常、书写异常、口吃不清等表现；也可出现性格改变、抑郁、精神错乱等精神症状。头颅CT或MRI可显示双侧基底节病变。有神经系统症状者腹部B超检查常可同时发现肝脏病变。

3. 其他肝外症状还可表现为血尿和白细胞

尿、氨基酸尿、骨关节痛、心肌病、心律失常、月经失调、皮肤变黑等表现。如腹部B超发现合并有肝脏病变者,要考虑到肝豆状核变性的诊断。

4. 角膜K-F环是由于铜在角膜后弹力层沉积所致,是铜在肝外沉积的证据,需要有经验的眼科医师在裂隙灯下检查发现,沉积较多时可以肉眼看到。在神经系统症候时几乎都可发现角膜K-F环存在,但在仅有肝脏损害的患儿常不出现。

5. 铜蓝蛋白(CP)CP减低也可出现在蛋白经肾脏或肠道丢失的疾病,各种原因引起的终末期肝病时,及部分 ATP7B 杂合子突变人群。因此,在没有铜蓄积证据时不能单独作为诊断依据。由于少部分患者铜蓝蛋白可以正常,增加了该病诊断的困难性。

6. 24小时尿铜可以反映体内铜蓄积的状况。当基础24小时尿铜排泄量低于正常值(<40μg)时,一般可以除外肝豆状核变性。当24小时尿铜>100μg时提示铜蓄积严重,达到诊断标准。24小时尿铜>40μg但<100μg,可以出现在杂合子人群、症状前或早期症状者,诊断需要结合其他铜蓄积标准,如驱铜试验或肝组织检查结果。铜蓄积也可发生在慢性铜摄入过多、慢性胆汁瘀积性肝病等,应注意除外。

7. 基因突变检测由于基因检查技术的进步,ATP7B 基因突变分析可以直接进行全基因检测,在许多情况下可以替代肝组织检查,用于临床诊断困难的病例。但对于结果为未知新突变者可能仍要结合临床进行判断。

8. 肝组织铜定量虽被认为是本病诊断的金标准,仍有一些要注意的问题。首先,肝组织取材时需避免铜污染。其次,由于肝铜的分布可能不均匀,部分肝结节可能铜含量不增高,如活检肝组织量太小也可能造成漏诊。

【病例与诊断解析】

病例:患儿,女,12岁,近6个月来出现行走缓慢、书写费力、口齿不清等表现并进行性加重。学习成绩显著下降。围产史、发育史及家族史均无异常。5岁在幼儿园体检发现转氨酶轻度增高,当时肝炎病毒检查正常。

体格检查:神志清楚,应答切题,构音障碍,流涎。步态异常,扭转姿势,动作缓慢,书写困难。肌张力增高,膝腱反射不易引出。肝脾触诊不满意。

辅助检查:裂隙灯K-F环(+)。血常规:WBC $3.5 \times 10^9/L$, Hb 100g/L, PLT $85 \times 10^9/L$ 余正常。血生化:ALT40U/L, AST45U/L, ALB 30g/L, 血铜蓝蛋白 35mg/L。腹部B超提示肝实质回声不均匀,脾大,门脉扩张。标准瑞文推理测验提示智力正常。尿铜排泄量 158μg/24h,驱铜试验(青霉胺 1000mg 分两次服)尿铜排泄量 1850g/24h。头颅CT提示双侧基底节区对称性低密度影。

诊断解析:该患儿在青春期前后出现进行性加重的锥体外系症状,在学龄前曾出现肝功能异常,现存在肝硬化、脾功能亢进(血常规三系减少,腹部B超示脾大)。上述表现符合典型的肝豆状核变性的临床特征,结合血铜蓝蛋白降低,K-F环阳性,24小时铜排泄>100μg,青霉胺试验阳性(>1600μg/24h),肝豆状核变性诊断明确。该患儿早期呈慢性隐匿性肝病,当时没有想到此病,如果在患儿5岁出现肝功能异常时就能够考虑到本病,并得到及时的诊断和治疗,或可以避免肝硬化发生和神经系统症候出现,从而可以极大地改善患儿的预后,因此应强调对于不明原因的肝功能损害、神经系统锥体外系症状等应想到此症的可能性。

(李　明)

参考文献

1. 中华医学会神经病学分会帕金森病及运动障碍学组,中华医学会神经病学分会神经遗传病学组.肝豆状核生性的诊断与治疗指南.中华神经科杂志,2008,41:566-569.

2. Roberts EA, Schilsky MI. Diagnosis and treatment of Wilson disease: an update. Hepatology, 2008, 47 (6): 2089-2111.

3. 吴希如,林庆.小儿神经系统疾病基础与临床.北京:人民卫生出版社,2000:489-503.

第五节　异染性脑白质营养不良

【疾病简介】

异染性脑白质营养不良(metachromatic leukodystrophy,MLD)是一种罕见的常染色体隐性遗传的白质脑病,发病率约为 1/100 000~1/40 000 活产婴。该病属于溶酶体病,是由于溶酶体中芳香硫酯酶 A(arylsulfatase A,ASA)的缺陷所导致。ASA 是分解脑硫脂(sulfatide)的关键酶,该酶缺陷导致脑硫脂分解受阻从而在细胞内贮积导致细胞变性。脑硫脂可沉积于中枢的少突胶质细胞、周围神经的施万细胞、神经元细胞及其他内脏组织。ASA 的激活还依赖于一种激活蛋白 Saposin B,其缺陷可导致变异型 MLD。根据起病年龄及疾病进展速度,MLD 临床可分为晚婴型、少年型和成年型。

【诊断标准】

无国内外诊断标准区分。主要依据临床表型、头颅 MRI 特点等进行临床诊断,确诊需依靠外周血白细胞 ASA 活性测定、24 小时脑硫脂定量以及基因分子诊断。

1. 临床分型及表型特点

(1)晚婴型:此型最为常见,占 40%~50%。起病年龄为 2~3 岁前,多于 1~2 岁起病。首发症状常为双下肢姿势或步态异常,表现为肌张力减低伴腱反射减弱,逐渐演变为双下肢肌张力增高伴巴氏征阳性,部分患儿可起始即表现为肌张力增高。运动技能逐渐倒退,渐出现肢体痉挛、共济失调,认知功能亦逐渐倒退。病程晚期可出现视神经萎缩、眼震、惊厥。最终发展为植物状态,多于 5 岁前死亡。

(2)少年型:此型占 30%~40%。起病年龄为 3~16 岁。发病年龄从青少年早期至晚期不等,年龄较小者以周围神经受累症状为主,年龄较大者以学习成绩下降、精神行为异常为主要表现。逐渐出现运动倒退,腱反射减弱,缓慢逐渐发展为痉挛性瘫,病情进展快慢不一。

(3)成年型:此型占 18%~20%。起病年龄为 16 岁以后。常表现为隐匿出现的认知、情绪、行为改变,进展缓慢。平均存活至诊断后约 12 年。

2. 临床影像及神经电生理辅助检查

(1)头颅 MRI(图 13-3):典型改变为脑室旁白质对称性异常信号,表现为长 T_1、长 T_2、FLAIR 像呈高信号,异常白质区内可有豹纹状改变,胼胝体早期即受累,内囊后肢、锥体束及小脑白质可有受累,皮层下白质早期不受累。增强扫描病灶无强化。

(2)周围神经传导速度:常提示传导速度减慢。

3. 实验室检测

外周血白细胞中 ASA 酶活性检测:酶活性显著下降,通常在正常活性 10% 以下;24 小时尿脑硫脂定量:脑硫脂明显升高,通

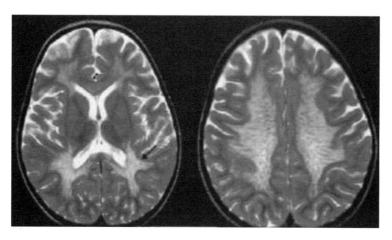

图 13-3　MLD 头颅 MRI

T_2 像显示脑室旁白质呈对称性长 T_2 信号,异常白质区内有豹纹状改变,胼胝体膝部、压部及内囊后肢均受累

常为正常的 10~100 倍。

4. 分子诊断 ASA 的编码基因为 *ARSA*(位于 12q13.3-qter),目前已发现致病性突变 150 种以上。基因检测可用于患者的确诊、携带者的检出以及先证者家庭的产前诊断。对于 *ARSA* 基因检测结果阴性,但临床仍高度怀疑为 MLD 的患者,应进行 Saposin B 编码基因 *PSAP*(位于 10q21-q22)的检测。

【诊断标准解读】

1. 要注意 ASA 假性缺陷(ASA pseudodeficiency) 0.2%~0.5% 的正常人存在 ASA 假性缺陷,ASA 活性可为正常水平的 10%。这是由于其 *ARSA* 基因的两个等位基因上均携带导致 ASA 活性下降的多态性变异所致。此类人表型正常。检测 24 小时尿脑硫脂定量正常或仅轻度升高。因此,不能根据 ASA 活性降低即作出 MLD 的临床诊断。

2. 要注意 Saposin B 的缺陷 如果临床表现及影像学高度怀疑 MLD,但 ASA 活性正常,应注意其激活蛋白 Saposin B 缺陷的可能性。在常规 ASA 的体外酶活性检测时,其水解活性不依赖于 Saposin B,因此即使 Saposin B 缺陷时 ASA 活性检测仍为正常。

3. 要注意鉴别多种硫酸酯酶缺陷(multiple sulfatase deficiency,MSD) 多种硫酸酯酶缺陷是由于甲酰甘氨酸生成酶(formylglycine-generating enzyme,FGE)的缺陷,影响了多种硫酸酯酶活性,其中包括 ASA。其早期临床表现也与 MLD 有一定相似性。本病临床常有面部、骨骼畸形及鱼鳞病,可与 MLD 鉴别。本病除 ASA 活性下降外,还有其他多种硫酸酯酶活性下降。因此,ASA 活性下降时,如果患者还有其他临床特点,应注意本病可能,需进行其他硫酸酯酶活性检测。

【病例及诊断解析】

病例:患儿,男,1 岁前认知运动发育基本正常,可以扶走,双手主动抓物,可以理解简单语言,有意识发单音及叠音。1.5 岁左右家长逐渐发现患儿不愿主动下地行走,双下肢较前僵硬,主动发音减少。2 岁左右仅能独坐,双手主动抓物减少,无语言表达。3 岁时发展为不能翻身竖头,肢体主动动作少,肢体僵硬,哭闹,尚可追视,对语言不理解,进食少,易呛咳。病程中无惊厥发作。患儿系 G$_1$P$_1$,围产期(-)。既往史无特殊,父母非近亲婚配,家族史(-)。

体格检查(3 岁时):神清,哭闹。头围 48.5cm,外观(-),心肺腹(-)。被动体位,对外界视听刺激反应差,四肢肌张力高,肌容积偏少,腱反射未引出,双侧 Hoffmann 征(+),双侧 Babinski 征(+)。辅助检查:①头颅 MRI:脑室旁白质对称性异常信号,表现为长 T$_1$、长 T$_2$、Flair 像呈高信号,累及胼胝体膝部、压部及内囊后肢;②肌电图检查提示神经传导速度明显下降;③外周血 ASA 酶活性检测明显降低。

诊断解析:本患儿是 1 例晚婴型 MLD 患儿。诊断要点为:

1. 临床诊断依据

(1) 定位:①大脑白质:患儿表现为运动、认知倒退,符合白质脑病常见临床症状;体征方面有肌张力升高,病理征(+);头颅 MRI 提示白质受累。②周围神经:体征方面腱反射消失;肌电图检查提示神经传导速度明显下降。

(2) 定性:患儿隐匿起病,进展性病程,考虑为遗传变性病。

(3) 具体疾病:结合患儿的上述临床表现、脑白质病变的影像学特点以及周围神经受累,考虑为 MLD 可能,结合起病年龄,考虑为晚婴型。

2. 确诊依据 患儿外周血 ASA 活性明显降低,结合其上述临床特点,考虑 MLD 诊断。患儿不伴有面部骨骼畸形等表现,不支持多种硫酸酯酶缺陷。进一步确诊需进行患儿 *ARSA* 基因检测。本病为常染色体隐性遗传,患儿基因检测明确后,应对患者家庭进行遗传咨询,告知其再次妊娠再发风险为 25%。

(吴 晔)

参考文献

1. Gieselmann V,Krägeloh-Mann I. Metachromatic leukodystrophy-an update. Neuropediatrics,2010,41

(1):1-6.

2. Gieselmann V. Metachromatic leukodystrophy:recent research developments. J Child Neurol,2003,18(9):591-594.

3. Biffi A,Lucchini G,Rovelli A,et al. Metachromatic leukodystrophy:an overview of current and prospective treatments. Bone Marrow Transplant,2008,Suppl 2:S2-6.

4. Groeschel S,í Dali C,Clas P,et al. Cerebral gray and white matter changes and clinical course in metachromatic leukodystrophy. Neurology,2012,79(16):1662-1670.

5. Groeschel S,Kehrer C,Engel C,et al. Metachromatic leukodystrophy:natural course of cerebral MRI changes in relation to clinical course. J Inherit Metab Dis,2011,34(5):1095-1102 .

6. Batzios SP,Zafeiriou DI. Developing treatment options for metachromatic leukodystrophy. Mol Genet Metab,2012,105(1):56-63.

7. 张贵臣,姜玉武,王静敏,等. 8例异染性脑白质营养不良患者 ARSA 基因突变分析. 山西医科大学学报,2008,39(8):697-700.

8. 王静敏,姜玉武,施惠平,等. 一个异染性脑白质营养不良家系 ARSA 基因突变分析. 中华医学遗传学杂志,2006,23(4):378-382.

9. 施惠萍. 异染性脑白质营养不良. 中国实用儿科杂志,2009,24(7):507-510.

第六节　X连锁肾上腺脑白质营养不良

【疾病简介】

X 连锁肾上腺脑白质营养不良(X-linked adrenoleukodystrophy,X-ALD)是一种罕见的 X 连锁遗传的白质脑病,其患病率约为 1/17 000。本病致病基因为 *ABCD1*(位于 Xq28),编码蛋白 ALDP,该蛋白是一种过氧化物酶体膜蛋白,属于 ATP1 转运体超家族(ATP-binding cassette transporter superfamily)。ALDP 负责转运极长链脂肪酰辅酶 A(VLCFacyl-CoA)进入过氧化物酶体进行 β 氧化,其缺陷导致极长链脂肪酸(very long chain fatty acid,VLCFA)的 β 氧化障碍,从而

聚集于各组织中及血浆,包括脑组织、肾上腺皮质等,改变其细胞膜脂质成分的组成,从而影响胞膜结构和功能,并可诱发脑内免疫炎症反应,导致发病。本病临床表现非常多样。

【诊断标准】

无国内外诊断标准区分。主要依据临床表型、头颅 MRI 特点等进行临床诊断,确诊需依靠血浆 VLCFA 水平以及 *ABCD1* 基因分子诊断。

1. 临床分型及表型特点　本病为 X 连锁隐性遗传,男性患者的临床表型较女性重,但多数女性患者也有不同程度受累。

(1) X-ALD 男性的临床表型:

1) 儿童脑型(childhood cerebral ALD,CCALD):占 X-ALD 男性的 31%~35%。本型 10 岁以前发病,常见发病年龄 3~10 岁,表现为进行性行为、认知和运动功能倒退。发病初期患儿表现为注意力不集中,记忆及学习能力下降,逐渐出现视力、听力下降,走路不稳等。大部分患儿病情进展迅速,逐渐出现肢体痉挛性瘫痪、共济失调,2~4 年内发展至完全瘫痪,呈植物人状态或死亡。大部分患者伴有肾上腺皮质功能不全的症状。

2) 青少年脑型(adolescent cerebral ALD,ACALD):占 X-ALD 男性的 4%~7%。临床表现和病情进展情况与儿童脑型相似,只是发病年龄较晚,为 11~21 岁,进展相对较慢。

3) 肾上腺脊髓神经病型(adrenomyeloneuropathy,AMN):占 X-ALD 男性的 40%~46%。起病年龄为(28±9)岁,根据是否同时合并脑白质受累,进一步分为单纯肾上腺脊髓神经病型(pure AMN)和脑型肾上腺脊髓神经病型(AMN-cerebral)。前者表现为进行性双下肢痉挛性瘫、括约肌功能障碍、深感觉障碍,可伴有周围神经受累,部分患者有肾上腺皮质功能受损,缓慢进展。AMN 中 30%~40% 可同时或逐渐累及大脑白质,除 AMN 症状外,尚有人格改变,认知功能倒退等脑白质受累症状,病情进展迅速。

4) 成年脑型(adult cerebral ALD,AALD):占 X-ALD 男性的 2%~5%。21 岁以后发病,之前无 AMN。临床表现与儿童型相似,主要表现为行为、

认知和情绪异常,及视力、听力减退等,进展较快。

5) 橄榄 - 脑桥 - 小脑型(olivo-ponto-cerebellar, OPC):仅占 X-ALD 男性的 1%~2%。见于青少年或成人,主要为小脑及脑干受累。

6) 单纯 Addison 病(Addison only, AO):多发生于 7.5 岁前,仅表现为肾上腺皮质功能不全,无明显神经系统受累。但大多数病人最终逐渐发展为 AMN。

7) 无症状型(asymptomatic):仅有基因异常及 VLCFA 改变,尚无神经系统和肾上腺皮质功能异常。此型其实为症状前状态,为疾病发展中的一个阶段。对于男性而言,40 岁以后仍保持"无症状型"者非常罕见。

(2) X-ALD 女性杂合子的临床表型:

1) 无症状型(asymptomatic):无神经系统和肾上腺皮质功能受累表现。女性杂合子在 30 岁前一般均为无症状型。随年龄增长,1/2 以上女性出现神经系统受累。

2) 轻度脊髓病(mild myelopathy):随年龄增长逐渐出现,40 岁以后约 50% 出现轻度脊髓受累。表现为腱反射活跃、下肢远端感觉异常,仅轻度影响运动功能。

3) 中重度脊髓神经病(moderate to severe myeloneuropathy):随年龄增长逐渐出现,40 岁以后约 15% 出现中重度脊髓神经病。症状类似 AMN,但较男性相对较轻,进展缓慢。

4) 脑部受累(cerebral involvement):非常罕见,仅发生于 X-ALD 女性杂合子的 2%。多出现于中年以后。

5) 肾上腺皮质功能不全:非常罕见,仅发生于 X-ALD 女性杂合子的 1%。

2. 神经影像检查

(1) MRI:

1) 头颅 MRI(图 13-4):典型表现为后头部为主的对称性白质病变,累及胼胝体压部、侧脑室后角周围白质、脑干锥体束以及内囊,呈长 T_1、长 T_2、FLAIR 高信号,皮层下白质较少受累。增强扫描病灶常有强化,提示炎症存在。约 10%~20% 脑型患者表现为前头部为主的 MRI 改变。病灶有时可不完全对称。

2) 脊髓 MRI:常规 MRI 常无特异性发现,可表现为轻度萎缩,增强扫描无强化。一些特殊 MRI 技术(如 DTI 等)可能显示脊髓后索及侧索异常。

(2) 神经电生理检查:视听诱发电位可提示潜伏期延长,肌电图可有轴索变性表现及传导速度减慢。

3. 生化检测 血浆 VLCFA 是本病诊断的重要生化指标,主要检测指标为 C26:0、C26:0/C22:0 以及 C24:0/C22:0。X-ALD 男性血浆 VLCFA 均明显高于正常,80% 的 X-ALD 女性杂合子血浆 VLCFA 明显高于正常。

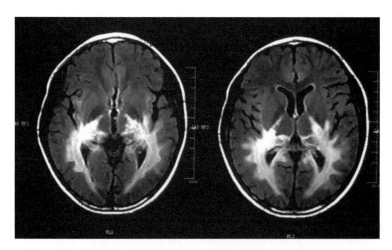

图 13-4 X-ALD 儿童脑型患儿的头颅 MRI
Flair 像显示对称性侧脑室后角周围白质病变,累及胼胝体压部及内囊前后肢,呈 FLAIR 高信号

4. 肾上腺皮质功能检测　伴肾上腺皮质功能不全的患者 24 小时尿 17- 羟类固醇和 17- 酮类固醇排出减少，血浆 ACTH 升高，ACTH 兴奋试验呈低反应或无反应。

5. 分子诊断　ABCD1 基因检测为本病的确诊手段，可用于男性患者的诊断、女性杂合子的检出、无症状患者的早期发现以及产前诊断。基因位于 Xq28。目前已报道 600 种以上不同的突变。

【诊断标准解读】

1. 临床表型多样化

（1）前述 X-ALD 临床表型多样化，但是对于儿科医师来讲，最主要需要掌握的类型为男性的儿童脑型和青少年脑型，男性的其余类型以及女性杂合子发病多超过儿科年龄范围。但是，理解所有的表型特点，对于家族史的询问及遗传咨询很重要。

（2）儿童脑型和青少年脑型患者的起病常常以学习成绩下降、注意力不集中为表现，早期可能被误诊为注意缺陷多动障碍（ADHD）。临床鉴别点：ADHD 患儿神经系统体征（−）；ADHD 患儿自幼即表现为好动、注意力不集中，而 X-ALD 患儿逐渐出现该表现；头颅 MRI。

（3）要注意"无症状型"的随访。

2. 血浆 VLCFA 测定
对于 X-ALD 男性，血浆 VLCFA 均明显高于正常水平，因此 VLCFA 升高结合临床表现即可作出诊断。但对于 20% 的 X-ALD 女性杂合子，血浆 VLCFA 可在正常范围内，即存在假阴性问题，因此 ABCD1 基因对于女性杂合子诊断尤为重要。

3. X-ALD 是 Addison 病的重要病因之一
对于不明原因的 Addison 病，尤其对于男性患儿，应常规进行血浆 VLCFA 测定。

4. ABCD1 假基因（pseudogenes）对于分子诊断的干扰
在其他染色体上存在与 ABCD1 基因 7~10 外显子高度同源的假基因，可能会带来对测序结果的干扰，尤其对于二代测序。

【病例及诊断解析】

病例：患儿，男，自幼认知运动发育正常。小学 2 年级（8 岁）开始出现学习成绩下降，注意力不集中，6 个月后逐渐出现视力、听力下降，走路时步态异常。病程中无惊厥发作、无尿便障碍。患儿系 G_1P_1，围产期（−）。既往史无特殊，父母非近亲婚配，家族史（−）。

体格检查（8.5 岁时）：神清。头围 52cm，皮肤偏黑，心肺腹（−）。四肢肌力 V 级，双上肢肌张力基本正常，双下肢肌张力偏高，肌容积正常，深浅感觉存在，双膝腱反射亢进，双踝阵挛（+），双 Babinski 征（+）。辅助检查：①头颅 MRI：后头部为主的对称性白质病变，累及胼胝体压部、顶枕叶侧脑室后角周围白质、脑干锥体束以及内囊，呈长 T_1、长 T_2、FLAIR 高信号；②尿 17- 羟类固醇和 17- 酮类固醇轻度下降，血 ACTH 升高；③血浆 VLCFA 水平：C26:0、C26:0/C22:0 以及 C24:0/C22:0 均明显高于正常。

诊断解析：本患儿是 1 例儿童脑型 X-ALD 患儿。诊断要点为：

1. 临床诊断依据：

（1）定位：

1）大脑白质：患儿表现为认知倒退、视听障碍及运动倒退，符合白质脑病常见临床症状；体征方面有肌张力升高，病理征（+）；头颅 MRI 提示白质受累。患儿无明确深感觉障碍及尿便障碍，因此无脊髓受累依据。

2）肾上腺皮质：患儿皮肤颜色黑；尿 17- 羟类固醇和 17- 酮类固醇轻度下降，血 ACTH 升高。

（2）定性：患儿隐匿起病，进展性病程，考虑为遗传变性病。

（3）具体疾病：结合患儿为男性、儿童期起病、上述临床表现、脑白质病变的影像学特点，考虑为 X-ALD 儿童脑型，患儿同时伴有肾上腺皮质功能不全。

2. 确诊解析：患儿具有上述典型表现，化验血浆 VLCFA 水平明显升高，临床可确诊。进一步确诊需进行患儿 ABCD1 基因检测。本病为 X 连锁隐性遗传，患儿基因检测明确后，应对患儿母亲进行检测。对患者家庭进行遗传咨询，告知其母亲如果再次妊娠，男性后代再发风险为 50%，女性后代杂合子风险为 50%。应进行产前诊断。对于患儿母亲应进行临床随访，其中年以后有 65% 的可能出现脊髓受累表现。

（吴　晔）

参考文献

1. Kemp S, Berger J, Aubourg P. X-linked adrenoleukodystrophy: clinical, metabolic, genetic and pathophysiological aspects. Biochim Biophys Acta, 2012, 1822(9): 1465-1474.

2. Moser HW, Mahmood A, Raymond GV. X-linked adrenoleukodystrophy. Nat Clin Pract Neurol, 2007, 3 (3): 140-151.

3. Moser H, Dubey P, Fatemi A. Progress in X-linked adrenoleukodystrophy. Curr Opin Neurol, 2004, 17(3): 263-269.

4. Kim JH, Kim HJ. Childhood X-linked adrenoleukodystrophy: clinical-pathologic overview and MR imaging manifestations at initial evaluation and follow-up. Radiographics, 2005, 25(3): 619-631.

5. Shimozawa N, Honda A, Kajiwara N, et al. X-linked adrenoleukodystrophy: diagnostic and follow-up system in Japan. J Hum Genet, 2011, 56(2): 106-109.

6. Berger J, Pujol A, Aubourg P, et al. Current and future pharmacological treatment strategies in X-linked adrenoleukodystrophy. Brain Pathol, 2010, 20(4): 845-856.

7. Pan H, Xiong H, Wu Y, et al. *ABCD1* gene mutations in Chinese patients with X-linked adrenoleukodystrophy. Pediatr Neurol, 2005, 33(2): 114-120.

8. 平莉莉, 包新华, 王爱花, 等. X连锁肾上腺脑白质营养不良89例临床特征及基因型/表型关系. 中华儿科杂志, 2007, 45(3): 203-207.

9. 李彩霞, 任翠萍, 程敬亮, 等. 肾上腺脑白质营养不良MRI诊断. 实用放射学杂志, 2010, 26(3): 321-323.

第七节　假肥大型进行性肌营养不良

【疾病简介】

抗肌萎缩蛋白病是指由于DMD基因发生突变导致其编码的抗肌萎缩蛋白（dystrophin）功能缺陷而引起的X连锁隐性遗传病，其致病基因位于Xp21.2，不同的DMD基因突变，产生病情轻重不同的抗肌萎缩蛋白病。临床表型中轻者包括无症状高肌酸激酶血症、肌痉挛伴肌红蛋白尿和孤立的股四头肌肌病。严重类型包括Duchenne型肌营养不良（duchenne muscular dystrophy，DMD）、Becker型肌营养不良（becker muscular dystrophy，BMD）和DMD相关扩张型心肌病（DMD-related dilated cardiomyopathy，DCM）。DMD是最常见的X连锁隐性遗传性肌病，一般称为假肥大型进行性肌营养不良。

【诊断标准】

DMD患者绝大多数为男孩，5岁前发病，表现为进行性对称性肢体无力，近端重于远端，伴腓肠肌肥大，多于13岁前依赖轮椅。早期查血清肌酸激酶显著升高，肌活检组织可见肌营养不良样病理改变，免疫组化染色发现抗肌萎缩蛋白缺失。DMD基因检测可发现致病突变。

【诊断标准解读】

1. Duchenne型肌营养不良（duchenne muscular dystrophy，DMD）　DMD的发病率约为1/3500活产男婴。一般在5岁前发病，表现为运动发育延迟，主要表现在独立行走时间延迟，平均独立行走年龄在18个月（12~24个月）。肌无力自躯干和四肢近端开始缓慢进展，下肢重于上肢，四肢近端肌萎缩明显。由于髂腰肌和股四头肌无力，跑步容易跌倒，上楼梯及蹲位站起困难，进而腰椎前突；因盆带肌无力而走路时向两侧摇摆，形似鸭步；由仰卧站立时由于髋伸肌和髂腰肌无力，患儿必须先转为俯卧位，然后屈膝关节及髋关节，同时用手支撑躯干呈俯跪位，接着以双手顺次支撑双足背、膝部等处，方能直立，即Gower征阳性。与下肢受累同时或较晚出现肩胛带肌肉无力，出现举臂困难，因前锯肌和斜方肌无力而不能固定肩胛内缘，使肩胛游离呈翼状支于背部，为翼状肩胛，当双臂前推时尤为明显。腓肠肌假性肥大见于90%以上患儿，触之坚硬。偶尔有腓肠肌疼痛。膝腱反射常在病程早期即减弱或消失，跟腱反射可存在多年。疾病后期逐渐出现跟腱、髋关节和膝关节挛缩。多在 13 岁前发展至不能独立行走而需依靠轮椅代步。伸颈肌力丧失使头进行性前屈，晚期面肌亦受累。如不经治疗存活很少超过 20 岁，常死于呼吸道并发症和心肌病。

其他脏器损害包括心肌、胃肠道、脑和骨骼，心脏病变在 10 余岁时出现，14 岁时 1/3 患儿受累，18 岁时近 1/2，18 岁后均有心肌病，表现为扩张型心肌病，20%DMD 患儿因心脏损害而死亡。*DMD* 相关性扩张型心肌病以左心室扩张和充血性心力衰竭为特点。患儿在 10 余岁时病情迅速进展，诊断后 1~2 年内死于心力衰竭。平均死亡年龄为 30~40 岁。胃动力障碍出现在早期，为调节机制紊乱和平滑肌受累所致，包括巨结肠、肠扭转、肠痉挛、吸收障碍等。脑内异型体 Dp140 缺失导致非进展性认知障碍。因活动减少可以导致骨密度减低和容易骨折。皮质类固醇的应用增加了椎骨压缩性骨折的危险性。

肌酶谱包括肌酸激酶（creatine kinase，CK）、乳酸脱氢酶（LDH）、天冬氨酸氨基转移酶（AST）等，CK 是含量最丰富的肌肉特异性酶。DMD 患儿血清 CK 显著升高，是最有价值和普遍使用的辅助检查方法，其他肌酶谱成分也相应升高，但肌酶升高的程度与病情严重性无关。婴幼儿期无症状者多数因其他疾病或入托体检时常规检查发现丙氨酸氨基转移酶（ALT）、天冬氨酸氨基转移酶（AST）升高而偶然发现肌酸激酶升高，提示早期无感染性肝炎证据而 ALT、AST 显著升高的男婴，应注意检查肌酸激酶并想到 DMD 的可能。DMD 患儿肌活检组织免疫组化染色可见抗肌萎缩蛋白表达完全缺失。

2. Becker 型肌营养不良（becker muscular dystrophy，BMD）　发病较晚，一般在 5 岁后发病，轻症患者 30 岁后起病，60 岁时仍能行走。主要临床表现是四肢近端为主的肌肉无力，少数患者伴随腓肠肌肥大。个别患者仅出现股四头肌无力，被命名为股四头肌肌病，属于 BMD 的一个亚型。部分患者出现心脏损害，由 DCM 导致的心力衰竭发病率较高，BMD 中 50% 死于心脏疾病，是最常见的死亡原因，平均死亡年龄为 45 岁。心脏受累在病程的早期常无症状，有时可以发现窦性心动过速和各种类型的心电图异常。肌活检组织免疫组化染色提示抗肌萎缩蛋白表达减弱或部分缺失，呈补丁样。

3. 女性携带者　女性携带者一般无症状，但由于逃避 X 染色体失活，肌纤维中超过半数的 X 染色体表达突变基因，使个别肌纤维出现坏死，导致不同程度的 CK 升高或肌无力。免疫组化染色可见个别抗肌萎缩蛋白阴性肌纤维，与染色正常的肌纤维呈现嵌合状态。少数女性可有典型 DMD 表型，可能是包含 Xp21.2 在内的 X 染色体的重组或缺失，X 染色体完全缺失如 Turner 综合征或 X 染色体单亲二倍体。DMD 突变的女性携带者发生扩张型心肌病的几率较高。

4. 邻近基因缺失综合征　该综合征伴其他 X 连锁疾病，包括色素性视网膜炎、慢性肉芽肿病、McLeod 表型、甘油激酶缺乏症及肾上腺发育不良。

DMD 基因突变包括整个基因缺失，1 个或多个外显子缺失或重复，小片段缺失，插入及单个碱基改变。部分缺失或重复集中在 2 个重组热点，1 个接近 5' 端，包含 2~20 外显子（30%），另一个包含 44~53 外显子（70%）。采用多重连接探针扩增（multiplex ligation-dependent probe amplification，MLPA）技术可检测到所有外显子的缺失和重复及女性携带者。基因测序（二代测序技术及 Sanger 测序）用于检测小的缺失或插入、单个碱基变化或剪切突变，占 *DMD* 基因突变的 30%~35%。DMD 患者中散发病例较多，约三分之一为新发突变，即其母亲外周血未检测到与先证者相同致病突变，但是不能排除母亲"生殖腺嵌合"的可能。因此，有 DMD 基因突变患儿生育史的母亲再次生育时，需要进行遗传咨询和产前诊断。男性在极少数情况下可发现 DMD 患儿出现邻近基因缺失综合征，而具典型 DMD 的女性可以是包含 Xp21.2 在内的 X 染色体的重组或缺失，X 染色体完全缺失如 Turner 综合征，或 X 染色体单亲二倍体。

综上所述，DMD 的准确诊断必须满足：①典型临床表现；② dystrophin 完全缺失的分子生物学证据。对于具有典型临床表现的男孩，可首先用 MLPA 的方法进行 DMD 基因缺失和重复检测,如未发现异常,可进一步评估患儿情况,选择DNA直接测序或外显子靶向捕获二代测序。

【病例及诊断解析】

病例:患儿,男,5岁,因"行走步态异常3年余"入院。患儿系第1胎第1产,足月顺产,抬头、端坐等生长发育里程碑基本正常,1岁6个月独立行走,走路不稳,经常摔跤,自幼跑跳较同龄儿童差,上楼梯困难,不能独自上下楼梯。智力正常。舅舅、表兄症状与其相似,于11岁左右失去行走能力,分别于18岁、20岁去世。入院查体:心肺腹未见异常。神经系统查体:神清语利,肌病步态,Gower征(+)。腓肠肌假性肥大。四肢肌张力基本正常,双上肢近端肌力V⁻级,远端V级,双下肢近端肌力IV级,远端IV⁺级。上肢腱反射及跟腱反射可引出,双侧膝腱反射未引出,病理征(−)。

辅助检查:血清CK 10 200U/L。心电图示窦性心律。超声心动图未见异常。DMD基因检测提示46~51号外显子缺失。其母DMD基因46~51号外显子杂合缺失。

最后诊断:假肥大型进行性肌营养不良(DMD)。

诊断解析:本文先证者于儿童早期起病,慢性病程,对称性肌无力,近端肢体力弱为主,腓肠肌假性肥大,血清肌酸激酶显著升高,定位诊断考虑肌肉病变。患儿为男性,其舅舅、表兄症状与其相似,缓慢进展。定性诊断符合X连锁隐性遗传肌营养不良。受累者病情进展较快,均于11岁左右失去行走能力,故初步考虑是否为DMD。进一步行DMD基因检测提示46~51号外显子缺失,确诊为DMD。

DMD起病于儿童早期,5岁内出现症状,表现为缓慢进展、对称性近端肢体为主的肌无力,腓肠肌假性肥大见于90%以上患儿。多在13岁前发展至不能独立行走而需依靠轮椅。患者存活很少超过20岁。辅助检查可见血清CK显著增高,BMD发病较晚。开展DMD基因的研究与临床基因诊断,为抗肌萎缩蛋白病患者相关家庭的遗传咨询提供更为准确的信息,对于优生优育十分关键。

DMD的治疗前应行各种检查对肌肉、心脏、脑进行评估,常规接种疫苗,除外结核等感染性疾病。采取以小剂量泼尼松为主的综合治疗可延长生命,改善生活质量。①糖皮质激素:对延缓疾病发展的作用已得到肯定,其可能的机制有稳定细胞膜、抗炎和改善肌肉力量。可于4~5岁后应用,具体用法为泼尼松0.75mg/(kg·d),长期应用。副作用包括库欣综合征、胃肠道症状、皮肤痤疮、多毛等。BMD患儿的疗效有限。②物理康复治疗:尽可能保持肌肉功能,防止肌肉萎缩和关节挛缩。热疗有助于改善局部血液循环,按摩对于防止关节挛缩有一定价值。水下运动有助于克服阻力进行运动锻炼。支具的应用对防止畸形和挛缩有重要价值,如胸腰骶的支具有助于防止脊柱侧弯,小腿支具有助于防止跟腱挛缩。严重的脊柱侧弯应行手术矫形,以改善呼吸功能,跟腱松解术有助于维持运动功能,在一定时间内可提高生活质量。③心肌病治疗:应在病情的最早期使用血管紧张素转换酶抑制剂和β受体阻滞剂,大部分病例在早期可使左室收缩功能正常。严重者可行心脏移植。④饮食:采取低热量、低脂肪、低糖饮食,多吃蔬菜、水果,摄取丰富的维生素,少量多餐。保证维生素D和钙剂的摄入,防止骨折。⑤呼吸支持:早期应注意睡眠障碍和睡眠相关呼吸并发症,定期行多导睡眠监测和肺功能检查,及时使用夜间无创间歇正压通气(NIPPV),必要时使用便携式呼吸机,可明显改善患者的生活质量。⑥正在研究及开展临床试验的治疗方法:包括基因治疗、干细胞移植、新药物探索等。

抗自由基药物如维生素C和维生素E可以应用,改善代谢和阻止钙超载的药物如辅酶Q10、艾地苯醌也可以给予。抗胆碱能药物和神经节阻滞剂等可降低肌张力,应禁止使用。DMD患者易患恶性高热,因此在给予全身麻醉前应进行适宜的评估和准备。心脏毒性药物如氟烷禁用。

（熊　晖）

参考文献

1. Bushby K,Finkel R,Birnkrant DJ,et al. Diagnosis and management of Duchenne muscular dystrophy,

part 1:diagnosis,and pharmacological and psychosocial management. Lancet Neurol,2010,9(1):77-93.

2. Bushby K,Finkel R,Birnkrant DJ,et al. Diagnosis and management of Duchenne muscular dystrophy, part II:diagnosis,and pharmacological and psychosocial management. Lancet Neurol,2010,9(2):177-189.

3. Nelson. Nelson's text book of Pediatrics. 20th edition. elsevier,2015.

4. 吴希如,林庆. 小儿神经系统疾病基础与临床. 第2版. 北京:人民卫生出版社,2006.

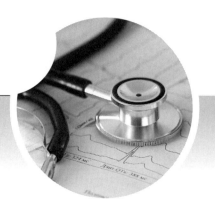

第十四章 发育行为障碍

第一节 进食行为障碍

进食行为障碍是一组以进食行为异常为主的精神障碍。美国精神病学会（APA）制定的DSM-V中进食行为障碍主要包括异食症（pica）、反刍障碍（rumination disorder）、回避性/限制性摄食障碍（avoidant/restrictive food intake disorder）、神经性厌食（anorexia nervosa）、神经性贪食（bulimia nervosa）、暴食障碍（binge-eating disorder）、其他特定性喂食或进食障碍（other specified feeding or eating disorder）、未特定的喂食或进食障碍（unspecified feeding or eating disorder）。

一、神经性厌食

【疾病简介】

神经性厌食（anorexia nervosa）指个体通过节食等手段，有意造成并维持体重明显低于正常标准为特征的一种进食障碍。其主要特征是以强烈害怕体重增加和发胖为特点的对体重和体型的极度关注，盲目追求苗条，体重显著减轻，常有营养不良、代谢和内分泌紊乱，如女性出现闭经，男性可有性功能减退，青春期前的病人性器官呈幼稚型。严重患者可因极度营养不良而出现恶病质状态、机体衰竭从而危及生命。

【诊断标准】

（一）国内诊断标准

CCMD-3（编码50.1）中神经性厌食的诊断标准如下：

（1）明显的体重减轻比正常平均体重减轻15%以上，或者Quetelet体重指数为17.5或更低，或在青春期前没有达到所期望的躯体增长标准，并有发育延迟或停止。

（2）自己故意造成体重减轻，至少有下列1项：①回避"导致发胖的食物"；②自我诱发呕吐；③自我引发排便；④过度运动；⑤服用厌食剂或利尿剂等；

（3）常可有病理性怕胖：指一种持续存在的异乎寻常地害怕发胖的超价观念，并且病人给自己制订一个过低的体重界限，这个界值远远低于其病前医生认为是适度的或健康的体重。

（4）常可有下丘脑—垂体—性腺轴的广泛内分泌紊乱。女性表现为闭经（停经至少已3个连续月经周期，但妇女如用激素替代治疗可出现持续阴道出血,最常见的是用避孕药),男性表现为性兴趣丧失或性功能低下。可有生长激素升高,皮质醇浓度上升,外周甲状腺代谢异常,及胰岛素分泌异。

(5) 症状至少已 3 个月。

(6) 可有间歇发作的暴饮暴食(此时只诊断为神经性厌食);

(7) 排除躯体疾病所致的体重减轻(如脑瘤、肠道疾病例如 Crohn 病或吸收不良综合征等)。

(二)国外诊断标准

DSM-V 神经性厌食的诊断标准:

(1) 限制所需的能量摄入,导致与年龄,性别,生长轨迹和身体状况相比显著的低体重。显著的低体重是指低于最低的正常体重或低于儿童和青少年的最低预期体重值。

(2) 即使体重过低,仍强烈的害怕体重增加或发胖,或有持续的影响体重增加的行为。

(3) 对自己体重或体型的体验有问题,自我评估过分受体重或体型的影响,或持续地缺乏对目前体重过低的严重性的认识。

ICD-10(编码 F50.0)诊断标准:

(1) 主动拒食或限制自己的饮食量。

(2) 体重明显减轻,体型消瘦:体重比标准体重低 25%,或除计算比原有减轻体重外,还需要加上每岁年龄应增长的体重,两者相加减少达原体重值的 25%。

(3) 体象障碍:已经明显消瘦,但仍觉太胖;拒绝保持体重在相应年龄及身高的最低水平。

(4) 下丘脑—垂体—性腺轴功能紊乱。女性表现为闭经,月经来潮推迟,乳房不发育;男性表现为性欲减退。

(5) 排除其他器质性疾病,如垂体功能低下、结核病、严重的肝病、溃疡病、慢性腹泻、恶性肿瘤等。

【诊断标准解读】

1. 与精神分裂症,抑郁症,转换反应有关的食物拒绝和限制和其他形式的心因性营养不良可称之为继发性的神经性厌食,但并非真正的神经性厌食,应注意鉴别。同时应排除一些器质性病变如恶病质,Addison 病,垂体功能减退症等引起的食欲下降及体重下降。有时厌食症可继发于抑郁症或强迫症,导致诊断困难或在必要时并列诊断。

2. CCMD-3 正常体重期望值可用身高厘米数减 105,得正常平均体重公斤数,明显的体重减轻比正常平均体重减轻 15% 以上;或用 Quetelet 体重指数 = 体重千克 / 身高米数的平方进行评估,明显体重减轻为 Quetelet 体重指数 17.5 或更低。DSM-V 也以 17.5 作为最低的正常体重的界值。ICD-10 诊断标准中体重减轻应比标准体重低 25%,或除计算比原有减轻体重外,还需要加上每岁年龄应增长的体重,两者相加减少达原体重值的 25%。

3. 国内及 ICD-10 仍将下丘脑—垂体—性腺轴的广泛内分泌紊乱作为诊断标准。女性表现为闭经男性表现为性兴趣丧失或性功能低下。DMS-5 中女性闭经已被排除。美国医师协会认为该标准适用范围小,不适用于男性、青春期前和初潮后的女性及服用避孕药的女性。

4. DSM-V 有对神经性厌食的分类　①限制型(F 50.01):过去 3 个月内,神经性厌食症的患者没有反复发作的暴食或清除行为(例如,自我引吐,滥用泻药或利尿剂,灌肠)。此亚型所描述的体重减轻的临床表现主要是通过节食、禁食和(或)过度锻炼来实现。②暴食 - 清除型(F50.02):过去的 3 个月内,神经性厌食症的患者有反复发作的暴食或清除行为(例如,自我引吐,滥用泻药或利尿剂,灌肠)。

【病例及诊断解析】

某女,16 岁。因厌食,进行性消瘦,情绪不稳,乏力半年余就诊。半年前因别人无意中说起自己偏胖,开始有意识节食,每日少量进食,甚至不吃,或吃后自行催吐。后因考试压力大出现精神抑郁,食欲不振,食即呕吐。经多处治疗病情未见明显好转,仍情绪低,易急躁;半年内体重由原来的 55kg 减至 40kg,已闭经 4 个月,但患者不认为自己瘦,仍坚持控制体重,被其母带来求治。

查体:患者明显消瘦,身高 165cm,体重 40kg,

皮肤粗糙,弹性差。血、尿、便常规,生化全项,T$_3$、T$_4$,胃镜,肝、胆、脾、胰、肾 B 超,心电图,头部 CT,脑电图等多项检查均未发现明显异常。

本例符合神经性厌食症诊断。①患者半年来有意识节食,或吃后自行催吐;② Quetelet 体重指数低于 17.5;③对自己体重或体形的体验有问题,自我评估过分受体重或体型的影响;④排除其他的器质性病变。对神经性厌食症患者应采用营养治疗、心理干预、药物治疗等。

二、神经性贪食

【疾病简介】

神经性贪食(bulimia nervosa)是一种进食障碍,特征为反复发作和不可抗拒的摄食欲望,及暴食行为,病人有担心发胖的恐惧心理,常采取引吐、导泻、禁食等方法以消除暴食引起发胖的极端措施。可与神经性厌食交替出现,两者具有相似的病理心理机制,及性别、年龄分布。多数病人是神经性厌食的延续者,发病年龄较神经性厌食晚。应排除神经系统器质性病变所致的暴食,及癫痫、精神分裂症等精神障碍继发的暴食。

【诊断标准】

(一)国内诊断标准

CCMD-3(编码 50.2)中神经性厌食的诊断标准如下:

(1)存在一种持续的难以控制的进食和渴求食物的优势观念,并且病人屈从于短时间内摄入大量食物的贪食发作。

(2)至少用下列一种方法抵消食物的发胖作用:①自我诱发呕吐;②滥用泻药;③间歇禁食;④使用厌食剂、甲状腺素类制剂或利尿剂。如果是糖尿病人可能会放弃胰岛素治疗。

(3)常有病理性怕胖。

(4)常有神经性厌食既往史,二者间隔数月至数年不等。

(5)发作性暴食至少每周 2 次,持续 3 个月。

(6)排除神经系统器质性病变所致的暴食,及癫痫、精神分裂症等精神障碍继发的暴食。

(二)国外诊断标准

DSM-V(编码 307.51)对神经性厌食的诊断标准:

(1)反复发作暴食,特点为以下二项:

1)在一段时间内(例如,2 小时内)进食量比大多数人在相似时间内和相似情况下的进食量大。

2)发作时感到无法控制过度进食(例如,感到不能停止进食或感到不能控制食物的品种或数量)。

(2)反复出现不合适的代偿行为以预防体重增加,例如自我引吐;滥用泻药、利尿药、灌肠或其他药物;绝食;或过量运动。

(3)暴食及不适当的代偿行为,在 3 月内平均至少每周有 1 次。

(4)自我评价过分受体重和体型的影响。

(5)该障碍并非仅仅出现在神经性厌食的发作期。

备注:

(1)临床症状缓解

1)部分缓解:在先前符合神经性贪食的全部诊断标准之后,持续一段时间符合部分的诊断标准。

2)完全缓解:在先前符合神经性贪食的全部诊断标准之后,持续一段时间不符合任何诊断标准。

(2)目前的严重程度

严重程度的最低水平基于不适当的代偿行为的频率(参见如下),严重程度的水平可以增加到反映其他症状和功能障碍的程度。

轻度:每周平均有 1~3 次不适当的代偿行为的发作。

中度:每周平均有 4~7 次不适当的代偿行为的发作。

重度:每周平均有 8~13 次不适当的代偿行为的发作。

极重度:每周平均有 14 次或更多不适当的代偿行为的发作。

【诊断标准解读】

1. 国内诊断标准中神经性贪食患者发作性

暴食至少每周 2 次,持续 3 个月;DSM-V 将神经性贪食中暴食及不适当的代偿行为由 3 个月至少平均每周 2 次降低至 3 个月至少平均每周一次。他们认为两者在患者的临床表现和治疗效果上并无明显不同。

2. DSM-Ⅳ中将神经性贪食分为两种,①在目前的神经性贪食发作中,经常有自我引吐,滥用泻药或利尿剂,灌肠;②非清除型:在目前的神经性贪食发作中有其他不适当的代偿行为,如绝食或过度运动,但没有经常的自我引吐,滥用泻药或利尿剂,灌肠。新的 DSM-V 中建议取消神经性贪食的分型,由于两种分型在疾病的进程及治疗效果上无明显不同,该分型在临床上应用较少且临床影响少。此外,DSM-V 增加了临床缓解程度和严重程度。

3. 与神经性厌食患者相比,神经性贪食患者往往很难诊断,患者可有贪食发作及采取措施抵消发胖作用,常常并不显示疾病的体征,体重多正常,很难通过体格检查做出诊断。

4. 需排除神经系统器质性病变及精神障碍所致的暴食,多数病人伴有情感障碍,如抑郁症,焦虑障碍等。有时本症可继发于抑郁症,导致诊断困难或在必要时需并列诊断。

【病例及诊断解析】

患者女性,15 岁。烦心时以暴食排忧,反复发作,不能自控 6 年余,由父亲陪伴来咨询治疗。患者自诉 6 年前与班主任不和,致使学习成绩下降,由于父母期望较高出现焦虑抑郁等。每遇烦心事即出现不可抗拒的摄食欲望,需立即大量进食,进食后感到愉快。每次进食必至胃部胀痛为止,暴食后经常自我诱吐。自觉这样吃已形成习惯,形成恶性循环,而恐惧、担心,并感到已出现头昏、口麻、胸闷无力。受刺激后悲观厌世,刀片割腕自杀未遂。因母亲劝说前往医院咨询治疗。既往曾患肝炎已愈。性格外向不稳定。月经正常。有精神病家族史,祖父病发时“用斧子砍自己,恐惧”等,已故。

体检:发育营养佳,身高 165cm,体质量 55kg,体格检查未见异常。内分泌检查均正常。血、尿常规,脑电图均正常。精神状态:神志清晰,能详述暴食经过,对此深感苦恼、焦虑、忧郁,积极求治。明尼苏达多相人格调查表(MMPI):L 46,F 78,K 40,D78,Pd 90,Sc 85。

本例符合 CCMD-3 神经性贪食症诊断。①存在一种持续的难以控制的进食,且短时间内的贪食发作;②自我诱吐抵消食物发胖 ③ 不能自控 6 年余 ④ 排除神经系统器质性病变所致的暴食,及癫痫、精神分裂症等精神障碍继发的暴食。⑤存在一种持续的难以控制的进食该例贪食症存在抑郁症状,曾有严重的自杀行为,有精神病家族史,其 MMPI 报告适应不良。本病例符合该病的诊断要点。

本病治疗缺乏特效药物,临床多用抗抑郁剂,但有的只能缓解抑郁症状,而不能控制贪食行为。治疗可采用心理治疗、药物治疗、行为治疗、理疗等综合治疗的方法。

三、反刍障碍

【疾病简介】

反刍障碍(rumination disorder,RD)是指无器质性病变的情况下,患者反复出现食物反流及再咀嚼部分已消化的食物,然后咽下或吐出,导致体重减轻或体重不增,而不伴恶心、干呕或相关的胃肠道疾病和全身性疾病。

【诊断标准】

(一)国内诊断标准(无)

(二)国外诊断标准

DSM-V(编码 307.53)反刍障碍的诊断标准:

(1)反复出现食物反流至少 1 个月,反流的食物被再咀嚼,咽下或吐出。

(2)反复的反流不是由于胃肠疾病或其他躯体情况(如胃食管反流、幽门狭窄)所致。

(3)这种进食障碍不仅仅出现在神经性厌食、神经性贪食、暴食障碍或回避性 / 限制性摄食障碍的病程中。

(4)如果这种症状发生在其他精神障碍的背景下(例如智力发育障碍或其他神经发育障碍),

其严重程度需要额外的临床关注。

备注:缓解:在先前符合反刍障碍的全部标准之后,持续一段时间不符合诊断标准。

2006年美国消化疾病周制订的罗马Ⅲ标准,成人反刍综合征必须满足以下条件:

(1)持续或反复发作的将刚进食的食物反入口中,继之以吐出或在咀嚼后咽下。

(2)反流前无干呕。

诊断前症状出现至少6个月,近3个月满足以上诊断标准。

支持条件:

(1)反流之前无恶心。

(2)反流物变酸味后发作停止。

(3)反流物是可以辨认的食物,无异味。

【诊断标准解读】

1. 罗马Ⅲ标准中,反刍障碍的反流发生于食物刚进入口中,可几分钟内发生,持续1~2小时,这与餐后一段时间出现反流的消化道疾病不同。该疾病无恶心、干呕等症状,其反流物是可以辨认的食物,无异味,

2. 反刍障碍在反流时可吐出部分食物,可并发体重减轻或消瘦。在反复多年的反刍后,食管与酸接触的机会亦增多,少数病人可并发食管炎,有胃灼热、胸痛等症状。

3. 反刍障碍的患者部分可伴有精神疾病或有精神疾病家族史,可发生在精神发育迟滞的病人,也可见于神经性贪食和神经性厌食的病人。智力正常的婴儿反刍被认为可能源于不正当的母婴关系,反刍婴儿的母亲常在逗乐婴儿方面存在困难,不知道怎样能使婴儿满足,因此使婴儿转向这种自我刺激的行为。

【病例及诊断解析】

女,16岁。近半年餐后原味食物反流入口,咀嚼后再咽下或吐之,食物变酸或口苦后即停止,多于每餐后约5~15min内出现,食物"反流"与食物种类无关,无恶心、腹痛、腹胀、反酸、胃灼热;无胸骨后疼痛、下呕及眩晕等不适。近期因考试而感压力大,但可自行缓解。近日自觉发作频繁且

消瘦而就医。该患者与父母、同学、老师关系和睦,无不良嗜好,无长期服药史。

查体:无异常;实验室检查:三大常规、肝肾功、血生化及肝炎病毒标志物均正常;腹B超、上消化道钡餐、胃镜、头颅CT/MRI均无异常。后于外院行食管24小时动态pH监测、食管测压、食管动力分析均在正常范围内,排除食管动力障碍及胃食管反流病。

临床诊断:反刍障碍。①反复出现食物反流及再咀嚼半年 ②排除器质性病变 ③无恶心、食物变酸或口苦后反流即停止。本病例符合该病的诊断要点。继以心理诱导,辅以莫沙必利及路优泰口服治疗后症状改善,出院6个月后随访,偶有反刍时可自我控制停止。

四、异食癖

【疾病简介】

异食癖(pica)是指在摄食过程中出现的一种特殊嗜好,对通常不应取食的异物,进行难以控制的咀嚼与吞食。如泥土、瓦片、墙灰、石头等,并非由其他精神障碍所致。

【诊断标准】

(一)国内诊断标准(无)

(二)国外诊断标准

DSM-Ⅴ中对异食癖的诊断标准:

(1)持续食用非营养性、非食物性的物质至少1个月以上。

(2)进食非营养性、非食物性的物质与个体的发育水平不相符。

(3)这种进食行为并非文化支持的或正常社会实践的一部分。

(4)如果这种进食行为发生在其他精神障碍(如智力发育障碍、孤独症谱系障碍、精神分裂症)或躯体疾病(包括怀孕)的病程中,其严重程度足以引起额外的临床关注。

备注:缓解:在先前符合异食症的全部诊断标准之后,持续一段时间不符合诊断标准。

ICD-10(F98.3)儿童异食癖的诊断标准

(1) 经常吃一些非营养性的物质,如灰土、毛发等。

(2) 反复多次异食,至少持续一个月以上。

(3) 不是由于另一种精神障碍所致。

(4) 可伴营养不良、贫血、肠道梗阻等并发症。

【诊断标准解读】

1. 异食癖的患者食用非营养性、非食物性的物质,如泥土、瓦片、毛发等,症状具有顽固性和持续性。且由于吞噬不同物品产生各种并发症,如吞食灰泥、油漆可产生铅中毒,吞食黏土可造成贫血与缺锌,吞食头发石头可造成肠梗阻等。

2. 异食癖是一种精神异常性疾病,异食时多避人而行,问诊时可能否认自己有异食史,需额外注意。异食癖患者多伴有其他情绪和行为障碍,且作为一种精神症状也可见于多种精神疾病,如儿童孤独症、精神发育迟滞、精神分裂症、钩虫病等,应注意鉴别。

【病例及诊断解析】

患者,男,15岁,初中三年级学生。因异食症状7年,近期加重前来就诊。8岁上小学开始咬指甲,吮吸手指,之后吃纸屑、衣布等。10岁开始拔头发并吞食头发。自述平时老师、同学对自己不友好,并经常受家长批评,经常吃随手可得的东西后感到满足。最近2月转学后压力大,无法适应新环境而感到不愉快,异食症状加重,伴阵发性腹痛。无重大躯体疾病史。无神经、精神疾病家族史。

体格检查:发育正常,营养中等,身高156cm,体质量46kg,无毛发缺损。精神检查:接触主动,无感知觉和思维障碍,自知力完整。实验室检查:三大常规、肝肾功、血生化及肝炎病毒标志物均正常;韦氏儿童智力测验:智商96。腹部X线平片:腹部示有散在性斑片状致密阴影,形态各异,复查后隐形数量、位置变动较大,X线平片诊断:消化道内异物。

诊断:①食用异物多年,腹部平片确诊消化道内异物。②排除其他精神障碍,符合异食癖的诊断。

异食癖的治疗应包括:①一般治疗:加强护理,改善环境,纠正不良习惯;给予谷维素、维生素B口服等。②病因治疗:针对异食癖原发病因给予相应治疗。③心理行为治疗,改善患者的学习和生活环境,对父母进行指导。

五、暴食障碍

【疾病简介】

暴食障碍(binge-eating disorder)是指如果患者在3个月内平均每周出现1次或1次以上暴食,但不伴有代偿性的清除行为或过度运动。这些病人往往超重,没有消除行为,常常拒绝称重,在肥胖人群中常见。

【诊断标准】

(一)国内诊断标准(无)

(二)国外诊断标准

DSM-V(编码307.51)暴食障碍的诊断标准:

(1) 反复发作的暴食,且符合下述两个特征:

1) 在一段时间内(例如,2小时内)进食量比大多数人在相似时间内和相似情况下的进食量大。

2) 发作时感到无法控制过度进食(例如,感到不能停止进食或感到不能控制食物的品种或数量)。

(2) 暴食发作与以下3项(或更多)有关:

1) 快速进食。

2) 进食直到感到腹胀不适为止。

3) 不饿时大量进食

4) 因进食过多感到尴尬而单独进食

5) 暴食后感到自我厌恶、抑郁或很内疚。

(3) 对暴食感到显著的痛苦感。

(4) 在3个月内平均每周至少出现1次暴食发作。

(5) 暴食与神经性贪食中反复出现的不适当的代偿行为无关,也并非仅仅出现在神经性厌食或神经性贪食的病程中。

备注:

(1) 临床症状缓解

1) 部分缓解:在先前符合暴食障碍的全部诊断标准之后,在持续的一段时间内,暴食出现的平均频率少于每周 1 次。

2) 完全缓解:在先前符合暴食障碍的全部诊断标准之后,持续一段时间不符合任何诊断标准。

(2) 目前的严重程度

严重程度的最低水平基于暴食障碍的发作频率(参见如下),严重程度的水平可以增加到反映其他症状和功能障碍的程度。

轻度:每周平均有 1~3 次暴食发作。

中度:每周平均有 4~7 次暴食发作。

轻度:每周平均有 8~13 次暴食发作。

轻度:每周平均有 14 次或更多暴食发作。

【诊断标准解读】

1. DSM-V 将暴食行为定义为 3 个月至少平均每周一次,且不伴有代偿性的清除行为或过度运动。暴食与神经性贪食中反复出现的不适当的代偿行为无关,也并非仅仅出现在神经性厌食或神经性贪食的病程中。

2. DSM-V 增加了暴食障碍的临床缓解程度和严重程度。

3. 多数病人伴有情感障碍,如抑郁症,焦虑障碍等。有时本症可继发于抑郁症,导致诊断困难或在必要时需并列诊断。

【病例及诊断解析】

女,16 岁,因暴食 4 年要求治疗而就诊。病人自诉近 4 年来进餐时无法控制进食数量,尤其以独处时为重,每周有 2~3 次暴食行为,每次饮食超过 1.25kg,自诉 1 周要吃 6 次"必胜客",暴食后有后悔心理,吃后不吐、不泻、不运动,吃得很多也无饱感。该患者与父母、同学、老师关系和睦,无不良嗜好,无长期服药史。无家族遗传病史。

查体:无异常。身高 160cm,体质量 70kg。病人血常规肝肾功能、血脂和血糖以及心电图检查均正常。

临床诊断:暴食症。①近 4 年来大量进食,无法控制进食数量;②每次大量进食,暴食后后悔;③每周 2~3 次暴食行为;④暴食后不伴有经常性的代偿行为。符合暴食症的诊断标准。

(江帆　姜艳蕊)

参考文献

1. American Psychiatric Association. Diagnostic and Statistical Manual of Mental Disorders (Fifth ed.). Arlington, VA:American Psychiatric Publishing, 2013, 74-85.

2. Manuel Focker, Susanne Knoll, Johannes Hebebrand. Anorexia nervosa. Eur Child Adolesc Psychiatry, 2013, 22 (Suppl 1):S29-S35.

3. Yoshikatsu Nakai, Mitsuo Fukushima..Comparison of DSM-IV Versus Proposed DSM-5 Diagnostic Criteria for Eating Disorders in a Japanese Sample Eur. Eat. Disorders Rev, 2013, 21 (1) 8-14.

4. 陆洁莉,赵咏桔,唐金凤。神经性厌食的临床分析. 中华内分泌代谢杂志 2004, 20 (1):39-41.

5. Wolfe BE, Hannon-Engel SL, Mitchell JE. Bulimia nervosa in DSM-5. Psychiatrann, 2012, 42:406-409.

6. 席巧真,李雪霓,张大荣。104 例进食障碍患者临床特征分析。临床精神医学杂志 2009, 19 (1):37-39。

7. Christine Calla, B. Timothy Walsh, Evelyn Attia. From DSM-IV to DSM-5:changes to eating disorder diagnoses. Curr Opin Psychiatry, 2013, 26 (6):532-536.

8. Trace SE, Thornton LM, Root TL, et al. Effects of reducing the frequency and duration criteria for binge eating on lifetime prevalence of bulimia nervosa and binge eating disorder:implications for DSM-5. Int J Eat Disord, 2012, 45:531-536.

9. Walsh, Judith M. E, Wheat, Mary E, Freund Karen. Detection, evaluation, and treatment of eating disorders. Journal of General Internal Medicine, 2000, 15 (8):577-590.

10. Yager, J. Bulimia nervosa. The Western journal of medicine, 1991, 155 (5):523 - 524.

11. O'Brien MD, Bruce BK, Camilleri M. The rumination syndrome:clinical features rather than manometric diagnosis. Gastroenterology, 1995, 108 (4):1024-1029.

12. Fleisher DR. Functional vomiting disorders in infancy:innocent vomiting, nervous vomiting, and infant rumination syndrome. J Pediatr, 1994, 125 (Suppl):S84-S94.

13. Einhorn AH. Rumination syndrome (merycism or meryscasm). Pediatrics, 1972, 1576-1578.

14. Chial HJ, Camilleri M, Williams DE, Litzinger K, Perrault J. Rumination syndrome in children and adolescents: Diagnosis, treatment and prognosis. Pediatrics, 2003, 111: 158-62.

15. Amarnath RP, Abell TL, Malagelada JR. The rumination syndrome in adults: A characteristics manometric pattern. Ann Intern Med, 1986, 105: 513-518.

16. Haoui R, Gautie L, Puisset F. Pica: a descriptive study of patients in a speciality medical center. Encephale, 2003, 29 (5): 415-24.

17. 王建国, 王凤枝. 儿童异食癖 112 例临床观察. 中国妇幼保健, 2008, 23 (5): 657~658。

18. Williams DE, McAdam D. Assessment, behavioral treatment, and prevention of pica: clinical guidelines and recommendations for practitioners, Res Dev Disabil, 2012, 33 (6): 2050-2057.

19. Christine Calla, B. Timothy Walsh, Evelyn Attia. From DSM-IV to DSM-5: changes to eating disorder diagnoses, 2013, 26 (6): 532-536.

第二节　睡眠障碍

一、睡眠启动相关障碍

【疾病简介】

睡眠启动相关障碍(sleep onset association disorder)是由于在入睡时缺乏某种明确的对象或某些环境因素而发生入睡困难。主要临床特点是到了应当睡眠的时候,当某些已经习惯形成的能够诱导入睡的相关因素存在,儿童能够迅速入睡,否则便发生入睡困难或夜间醒后再度入睡延迟。如果在所需要的条件重建后,儿童又可以很快入睡。本病通常出现在 6 个月以上的儿童,6 个月 ~3 岁儿童中患病率 15%~20%,无明显性别差异,3 岁后明显降低。

【诊断标准】

(一)国内诊断标准(无)

(二)国外诊断标准

国际睡眠障碍分类(International Classification of Sleep Disorders, ICSD)列出的睡眠启动相关障碍的诊断标准(307.42)是:

1. 患者有失眠的主诉。

2. 这些主诉的出现与缺乏某些外界条件的存在有关,这些外界条件包括被抱着、被摇晃、含着奶头睡、听音乐或者看电视等。

3. 症状持续至少在 3 周以上。

4. 如果上述外界条件存在,睡眠的启动、持续时间以及质量都是正常的。

5. 多导睡眠记录仪的检测显示。

(1)如果外界依赖的条件存在,睡眠的时间以及质量都是正常的。

(2)如果外界条件不存在,入睡潜伏期明显延长,夜醒次数也显著增加。

6. 没有其他躯体或者心理问题可以解释这些症状。

7. 症状不符合其他可能导致入睡困难或者夜醒的睡眠障碍的标准。

临床诊断睡眠启动相关障碍至少须包括上述诊断标准的 1、2、4、6 和 7 标准。

【诊断标准解读】

1. ICSD 对睡眠启动相关障碍的首个诊断条件是患者有失眠的主诉,对于儿童来讲,失眠的主诉在家长反映中主要是患儿的入睡潜伏期延长、夜醒次数多、入睡困难。而这种入睡困难需排除躯体、心理问题及其他睡眠障碍。

2. 此外,诊断中患儿必须有入睡相关的条件存在才能入睡,如抱着、被摇晃、含着奶头睡、听音乐或者看电视,当失去这些相关条件时,患儿会发生入睡困难或夜间醒后再度入睡延迟。

3. 由于 6 个月以下的幼儿尚未建立起整夜睡眠的正常规律,因此对于 6 个月以下的婴儿除非入睡困难特别明显,否则应在 6 个月以后才考虑本病诊断。

【病例及诊断解析】

病例:患儿,男,9 月龄,入睡前一直哭吵,只有妈妈抱着才能入睡。妈妈反映他从未自己安静下来而入睡,即使妈妈在身边。当他看到妈妈而妈妈又不把他抱在怀里时,他则哭得更厉害,一旦妈妈抱起即可安静入睡。患儿无其他躯体及心理疾病。

诊断解析：患儿，9月龄，只有在妈妈抱着时才能入睡，否则一直哭吵，符合睡眠启动相关障碍的诊断。

建议家长保证孩子的入睡是自己在床上完成的。可以采取"逐步消退法"的办法来治疗患儿的入睡困难，要求父母在患儿思睡而没有完全睡着的时候将其独自放在床上，按照事先设定的时间在患儿的卧室门口等待，即在哭吵时不来到他身边，让他继续哭，一般第一次等待5分钟，之后进去看望他，在他床边尽量用语言而非身体接触来安慰他（探望时间不超过2分钟）。第二次在门口等15分钟，最长不超过20分钟再去看望安慰孩子，坚持到孩子最后独立睡着。一般治疗1周即会有明显的进展。

也可以用一种比较温和的方法：即孩子哭闹时可以抱起、安慰孩子，当孩子很困的时候放到床上；孩子哭了可以再抱起，直到孩子很困了自己在床上睡着。但是原则是孩子睡着的过程一定是在床上独立入睡。

二、睡行症

【疾病简介】

睡行症又称为梦游症，表现为开始于慢波睡眠而引起在睡眠中行走的一系列复杂行为为基本特征的睡眠障碍。可以是简单地走来走去，也可以是强烈地试图"逃脱"环境的行为。患者难于唤醒，但醒来时常伴有精神错乱现象，对发生的事件不能记忆。这一系列的行为常持续数分钟到30分钟后自行停止，以睡行者回到床上继续睡眠后告结束。睡行症可以发生于儿童会走路后的任何时候，但第一次发作多出现在4~8岁之间，在青春期后常自行消失。一般人群中有15%以上的人在儿童时期至少有过一次梦游。男孩和女孩的发生率相似。

【诊断标准】

（一）ICSD第2版中列出的睡行症的诊断标准

1. 患者表现在睡眠中行走。

2. 睡眠行走过程中患者至少表现出以下1项有关睡眠持续性、意识状态改变或判断力损害的表现：

（1）很难唤醒患者。

（2）患者发作时被唤醒会表现出精神错乱。

（3）发作后遗忘（完全或部分的）。

（4）常规的活动但发生在不合适的时间。

（5）不正常或无厘头的行为。

（6）危险或潜在存在危险的行为。

3. 此睡眠障碍不是由其他睡眠障碍、神经系统疾病、精神障碍、药物或物质滥用等情况可以解释的。

（二）ICSD第3版中列出的睡行症的诊断标准（ICD-10：F51.4）为：

1. 需符合非快速眼动睡眠觉醒紊乱的一般标准。

2. 觉醒紊乱伴有离床活动和其他床以外的复杂行为。

标准1-2必须均满足。

备注：觉醒紊乱的诊断标准为：

1. 反复发作的不完全觉醒（从睡眠中）。

2. 发作期间对他人的干预或者重新定向有不恰当的反应或者缺乏反应。

3. 没有或仅有少量认知或梦境内容。

4. 对发作部分或完全遗忘。

5. 该情况不能被另一睡眠障碍、精神障碍、躯体疾病、药物或物质使用所更好地解释。

标准1~5必须均满足。

【诊断标准解读】

1. ICSD第3版对睡行症诊断标准增加了需符合非快速眼动睡眠觉醒紊乱的一般标准（反复发作的不完全觉醒，没有或仅有少量认知或梦境内容，对发作部分或完全遗忘等），明确了睡行症为觉醒紊乱的一个分类，而ICSD第2版仅仅提及睡眠行走过程中的附加症状，而并未纳入觉醒紊乱的概念。

2. ICSD第2版和第3版均明确提出睡行症诊断前提需排除其他睡眠障碍、神经系统疾病、精神障碍、药物或物质滥用等情况。

【病例及诊断解析】

病例：患儿，男，9岁。母亲述一个月来有两次出现夜间入睡后突然坐起，两眼凝视，片刻后有要下床的行为趋势，家人大声喊叫亦无回应。然后又自己躺下睡着。一次出现于睡着后2小时，一次出现于睡着后3小时。第二天不能回忆起自己的行为。日间其他活动无异常。脑电图示：正常脑电图。

诊断解析：结合患儿入睡后突然坐起、离开床行走，当时喊叫无回应，且第二天不能回忆起自己行为的病史，患儿符合睡行症的诊断标准。

睡行症发作时，不要试图弄醒患者，应注意保护，做好安全防范措施，避免危险与伤害，如从床上、房间内移走任何危险性物品。若患儿睡行症发作频率超过2次/天，或患儿行为干扰家人或儿童，家人会有受伤的情况下，可以考虑服用苯二氮䓬类药物控制。若低于每天1次，又是比较安静不影响别人的情况下，可以不必服药，仅进行短期的心理治疗和环境调整即可。

三、夜惊

【疾病简介】

夜惊或睡惊，是一种基本特征表现为突然从睡眠中觉醒，伴有尖叫或呼喊，同时有极端恐惧的自主神经症状和行为表现。夜惊通常会让父母非常紧张，因为夜惊发作时儿童常意识不清且表现极度恐惧和害怕。但夜惊患儿由于自己无法意识到发作，且没有记忆，所以它对儿童本身的影响甚至小于梦魇。夜惊在儿童中的发生率约为3%，主要发生于4~12岁的儿童，在青春期前发生率逐渐减少直至消失，且多见于男孩。

【诊断标准】

（一）ICSD第2版中列出的夜惊的诊断标准

1. 突然从睡眠中觉醒，伴有尖叫或呼喊，同时可有自主神经症状和极端恐惧的行为表现

2. 至少存在以下1项相关的表现

（1）很难唤醒患者。

（2）发作时被唤醒患者会表现出精神错乱。

（3）发作后遗忘（完全或部分的）。

（4）危险或存在潜在危险的行为。

3. 此睡眠障碍不是由其他睡眠障碍、神经系统疾病、精神障碍、药物或物质滥用等情况可以解释的。

（二）ICSD第3版中列出的夜惊的诊断标准（ICD-10：F51.4）为：

1. 需符合非快速眼动睡眠觉醒紊乱的一般标准。

2. 以突然地惊吓发作为特征，典型者以惊人的发声（如可怕的尖叫声）开始。

3. 发作期间有极度的恐惧及自主神经兴奋症状（瞳孔放大、心率加快、呼吸加快及出汗）。

标准1-3必须均满足。

备注：觉醒紊乱的诊断标准为：

1. 反复发作的不完全觉醒（从睡眠中）。

2. 发作期间对他人的干预或者重新定向有不恰当的反应或者缺乏反应。

3. 没有或仅有少量认知或梦境内容。

4. 对发作部分或完全遗忘。

5. 该情况不能被另一睡眠障碍、精神障碍、躯体疾病、药物或物质使用所更好地解释。

标准1~5必须均满足。

【诊断标准解读】

1. ICSD第3版对夜惊诊断标准增加了需符合非快速睡眠觉醒紊乱的一般标准（反复发作的不完全觉醒，没有或仅有少量认知或梦境内容，对发作部分或完全遗忘等），明确了夜惊为觉醒紊乱的一个分类，而ICSD第2版仅仅提及具体的行为表现，未纳入觉醒紊乱的概念。

2. ICSD第2版和第3版均明确提出夜惊诊断前提需排除其他睡眠障碍、神经系统疾病、精神障碍、药物或物质滥用等情况。

【病例及诊断解析】

病例：患儿，女，3岁，幼儿园小班。母亲述一个月以来频繁出现入睡的哭闹。一般2~3天一次。晚上一般9点入睡，晚11：30左右，患儿会突然出

现大哭,手脚乱动,眼睛没有明显视物,呼之不应。哭闹 30 分钟以后逐渐入睡。第二天不能回忆起前一晚的行为,日间活动无异常。脑电图示:正常脑电图。

诊断解析:结合患儿存在夜间突然大哭,发作时从睡眠中不完全觉醒(眼睛没有明显视物、呼之不应),以及次日不能回忆前一晚的行为的病史,患儿符合夜惊的诊断标准。

夜惊发作时最重要的是保证患儿的安全,尽量避免能引起儿童精神紧张的各种刺激,养成定时起居习惯,创造良好的睡眠卫生习惯和生活环境。在患儿夜惊发作过程中不要干预太多,发作时不要唤醒他。对于每天在固定时间发作的夜惊患儿还可以采用定时提前唤醒的方法。一般定时唤醒需要坚持 2~4 周。对于严重的夜惊已有自伤行为、暴力或影响了家庭正常生活,需进行行为矫正和药物治疗。最常用的药物是短效的苯二氮䓬类药物,在就寝前 1 小时服用。

四、梦魇

【疾病简介】

梦魇也称为噩梦,是指儿童从噩梦中惊醒,回忆恐怖的梦境而引起焦虑和恐惧发作。研究发现,有 75% 的儿童至少有 1 次以上的梦魇。慢性梦魇指的是症状持续时间大于 3 个月的梦魇,其发生率在 2~5 岁为 24%,在 6~10 岁为 4%。梦魇发生的原因可能与家庭压力或者应急因素、焦虑障碍、睡眠不足以及药物等有关。

【诊断标准】

(一)ICSD 第 2 版中列出的梦魇诊断标准

1. 患者至少有一次突然从睡眠中突然惊醒,并可回忆恐怖的梦境内容,常伴有强烈的害怕、焦虑,同时还有生气、伤心、厌恶和其他烦躁不安的情绪。

2. 从梦中惊醒后立即清醒,几乎无意识障碍或定向障碍,能立即且清晰地回忆梦境内容。

3. 至少存在以下 1 项相关特征

(1)在发作周期后入睡延迟和不能迅速恢复入睡。

(2)发作于平时睡眠期的后半段。

(二)ICSD 第 3 版列出的梦魇的诊断标准(ICD-10:F51.5)为:

1. 反复出现的广泛性、极度恐惧并记忆清晰的梦境,这些梦境中常出现危及生命、安全、身体完整性的状况。

2. 从恐怖的梦境中醒来,患者迅速变得警觉和定向力完整。

3. 梦境经历,或从梦境唤醒所致的睡眠障碍,会引起以下一种或多种社交、职业或其他重要功能的损害:

1)情绪障碍(例如,噩梦的持续影响,焦虑,恐惧)。

2)抗拒睡眠(例如,睡前焦虑,对睡眠/随后梦魇发生的恐惧)。

3)认知障碍(例如,侵入性的噩梦般的图像,注意力或记忆力受损)。

4)对照养者或家庭功能的负面影响。

5)行为问题(拒绝上床、怕黑)。

6)白天嗜睡。

7)疲劳或缺乏精力。

8)职业或教育功能受损。

9)人际或社交功能受损。

标准 1~3 必须均满足。

【诊断标准解读】

1. ICSD 第 3 版梦魇诊断标准明确梦境为反复出现的广泛性、极度恐惧并记忆清晰,而 ICSD 第 2 版诊断标准阐述为患者至少有一次突然从睡眠中突然惊醒,回忆恐怖的梦境内容。

2. ICSD 第 3 版梦魇诊断标准中增加了社交、职业或其他重要功能的损害的标准,而 ICSD 第 2 版中对梦魇的诊断标准没有像第 3 版中把社会功能损害方面纳入,只是把梦魇发作时间或发作后出现的入睡延迟纳入为诊断的一部分。

【病例及诊断解析】

病例:患儿,男,10 岁,四年级。晚上 9 点入睡,11:30 左右突然大哭,并叫喊"我要死了",闭眼,无明显手脚活动。家人马上进行抚慰并叫喊其名字。患儿大哭片刻后突然意识清楚,睁开眼睛并停止哭泣,神情正常并告诉家人"梦见地球要爆炸了,感觉非常恐惧"。经家人安抚情绪和开导后入睡。次日能够回忆起梦的内容,日间活动无异常。脑电图示:正常脑电图。

诊断解析:结合患儿存在夜间突然从睡眠中惊醒、立即且清晰地回忆梦境内容,伴有恐惧情绪,以及次日能够回忆起梦的内容的病史,患儿符合梦魇的诊断标准。

对于梦魇发作的患儿,家长应该尽量安慰。并可于第二天与患儿讨论梦境,看梦境是否还困扰他。对频繁发生者或反复出现同一症状的梦魇,需仔细找寻原因,排除相应的躯体疾患。此外,晚餐避免过饱,睡眠前不接触恐怖刺激性电视、图书等,养成良好的睡眠卫生习惯,也可降低梦魇的发生率。

五、失眠

【疾病简介】

失眠可以表现为入睡困难、维持睡眠不能以及早醒等,并导致日间功能受损。在失眠者中,难以入睡是最常见的主诉,其次是维持睡眠困难和早醒。然而,患者主诉中通常以上情况并存。在很多情况下,失眠是其他疾病的一个早期表现。而原发性失眠则通常与不良生活习惯、作息不规律等有一定的关系。儿童失眠的症状主要为:睡眠抗拒、入睡困难、频繁夜醒、早醒和不能单独入睡等;白天功能损害包括过度困倦、注意力不集中、学习成绩差、多动和情绪行为问题等。儿童及青少年失眠的发生率尚没有很好的研究报道,但是不少研究提示有12%~33%的青少年抱怨睡眠不佳。失眠的发生女性多于男性。

【诊断标准】

(一)ISCD 第 2 版中列出的失眠的诊断标准

1. 有入睡困难、维持睡眠不能以及早醒或长期非恢复性的睡眠、睡眠质量差的主诉。在儿童,睡眠问题往往是被照养人所反映的,可能包括不

愿上床睡觉或不能独自入睡。

2. 以上的睡眠问题发生在有足够的睡眠机会及环境下。

3. 家长反映儿童至少存在以下 1 个与夜间睡眠障碍相关的日间功能受影响的形式。

(1)疲倦或全身乏力。

(2)注意力、记忆损害。

(3)社交或语言功能损害,学业成绩差。

(4)情绪障碍或易激惹。

(5)白天嗜睡。

(6)动力、坚持性下降。

(7)工作或开车时错误或事故经常发生。

(8)睡眠不足引起的紧张、头痛、胃肠道症状。

(9)担心、忧虑睡眠。

(二)ICSD 第 3 版列出的慢性失眠障碍的诊断标准(ICD-10:F51.01)

1. 病人、病人父母、病人看护者观察到病人出现以下一种或者多种症状:

(1)入睡困难;

(2)睡眠维持困难;

(3)早醒;

(4)在适当的时间拒绝上床睡觉;

(5)在没有父母或者看护人的干预下难以入睡

2. 病人、病人父母、病人看护者观察到病人因为夜间睡眠困难而出现以下一种或者多种症状:

(1)疲劳、心神不宁;

(2)注意力、专注力难以集中或者记忆力下降;

(3)在社交时、家庭中、面对同侪、职业领域工作表现不如以前;

(4)情绪易烦躁,易激动;

(5)白天嗜睡;

(6)举止异常(比如:多动、冲动、攻击性);

(7)懒洋洋、缺乏活力、缺乏动力;

(8)易犯错、易出事故;

(9)对自己的睡眠质量有疑问或不满意。

3. 睡眠/觉醒的异常不是单纯由于不充足的睡眠机会(比如:充足的睡眠时间)或者不合适的

睡眠环境(比如:环境是黑暗、安静、安全、舒适的)而导致的。

4. 睡眠困难和白天的相关症状出现至少每周三次以上。

5. 睡眠困难和白天的相关症状持续至少三个月。

6. 睡眠/觉醒困难不能被其他的睡眠障碍所解释。

标准1~6必须均满足。

备注:因为失眠可以是其他一些睡眠障碍或者疾病的表现,所以诊断儿童慢性失眠必须排除以下一些疾病:暂时性失眠、不宁腿综合征/周期性腿动障碍、阻塞性睡眠呼吸暂停、睡眠时相延迟综合征、不良睡眠习惯、精神类疾病、躯体疾病(包括哮喘、过敏、头痛等)。

【诊断标准解读】

1. ICSD第3版对慢性失眠的诊断标准除了提及失眠主诉、日间功能、睡眠机会及环境外,还明确了睡眠困难和白天症状至少应出现的频次和持续时间。而ICSD第2版诊断标准,对睡眠困难和白天症状的持续时间以及频次没有进行阐述。

2. ICSD第3版对失眠的诊断标准中详细描述了帮助其诊断的症状和体征,日间功能受影响的多种表现,使诊断更加具体明了。

【病例及诊断解析】

病例:患儿,女,13岁,初中二年级。主诉夜间入睡困难,辗转反侧一般需要2小时才能入睡。有时睡不着会看一下时间,因为迫切想睡着而更增加入睡时间。上午头昏,学习效率不高,课间喜欢趴在桌子上休息片刻。下午1点时最为困倦,但课上不会睡着。早晚上学路上乘车时比较困倦,尤以早上为甚,但不会睡着。活动式睡眠记录仪示总睡眠时间平均7小时/每晚,睡眠效率78%。斯坦福嗜睡量表得分15分(异常)。比较担心老师和同学对自己的评价,无其他躯体不适和心理负担。

诊断解析:结合患儿存在入睡困难,需2小时才能入睡,日间功能受影响(头昏、白天嗜睡、学习效率差等)的病史,以及活动式睡眠记录仪示睡眠时间短和睡眠效率差且嗜睡量表得分异常,患儿符合失眠的诊断标准。

治疗失眠的过程也是学习的过程,所以需要患儿自己努力并且有足够的耐心,方法主要包括:养成良好的睡眠习惯、放松法(入睡前深呼吸等)、改变对睡眠的负面想法、不要经常看钟、限制在床上的时间、不要在床上翻来覆去,健康教育和心理行为治疗无效时可考虑使用药物。

六、阻塞性睡眠呼吸暂停综合征

【疾病简介】

阻塞性睡眠呼吸暂停儿童主要的表现为打鼾以及睡眠期反复发作的呼吸暂停和低通气,呼吸暂停时出现持续的气流停止,但膈肌与胸廓运动仍然存在,伴有白天嗜睡等症状。呼吸暂停的结果导致在睡眠中经常短暂觉醒,每次短暂觉醒持续的时间很短,但是这种反复短暂觉醒,类似于在晚上睡觉的时候被别人反复打搅惊醒15~20次,这样会使得睡眠变得不连续、片段化。根据调查本病发病率欧洲国家为1.0%~7.1%,日本为1.3%~4.2%,我国为3.4%(可能高达7%~13%)。

【诊断标准】

(一)以下是国内目前相对比较公认的儿童阻塞性睡眠呼吸暂停的诊断标准

1. 家长主诉患儿睡眠时有呼吸声响。

2. 睡眠时有完全或部分气道阻塞现象。

3. 伴随症状 包括:

(1) 明显打鼾。

(2) 吸气时反常性胸廓内收。

(3) 晨起头痛或嘴干。

(4) 白天过度嗜睡。

(5) 行为问题,如多动、注意力不集中等。

(6) 用口呼吸。

(7) 肥胖。

(8) 遗尿。

(9) 生长落后。

4. 多导睡眠图结果

（1）呼吸暂停 / 低通气指数 >1.5，或者呼吸暂停指数 >1。

（2）动脉血氧饱和度 <91% 或者有动脉血氧饱和度较基线值下降 9% 以上。

（3）呼气末二氧化碳分压 >54。

（4）呼气末二氧化碳分压 >45 的时间占总睡眠时间的 46% 以上。

5. 通常伴有其他的疾病，如腺样体和腭扁桃体肿大。

6. 可伴有其他睡眠障碍的表现，如发作性睡病或周期性腿动。

临床诊断阻塞性睡眠呼吸暂停至少符合上述标准的 1、2、3 项，通常明确诊断仍需要进行多导睡眠图检查。

（二）ICSD 第 3 版对儿童阻塞性睡眠呼吸暂停的诊断标准

1. 存在以下一项或多项症状：

（1）打鼾。

（2）睡眠中出现屏气、反常呼吸或呼吸暂停。

（3）白天嗜睡、多动、行为或学习障碍。

2. PSG 监测发现：

（1）阻塞性或混合性呼吸暂停 / 低通气事件 ≥1 次 /h。

（2）阻塞性低通气（定义为整夜睡眠时间的 25% 以上存在 $PaCO_2$ >50mmhg）伴有下列之一或多项

1）打鼾。

2）吸气时鼻内压波形扁平。

3）胸腹矛盾运动。

标准 1 和 2 必须均满足。

备注：呼吸事件根据最新版本的 AASM 睡眠及相关活动评分手册进行评定。

【诊断标准解读】

1. ICSD 第 3 版对阻塞性呼吸暂停的诊断标准较之前公认的最低诊断标准增加了多导睡眠图对于呼吸暂停事件的描述以及多导睡眠图对患儿睡眠中出现现象的解释。而之前公认的最低诊断标准仅强调了患儿睡眠中呼吸声响、气道阻塞现象以及伴随症状。

2. ICSD 第 3 版诊断标准不像之前公认的标准中强调多导睡眠图呼吸暂停 / 低通气指数、呼吸暂停指数、动脉血氧饱和度、呼气末二氧化碳分压数值划分对诊断的重要性，而着重于多导睡眠图存在呼吸暂停、低通气事件以及对患儿睡眠中相关问题的解释。

【病例及诊断解析】

病例：患儿，男，5 岁，幼儿园大班。22kg，112cm。家长诉睡眠打鼾 1 年余，鼾声较响，偶尔张口呼吸，偶尔有呼吸暂停现象。日间无明显不适。扁桃体Ⅱ度，颈围 28cm。行鼻咽部侧卧片示：腺样体肥大。行整夜 PSG 示：入睡潜伏期 20 分钟，睡眠效率 86%，AHI 指数 8.5。呼吸暂停次数 25，低通气次数 31，鼾声指数 84，最低氧饱和度 87%。

诊断解析：结合患儿存在睡眠打鼾 1 年余，睡眠中有张口呼吸、呼吸暂停现象的病史，PSG 监测发现呼吸暂停次数 25，低通气次数 31，阻塞性低通气伴打鼾，患儿符合阻塞性睡眠呼吸暂停的诊断标准。

阻塞性睡眠呼吸暂停综合征是否需要治疗及如何治疗，应根据病因及疾病的严重程度而定。对于明确病因的患儿，根据不同情况去除病因。可采用扁桃体腺样体切除术、悬雍垂腭咽成形术等。非手术治疗，包括体位治疗、减肥、吸氧、药物等保守治疗方法，这些方法可作为辅助治疗，有助于减轻症状。

七、发作性睡病

【疾病简介】

发作性睡病是以白天无法控制的嗜睡为主要临床症状的神经系统疾病，患者往往有明显的功能损害，影响日常生活。该病起病通常始于青春期，持续终生。嗜睡症状的特点是白天反复出现小睡发作，一般睡眠时间持续 10~20 分钟，小睡后患者感到暂时的清醒。白天嗜睡发作时患者无法抗拒，且无论前一夜睡眠是否充足均会出现。典型的发作性睡病为四联症，即除了白天嗜睡外，还有猝倒、幻觉以及睡眠瘫痪症状。但是大部分患儿并非同时存在上述 4 项症状。

【诊断标准】

（一）ICSD 第 2 版中对发作性睡病的诊断标准

1. 发作性睡病伴猝倒同时满足以下 4 项条件

（1）患者每天白天过度嗜睡状态至少持续 3 个月。

（2）有明确的猝倒发作，表现为情绪亢奋的情况下突然、暂时性的骨骼肌肌张力消失。

（3）发作性睡病伴猝倒的诊断，若条件许可均需于整晚多导睡眠监测（nocturnal Polysomnogram，nPSG）后，进行多次小睡潜伏实验（Multiple Sleep Latency Test，MSLT）。结果满足两项之一即符合诊断标准：①前一夜至少保证 6 小时睡眠以上，MSLT 结果为评估睡眠潜伏期≤8 分钟，且 2 次以上出现睡眠开始时 REM 睡眠（sleep onset rapid eye movement periods，SOREM）；②患者脑脊液中发现 hypocretin-1 浓度≤10pg/ml 或正常参考值的 1/3。

（4）无其他睡眠障碍、神经系统疾病、精神障碍、药物或物质滥用等情况可以解释的嗜睡症状。

2. ICSD 第 2 版中发作性睡病不伴猝倒同时满足以下 4 项条件

（1）每天白天过度嗜睡状态至少持续 3 个月。

（2）无明确的猝倒发作。

（3）发作性睡病不伴猝倒的诊断，必须 nPSG 后，进行 MSLT。若前一夜至少保证 6 小时睡眠以上，MSLT 结果为评估睡眠潜伏期≤8 分钟，且 2 次以上 SOREM，即符合诊断标准。

（4）无其他睡眠障碍、神经系统疾病、精神障碍、药物或物质滥用等情况可以解释的嗜睡症状。

（二）ICSD 第 3 版中对发作性睡病的诊断标准

1. 发作性睡病 1 型须同时满足以下 2 项条件

（1）患者存在白天难以遏制的困倦和睡眠发作，症状持续至少 3 个月以上。

（2）满足以下 1 项或 2 项条件：①有猝倒发作

（符合定义的基本特征）。经过标准的 MSLT 检查平均睡眠潜伏期≤8min，且出现≥2 次 SOREMPs。推荐 MSLT 检查前进行 nPSG 检查。nPSG 出现 SOREMP 可以替代 1 次白天 MSLT 中的 SOREMP。②免疫反应法（immunoreactivity）检测脑脊液中 Hcrt-1 浓度≤110pg/ml 或 < 正常参考值的 1/3。

备注：1）幼儿期的发作性睡病可能表现为夜晚睡眠时间过长或白天打盹时间延长；2）如果临床强烈怀疑发作性睡病 1 型，但 MSLT 的诊断标准不能满足，推荐重复 MSLT 检查。

2. 发作性睡病 2 型须同时满足以下 5 项条件

（1）患者存在白天难以遏制的困倦和睡眠发作，症状持续至少 3 个月以上。

（2）标准 MSLT 检查平均睡眠潜伏期≤8min，且出现≥2 次 SOREMPs，推荐 MSLT 检查前进行 nPSG 检查，nPSG 出现 SOREMP 可以替代 1 次白天 MSLT 中的 SOREMP。

（3）无猝倒发作。

（4）脑脊液中 Hcrt-1 浓度没有进行检测，或免疫反应法测量值 >110pg/ml 或 > 正常参考值的 1/3。

（5）嗜睡症状和（或）MSLT 结果无法用其他睡眠障碍如睡眠不足、OSAS、睡眠时相延迟障碍、药物使用或撤药所解释。

备注：1）如果患者随后出现猝倒发作，应重新诊断为发作性睡病 1 型；2）如果诊断后，检测脑脊液中 Hcrt-1 浓度≤110pg/ml 或 < 正常参考值的 1/3，应重新诊断为发作性睡病 1 型。

【诊断标准解读】

1. ICSD 第 3 版对发作性睡病列出两种发作类型的的诊断标准，在诊断上分类更加清晰、明了，且对发作性睡病两种发作类型的诊断均强调了患者必须有至少持续 3 个月的白天过度嗜睡状态。

2. ICSD 第 3 版对发作性睡病的两种发作类型除了在多导睡眠图 MSLT 结果上有了明确的诊断规定外，增加了脑脊液水平在发作性睡病 1 型和 2 型中的明确规定,强调了多导睡眠图结果和脑脊液水平对发作性睡病的重要诊断意义。

【病例及诊断解析】

病例:患儿,男,以"日间困倦,大笑后浑身无力伴猝倒 9 个月,嗜睡加重 1 个月"主诉就诊。患儿 9 个月前无明显诱因在与别人交流、说笑时出现浑身无力,有时眼睛会疲惫到无法睁开即闭着眼睛玩耍;大笑后会浑身无力,摔在地上,持续 1~2 秒,无抽搐、意识丧失,每天发作频率不定,与情绪相关。日间易困倦,下午 3~4 点会有强烈的睡意;近 1 个月以来,嗜睡加重,每天会有 2~3 次无法控制的睡意,每次持续 1 小时左右,有时在入睡时会自觉身体不能动,只有指(趾)末端可以轻微移动,患者自觉非常恐惧。睡醒后精神恢复正常。追问患儿病史,无其他睡眠障碍、神经系统疾病、精神障碍、药物或物质滥用等情况。入院行多导睡眠图检查,MSLT 结果显示睡眠潜伏期 2 分钟(≤8 分钟),且 2 次以上出现睡眠开始时 REM 睡眠。

诊断解析:结合患儿白天嗜睡病程持续 9 个月,明确的猝倒发生史,MSLT 的诊断结果且追问患儿病史患儿无其他睡眠障碍、神经系统疾病、精神障碍、药物或物质滥用等情况,患儿符合为发作性睡病伴猝倒的诊断标准。

健康教育对发作性睡病的患儿及家庭成员来说非常重要,必须告知家长本病的性质和症状内容,消除对患儿的偏见,尽可能避免来自社会的压力。对于学龄期儿童,帮助他们建立一个非常详细的日常作息时间表,保证白天 1~2 次小睡,以帮助患者维持比较满意的觉醒状态。此外,某些生活方式(严格的睡眠作息时间、增加体育锻炼同时避免一些乏味、重复性的活动,除非很好地控制白天嗜睡否则必须避免从事跳水、游泳等有一定危险的活动)的改变在很大程度上可帮助患儿改善症状。而对于已经影响到学习和生活的白天嗜睡现象,可以选择应用一些中枢神经兴奋药,如盐酸哌甲酯等。

(江帆　姜艳蕊)

参考文献

1. American Academy of Sleep Medicine. International classification of sleep disorders, 2nd ed:Diagnostic and coding manual. Westchester, Illinois, 2005.
2. American Academy of Sleep Medicine. International classification of sleep disorders, 3rd ed. Darien, IL: American Academy of Sleep Medicine, 2014.

第三节　运动发育障碍

【疾病简介】

美国精神医学学会(American Psychiatric Association, APA)于 2013 年 5 月发布的《精神障碍诊断与统计手册(第 5 版)》(DSM-V)中,将运动障碍(motor disorder)归类于神经发育障碍的一个亚类,包括发育性运动协调障碍(developmental coordination disorder, DCD)、刻板性运动障碍(Stereotypic movement disorder, SMD)以及抽动障碍(Tic disorders)。国内常用的《中国精神障碍分类与诊断标准(第 3 版)》(CCMD-3)沿袭了世界卫生组织(WHO)制定的《国际疾病与相关健康问题统计分类》(ICD)的分类原则,虽然并未对运动发育障碍做出系统的定义,但也对上述三种运动障碍分别作出诊断标准。遗传、宫内或环境因素都可能造成运动能力障碍。

ICD-10 中对特定运动技能发育障碍(specific developmental disorder of motor function)的定义为协调性运动技能发育的明显迟缓,表现为粗大运动和精细运动的协调障碍以及非支撑肢体舞蹈样动作或镜像动作等,且不是由于广泛性发育迟滞或神经运动系统缺陷所致。包括笨拙儿童综合征、发育性协调障碍及发育性运动不良。DSM-V中仅对发育性运动协调障碍做出了明确的解释和诊断标准。尽管有各种关于儿童动作笨拙的疾病名称,但是发育性运动协调障碍的概念越来越多地被人们所接受。

刻板性运动障碍指一种随意的、反复的、无意义的(常为节律性)运动,表现为摇手或甩手,摇摆躯体,摇摆头颅,咬自己或打自己的身体等。

抽动是一种不随意的突发、快速、重复、非节律性的单一或多部位肌肉抽动或发声。根据临床表现、病程长短和是否有发声抽动而分为:短暂性抽动障碍、慢性运动或发声抽动障碍和Tourette综合征。

【诊断标准】

(一)国内诊断标准(CCMD-3)

1. 特定运动技能发育障碍

(1)精细或粗大运动的共济协调能力明显低于其年龄应有的水平,或标准化运动技能测验低于其年龄期望值,达2个标准差以上。

(2)早期发生的运动技能障碍持续存在,并严重影响学习成绩或日常生活。

(3)不是由于视听觉缺陷、神经系统疾病或运动系统障碍所致。

2. 刻板性运动障碍 刻板性运动障碍指一种随意的、反复的、无意义的(常为节律性)运动,表现为摇摆躯体、摇摆头颅、拔毛、捻发、咬指甲、吮拇指或挖鼻孔等。

(1)刻板运动达到躯体受损的程度或显著干扰患儿的正常活动。

(2)症状至少已1个月。

(3)不是由于任何其他精神病或行为障碍所致。

(4)如果系精神发育迟滞的伴发症状,此时对两种障碍都需编码。

3. 抽动障碍的诊断标准

(1)短暂性抽动障碍:

1)有单个或多个运动抽动或发声抽动,常表现为眨眼、扮鬼脸或头部抽动等简单抽动。

2)抽动天天发生,1天多次,至少已持续2周,但不超过12个月。某些患儿的抽动只有单次发作,另一些可在数月内交替发作。

3)18岁前起病,以4~7岁儿童最常见。

4)不是由于Tourette综合征、小舞蹈病、药物或神经系统其他疾病所致。

(2)慢性运动或发声抽动障碍:

1)不自主运动抽动或发声,可以不同时存在,常1天发生多次,可每天或间断出现。

2)在1年中没有持续2个月以上的缓解期。

3)18岁前起病,至少已持续1年。

4)不是由于Tourette综合征、小舞蹈病、药物或神经系统其他疾病所致。

(3)Tourette综合征:

1)表现为多种运动抽动和一种或多种发声抽动,多为复杂性抽动,两者多同时出现。抽动可在短时间内受意志控制,在应激下加剧,睡眠时消失。

2)日常生活和社会功能明显受损,患儿感到十分痛苦和烦恼。

3)18岁前起病,症状可延续至成年,抽动几乎天天发生,1天多次,至少已持续1年以上,或间断发生,但1年中症状缓解不超过2个月。

4)不能用其他疾病来解释不自主抽动和发声。

(4)其他抽动障碍。

(5)未分类的抽动障碍。

(二)国外诊断标准(DSM-V)

1. **发育性运动协调障碍 315.4(F82)**

(1)协调性运动技能的获得及完成低于实际生理年龄的应有水平,或低于实际学习和使用机会下应达到的水平;困难主要表现为动作笨拙(如跌倒或撞到物体),以及运动技能缓慢、不准确(包括拿东西、使用剪刀、书写、骑自行车或参与体育运动)。

(2)诊断标准中(1)中的运动能力障碍显著地、持续地影响与生理年龄相当的日常活动(如生活自理及维持自身稳定性),并使学习、工作、休闲及娱乐遭受明显影响。

(3)起病于发育早期。

(4)运动障碍不是由于智力障碍或视力损害所引起,也并非由其他影响运动能力的神经系统疾病所导致(如脑瘫、肌营养不良或退行性疾病)。

2. **刻板性运动障碍 307.3(F98.4)**

(1)诊断标准:

1)重复的,看似具有强迫性的,明显是无意义的动作行为(如摇手或甩手,摇摆躯体,摇头,咬自己或打自己的身体)。

2）重复的动作行为干扰了社交、学业或其他活动，并可能造成自我伤害。

3）起病于发育早期。

4）重复动作行为并非是药物或神经疾病所致的躯体表现，也不能被其他神经发育或精神障碍（如拔毛癖或强迫症）所解释。

（2）分类：

1）伴自我伤害行为（或在无保护措施时可导致自我伤害的行为）。

2）不伴自我伤害行为。

（3）严重程度：

1）轻度：症状能轻易被感觉刺激或注意分散所抑制。

2）中度：需采取明确的保护措施和行为矫正。

3）重度：需采取持续的监督和保护措施才能预防严重的损伤。

3. 抽动障碍

备注：抽动是指突然、快速、反复、非节律性的肌肉运动或发声。

（1）Tourette 综合征 307.23（F95.2）：

1）多种运动抽动与一种或多种发声抽动，两者不一定同时发生。

2）抽动发生的频率可时多时少，但从首次抽动发生以来已持续一年以上。

3）起病于 18 岁以前。

4）此障碍并非由于某种物质（如可卡因）的直接作用，也不是躯体疾病所致（如脑卒中、Huntington 病或继发于病毒性脑炎）。

（2）慢性运动或发声抽动障碍 307.22（F95.1）：

1）一组或多种运动抽动，或发声抽动，但运动抽动和发声抽动不同时存在（抽动是指突然、快速、反复、非节律性的肌肉运动或发声）。

2）抽动发生的频率可时多时少，但从首次抽动发生以来已持续一年以上。

3）起病于 18 岁以前。

4）此障碍并非由于某种物质（如可卡因）的直接作用，也不是躯体疾病所致（如 Huntington 病或继发于病毒性脑炎）。

5）不符合 Tourette 综合征的诊断标准。

分类：

1）单纯运动性抽动。

2）单纯发声性抽动。

（3）短暂性抽动障碍 307.21（F95.0）：

1）单组或多组运动抽动和（或）发声抽动。

2）从首次抽动发生以来症状持续不足一年。

3）起病于 18 岁以前。

4）此障碍并非由于某种物质（如可卡因）的直接作用，也不是躯体疾病所致（如脑卒中、Huntington 病或继发于病毒性脑炎）。

5）不符合 Tourette 综合征或慢性运动或发声抽动障碍的诊断标准。

（4）其他特定的抽动障碍 307.20（F95.8）

此类别适用于那些以抽动障碍的特征症状为主的临床表现，这些症状引起有临床意义的痛苦、或导致社交、职业或其他重要功能的损害，但不符合抽动障碍或神经发育障碍诊断类别中的任一种障碍的诊断标准。此种其他特定的抽动障碍的类别在以下情况下使用：临床医生认为患者抽动表现虽不满足抽动障碍标准，但存在特定原因时。诊断记录中，应注明其病因（多在 18 岁后起病）。

（5）未特定的抽动障碍 307.20（F95.9）

此类别适用于那些以抽动障碍的特征症状为主的临床表现，这些症状引起有临床意义的痛苦、或导致社交、职业或其他重要功能的损害，但不符合抽动障碍或神经发育障碍诊断类别中的任一种障碍的诊断标准。此种未特定的抽动障碍的类别在以下情况下使用：临床医生未明确患者症状不满足抽动障碍诊断的原因，或没有充足的信息做出明确诊断时。

【诊断标准解读】

1. DSM-Ⅴ中对 DCD 的诊断标准强调运动协调性的发育不良，必须排除其他与运动控制能力相关的疾病（如肌营养不良或脑瘫）以及智力障碍和视力障碍。ICD-10 或国内的 CCMD-3 对特定运动技能发育障碍的诊断则认为即使没有明确的神经性疾病存在，详细的临床检查也可发现神经发育不成熟的症状（如非支撑肢体舞蹈样动作或镜像动作）。

2. 刻板性运动可大致分为三种类型:常见的刻板性动作(如咬指甲和磨牙)、复杂的刻板性运动(包括各种重复的肢体运动)以及点头(一种独立的刻板运动,但与复杂的刻板性运动有一定共性)。DSM-V认为刻板性运动障碍必须是重复的动作,且干扰儿童正常生活,故只有复杂的刻板性运动和点头符合诊断标准。ICD-10 2010版中也已将咬指甲、吮拇指和挖鼻孔这些动作排除在刻板性运动障碍外,归纳在其他发病于儿童和青少年期的特定行为和情绪障碍中(F98.8)。但国内的CCMD-3仍然沿用了这些动作,且未将拔毛症排除。因此,临床医师或心理医师在使用这些标准诊断时应注意区分。

3. DSM-V对抽动障碍的诊断标准做出了一定的规范,将"刻板性"(stereotypic)这一个词去除,以便更好地将SMD与抽动障碍区分,且撤销了对于抽动暂停连续时间的要求。在国内CCMD-3对慢性运动或发声抽动障碍及Tourette综合征的诊断中,仍将1年中症状缓解不超过2个月这一时间限制作为诊断标准之一。

4. 在诊断运动发育障碍时,了解患者疾病发生发展史是十分重要的。诊断运动技能及协调性障碍有赖于详细的病史采集,包括儿童在运动评估中的功能水平、在运动和感觉统合方面的发育情况以及体格检查的阳性体征。刻板性运动障碍诊断时需考虑刻板运动发生的频率、程度和持续时间。抽动障碍的症状具有波动性,其严重程度、抽动分布及特征常在数周至数年内有所变化。

【病例及诊断解析】

1. **发育性运动协调障碍** 10岁男孩,因说话吃力前来就诊。说话起始时较清晰响亮,之后声音逐渐变小,咬字不清,换气休息片刻后又能正常说话,无法说长句。行走自如,会骑自行车,但精细运动欠佳,握笔或折纸时使用手掌多于手指。书写字迹笨拙,不流畅。学习成绩中等。患儿婴儿期流涎明显,直至2岁方止。1.5岁时学会走路,2岁后仍走路不稳,有时需要家长搀扶。患儿为足月单胎儿,出生时无窒息史。

诊断分析:本患儿诊断为发育性运动协调障碍,主要表现在精细运动尤其是协调能力欠佳。早期就出现了运动协调障碍,且运动障碍引起的语言、书写能力受损使患儿学习遭受明显影响。患儿学习成绩中等,故运动障碍并非由智力障碍所导致,但仍需进一步检查排除运动系统疾病。发育性运动协调障碍在临床上很少见,诊断时需与脑瘫、其他神经系统和运动系统疾病相鉴别。

2. **刻板性运动障碍** 3岁男孩,因反复点头、哈气来院就诊。一个月前,患儿出现不分时间、场合的反复点头和哈气动作,可用言语制止,但很快又会出现。且发病后,患儿与同伴的关系有所疏离,母亲十分焦虑,遂来就诊。患儿为足月单胎儿,出生时无窒息史。患儿走路、说话等发育情况与其他儿童并无差异,平时在幼儿园表现良好。患儿发病前,幼儿园出现手足口病流行。Gesell发育评估结果正常,儿童气质量表反应为低阈值的敏感特质。

诊断分析:本患儿诊断为轻度刻板性运动障碍,不伴自我伤害型。反复点头、哈气等动作并无明显的意义,且已干扰到儿童正常的社会交往活动。点头、哈气等刻板性运动不会造成自我伤害,并能够被注意分散所抑制。刻板性运动障碍的诊断,需排除拔毛症、强迫症、孤独症谱系障碍等多种神经精神疾患,而伴发于这些疾病是不单独诊断。

3. **抽动障碍** 一男孩5岁时开始眨眼过度频繁,并在数月后出现反复的无节律性的硬腭搭嘴音。7岁时,他眨眼的症状仍然持续存在,而硬腭搭嘴音被明显的鼻腔喷气音和耸肩的动作所代替。在青少年时期,所有旧的抽动症状都一起出现了,并伴有剧烈的摇头动作。在高中时期,症状基本消失,仅仅表现为轻微的摇头和难以察觉的腹部抽动,在考试期间略有加重。

诊断分析:这是一个典型的抽动障碍(Tourette综合征)的病例,患儿起病于5岁时,部分持续至成人期。表现为多种运动抽动和多种发声抽动,在应激下加剧。症状有波动性,且抽动的部位和方式在整个病程期间有所改变。在诊断抽动障碍时,需鉴别抽动障碍的具体类型。抽动障碍的常见伴发疾病包括注意缺陷多动障碍和强迫症等,若有伴发疾病时需对两者都进行诊断。

(江帆　姜艳蕊)

参考文献

1. American Psychiatric Association. Diagnostic and Statistical Manual of Mental Disorders (Fifth ed.). Arlington, VA: American Psychiatric Publishing, 2013: 74-85. ISBN 978-0-89042-555-8.
2. 中华医学会精神科分会. 中国精神障碍分类与诊断标准(第3版). 济南:山东科学技术出版社,2001.
3. World Health Organization. International Statistical Classification of Diseases and Related Health Problems (10th Revision). 2010.
4. Singer HS. Motor stereotypies. Semin Pediatr Neurol, 2009, 16(2): 77-81
5. Cohen SC, Leckman JF, Bloch MH. Clinical assessment of Tourette syndrome and tic disorders. Neurosci Biobehav Rev, 2013, 37(6): 997-1007.
6. Plessen KJ. Tic disorders and Tourette's syndrome. Eur Child Adolesc Psychiatry, 2013, 22(Suppl 1): S55-60.
7. Kane K, Bell A. A core stability group program for children with developmental coordination disorder: 3 clinical case reports. Pediatr Phys Ther, 2009, 21(4): 375-382.

第四节　学习障碍

【疾病简介】

儿童学习障碍(learning disabilities, LD)是一组异质性综合征,指智力正常儿童在阅读、书写、拼字、表达、计算等方面的基本心理过程存在一种或一种以上的特殊性障碍,推测是中枢神经系统的某种功能障碍所致。这类儿童不存在感觉器官和运动能力的缺陷,学习困难亦非原发性情绪障碍或教育剥夺所致。

国外儿童学习障碍发病率3%~8%,国内为7.4%~15.71%。男女比例为4:1左右。

全美学习障碍协会(National Joint Committee on Learning Disabilities, NJCLD)和美国神经心理学家Myklebust将LD大致分为言语型学习障碍(verbal learning disability, VLD),包括语言理解障碍、语言表达障碍、阅读障碍、书写障碍和计算障碍等类型。非言语型学习障碍(non-verbal learning disability, NLD)主要表现为社会认知方面的障碍,Myklebust认为这类障碍起因于右脑功能失调,故又称其为"右脑综合征"。表现为不能整体把握对象,时间和方位感差,辨别区分主图与背景困难,相貌和表情认知困难,不能理解形体语言,最终导致社会认知方面的障碍。这类儿童团体适应性差,容易发展为反社会行为,有些品行障碍和违法犯罪青少年可能就存在这类生物学背景。DSM-V将DSM-Ⅳ中的阅读障碍(reading disorder)、数学障碍(mathematics disorder)、书写障碍(disorder of written expression)、不能特定的学习障碍(learning disorder not otherwise specified)合并,并命名为特定学习障碍(Specific Learning Disorder, SLD)。特定学习障碍临床上有三种亚型:1)伴阅读受损:即在阅读的准确性、阅读速度或流畅性和阅读理解力等方面出现问题;2)伴书面表达受损:即在拼写准确性、语法和标点准确性和书面表达清晰度或条理性等方面出现问题;3)伴数学受损:即在数字感、算术事实的记忆力和计算能力的准确性或流畅性、数学推理力的准确性等方面出现问题。

【诊断标准】

(一)国内诊断标准

"中国精神疾病分类方案与诊断标准"(CCMD-2-R)中学习技能发育障碍(315; F81.9)的诊断标准包括:

1. 特殊阅读障碍　包括对文字的理解及阅读障碍,常伴有言语特殊发育障碍。

2. 拼音障碍　不能正确拼出音节,但其他功能一般正常。

3. 特殊计算能力障碍　主要表现是加减乘除运算能力障碍,其他学习技能无明显障碍。

(二)国外诊断标准

1. 国际疾病分类(international classification of diseases)　ICD-10诊断标准为:

(1)特定的学习技能损害必须达到临床显著程度,如学习不良、发育先兆(如语言发育迟缓)、伴随行为问题(如冲动、注意集中困难)等。

（2）这种损害必须具有特定性,不能完全用精神发育迟滞或综合智力的轻度受损解释。

（3）损害必须是发育性的,即上学最初几年就已存在,而非受教育过程中才出现。

（4）没有任何外在因素可以充分说明其学习困难。

（5）它不是由于视听损害所导致的。

2. 精神疾病的诊断和统计手册(Diagnostic and Statistical Manual of Mental Disorders)DSM-V特定学习障碍的诊断标准包括:

（1）学习技能的获取和应用方面存在困难,尽管有干预措施,儿童仍至少符合以下症状中的1条并且持续6个月以上。

1）语言阅读不准确、速度慢、易出错(如:单词拼读不准确、速度慢、犹豫,频繁猜测词语及单词的朗读有困难)。

2）对阅读的内容理解上有困难(如:可以准确地阅读,但是对内容的前后序列、相关关系、推理以及更深层的理解存在困难)。

3）拼写错误(如:会增多、漏掉、替换所拼写的元音或辅音)。

4）书面表达困难(如:句子中出现多个语法错误和标点错误;句子语法简单;观点表述不清晰)。

5）在理解数字的意义及算术上存在困难(对理解数字的意义、大小及它们的关系上存在困难;通过数手指来计算简单的加减法而不是通过理解;不理解算术运算并且可能颠倒运算法则)。

6）数学推理困难(如:在应用数学概念、数字意义和大小来解决定量问题时存在严重困难)。

（2）根据个人能力测试和全面的临床评估,受影响的学习技能在质和量上都要比同年龄孩子应有的水平低;对学习和工作表现以及日常活动和生活都会产生重要影响。对于17岁或17岁以上的儿童有学习障碍的记录则可以替代标准评估。

（3）学习障碍始于学龄期,但可能不会暴露完全,直到那些受影响的技能达不到要求所需时(如:规定时间的测验,需尽快完成比较长又复杂的报告的读或写,过重的学业负担)。

（4）学习障碍并不能由智力障碍、视听损害、其他神经心理问题、精神缺陷、对学习内容的语言不熟悉以及不充足的教育课程来更好地解释。

备注:以上四个项目是DSM-V基于临床病史(发育、躯体、家庭、教育)以及学校的报告和心理教育的评估,因此需符合以上四个项目方能诊断儿童特定学习障碍。

DSM-V编码注释:明确定义出所有受损的学习领域和技能。当不止一个方面受到影响时,每一项按以下分类单独编码:

编码:

315.00(F81.0)阅读障碍

阅读精确性

阅读速度和流利度

阅读理解

315.2(F81.81)书写表达障碍

拼写准确性

语法和标点准确性

书写表达的语句组织和明确性

315.1(F81.2)数学障碍

数字的意义

算术结果记忆(memorization of arithmetic facts)

计算的准确性和流利性

准确的数学推理

程度分级

1）轻度:1~2个学业再某些学习技能的困难,但在学校期间有支持服务时,儿童可通过代偿发挥功能。

2）中度:1个或多个学业存在明显学习技能困难,如学校期间缺乏间歇的、强化特殊教育,儿童学习技能不能得到改善。因此,儿童在学校、工作场所或在家需要适当的支持性服务才能准确和有效地完成活动。

3）重度:严重的学习技能的困难影响几个学业领域,在学校期间如无持续强化的、个体化的特殊教育,儿童不可能学会学习技能。即使在学校、工作场所或家中有适当的支持性服务,儿童仍不能有效地完成所有活动。

【诊断标准解读】

学习障碍主要包含以下 9 个要点：

①低成就或个人能力表现有显著的困难；②病因为中枢神经系统功能失调；③表现的困难与心理发育有关；④可发生在任何年龄阶段；⑤在口语上表现特殊的困难，如听或说；⑥在学业上表现特殊的困难，如阅读、书写和计算等；⑦在知觉上表现特殊的困难，如推理和思考；⑧考虑在其他方面表现特殊的困难，如空间关系、沟通技巧、动作协调等；⑨允许其他障碍与学习障碍共存。

【病例及诊断解析】

病例：患者，男，6 岁，1 年级。学前与同龄儿童表现无明显差异。上学后，学习成绩较差，在全班倒数。计算时经常把加号看成减号，或者抄错数字。拼音学习很差，经常把 p 和 q 搞混，b 和 d 分不清楚。写作业的质量和速度明显落后于同龄人。老师和家长都认为患儿是学习不用功，学习习惯不好，多次教育未果，遂来医院咨询。

患儿的书写，计算明显落后于同龄人，韦氏智力测验正常排除智力发育障碍，依据 DSM-V 中注意缺陷多动障碍（attention deficit hyperactivity disorder，ADHD）诊断标准和 SNAP-IV 量表排除 ADHD，经儿童气质和社会行为量表排除情绪问题，即考虑患儿为学习障碍，主要为书写障碍和计算障碍。

患儿的症状会随着年龄的增长而自行缓解或减轻，但也可能持续至成年。而且约有 20% 的患儿可能激发品行障碍和反社会行为，或长期社会适应不良，青春期后出现抑郁、自杀或精神疾病的风险高于一般人群。

治疗的一般原则为接纳、理解、支持和鼓励为主，以改善其不良自我意识、增强自信心和学习动机、防范继发性情绪问题和品行障碍等。根据个体化原则可进行相应能力的训练。并疏导家长情绪，指导家长改进养育条件和方法。

（江帆　姜艳蕊）

参考文献

1. Shapiro BK, Gallico RP. Learning disabilities. Pediatric clinics of North America, 1993, 40 (3): 491-505
2. Butterworth B, Kovas Y. Understanding neurocognitive developmental disorders can improve education for all. Science (New York, NY), 2013, 340 (6130): 300-305
3. 马佳, 静进, 何珊茹, 等. 学习障碍儿童认知特征及影响因素分析. 中国行为医学科学, 2005, 14 (9): 835-837
4. 王忠, 静进. 国内儿童学习障碍的研究进展. 中国健康教育, 2008, 24 (8): 638-640
5. American Psychiatric Association. Diagnostic and Statistical Manual of Mental Disorders (Fifth ed.). Arlington, VA: American Psychiatric Publishing, 2013: 74-85. ISBN 978-0-89042-555-8.

第五节　精神发育迟滞

【疾病简介】

精神发育迟滞（mental retardation）是智力障碍（intellectual disability）的旧名词，目前有认为旧名词具有一种偏见和人格受限的倾向。而新名词努力定义一组分类特别例外的认知功能障碍性疾病。定义为起病在 18 岁以前，智力功能和适应性行为严重受限的一组障碍性疾病（Lukasson et al, 2002）。1992 年，美国精神发育迟滞学会（American Association on Mental Retardation，AAMR）对精神发育迟滞作出了以功能为导向的、动态的定义，并在 2002 年进行了修订。AAMR 也曾经重新命名为智力和发育障碍学会，因此目前定义的概念仍是中肯一致的。许多病因可导致精神发育迟滞，包括基因、环境因素、出生前和出生后各种生物性、社会性因素对中枢神经系统的损伤。但许多精神发育迟滞者仍病因不明。在我国，过去通常称为大脑发育不全、智力低下、精神幼稚症和精神发育不全等。近十多年来，教育部门倾向使用弱智（feeble-mindedness），而民政部门则使用智力残疾（mental handicap），这些名称实际上指同一类人群。

【诊断标准】

(一)国内诊断标准

1. 临床诊断　中国精神障碍分类与诊断标准(CCMD-3)中的诊断标准如下(F70-F79):精神发育迟滞指一组精神发育不全或受阻的综合征,特征为智力低下和社会适应困难,起病于发育成熟以前(18岁以前)。本症可单独出现,也可同时伴有其他精神障碍或躯体疾病。其智力水平(按标准化的智力测评方法得出)低于正常。智商(intelligence quotient,IQ)在70~86为边缘智力。精神发育迟滞如能查明病因,则应与原发疾病的诊断并列。并且鼓励使用ICD-10的附加编码(如70.3重度精神发育迟滞,加E00先天性缺碘综合征)。

轻度精神发育迟滞[编码70.1]:① IQ在50~69之间,心理年龄约9~12岁;②学习成绩差(在普通学校中学习时常不及格或留级)或工作能力差(只能完成较简单的手工劳动);③能自理生活;④无明显言语障碍,但对语言的理解和使用能力有不同程度的延迟。

中度精神发育迟滞[编码70.2]:① IQ在35~49之间,心理年龄约6~9岁。②不能适应普通学校学习,可进行个位数的加、减法计算;可从事简单劳动,但质量低、效率差。③可学会自理简单生活,但需督促、帮助。④可掌握简单生活用语,但词汇贫乏。

重度精神发育迟滞[编码70.3]:① IQ在20~34之间,心理年龄约3~6岁;②表现显著的运动损害或其他相关的缺陷,不能学习和劳动。③生活不能自理。④言语功能严重受损,不能进行有效的语言交流。

极重度精神发育迟滞[编码70.4]:①智商在20以下,心理年龄约在3岁以下;②社会功能完全丧失,不会逃避危险;③生活完全不能自理,大小便失禁;④言语功能丧失。

2. 病因诊断　应综合病史、体格检查、神经心理测评(智力及社会适应性行为评价等)、实验室检查(包括基因和代谢)、神经电生理、神经影像学等作出病因诊断,如21-三体综合征。

3. 诊断格式　在临床实际应用中,完整的诊断应包括临床诊断和病因诊断。如:

21-三体综合征

精神发育迟滞(轻度)

(二)国外诊断标准

1. 美国精神医学学会于2000年发布的精神疾病诊断和统计手册-Ⅳ(diagnostic and statistical manual of mental disorders,DSM-Ⅳ-TR)中关于精神发育迟滞的诊断标准:①起病于18岁之前;②智力比一般水平显著较低:智商≤70(如是婴儿,作临床判断,不作测定);③目前适应功能有缺陷或缺损(患者不符合其文化背景同年龄者应有的水平),至少表现于下列之二:言语交流、自我照料、家庭生活、社交或人际交往技巧、社区设施的应用、掌握自我方向、学习和技能、工作、业余消遣、健康卫生与安全。根据IQ分度:①轻度[编码317.0]:IQ50或55~70;②中度IQ[编码318.0]:35或40~50或55;③重度[编码318.1]:IQ20或25~35或40;④极重度[318.2]:IQ低于20或25;⑤严重程度未注明[编码319]。

2. 美国精神医学学会2013年发布的DSM-V将精神发育迟滞更名为智力障碍(智力发育障碍),定义为发育阶段发生的障碍,包括智力和适应功能两方面的缺陷,表现在概念、社交和实用的领域中。诊断标准须符合下列3项:①经过临床评估和个体化、标准化的智力测验确认的智力功能的缺陷,如推理、问题解决、计划、抽象思维、判断、学业学习和从经验中的学习。②适应功能的缺陷导致未能达到个人的独立性和社会责任方面的发育水平和社会文化标准。在没有持续支持的情况下,在多个社会环境中(如家庭、学校、社区)发生至少一个以上日常生活功能受限,如交流、社会参与和独立生活。③智力和适应缺陷起始于发育阶段。

3. 世界卫生组织(World Health Organization,WHO)于2010年发布的精神和行为疾病分类(Classification of Mental and Behavioural Disorders,ICD-10)对精神发育迟滞的诊断标准如下:发育阶段的与整体智力有关的技能受损,如:认知、语言、运动和社会能力,伴或不伴有其他精神或体格状况的迟滞;适应性行为也常常受损。

(1) 轻度精神发育迟滞[编码 F70]:IQ50-69,语言的理解和应用不同程度迟缓,有基本社会交流维持日常生活,能独立自我照料,但阅读书写及学业困难,执行性言语问题干扰其独立性的发展并延续至成年期。

(2) 中度精神发育迟滞[编码 F71]:IQ35-49,语言的理解和应用能力均受限,但程度不一,具有简单的社交能力,能训练做一些简单的操作性工作,但不能完全独立地生活。

(3) 重度精神发育迟滞[编码 F72]:IQ20-34;许多伴有明显的不同程度运动功能障碍,提示存在严重的中枢神经系统功能损害或发育不全。

(4) 极重度精神发育迟滞[编码 F73]:IQ<20;常严重活动受限,大小便失禁,仅有初级的非语言交流,几乎没有基本的自理生活能力,需要他人帮助和监护。

(5) 其他精神发育迟滞[编码 F78]:这一诊断条目仅用于由于感觉或躯体障碍,如失明、耳聋和严重的行为障碍或躯体残疾而不能或难以采用通常的评估手段对智力迟滞程度进行评判。

(6) 非特异性精神迟滞(编码 F79):具有精神发育迟滞的征象,但没有足够的依据归类于以上任一条目。

通过对不同程度行为受损的鉴别,将精神迟滞归为四个亚类:不伴或伴很少的行为受损[F7x.0];伴有严重的行为受损,需要关注或治疗[F7x.1];其他的行为受损[F7x.8];没有提及行为受损[F7x.9]。

【诊断标准解读】

1. 我国常用 Wechsler 智力测验测评智商,并建议用儿童社会适应行为量表测评社会功能。

2. 精神发育迟滞是从婴儿期或儿童早期就表现症状的、持续终生的残疾,但由于标准化的智力测评在 5 周岁后才可信和有效,因此,5 岁以下儿童常不诊断为“精神发育迟滞”,而采用“发育迟缓”这一描述症状和体征(一种表型)的名词。早期发育迟缓类型的鉴定确认是一个重要的初步步骤,发育迟缓指的是严重的学习和适应性行为的缺陷,而不仅仅是运动或语言的发育迟缓,也预示着今后的认知或智力的障碍。然而,某些发育迟缓,尤其是轻度的,可能是暂时性的,因而,并不是所有的发育迟缓都可预测今后的精神发育迟滞。

3. 世界卫生组织(WHO)于 2010 年发布的 ICD-10 认为,精神迟滞的程度通常通过标准化的智力测试进行评判,并通过对其所处环境下的社会适应技能的评估进行补充;这些评估提供了合适的精神迟滞程度的指标,诊断也可以通过熟练的诊断师采用全面的智力功能测评获得。值得注意的是,智力和社会适应能力可能随时间而改变,差的能力可能通过培训和康复而得到提高,而诊断须依据现有的功能水平。

4. 美国精神发育迟滞学会从 3 方面定义精神发育迟滞:①智力;②适应性行为;③多系统支持。美国智力和发育障碍学会定义,在评估精神发育迟滞个体时,应在充分考虑个体年龄、同伴和文化的基础上评估智力和适应性行为,包含以下要点:①有效的评估应考虑文化和语言多样化和交流及行为因素的差异性;②如在典型的同伴社交环境下存在适应性行为技能受限,提示需要个体化的支持;③特殊的适应行为受限常与其他适应技能或个人能力强项共存;④在持续一段时间的适当支持,智力障碍儿童的生活功能通常能得到一定程度提高。

【病例及诊断解析】

病例:患儿,男,5 岁 2 个月,因“口齿不清、动作笨拙,发育落后 5 年”就诊。患儿出生后生长发育缓慢,每次健康体检身长(高)、体重均在同年龄性别儿童的第 10~25 百分位,运动和语言发育均落后,6 月龄竖头稳,10 月龄会独坐,22 月龄会独走;3 周岁开始会叫爸爸妈妈;现能说简单的话,如说”要吃”、“不要”,但口齿不清,流口水较多;动作笨拙;发脾气多,穿衣尚能配合,能自行进食,但较狼藉,大小便后需要别人帮助清洁。过去史:出生后 1 岁时曾有抽搐,表现为头突然低垂,四肢屈曲,呼之不应,每次抽搐持续不到 1 分钟,抽搐止后则清醒如常,曾发作 2~3 次,近 2 年未曾见类似发作。无头颅外伤史，无脑膜炎等中枢神经系统感染史，无颅内出血史。出生史：系 G_1P_1，孕 38 周自然分娩，出生体重 2500g，无窒息抢救史，曾有皮肤黄染，持续至出生后一个月逐渐消退（具体不详），哺乳较困难。家族史：父母非近亲婚配，均为务工人员，父为油漆工，母 26 岁，小学毕业，孕前及孕期均在电瓶厂打工，家族中无遗传疾病史，无明显智力低下或脑瘫患者。患儿由母亲带养。

体格检查：体重 16kg，身高 101cm，头围 48cm，特殊面容，两眼距较宽，鼻梁扁平，双眼外眦上翘，两手掌纹通贯，手指较粗短，关节韧带较松弛。二肺听诊无殊，心律齐，胸骨左缘Ⅱ~Ⅲ肋间闻及收缩期杂音Ⅱ~Ⅲ级，P2 亢进并分裂。腹软，肝脾肋下未及肿大，双瞳孔等大等圆，光反射灵敏，颈无抵抗，双侧巴宾斯基征阴性，四肢肌张力稍低，肌力Ⅳ~Ⅴ级，关节活动度好，无畸形。辅助检查：染色体核型分析：XY 47(+21)；血糖及氨基酸、有机酸测定未见异常；CMV IgG 阳性，IgM 阴性；血铅 101μg/L；头颅 MRI 提示：大脑额叶沟回少而浅，局部巨脑回。大脑皮质发育不良。动态脑电图提示：不对称高幅慢波，杂以多灶性尖波、棘波。超声心动图：房间隔缺损；智能发育评价：韦氏学龄前和学龄初期智力量表：IQ 40 分（言语 IQ 40，操作 IQ40）；婴儿 - 初中学生社会生活能力量表：中度迟缓。

诊断解析：本例患儿集聚了精神发育迟滞及与精神发育迟滞相关病因的特征：①智力低下和社会适应不良：起病于 18 岁前，在婴幼儿期即表现明显发育迟缓，包括运动能力和语言能力发育迟缓，生活自理较困难，需别人帮助。IQ 40 分，社会适应能力中度迟缓。按照国内外诊断标准，均可诊断为精神发育迟滞（中度）。② 21- 三体综合征的表现和体征：体格生长迟缓（体重 16kg，身高 101cm，头围 48cm），特殊面容，两眼距较宽，鼻梁扁平，双眼外眦上翘，两手掌纹通贯，手指较粗短；先天性心脏病（房间隔缺损）；新生儿黄疸持续时间较长；染色体核型分析：XY 47(+21)。③先天性脑发育异常：头颅 MRI 提示：大脑额叶沟回少而浅，局部巨脑回。大脑皮质发育不良。④癫痫：婴儿期有抽搐史，脑电图示不对称高幅慢波，杂以多灶性尖波、棘波。头颅 MRI 示脑发育异常。

精神发育迟滞是大脑在出生前、产时或围产期和出生后的发育过程中受到单个或多个因素的损害、干扰、阻滞的结果，包括：①遗传：如染色体病，单基因、多基因遗传病；②感染和中毒：如宫内 TORCH 感染，出生后中枢神经系统感染，毒性物质和药物中毒；③代谢障碍和营养；④生后大脑损伤，如出生时产伤、缺氧缺血性脑病等；⑤外伤和物理因素；⑥原因不明的产前因素和疾病；⑦未成熟；⑧严重精神障碍；⑨社会心理剥夺；⑩其他和非特异性原因。本病例患儿为染色体病（21- 三体综合征），合并有先天性脑发育异常、癫痫，即在大脑神经细胞分化发育的关键时期，其过程受到了干扰、抑制和损害，从而导致精神发育迟滞。

（邵　洁）

参考文献

1. American Association on Mental Retardation：Mental Retardation：Definition，Classification，and Systems of Supports. 10th Edition，444 North Capitol St.，NW，Ste. 846，Washington，DC 20001-1512.

2. 刘湘云，陈荣华，赵正言．儿童保健学．第 4 版．南京：江苏科学技术出版社，2011.

3. World Health Organization. The ICD-10 Classification of Mental and Behavioral Disorders：Clinical description and diagnostic guidelines，2010.

4. Committee on Children with Disabilities. Identifying infants and young children with developmental disorders in the medical home：An Algorithm for developmental surveillance and screening. Pediatrics，2006，118：305-420.

5. Moeschler JB，Shevell M，the Committee on Genetics. Clinical Genetic Evaluation of the Child with Mental Retardation or Developmental Delays. Pediatrics，2006，117：2304.

6. Singh NN，Sood A，Sonenklar N，et al. Assessment and Diagnosis of Mental Illness in Persons with Mental Retardation：Methods and Measures. Behav Modif，1991，15：419.

7. Lisenka E L M Vissers，Bert B A de Vries，Joris A Veltman. Genomic microarrays in mental retardation：from copy number variation to gene，from research to

diagnosis. J Med Genet,2010,47:289-297.

8. American Psychiatric Association. Diagnostic and statistical manual of mental disorders (fifth edition). American Psychiatric Publishing,Arlignton,VA. 2013.

第六节　语言和言语障碍

【疾病简介】

语言和言语障碍(language and speech disorders)是指在发育早期就有正常语言获得方式的紊乱,表现为发音、语言理解或语言表达能力发育的延迟和异常。这种异常影响学习、职业和社交功能。这些情况并非因神经或言语机制的异常、听觉缺损、精神发育迟滞或周围环境因素所致。患儿在某些非常熟悉的场合虽能较好地交流或理解,但不论在何种场合,都表现语言能力有损害。语言和言语障碍包括语言障碍和言语障碍,可分为特定言语构音障碍、表达性语言障碍、感受性语言障碍、伴发癫痫的获得性失语和其他或待分类的语言和言语发育障碍。

【诊断标准】

(一)国内诊断标准

中华医学会神经精神科学会于 2001 年制定了中国精神疾病分类和诊断标准第 3 版(CCMD-3),对语言和言语发育障碍给出了明确的定义、分类和诊断标准。

1. 特定言语构音障碍 [编码 71.1] 指一种特定言语发育障碍,表现为患儿运用语音的能力低于其智龄的应有水平,但言语技能正常。

(1) 发音困难,讲话时发音错误,以致别人很难听懂。患儿说话时的语音省略,歪曲或代替的严重程度,已超过同龄儿童的变异范围。

(2) 语言理解和表达能力正常(韦氏儿童智力测验语言智商、操作智商及总智商均≥70)。

(3) 不是由于听力缺陷、口腔疾病、神经系统疾病、精神发育迟滞或广泛发育障碍所致。

2. 表达性语言障碍 [编码 71.2] 指一种特定言语和语言发育障碍,患儿表达性口语应用能力显著低于其智龄的应有水平,但语言理解力在正常范围内,发音异常可有可无。

(1) 言语表达能力明显低于实际年龄应有的水平。2 岁时不会说单词,3 岁不能讲两个单词的短句,稍大后仍有词汇量少、讲话过短、句法错误等,其严重程度超过同龄儿童的变异范围。

(2) 语言的理解能力正常。

(3) 标准化测验总智商正常(韦氏儿童智力测验操作智商及总智商均≥70)。

(4) 不是由于听力缺陷、口腔疾病、神经系统疾病、精神发育迟滞或广泛发育障碍所致。

3. 感受性语言障碍 [编码 71.3] 指一种特定语言发育障碍,患儿对语言的理解低于其智龄所应有的水平,几乎所有患儿的语言表达都显著受损,也常见语音发育异常。

(1) 言语理解能力低于实际年龄应有的水平。1 岁时对熟悉的名称无反应,2 岁时仍不能听从日常简单的口令,以后又出现不能理解语法结构,不了解别人的语调、手势等意义,其严重程度超过同龄儿童的变异范围。

(2) 伴有语言表达能力和发音的异常。

(3) 非言语性智力测验智商在正常水平(韦氏儿童智力测验操作智商≥70)。

(4) 不是由于听力缺陷、口腔疾病、神经系统疾病、精神发育迟滞或广泛发育障碍所致。

4. 伴发癫痫的获得性失语(Landau-Kleffner 综合征) [编码 71.4]

(1)病前语言功能发育正常,在一开始出现言语丧失的前后 2 年中,出现累及一侧或双侧颞叶的阵发性脑电图异常或癫痫发作。

(2)非语言智力和听力正常。

(3)表达或感受言语能力严重缺损的总病程不超过 6 个月。

(4)不是由于其他神经系统疾病、广泛性发育障碍所致。

5. 其他或待分类的言语和语言发育障碍 [编码 71.9] 不符合上述各类型的言语和语言发育障碍。

(二)国外诊断标准

1. 世界卫生组织(WHO)于 2007 年修订的

第 10 版疾病和健康有关问题的国际统计分类（International Classification of Diseases, ten version, ICD-10）对语言和言语发育障碍的定义、分类和诊断要点做了详细的描述，包括特定性言语构音障碍、表达性语言障碍、感受性语言障碍、伴发癫痫的获得性失语及其他言语和语言发育障碍。

（1）特定性言语构音障碍［F80.0］：儿童言语构音明显落后于其发育年龄的平均水平，但其他语言技能正常。包括发育性发音障碍、发育性语音学障碍、构音困难、功能性发音障碍和"r""l"不分。

诊断要点：言语构音的获得明显落后和（或）偏异。讲话时发音错误，致使他人很难听懂；语音的省略、歪曲或替代；同义语音发音不一致（即在某些词中发音正确而在别处则否）。确诊本障碍需具备以下条件：发音障碍的严重程度超出了患儿智龄的正常变异的限度；非语言智能在正常范围；语言表达和感受技能在正常范围；发音异常不能直接归因于感觉、结构或神经系统异常；在患儿所处的亚文化环境所用的口语中，这种错误的发育显然是异常的。

（2）表述性语言障碍［F80.1］：儿童语言的表达能力低于其发育年龄的平均水平，但语言的理解能力尚在正常范围，可以伴或不伴有构音障碍。包括发育性语言困难或失语，表达型。

诊断要点：尽管正常语言发育的个体差异相当大，但 2 岁时不会说单字词（或单词同类物），3 岁时不会讲 2 个单词的短语，应被看做延迟的重要标志。此后的困难包括：词汇量扩展受限，过多地使用少量常用词，难以选用适当的词，不能替换用词；讲话过短；句子结构幼稚；句法错误，尤其是省略单词的前后缀，错用或不会应用语法结构词诸如介词、代词、冠词和动词及名词的曲折变化。亦可出现简单概括错误的规则，叙述过去的事时，句子不通顺，时间顺序错误。

只有当表达性语言发育延迟的严重程度超出了儿童智龄的正常变异范围，而理解性语言技能仍在正常范围以内（尽管尚可略低于平均值），才可作出这一诊断。非语言表达（如笑容和手势）以及反映在幻想、假扮游戏中的"内部"语言应用相

对完整，不用词汇的社交能力也相对无损。

（3）感受性语言障碍［F80.2］：儿童的语言理解能力低于其发育年龄的平均水平。在所有病例中，语言表达明显受障，单词发声异常也很常见。包括：先天性听知觉缺失；发育性失语或语言困难，感受型；发育性 Wernicke 失语；语词性耳聋。

诊断要点：到 1 岁时对熟悉的名称无反应（在没有非语言线索的情况下），到 18 个月时不能识别至少几种物品，或到 2 岁时不能听从简单的日常指令，这些可被视为发育延迟的明显指证。以后可出现不能理解语法结构（否定句、疑问句、比较句等），无法理解语言中更微妙的表达方式（语调、手势等）。

只有当语言理解的延迟严重到超出了儿童智龄的正常变异范围，但又不符合广泛性发育障碍标准时，才能作出这个诊断。几乎所有患儿都有严重的表达性语言发育延迟，也常见有单词发声异常。在所有的特定性言语和语言发育障碍中，本障碍伴发社交 - 情绪 - 行为紊乱者最多。行为紊乱无特定形式，但以多动注意力缺陷、社交无能和孤僻离群、焦虑、敏感和不适当的害羞较为常见。

（4）伴发癫痫的获得性失语（Landau-Kleffner 综合征）［F80.3］：病前语言发育正常的儿童在病后丧失了理解性和表达性语言功能，但仍保持一般智能。起病时伴有阵发性脑电图异常（几乎总是源于额叶，通常为双侧型，但常伴有更广泛的紊乱），多数患儿有癫痫发作。典型病例起病于 3~7 岁，但也可起病更早或更晚。突发起病常见，其语言技能在数天或数周内即告丧失。抽搐发作与语言丧失两者先后发生的间隔时间约数月 ~2 年。最具特征性的是感受性语言严重受损，听觉性理解困难常为首发症状。

（5）其他言语和语言障碍［F80.8］：包含齿音发音不清（s）（z）与（Ø）（ɜ）不分。

（6）言语和语言发育障碍：未特定［F80.9］。

2. 美国精神学会于 2000 年发布的 DSM-Ⅳ-TR 中将语言和言语障碍归类为交流障碍（communication disorders），分为：表达性语言障碍（expressive language disorder）、混合型语言理

解 - 表达障碍（mixed receptive-expressive language disorder）、语音障碍（phonological disorder）、口吃（stuttering）、其他非特定的交流障碍（communication disorder NOS）。诊断标准如下：

（1）表达性语言障碍（编码315.31）：特征为表述困难、句子简单、词汇受限，其对于语言的理解能力好于其表达和交流的能力。表现为可能有许多想法，但难以应用词汇和组织句子来表述与其发育年龄相应的思想水平。

（2）混合型语言理解 - 表达障碍（编码315.32）：难以理解他人的语言和表述、指令。

（3）语音障碍（编码315.39）：一种以发音错误，如将"that"说成"dat"为特征的言语发声障碍。

（4）口吃（编码307.0）：一种以言语的流利性中断，表现为发音、音节或词汇的重复或拖延为特征的言语障碍。

（5）交流障碍，非特定（编码307.9）：不能满足以上特定诊断标准的交流障碍。

3. 2013年最新出版的DSM- V中的交流障碍，定义为语言、言语交流缺陷或任何影响词汇性、非词汇性行为交流的缺陷。包括：语言障碍（language disorder）：将DSM-Ⅳ中的表达性和混合型语言理解 - 表达障碍合并；言语发音障碍（speech sound disorder），是语音障碍的新命名；儿童期起病的流利性障碍（childhood-onset fluency disorder），是口吃的新命名；同时也包括了社会（语用）交流障碍（social/pragmatic communication disorder），是对持续的词汇性及非词汇性交流困难的新诊断命名。

（1）语言障碍（编码315.32）：在语言表述和理解方面有本质性的持续缺陷（如说话、书写、手势或符号语言），低于其年龄发育水平；起始于早期发育阶段；并不是其他疾病或状况所导致。

（2）言语发音障碍（315.39）：言语和发音持续缺陷，低于其年龄和发育水平，并不是由于其他疾病或状况，如身体、神经系统受损或听力障碍等所导致。

（3）儿童期起病的流利性障碍（口吃）（315.35）：说话的正常模式和流利性紊乱，干扰或影响了正常的学习、工作和生活。

（4）社交（语用）障碍（315.39）：正常场合下，对语言理解和随之的词汇、非词汇性交流的社交实践有原发性的缺陷，个体功能受损，不能以其他缺陷解释。诊断标准建议为：

A. 词汇性和非词汇性的社交应用持续困难，具备以下所有表现：

1）以适合于社交场合的态度、社交为目的的交流能力缺陷，如问候、共享交流信息等。

2）根据听者的需求或场景转变交流主题的能力受损，如教室里的说话常不同于在操场上的交谈，对孩子说话不同于和大人交谈，并避免应用过于正式的语言。

3）难以遵循交谈和叙事的规则进行交流，如轮流交谈、当误解时改变叙述的方式、知道如何应用词汇和非词汇性手势进行互动的交流。

4）难以理解没有明确表述（如暗示）和不能用文字表述或隐晦的语言含义（如成语、幽默、比喻、依赖于上下文解释的多种意思）。

B. 缺陷导致单一或多方面功能受限，包括交流的有效性、社交的参与、学业成就或职场表现。

C. 症状起始于早期发育阶段（但缺陷只在社交需求超过了其受限的能力时才表现明显）。

D. 这些症状并不能归因于其他医学或神经系统疾病，或句子结构和语法等组分的语言能力低下，同时也不能以孤独谱系障碍、智力障碍（智力发育障碍）、全面发育迟缓或其他的精神障碍解释。

（5）交流障碍，非特定（307.9）：具有严重的交流障碍的临床症状，但不能完全满足任何交流障碍或神经发育障碍疾病的诊断标准，同时，临床医师不能确定其病因者。

【诊断标准解读】

1. 国内的CCMD-3诊断标准和国际的ICD-10分类标准在言语和语言发育障碍的定义和诊断基本一致，只是在CCMD-3诊断标准中的其他或待分类的言语和语言发育障碍［71.9］在ICD-10分类标准中被分为其他言语和语言障碍［F80.8］及言语和语言发育障碍，未特定［F80.9］。

2. 在DSM- V的诊断标准中，由于社会交流缺陷是孤独症谱系障碍（ASD）的组分之一，非常重要的是，当存在刻板性的重复行为、兴趣和活动时（ASD 的另一组分），就不能诊断为社交（语用）障碍。而在 DSM-Ⅳ中诊断为其他非特定性广泛性发育障碍的一些患者的症状则满足 DSM-Ⅴ中社交障碍的标准。

3. 言语和语言发育障碍需和发育的正常变异相鉴别。正常儿童开始学会说话的年龄和达到牢固掌握语言技能的进展速度差异很大，而言语和语言发育障碍与正常变异的极端形式没有清晰的界限，但有四条主要标准提示其障碍具有临床意义：严重程度、病程、形式和伴发的问题。按一般原则，语言发育延迟严重到超出 2 个标准差以外时，可被视为异常；但由于此类障碍具有自发缓解倾向，因而病程是很有用的指标；如果运用方式异常或患儿的言语或语言性质异常，则其障碍很可能具有临床意义；另外，如果某种特殊方面的言语或语言延迟还伴有学校技能缺陷（如特定阅读或拼写发育延滞）、人际关系的异常和（或）情绪或行为紊乱，亦不太可能是正常变异。

4. 诊断言语和语言发育障碍需排除精神发育迟滞、广泛性发育障碍、严重耳聋或某些特殊神经系统或其他结构性异常（如腭裂或大脑性麻痹等）的继发障碍，因而语言发育异常的儿童均有必要进行临床综合评估，包括认知、听力、口腔、行为、社会交往能力等。

【病例及诊断解析】

病例：患儿，男，2 岁 1 个月，因"发现不会说话 8 个月"于 2013 年 1 月 15 日门诊就诊。17 个月时患儿家长发现患儿不会说话，不会指认自己的五官和有意识地叫"爸爸、妈妈"，目前不能听懂大人的指令完成一些简单的任务，如"帮妈妈把盆拿过来""把球给爸爸"，当父母给予语言指令伴手势时，孩子有时能理解，但反应较慢；会叫"Pa Pa""Ma Ma"，但常称呼错误，如有时叫妈妈"Pa Pa"；会发一些特别的音如"Da Da"表示自己的需求，当家长不能理解其意图时，易发脾气。喜欢参与同龄小朋友的玩耍，但不理解同龄小朋友的意图而不合群，最后只自顾自一个人玩，会用手指表示自己的需要，与他人有明显的眼神交流，也会追随母亲的眼神和手指去看一些事物或人。无明显的刻板或重复性行为，患儿 13 个月会走路，18 个月会跑得稳，23 个月会跳。系 G_1P_1，足月顺产，出生时无明显窒息抢救史，生后体健，出生时曾进行新生儿疾病筛查（包括先天性甲状腺功能减退、苯丙酮尿症和 27 种代谢性疾病）未见异常。父母均为职员，平时工作较忙，由爷爷奶奶带养多，交流较少，日常活动以独自玩玩具和看电视为主。

体格检查：身长 88cm，体重 12kg，无特殊面容，上唇及硬腭无连续性中断，舌系带无短缩，心肺听诊无殊，四肢肌张力正常。行为观察发现：检查者叫唤孩子名字时，孩子有反应，并与检查者有眼神交流和互动反应，会顺着检查者的指示去观察一些物体；但不能正确地指认图片；不会正确地指认五官，也不能根据检查者简单的指令完成任务，如检查者说："把球给妈妈"，孩子对眼前几种实物迟疑一会，拿起球后茫然不知该做什么。整个检查和行为观察过程中，孩子不会说话，但会发一些"Da Da"音表示自己要。

辅助检查：Gesell 发育量表：适应性行为发育商（DQ）71；粗大动作 DQ104；精细动作 DQ80；语言 DQ49；社会性行为 DQ65。脑干听觉诱发电位：正常范围，双耳 25dB 时 V 波引出。头颅 MRI：未见异常征象。血生化及染色体未见异常；脆性 X 综合征-PCR 未见异常。脑电图：未见异常。

诊断：混合型语言理解 - 表达障碍或语言障碍。

诊断解析：本例患儿表现了混合型语言理解 - 表达障碍的特征：①语言理解能力均低于实际年龄应有的水平。2 周岁 1 月龄仍不能听从日常简单的口令，不会正确地指认五官和图片，伴语言表达能力和发音异常。②语言表达能力也明显低于实际年龄应有的水平，不会说单词，会发"PaPa，MaMa"但指代不明，其落后的严重程度超过同龄儿童的变异范围。③非言语性智力测验智商在正常水平，本患儿的粗大、精细动作及适应性发育商均≥70 分，排除全面发育迟缓。④脑干听觉诱发电位未见异常，听力阈值为 25dB，排除听力缺陷。

⑤患儿虽有明显的语言理解和交流障碍,但缺乏社会交往缺陷和狭隘兴趣或重复的行为方式。患儿与养育人及检查者之间均有目光的接触交流,有恰当的脸部表情反应,能理解手势意思,病史询问及体检观察中均未发现狭隘兴趣或重复刻板的行为。不能满足广泛性发育障碍或孤独症谱系障碍的诊断标准。⑥患儿口腔检查、大脑 MRI、脑电图、血生化、染色体及代谢性疾病筛查均未见异常,可排除口腔疾病、神经系统疾病等导致语言发育障碍。

特定的发育性语言障碍在学龄前儿童的发生率约7.4%,这些儿童也具有阅读障碍的高风险,强调了相对于视觉技能而言,阅读更与语言的理解、表达相关。目前对特定性语言障碍的发病机制和大脑处理过程尚不清楚,主要理论是继发于语言和非语言刺激的基本听觉理解的处理障碍,相关理论发现这些儿童的听觉和其他感觉系统对快速而短暂的刺激处理困难。对人类听感知处理的脑电生理和功能性磁共振研究发现听觉初级皮层的两条途径:①参与将声音映射成语言含义的腹侧流;②参与将声音映射成基于说话表述的背侧流。

无论语言障碍的病因是什么,其治疗原则是基于儿童语言障碍的组分和交流技能的水平。首先,应给儿童创造合适的语言学习环境,利用语言学习过程中非常重要的环境刺激。治疗的重要环节是教会家庭成员如何刺激语言发展,指导家长进行家庭语言训练,包括扩展词汇量,创造交流条件、强化儿童的交流能力。对特殊的语言缺陷可采用集中干预,如扩展句子、变换句子结构,在特定的场景下刺激儿童对语言的理解和产生言语,模式化的场景和模仿也是很有效的治疗策略之一。语言康复治疗的预后因儿童语言障碍的严重程度而不一,目前,尚没有依据证实哪一种治疗方案对哪一类型语言障碍的治疗最有效,但研究表明参与语言治疗的儿童,其预后明显较未进行治疗的儿童好,而早期干预对语言技能提高和学业改善效果更好。

(邵 洁)

■■ **参考文献** ■■

1. World Health Organization. The ICD-10 Classification of Mental and Behavioral Disorders:Clinical description and diagnostic guidelines,2010.
2. American Speech- Language Hearing Association. What is language? What is speech? 2008.
3. American Psychiatric Association. Diagnostic and statistical manual of mental disorders (fifth edition). American Psychiatric Publishing,Arlignton,VA. 2013.
4. 中华医学会神经精神科学会. 中国精神疾病诊断与分类标准第3版. 中华医学会神经精神科学会, 2001.
5. 章依文,金星明,沈晓明,等. 2~3岁儿童语言发育迟缓筛查标准的建立[J]. 中国儿童保健杂志,2003,11(5):308-310.
6. Robert L Schum. Language Screening in the Pediatric Office Setting. Pediatr Clin N Am,2007,54:425-436.
7. 章依文. 语言与言语障碍的发病机理、诊断与防治. 中国儿童保健杂志,2011,19(10):878-880.
8. 杨玉凤,金星明,静进. 发育行为儿科手册. 南京:江苏科学技术出版社,2009.
9. Willian B Carey,Allen C Crocker,William L Coleman,et al. Developmental-behavioral pediatrics (4th edition). USA:Saunders Elsevier,2009.

第七节 儿童孤独症谱系障碍

【疾病简介】

儿童孤独症谱系障碍(autism spectrum disorders,ASD)是一类起病于儿童早期,以社会交往障碍、沟通障碍和局限性、刻板性、重复性行为为主要特征的广泛性发育障碍。其典型病例也称孤独症(autism)或自闭症,还包括Asperger综合征、Rett综合征、童年瓦解性障碍、非典型孤独症以及其他未特定性的广泛性发育障碍。ASD是由多种因素导致的神经心理发育性障碍,是遗传易感的个体在特定环境因素相互作用下发生的。随着对该疾病的深入认识,其诊断标准经历过多次修改,目前广泛使用的美国精神疾病协会在1994年制定的精神疾病诊断统计手册第4版(diagnostic and statistical manual of mental disorders,4th edition,

DSM-Ⅳ)的诊断标准逐渐被第5版(DSM-Ⅴ)取代,必将对该疾病的诊断、干预及社会政策带来深层的影响。

【诊断标准】

儿童孤独症主要通过询问病史、精神检查、体格检查、心理评估和其他辅助检查,并依据诊断标准作出诊断。

(一)国内诊断标准

1. CCMD-3 中儿童孤独症(编码 75.1)的诊断标准如下:是一种广泛性发育障碍的亚型。以男孩多见,起病于婴幼儿期,主要为不同程度的人际交往障碍、兴趣狭窄和行为方式刻板。约有 3/4 的患儿伴有明显的精神发育迟滞,部分患儿在一般性智力落后的背景下具有某方面较好的能力。

症状标准:在下列(1)、(2)、(3)项中,至少有 7 条,且(1)至少有 2 条,(2)、(3)项至少各有 1 条:

(1)人际交往存在质的损害,至少 2 条:

1)对集体游戏缺乏兴趣,孤独,不能对集体的欢乐产生共鸣。

2)缺乏与他人进行交往的技巧,不能以适合其智龄的方式与同龄人建立伙伴关系,如仅以拉人、推人、搂抱作为与同伴的交往方式。

3)自娱自乐,与周围环境缺少交往,缺乏相应的观察和应有的情感反应(包括对父母的存在与否亦无相应反应)。

4)不会恰当地运用眼对眼的注视以及用面部表情,手势、姿势与他人交流。

5)不会做扮演性游戏和模仿社会的游戏(如不会玩过家家等)。

6)当身体不适或不愉快时,不会寻求同情和安慰;对别人的身体不适或不愉快也不会表示关心和安慰。

(2)言语交流存在质的损害,主要为语言运用功能的损害:

1)口语发育延迟或不会使用语言表达,也不会用手势、模仿等与他人沟通。

2)语言理解能力明显受损,常听不懂指令,不会表达自己的需要和痛苦,很少提问,对别人的话也缺乏反应。

3)学习语言有困难,但常有无意义的模仿言语或反响式言语,应用代词混乱。

4)经常重复使用与环境无关的言词或不时发出怪声。

5)有言语能力的患儿,不能主动与人交谈、维持交谈,应对简单。

6)言语的声调、重音、速度、节奏等方面异常,如说话缺乏抑扬顿挫、言语刻板。

(3)兴趣狭窄和活动刻板、重复,坚持环境和生活方式不变:

1)兴趣局限,常专注于某种或多种模式,如旋转的电扇、固定的乐曲、广告词、天气预报等。

2)活动过度,来回踱步、奔跑、转圈等。

3)拒绝改变刻板重复的动作或姿势,否则会出现明显的烦躁和不安。

4)过分依恋某些气味、物品或玩具的一部分,如特殊的气味、一张纸片、光滑的衣料、汽车玩具的轮子等,并从中得到满足。

5)强迫性地固着于特殊而无用的常规或仪式性动作或活动。

严重标准:社会交往功能受损。

病程标准:通常起病于 3 岁以内。

排除标准:排除 Asperger 综合征、Heller 综合征、Rett 综合征、特定感受性语言障碍、儿童精神分裂症。

不典型孤独症(编码 75.2):指一种广泛性发育障碍的亚型,症状不典型(只能部分满足孤独症症状标准),或发病年龄不典型(如在 3 岁后才出现症状),可考虑此诊断。不典型孤独症可发生在智力发育接近正常或严重精神发育迟滞的患儿,多见于男童。

2. 2010 年我国原卫生部关于孤独症诊断的指南建议参照 ICD-10(参见下)。

(二)国外诊断标准

1. ICD-10 中儿童孤独症的诊断标准(F84.0)通常没有非常明确的正常发育阶段,常 3 岁以前就表现明显的发育异常,功能异常的特征主要在三个领域:社会交往、交流和刻板、重复的行为。

诊断指南:

(1)期前无明确的正常发育阶段,异常症状在 3 周岁前常已明显表现。

（2）社会交互性交往能力有质的损害，表现为缺乏对他人情感的反应或不能依据社交场合调整自身行为，社交信息的应用能力较差，社交、情感与交往行为的整合能力弱，尤其是缺乏社交 - 情感的交互反应。

（3）语言交流普遍存在质的损害，缺乏语言的社会性应用，缺乏各种自发的假扮性游戏，或（幼年时）不能进行社会模仿性游戏。在交谈中互动轮替和同步反应较差，语言表达灵活性较差，相对缺乏创造性和想象性，对他人词汇或非词汇性的建议缺乏情感反应。在交流中缺乏语调的变换和强调，同时也缺乏手势和表情以加强或帮助口语表述。

（4）伴有局限、重复、刻板的兴趣、活动和行为模式，表现为在日复一日的具有刻板的常规功能，强迫性地明显固执于特殊而无用的常规或仪式，专注于一种或多种刻板、局限的兴趣之中，感兴趣的内容异常或患儿对它异常地关注；或者尽管内容或患儿关注的形式无异常，但其关注的强度和局限性仍然异常；刻板与重复的怪异动作；迷恋物体的一部分或玩具的没有功能的性质（如气味、质感）；拒绝常规或周围环境的细节改变（如家具装饰）。

除了以上诊断特征，孤独症患儿常表现有其他非特殊的问题，如害怕/恐惧、睡眠和进食障碍、脾气发作、攻击行为。自我伤害也相当常见，尤其是伴有重度精神发育迟滞时。极大多数孤独症患者在活动中不能自主发起、缺乏创造性和组织能力。孤独症特征性的表现随儿童年龄增长有所改变，但在社会交往、交流和兴趣方面的特征性的缺陷模式持续存在至成年期。发育异常必须出现在3岁以前才能作出诊断，而综合征可以在任何年龄段诊断。

孤独症可具有不同水平的 IQ，约 3/4 的病例伴严重精神发育迟滞。

诊断时应鉴别排除其他类型的广泛性发育障碍；特定性感受性语言发育障碍及继发的社会情感问题；反应性依恋障碍或脱抑制性依恋障碍；伴发情绪/行为障碍的精神发育迟滞；儿童少年精神分裂症和 Rett 综合征。

2. 1994 年美国精神疾病协会制定的精神疾病诊断统计手册第 4 版（diagnostic and statistical manual of mental disorders，4th edition，DSM-Ⅳ）中有关孤独症的诊断标准：包括 A、B、C 三条。

A 包括（1）、（2）、（3）总数 6 项以上，（1）至少有 2 项，而（2）、（3）至少各 1 项。

（1）社会交往有质的缺损，表现为至少下列之二：

1）非言语性交流行为的应用有显著缺损，例如眼神交流、脸部表情、躯体姿态及社交手势等方面。

2）与相似年龄儿童缺乏应有的同伴关系。

3）缺乏自发地寻求与分享乐趣或成绩的机会（例如，不会展示、拿着物品引起关注或指出感兴趣的物品或对象）。

4）缺乏社交或感情的相互关系。

（2）言语交流有质的缺损，表现为至少下列之一：

1）口语发育延迟或缺如（并不伴有以其他交流方式来代替或补偿的企图，例如手势或姿态）。

2）虽有足够的言语能力，而不能与他人开始或维持一段交谈。

3）刻板地重复一些言语或奇怪的言语。

4）缺乏各种自发的儿童假扮游戏或社交性游戏活动。

（3）重复刻板的有限的行为、兴趣和活动，表现为至少下列之一：

1）沉湎于某一种或几种刻板的有限的兴趣，而其注意集中的程度却异乎寻常。

2）固执于某些特殊的没有实际价值的常规行为或仪式动作。

3）刻板重复的身体动作行为（例如，手或手指扑动或扭转，或复杂的全身动作）。

4）持久地沉湎于物体的某一部件。

B. 功能异常或延迟，表现在至少下列之一，而且出现在 3 岁之前：

（1）社会交往。

（2）社交语言的应用。

（3）象征性或想象性游戏。

C. 并非 Rett 综合征或儿童瓦解性精神障碍。

3. 2013 年最新出版的 DSM-V 中将上述疾病统称为 ASD, 其诊断标准建议为:

A. 在各种情境下持续存在的社会交流和社会交往缺陷, 不能用普遍的发育障碍解释, 且符合以下三项:

(1) 缺乏社会 - 情感互动能力: 轻度者表现为异常的社会交往和缺乏互动式交谈; 中度者缺乏分享性的兴趣、情绪和情感, 社交应答减少; 重度者完全不能发起社会交往。

(2) 缺乏社会交往的非语言交流能力: 轻度者表现为语言和非语言交流整合困难; 中度者目光接触和肢体语言异常, 或理解和运用非语言交流能力缺陷; 重度者完全缺乏面部表情或手势。

(3) 无法建立或维持与其发育水平相符的社会关系(与抚养者除外): 轻度者表现为难以根据社会情境的需求来调整自身行为; 中度者无法开展想象性游戏, 无发展同伴关系; 重度者对他人缺乏兴趣。

B. 行为方式、兴趣或活动内容狭隘、重复。至少包括以下两项:

(1) 语言、运动或物体运用刻板或重复(例如简单的刻板动作、回声样语言、反复使用物体、怪异语句)。

(2) 过分坚持某些常规以及语言或非语言行为的仪式, 或对变化过分抵抗(例如运动性仪式行为, 坚持同样的路线或食物, 重复提问, 或对细微的变化感到极度痛苦)。

(3) 高度狭隘、固定的兴趣: 其在强度和关注度上是异常的(例如对不寻常的物品强烈依恋或沉迷, 过度局限或持续的兴趣)。

(4) 对感觉刺激反应过度或反应低下, 对环境中的感觉刺激表现出异常的兴趣; 例如对疼痛、热、冷感觉麻木, 对某些特定的声音或物体出现负面反应, 过多地嗅或触摸某些物体, 沉迷于光线或旋转物体。

C. 症状必须在儿童早期出现(但是由于儿童早期对社交需求不高, 症状可能不会完全显现。

D. 所有症状共同限制和损害了日常功能。

E. 这些症状不能以智力障碍或全面发育迟缓来更好地解释。当孤独症谱系障碍和智力障碍合并诊断时, 其社会交流能力应低于预期的总体发育水平。

【诊断标准解读】

1. 孤独症的诊断主要依据其核心症状, 包括社会交流及交往障碍、言语及非言语沟通障碍、狭隘的兴趣或重复性行为和异常的兴趣爱好。其核心症状的表现是与发育水平不相适应的。某些发育迟缓的儿童可有社会交流能力及沟通能力的异常, 但其社会能力的发展程序与正常儿童相仿, 其社会交往能力往往与其发育水平相符。

2. 社会交流能力是不断发育成熟的, 在不同的年龄表现不一, 在婴幼儿期的社会交流障碍主要表现为应该出现的社会交流能力没有出现, 比如不看、不展示、不分享、不会点头等; 在后期则表现出明确的社会交流障碍, 回避社会活动和社交场合。

3. 孤独症儿童的言语能力轻重不一, 重者没有出现言语, 轻者能流利地表达出成段的话语, 能背诵大篇的文章, 但其语言的功能应用异常, 如不能维持有效的话题; 重复地讲述自己感兴趣的话题, 而不会注意对方是否已经对另一话题感兴趣。

4. 我国最近的孤独症诊断标准仍以三个核心症状为诊断的依据, 而美国最近推出的 DSM-V, ASD 核心症状主要考虑早期发生的社会交流缺陷和狭隘兴趣或重复的行为方式, 因临床症状及对其日常功能损害的轻重程度进行的分度。新诊断将以往具有共同特征的不同疾病整合在一起, 有助于为患儿提供有效及时的系统的干预; 新诊断也有助于在非语言阶段尽早发现患儿, 争取早期干预, 提高康复效果, 改善患儿的预后。

5. 按照新的 DSM-V 诊断标准, ASD 的异常在早期就存在, 但可能到以后才被识别出来, 新标准鼓励早期诊断, 也允许症状不典型者到社会需求超出他们能力之后才作出诊断。

但是, 目前国际上有关 ASD 的诊断并未统一, 仍需要假以时日, 加强科学研究, 不断积累经验, 相信随着认识的深入, 必定会制定出适合我国孤独症儿童诊治康复的诊断标准。

【病例及诊断解析】

病例：患儿，男，3岁1个月，因不能适应幼儿园生活1个月来院就诊。患儿入园1个月，表现为不愿意参加幼儿的集体游戏，强迫参加时会出现哭闹，难安抚。不加入幼儿园老师的教育教学活动，常自顾自活动，但回家后会自发重复老师教过的儿歌等。喜欢在教室独自玩耍，喜欢拿着固定的玩具放在面前晃，可以持续30分钟以上。在家里也很安静，对叫名字反应差，喜欢与父母玩"躲猫猫"游戏，但不会去寻找躲藏的地方，等待父母来寻找；不会玩过家家，喜欢和小朋友玩追逐游戏，喜欢汽车模型，收集各种汽车。有需求时会拉父母寻找帮助，可以讲简单的字词，会自言自语背诵听过的广告词和儿歌，却不能与父母进行简单的对话。生长发育史：运动发育里程碑基本与同龄儿相仿，目前能用勺吃饭，但不能应用画笔涂色。不会主动与别人说再见，不会用手势表示意思，不会假扮性游戏，很少点头或摇头表示同意或不要。10个月起会叫爸爸，之后逐渐出现单个字词，目前会重复较长的句子，但很难交谈。在有需要的时候仅用单个字词来表达要什么。经常重复大人的话语中最后两个字。既往健康状况良好，否认抽搐、惊厥病史，否认药食物中毒史，无喂养困难，睡眠时间短，易醒。家族中无遗传性、精神性疾病史。出生史：G_1P_1，足月剖宫产，羊膜早破3小时，否认窒息抢救史，出生体重3500g。

体格检查：一般情况良好，营养状况中等，外貌无特殊，心肺听诊未见明显异常，神经系统体征阴性。

辅助检查：脑电图正常。Gesell儿童发育量表（DQ）：手部精细动作81，大动作103，语言能力56，适应性行为65。测评中很少与主试进行目光交流，看见喜欢的玩具会拉测试者的手，但不会用眼神或言语进行沟通。专注于搭积木，把积木排列成行，转换玩具困难，必须趁孩子不注意时快速出示新的测试工具才能安抚。

诊断解析：本患儿在3岁前起病，社会交往存在质的缺损，表现为回避目光接触，不能主动发起交流，不能参与正常儿童的集体生活，在社会交往能力实质性异常项目中符合3项。交流能力的异常表现在刻板和重复地使用语言，不能主动地与人交谈，缺乏自发的假扮性游戏，不能进行社会模仿性游戏。患儿兴趣和活动局限、重复进行一种活动，对某些物品表现有异乎寻常的关注，存在异常的局限、重复、刻板的兴趣、活动和行为模式。儿童发育评估表现为各能区的发育不均衡，运动能力基本正常，但在语言和适应性行为能区表现落后，其社会交流能力不能用语言发育落后及精神发育迟滞来解释。按照中国原卫生部推荐的孤独症诊断标准及美国的DSM-Ⅳ和DSM-Ⅴ均符合儿童孤独症的诊断标准，因此最后诊断：孤独症谱系障碍。

孤独症谱系障碍的核心症状是社会交流和社会交往缺陷，由于早期是社会交往能力建立的关键时期，该患儿在生后早期即表现出异常，但是没有引起家长的重视，直到在幼儿园表现特殊才被发现。因此，儿童保健医师及社区卫生服务人员应该在儿童的早期就关注儿童的社会交流和交往行为的发展，监测社会交流能力的发育水平，及早发现异常的社会交流和社会交往缺陷，以便早期发现、早期诊断、早期干预，以促进孤独症儿童的康复，改善患儿的预后。

（邵　洁）

参考文献

1. World Health Organization. The ICD-10 Classification of Mental and Behavioral Disorders：Clinical description and diagnostic guidelines，2010.
2. 中华人民共和国卫生部. 儿童孤独症诊疗康复指南，2010.
3. American Psychiatric Association. Diagnostic and statistical manual of mental disorders（fourth edition）. APA Mental Hospital Service，Washington D.C. 1994，65-78.
4. American Psychiatric Association. Diagnostic and statistical manual of mental disorders（fifth edition）. American Psychiatric Publishing，Arlignton，VA. 2013.
5. 刘湘云，陈荣华，赵正言. 儿童保健学. 南京：江苏科学技术出版社，2011，270-277.
6. 邹小兵，静进. 发育和行为儿科学. 北京：人民卫生出版社,2005,179-289.

7. N Halfon, A A, Kuo. What DSM-5 Could Mean to Children With Autism and Their Families. JAMA Pediatr. 2013,167(7):608-613.

第八节 儿童遗尿症

【疾病简介】

本障碍可表现为日间和(或)夜间的排尿控制障碍。排尿控制的发育是生物成熟与环境交互影响的动态复杂过程,膀胱通过来自脊髓 $T_{10}\sim L_2$ 交感神经纤维介导的膀胱逼尿肌的松弛及 $S_{2\sim4}$ 阴部神经介导的尿道外括约肌的收缩控制尿液排出。婴儿的尿液排空由脊髓反射控制,伴中枢神经系统的协调调节。膀胱的充盈感通过膀胱壁的传入神经传送至大脑,2 周岁时,30% 的儿童有膀胱充盈感,至 4 周岁时,所有的儿童有需要排尿的知觉。膀胱排空是受中枢介导并可自主控制的过程。通常,3.5 岁儿童能完全控制日间排尿,至 4.5 岁时夜间排尿也得到控制,5 周岁时,约 85% 的儿童无夜间遗尿,此后,每年约 15% 的夜间遗尿儿童自愈。夜间遗尿男孩较为常见,而日间遗尿常见于女孩。5% 的夜间遗尿病例有器质性疾病;极大多数遗尿儿童没有心理障碍,但遗尿会影响儿童自信,导致家庭紧张和社交孤立。一般遗尿不需要紧急处理,但如伴有尿急、尿频、烦渴、小便不利或发热,则需采尿液检查感染、尿糖和比重等。

【诊断标准】

(一)国内诊断标准

目前暂无国内诊断标准,临床上是沿用 ICD-10《精神与行为障碍分类》(Classification of Mental and Behavioral Disorders)遗尿症的诊断标准。是指 5 岁以上的儿童在日间和(或)夜间还不能控制自己的排尿,出现的间歇性排尿控制障碍。

(二)国外诊断标准

1. 世界卫生组织(WHO)于 2007 年修订的第 10 版疾病和健康有关问题的国际统计分类(International Classification of Diseases,ten version,ICD-10)中《精神与行为障碍分类》对非器质性遗尿(nonorganic enuresis,F98.0)的诊断标准为:

(1)不是由于神经疾病所致膀胱控制障碍、癫痫发作或任何泌尿系结构异常所导致的、与智龄不相符合的日间和(或)夜间尿液不自主排出的疾病。

(2)遗尿有原发性和继发性。原发性是自出生后一直持续(如,正常婴儿不自主排尿的异常延续);继发性(迟发性)是获得一段时间膀胱控制后重新出现遗尿,通常在 5~7 岁左右出现。

(3)遗尿可分单一症状性的(monosymptomatic condition)及多症状性的(可以伴随其他更广泛的情绪或行为障碍),后者的关联机制并不肯定。

包括:非器质性的原发性、继发性遗尿;功能性、精神性遗尿;非器质性尿失禁。

不包括:NOS(R32)遗尿症。

2. 美国精神疾病协会制定的精神疾病诊断统计手册第 4 修订版(2000)及第 5 版(2013)(diagnostic and statistical manual of mental disorders,DSM-IV-TR & DSM-V)中的诊断标准(307.6)是:

(1)反复的尿床或尿湿衣服(无论是不自主的或故意的)。

(2)这种行为表现达每周 2 次,至少连续 3 个月或存在严重的精神压力或损害社会交往、学业(职业),或其他的功能受损。

(3)年龄已满 5 岁(或达到相应的发育水平)。

(4)排除由于物质的生理作用(如利尿剂)或常见医学疾病(如糖尿病、脊柱裂、惊厥性疾病)。

特殊分型:①单纯夜间遗尿;②单纯日间遗尿;③昼夜遗尿混合型。

3. 国际儿童尿控学会(the International Children's Continence Society)对儿童遗尿症的定义命名原则是:通常在≥5 周岁(预期膀胱控制的年龄),儿童出现不自主的排尿,至少每周 2 次,持续 3 个月。日间遗尿或尿失禁:日间的尿液漏出;夜间遗尿:睡眠过程中排尿。夜间遗尿可分为:原发性或继发性遗尿和单一症状性或多症状性遗尿。原发性遗尿:儿童自出生后开始的遗尿的延续;继发性遗尿:至少有 6 个月以上无遗尿现象后出现的夜间遗尿。单一症状性或无合并症的夜间遗尿:夜间尿床而无任何泌尿生殖系统或胃肠道症状(约占遗尿的80%~85%);多症状性的或有合并症的夜间遗尿:伴有日间症状的夜间遗尿,如尿急、尿频、尿失禁、便秘或大便失禁(约占遗尿的5%~10%)。

【诊断标准解读】

1. 在遗尿障碍和正常获得膀胱控制的年龄范围之间尚没有明确的界限。一般,5岁以下儿童或智龄小于4岁,不诊断遗尿。

2. 如遗尿同时伴有其他情绪或行为障碍时,情绪或行为问题可能是由于遗尿的紧张、压力或羞耻导致的继发性后果,遗尿也可能形成其他的精神障碍,也可能遗尿和情绪/行为障碍由于相关的发病因素而并行出现。在个案中,并没有直接的、明确的方法作出选择性的决定,诊断应该基于哪种障碍类型(如遗尿或情绪/行为障碍)是需要解决的主要问题。只有不自主的遗尿每周发生数次,而其他症状随遗尿具有时间共变特征的情况下,遗尿才作为第一诊断。

3. 有时遗尿同时伴有遗粪症,这种情况下,遗粪症也应诊断。

4. 偶尔,儿童由于膀胱炎或多尿(如糖尿病)发展成暂时性遗尿,但不足以解释感染或多尿得到控制后,遗尿仍持续存在的状况。在不常见的情况下,遗尿持续是由于继发于遗尿症的上行性泌尿道感染导致的膀胱炎(尤其是女孩)。

5. 遗尿常无明确的病因,可能与遗传基因、睡眠唤醒障碍、发育成熟延迟、紧张压力、如厕训练差、平滑肌生理改变,偶尔是器质性病因,如泌尿道感染、泌尿道畸形、脊柱裂、癫痫、糖尿病、尿崩症、阻塞性睡眠呼吸暂停等。

6. 夜间合并日间遗尿的儿童(昼夜遗尿混合型)更可能合并有其他症状,如尿急、尿频、尿失禁、便秘或遗粪症,和反复的泌尿道感染史。

7. 男孩夜间遗尿的发生率是女孩的2倍,而日间遗尿更常见于女孩。

【病例及诊断解析】

病例:患儿,男,7岁,因"自幼遗尿"于2012年12月18日来院就诊。患儿3岁前夜间应用纸尿裤,3岁后需母亲夜间唤醒协助排尿,每夜2~3次,患儿睡眠沉实,不易叫醒,若无其母协助,易出现夜间尿床,尿量多,白天无尿频尿急,无尿失禁,午睡期间也时有遗尿,平素食欲欠佳,大便无殊。睡眠好,无打鼾。现上小学一年级,成绩中等。

体格检查:神清,精神可,体重25kg,身高128cm,面色欠红润,咽无红肿,心肺听诊无殊。腹平软,无压痛及反跳痛,腹部未触及包块,肝脾肋下未触及,双肾区无叩击痛,肠鸣音正常,外生殖器外观无畸形,双下肢无肿痛,活动自如。

既往史:患儿平素易感冒,自2岁起出现食欲减退,食量减少,家长未予系统治疗。否认头晕惊厥史,否认外伤及手术史。

家族史:患儿父亲自幼遗尿,未予系统治疗,约17岁时自愈。

辅助检查:尿常规、肝肾功能、血糖、电解质检查均未见异常,腹部B超无异常发现。摄骶骨正位X线显示:未见异常。

诊断解析:本患儿符合儿童遗尿症ICD-10《精神与行为障碍分类》及美国DSM-Ⅳ-TR和DSM-Ⅴ遗尿症的诊断标准:①儿童年龄与发育水平≥5岁:该患儿年龄7岁,上小学一年级,成绩中等,说明智力发育正常;②三岁后每晚尿床2~3次,远多于标准的每月2次;③患儿无癫痫、脑炎等神经系统疾病史,外生殖器发育正常,泌尿道B超及尿常规均无异常发现,可排除神经系统疾病和泌尿道畸形等;④其他精神障碍或情绪/行为障碍:诊室内患儿反应正常,对答如流,家长也未发现有类似精神障碍的表现,学校行为表现未见明显异常;⑤病程长超过3个月。

遗尿症对生活质量和心理的影响不容忽视,长期夜间遗尿可对儿童的心理发展造成不良影响。大部分遗尿患者有家族史,据研究父母双亲有遗尿史者,子代发生率为77%。患儿一般夜间睡眠过深,难以唤醒,近年来研究报道,约70%患者存在夜间抗利尿激素分泌不足现象,部分患儿存在膀胱容量减少、逼尿肌不稳定和尿道梗阻致逼尿肌过度收缩。临床观察发现,遗尿儿童大部分存在心理问题,如:焦虑紧张、自卑、不合群,严重者有攻击行为等。但近年来的研究发现，这些心理行为问题是由于长期遗尿而继发产生，并非是导致遗尿的病因。根据诊断标准，该患儿考虑为非器质性原发性、单一症状性遗尿，可能与遗传（父有遗尿史）、睡眠唤醒障碍、发育成熟延迟等有关。

目前的治疗方法有行为治疗和药物治疗，行为治疗主要有膀胱功能训练和报警器治疗；药物治疗以人工合成抗利尿激素和抗胆碱能药物使用较多。每种治疗方法均有一定的局限性，行为治疗疗效相对稳定，但需家长及患儿具有良好的依从性；药物治疗起效快，但易复发。任何单一的治疗方法效果均欠佳，因此，联合治疗遗尿症是当前国内外临床研究的主流方向，很有必要对遗尿症采取联合治疗的手段。

（邵洁　季钗）

参考文献

1. Carey WB, Crocker AC, Coleman WL, et al. Developmental-Behavioral Pediatrics. 4th Edition. Saunders Elsevier, 2009, 602-609.

2. 刘湘云, 陈荣华, 赵正言. 儿童保健学. 第 4 版. 南京：江苏科学技术出版社, 2011.

3. Robson WL. Clinical practice. Evaluation and management of enuresis. N Engl J Med, 2009, 360(14): 1429-1436.

4. Schulpen TW. The burden of nocturnal enuresis. Aeta Paediatr, 1997, 86(9): 981-984.

5. Norgaard JP, van Gool JD, Hjmals K. Standardization and definitions in lower urinary tract dysfunction in children. International Children's Continence Society. Br J Urol, 1998, 81(Supple3): 1-16.

6. Aikawa T, Kasahara T, Uchiyama M. Circadian variation of plasma arginine vasopressin concentration, or arginine vasopressin in enuresis. Scand J Urol Nephrol Supple, 1999, 202: 47-49.

7. Graham KM, Levy JB. Enuresis. Pediatr Rev, 2009, 30(5): 165-172.

8. Deshpande AV, Caldwell PH. Medical management of nocturnal enuresis. Paediatr Drugs, 2012, 14(2): 71-77.

9. Neveus T. Diagnosis and management of nocturnal enuresis. Curr Opin Pediatr, 2009, 21(2): 199-202.

10. American Psychiatric Association. Diagnostic and statistical manual of mental disorders (fifth edition). American Psychiatric Publishing, Arlignton, VA. 2013.